# Dermatology

# 皮肤病学（简装版）

原著主编　Jean L. Bolognia　Julie V. Schaffer　Lorenzo Cerroni

原著编委　Jeffrey P. Callen　Edward W. Cowen　George J. Hruza

　　　　　Joseph L. Jorizzo　Harvey Lui　Luis Requena

　　　　　Thomas Schwarz　Antonio Torrelo

主　　译　朱学骏　王宝玺　孙建方　项蕾红

副主译　（按姓氏笔画排序）

　　　　　于　波　于建斌　王　刚　孙　青　李　明　李　航

　　　　　张福仁　陆前进　郑　捷　晋红中　徐金华　高兴华

　　　　　陶　娟　常建民　蒋　献　鲁　严　赖　维

U0295944

北京大学医学出版社

PIFUBINGXUE ( JIANZHUANGBAN ) ( DI 4 BAN )
图书在版编目（CIP）数据

　　皮肤病学（简装版）（第 4 版）/（美）博洛尼亚
（Bolognia）原著；朱学骏等主译 . —北京：北京大学
医学出版社，2019.11（2025.1 重印）
　　书名原文：Dermatology
　　ISBN 978-7-5659-2059-2

　　Ⅰ . ① 皮…　　Ⅱ . ① 博…　② 朱…　　Ⅲ . ① 皮肤病学
Ⅳ . ① R75

　　中国版本图书馆 CIP 数据核字（2019）第 203371 号

北京市版权局著作权合同登记号：图字：01-2019-4859
ELSEVIER
Elsevier（Singapore）Pte Ltd.
3 Killiney Road, #08-01 Winsland House I, Singapore 239519
Tel:（65）6349-0200; Fax:（65）6733-1817

注　意
本译本由北京大学医学出版社完成。相关从业及研究人员必须凭借其自身经验和知识对文中描述的信息数据、方法策略、搭配组合、实验操作进行评估和使用。由于医学科学发展迅速，临床诊断和给药剂量尤其需要经过独立验证。在法律允许的最大范围内，爱思唯尔、译文的原文作者、原文编辑及原文内容提供者均不对译文或因产品责任、疏忽或其他操作造成的人身及 / 或财产伤害及 / 或损失承担责任，亦不对由于使用文中提到的方法、产品、说明或思想而导致的人身及 / 或财产伤害及 / 或损失承担责任。

**皮肤病学（简装版）（第 4 版）**

主　　译：朱学骏　王宝玺　孙建方　项蕾红
出版发行：北京大学医学出版社
地　　址：（100191）北京市海淀区学院路 38 号　北京大学医学部院内
电　　话：发行部 010-82802230；图书邮购 010-82802495
网　　址：http://www.pumpress.com.cn
E-mail：booksale@bjmu.edu.cn
印　　刷：北京金康利印刷有限公司
经　　销：新华书店
责任编辑：袁帅军　张李娜　王智敏　　责任校对：靳新强　　责任印制：李　啸
开　　本：710 mm×1000 mm　1/16　　印张：193.25　　字数：6100 千字
版　　次：2019 年 11 月第 1 版　2025 年 1 月第 3 次印刷
书　　号：ISBN 978-7-5659-2059-2
定　　价：990.00 元
版权所有，违者必究
（凡属质量问题请与本社发行部联系退换）

# 目 录

## 第 5 卷

# 第95章　细胞外基质生物学

Alexander Nyström，Leena Bruckner–Tuderman

## 要点

- 细胞外基质（extracellular matrice，ECM）是指在所有组织中由胶原、弹性蛋白、糖蛋白和蛋白多糖特异地组织的网络，具有独特结构作用和特定功能特性。

- ECM具有生物活性，与细胞相互作用，在其生长、再生和正常组织的更新过程中发挥调节功能。

- ECM基因突变引起一系列的人类疾病，从Ehlers–Danlos综合征到大疱性表皮松解症，同时ECM的成分也是多种自身免疫病攻击的靶点，如大疱性类天疱疮、大疱性系统性红斑狼疮和硬化性苔藓。

- 胶原蛋白家族包含28个不同的亚型。所有胶原蛋白都是由三条多肽链即α链组成，它折叠形成三股螺旋。在每条链中，每三个氨基酸中有一个是甘氨酸（glycine，Gly），因此链的序列可表示为（Gly–X–Y）n。胶原蛋白的一个标志是羟脯氨酸（hydroxyproline，Hyp）位于重复序列的Y点上。胶原在人体所有组织中都表达，不同的胶原蛋白以组织特异方式共聚合成有高度组织的超级结构，比如原纤维（fibrils）和细丝（filaments）。

- 弹性蛋白使组织具有弹性，弹性蛋白单体含有重复的和高度交联的疏水氨基酸序列。数个分子间的交联使弹性纤维具有弹性和不溶解性，它能被拉长一倍或更多并仍可恢复原来的形态。真皮中的弹性纤维还含有微纤维成分，它把弹性纤维黏附到周围的组织。

## 引言

不同类型的细胞外基质（ECM）指基质大分子特异地有组织的组合（表95.1），这些大分子按照特征性的模式聚合成不溶解且具有高度连续的，在层次性上高度有序的超级结构。每个这样的结构都具有组织特异性，并在特定组织中适应其特殊需求。虽然在功能多样的ECM之间，它们的主要组分通常是相似的，但是少数分子和多数成分组合的不同类型决定了不同组织特异性的超级结构的排列。这些基质超级结构可能与合金类似，每种合金虽然都有金属特性，但彼此之间以及与纯金属之间也有差别（图95.1）。

基质大分子个体通常是由一个或多个多肽形成的寡聚体。亚单位之间通过卷曲螺旋结构紧密相连，比如胶原三股螺旋或由三个或更多多肽组成的α超螺旋。此外，众多的基质大分子可视为结构模块的线性序列，其他许多种蛋白质有与此一样的情况[1]。这些

表 95.1　**细胞外基质组成成分**。它们属于数个蛋白质超家族。这些分子以组织特异性的方式组合成混合纤维和网络。多个酶参与ECM组合过程中的合成和修饰。整合素（Integrins）是ECM主要的细胞受体

| | |
|---|---|
| 胶原（28种） | 层粘连蛋白（15种） |
| 弹性蛋白 | 蛋白聚糖（表95.3） |
| 原纤维蛋白（3种） | 糖蛋白（表95.4） |
| LTBP（4种） | 整合素 |
| Fibulins*（7型） | 修饰EMCsd的酶类 |

\* Fibulins 被认为具有分子内桥接功能，能稳定ECM网状结构（比如弹性纤维、微纤维或基底膜结构）。
LTBP，无活性TGF-β结合蛋白

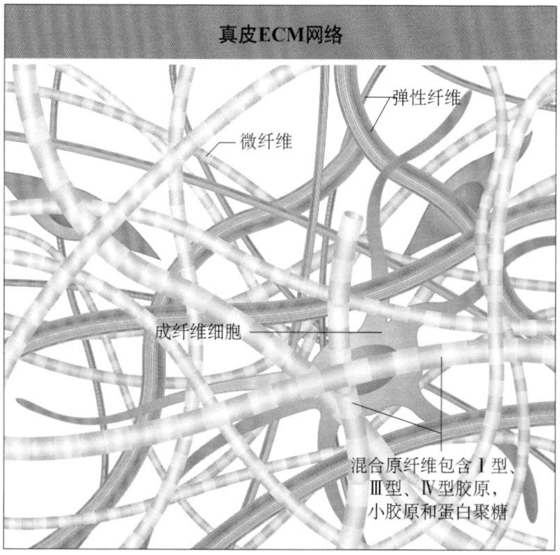

**真皮ECM网络**

图 95.1　**真皮 ECM 网络**。不同的分子聚合形成不同的纤维网络，在这些网络的网眼内，细胞嵌入到无定形的纤维外基质中。这些纤维网络彼此之间、与ECM和细胞之间相互作用。前者具有双重功能，即组织支架和细胞功能调节

模块能被数种细胞受体所识别，但受体的类聚方式由组织特异性决定，在不同组织中的应答也可能不同。

近年来，有关基质大分子的知识在分子遗传学和蛋白组学的巨大影响下得到了极大的扩展。众多分子在蛋白质和基因水平上的特征以及它们的表达、调节、组织特异性和功能已被识别[2]。组合在一起的 ECM 结构普遍具有黏附性。具有组织特异性的细胞、白细胞、肿瘤细胞甚至微生物都能黏附到 ECM 上。通过整合素介导的与细胞之间的相互作用，基质分子控制着细胞的增殖、分化和迁移，特别是在细胞的生长和再生过程。如果不与 ECM 接触，许多细胞将发生凋亡（称之为 anoikis）。此外，ECM 可作为信息储存器；一些蛋白聚糖和蛋白结合生长因子（如转化生长因子 TGF-β），并在需要的时候释放和激活它们以控制细胞的功能[2]。至今，已发现超过 50 个编码 ECM 分子基因的突变，它们导致人和小鼠的遗传性疾病。

# 细胞外基质的结构和功能

## 胶原

胶原（collagen）蛋白家族在维持大多数组织的完整性方面发挥着重要的作用。胶原蛋白家族目前有 28 种[3]（表 95.2），它们含有至少 45 种独特的多肽链，每条多肽链都由一个不同的基因编码，15 种以上其他蛋白还含有具有胶原样结构区［比如巨噬细胞清道夫受体 1 和 2、外异蛋白（ectodysplasin）、肺表面活性蛋白］。

## 胶原三股螺旋

所有胶原分子都是由被称为 α 链的三条多肽链组成，它们折叠形成胶原三股螺旋。在一些胶原中，α 链是相同的（同型三聚体），而其他胶原含有 2 条或 3 条不同的 α 链（异型三聚体）。在每条多肽链中，每 3 个氨基酸中有 1 个甘氨酸（Gly），因此一条 α 链序列可表示为（Gly-X-Y）n，其中 X 和 Y 代表其他氨基酸，n 随重复的长度变化。在 X 和 Y 位点上各自有许多脯氨酸（Pro）和羟脯氨酸（Hyp）残基，羟脯氨酸羟基之间的氢键有助于维持螺旋的稳定性。原胶原（I 型）有一段长度差不多 1000 个氨基酸残基的连续性重复序列 Gly-X-Y，形成一个直径 1.5 nm、长度 300 nm 的坚硬的棒状结构。在一些胶原中，（Gly-X-Y）n 重复序列会被一个或多个氨基酸中断。中断氨基酸可能为数个，也可能比（Gly-X-Y）n 重复序列还长。它们赋予分子以可塑性，这对某种特定胶原类型的特异性功能至关重要[3]。

## 胶原的生物合成

胶原生物合成包含许多转录后修饰（图 95.2）。一些胶原最初合成的是前胶原分子，它在 N 末端或 C 末端或两末端含有延长的前肽。细胞内胶原生物合成的主要步骤包括如下：

- 切除信号肽
- 一些脯氨酸和赖氨酸（lysine, Lys）残基经羟化，形成 4-Hyp、3-Hyp 和羟赖氨酸（hydroxylysine, Hyl）
- 一些 Hyl 残基经糖基化，形成半乳糖基 - Hyl 和麦芽糖基 - Hyl
- 一些天冬酰胺残基发生糖基化
- 与 α 链特异性结合相关
- 链内和链间二硫键形成
- 三股螺旋折叠

在这些链相联以及每条链内形成足量羟脯氨酸残基后，三股螺旋的核心形成了（通常在 C 末端区），它以拉链样的形式向另一端扩展[4]。然后这些前胶原分子穿越高尔基体从内质网转运，而不离开高尔基池。在这转运过程中，分子开始向侧聚集，形成准备分泌的早期原纤维[5]。折叠和转运大的和硬的胶原需要特殊的机制[3, 6]。在此过程中与胶原相互作用的蛋白缺失可能导致与胶原缺失疾病相似的表型。细胞外生物合成步骤包括 N 末端和（或）C 末端前肽的切除、与其他胶原和非胶原成分组合形成超级结构、形成共价交联。

参与胶原合成特异的酶包括将脯氨酸残基羟基化形成 Hyp 的脯氨酰基 4 羟化酶和脯氨酰基 -3- 羟化酶，以及把赖氨酸残基羟基化形成 Hyl 的赖氨酸羟化酶。这些酶需要 $O_2$、$Fe^{2+}$、α - 酮戊二酸、抗坏血酸作为辅助因子参与反应。在粗面内质网内，糖基转移酶把葡萄糖基半乳糖二糖加到 α 链上[4]，这些细胞内酶修饰所有的胶原链，加工酶具有高度的底物特异性。前胶原 I 的 N- 蛋白酶剪切 I 型和 II 型前胶原 N 端前肽。这个酶是解整合素（disintegrin）和金属蛋白酶（metalloproteinase, ADAM）蛋白水解酶家族中的 1 个成员，同时也是血小板应答蛋白 I 型修饰（ADAM with thrombospondin, ADAMTS）-2。前胶原 C- 蛋白水解酶切除 I、II、III、V 和 VII 型前胶原的 C 端前肽。这个酶是虾红素家族中的 1 个成员，包括骨形成蛋白 -1（bone morphogenetic protein-1, BMP-1）和 Tolloid 样蛋白。在此家族中的穿膜肽酶可以切除胶原的 N 端和 C 端[8]。

胶原分子之间的交联需要 Lys 和 Hyl 的 ε - 氨基参

**表 95.2 胶原蛋白家族**。皮肤中发现的胶原类型加粗体表示。Multiplexins 是胶原有多重三股螺旋结构区和终断区

| 类型 | 链 | 基因 | 组织分布 |
|---|---|---|---|
| **纤维形成胶原** | | | |
| **Ⅰ型胶原** | **α₁（Ⅰ），α₂（Ⅰ）** | **COL1A1, COL1A2** | **皮肤，大部分 ECM** |
| Ⅱ型胶原 | α₁（Ⅱ） | COL2A1 | 软骨，玻璃体 |
| **Ⅲ型胶原** | **α₁（Ⅲ）** | **COL3A1** | **皮肤（包括胎儿皮肤）、肺、脉管系统** |
| **Ⅴ型胶原** | **α₁（Ⅴ），α₂（Ⅴ），α₃（Ⅴ）** | **COL5A1, COL5A2, COL5A3** | **皮肤，带有Ⅰ型胶原的异型纤维** |
| Ⅺ型胶原 | α₁（Ⅺ），α₂（Ⅺ），α₃（Ⅺ） | COL11A1, COL11A2, COL11A3 | 带有Ⅱ型胶原的异型纤维 |
| XXIV型胶原 | α₁（XXIV） | COL24A1 | 发育中的骨和角膜 |
| XXVII型胶原 | α₁（XXVII） | COL27A1 | 软骨、眼睛、耳朵、肺 |
| **FACIT** | | | |
| Ⅸ型胶原 | α₁（Ⅸ），α₂（Ⅸ），α₃（Ⅸ） | COL9A1, COL9A2, COL9A3 | 含有Ⅱ型胶原的异型原纤维 |
| **Ⅻ型胶原** | **α₁（Ⅻ）** | **COL12A1** | **皮肤，含Ⅰ型胶原的组织** |
| **XIV型胶原** | **α₁（XIV）** | **COL14A1** | **皮肤，含Ⅰ型胶原的组织** |
| **XVI型胶原** | **α₁（XVI）** | **COL16A1** | **皮肤，许多组织** |
| XIX型胶原 | α₁（XIX） | COL19A1 | 基底膜，胚胎肌肉 |
| **XX型胶原** | **α₁（XX）** | **COL20A1** | **皮肤、角膜、软骨、肌腱** |
| **XXI型胶原** | **α₁（XXI）** | **COL21A1** | **许多组织，包括皮肤** |
| **XXII型胶原** | **α₁（XXII）** | **COL22A1** | **组织连接处（包括生长期毛囊和真皮间连接）** |
| **基底膜胶原** | | | |
| **Ⅳ型胶原** | **α₁（Ⅳ），α₂（Ⅳ），α₃（Ⅳ），α₄（Ⅳ），α₅（Ⅳ），α₆（Ⅳ）** | **COL4A1, COL4A2, COL4A3, COL4A4, COL4A5, COL4A6** | **所有基底膜，有亚型的改变 皮肤：α₁（Ⅳ）、α₂（Ⅳ）、α₅（Ⅳ）和 α₆（Ⅳ）** |
| **微纤维胶原** | | | |
| **Ⅵ型胶原** | **α₁（Ⅵ），α₂（Ⅵ），α₃（Ⅵ），α₅（Ⅵ），α₆（Ⅵ）** | **COL6A1, COL6A2, COL6A3, COL6A5, COL6A6** | **皮肤，其他包含微原纤维的组织** |
| **网络形成胶原** | | | |
| **Ⅷ型胶原** | **α₁（Ⅷ），α₂（Ⅷ）** | **COL8A1, COL8A2,** | **皮肤，内皮下基质** |
| X型胶原 | α₁（X） | COL10A1 | 增生肥大的软骨 |
| **固定用胶原纤维** | | | |
| **Ⅶ型胶原** | **α₁（Ⅶ）** | **COL7A1** | **皮肤、黏膜、角膜** |
| **跨膜胶原** | | | |
| **XIII型胶原** | **α₁（XIII）** | **COL13A1** | **皮肤，许多组织** |
| **XVII型胶原** | **α₁（XVII）** | **COL17A1** | **皮肤、黏膜、角膜** |
| XXIII型胶原 | α₁（XXIII） | COL23A1 | 肺、角膜、脑、皮肤、肌腱、肾 |
| XXV型胶原 | α₁（XXV） | COL25A1 | 脑、神经元 |
| **多聚体** | | | |
| XV型胶原 | α₁（XV） | COL15A1 | 许多组织，网状内皮系统刺激剂的前体分子[†] |
| **XVIII型胶原** | **α₁（XVIII）** | COL18A1 | **许多组织，包括皮肤、内皮下基质、内皮抑素的前体分子** |
| **其他胶原** | | | |
| XXVI型胶原 | α₁（XXVI） | COL26A1 | 睾丸、卵巢 |
| **XXVIII型胶原** | **α₁（XXVIII）** | **COL28A1** | **施万细胞；胎儿皮肤和颅盖** |

[†] 血管生成抑制剂

ECM，细胞外基质；FACIT，断续三股螺旋的原纤维相关胶原

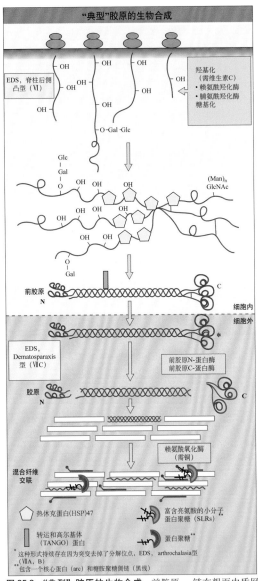

**图 95.2 "典型"胶原的生物合成** 前胶原 α 链在粗面内质网（ER）内合成。在已经合成的新生多肽上，某些脯氨酰和赖氨酰残基发生羟基化和糖基化修饰。3 条 α 链结合形成三聚体，然后折叠形成三股螺旋。这个过程被内质网中胶原特异的分子伴侣热休克蛋白（HSD）47 辅助。转运和高尔基组织体（TANGO）蛋白 1 调节新形成的三股螺旋前胶原分泌到细胞外间隙中，然后其 N 末端和 C 末端前肽被特异的蛋白酶切除。成熟的胶原分子同其他胶原分子和非胶原分子组合形成混合纤维。这种超级结构通过共价交联维持稳定。富含亮氨酸的小分子蛋白聚糖（SLRP）和其他蛋白聚糖在胶原纤维生成和交联过程中起调节作用。EDS，Ehlers-Danlos 综合征（Adapted from Myllyharju J, Kivirikko KI. Collagens, modifying enzymes and their mutations in humans, flies and worms. Trends Genet. 2004；20：33-43.）

与，需要含铜赖氨酸氧化酶的催化[4]。此过程受蛋白聚糖调控[9]。组织转谷氨酰胺酶是在一些胶原交联时发挥催化作用的酶。皮肤中含有锚定原纤维的Ⅶ型胶原是发生了转氨基反应的，Ⅶ型胶原在体外是组织转谷氨酰胺酶-2 的底物[10]。

### 胶原蛋白家族

不同胶原类型中三股螺旋结构区的长度和连续性不同。出于实用性目的，这些胶原已根据它们形成超分子聚集物的能力分组（描述见图 95.3）。各组中有关胶原的类型和组织在表 95.2 中列举，更多细节信息参见综述[1, 3, 4]。

### 皮肤中的胶原

真皮中胶原占了其干重的 75% 和真皮体积的 20%～30%。不同的胶原聚合形成各异的超级结构在真皮和表皮以及血管基底膜中具有特异的功能。"纯"胶原原纤维是不存在的；这些纤维往往是和其他胶原和分子混合，比如蛋白聚糖[1]。在真皮中经典的、超微结构可识别的纹状交联纤维包含Ⅰ、Ⅲ、Ⅴ、Ⅻ和ⅩⅣ型胶原。原纤维中胶原精确的侧位包裹形成具有 64 nm 周期特征的纹路（见图 95.3）。Ⅰ型胶原是这种纤维的主要组分，其他胶原的量不定。比如，Ⅲ型胶原在胚胎发育和创伤修复过程中相对含量增加。高度糖基化和二硫化的Ⅵ型胶原存在于包括皮肤在内几乎所有的组织中。在体外，它聚合形成串珠状的丝状体（见图 95.3），但在真皮内，Ⅵ型胶原原纤维的超微结构与微原纤维类似。

不同基底膜内的Ⅳ型胶原分子包含 6 种编码基因不同、但结构相似的 α 链，形成 3 种主要网络：α1/α2 链、α3/α4/α5 链，以及 α1/α2/α5/α6 链[3]。链的组成主要是由 C 端非胶原结构域（NC1）决定的；结构域间的共价键使 α 链与其他 α 链相互连接。在皮肤，多种含有 α1/α2 链Ⅳ型胶原网络在真皮表皮交界处占主导地位（见第 28 章），但也可能存在含 α1/α2/α5/α6 链的网络[11]。

把表皮黏附到真皮所必需的胶原有两种（见第 28 章）。Ⅶ型胶原即便不是把基底膜黏附到真皮 ECM 上的唯一成分，也是主要成分。ⅩⅦ型胶原（也称为大疱性类天疱疮抗原 2）是把基底层角质形成细胞连接到基底膜上锚丝的主要成分。它是一种跨膜胶原，有长的胞外区 C 域，含有多重间断三股螺旋，称作胶原域 1-15（见图 31.9）。胞外域可在穿膜蛋白水解作用下脱落。这个过程在细胞黏附和移行的调节中是重要的。基底层角质形成细胞也可表达其他跨膜胶原，如作为

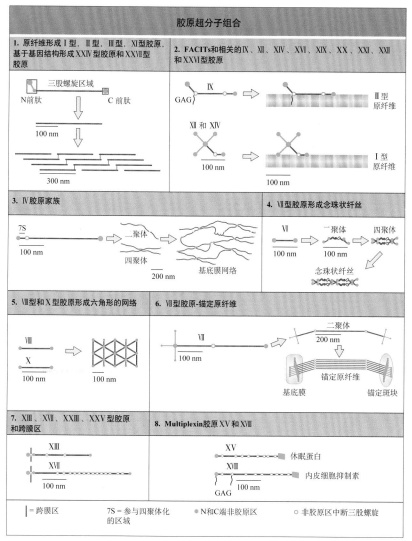

图95.3 胶原超分子组合。不同胶原形成的超级结构如图。非胶原成分也与纤维和网络相互作用。穿膜胶原XIII和XVII以及间断性多三螺旋体蛋白胶原XV和XVIII的超分子结构还不清楚（7和8格）。这些胶原与基底膜接近并可能参与和（或）与不同的基底膜网络相互作用。FACIT，断续三股螺旋的原纤维相关胶原；GAG，糖胺聚糖（Adapted from Myllyharju J, Kivirikko KI. Collagens, modifying enzymes and their mutations in humans, flies and worms. Trends Genet. 2004；20：33-43.）

局部接触成分中一种的XIII型胶原和XXIII型胶原。

皮肤血管基底膜还含有另外的胶原，即VIII和XVIII型。VIII型胶原在内皮基底膜下建立六角形网络（见图95.3），这样在结构上加固了血管壁。XVIII型胶原在基质膜真皮侧，它存在于表皮和血管基底层。它的 C 端片段，由胶原分子蛋白水解释放的内皮抑制素，具有抗血管生成和抗瘢痕形成活性。

皮肤内的绝大多数胶原是真皮成纤维细胞的产物，除了①XVII型胶原，表皮角质形成细胞表面成分；②VII型胶原，由角质形成细胞和成纤维细胞合成③VIII和XVIII型胶原，也可由内皮细胞合成。多个遗传性和获得

性疾病是和皮肤胶原异常或相关酶的异常有关（见表95.5、95.6及下文）。

## 弹力纤维

包括皮肤在内许多组织的弹性程度是源于弹力纤维结构的不同成分，弹力纤维（elastic fiber）的显著特点是可以伸展拉长一倍或更多，而仍然可以恢复到原来的形状。弹力纤维的主要组分是弹性蛋白和微原纤维。

### 弹性蛋白

弹性蛋白（elastin）是一种高度交联的蛋白质[13]。弹性蛋白单体，弹性蛋白原（tropoelastin）存在于一

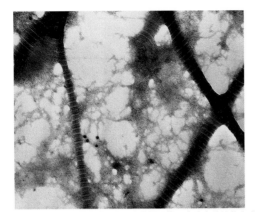

**图 95.4　从人皮肤提取的纤维状和丝状网络**。这种大的纹状交联纤维表示真皮混合纤维内含有 I、III、V 和其他小胶原、核心蛋白多糖（一种蛋白多糖）。纹状交联具有 64 nm 周期特征。在背景中的丝状网络含有微纤维和基底膜成分。在免疫电镜显像中，这些黑点是与抗IV型胶原抗体结合的胶体金颗粒，提示基底膜网络与真皮纤维网络紧密相连（Courtesy，Dr Uwe Hansen.）

些组织特异的剪接变异体。在疏水氨基酸重复形式的背景下，富含丙氨酸和赖氨酸的重复形式形成了重要的交联功能结构域，铜依赖的赖氨酰氧化酶，催化胶原交联，同时催化弹性蛋白分子之间的锁链素（desmosine）交联，使弹性纤维具有的弹性和不溶解性。成熟弹力纤维的 90% 由弹性蛋白组成。在纤维形成中，弹性蛋白原通过自组装和与腓骨蛋白 4（fibulins 4）、腓骨蛋白 5（fibulins 5）、原纤维蛋白 1、微原纤维相关糖蛋白 1（microfibril-associated glycoprotein-1，MAGP-1）相互作用，空间和暂时调节过程的模型见图 95.5[13]。

### 微纤维

　　在真皮的最上部，直径 10 ～ 12 nm 的微纤维（microfibril）（经典称为耐酸纤维）从基底膜带垂直穿至真皮乳头层，与真表皮交界水平方向的弹力纤维丛（经典称为前弹力纤维）相融合（图 95.6）。这些纤维似乎与真皮网状层弹力纤维是连续的，后者含有更多的弹性蛋白。微纤维主要是由原纤蛋白组成[13]，

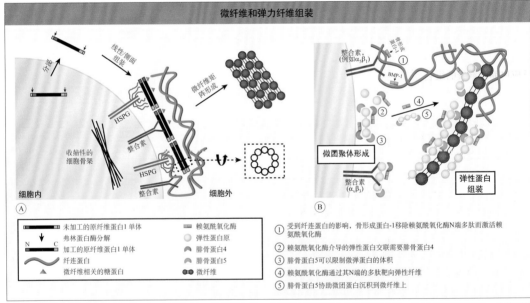

微纤维和弹力纤维组装

① 未加工的原纤维蛋白 1 单体　　赖氨酰氧化酶
N——C　弗林蛋白酶分解　　　弹性蛋白原
　　加工的原纤维蛋白 1 单体　　腓骨蛋白 4
　　纤连蛋白　　　　　　　　腓骨蛋白 5
　　微纤维相关的糖蛋白　　　　微纤维

① 受到纤连蛋白的影响，骨形成蛋白-1 移除赖氨酰氧化酶 N 端多肽而激活赖氨酰氧化酶
② 赖氨酰氧化酶介导的弹性蛋白交联需要腓骨蛋白 4
③ 腓骨蛋白 5 可以限制微球蛋白的体积
④ 赖氨酰氧化酶通过其 N 端的多肽靶向弹性纤维
⑤ 腓骨蛋白 5 协助微团蛋白沉积到微纤维上

**图 95.5　微纤维和弹力纤维组装**。A. 原纤维蛋白 1 被分泌出后，弗林蛋白酶加工它的 N 端和 C 端，然后同型相互作用，这使原纤维蛋白 1 轴向和侧向组装成微纤维。末端区折叠形成串珠样。谷氨酰胺转移酶交联提供稳定性。纤连蛋白被认为是微纤维组装的模板，并在细胞黏附中通过 $\alpha_5\beta_1$ 整合素激活细胞骨架张力协助组装。在微纤维组装过程中原纤维蛋白 1 与 $\alpha_5\beta_1$ 整合素、$\alpha_v\beta_3$ 整合素和 $\alpha_v\beta_6$ 整合素相互作用。硫酸乙酰肝素蛋白聚糖（HSPG）被认为协助细胞表面的原纤维蛋白 1 相互作用。肝素抑制微纤维的组装。原纤维蛋白 1 也可以结合微纤维相关糖蛋白、弹性蛋白原、纤蛋白和无活性的转化生长因子结合蛋白。B. 弹力纤维形成包括在细胞细胞外弹性纤维"微组装"，接下来在微纤维支架进行"宏组装"，分泌的弹性蛋白原在细胞表面形成小球，并与赖氨酰氧化酶交联，此过程涉及 $\alpha_v\beta_3$ 整合素与弹性蛋白原的相互作用，也涉及 HSPG 与整合素、弹性蛋白原的相互作用。腓骨蛋白 4 和腓骨蛋白 5 也参与赖氨酰氧化酶与弹力蛋白交联，也被认为可以指引弹性蛋白原小球沉积到预先形成的包含原纤维的微纤维，从而形成弹力纤维。微纤维和弹力纤维是骨形成蛋白和无活性 TGF-β 重要的复合物贮存地（Adapted from Baldwin AK，Simpson A，Steer R，et al. Elastic fibres in health and disease. Expert Rev Mol Med. 2013；15：e8.）

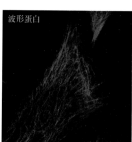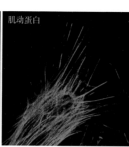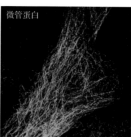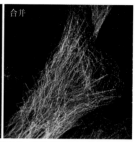

**图 95.6　真皮成纤维细胞的细胞骨架组成。**用抗波形蛋白抗体染色（红色），抗肌动蛋白染色（蓝色），抗微管蛋白抗体染色（绿色）。细胞内骨架和细胞外基质通过细胞表面受体相连接，例如整合素。细胞骨架根据配体结合和基底刚度动态重塑（Courtesy, Dr Boris Hinz.）

但也包含和与其他蛋白相联系，比如 MAGP，无活性的 TGF-β 结合蛋白（latent TGF-β binding protein，LTBP），纤蛋白（fibulin），弹性蛋白微纤维界面 1（elastin microfibril interface，EMILIN）-1 和在真皮乳头中的ⅩⅥ型胶原[3, 13]。原纤维蛋白 1-3 是大的糖蛋白，包含重复序列的表皮生长因子（epidermal growth factor，EGF）和半胱氨酸（cysteine，Cys）。重复序列的 EGF 结合钙离子以维持蛋白的稳定。原纤维蛋白 1 与表皮基底膜中的基底膜聚糖使原纤维蛋白连接到真表皮交界。原纤维蛋白与硫酸乙酰肝素、整合素受体反应协助微纤维的组装[13-14]。

　　研究表明原纤蛋白除了引导弹力纤维的装配和提供结构支撑外，还与 LTBP 一起调控细胞信号[13]。LTBP 家族的四个成员是含 EGF 样和 8-Cys 重复序列的大分子糖蛋白，它们均与小的无活性 TGF-β 相结合（见下文；表 95.7）。LTBP/ 无活性 TGF-β 复合体（称为大的无活性复合物）与包含原纤维蛋白的微纤维结合，控制皮肤和其他组织中的 TGF-β 的生物利用率。LTBP 含有多个蛋白酶敏感的位点，以提供从 ECM 结构中溶解动员出大量无活性复合物的可能性，已知存在有两种形式：可溶性以及 ECM 相关形式。另一大类可与原纤维蛋白结合的信号分子是骨形成蛋白（morphogenetic protein，BMP）[13]，作为交联二聚离子复合物分泌出，通过其端功能前区与原纤维蛋白 N 端直接作用。因此，原纤维蛋白和 LTBP 在靶定无活性、激活 TGF-β 和 BMP 成为不同的 ECM 过程有重要作用。这样，微纤维不仅作为真皮中受力的成分和折叠的弹性蛋白沉积的支柱，而且也成为皮肤中信号分子的重要存储仓库[2, 13]。

## 纤维外基质

　　真皮纤维网络和细胞植入在一种无定形的纤维外物质中，这种物质与水结合，并提供皮肤水合程度的持久性。以前，这种无定形物质认为是没有生物学结构，也没有活性，称之为"基质"。这种说法现已证实是不对的：纤维外基质在分子和结构上是多样、高度组织和有生物活性的。它含有许多蛋白聚糖和糖蛋白、透明质酸和水。它的功能是多样的，适合每种组织在生物学上的需求。比如，在胚胎发育过程中，与水结合的蛋白聚糖和糖胺聚糖（glycosaminoglycan，GAG）为细胞游走和增殖形成一个水合的环境。在发育和组织重塑过程中，纤维外基质中的糖蛋白对形成正确的组织结构是必需的。

### 糖胺聚糖和蛋白聚糖

　　糖胺聚糖（GAG，也称为氨基葡聚糖）是一种硫化多糖和带负电荷的乙酰化糖，能结合大量的离子和水。透明质酸是含量最多、普遍存在、**不含蛋白质的 GAG**，它是一种由数千个 N- 乙酰葡萄糖胺 / 葡糖醛酸双糖组成的巨型多糖。而其他 GAG 通过丝氨酸羟基与蛋白质结合形成蛋白聚糖（图 95.8）[15]。蛋白聚糖在蛋白质含量和数量以及 GAG 侧链的类型和长度明显不同（表 95.3）。已知有四种不同**结合蛋白聚糖的 GAG**：硫酸软骨素、硫酸皮肤素、硫酸角质素和硫酸乙酰肝素[15]。硫酸软骨素和硫酸皮肤素的均衡是皮肤的功能和完整性必需的[16]。多能蛋白聚糖（versican）是由硫酸软骨素和硫酸皮肤素构成，是真皮中最重要的蛋白聚糖（见图 95.8），它与弹力纤维系统有关，与透明质酸形成巨型复合体，赋予皮肤紧张度。合成多功能蛋白聚糖的细胞有成纤维细胞、平滑肌细胞和上皮细胞。

　　硫酸乙酰肝素链负隔离生长因子［如成纤维生长因子（fibroblast growth factor，FGF）、血管内皮细胞生长因子（vascular endothelial growth factor，VEGF）］，并将它们呈递给相应的受体。基底膜蛋白聚糖（perlecan）是所有基底膜包括表皮基底膜上的一种主要的硫酸肝素类蛋白聚糖。ⅩⅧ型胶原作为胶原 / 硫酸乙酰肝素混合物，在皮肤和表皮、血管基底膜均存在[17]。黏结蛋

图 95.7 转化生长因子（TGF-β）活性的调控。TGF-β 合成时是无活性的同二聚体前肽，名为前 TGF-β。经过切割，成熟的 TGF-β 整合在一个无活性的状态，此状态的形成是通过其与潜伏相关肽（LAP；形成小的无活性复合物）非共价地连续性结合，及 LAP 与无活性 TGF-β 结合蛋白（LTBP；形成小的无活性复合物）的共价键结合。此外，大量无活性复合物通过 ECM 蛋白与 LTBP N-端的共价键结合，及与原纤维蛋白 1（原纤维蛋白 /LTBP 超家族成员）C-端的非共价键结合而附着于细胞外基质（ECM）。溶解 ECM 中大量无活性复合物，可通过蛋白水解酶作用于 LTBP 绞链区的蛋白酶敏感部位，和通过原纤维蛋白 1 分子片断与 LTBP 相互作用而实现。结合 ECM 糖蛋白如凝血酶敏感素（thrombospondin）1 至 LAP 导致活性 TGF-β 的释放，其可结合其受体而促进纤维化（Adapted from August P, Suthanthiran M. Transforming growth factor beta signaling, vascular remodeling, and hypertension. N Engl J Med. 2006; 354：2721-3.）

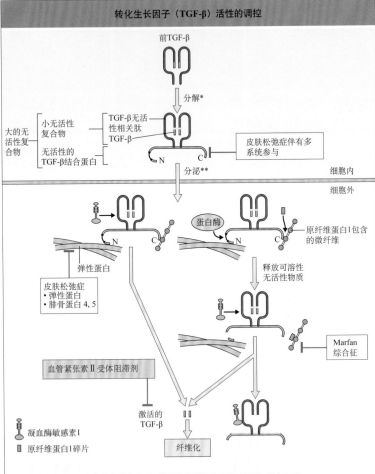

转化生长因子（TGF-β）活性的调控

* 在与形成小的无活性复合物结合前后，细胞内和细胞外（近期发现）都有报道可以出现分解
** 小的无活性复合物和前 TGF-β 都可被分泌

表 95.3　皮肤中的蛋白聚糖

| 蛋白聚糖 | 基因 | 核心蛋白大小（kDa） | 糖胺聚糖侧链（数量） |
|---|---|---|---|
| 多功能蛋白聚糖 | CSPG2 | 265-370，剪切突变体 | 软骨素 / 硫酸皮肤素（10 ～ 30） |
| 基底膜蛋白聚糖 | HSPG2 | 400-467 | 乙酰型肝素 / 硫酸软骨素（3） |
| 核心蛋白多糖 * | DCN | 40 | 软骨素 / 硫酸皮肤素（1） |
| 纤维蛋白聚糖 * | RMOD | 42 | 硫酸角质素（2 ～ 3） |
| 光蛋白聚糖 * | LUM | 38 | 硫酸角质素（3 ～ 4） |
| 角膜蛋白 * | KERA | 38 | 硫酸角质素（3 ～ 5） |
| 二聚糖 * | BGN | 40 | 软骨素 / 硫酸皮肤素（2） |
| 多配体角膜蛋白 1,2,4 | SDC1 SDC2 SDC4 | 35-120 | 乙酰型肝素 / 硫酸软骨素（3-5） |
| 磷脂酰肌醇蛋白聚糖 1 | GPC11 | 62 | 乙酰型肝素（3） |
| * 富含亮氨酸的小型蛋白聚糖 | | | |

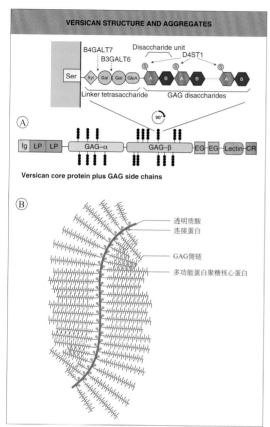

**Fig. 95.8 Versican structure and aggregates. A** The core protein contains several structural motifs important for glycosaminoglycan (GAG) and ligand binding. The N-terminal immunoglobulin-type repeat (Ig) is followed by two consecutive link-protein type modules (LP), which are involved in mediating the binding of the core protein to hyaluronic acid. The GAG binding domain, which comes in tissue-specific alternative splice variants, GAG-α and/or GAG-β, carries the GAG side chains. It is followed by structural motifs, including two EGF-like repeats (EG), a C-type lectin domain (Lectin), and a complement regulatory protein-like module (CR). The *inset* shows an enlarged view of a GAG side chain, which is attached to a serine residue (Ser) of the core protein via a linker tetrasaccharide. In chondroitin sulfate, the disaccharides are composed of N-acetylgalactosamine (GalNAc) [position A] and glucuronic acid [position B]. In dermatan sulfate, the disaccharides are composed of GalNAc [position A] and iduronic acid (IdoA) [position B]. β-1,4-galactosyltransferase 7 (B4GALT7) and β-1,3-galactosyltransferase 6 (B3GALT6) add the first and second galactose (Gal), respectively, to the xylose (Xyl) of the linker tetrasaccharide (dashed arrows). Dermatan-4-sulfotransferase 1 (D4ST1) then adds the active sulfate to the 4-O position of GalNAc (dotted arrows) on dermatan sulfate. Mutations in the genes encoding these enzymes lead to forms of Ehlers–Danlos syndrome (see text and Table 95.5).

**B.** 在真皮，多功能蛋白聚糖能形成带有透明质酸的巨型聚集物（红色）。核心蛋白（蓝色）带有许多 GAG 侧链（黑色），通过它的连接蛋白区域（绿色：A 格中图解内的 LP 模块）。这种聚集物能结合大量的水，从而赋予皮肤紧张度。GlcA，葡糖醛酸（Adapted from Iozzo RV. Matrix proteoglycans：from molecular design to cellular function. Ann Rev Biochem. 1998；67；609-52；and Miyake N，Kosho T，Matsumoto N. Ehlers-Danlos syndrome associated with glycosaminoglycan abnormalities. Adv Exp Med Biol. 2014；802：145-59.）

由于图 95.8A 授权限制，本图片保留英文

白聚糖（sydecan）是一种跨膜硫酸肝素类蛋白聚糖，它控制细胞黏附到 ECM 和随后的细胞骨架结构。多配体蛋白聚糖 1、2 和 4 在皮肤中表达，并能够在角质形成细胞、树突状细胞和成纤维细胞中找到，它们参与外膜内侧的细胞信号转导[15]。磷脂酰肌醇蛋白聚糖（plypican）是膜锚定硫酸肝素类蛋白聚糖，它们在皮肤中可与生长因子和其他细胞外蛋白作用调控发育和再生[18]。

小而富含亮氨酸的蛋白聚糖（small leucine-rich proteoglycan，SLRP）通常含有一个富含亮氨酸重复序列的核心蛋白和半胱氨酸结合环，有 1～5 个 GAG。饰胶蛋白聚糖（decorin）和双糖链蛋白聚糖（biglycan）是 SLRP，在皮肤中，通过与不同蛋白相互作用发挥多重功能，如与胶原原纤维（因此调控原纤维生成），受体酪氨酸激酶和 TGF-β。SLRP、透明质酸和多能蛋白聚糖也通过 Toll 样受体信号途径调控炎症反应[19]。SLRP 中的纤调蛋白聚糖（fibromodulin）、角蛋白聚糖（keratocan）和光蛋白聚糖（lumican）也参与胶原原纤维形成，纤调蛋白聚糖同时调控分子间的胶原交联[9, 15]。

## 层粘连蛋白和其他糖蛋白

层粘连蛋白（laminin）是一组表达于所有组织，由 15 个不同成员组成的基底膜分子，每一种层粘连蛋白分子都是一个由 1 条 α、1 条 β 和 1 条 γ 链组成的三聚体；这 3 条链的成分和组合因特定的类型而不同[20-21]。层粘连蛋白的命名是根据链的组成[22]，比如层粘连蛋白 5 由 $α_3$、$β_3$ 和 $γ_2$ 链组成，现在称为层粘连蛋白 332。皮肤表皮基底膜中含层粘连蛋白 332、311 和 511，血管基底膜包含层粘连蛋白 411 和 511。皮肤中层粘连蛋白的结构、生物功能和遗传缺陷在第 28 章和第 32 章讨论。

皮肤中其他有重要功能的糖蛋白见表 95.4[2, 23]。

| 表 95.4 皮肤中的糖蛋白 | |
|---|---|
| **糖蛋白** | **主要功能** |
| 纤连蛋白 | 细胞黏附和迁移 |
| 玻璃体结合蛋白 | 细胞黏附和迁移 |
| 凝血酶敏感素（4 种类型） | 细胞和细胞以及细胞和基质相互联络 |
| Matrilins（4 种类型） | 基质聚合，细胞黏附 |
| 结合腕蛋白（4 种类型） | 调节细胞功能 |
| 软骨寡聚基质蛋白（COMP） | 基质组装、钙结合、蛋白折叠 |

## 细胞外基质功能

### 细胞外基质在结构上的作用

过去 ECM 被认为是一种结构支架，使器官定形和维持其稳定性。但最近的研究扩展了我们对 ECM 超级结构谱和它们特定功能的理解。基底膜是层状的，其抗张强度有限，但有重要的组织特异性，允许特定的细胞附着，基底膜也调节形态发生、分化与屏障功能。从而决定了皮肤的代谢和屏障功能。在真皮，ECM 网络植入在含水的 ECM 中，保证了皮肤弹性、牵拉后复原和紧张性。在真皮表皮交界处，特异的基底膜相关聚集物保证了表皮和真皮牢固结合，并因此抵抗外部的剪切力。特定的 ECM 组成和转录后修饰决定了特定组织的弹性和硬度。

### 细胞功能的调节

ECM 除在结构上的作用，还具有生物学活性。在体外研究和转基因及基因敲除小鼠模型（见第 3 章）中，已证实 ECM 在发育、再生、创伤愈合、炎症和肿瘤发生过程中的重要调控作用。ECM 大分子能影响许多细胞行为，包括黏附、游走、细胞骨架组成和细胞分裂、分化、极化以及凋亡。

细胞利用不同的受体识别来自 ECM 的信号[2]，如整合素或细胞表面蛋白聚糖。$\beta_1$ 整合素家族是最常见的基质受体。整合素的 $\alpha$ 亚单位决定了个别基质蛋白配体的特异性，但亲和力和特异性各异。一些整合素仅识别一种配体，而其他整合素能结合多种基质蛋白。

来源于"外部"的 ECM 信号对细胞有不同的影响[24]。比如，它们能诱导细胞表面整合素的聚集，导致整合素胞浆内部分和细胞骨架间蛋白复合物的形成，从而影响细胞形态。此外，被 ECM 信号激活的整合素能刺激信号转导途径，包括黏着斑激酶（蛋白酪氨酸激酶-2）、桩蛋白和张力蛋白，ECM-整合素作用也可诱导微管相关蛋白激酶介导的转录调节、细胞增殖或分化。ECM-整合素信号进一步的调节是通过二价阳离子、磷脂或其他因子[25]。整合素也通过改变在局部黏合中整合素的结合动力、伸缩激活的离子通道和展开机械敏感通道蛋白（如踝蛋白、黏着斑蛋白）这样一些机制调控 ECM 的硬度（见图 28.3B）[26-27]。这些调控了细胞迁徙和干细胞命运。

TGF-$\beta$ 家族中的生长因子除了它们的免疫调控和调控细胞生长作用外，还是 ECM 生成的有力调节器[2]。它们以无活性复合物的形式被细胞分泌出来，内含 TGF-$\beta$ 和它的无活性相关肽（latency-associated peptide，LAP）前肽。在大多数细胞，LAP 与 LTBP 共价连接，形成无活性的大型复合物（见图 95.7）。分泌出来的大型无活性复合物与 ECM 蛋白通过 LTBP 的 N 端和 C 端共价结合。成纤维细胞或炎症细胞释放的多种基质降解蛋白酶可将 TGF-$\beta$ 从复合物中释放出来。除了 LTBP，其他的几个 ECM 分子能结合 TGF-$\beta$ 和调节它的活性，比如血小板应答蛋白（thrombospondin）和蛋白聚糖的核心蛋白。

# ECM 缺陷相关的疾病

有关 ECM 疾病基因和蛋白质的分子研究已经为了解 ECM 的正常生物学提供了丰富的信息[13, 16, 28-30]。随着这些疾病突变基因的发现，许多基质大分子的功能首次得到确认。如，由于揭示了遗传性大疱性表皮松解症（epidermolysis bullosa，EB）患者相应基因的突变，才清楚了Ⅶ与ⅩⅦ型胶原在真皮-表皮连接中的基本功能[28]。遗传性 ECM 疾病群的皮肤表现列于表 95.5，它们的分子机制和病理生理学将在下面阐述。Ehlers-Danlos 综合征（Ehlers-Danlos syndrome，EDS）、皮肤松弛症和弹性假黄色瘤（pseudoxanthoma elasticum，PXE）在第 97 章讨论，而不同亚型的 EB 在第 32 章介绍。

### Ehlers-Danlos 综合征

#### 胶原和生腱蛋白（tenasin）-X

许多组织如皮肤、肌腱、骨骼或软骨 ECM 胶原原纤维中的主要成分是Ⅰ、Ⅱ（皮肤中没有）和Ⅲ型胶原纤维。小量次要胶原，如Ⅴ、Ⅸ、Ⅺ、Ⅻ和ⅩⅣ型胶原以组织特异性的方式表达[3]。编辑主要与次要胶原基因的突变会导致不同的器官出现不同的病变[30]。例如，编码Ⅲ型胶原纤维的 COL3A1 基因突变是血管型 EDS 的病因[16]，这是一常染色体显性遗传病，表现为菲薄的半透明皮肤、过度淤伤和危及生命的大动脉、胃肠道和子宫的破裂。COL3A1 基因的突变也见于最初临床表现为主动脉瘤的患者。

几个编码次要胶原原纤维基因的改变也可造成严重的结缔组织疾病，这提示这些数量较少的成分在功能方面却很重要。以Ⅴ型胶原为核心的原纤维生成中包括了Ⅰ型和Ⅲ型胶原，由此限制了原纤维中大分子的溶解性，并界定了横向聚合的几何形状与总的形状及大小。与这一概念一致的是，经典型 EDS 中偶已发现编码Ⅰ型胶原纤维 $\alpha_1$ 链的 COL1A1 基因，而约 50% 患者是由于编码Ⅴ型胶原纤维的 $\alpha_1$- 和 $\alpha_2$- 链的 COL5A1 和 COL5A2 基因突变。经典 EDS 表现程度不同的皮肤弹性过度、脆性增加、萎缩性瘢痕和关节活

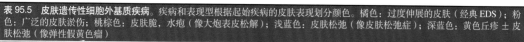

表 95.5　皮肤遗传性细胞外基质疾病。疾病和表现型根据起始疾病的皮肤表现划分颜色。橘色：过度伸展的皮肤（经典 EDS）；粉色：广泛的皮肤淤伤；桃棕色：皮肤脆，水疱（像大炮表皮松解）；浅蓝色：皮肤松弛（像皮肤松弛症）；深蓝色：黄色丘疹 ± 皮肤松弛（像弹性假黄色瘤）

| 蛋白 | 基因 | 遗传 | 疾病 | 皮肤 * 和其他器官的表型特征 |
|---|---|---|---|---|
| Ⅰ型胶原（α₁-& α₂-链） | COL1A1 | AD | EDS，（Ⅶ A 型¶）关节松弛 | 皮肤伸展过度和脆弱，关节活动过度，先天性髋关节错位† |
| | | AD | EDS，经典型（Ⅰ型¶） | 见下文 |
| | COL1A2 | AD | EDS，关节松弛（Ⅶ B 型¶） | 见上文 |
| | | AR | EDS，心瓣膜 | 心瓣膜缺损，余同经典型 EDS（见下文） |
| Ⅲ型胶原 | COL3A1 | AD | EDS，血管（Ⅳ型¶） | 皮肤薄、脆弱，伴广泛的擦伤和动脉脆弱，肠道，子宫破裂‡ |
| Ⅴ型胶原（α₁-& α₂-链） | COL5A1 COL5A2 | AD | EDS，经典型（Ⅰ型–严重型；Ⅱ型–轻型¶） | 皮肤伸展过度和脆弱，关节活动过度 |
| Ⅵ型胶原 | COL6A1，COL6A2，COL6A3 | AD，AR | Ullrich 病，先天性肌营养不良症和 Bethlem 肌病 | 皮肤肿胀，萎缩性瘢痕，毛囊性角化过度，远端关节活动过度，肌肉萎缩 |
| Ⅶ型胶原 | COL7A1 | AD，AR | 营养不良性大疱性表皮松解症 | 皮肤脆弱水疱 |
| Ⅻ型胶原 | COL12A1 | AD，AR | EDS，肌病，Bethlem 肌病 | 皮肤面团样软，萎缩性瘢痕，毛囊性角质化过度，近端关节挛缩，远端关节运动过度，先天性肌病，张力减退 |
| ⅩⅦ型胶原 | COL17A1 | AR | 交界性大疱性表皮松解症 | 皮肤脆，水疱 |
| 原纤维蛋白 1 | FBN1 | AR | Marfan 综合征 | 萎缩纹，特征性体型（body habitus），主动脉扩张 / 夹层‡ |
| 弹性蛋白 | ELN | AD > AR | 皮肤松弛症，常显>常隐 | 皮肤松弛和赘余 |
| 包含 EGF 的细胞外基质蛋白 2(腓骨蛋白 4) | EFEMP2（FBLN4） | AR | 皮肤松弛症，常隐 1B 型 | 皮肤松弛和赘余，肺气肿和动脉异常 |
| 腓骨蛋白 5 | FBLN5 | AR > AD | 皮肤松弛症，常隐 1A 型或常显 | 皮肤松弛和赘余，肺气肿和动脉异常（常隐型） |
| 无活性的 TGF-β 结合蛋白 4 | LTBP4 | AR | 皮肤松弛症，常显 1C 型 | 皮肤松弛和赘余，几种肺、胃肠和泌尿道畸形，面部畸形，关节伸展过度，张力减退 |
| TGF-β 受体 1&2，TGF-β 2，TGF-β 3，SMAD 家族成员 3 | TGFRB1，TGFRB2，TGFB2，TGFB2，SMAD3 | AD | Loeys-Dietz 综合征‡ | 皮肤薄、绵软、易擦伤，萎缩性瘢痕，萎缩纹，粟丘疹（表肤表现多样），动脉扭曲，颜面畸形，颅骨畸形，关节活动过度 |
| Tenascin-X | TNXB | AD | EDS，经典 EDS，过度运动（Ⅱ型，约 10% 患者有 Tenascin-X 的单倍剂量不足 EDS.. | 皮肤伸展过度和脆弱，关节活动过度，不同程度的皮肤伸展过度，关节活动过度伴反复错位 |
| | | AR | | |
| 细胞外基质蛋白 -1 | ECM1 | AR | 脂质白沉积症 | 真皮和黏膜下组织透明质酸沉积，嗓音嘶哑，颅内钙化 |
| ABCC6 运载体 | ABCC6 | AR | 弹性假黄色瘤（PXE） | 黄色丘疹，皮肤松弛，视网膜血管样纹，心血管病 |
| 三磷酸腺苷酶，Cu²⁺ 转运，α- 多肽 | ATP7A | X-R | 枕骨角综合征 | 皮肤松弛，动脉迂曲，关节活动过度，枕骨钙化 |
| 葡萄糖转运体 10 | GLUT10 | AR | 动脉迂曲综合征 | 皮肤伸展过度或松弛（多样），面颊毛细血管扩张，动脉迂曲，关节活动过度 |
| 可溶性的运载蛋白家族 39，13（锌转运体，ZIP13） | SLC39A13 | AR | EDS，脊柱发育不良 | 皮肤伸展过度和脆弱，掌纹加深，关节活动过度，张力减退，身材矮，发育延迟 |
| 赖氨酸羟化酶 1 | PLOD1 | AR | EDS，脊柱后侧凸（Ⅵ A 型¶） | 皮肤伸展过度和脆弱，眼脆弱，关节活动过度，脊柱侧凸 |
| 赖氨酸羟化酶 3 | PLOD3 | AR | 广泛的结缔组织病，骨脆弱，挛缩，动脉破裂和耳聋 | 以病名为特征，肢端水疱，易擦伤，面畸形，甲发育不全，骨质缺乏，白内障，生长发育迟缓 |
| | | AD | 单纯性大炮表皮松解样表现型 | 皮肤脆，水疱 |

**表 95.5　皮肤遗传性细胞外基质疾病**。疾病和表现型根据起始疾病的皮肤表现划分颜色。橘色：过度伸展的皮肤（经典 EDS）；粉色：广泛的皮肤淤伤；桃棕色：皮肤脆，水疱（像大炮表皮松解）；浅蓝色：皮肤松弛（像皮肤松弛症）；深蓝色：黄色丘疹 ± 皮肤松弛（像弹性假黄色瘤）（续表）

| 蛋白 | 基因 | 遗传 | 疾病 | 皮肤 * 和其他器官的表型特征 |
|---|---|---|---|---|
| ADAMTS-2（前胶原 - 蛋白水解酶） | *ADAMTS2* | AR | EDS，皮肤脆裂症（ⅦC 型˙） | **皮肤下垂、柔软和脆弱**；特征性面容 |
| 皮肤素 -4- 磺基转移酶 1 | *CHST14* | AR | EDS，肌肉挛缩 ** | **皮肤伸展过度和脆弱，掌纹加深**，眼脆弱，关节挛缩，活动过度，脊柱侧凸，颅面部畸形 |
| 皮肤素硫酸差向异构酶 | *DSE* | AR | | |
| 半乳糖基转移酶Ⅰ（β-1, 4- 半乳糖基转移酶 7） | *B4GALT7* | AR | EDS，脊柱发育不良（之前早衰） | **皮肤伸展过度**，多变的关节活动过度和挛缩，早衰脸，骨质减少，张力减弱，发育迟缓 |
| 半乳糖基转移酶Ⅱ（β-1, 3- 半乳糖基转移酶 6） | *B3GALT6* | AR | | |
| 半乳糖基转移酶Ⅰ（β-1, 3- 半乳糖基转移酶 3） | *B3GAT3* | AR | Larsen 样综合征 | **肢端皮肤褶皱**，关节错位，颅面畸形，矮身材，先天性心脏缺陷 |
| 细丝蛋白 A（肌动蛋白结合蛋白 280） | *FLNA* | X-D | EDS，室旁结节性异位变异性 | **皮肤伸展过度**（多样），主动脉扩张，室旁结节性异位变异性，关节 |
| 锌指蛋白 469，PR 域包含蛋白 5 | *ZNF469, PRDM5* | AR | 角膜脆弱综合征 | **软或皮肤伸展过度，肢端皮肤褶皱，萎缩性瘢痕**（皮肤表现多样），角膜薄、脆，蓝色萎缩纹，关节活动过度，脊柱侧凸，听力丧失 |
| FK506 结合蛋白 14 | *FKBP14* | AR | EDS，脊柱后侧凸 | **皮肤伸展过度**，关节活动过度，渐进性的脊柱后侧凸，肌病，自出生肌张力减退，听力受损 |
| 补体 C1r, C1s | *C1R, C1S* | AD | EDS，牙周的 | 过度擦伤，轻度皮肤伸展过度，关节活动轻微过度，早发牙周炎，体态瘦弱，易被感染 |
| ATP 酶，H⁺ 转运，溶酶体 V0，A2 亚单位， | *ATP6V0A2* | AR | 皮肤松弛症，AR 2B 型 De Barsy 综合征 A（皮肤松弛症，AR 3A 型） | **皮肤松弛**，面部畸形，囟门大，头小畸形，生长发育迟缓，斜视，关节活动过度 |
| 吡咯啉 -5- 羧酸还原酶 1 | *PYCR1* | AR | 皮肤松弛症 AR 2B 型 De Barsy 综合征 B（皮肤松弛症，AR 3B 型） | **皮肤松弛**，面部畸形，囟门大，头小畸形，生长发育迟缓，关节活动过度，角膜浑浊，白内障，De Barsy 综合征中的手足徐动症 |
| 吡咯啉 -5- 羧酸合成酶 | *ALDH18A1* | AD，AR | 皮肤松弛症，早衰 AD De Barsy 综合征 A（皮肤松弛症，AR 3A 型） | **皮肤松弛**，面部畸形，生长发育迟缓，关节活动过度，角膜浑浊 |
| γ- 谷氨酰羧化酶 | GGCX | AR | 伴多种凝血因子缺乏的弹性假黄色瘤样疾病 | **黄色丘疹，皮肤松弛**，视网膜血管样条纹，心血管疾病，易出血 |
| Golgin, RAB6 相互作用 | GORAB | AR | 骨发育异常性老年状皮肤 | **皮肤松弛（早于手背脚背）**，矮身材，骨质疏松，早衰伴凸颚 / 颌 |
| Ras 和 Rab 激活剂 2 | RIN2 | AR | 巨头畸形，**秃头，皮肤松弛症**，脊柱侧凸（MACS） | 表现与病名相同，面部畸形，牙龈增生，关节过度伸展 |

\* EDS 和弹性假黄色瘤患者也可出现匐行穿孔性弹性组织变性

˙ EDS 的组织学数值分级

† 有 EDS 和骨生成的表现型也已经有报道

‡ Loeys-Dietz 综合征的表现型既可以模仿 Marfan 综合征（以前叫 LDS Ⅰ型）或者血管型 EDS（以前叫 LDS Ⅱ型）

\*\* 拇指内收 - 畸形足综合征也可伴随同一基因突变出现

ABCC6，三磷酸腺苷结合盒式亚科；AD，常染色体显性遗传；ADAMS，一种解聚素和金属蛋白酶；AR，常染色体隐性遗传；EDS，Ehlers-Danlos 综合征；TGF，转化生长因子；*ALDH18A1*，醛脱氢酶家族成员 14；CHST14，碳水化合物磺基转移酶 14；X-D，X 染色体连锁显性；X-R，X 染色体连锁隐性动过度（图 95.9A）。编码原纤维外基质糖蛋白的生腱蛋白 -X 基因突变可造成隐性遗传的 EDS，表现为类似的皮肤过度伸展和关节活动过度[16]。

### 胶原的转录后修饰

编码胶原转录后修饰的蛋白的基因突变（见上文；图 95.2）可见于其他形式的 EDS。例如，在表现为脊柱后侧凸的 EDS 亚型患者，是由于编码赖氨酰羟化酶 1 基因的功能丧失突变，导致了胶原异常的赖氨酰羟化与糖基化，这种隐性遗传病的特征是皮肤过度伸展、脆性增加、关节活动过度、脊柱侧弯和眼的结构脆弱。关节松弛型 EDS 为显性遗传，主要表现为严重的关节活动过度、关节脱位，其病因在于不能将 N 端前肽从 I 型前胶原切割下来。胶原分子上前肽的持续存在显著影响原纤维的生成，原纤维变得纤细且直径高度不规则。受影响的个体往往是在 COL1A1 与 COL1A2 在剪切位点上发生基因突变，这引起外显子跳跃和前 α₁（I）或前 α₂（I）链上前胶原 I 的 N 段蛋白激酶 ADAMTS2 切割位点消失。ADAMTS2 本身的功能丧失突变引起皮肤脆裂症（dermatosparaxis）型 EDS（图 95.9），与关节松弛型（arthrochalasia）相似，前胶原

I N 端前肽的持续存在和空间位阻导致皮肤和其他组织中胶原原纤维的聚合障碍。皮肤脆裂症的独特表现型包括特征性的面貌和易脆，柔软下垂的皮肤。胶原纤维转录后调控的锌手指蛋白 469 基因（ZNF469）发生突变可导致角膜易脆和皮肤多样的伸展过度和褶皱[16]。

### 糖蛋白加工

如上所述，真皮糖蛋白在胶原原纤维的组成中有重要作用。相应地，编码启动 GAG 合成的半乳糖基转移酶基因 B3GALT6 和 B4GALT7 的突变，导致隐性遗传的脊柱发育不良（spondylodysplastic）型 EDS[16, 31-32]，编码葡萄糖醛酸基转移酶从而催化 GAG 蛋白交联的 B3GAT3 发生突变，可导致肢端皮肤褶皱[33]。分别编码皮肤素 -4- 磺基转移酶 1 和硫酸皮肤素差向异构酶的 CHST14 和 DSE 突变，可导致肌肉挛缩（musculocontractural）型 EDS[16, 34]。硫酸皮肤素合成中酶的活性丧失，可导致硫酸皮肤素：硫酸软骨素比率的下降，从而破坏了核心蛋白聚糖功能，使胶原原纤维生成减少[16]。

### 皮肤松弛症

皮肤松弛症（cutis laxa）是一种相对罕见的 ECM 疾病，特点是遗传的异质性和临床表现的多样化（见

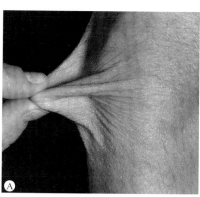
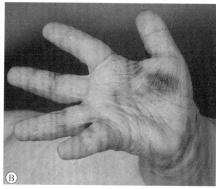
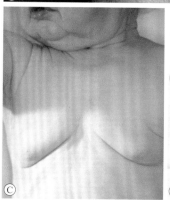
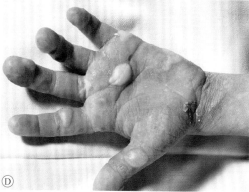

图 95.9 遗传性细胞外基质缺陷疾病表型的表现。A. 编码 V 型胶原的基因突变导致 Ehlers-Danlos 综合征 II 型皮肤过度伸展。B. ADAMTS-2 基因突变导致皮肤脆裂型 EDS，皮肤犹如"面团样"柔软、脆裂伴有紫癜。C. 弹性蛋白基因与常染色体显性皮肤松弛症有关。D. XVII 型胶原基因突变可导致交界性大疱性表皮松解症，患者皮肤轻微摩擦后就出现水疱（B，Courtesy, Julie V Schaffer MD；C，Courtesy, Thomas Schwarz, MD.）

第 97 章），也存在获得变异体[30]。它主要诊断特征为皮肤松弛、过度伸展，伴弹性和回弹减退，呈现"皮肤过大"和早老的外观（图 95.9C）。常伴有皮肤以外的表现，包括肺气肿、膀胱憩室和肺动脉狭窄。组织学上可见显著的弹性纤维碎裂与减少。

皮肤松弛症有隐性与显性遗传，由多种基因，包括编码弹力纤维的弹性蛋白，纤维蛋白 -4 和纤维蛋白 -5 基因的突变所致[35]（见表 95.5）。无活性 TGF-β 结合蛋白 4 基因（LTBP4）的突变，导致一种严重发育综合征，表现为皮肤松弛症和肺、胃肠道和尿路畸形，说明 TGF-β 信号在 ECM 正常发育形成中至关重要的作用[35]。

其他的遗传疾病以继发于弹力纤维沉积或降解为特征的[30]，如在 PXE 中，弹力纤维的钙化和脆性增加是继发于抗矿化蛋白活性的下降（第 97 章）。如在 $\alpha_1$ 抗胰蛋白酶缺陷和某些类型获得性皮肤萎缩的患者，由于弹性蛋白酶活性的异常，导致弹性纤维过早降解。Marfan 综合征（Marfan syndrome）的特点也在于某些组织弹性纤维的减少或异常沉积（见下述）。

## Marfan 综合征

原纤维蛋白 1（fibrillin 1）是微纤维的主要成分，因此在弹力纤维中具有重要结构作用。与之高度同源的原纤维蛋白 2 在发育中具有不同的时间和空间表达，这两者间的功能关系还没有被充分阐明。Marfan 综合征的病因是原纤维蛋白 1 基因突变，属常染色体显性遗传。主要表现为皮肤、骨骼、眼、心血管系统中结缔组织不同程度的薄弱[13, 30]。皮肤表现包括萎缩纹和匐行穿孔性弹性组织变性。除了因原纤维蛋白分子突变导致的弹力纤维和微纤维的结构紊乱，原纤维蛋白分子突变还会妨碍或降低对无活性 TGF-β 复合物（见上文）的隔绝，致使它更容易激活，从而导致无意义的组织重塑，异常的细胞行为或丧失 ECM 的完整性。编码原纤维蛋白 2 的基因突变导致先天性挛缩蜘蛛样指，主要表现为骨骼异常，但没有眼和心血管的症状[13]。

## Loeys-Dietz 综合征

编码 TGF-β 受体 1/2 或者 TGF-β 2/3 的基因杂合突变可导致 Loeys-Dietz 综合征，以主动脉瘤、泛发性动脉扭曲、颅面异常（比如悬雍垂裂、腭裂、器官过距）、骨骼异常，关节松弛为特点。有一个亚型患者的皮肤表现与血管型的 EDS 类似，包括皮肤半透明、易瘀伤和萎缩性的瘢痕[13, 16]。考虑到原纤维蛋白和无活性 TGF-β 在 TGF-β 调控胶原表达中的作用，不难理解该病与 Marfan 综合征和血管型 EDS 表现的重合。

## 其他原纤维蛋白相关综合征

影响原纤维蛋白 1 整合素结合位点的突变可使微纤维形成异常，同时产生常染色体显性的僵皮肤综合征（stiff skin syndrome），该病患者自出生起皮肤弥漫性增厚，关节活动受限，远端指间关节结节，身材短小。另外，原纤维蛋白 1 缺失造成 Weill-Marchesani 综合征（眼－短肢－短身材综合征）[13]，表现为皮肤增厚，身材短小，肢体短小，晶状体异位。编码与 TGF-β、原纤维蛋白相互作用的细胞外 ADAMTS 样蛋白 2 的 ADAMTSL2 基因突变[36]，改变了 TGF-β 的生物有效性，从而导致肢端肿大发育不全（geleophysic dysplasia），表现为皮肤增厚，身材短小和关节挛缩。

## 弹性假黄色瘤

弹性假黄色瘤（PXE）是一种遗传性疾病，以累及皮肤、血管和眼为特点，这是由于碎片化、矿化的弹性纤维分别在真皮、血管壁和脉络膜基底复合层（Bruch's membrane）的积聚（见第 97 章）。皮肤表现为微黄色的丘疹和斑块和皮肤松弛，这是 PXE 最常见的症状，通常也是该病的第一征象。

PXE 认为是一种累及弹性纤维系统、遗传性 ECM 疾病的经典原型。PXE 是由于一个主要表达于肝、编码 ATP 结合盒亚科 C 成员 6 转运蛋白［ATP-binding cassette（ABC）subfamily C member 6（ABCC6）transporter］的基因突变引起。γ 谷氨酰羧基酶基因（GGCX）突变可导致 PXE 样表型，伴有维生素 K 依赖的凝血因子缺失。GGCX 催化能激活凝血因子和基质 gla 蛋白（matrix gla protein，MGP）的维生素 K 依赖的 γ 谷氨酰羧基化，MGP 可以抑制病理性的矿化。PXE 患者缺失 ABCC6 会导致肝细胞 ATP 分泌减少，从而导致血浆中矿化抑制剂即无机焦磷酸盐（inorganic pyrophosphate，PPi）的减少[37]。

## 大疱性表皮松解症

大疱性表皮松解症（epidermolysis bullosa，EB）是以一组表现为皮肤机械易脆性形成皮肤水疱的遗传性皮肤病（见第 32 章）[28, 38]。Ⅶ型胶原基因 COL7A1 突变是显性和隐性营养不良型 EB 的病因[39]。Ⅶ型胶原是锚原纤维的一个组分。发生在真皮最上层（靠近致密层下）的原纤维分离导致水疱形成后的瘢痕。严重的隐性营养不良型 EB 患者带有突变的缺合子，这导致提前终止密码子的出现，使皮肤缺失锚原纤维和Ⅶ型胶原纤维。程度较轻的营养不良型 EB 与 COL7A1 基因一个或两个拷贝的错义突变和锚定原纤维的功能障碍有关。

XⅦ型胶原是位于基底层角质形成细胞半桥粒-锚丝复合物的跨膜胶原，COL7A1 基因中编码XⅦ型胶原 $\alpha_1$（XⅦ）链的突变可引起交界型 EB，这种隐性遗传的 EB 亚型是以表皮基底膜透明板内分离为特点，携带两个 COL17A1 无效等位基因的患者表现为皮肤泛发水疱（图 95.9D），有错义突变或保有XⅦ型胶原功能的患者具有较轻的临床表现[40]。

板层素 332 是致密板主要的结构成分，可确保细胞表面的 $\alpha_6\beta_4$ 整合素和Ⅶ胶原的锚原纤丝黏合。与XⅦ型胶原纤维缺陷一样，编码板层素 332 三个多肽链的基因突变会导致交界型 EB，最严重类型是由于皮肤中层粘连蛋白 332 的无义突变和完全缺失所致[40]。

### 其他伴有皮肤症状的遗传性基质疾病

Ullrich 先天性肌营养不良症和 Bethlem 肌病是由分别编码Ⅵ型胶原 $\alpha_1$、$\alpha_2$ 和 $\alpha_3$ 链的 COL6A1、COL6A2 和 COL6A3 基因突变所致[19]。这种胶原在几种组织包括肌肉和皮肤中形成微纤维。但是肌肉外的症状——皮肤异常地一致性臃肿（在 Ullrich 病中最早），萎缩性瘢痕与关节过度松弛，很可能反映真皮和关节滑膜中微原纤维网络的异常。作为内质网伴侣蛋白并在 ECM 形成过程中发挥作用的 Fk506 结合蛋白 14 的缺失，导致表型包括皮肤弹性过度和肌营养不良。

PLOD3 基因编码在胶原转录后修饰中发挥重要作用的蛋白产物赖氨酸羟化酶 3（包括葡糖基转移酶、半乳糖基转移酶），两个拷贝的功能丧失突变导致一系列严重得多器官结缔组织疾病[41]。该病患者皮肤脆性增加，更容易出现水疱和擦伤。PLOD3 单倍型不足也有表现为皮肤局限水疱的家系报道。体外试验已经证实即便赖氨酸羟化酶 3 活性的轻度减弱，可对 ECM 的沉积和组织产生有害的后果[42]。

### 细胞外基质成分作为自身抗原

在影响肾、软骨或皮肤的自身免疫疾病中，数种 ECM 成分是靶抗原（表 95.6），包括 Goodpasture 综合征中的Ⅳ型胶原 $\alpha_3$ 链和 $\alpha_5$ 链。复发性多软骨炎中的Ⅱ型胶原[43]；获得性 EB 的Ⅶ型胶原和类天疱疮的XⅦ型胶原。抗 p200（抗层粘连蛋白 $\gamma_1$）类天疱疮中层粘连蛋白 311 和层粘连蛋白 511 的 $\gamma_1$ 链[3, 44]。

有报道系统性硬化病患者有针对原纤维蛋白 1 的抗体，特别是在 Choctaw 本土美洲人和日本中，此抗体也见于线状或泛发型的硬斑病。类脂蛋白沉积症患者中的细胞外基质 -1（extracellular matrix-1，ECM-1）蛋白突变，它也是硬化性苔藓自身抗体的靶蛋白。两种疾病均伴有真皮透明样变[45]。

**表 95.6　自身免疫病中的细胞外基质组分作为自身抗体**

| 疾病 | 自身抗原 | 生物学和临床特征 |
| --- | --- | --- |
| 肺肾综合征 | Ⅳ 型胶原，$\alpha_3$ 和 $\alpha_5$ 链 | 肾小球性肾炎，出血性肺炎 |
| 复发性多软骨炎，关节炎 | Ⅱ、Ⅸ 型胶原 | 耳、喉、气管软骨炎；关节炎 |
| 大疱性和瘢痕性类天疱疮 | XⅦ型胶原（BP，PG，MMP）*，层粘连蛋白 332（MMP），层粘连蛋白 $\gamma_1$ 连（p200 类天疱疮） | 皮肤水疱 |
| 获得性大疱性表皮松解症 | Ⅶ型胶原 | 皮肤水疱、脆弱 |
| 大疱性系统性红斑狼疮（SLE） | Ⅶ型胶原 | 伴 SLE 的皮肤水疱 |
| 硬皮病 ** | 原纤维蛋白 1；PDGF 受体 | 皮肤纤维化 |
| 硬化萎缩性苔藓 | 细胞外基质蛋白 -1 | 炎症、表皮萎缩和真皮透明样变 |

\* 也是线状 IgA 大疱性皮肤病的自身抗体
\*\* 未在大群体患者调查中证实
BP，大疱性类天疱疮；MMP，黏膜性天疱疮（瘢痕性）；PDGF，血小板源性生长因子；PG，妊娠类天疱疮

自身免疫病的免疫显性表位（immunodominant epitopes）常局限于一个或者几个特征性的结构域，因此，重组结构域能应用于准确的诊断试验。目前认为自身抗体结合于 ECM 成分妨碍了超分子的聚合或配体结合，继而导致功能的缺陷和相应的临床症状。

### 皮肤老化和其他获得性 ECM 异常疾病

真皮 ECM 的改变可影响随年龄增长和日光引起的皮肤老化。皮肤老化的形态学标志包括真皮乳头层微纤维的减少，弹力纤维排列紊乱或其他 ECM 微纤维网络的减少或减弱。结构紊乱的真皮网络不能结合足够量的透明质酸和水，因此导致了皮肤的松弛和起皱纹。老化的特征是成纤维细胞分泌的真皮胶原减少，后者是以 TGF-β 和结缔组织生长因子（connective tissue growth factor，CTGF）信号介导的。老化的其他改变有 ECM 组分降解增加和网络结构不稳定。紫外线的有害作用包括从表皮中释出细胞因子和氧自由基，从而诱导 ECM 的炎症过程，刺激基质金属蛋白酶和丝氨酸蛋白酶如弹性蛋白酶的表达和激活，弹性蛋白酶可以降解 ECM 网络[36]。

维生素 C（抗坏血酸）是调节胶原合成和参与胶原交联的两个酶——脯氨酰羟化酶和赖氨酸羟化酶必

需的辅因子，它的供给不足导致坏血病，该病表现的伤口愈合障碍和瘀伤倾向是由于 ECM 功能下降所致[4]。

纤维变性病如系统性硬皮病和瘢痕疙瘩，增厚的皮肤反映真皮过多的 ECM。经由 TGF-β 和 CTGF 引起炎症介导的 ECM（即胶原，微纤维蛋白，蛋白多糖）合成上调，认为在病因中起作用（见第 43 章）。瘢痕疙瘩是创伤后皮肤中致密纤维组织的过度生长，这是由 ECM 装配和调控紊乱导致的。瘢痕疙瘩的细胞量增加，ECM 显示异常纤维的原纤维杂乱无章地以致密的结节方式排列。瘢痕疙瘩有遗传倾向，特别在非洲后裔中。

## 动物模型

通过 ECM 疾病小鼠模型使我们对病理机制有了新的见解，有助于进一步评价人类 ECM 疾病的异常情况和尝试新的治疗手段[46]。如原纤维蛋白 1 转基因小鼠模型已用于认识基因型和表现型的关系。对不同模型的分析揭示了纤维原蛋白 1 与微纤维和 TGF-β 间信号传导的关系，表明信号传导的缺陷是 Marfan 综合征发病机制，也在其他表型中起着核心作用[13]。另外，纤维原蛋白 1 的整合素结合位点突变的小鼠，代表了硬皮病的模型。

Ⅶ型胶原缺失的小鼠、大鼠、狗和羊已经再现了人类隐性遗传营养不良型 EB 的临床、遗传、免疫组化和超微结构特点[30]。Ⅶ型胶原基因敲除小鼠在出生 2 周内死亡，然而亚效（hypomorphic）等位基因突变的小鼠表现更严重但能活到成年[40]。这些小鼠模型提供了隐性遗传营养不良型 EB 分子致病机制的重要信息，对试验细胞和分子治疗是很有帮助的[48]。有条件的Ⅶ型胶原基因剔除小鼠拓展了我们对再生相关蛋白质作用的理解。自发 Col7a1 基因突变的大鼠揭示了营养不良型 EB 的基因-剂量效应，表明修饰基因在决定疾病表型中的重要性。ⅩⅦ型胶原基因敲除和基因突变小鼠表现出较温和的交界型 EB，也已用于新治疗手段的研究。

含有断裂蛋白聚糖基因的小鼠表明了这些分子在皮肤完整性和坚固性中的重要性[15]。饰胶蛋白聚糖（decorin）敲除小鼠表现出皮肤易脆，抗张强度显著下降，这与皮肤和肌腱中不规则、粗劣的 ECM 相关，这些发现表明饰胶蛋白聚糖在体内调节胶原微纤维生成中的基础作用。Syndecan-4 基因断裂的小鼠表现出肉芽组织中血管生成的明显缺陷，表明这些细胞表面的蛋白聚糖对创伤修复和依赖整合素吞调节的血管生成中起着重要作用[51]。

胶原加工酶异常同样也可在动物中自然发生。与人类同样的疾病相似，牛皮肤脆裂症是一种隐性遗传性结缔组织病，以皮肤极度脆弱、下垂及关节松弛为特征。人和牛皮肤脆裂症是由于编码 ADAMTS-2 的基因突变导致；ADAMTS-2 是切除Ⅰ和Ⅱ型前胶原 N 端前肽的一种酶[30]。

## 生物学有效的分子治疗前景

阐明 ECM 疾病的分子机制是建立新治疗方法的基础。尤其适合应用这些方法治疗的包括由于缺乏Ⅶ型胶原纤维、ⅩⅦ型胶原纤维和板层素 332 面导致的隐形遗传性 EB。以细胞为基础治疗，如真皮内注射成纤维细胞治疗营养不良型 EB 在临床前研究中令人鼓舞，但临床预试验的结果令人失望。在全部或部分清除了骨髓细胞后，应用骨髓移植的系统治疗，已使供体细胞归巢至受试者的皮肤，使真皮-表皮交界处Ⅶ型胶原的沉积增加，不同程度地降低了隐性遗传 EB 儿童水疱发生[52]，但是还没有长期随访的研究。

EB 的基因治疗比预期的要更复杂。在人类预试验中，因层粘连蛋白 β₃ 缺失引起交界型 EB 成人患者的皮肤中，通过富含干细胞的表皮移植得到了纠正，其中移植物通过活体内方法转导了逆转录病毒载体表达正常的 *LAMB3* cDNA。治疗的结果显示有功能层粘连蛋白 332 持续的合成和装配，临床表现为治疗的皮肤部位不再出现大疱[53, 53a]。有报道含有纠正 *COL7A1* 自体角质形成细胞的表皮皮片移植用于治疗隐性遗传的营养不良型 EB，显示Ⅶ型胶原在锚微纤维处沉积，伤口愈合，但在 1 年后作用减退[53b]。改进的载体技术将容许我们在 EB 患者做其他的基因治疗试验，如使用由基因纠正后患者干细胞或诱导多能干（induced pluripotent stem, iPS）细胞形成的表皮片做移植。基因编辑技术可以纠正突变，包括使用转录激活剂样效应分子核酸酶（transcription activator-like effector nucleases, TALEN），规律成簇的间隔短回文重复（clustered regularly interspaced short palindromic repeats, CRISPR）/CRISPR 相关蛋白（CRISPR-associated protein, Cas），锌指核酸酶，反式剪接，反义寡核苷酸跳过突变的外显子。有趣的是，患有交界型和营养不良型 EB 患者可通过自发"纠正"［回复突变的镶嵌性（revertant mosaicism）］产生不出现水疱的皮肤。无论是扩展来自这片区域的干细胞或在体外扩增来自此区域的 iPS 细胞，都加大了自然基因治疗方法的可能性[54]。

静脉注射胶原Ⅲ的蛋白替代疗法可能成为交界型 EB 的治疗选择。注射的Ⅶ型胶原正确地沉积在创面和无胸腺小鼠隐性遗传性营养不良型 EB 的移植皮肤处[55]。对治疗显性遗传的疾病，通过沉默等位基因的表达（减轻显性失活效应）或补充正常蛋白（纠正单倍剂量不足）的策略是有前景的。对显性遗传的结缔组织病，细胞救援机制如未折叠蛋白反应对疾病有帮助，小分子治疗如化学伴侣可能有效。

最近，对 Marfan 综合征发病机制分子与细胞水平方面更深入的认识，为该病的治疗揭示了一个料想不到的药物作用靶点[56]。既然 TGF-β 信号的过度表达导致患者主动脉瘤的发生，我们假设使用 TGF-β 拮抗剂可避免或甚至逆转这些症状。实际上，血管紧张素Ⅱ受体阻滞剂已成功应用于 Marfan 综合征患者，以防止主动脉根部的扩张；该阻滞剂在隐性遗传营养不良型 EB 小鼠的试验表明能减轻真皮纤维化和趾融合[57, 57a]。基

于对生长因子和其他调控因子在发病机制中作用的认知，可望对其他遗传性 ECM 疾病开发出类似的治疗。

未来开发成功的治疗手段也将依赖于我们对诸多基质大分子超微结构功能的深入了解。我们不仅需要进一步研究基质大分子聚合形成的机制、它们在体外的混合，而且通过对遗传缺陷和相应缺陷对动物或人类疾病的后果，通过制造人类疾病的转基因动物模型来进一步阐释。这些信息不仅有助于我们了解和治疗遗传性 ECM 病，而且对许多常见、目前认为是后天获得性的疾病也大有裨益。

（翟金龙译 高兴华校 朱学骏审）

# 参考文献

1. Bruckner P. Suprastructures of extracellular matrices: paradigms of functions controlled by aggregates rather than molecules. Cell Tissue Res 2010;339:7–18.

2. Hynes RO. The extracellular matrix: not just pretty fibrils. Science 2009;326:1216–19.

3. Ricard-Blum S. The collagen family. Cold Spring Harb Perspect Biol 2011;3:a004978.

4. Myllyharju J, Kivirikko KI. Collagens, modifying enzymes and their mutations in humans, flies and worms. Trends Genet 2004;20:33–43.

5. Canty EG, Kadler KE. Procollagen trafficking, processing and fibrillogenesis. J Cell Sci 2005;118:1341–53.

6. Malhotra V, Erlmann P. Protein export at the ER: loading big collagens into COPII carriers. EMBO J 2011;30:3475–80.

7. Ishikawa Y, Bachinger HP. A molecular ensemble in the rER for procollagen maturation. Biochim Biophys Acta 2013;1833:2479–91.

8. Broder C, Arnold P, Vadon Le Goff S, et al. Metalloproteases meprin alpha and meprin beta are C- and N-procollagen proteinases important for collagen assembly and tensile strength. Proc Natl Acad Sci USA 2013;110:14219–24.

9. Kalamajski S, Liu C, Tillgren V, et al. Increased C-telopeptide cross-linking of tendon type I collagen in fibromodulin-deficient mice. J Biol Chem 2014;289:18873–9.

10. Kuttner V, Mack C, Gretzmeier C, et al. Loss of collagen VII is associated with reduced transglutaminase 2 abundance and activity. J Invest Dermatol 2014;134:2381–9.

11. Ninomiya Y, Kagawa M, Iyama K, et al. Differential expression of two basement membrane collagen genes, COL4A6 and COL4A5, demonstrated by immunofluorescence staining using peptide-specific monoclonal antibodies. J Cell Biol 1995;130:1219–29.

12. Has C, Kern JS. Collagen XVII. Dermatol Clin 2010;28:61–6.

13. Baldwin AK, Simpson A, Steer R, et al. Elastic fibres in health and disease. Expert Rev Mol Med 2013;15:e8.

14. Loeys BL, Gerber EE, Riegert-Johnson D, et al. Mutations in fibrillin-1 cause congenital scleroderma: stiff skin syndrome. Sci Transl Med 2010;2:23ra20.

15. Schaefer L, Schaefer RM. Proteoglycans: from structural compounds to signaling molecules. Cell Tissue Res 2010;339:237–46.

16. Malfait F, De Paepe A. The Ehlers-Danlos syndrome. Adv Exp Med Biol 2014;802:129–43.

17. Iozzo RV, Zoeller JJ, Nystrom A. Basement membrane proteoglycans: modulators Par Excellence of cancer growth and angiogenesis. Mol Cells 2009;27:503–13.

18. Iozzo RV, Sanderson RD. Proteoglycans in cancer biology, tumour microenvironment and angiogenesis. J Cell Mol Med 2011;15:1013–31.

19. Frey H, Schroeder N, Manon-Jensen T, et al. Biological interplay between proteoglycans and their innate immune receptors in inflammation. FEBS J 2013;280:2165–79.

20. Miner JH. Laminins and their roles in mammals. Microsc Res Tech 2008;71:349–56.

21. Durbeej M. Laminins. Cell Tissue Res 2010;339:259–68.

22. Aumailley M, Bruckner-Tuderman L, Carter WG, et al. A simplified laminin nomenclature. Matrix Biol 2005;24:326–32.

23. Halper J, Kjaer M. Basic components of connective tissues and extracellular matrix: elastin, fibrillin, fibulins, fibrinogen, fibronectin, laminin, tenascins and thrombospondins. Adv Exp Med Biol 2014;802:31–47.

24. Humphries JD, Byron A, Humphries MJ. Integrin ligands at a glance. J Cell Sci 2006;119:3901–3.

25. Legate KR, Wickstrom SA, Fassler R. Genetic and cell biological analysis of integrin outside-in signaling. Genes Dev 2009;23:397–418.

26. Holle AW, Engler AJ. More than a feeling: discovering, understanding, and influencing mechanosensing pathways. Curr Opin Biotechnol 2011;22:648–54.

27. Elosegui-Artola A, Bazellières E, Allen MD, et al. Rigidity sensing and adaptation through regulation of integrin types. Nat Mater 2014;13:631–7.

28. Has C, Bruckner-Tuderman L. The genetics of skin fragility. Annu Rev Genomics Hum Genet 2014;15:245–68.

29. Lindsay ME, Dietz HC. The genetic basis of aortic aneurysm. Cold Spring Harb Perspect Med 2014;4:a015909.

30. Royce P, Steinmann B, editors. Connective tissue and its heritable disorders. Molecular, genetic and medical aspects. 2nd ed. New York: Wiley-Liss Inc; 2002.

31. Malfait F, Kariminejad A, Van Damme T, et al. Defective initiation of glycosaminoglycan synthesis due to B3GALT6 mutations causes a pleiotropic Ehlers-Danlos-syndrome-like connective tissue disorder. Am J Hum Genet 2013;92:935–45.

32. Nakajima M, Mizumoto S, Miyake N, et al. Mutations in B3GALT6, which encodes a glycosaminoglycan linker region enzyme, cause a spectrum of skeletal and connective tissue disorders. Am J Hum Genet 2013;92:927–34.

33. von Oettingen JE, Tan WH, Dauber A. Skeletal dysplasia, global developmental delay, and multiple congenital anomalies in a 5-year-old boy-report of the second family with B3GAT3 mutation and expansion of the phenotype. Am J Med Genet A 2014;164A:1580–6.

34. Muller T, et al. Loss of dermatan sulfate epimerase (DSE) function results in musculocontractural Ehlers-Danlos syndrome. Hum Mol Genet 2013;22:3761–72.

35. Uitto J, Li Q, Urban Z. The complexity of elastic fibre biogenesis in the skin–a perspective to the clinical heterogeneity of cutis laxa. Exp Dermatol 2013;22:88–92.

36. Le Goff C, Cormier-Daire V. From tall to short: the role of TGFbeta signaling in growth and its disorders. Am J Med Genet C Semin Med Genet 2012;160C:145–53.

37. Li J, Aranyi T, Varadi A, et al. Research progress in pseudoxanthoma elasticum and related ectopic

mineralization disorders. J Invest Dermatol 2016;136:550–6.

38. Fine JD, Bruckner-Tuderman L, Eady RA, et al. Inherited epidermolysis bullosa: updated recommendations on diagnosis and classification. J Am Acad Dermatol 2014;70:1103·26.

39. Bruckner-Tuderman L. Dystrophic epidermolysis bullosa: pathogenesis and clinical features. Dermatol Clin 2010;28:107–14.

40. Chaudhari P, Marinkovich MP. What's new in blistering disorders? Curr Allergy Asthma Rep 2007;7:255–63.

41. Salo AM, Cox H, Farndon P, et al. A connective tissue disorder caused by mutations of the lysyl hydroxylase 3 gene. Am J Hum Genet 2008;83:495–503.

42. Risteli M, Ruotsalainen H, Salo AM, et al. Reduction of lysyl hydroxylase 3 causes deleterious changes in the deposition and organization of extracellular matrix. J Biol Chem 2009;284:28204–11.

43. Pedchenko V, Bondar O, Fogo AB, et al. Molecular architecture of the Goodpasture autoantigen in anti-GBM nephritis. N Engl J Med 2010;363:343–54.

44. Dainichi T, Kurono S, Ohyama B, et al. Anti-laminin gamma-1 pemphigoid. Proc Natl Acad Sci USA 2009;106:2800–5.

45. Chan I, Liu L, Hamada T, et al. The molecular basis of lipoid proteinosis: mutations in extracellular matrix protein 1. Exp Dermatol 2007;16:881–90.

46. Aszódi A, Legate KR, Nakchbandi I, Fässler R. What mouse mutants teach us about extracellular matrix function. Annu Rev Cell Dev Biol 2006;21:591–621.

47. Gerber EE, Gallo EM, Fontana SC, et al. Integrin-modulating therapy prevents fibrosis and autoimmunity in mouse models of scleroderma. Nature 2013;503:126–30.

48. Fritsch A, Loeckermann S, Kern JS. A hypomorphic mouse model of dystrophic epidermolysis bullosa reveals mechanisms of disease and response to fibroblast therapy. J Clin Invest 2008;118:1669–79.

49. Nystrom A, Velati D, Mittapalli VR, et al. Collagen VII plays a dual role in wound healing. J Clin Invest 2013;123:3498–509.

50. Nystrom A, Buttgereit J, Bader M, et al. Rat model for dominant dystrophic epidermolysis bullosa: glycine substitution reduces collagen VII stability and shows gene-dosage effect. PLoS ONE 2013;8:e64243.

51. Morgan MR, Hamidi H, Bass MD, et al. Syndecan-4 phosphorylation is a control point for integrin recycling. Dev Cell 2013;24:472–85.

52. Tolar J, Blazar BR, Wagner JE. Concise review: Transplantation of human hematopoietic cells for extracellular matrix protein deficiency in epidermolysis bullosa. Stem Cells 2011;29:900–6.

53. De Luca M, Pellegrini G, Mavilio F. Gene therapy of inherited skin adhesion disorders: a critical overview. Br J Dermatol 2009;161:19–24.

53a. Bauer JW, Koller J, Murauer EM, et al. Closure of a large chronic wound through transplantation of gene-corrected epidermal stem cells. J Invest Dermatol

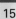

2017;137:778–81.

53b. Siprashvili Z, Nguyen NT, Gorrel ES, et al. Safety and wound outcomes following genetically corrected autologous epidermal grafts in patients with recessive dystrophic epidermolysis bullosa. JAMA 2016;316:1808–17.

54. Kiritsi D, Garcia M, Brander R, et al. Mechanisms of natural gene therapy in dystrophic epidermolysis

bullosa. J Invest Dermatol 2014;134:2097–104.

55. Woodley DT, Wang X, Amir M, et al. Intravenously injected recombinant human type VII collagen homes to skin wounds and restores skin integrity of dystrophic epidermolysis bullosa. J Invest Dermatol 2013;133:1910–13.

56. Habashi JP, Judge DP, Holm TM, et al. Losartan, an AT1 antagonist, prevents aortic aneurysm in a mouse model

of Marfan syndrome. Science 2006;312:117–21.

57. Brooke BS, Habashi JP, Judge DP, et al. Angiotensin II blockade and aortic-root dilation in Marfan's syndrome. N Engl J Med 2008;358:2787–95.

57a. Nyström A, Thriene K, Mittapalli V, et al. Losartan ameliorates dystrophic epidermolysis bullosa and uncovers new disease mechanism. EMBO Mol Med 2015;7:1211–28.

# 第 96 章　穿通性疾病

*Ronald P. Rapini*

**同义名：** ■ 真皮穿通性毛囊与毛囊旁角化过度症：Kyrle 病（hyperkeratosis follicularis et parafollicularis in cutem penetrans；Kyrle's disease） ■ 获得性穿通性皮病：获得性反应性穿通性胶原病，获得性反应性穿通性皮病，尿毒症性穿通性疾病（acquired perforating dermatosis：acquired reactive perforating collagenosis, acquired reactive perforating dermatosis, perforating disorder of uremia）

## 要点

■ 经表皮排出胶原、弹性纤维组织或坏死结缔组织的疾病。

■ 具有角质栓的丘疹和结节。

■ 匍行性穿通性弹性纤维病与遗传性疾病或使用青霉胺有关，累及弹性组织；典型皮损为环状，通常出现于颈部。

■ 反应性穿通性胶原病发生于轻微创伤之后，胶原纤维受累，常发生在上肢。

■ 获得性穿通性皮病常与糖尿病和（或）慢性肾病引起的瘙痒症有关，常累及成人的下肢。

■ 紫外线光疗是获得性穿通性皮病最有效的治疗方法。

## 引言

穿通性疾病（perforating diseases）（表 96.1）是一组丘疹结节性皮肤疾患，特征是有角质栓或痂皮，由此真皮结缔组织"穿通"或经表皮排出。经典的穿通性疾病有两种，均为遗传性；它们是原发性胶原纤维穿通表皮的**反应性穿通性胶原病**[1]（reactive perforating collagenosis, RPC）和原发性弹力纤维穿通的**匍行性穿通性弹性纤维病**（elastosis perforans serpiginosa, EPS）。第三种穿通性疾病是**获得性穿通性皮病**（acquired perforating dermatosis），常见于成人，与糖尿病和（或）慢性肾病引起的瘙痒症有关[2]。许多教科书传统地将穿通性毛囊炎列为第四种穿通性疾病[3]，但是，作者认为这样分类不合理。穿通性毛囊炎并不是一种特定的病症，而是在多种以毛囊炎为特征的疾病发生毛囊穿通或破溃。这组疾病的病因有多种，包括细菌、真菌、蠕形螨、创伤或其他机制。

一些作者扩展了前述所谓"原发性"穿通性疾病的概念，提出一组与之前不相关的"继发性"穿通性疾病，在这组疾病中，经表皮排出物质继发于原发性皮肤病（表 96.2）。与前述大多数穿通性疾病一样，表皮通常形成角化过度，最终包绕即将排出的物质，继而通过正常的角质细胞成熟过程而导致物质的排出。

| 表 96.1　主要的穿通性疾病 | | | | | |
|---|---|---|---|---|---|
| 疾病 | 发病率 | 发病时间 | 部位 | 穿通性物质 | 关联因素 |
| 反应性穿通性胶原病（RPC） | 极少 | 儿童 | 臂、手、创伤处 | 胶原纤维 | 无 |
| 匍行性穿通性弹性纤维病（EPS） | 少见，男>女 | 儿童，青年，成人；青霉胺引起 EPS 者年龄不定 | 颈、面、臂、其他屈侧部位 | 弹性组织 | 遗传性疾病（见图 96.13），青霉胺 |
| 穿通性毛囊炎 | 常见 | 青年 | 躯干、四肢 | 坏死性物质 | 可能仅是普通的毛囊炎发生毛囊破溃，而非一种特定的疾病 |
| 获得性穿通性皮病，包括获得性 RPC、Kyrle 病 * 以及获得性 EPS | 常见（10% 的透析患者） | 成人 | 下肢或全身 | 坏死性物质、胶原、偶有弹性组织 | 糖尿病、肾病、瘙痒症，偶尔肝疾病；可能是穿通性毛囊炎的终末阶段 |
| 穿通性钙化弹性纤维病 | 极少见，常见于黑人妇女 | 成人 | 腹部、脐周 | 钙化的弹性组织 | 多次分娩，体重增加，肥胖，高血压 |

\* 一些作者的观点

| 表 96.2　继发性穿通性疾病 | 更详细的列表见参考文献 4 |
| --- | --- |
| **内源性物质** | |
| 结节性耳轮软骨皮炎 | 穿通性钙化症 |
| 血肿 | 痛风石 |
| 穿通性弹性纤维性假黄色瘤 | 丘疹性粘蛋白沉积症 |
| **肉芽肿病** | |
| 穿通性环状肉芽肿（图 93.10） | 结节病 |
| 类脂质渐进性坏死 | 类风湿结节 |
| **继发性外源物** | |
| 硅 | 木屑 |
| **感染性疾病** | |
| 着色芽生菌病 | 血吸虫病 |
| 螺旋体病 | |
| **肿瘤细胞** | |
| 黑色素瘤 | 毛母质瘤 |
| Paget 病 | 皮脂腺痣 |
| 蕈样肉芽肿 | |

这组疾病的部分内容将在本书其他章节叙述，它们可排出内源性物质、外源性异物、感染性病原体、肉芽肿，甚至肿瘤细胞[4]。

## 历史

1916 年，Kyrle 报道了一位糖尿病妇女患有全身性角化过度性结节，他称之为穿通性毛囊及毛囊旁角化过度症（hyperkeratosis follicularis et parafollicularis in cutem penetrans）。1953 年 Lutz 首次描述 EPS 为匐行性毛囊角化过度病（keratosis follicularis serpiginosa），1955 年 Miescher 描述了组织学的发现，称之为疣状乳头内穿通性弹性瘤（elastoma intrapapillare perforans verruciforme）。1967 年 Mehregan、Schwartz、Livingood 报道了第一例儿童反应性穿通性胶原病。1968 年 Mehregan、Coskey 扩展了穿通性疾病的概念，在他们的文章中包括了穿通性毛囊炎。

## 流行病学

穿通性疾病全世界均可发生，并无明确的种族好发性。极少见的儿童型 RPC 一般是家族性的，而儿童 EPS 很少是家族性的。虽然这两种病确切的遗传方式未知，单发病例的遗传性 EPS 可能是常染色体显性遗传。EPS 患者中，男性几乎是女性的 4 倍，但是这种性别差异并不存在于 RPC 和获得性穿通性皮病。通常认为穿通性毛囊炎常见于女性，在接受透析的患者中，获得性穿通性皮病相当常见，患病率大约是 4.5% ～ 11%[5]。

## 发病机制

穿通性疾病确切的发病机制不明，真皮结缔组织或毛干主动地向表皮穿通是不大可能的，所以，有人建议"经表皮排出"（transepidermal elimination）是更精确的术语，但是，"穿通性"一词在皮肤病学词典中源深而又易诵。表皮出现角化过度，最终包绕不正常的结缔组织，就像它对待木屑和其他异物一样。在获得性穿通性皮病中，瘙痒可能导致慢性搔抓，引起表皮角化过度，就像结节性痒疹那样。确实，很多患者除有经典的穿通性皮损外，常同时患有结节性痒疹。有一种可能性：角化过度栓的增大可以导致穿通通过增生的表皮基底，也就是说，穿通是由于上方的角质栓，而不是下方异常的结缔组织。

原发性穿通性疾病可能是由于遗传性或获得性胶原纤维或弹性纤维的异常改变。在 EPS 和其他获得性穿通性皮病（穿通物为弹性纤维）中，在弹性物质周围的表皮已发现增强表达的弹性纤维受体[6]。近期提出的一个假设，认为搔抓使角蛋白暴露于高级糖基化终产物（advanced glycation end product，AGE）修饰的细胞外基质蛋白，尤其是 I 和 III 型胶原，这将导致角质形成细胞通过 AGE 受体（CD36）进行终末分化，随后角质形成细胞沿着糖化胶原上移[7]。

糖尿病和尿毒症患者纤维连接蛋白（fibronectin）水平在血清中升高，而且在穿通性皮损部位的皮肤中也升高[8]。这一发现可能意义重大，因为纤维连接蛋白在表皮的信号转导、移行和分化中起作用。纤维连接蛋白与 IV 型胶原纤维（存在于基底膜）和角质形成细胞结合，可能引发表皮增殖和穿通[9]。在一项 RPC 的研究中，研究者证实表皮排出的正是 IV 型胶原纤维。在 RPC 穿通部位皮肤的转化生长因子（transforming growth factor-$\beta_3$，TGF-$\beta_3$）、基质金属蛋白酶 -1（matrix metalloproteinase-1，MMP-1）和金属蛋白酶组织抑制剂 -1（tissue inhibitor of metalloproteinase-1，TIMP-1）表达升高[10]，但此现象可能反映了同步发生的伤口愈合（见第 141 章）。

其他的发病机制包括维生素 A 或维生素 D 的代谢异常、中性粒细胞释放酶[11]、糖尿病引起的微血管病。沉积物如尿酸、无机羟基磷灰石、硅[12]，也可能与穿通性疾病的发生有关。

# 临床特征

## 反应性穿通性胶原纤维病

反应性穿通性胶原纤维病（reactive perforating collagenosis，RPC）是一种极少见的家族性疾病，始发于儿童[1, 13]。浅表创伤后，患者出现角化性丘疹，3～4周后丘疹直径发展到5～8 mm。可发生同形现象，即皮肤受损后发生新的皮疹，通常排列成线状。穿通性疾病中的各种疾病都可发生同形现象，但相比其他穿通性疾病，RPC更易发生。RPC好发于手臂和手部（图96.1），丘疹常在6～8周后自行消失。**疣状穿通性胶原瘤病**（verrucous perforating collagenoma）是一种极少见的非家族性RPC，皮肤的严重创伤导致疣状丘疹，伴发胶原纤维经表皮排出[14]。曾报道成人发病的获得性RPC，常见于合并糖尿病和（或）慢性肾病。但是，尽管组织病理改变与遗传性RPC无异，这些病例应归属于获得性穿通性皮病。

## 匐行性穿通性弹性纤维病

匐行性穿通性弹性纤维病（EPS）是一种少见的疾病，发生于儿童和青年。约40%病例合并其他遗传性疾病，包括唐氏综合征（Down syndrome）、Ehlers-Danlos综合征、成骨发育不全（osteogenesis imperfecta）、Marfan综合征（图96.2）、弹性假黄色瘤（pseudoxanthoma elasticum，PXE）、Rothmund-Thomson综合征和肢端早老症（acrogeria）。在一项对小儿皮肤科医生的调查表明，大多数医生作了详细的病史和仔细的查体，但没有着手对这些其他方面都正常的儿童与成人EPS患者，进行遗传学的深入研究[15]。

与慢性肾病相关的EPS非常少见（明显比获得性RPC少见），应归属于获得性穿通性皮病。亦有报道

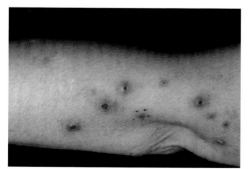

图96.1 **手臂反应性穿通性胶原纤维病**。数个红斑丘疹中央有片状-硬皮核心（Courtesy，Lorenzo Cerroni，MD.）

EPS发生在长期服用（10年或更长）青霉胺者，它干扰了弹性蛋白内锁链素（desmosine）的交叉链接（见第97章）[16]。由于青霉胺用来治疗Wilson病，有学者提出异常的铜代谢可能是EPS的致病因素。然而，EPS也发生在接受青霉胺治疗的胱氨酸尿和类风湿关节炎患者中。

EPS的皮疹是2～5 mm大小的角化性丘疹，常常排列成匐行性或环形，多在颈侧（图96.3），也可发生于面部、臂（图96.4）或其他屈侧部位。丘疹环的直径可达数厘米，许多患者并无症状或仅有微痒。就像RPC一样，皮损可自行消退，但大多持续存在，常延续数年。

## 获得性穿通性皮病和 Kyrle 病

"获得性穿通性皮病（acquired perforating dermatosis）"曾用作所有发生在成人穿通性疾病的通用名，尤其用在与糖尿病和（或）慢性肾病导致的与瘙痒有关的穿通性疾病[2]。大多数慢性肾病患者接受透析治疗，其中大多数有糖尿病的患者有相关的肾病[17]。在需要透

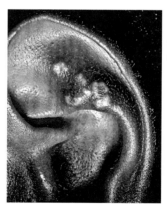

图96.2 **Marfan 综合征的匐行性穿通性弹性纤维病**。耳郭上发生的环状丘疹和斑块

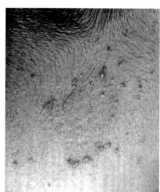

图96.3 **匐行性穿通性弹性纤维病**。颈部的丘疹排列成环状图形

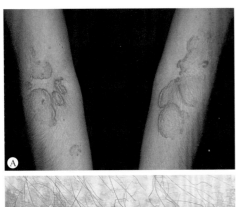

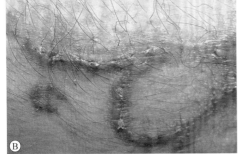

图 96.4　青霉胺引致的匍行性穿通性弹性纤维病。A. 肘窝多环状斑块。B. 近距离观察经表皮排出部位的角化过度聚集物

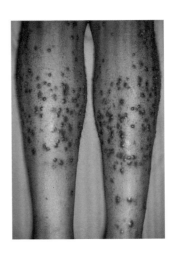

图 96.5　获得性穿通性皮病。一位患有慢性肾病和糖尿病患者腿上的多量丘疹和结节

析的患者中，预测可发展为获得性穿通性皮病的包括糖尿病、循环中完整副甲状腺激素水平降低、低蛋白血症及血清中的高敏感型 C 反应蛋白升高[18]。这种异常也可出现在与之相关的其他引起瘙痒症的原因，从虫咬和疥疮到淋巴瘤和肝胆疾病，包括原发性胆汁性肝硬化和肝细胞癌。

　　获得性穿通性皮病可以源于其他形式的创伤（不仅是搔抓），包括带状疱疹的愈合部位。另外，获得性穿通性皮病和穿通性毛囊炎可能在应用以下药物后发生，包括 TNF 抑制剂、表皮生长因子抑制剂（如吉非替尼），以及其他的激酶抑制剂（如尼洛替尼）和抗病毒药（如替拉瑞弗，茚地那韦）、西罗莫司和一些单克隆抗体（如那他珠单抗，贝伐珠单抗）。需要注意的是，其中某些药物更常引起一种伴随着破坏毛囊皮脂单位的痤疮样疹，而不是穿通性皮病。获得性穿通性皮病也与甲状腺功能减退和甲状旁腺功能亢进有关，这些患者中大多有危险因素（如糖尿病、肾病）。最后，对 22 位获得性穿通性皮病的研究显示，3 位是没有相关疾病的健康人，2 位是肾移植受者[17]。

　　获得性穿通性疾病常发生在下肢（图 96.5），也可见全身性或泛发的散在丘疹或结节（图 96.6 和 96.7）。

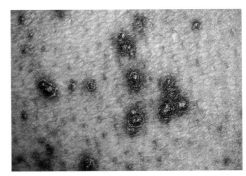

图 96.6　获得性穿通性皮病。一位进行血液透析的糖尿病患者手臂上的角化性丘疹。注意中央的角质栓有时会被患者刮掉

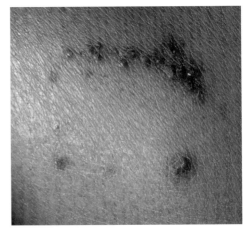

图 96.7　获得性穿通性皮病。注意角化性丘疹的线状排列（Koebner 现象）

伸侧面较褶皱部位好发，黏膜不受累。诊断的线索是有中央角化，有时会被患者抠除。偶见巨大型，病损直径达 2 cm。由细菌（如金黄色葡萄球菌）、非典型分枝杆菌（如脓肿分枝杆菌）或真菌（如毛霉菌）导致的继发感染很少见。

文献中，主要依据组织学改变，获得性穿通性皮病常常被诊断为 RPC、EPS[2]、穿通性毛囊炎[13] 或穿通性 PXE。然而，同一患者的不同皮损病理改变可以不同，而且常常出现重叠的特点。此外，不是所有患者的皮疹都是毛囊性的，而且患者对皮疹的人为处理常常改变了组织学表现，故有提议采用"获得性穿通性皮病"来涵盖所有的病例。再者，由于 Kyrle 使用"毛囊及毛囊旁"（follicularis et parafollicularis）来强调并不是所有的皮疹都是以毛囊为中心的，采用人名命名的 Kyrle 病也被某些作者用作获得性穿通性皮病的同义词[2]。然而，其他人并不认为 Kyrle 病是一个独立的疾病，它更应定义为有表皮抓破、结节痒疹样、终末阶段的毛囊炎[2]。

### 穿通性钙化弹性纤维病

穿通性钙化弹性纤维病（perforating calcific elastosis）的特征损害是斑块，好发于腹部，尤其是中年、肥胖、高血压、多胎生育黑人妇女的脐周区域（图 96.8）[19]。也有报告发生在慢性肾病患者的乳房。斑块可呈疣状或在周围有角化性丘疹。组织切片用 HE 染色或 Verhoeff-van Gieson 染色，可见钙化弹性纤维（和在 PXE 中的相同）经表皮排出，但是患者并没有 PXE 其他的临床证据。同样的经表皮排出现象可发生在使用市售做豆腐的钙盐溶液或含在融冰盐中的氯化钙引起的皮炎患者。

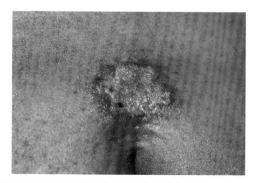

图 96.8 **脐周穿通性钙化弹性纤维病**。在这个黑人妇女脐上方斑块的高起的边缘处施行活检时，会感到有阻力和磨砂的声音

## 病理学

在所有的穿通性疾病，取决于皮损的不同阶段，有一个结痂或角化过度的栓（图 96.9A）。随着栓子增大，表皮增生，有时有角化不良的角质形成细胞。在穿通部位，表皮增生通常像象鼻或蟹钳。为找到穿通的部位，有必要对活检组织进行多水平的切片。一些皮疹的真皮中有中性白细胞浸润，而陈旧性皮疹，尤其是 EPS，在穿通部位的真皮内，则多见淋巴细胞、巨噬细胞或多核巨细胞。

在 RPC，栓子内或表皮内可见胶原纤维（图 96.9B 和 96.10）。而在 EPS，同样的部位则可见弹性纤维（图 96.11A）。需要注意的是，表皮内弹性纤维也可见于其他具有增生表皮的病变（见下文）。在 RPC，栓子附近的真皮结缔组织无特征性改变，然而在 EPS，浅表真皮常可见到较多明显嗜伊红染色的弹性组织（图 96.11B）。Verhoeff-van Gieson 染色对

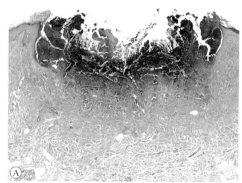

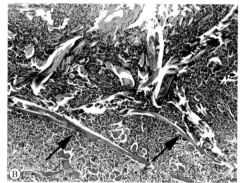

图 96.9 **获得性穿通性皮病（获得性反应性穿通性胶原纤维病）**。A. 活检组织表现为穿通性胶原纤维，低倍镜下见痂样栓。B. 高倍镜下的胶原纤维（箭头）伸入痂样角栓中（Courtesy, Lorenzo Cerroni，MD.）

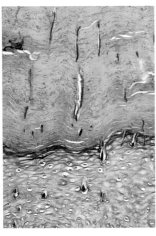

图 96.10　反应性穿通性胶原病。经表皮排出的红色胶原纤维正在通过颗粒层，进入角质层（Verhoeff-van Gieson 染色）

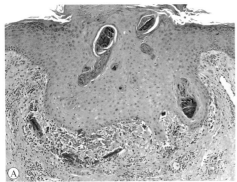

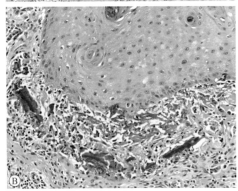

图 96.11　匐行性弹力纤维穿通。A. 表皮增厚，其皮弹力纤维经表皮管道排出。注意表面的屑痂。B. 真皮浅层特征性的鲜红弹力纤维（Courtesy, Lorenzo Cerroni, MD.）

诊断十分有帮助，因为胶原纤维染成红色，弹性纤维染成黑色（图 96.12）。但在 EPS，排至表皮的弹性纤维可能失去染成黑色的能力。在青霉胺引致的 EPS，皮疹和非皮疹处可见特征性的凹凸不平团块状

（lumpy-bumpy）弹性纤维与其侧边的出芽就像树莓丛（bramble bush）。

　　获得性穿通性皮病的病理改变常由于疾病发展的阶段不同而不同。儿童 RPC 或 EPS，或穿通性毛囊炎的组织学改变与成人无异。而在另一些病例中，组织学改变的特征性不强，只见穿通部位处有无定形的变性物质。常常不能明确地鉴别出这些物质是胶原纤维还是弹性纤维，有时两者可同时存在（见图 96.12）[2]。

## 鉴别诊断

　　鉴别诊断包括中央有角质栓或痂、以丘疹或结节为特征的其他疾病（表 96.3）。如有同形现象存在，需

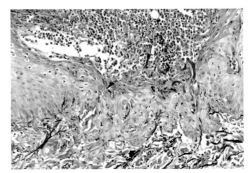

图 96.12　获得性穿通性皮病。穿表皮排出胶原纤维（红色）和弹性纤维（黑色），与中性粒细胞一起形成痂皮（Verhoeff-van Gieson 染色）

| 表 96.3　穿通性疾病的鉴别诊断 |
| --- |
| **反应性穿通性胶原病和获得性穿通性皮病** |
| 不同原因引起的表面抓破（单纯痒疹）<br>结节性痒疹<br>毛囊炎<br>节肢动物叮咬<br>外源性异物的穿通<br>内源性物质的穿通<br>多发性角化棘皮瘤<br>皮肤纤维瘤<br>如果有同形现象，则考虑银屑病、扁平苔藓、疣 |
| **匐行性穿通性弹性纤维病（类似其他环状疾病，见第 19 章）** |
| 环状肉芽肿 ｝常见的环状疾病<br>体癣 ｝<br>结节病样光线性肉芽肿（环状弹性纤维溶解性巨细胞肉芽肿）<br>穿通性弹性假黄色瘤<br>汗孔角化病<br>盘状红斑狼疮 |

考虑其他可引起皮疹线性排列的疾病，如银屑病、扁平苔藓、疣。EPS 可与其他环形或匍行性的其他疾病混淆（见第 19 章），但每个环中央的角质栓是有特征性的。组织学上，弹性纤维也出现在愈合伤口增生的表皮，角化棘皮瘤，偶见于肥厚性红斑狼疮和慢性单纯性苔藓[20]。

由于许多患有穿通性疾病的患者同时有毛囊炎和结节性痒疹，在病程的不同阶段可有不同类型的皮疹，单一活检的组织学所见并不一定能代表整个病程。

图 96.13 提供了对原发性穿通性疾病的诊断途径。

# 治疗

表 96.4 总结了报道过的各种疗法，许多是无对照的或基于小样本病例。至今还没有经过设计精良研究的治疗干预方法，遗传性 RPC 和 EPS 病症轻微、局限，故并不难治。局部治疗措施常可成功，但有些作者宣称局部治疗大多无效。患有轻微 RPC 的患者仅需避免创伤和等待皮损的自然消退即可收到满意效果。

EPS 可以使用局部冷冻疗法、切面性的切除、电外科破坏、激光疗法（如脉冲激光，Er：YAG 激光）

| 表 96.4　穿通性疾病的治疗 |
| --- |
| **局部** |
| 维甲酸（如维 A 酸、他扎罗汀）[21]（3） |
| 皮质类固醇激素（3） |
| 薄荷（3） |
| 水杨酸（3） |
| 硫黄（3） |
| 过氧化苯唑（3） |
| 润肤剂（3） |
| 咪喹莫特（3） |
| 斑蝥素（3） |
| **系统性** |
| 抗组胺药（如多虑平）（3） |
| 皮质类固醇激素（皮损内、肌内注射，口服）（2） |
| 维甲酸（维生素 A、阿维 A、异维 A 酸）（2） |
| 抗生素（如多西环素、克林霉素、红霉素、四环素）[22-23]（3） |
| 甲氨蝶呤（3） |
| 焦油（3） |
| 别嘌呤醇（3） |
| **其他** |
| 避免创伤和搔抓（戴手套，剪指甲，行为学改变，透皮神经刺激剂）（3） |
| 玻璃胶带剥除法（对 EPS）（3） |
| 光疗（宽谱和窄谱 UVB；PUVA）[24-25]（2） |
| 光动力治疗（3） |
| 冷冻治疗[26]（3） |
| 电外科破坏（3） |
| 激光祛除［如 $CO_2$、铒：雅铬（Er：YAG）、脉冲染料］（3） |
| 切除较大且引起症状的皮损（3） |
| 慢性肾病 5 期，则需肾移植[12]（3） |

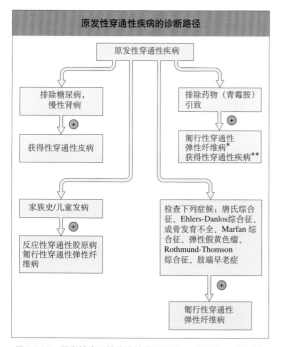

**原发性穿通性疾病的诊断路径**

原发性穿通性疾病

排除糖尿病，慢性肾病 ⊕ → 获得性穿通性皮病

排除药物（青霉胺）引致 ⊕ → 匍行性穿通性弹性纤维病* 获得性穿通性疾病**

家族史/儿童发病 ⊕ → 反应性穿通性胶原病 匍行性穿通性弹性纤维病

检查下列症候：唐氏综合征、Ehlers-Danlos 综合征、成骨发育不全、Marfan 综合征、弹性假黄色瘤、Rothmund-Thomson 综合征、肢端早老症 ⊕ → 匍行性穿通性弹性纤维病

图 96.13　原发性穿通性疾病的诊断路径。* 青霉胺 ** 见正文

或玻璃胶带剥除法。强有力的疗法更易于引起瘢痕。RPC 因皮损能自动消退，使得疗效很难评估。

治疗全身性获得性穿通性皮病或泛发性穿通性毛囊炎常是困难的。具有镇静作用的抗组胺药和其他止痒治疗（见第 6 章）常用于缓解伴随的瘙痒。光疗（宽谱和窄谱 UVB 或 PUVA）是患有慢性肾病患者的最佳选择，因为该疗法常常能缓解同时存在的瘙痒。其他较有效的疗法包括皮质类固醇激素皮损内注射和口服[14]或局部使用维甲酸。经验证明，一些患者的快速缓解是由于改换透析的管子和设备，或者是透析程序的方法改换（作者个人观察结果）。偶尔，透析患者的获得性穿通性皮病在肾移植后获得治愈[12]。

（张　岚译　高兴华审校）

# 参考文献

1. Flannigan SA, Tucker SB, Rapini RP. Recurrent hyperkeratotic papules from superficial trauma: reactive perforating collagenosis (RPC). Arch Dermatol 1985;121:1554–5, 1557–8.
2. Rapini RP, Hebert AA, Drucker CR, et al. Acquired perforating dermatosis. Evidence of combined transepidermal elimination of both collagen and elastic fibers. Arch Dermatol 1989;125:1074–8.
3. Rubio FA, Herranz P, Robayna G, et al. Perforating folliculitis: report of a case in an HIV-infected man. J Am Acad Dermatol 1999;40:300–2.
4. Karpouzis A, Giatromanolaki A, Sivridis E, Kouskoukis C. Acquired reactive perforating collagenosis: current status. J Dermatol 2010;37:585–92.
5. Cordova KB, Oberg TJ, Malik M, Robinson-Bostom L. Dermatologic conditions seen in end-stage renal disease. Semin Dial 2009;22:45–55.
6. Fujimoto N, Akagi A, Tajima S, et al. Expression of the 67-kDa elastin receptor in perforating skin disorders. Br J Dermatol 2002;146:74–9.
7. Fujimoto E, Kobayashi T, Fujimoto N, et al. AGE-modified collagens I and III induce keratinocyte terminal differentiation through AGE receptor CD36: epidermal-dermal interaction in acquired perforating dermatoses. J Invest Dermatol 2010;130:405–14.
8. Bilezikci B, Seckin D, Demirhan B. Acquired perforating dermatosis in patients with chronic renal failure: a possible role for fibronectin. J Eur Acad Dermatol Venereol 2003;17:230–2.
9. Herzinger T, Schirren CG, Sander CA, et al. Reactive perforating collagenosis – transepidermal elimination of type IV collagen. Clin Exp Dermatol 1996;21:279–82.
10. Gambichler T, Birkner L, Stucker M, et al. Up-regulation of transforming growth factor-beta3 and extracellular matrix proteins in acquired reactive perforating collagenosis. J Am Acad Dermatol 2009;60:463–9.
11. Zelger B, Hintner H, Aubock J, et al. Acquired perforating dermatosis. Transepidermal elimination of DNA material and possible role of leukocytes in pathogenesis. Arch Dermatol 1991;127:695–700.
12. Saldanha LF, Gonick HC, Rodriguez HJ, et al. Silicon-related syndrome in dialysis patients. Nephron 1997;77:48–56.
13. Ramesh V, Sood N, Kubba A, et al. Familial reactive perforating collagenosis: a clinical, histopathological study of 10 cases. J Eur Acad Dermatol Venereol 2007;21:766–70.
14. Delacretaz J, Gattlen JM. Transepidermal elimination of traumatically altered collagen. Report of three cases and consideration on the relationship between 'collagenome perforant verruciforme' and reactive perforating collagenosis. Dermatologica 1976;152:65–6.
15. Vearrier D, Buka RL, Roberts B, et al. What is the standard of care in the evaluation of elastosis perforans serpiginosa? A survey of pediatric dermatologists. Pediatr Dermatol 2006;23:219–24.
16. Hellriegel S, Bertsch HP, Emmert S, et al. Elastosis perforans serpiginosa: a case of penicillamine-induced degenerative dermatosis. JAMA Dermatol 2014;150:785–7.
17. Weng CH, Hu CC, Ueng SH, et al. Predictors of acquired perforating dermatosis in uremic patients on hemodialysis: a case-control study. ScientificWorldJournal 2012;2012:158075.
18. Akoglu G, Emre S, Sungu N, et al. Clinicopathological features of 25 patients with acquired perforating dermatosis. Eur J Dermatol 2013;23:864–71.
19. Lopes LC, Lobo L, Bajanca R. Perforating calcific elastosis. J Eur Acad Dermatol Venereol 2003;17:206–7.
20. Shah K, Kazlouskaya V, Lal K, et al. Perforating elastic fibers ('elastic fiber trapping') in the differentiation of keratoacanthoma, conventional squamous cell carcinoma and pseudocarcinomatous epithelial hyperplasia. J Cutan Pathol 2014;41:108–12.
21. Outland JD, Brown TS, Callen JP. Tazarotene is an effective therapy for elastosis perforans serpiginosa. Arch Dermatol 2002;138:169–71.
22. Gonul M, Cakmak SK, Gul U, et al. Two cases of acquired perforating dermatosis treated with doxycycline therapy. Int J Dermatol 2006;45:1461–3.
23. Kasiakou SK, Peppas G, Kapaskelis AM, Falagas ME. Regression of skin lesions of Kyrle's disease with clindamycin: implications for an infectious component in the etiology of the disease. J Infect 2005;50:412–16.
24. Sehgal VN, Verma P, Battacharya SN, et al. Familial reactive perforating collagenosis in a child: response to narrow-band UVB. Pediatr Dermatol 2013;30:762–4.
25. Mii S, Yotsu R, Hayashi R, et al. Acquired perforating collagenosis successfully treated with narrow-band ultraviolet B. Acta Derm Venereol 2009;89:530–1.
26. Kalkan G, Sahin M, Vahaboglu G, et al. A case of elastosis perforans serpiginosa treatment with cryotherapy. Int J Dermatol 2012;51:1487–90.

第**97**章 遗传性结缔组织疾病

*Nigel P. Burrows, Franziska Ringpfeil, Jouni Uitto*

## 要点

- 伴皮肤受累的遗传性结缔组织疾病是一组表现不同的疾病。
- 识别特征性皮肤表现对诊断及发现有关内脏受累非常重要，如血管性 Ehler-Danlos 综合征与弹性假黄色瘤患者可能发生危及生命的心血管疾病。
- 遗传性结缔组织病可能是编码细胞外基质（extracellular matrix，ECM）结构性蛋白（如胶原、弹力纤维成分）、修饰结构蛋白的酶及对ECM 有作用的其他蛋白（如通过转运或调解功能）的基因突变导致的。

## 引言

遗传性结缔组织病是一组表型各异、黏膜及皮肤不同程度受累的病谱性疾病。在病谱的一端，临床表现很轻，病变局限于皮肤，而在病谱的另一端，除皮肤表现外，多器官可受累，导致严重的疾病，甚至死亡[1-2]。对遗传性结缔组织病发病的分子基础的认识已经取得了显著的进展，这有助于疾病的分类及判断预后，更好地识别疾病的不同表型及关联。

结缔组织通过复杂的蛋白装配和细胞与基质间的相互作用，对胚胎发育及组织维持自稳状态起着重要作用。皮肤中的 ECM 主要纤维成分是由胶原纤维和弹性纤维组成的网络结构（见第 95 章）。关于遗传性结缔组织病的研究发现多种 ECM 及相关蛋白成分异常所造成的影响。

经典的（原发性）遗传性结缔组织病是由编码胶原纤维或弹力纤维结构成分的基因突变引起的，这类疾病包括 Ehler-Danlos 综合征（Ehlers-Danlos syndrome，EDS）和皮肤松弛症（cutis laxa，CL）。除编码胶原和弹性纤维结构蛋白的基因或编码上述蛋白的修饰酶基因缺陷外，一些似乎不相关的病理过程也可能影响 ECM。后者被称为继发性遗传性结缔组织病，如弹性假黄色瘤（pseudoxanthoma elasticum，PXE）和高胱氨酸尿症。

本章详细介绍 EDS、PXE 和 CL。另外，Marfan 综合征、高胱氨酸尿症、成骨不全和 Buschke-Ollendorff

综合征将在表 97.1 中简述。表 95.5 总结了这些及其他皮肤细胞外基质异常的遗传性疾病。

## EHLERS–DANLOS 综合征

**同义名：** ■皮肤弹性过度（cutis hyperelastica）

## 要点

- 是由胶原纤维、加工 ECM 的酶及胶原相关的蛋白韧黏素 –X 功能缺陷导致的一组临床表现和遗传上具有异质性的累及结缔组织的疾病。
- 遗传方式为常染色体显性和常染色体隐性遗传。
- 典型皮肤表现包括皮肤弹性过度、脆性增加、伤口愈合困难。
- 其他表现包括关节活动过度、脊柱侧凸、眼病变，尤其是血管型，发生动脉、肠管或子宫破裂危险高。

## 历史

早在 17 世纪中期就有关于 EDS 患者特点的描述，但直到 1892 年 Tschernogobow[3] 才首次发表关于本病表现的具体描述。20 世纪早期，丹麦皮肤科医生 Ehlers 和法国皮肤科医生 Danlos 分别系统描述了本病的临床表现，1936 年将此病命名为 Ehlers-Danlos 综合征（Ehlers-Danlos syndrome）。1949 年明确了 EDS 为遗传性疾病，不久后认为该病是胶原异常所致。20 世纪 60 年代，发现 EDS 的遗传异质性，1972 年首次从分子水平报道了胶原合成缺陷。

以前主要根据临床特征将 EDS 分为 11 个亚型（Ⅰ型～Ⅺ型）。1997 年召开的共识会议上对此病的分类进行了修订[4]。目前，EDS 大多数主要亚型的分子学机制已经明确[5]，2017 年新的国际分类将 EDS 分为 13 个亚型（表 97.2）[5a]。

## 流行病学

一般人群中，有相当多的人具有 EDS 的某些特点，如关节连接过松，这些人集中在某些非洲部落。

萎缩和真皮结缔组织疾病

**表 97.1　其他有皮肤表现的遗传性结缔组织疾病。**其他少见的细胞外基质遗传性疾病在表 95.5 中描述

| 疾病 | 皮肤表现 | 皮肤外表现 | 遗传方式 | 相关基因 / 蛋白产物 |
|---|---|---|---|---|
| Marfan 综合征 | 膨胀纹，匍形性穿通性弹性纤维病，四肢皮下脂肪减少 | 骨骼畸形（如四肢不对称，蜘蛛脚样指趾），晶体半脱位（向上型），升主动脉扩张或分离 * | AD | FBN1/fibulin 1（微纤维蛋白的一种重要成分）† |
| 高胱氨酸尿症 | 颧部潮红，网状青斑，泛发性色素减退、组织纸样瘢痕 | Marfan 样体型，晶体半脱位（向下型），动脉血栓形成‡，智力发育迟缓 | AR | CBS/ 胱硫醚合酶缺陷（导致血浆高半胱氨酸§）；罕见甲基四氢叶酸还原酶、5- 甲基四氢叶酸——高半胱氨酸甲基转移酶或 5- 甲基四氢叶酸——高半胱氨酸甲基转移酶还原酶缺陷（此类酶将半胱氨酸还原为甲硫氨酸） |
| 成骨不全 | 皮肤变薄 | 骨质脆性增加，巩膜蓝染，牙本质发育不全（见于某一亚型患者） | AD | COL1A1，CLO1A2/ I 型胶原缺陷 |
| Buschke-Ollendorff 综合征 | 结缔组织痣（播散性豆状皮肤纤维瘤病），少见皮肤硬化伴烛泪样骨质增生 | 脆弱性骨硬化（"斑点状"骨），少见烛泪样骨质增生（X 线片上硬化性骨像"即将滴落的蜡"一样）；体现出 LEMD3 基因合子后"二次打击"），罕见耳硬化症 | AD | LEMD3/LEM domain-containing 3，是骨质形成蛋白（BMP）和 TGF-β 信号的拮抗因子 |

\* 除 β- 受体阻滞剂的传统治疗外，能阻滞致病性的转化生长因子 -β 信号的血管紧张素 II 受体阻滞剂（如洛沙坦）可以阻止 Marfan 综合征患者主动脉根部扩张，多西环素能抑制基质金属蛋白酶 -2 和 -9，可能有效

† 编码 TGF-β 受体 1 和受体 2 的基因突变引起的症状类似 Marfan 综合征

‡ 建议饮食限制蛋氨酸、补充半胱氨酸及维生素 B6

§ 在高胱氨酸尿症患者的血浆中高胱氨酸和高半胱氨酸水平升高，但高半胱氨酸血症患者只能检测到高半胱氨酸

AD，常染色体显性遗传；AR，常染色体隐性遗传

然而，EDS 更严格的诊断标准至少包括皮肤和关节症状，估计其发病率仅接近 1/5000。

## 发病机制

EDS 是由胶原纤维缺陷引起的一组临床表现和遗传上具有异质性的结缔组织疾病（图 97.1）。胶原家族由 28 种不同的蛋白组成，它们的分布及功能不同（见第 95 章）[6]。每个胶原分子由 3 条 α 链多肽构成，其前体为前 α 链。胶原分子可以是同源三聚体，也可以是异源三聚体（例如，由 3 条相同的多肽链组成，或由 2 种或 3 种不同基因类型的多肽链组成）。目前发现有 45 种不同的 α 链，每种均由不同的基因编码产生[6]。

EDS 发病机制与加工胶原的酶及胶原 α 链的编码基因突变有关，后者导致显性负效应（dominant-negative effect），如由于胶原 α 链突变或单倍体缺陷参与导致三聚体及原纤维的异常。确切的表型由受累的胶原类型或其他蛋白的性质决定。

EDS 几种类型是由编码 I 型胶原 α 链（COL1A1、COL1A2）、III 型胶原 α 链（COL3A1）、V 型胶原 α 链（COL5A1、COL5A2）的基因突变产生的显性负突变引起的。典型的突变包括导致单个外显子框内缺失的剪切位点突变，和导致胶原域内甘氨酸替代的错义突变。这些突变的多肽链整合入聚合的胶原分子，从而影响胶原三螺旋的形成、分泌和（或）热稳定性。从而，胶原原纤维不仅结构异常，数量也减少。

单倍体不足中常见的为终止密码子提前出现。此类突变常加速 mRNA 灭活而使 mRNA 不稳定，最终导致相应的多肽缺失。错义突变亦可引起单倍体不足，这是由于所合成的多肽链不能参与胶原三螺旋结构的形成。单倍体剂量不足导致仅合成正常数量的 50% 的胶原分子，不足以构成功能完整的胶原原纤维，从而出现疾病表现。

**血管型**（vascular）EDS 可能由 COL3A1 显性负突变或 III 型胶原单倍体不足引起的，后者与动脉血管合成延迟及存在延长有关[7]。III 型胶原是动脉血管壁和肠壁的重要成分，在真皮结缔组织中含量较少。然而，III 型胶原数量减少可导致真皮胶原原纤维细小或大小不一，从而使真皮变薄，可见 III 型胶原在原纤维生成过程中发挥着重要作用。一些齿周围炎型（periodontal）EDS 及脊柱后侧凸型（kyphoscoliotic）EDS 患者真皮中 III 胶原也发现数量减少，但与血管型 EDS 不同的是，这不是由 COL3A1 突变引起的。

**经典型**（classic）EDS 可能由 COL5A1 和 COL5A2 显性负突变或（30% ～ 50% 患者）V 型胶原（COL5A1）

**表 97.2** Ehlers-Danlos 综合征（EDS）分型。以前的 V 型（X- 性联）和 X 型（胶原连接蛋白缺陷型）的分子机制不清，在本分类中未包括。以前的 IX 型和 XI 型 EDS 重新分类称为枕角综合征（见表 97.6）及家族性关节活动过度综合征。除了已经认识的 EDS 类型，在 1 例皮肤弹性增加、主动脉瘤、感觉运动外周神经病变及关节病患者中发现弹力纤维微纤维界面因子（EMILIN1）基因杂合性突变

| EDS 类型 | 传统分型[†] | 临床表现 | 遗传方式 | 相关基因 / 蛋白产物 |
|---|---|---|---|---|
| 经典型 * | I，II | 皮肤伸展过度，关节活动过度，萎缩性瘢痕，容易淤青 | AD | COL5A1，COL5A2/ V 型胶原的 $\alpha_1$ 和 $\alpha_2$ 链；罕见 COL1A1/ I 型胶原的 $\alpha_1$ 链 |
| 经典型样 EDS | | 与轻症的经典型相似，但正常形成瘢痕 | AR | TNXB/ 韧黏素 -X |
| 心脏瓣模型 | | 心脏瓣膜缺陷，其他与经典型相似 | AR | COL1A2/ I 型胶原的 $\alpha_2$ 链 |
| 关节活动过度型 * | III | 关节活动过度、疼痛、脱位，皮肤改变轻，不同程度的自主功能异常 | AD | 不清楚，但约 10% 的患者尤其是女性韧黏素 -X（TNXB）单倍型缺陷 |
| 血管型 * | IV | 皮肤变薄、透明，动脉、胃肠道、子宫容易破裂，极易淤青，小关节活动过度，特征性面容 | AD | COL3A1/ III 型胶原的 $\alpha_1$ 链 |
| 脊柱后侧凸型 * | VI A | 皮肤松弛、极易淤青，关节活动过度、脊柱后侧凸、先天性肌张力低、蓝巩膜，Marfan 样体型<br>PLOD1：萎缩性瘢痕，视力差<br>FKBP14：毛囊狡猾过度，肌肉痛，听力下降 | AR | PLOD1/ 赖氨酸羟化酶[§]<br>FKBP14/FK506 结合蛋白 14 |
| 肌肉挛缩型 | VI B | 皮肤松弛、脆性增加，掌纹深，关节挛缩、活动过度，脊柱侧凸，视力差，颅面部异常 | AR | CHST14/ 皮肤素 -4- 磺基转移酶 1（与拇指内收 - 足畸形综合征等位基因）<br>DSE/ 硫化皮肤素表异构酶 |
| 关节松弛型 * | VII A，VII B | 皮肤松弛、脆性增加，严重的关节活动过度伴先天性双侧髋关节脱位，脊柱侧凸 | AD | COL1A1，COL1A2/ I 型胶原的 $\alpha_1$ 链和 $\alpha_2$ 链 |
| 皮肤脆裂症 * | VII C | 严重的皮肤脆性增加，皮肤松弛下垂，皮肤柔软，容易淤青，疝，特殊面容 | AR | ADAMTS2/ I 型前胶原 N- 肽酶 |
| 齿周围炎型 | VIII | 轻度皮肤过度延展，易淤青，小关节活动过度，早发性齿周围炎伴有牙龈萎缩，感染机会增加，Marfan 样体型 | AD | C1R，C1S/ 补体 C1r、C1s |
| 脊柱发育不良型（包括以前的早老型和 spondylocheirodysplasia 型） | | 皮肤软 / 团状堆积、透明、过度延展，不同程度关节活动过度，肌张力低，四肢弯曲，矮小，不同程度短指，骨量减少，发育迟缓<br>B4GALT6/7：早老面容，关节挛缩<br>SLC39A13：掌纹深，扁椎骨，突眼 | AR | B4GALT7/ 半乳糖基转移酶 -1，B3GALT6/ 半乳糖基转移酶 - II<br>SLC39A13/ 锌转运因子 ZIP13 |
| 角膜脆弱综合征 | | 皮肤软、透明、不同程度延展过度、脆性增加，肢端皱褶，小关节活动过度，视力差，圆锥形角膜，蓝巩膜，听力下降，脊柱侧凸 | AR | ZNF469/ 新脂蛋白 469<br>PRODM5/ 含 PR 区蛋白 5 |
| 肌病型 | | 皮肤软、团状堆积，萎缩性瘢痕，近端关节挛缩，远端关节活动过度，先天性肌病，随年龄增长肌张力下降 | AD 或 AR | COL12A/ XII 型胶原 $\alpha_1$ 链 |

\* 6 种主要类型是根据 1997 年 Villefranche 共识会议的分类[4]
[†] 已被 1997 年 Villefranche 共识会议统一分类所取代，当前 2017 国际分类分成 13 个亚型[4, 5a]
[§] 尿液分析脱氧吡啶啉：吡啶啉比例升高作为脊柱后侧凸型 EDS 筛查试验
AD，常染色体显性遗传；ADAMTS2，具有 I 型凝血酶敏感蛋白 2 基序的裂解样和金属蛋白酶结构域；AR，常染色体隐性遗传；COL，胶原；PLOD1，前胶原-赖氨酸 1，2- 酮戊二酸 5- 二氧合酶

**胶原生物合成、分泌和原纤维组装——Ehlers–Danlos综合征主要亚型与病理机制的联系**

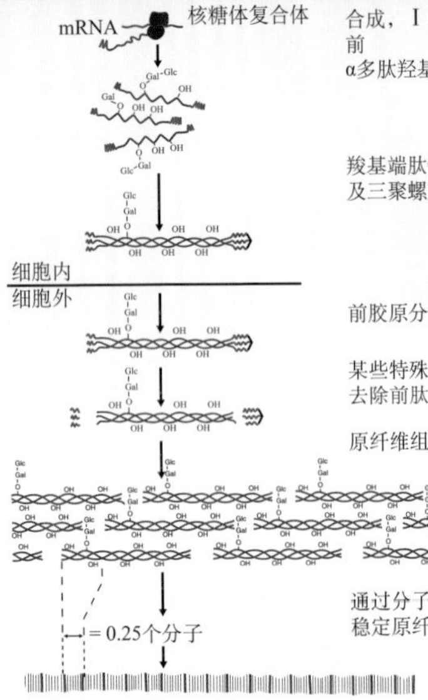


| 生理机制 | 病理机制 | EDS亚型（遗传方式） |
|---|---|---|
| 合成，Ⅰ、Ⅲ和Ⅴ型胶原前α多肽羟基化及糖基化 | **赖氨酸羟化酶**缺陷引起羟化赖氨酸成分减少及交联异常 | 脊柱后凸侧弯型 (AR) |
| 羧基端肽链间二硫键形成及三聚螺旋形成 | ***COL3A1***负显性突变或单倍体缺陷影响三螺旋结构的形成、热稳定性及Ⅲ型胶原分子的分泌 | 血管型 (AD) |
| 前胶原分泌 | ***COL1A1***和***COL1A2***前胶原N-肽酶识别位点的负显性突变阻止前肽氨基端的剪切 | 关节松弛型 (AD) |
| 某些特殊的蛋白酶去除前肽 | **前胶原N–肽酶**功能缺失突变导致仅有很细的胶原原纤维合成 | 皮肤脆性型(AR) |
| 原纤维组装 | ***COL5A1***和***COL5A2***负显性突变或***COL5A1***单倍体缺陷导致胶原原纤维异常或数量减少 | 经典型 (AD) |
| | **韧粘素-X**缺失导致胶原原纤维密度下降 | 经典型 (AR) |
| 通过分子间相互交联稳定原纤维 | | |

**图 97.1 胶原生物合成、分泌和原纤维组装——Ehlers-Danlos 综合征主要亚型与病理机制的联系**。AD，常染色体显性遗传；AR，常染色体隐性遗传；Glc-Gal，与赖氨酸残基的羟基相连的葡萄糖基–半乳糖基残基；S-S 键，二硫键

单倍体不足引起的。在胶原纤维形成中，V 型胶原起限制胶原原纤维直径的作用，这可以解释电镜下发现患者的胶原原纤维直径增加了高达 25%。

**关节活动过度型**（arthrochalasia）EDS 是由 *COL1A1* 和 *COL1A2* 突变引起的，这些突变影响了Ⅰ型前胶原 N- 肽酶在氨基端的剪切位点，从而影响Ⅰ型胶原前 α 链的加工。编码Ⅰ型前胶原 N- 肽酶的 *ADAMTS2* 双等位基因突变与**皮肤脆裂症**（dermatosparaxis）EDS 有关，该病的特征是含有Ⅰ型胶原的胶原纤维不规则、变细，但 N- 肽酶正常，称为 pN- 胶原。**脊柱后侧凸型** EDS 由编码另一种胶原加工酶（赖氨酸羟化酶）的基因 *PLOD1* 双等位基因突变引起的，这种突变导致胶原多肽中羟基赖氨酸含量减少、胶原原纤维间的交联异常。

双等位基因无效突变导致的生腱蛋白（韧黏素）-X 完全缺失引起常染色体隐性遗传型 EDS[8]。韧黏素 -X 是 ECM 蛋白成分，认为与加强胶原原纤维间相互作用有关，并可能调节弹力纤维的结构和稳定性。EDS 也可能与半乳糖基转移酶编码基因（*B4GALT6*、*B3GALT7*）、皮肤素 -4- 磺基转移酶基因（*CHST14*）及硫化皮肤素表异构酶基因（*DSE*）突变导致的糖胺多糖加工缺陷有关（见第 95 章）[5]。其他类型 EDS 由于不同机制发生，包括细胞间锌稳定性异常［溶质运载蛋白家族成员 39，13 号成员（*SLC39A13*）］、内质网折叠蛋白［FK506 结合蛋白 14（*FKBP14*）］、经典补体途径（*C1R*、*C1S*）。

## 临床表现

EDS 的一般特点包括皮肤延展过度、脆性增加及关节活动过度[4]（图 97.2A，B）。Beighton 标尺可以用来评估关节活动度[9]，不同亚型 EDS 有不同的临床表现，依此 1997 年共识会议将 EDS 分为 6 种主要的类型（图 97.3）[4]。表 97.2 概述了 EDS 其他亚型的特点。

各种亚型 EDS 都有不同程度的典型皮肤改变[10]。皮肤延展过度可以用前臂远端或腕屈侧的皮肤评估，正常的延展度上线是 1 ～ 1.5 cm。典型的表现是皮肤脆性增加，皮肤外伤后容易破裂，特别是膝、肘、胫前和前额。伤口可呈张口状、“鱼嘴”样，愈合延迟，容易裂开。尽管有些患者发生肥厚性瘢痕，但更多的出现萎缩性瘢痕，且逐渐变宽（图 97.2C）。反复创伤可引起多种继发性改变，如软体动物样假瘤，是由多余冗长的皮肤形成的肉质结节，常见于膝、肘部。尺骨或胫骨边缘等骨凸起部位常见多发小的、质硬、可以推动的结节。这

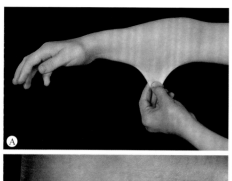
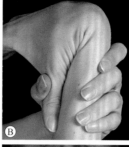
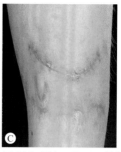
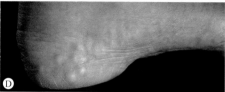
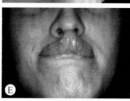

图 97.2　Ehlers-Danlos 综合征（EDS）的临床特征。经典型 EDS 患者皮肤延展过度（A）、腕关节活动过度（B）、胫前马蹄形菱缩性瘢痕（C）、足跟压迫性丘疹（D）、Gorlin 征（E）（A-C, Courtesy, Addenbrooke's Hospital, Cambridge, UK.）

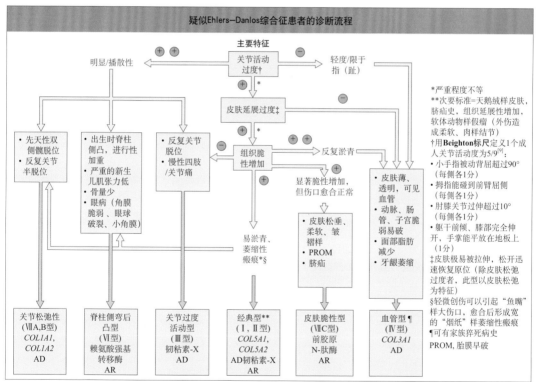

图 97.3　疑似 Ehlers-Danlos 综合征患者的诊断流程。AD，常染色体显性遗传；AR，常染色体隐性遗传

些皮下结节被认为是钙化的脂肪小叶。常可见到皮肤容易淤青，表明小血管脆性增加。与 EDS 有关的（但并非其特有）其他少见的皮肤损害包括匍行性穿通性弹性纤维病和压迫性丘疹（图 97.2D）。

**经典型 EDS** 为常染色体显性遗传。主要临床表现包括关节活动度过大、皮肤延展过度、脆性增加，易淤青。常见宽的菱缩性瘢痕，呈"卷烟纸"样外观。皮肤柔软，呈天鹅绒样或轻度堆成团。至少有一半的患者舌头能舔到自己的鼻尖（即 Gorlin 征），而一般人群中不超过 10% 的人此征阳性（图 97.2E）。虽然经典型 EDS 可能出现轻度的主动脉根部扩张及二尖瓣脱垂，分别见于不足 5% 的患者，但这些现象没有临床意义[11]。其他常见的骨骼肌肉表现有平足、肌张力低及颞下颌关节功能紊乱。

**韧黏素 -X 缺陷**的患者以常染色体隐性方式遗传，表现型类似于经典型 EDS，但瘢痕形成相对正常。此型也可能与有编码 21- 羟化酶邻近的基因缺失导致的先天性肾上腺增生有关。

**关节活动过度型 EDS** 是最常见的类型，为常染色体显性遗传。其显著的临床表现为全身关节活动过度，常引起复发性关节脱位，引起慢性疼痛，并最终引起骨关节炎改变。皮肤容易淤青，皮肤软，但仅有轻度的皮肤伸展过度。患者可能出现自主神经功能紊乱，表现为直立功能障碍及胃肠道症状[12]。

**血管型 EDS** 为常染色体显性遗传，此类患者皮肤较薄，呈半透明状，皮肤容易淤青，动脉、肠壁、子宫容易破裂[13]。自发性动脉破裂常发生在 30～40 岁，亦有部分患者发生较早，中位生存期是不到 50 岁[7]。患者具有特征性的面容，鼻子尖，唇薄，小下颌，双颊凹陷，由于眶周脂肪组织减少，眼睛呈现出"凝视"状。其他特征有耳垂小、头发细。

**脊柱后侧凸型 EDS** 为常染色体隐性遗传。主要特点为出生时皮肤延展性大、全身关节松弛及重度肌张力低下，以及大肌肉动作发育迟缓、进行性加重的先天性脊柱后侧凸、巩膜脆性增加导致眼球破裂。其他的表现包括萎缩性瘢痕，容易淤青，其他组织脆性增加（罕见动脉破裂），Marfan 样体型，小角膜和骨质减少。

**关节松弛型 EDS** 为常染色体显性遗传。主要临床特点为严重的全身关节活动过度伴复发性关节半脱位和先天性双侧髋关节脱位。此外，还可以有皮肤过度伸展，形成萎缩性瘢痕，容易淤青，肌张力低下，脊柱后侧凸和轻度骨质减少。

**皮肤脆性型 EDS** 是一种少见的常染色体隐性遗传性疾病。与其他类型 EDS 不同，主要临床特点为皮肤松垂及脆性显著增加。皮肤非常柔软，成团堆积，容易破、淤青（图 97.4）。其他表现包括胎膜早破、巨大脐疝或腹股沟疝、囟门闭合延迟，特征性面容包括眼睑水肿、小下颌、巩膜蓝色、牙龈增生、牙齿异常和四肢短小。

## 病理学和实验室检查

皮肤病理通常意义不大。弹力纤维非特异性增多，

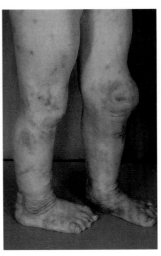

图 97.4　1 例皮肤脆性型 EDS 患者小腿皮肤多发淤青淤青。血管型 EDS 可以见到类似皮肤改变（Courtesy, Julie V Schaffer, MD.）

尤其在反复创伤或软体动物样假瘤的部位。血管型 EDS 真皮厚度较正常真皮变薄达 25%，免疫组化染色提示细胞间Ⅲ型胶原增多。

经典型 EDS 电镜下常见到胶原原纤维直径不等，有时见到大的"菜花"样原纤维，轮廓不规则。皮肤脆性型 EDS 超微结构特点是胶原原纤维呈角形或象形文字样。

既往 EDS 诊断主要依据临床表现，但现在除关节活动过度型 EDS 均能行基因检测。从培养的真皮成纤维细胞中提取的胶原行蛋白电泳有助于找出受累的胶原，尤其是血管型、关节活动过度型和皮肤脆性型 EDS[14]。尿液分析脱氧吡啶啉：吡啶啉比例升高作为脊柱后侧凸型 EDS 筛查试验，血清标本 ELISA 可检测韧黏素 -X 缺陷[8]。

## 鉴别诊断

除上面讨论的几种主要的 EDS 类型外，其他少见的类型也应考虑（见表 97.2）。前面提及的几种少见 EDS 类型包括 Ⅴ型（X- 连锁型）和 Ⅹ型（纤维连接蛋白型），由于缺乏清楚的临床特征描述和明确的分子学基础，当前的 EDS 分类已将其排除。此外，旧分类中的Ⅸ型，即枕骨角综合征，为 X 连锁隐性遗传，目前认为是 CL 的一个类型（见表 97.6），而不是 EDS。CL 的特征是皮肤松弛、下垂、弹性下降，而 EDS（处皮肤脆性型）与之不同，EDS 患者皮肤仍然具有弹性和回缩性。一些 EDS 患者，尤其是脊柱后侧凸型患者有 Marfan 样体型，但没有 Marfan 综合征的其他表现（表 97.3），后者是 1 型原纤维基因（FBN1）突变导致的遗传性结缔组织疾病（表 97.1）。

| 表 97.3 Ehlers-Danlos 综合征与 Marfan 综合征部分临床特征比较 | | |
|---|---|---|
| | Ehlers-Danlos 综合征 | Marfan 综合征 |
| 软体动物样假瘤 | ++ | − |
| 皮肤 | 伸展过度，"鱼嘴"样萎缩性瘢痕 | 萎缩纹 |
| 关节活动过度 | ++（常为重度） | +（轻至中度） |
| 易淤青 | ++ | − |
| 漏斗胸 | − | ++ |
| 脊柱侧凸 | + | ++ |
| 高腭弓 | − | ++ |
| 晶状体异位 | + | ++ |
| 近视 | + | ++ |
| 二尖瓣异常 | + | ++ |
| 身高 | 高、矮或正常 | 高 |

++，常见表现；+，少见表现；−，无此表现

Loeys-Dietz 综合征（LDS，曾称为 II 型 LDS）症状类似血管性 EDS，相似的症状有皮肤半透明、易淤青、萎缩性瘢痕、关节活动过度及易发生动脉破裂（见表 95.5）。但 LDS 患者还有其他特征，如悬雍垂裂、眼距宽、面部粟丘疹。血管型及其他类型 EDS 患者发生大面积淤青经常被认为是出血性疾病，通常是血液科医生未发现异常后转给皮肤科医生。

脆性角膜综合征是一种罕见的常染色体隐性遗传性疾病，某些表型与脊柱后侧凸型 EDS 相似，如眼球脆性增加、蓝色巩膜、圆锥形角膜、脊柱侧凸、关节活动过度及不同的皮肤表现，包括指端皱褶、皮肤延展过度及脆性增加（见表 95.5）。

## 治疗

重要的是防止皮肤外伤，如应用护膝、避免冲撞性运动。较正常情况延长 2 倍时间拆线及采用抗张力强度高的缝合线有助于伤口愈合，可能改善手术瘢痕的外观。

血管型 EDS 患者发生动脉和肠管破裂的风险高。给予塞利洛尔（一种畅销的 $\beta_1$ 拮抗剂，并有部分 $\beta_2$ 激动剂作用）可能减少动脉夹层的发生[15]。血管型 EDS 妊娠患者中大约 5% 发生致死性的子宫或动脉破裂[14]；不清楚终止妊娠能否降低这些风险，这类患者应该在产科危重病房治疗，多学科共同诊治。

# 弹性假黄色瘤

同义名： ■ Grönblad-Strandberg 综合征（Grönblad-Strandberg Syndrome）

## 要点

■ 常染色体隐性遗传，主要病变为弹性纤维成团、扭曲及钙化。
■ 皮肤表现包括皱褶部位"鹅卵石"样黄色丘疹及松弛性皱褶。
■ 中等动脉壁弹性纤维钙化导致管腔狭窄，出现相应的临床表现如跛行、肾动脉高压、心绞痛及心肌梗死。
■ 眼底 Bruch 膜弹性纤维层钙化、断裂引起血管样条纹改变，脉络膜新生血管及出血可导致患者视力不同程度下降。
■ 可能并发胃肠出血。

## 历史

1884 年法国皮肤病医生 Balzer 首次报道弹性假黄色瘤（pseudoxanthoma elasticum，PXE；又称弹性纤维性假黄瘤）的皮肤表现及相关的皮肤和心脏弹性纤维变性[16]，5 年后 Chauffard 报道了 1 个相似的病例[17]。基于这 2 个病例，1896 年 Darier 提出了"弹性纤维性假黄色瘤"的名称，以区别于黄色瘤[18]。20 世纪 20 年代晚期，Grönblad[19] 和 Strandberg[20] 认识到皮肤表现与眼底血管条状纹的关系，但是直到 20 年后心血管症状才被完全认识。近年来发现了导致 PXE 的分子缺陷，有助于阐明一直倍有争议的 PXE 的遗传方式[21-22]。

## 流行病学

PXE 是常染色体隐性遗传疾病，发病率约为 1/100 000 ～ 1/25 000。发病无人种差异，女性稍多于男性[23]。PXE 的皮肤损害多在儿童期出现，而常常在 30 ～ 40 岁时出现严重的系统或眼并发症后才做出诊断。杂合性携带者也发现有轻度的皮肤及眼表现[24]。

## 发病机制

大部分 PXE 患者可检测到 ABCC6 基因的纯合性丧失功能性突变。ABCC6 编码一种 ATP- 结合盒超家族（ATP-binding cassette，ABC）转运子，与多药耐药相关蛋白高度同源。ABCC6 表达于肝细胞基底外侧膜，可能是一种膜流出泵。PXE 患者缺乏一功能正常的 ABCC6

引起肝细胞分泌 ATP 减少，导致细胞质内一种矿化抑制剂——无机焦磷酸盐（inorganic pyrophosphate，PPi）减少[25]。PXE 患者血清中胎球蛋白 A（肝细胞分泌的一种主要的矿化蛋白质）水平下降[26]。其他的系统性矿化抑制剂如胞外核苷酸酶 -5'（nucleotidase-5' ecto，NT5E，能将 AMP 转变为腺苷酸）与骨桥蛋白表达水平都可能下调，但促进矿化的碱性磷酸酶表达升高[27]。

*ENPP1* 编码的膜外核苷酸焦磷酸酯酶 / 磷酸二酯酶 1 调控 PPi 的产生，ENPP1 双等位基因突变可以引起**婴儿播散性动脉钙化**（generalized arterial calcification of infancy，GACI），是一种常染色体隐性遗传性疾病，患儿通常在出生 6 个月内死亡。但是，*ENPP1* 双等位基因突变也引起 PXE，*ABCC6* 基因突变也可引起 GACI，提示 PXE 与 GACI 间存在病理性及表型上的相似[28-30]。

γ- 谷氨酰羧化酶（γ-glutamyl carboxylase，*GGCX*）双等位基因突变引起 PXE 样皮肤改变及维生素 K 依赖性凝血因子缺乏[31]。有 PXE 皮肤改变的患者亦发现同时存在 *GGCX* 与 *ABCC6* 杂合性突变[32]。GGCX 酶催化维生素 K 依赖性 γ- 谷氨酰羧化，这对肝中凝血因子及外周结缔组织中谷氨酸蛋白的活化是必要的。当谷氨酸蛋白羧化（活化）后，可以阻止异常矿化。

PXE 及相关疾病的发生与抗矿化活性下降有关。真皮中下层弹力纤维、中等动脉中膜和内膜及眼 Bruch 膜的钙化使 PXE 出现特有的临床症状和组织病理改变（图 97.5）。

## 临床特征

PXE 主要累及皮肤、眼及心血管系统弹性纤维网。PXE 的严重程度存在极大差异，即使是兄弟姐妹，有的患者只有一个或两个器官或系统受累。

PXE 因其特征性皮肤表现而得名，类似黄色瘤的皮损最为常见，几乎见于所有患者。多 10 ～ 20 岁开始发病，皱褶部位出现散在的扁平的黄色丘疹，随病程发展，丘疹相互融合形成"鹅卵石"样斑块，呈"鸡皮"样或"鹅卵石"样外观（图 97.6）。最初多出现在颈部侧面，常累及肘窝、腘窝、腕部、腋下及腹股沟等部位。多胎经产妇脐周皮肤常受累，不要与**脐周穿通性钙化性弹性组织变性**混淆，后者是一种局限性、获得性仅有 PXE 样皮肤改变的疾病（表 97.4；见第 96 章）。

随疾病进展，真皮出现明显钙质沉积，皮损表现为坚硬的丘疹和斑块，钙质从皮肤排出现象，如"穿通性 PXE"。弹性纤维网功能受损使皮肤弹性下降，导致皮肤松弛（继发性皮肤松弛症），表现最为明显的是腋下及腹股沟（图 97.6C）。黏膜改变表现为黄色丘疹状，多发生在下唇内侧（图 97.7）。下颏部皮肤皱纹显著增多可见于三分之二 30 岁以下患者和绝大多数老年患者[33]。

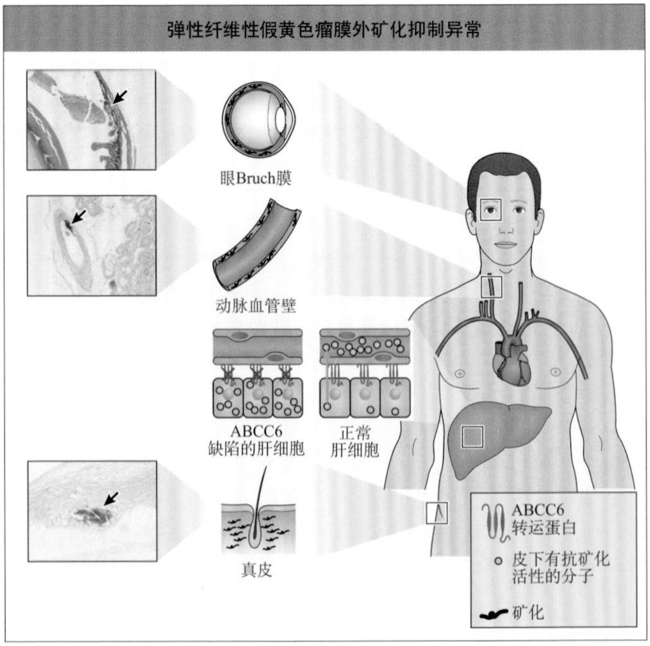

**图 97.5 弹性纤维性假黄色瘤膜外矿化抑制异常。**正常肝表达高水平 ABC 结合盒亚家族 C 成员 6（ABCC6）蛋白，在干细胞基底外侧膜上作为一种流出泵，从细胞内转运分子至血液循环。弹性假黄色瘤（PXE）患者肝缺乏 ABCC6 转运子活性导致血循环中这些拮抗矿化的物理性因子（如无机焦磷酸盐）浓度下降。这导致眼、动脉管壁（中膜和内膜）及真皮内结缔组织钙化。在 ABCC6 −/− 小鼠的这些组织中病理检查（Alizarin red 染色，见左侧箭头所示）明确发现钙沉积，这与人类 PXE 的特征一致（Adapted from Uitto J，Li Q，Jiang Q. Pseudoxanthoma elasticum：molecular genetics and putative pathomechanisms. J Invest Dermatol. 2010；130：661-70.）

弹性纤维性假黄色瘤膜外矿化抑制异常

眼Bruch膜

动脉血管壁

ABCC6 缺陷的肝细胞

正常 肝细胞

真皮

ABCC6 转运蛋白

皮下有抗矿化活性的分子

矿化

**表 97.4　弹性假黄色瘤（PXE）的鉴别诊断**。具有 PXE 样皮损患者，包括接受青霉胺治疗的患者、接触硝石者、慢性肾病患者。此外，还需考虑 β-地中海贫血及镰刀状红细胞贫血

| 疾病 | 患者特征 | 临床表现 | 组织学改变 |
|---|---|---|---|
| 光化性弹性纤维变性 | 长期日晒史，肤色略深者；中老年 | 前额侧面、颈部及前臂伸侧等曝光部位皮肤松弛、增厚，肤色黄至灰色，有粗、细或粗糙皱纹 | 真皮乳头层及网状层上部大量嗜碱性无定形变性的弹性纤维团块 |
| 迟发性局灶性真皮弹性组织变性 | 70～90 岁 | 颈部、腋下、腹股沟、肘窝、腘窝，多发 1～3 mm 黄色丘疹，可融合 | 真皮网状层中下部外观正常的弹性纤维**增多** |
| 弹性皮肤 | 30～40 岁 | 颈部、躯干及手臂皮肤局局松弛、下垂 | 真皮全层可见外观正常及异常的弹性纤维**增多**，并延伸至皮下 |
| 脐周穿通性钙化性弹性组织变性 * | 多次孕产黑人女性，50～80 岁 † | 脐周角化性丘疹，融合成斑块（丘疹在周边最明显）‡ | 钙化变形的弹性纤维经表皮排出 |
| 弹性假黄色瘤样真皮乳头层弹性组织溶解症 § | 主要累及女性，60～90 岁 | 颈部、前臂屈侧、腋下、下腹及乳房下褶襞出现多发 2～3 mm、黄色或皮色丘疹，融合成斑块，呈鹅卵石样外观 | 真皮乳头层呈带状分布的弹性纤维**减少**，可见弹性纤维断裂，聚集成团 |
| 颈部白色纤维丘疹病 § | 日本男性及白人女性，50～90 岁 | 多发 2～3 mm 白色丘疹，颈侧及想不多发，躯干上部次之 | 真皮乳头层及网状层中部弹性纤维**减少**，胶原束增厚 |

\* 参考脐周穿通性 PXE
† 少数与慢性肾病中钙磷产物增多有关
‡ 曾有报道乳房发生类似损害
§ 属于皮肤纤维弹性组织溶解性疾病谱

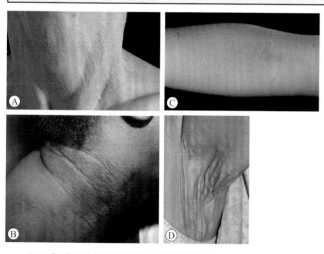

图 97.6　**弹性纤维性假黄色瘤的临床特征**。颈部（A，B）及肘窝（C）黄色丘疹与"鹅卵石"样斑块。腋窝肥厚的、黄色松弛下垂（D）（A、C，Courtesy，Addenbrooke's Hospital，Cambridge，UK；D，Courtesy，Julie V Schaffer，MD.）

　　PXE 典型眼部症状是眼底出现血管样纹（图 97.8A），最早可在 10 岁前被检出，而 30 岁以上患者几乎全部都发生[23]。血管样纹通常没有症状，是来源于视网膜和脉络膜的 Bruch 膜弹性纤维钙化后断裂形成的。弹性纤维断裂后导致脉络膜新生毛细血管增多，这些新生的血管容易出血，继发瘢痕形成。多在 40 岁以后视力进行性下降，尤其是视野中央，少数患者可失明。

　　眼底血管样纹虽然是很有特征，但并非 PXE 特有。还可见于一些代谢性和遗传性疾病，如骨 Paget 病、镰

状细胞性贫血、地中海贫血、EDS、铅中毒，以及年龄相关的 Bruch 膜退行性变等。PXE 最常见的眼部改变是视网膜色素上皮色斑形成（橘皮样外观，图 97.8B），常早于血管样纹。较少见的表现有黄斑变性、脉络膜小疣和"鹰眼"改变（对称性色素沉着斑）。

　　PXE 心血管病变常引起严重并发症，是早期死亡的原因。PXE 主要侵犯中等大小动脉，尤其是四肢血管，中膜和内膜的弹性纤维进行性钙化而形成粥样硬化斑块。这导致患者较年轻时即可发生间歇性跛行、周围脉

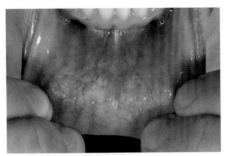

图 97.7 弹性假黄色瘤的黏膜损害。下唇内侧黄色丘疹（Courtesy, Addenbrooke's Hospital, Cambridge, UK.）

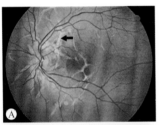

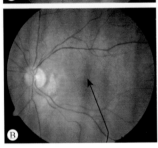

图 97.8 弹性假黄色瘤（PXE）眼底镜下所见。A. 较宽的淡彩色条纹（箭头）为血管样纹。B. 视网膜色素上皮色斑形成（橘皮样外观），常早于血管样纹出现[35]。是 PXE 最常见的眼部改变

搏减弱、肾血管性高血压、心绞痛、心肌梗死和中风。胃肠黏膜血管钙化后易破裂出血，可导致胃肠道出血，胃出血更常见[23]。PXE 患者也常发生二尖瓣脱垂。

*GGCX* 突变的患者皮肤、眼、心血管改变与经典 PXE 相似。皮肤受累更广泛，并且更严重，累及躯干及四肢非皱褶部位，皮肤松弛形成褶皱，像皮肤松弛症一样。可出现视力下降，由于凝血因子缺陷导致继发性的出血性并发症，可发生鼻衄、牙龈出血、月经过多及颅内出血。

GACI 常导致婴儿出生后 6 个月内死于心肌缺血、高血压和心脏衰竭。*ENPP1* 突变的存活患者在儿童期发生 PXE 皮肤改变及眼底血管样纹[34]。

## 病理学

光镜下典型改变有表皮基本正常，无细胞浸润，其特征为真皮中下部网状层弹性纤维扭曲、断裂。晚期病灶常规染色可见病变的弹性纤维上的钙质沉积，表现为淡紫色团块（图 97.9）。在中等大小动脉的中层也可看到类似改变。有时需要通过弹性纤维染色（Verhoeff-van Gieson）和钙质染色（von Kossa）观察病变早期弹性纤维改变。没有皮损可疑 PXE 的患者，可在其他表现部位活检，如血管样纹，瘢痕形成前活检病理可确诊[35]。

超微结构观察显示高度亲钙性基质蛋白沉积增加，这些蛋白包括骨结合素、纤维结合蛋白、玻璃体结合蛋白、碱性磷酸酶及骨涎蛋白[36]。血清钙、磷水平正常[23]。

## 鉴别诊断

尽管 PXE 青年患者皮损很有特点，易于诊断，但老年人曝光部位出现的光化性损伤导致的黄色松弛性斑块损害，类似 PXE 表现，但慢性光化性损害主要发生在颈部，并不累及腋下和腹股沟。本病还应与迟发型局灶性真皮弹性组织变性、弹性皮肤、穿通性钙化性弹性纤维变性、PXE 样乳突真皮弹力纤维分解症及颈部白色纤维斤疹病相鉴别（见表 97.4）。

接受 D-青霉胺治疗（D-青霉胺干扰锁链素与弹力纤维的交联，见下文）[37]、局部接触硝石者[38]、慢性肾病患者[39]、L-色氨酸导致的嗜酸性粒细胞增多性肌痛综合征患者[40]也可在 PXE 好发部位出现 PXE 样皮损，其组织学改变也相似。青霉胺诱发的 PXE 样皮损中病变的原纤维没有钙化，但接触硝石者和慢性肾病患者皮损可见弹性纤维钙化。上述几种 PXE 样皮损患者均未见眼及心血管症状，且去除诱因后或慢性肾病患者血清钙磷平衡后 PXE 样皮损也可消退。

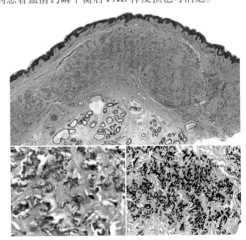

图 97.9 弹性假黄色瘤（PXE）组织病理改变。HE 染色切片上真皮网状层中下紫色团块样物质是晚期 PXE 弹性纤维钙沉积形成的。orcein 染色可见断裂的成团的弹力纤维（Courtesy, Lorenzo Cerroni, MD.）

β-地中海贫血（地中海人）和镰状细胞性贫血患者中约 20% 可出现 PXE 样表现[41]，包括典型皮损、眼底血管纹样改变及皮肤血管性红斑，但未患血液病的同胞无 PXE 表现，也未发现 *ABCC6* 基因突变。有趣的是，在 β-地中海贫血小鼠模型肝中 ABCC6 表达下调，提示可能的病理机制[42]。淀粉样弹性纤维溶解症除原发性系统性淀粉样变性表现外，也发生 PXE 样皮损，组织病理检查发现淀粉样物质沉积包饶真皮弹力纤维，使之变短、断裂[43]。

## 治疗

PXE 治疗需要多学科合作，主要方法见表 97.5[44-50]。

# 皮肤松弛症

**同义名：** ■ 皮肤松弛症（dermatochalasia）■ 皮肤松垂（dermatomegaly）■ 泛发性弹性组织溶解症（generalized elastolysis）■ 全身弹力纤维断裂症（generalized elastorrhexis）

## 要点

- 以散在、断裂的弹力纤维为特征的一组疾病。
- 可为遗传性（常染色体显性、常染色体隐性及 X 连锁隐性）或获得性发病。
- 以皮肤松弛、下垂，弹性下降为特征。
- 其他系统症状包括肺气肿、疝、憩室炎及颅面部异常。

## 历史

直至 1923 年 F Parkes Weber 才提出了皮肤松弛症（cutis laxa，CL）与 EDS 两者间的临床差异[3]，1965 年 Goltz 与同事[51] 发现了弹性组织溶解，阐明了 CL 是系统性疾病，伴内脏受累。

## 流行病学

遗传性 CL 相对少见，发病率无明确统计。其发病无人种或民族差异，遗传方式为常染色体显性遗传、常染色体隐性遗传或 X 连锁隐性遗传。遗传性 CL 在患儿出生时至儿童早期即出现典型临床表现，但常染色体显性遗传患者在成年早期才出现皮肤松弛。后天获得性 CL 发病较晚。

## 发病机制

CL 是一种弹性纤维性疾病，累及多个组织，包括

**表 97.5　多学科协同治疗弹性假黄色瘤。** 小鼠模型的研究发现给予二膦酸盐或 4-苯丁酸能促进 ABCC6 突变体的成熟[44, 45]；正在进行临床试验

| 皮肤 |
|---|
| 没有特异性治疗 |
| 过度的皮肤折叠可以外科手术[46] |

| 眼 |
|---|
| **预防及早检查** |
| ● 每年 2 次眼底镜检查 |
| ● 常规使用阿姆斯勒方格表评估中央视野缺损 |
| ● 带太阳镜 |
| ● 富含抗氧化成分的饮食 / 维生素 |
| ● 避免头部创伤、过度用力及吸烟 |
| **治疗** |
| ● 玻璃体内注射 VEGF 拮抗剂（如贝伐珠单抗、兰尼单抗）[47] |
| ● 有视力症状者可用激光光凝或维替泊芬-光动力治疗治疗脉络膜新生血管引起的血管样纹（复发率高，现在很少采用）[48] |
| ● 黄斑移位治疗（仅用于广泛新生血管形成者）[49] |

| 心血管系统 |
|---|
| **预防及早检查** |
| ● 基线心电图及心脏超声 |
| ● 每年心血管检查 |
| ● 健康规律的生活方式，定期锻炼、控制体重、避免吸烟及大量饮酒 |
| ● 补充镁*（如含磷的碳酸镁合剂） |
| ● 钙摄入要适量（根据年龄而定） |
| ● 如无禁忌证，可以口服小剂量阿司匹林 |
| **治疗** |
| ● 纠正高脂血症，控制高血压 |
| ● 小剂量阿司匹林己酮可可碱、西洛他唑和氯吡格雷治疗间歇性跛行 |

*已证实富含镁的饮食能降低 PXE 小鼠模型结缔组织矿化[50]，正在进行临床试验

VEGF, 血管内皮细胞生长因子

内脏器官和皮肤。对于遗传性 CL 分子机制的研究使 CL 分型更完善（表 97.6）[52]。常染色体显性遗传性 CL 家族中发现弹力蛋白（elastin，*ELN*）基因突变引起弹性纤维功能及数量上的缺陷。常染色体显性遗传 CL（autosomal recessive CL，ARCL）病情更重，根据皮肤外表现的不同分为几种，这些患者中发现几种可能有关的基因缺陷。1 型 ARCL 特征是发生致死性的肺病、血管异常、胃肠道 / 泌尿生殖道憩室炎，2 型和 3 型 ARCL（de Barsy 综合征）以颅面部异常及生长发育迟缓为特征（表 97.6）。

锚定素（fibulins）是钙依赖性糖蛋白，稳定 ECM 网络，辅助弹力纤维原纤维组装。锚定素 5 和锚定素

表 97.6　遗传性皮肤松弛症（CL）及相关疾病。除 2A 和 2C 型 ARCL 外，CL 还可以出现在其他糖基化异常的疾病患者，如寡聚高尔基复合体 7（COG7，多系统发育异常）的一个成分突变，或类固醇 -5-α- 还原酶 3（SRD5A3），也出现于鱼鳞病、眼缺损、大脑中线发育异常。醛羧移转酶缺陷可在新生儿 CL（弥漫性或前额部）出现，随年龄增长能逐渐改善，还可表现为多毛，肝脾增大，溶血性贫血，胃肠发育异常。应用组化技术在"具有马凡样表型的新生儿 CL"婴儿皮肤中为检测到层粘连蛋白 β1

| 病种 | 遗传方式 | 基因 | 蛋白 | 皮肤松弛的分布 | 其他表现 |
|---|---|---|---|---|---|
| **遗传性皮肤松弛症** | | | | | |
| ADCL | AD[†] | *ELN* | 弹力蛋白 | 泛发性 | • 心脏瓣膜异常，主动脉扩张（程度不等）<br>• 肺气肿（不常见）<br>• 疝[‡] |
| | | *FBLN5* | 锚定素 5 | | |
| ARCL 1B 型 | AR | *FBLN4*（*EFEMP2*） | 锚定素 4 | 泛发性 | • 动脉或主动脉扭曲 / 动脉瘤（1B）及狭窄<br>• 肺气肿（常见与 1A）<br>• 膀胱憩室炎、疝[‡]<br>• 1B：关节松弛、细长指、骨折、小颌畸形 |
| ARCL 1A 型 | | *FBLN5* | 锚定素 5 | | |
| ARCL 1C 型（Urban-Rifkin-Davis 综合征） | AR | *LTBP4* | 潜伏 TGF-β 结合蛋白 -4 | 泛发性 | • 肺发育不良 / 肺气肿（严重、致死性）<br>• 肺动脉狭窄、瓣膜缺陷<br>• GI 和 GU 发育异常（憩室炎、狭窄）<br>• 小颌畸形、囟门大<br>• 关节活动过度、肌张力下降 |
| ARCL 2A 型（Debre 型，皱褶样皮肤综合征） | AR | *ATP6V0A2* | 空泡 H⁺-ATPase V0、亚单位 A2 | 泛发性，随时间改善 | • 皮肤半透明，可见血管（尤其是 2B，DBS）<br>• 眼异常：斜视、近视（2A）；角膜不透明及青光眼（DBS，PADCL） |
| ARCL 2B 型<br><br>De Barsy 综合征（DBS）B（ARCL 型 3B） | AR | *PYCR1* | 吡咯啉 -5- 羧化转移酶 1 | 泛发性，好发于手足背（2B）或随时间改善；少数发生脂肪垫（如臀部；DBS-A） | • 面部异常[§]；三角形脸，早老貌（2B，DBS）；囟门大<br>• 小头畸形，部分脑回巨大（2A）；脑脑膨体缺如（2B）；<br>• 治理障碍；神经退行性变（2A）；肌张力障碍 / 手足徐动症（DBS） |
| 早老样 ADCL（PADCL） | AD | *ALDH18A1* | 吡咯啉 -5- 羧化合成酶 | | • 先天性臀发育不良，关节活动过度，肌张力下降，脊柱侧凸，身材矮小，骨量减少（2B，DBS） |
| De Barsy 综合征（DBS）A（ARCL 型 3A） | AR | | | | • 颅动脉扭曲额（DBS-A，PADCL）<br>• O- 和 N- 糖基化缺陷（2A[ǁ]） |
| ARCL 2C 和 2D 型 | AR | *ATP6V1E1*（2C）<br><br>*ATP6V1E1*（2D） | 空泡 H⁺-ATPase V1、亚单位 E1 和 A | 泛发性散在分布或皮下脂肪内；四肢大的皮肤皱褶，臀部脂肪垫，随时间可能缓解（2D） | • 气胸<br>• 心脏异常：主动脉扩张<br>• "面具样"三角形脸，肌张力下降；不同程度臀发育异常，Marfan 样体型<br>• 神经发育异常（2D） |
| 骨结构不良性老年状皮肤 | AR | *GORAB* | 高尔基体，RAB6- 相互作用 | 主要在手足被 | • 颊部发育不良，下颌前凸，眉外侧斜行沟<br>• 关节松弛<br>• 骨质疏松，骨折，身材矮小 |
| 巨头畸形，斑秃，CL，脊柱侧凸 | AR | *RIN2* | RAS 和 RAB 相互作用因子 2 | 泛发性，多在面部 | • 头发稀疏<br>• 齿龈增生，面部先天畸形<br>• 巨头畸形<br>• 脊柱侧凸，关节活动过度 |

表97.6 **遗传性皮肤松弛症（CL）及相关疾病**。除 2A 和 2C 型 ARCL 外，CL 还可以出现在其他糖基化异常的疾病患者，如寡聚高尔基复合体 7（COG7，多系统发育异常）的一个成分突变，或类固醇 -5-α- 还原酶 3（SRD5A3），也出现于鱼鳞病、眼缺损、大脑中线发育异常）。醛羧移转酶缺陷可在新生儿 CL（弥漫性或前额部）出现，随年龄增长能逐渐改善，还可表现为多毛，肝脾增大，溶血性贫血，胃肠发育异常。应用组化技术在"具有马凡样表型的新生儿 CL"婴儿皮肤中为检测到层粘连蛋白 β1（续表）

| 病种 | 遗传方式 | 基因 | 蛋白 | 皮肤松弛的分布 | 其他表现 |
|---|---|---|---|---|---|
| 枕角综合征 | X-R | ATP7A | ATPase，铜离子转运，α 多肽 | 泛发性，多在面颈部 | • 容易发生淤青，头发毛糙<br>• 动脉扭曲<br>• 慢性腹泻；膀胱憩室炎<br>• 脸长，高额头，钩状鼻<br>• 发育迟缓<br>• 楔形枕骨钙化<br>• 关节活动过度 |
| **表现为松弛性和（或）皱褶样皮肤的相关遗传性疾病** | | | | | |
| 动脉扭曲综合征 | AR | SLC2A10（CLUT10） | 可溶性物质载体家族 2 成员 10（糖转运子） | 泛发性；软，皮肤过度拉伸 | • 颊部毛细血管扩张（程度不定）<br>• 动脉扭曲<br>• 脸长，小颌畸形，上颚高拱<br>• 关节活动过度、挛缩 |
| Larsen-like 综合征 | AR | B3GAT3 | 葡萄糖基转移酶 1 | 指端皮肤皱褶 | • 关节脱位，颜面部畸形，身材矮小<br>• 先天性心脏缺损 |
| Costello 综合征 | AR | HRAS | HRAS | 不定部位，多在手足 | • 掌跖纹深，黑棘皮病，口周乳头瘤<br>• 卷发，稀疏，相貌粗鄙<br>• 心脏异常<br>• 智力及生长迟滞<br>• 恶性病风险，如横纹肌肉瘤 |
| Donohue 综合征 | AR | INSR | 胰岛素受体 | 不定 | • 泛发性脂肪发育不良，多毛，黑鸡皮病<br>• 极道速抵抗<br>• 特征性"小妖精脸"<br>• 严重生长迟缓 |
| Finnish-type 淀粉样变 | AD | GSN | 凝胶溶素 | 泛发性 | • 角膜营养不良<br>• 多神经病变 |
| 颅外胚层发育不良（Sensenbrenner 综合征） | AR | IFT122<br>IFT43<br><br>WDR35<br>WDR19 | 细胞纤毛内转运蛋白 122 和 43<br><br>WD 重复区 35 和 19 | 泛发性，颈部、腕踝部皮肤松弛褶皱 | • 头发稀、细；指甲短、宽<br>• 胸窄，四肢近端短小，关节活动过度，短指，头长，畸形脸，牙齿异常<br>• 肾消耗病，肝纤维化，视网膜营养性萎缩 |
| 圆圈形皮肤皱褶，Kurize 型 | AD，AR | MAPRE2 | 微管相关蛋白 RP/EB 家族成员 2 | 肢端皮肤多发圆圈状褶皱（见图 97.12）＞颈部＞躯干（皮肤多，而不是松弛）；可随时间改善 | • 腭裂，身材矮小，畸形脸，（如内眦赘皮，眼睛小），螺旋线过度褶皱<br>• 智力障碍 |
| | AD | TUBB | 锚定素 β Ⅰ 类 | | |
| 非综合征性"米其林轮胎婴儿" | AD | ？ | ？ | | • 智力障碍受累皮肤脂肪或平滑肌过多，后者通常伴有多毛；弹性纤维通常正常（仅有 1 例报道纤维断裂） |

† 已报道 2 个家系由于弹力蛋白纯合性突变引起 AR 型皮肤松弛症
‡ 如腹股沟、脐窝、横膈
§ 特点有前额宽，面中部萎缩及与皮肤松弛有关的症状（如眼裂向下倾斜，人种长）
¶ 可通过血清转铁蛋白 ± 载脂蛋白 C-Ⅲ糖基化来评估
AD，常染色体显性遗传；ALDH18A1，乙醛脱氢酶8家族成员 A1；AR，常染色体显性遗传；EFEMP2，含 EGF 的锚定素样细胞外基质蛋白 2；GI，胃肠道；GU，泌尿生殖道；TGF，转化生长因子；X-R，X- 连锁阴性遗传

4（含 EGF 的锚定素样细胞外基质蛋白 2）的编码基因双等位基因突变分别引起 1A 型和 1B 型 ARCL；1 例 CL 患者发现存在锚定素 5 基因内杂合性二聚体[54 56]。潜伏转化生长因子 - β 结合蛋白 -4（*LTBP4*）基因突变引起 1C 型 ARCL，特征是肺、胃肠道及泌尿生殖道受累严重[57]。LTBP4 是一种 ECM 蛋白，与锚定素结合，控制 TGF- β 的生物利用度，因此 LTBP4 缺陷引起多种组织中 TGF- β 活性异常，导致弹力纤维装配缺陷（见图 95.7）。

几种参与代谢途径的细胞内蛋白缺陷与其他类型 ARCL 发生有关。例如，编码空泡内 $H^+$-ATP 酶 A2 亚单位的基因 *ATP6V0A2* 双等位基因突变引起不同表型，从主要表现"皮肤皱纹"到面部畸形、小头畸形、关节松弛及生长发育迟缓为特征的 2A 型 ARCL[58]。ATP6V0A2 缺陷引起 N-、O- 糖基化异常，影响囊泡转运、弹性蛋白原分泌，从而减少功能正常的弹力纤维的合成。线粒体酶吡咯啉 -5- 羧化转移酶 1（pyrroline-5-carboxylate reductase 1，PYCR1）和吡咯啉 -5- 羧化合成酶的基因突变引起 2B 和 3A/B 型 ARCL，这几型的特征是显著早衰和神经发育异常症状，这些被认为与线粒体功能异常有关（见表 97.6）[59]。*PYCR1* 突变也可能引起 EDS 表现（如关节活动过度）和成骨不全症[59a]。这些酶对脯氨酸生物合成至关重要，后者是胶原蛋白的重要成分，参与对细胞代谢有重要作用的氧化过程。PYCR1 缺陷者，氧化应激造成成纤维细胞凋亡增加。

CL，尤其是获得性 CL，其他的发病机制是弹力纤维降解加速。在药物反应、慢性荨麻疹或 Sweet 综合征炎症性皮肤病后几周至几个月发生皮肤广泛下垂，而很少或无内脏器官受累。这些患者的发病机制可能是炎症细胞将弹性蛋白酶释放至细胞外环境中，导致基质中蛋白水解反应增强，最终导致弹性纤维蛋白降解[60]。在 Sweet 综合征样嗜中性皮病（指 Marshall 综合征）后继发的泛发性或局限性 CL 患者，由于 α₁-胰蛋白酶缺陷，更容易发生蛋白降解。肢端或播散性 CL 患者有 γ - 球蛋白增多症或皮损中弹力纤维上有 IgG、IgA 或淀粉样物质沉积，提示免疫机制可能参与了获得性 CL 发病[61]。此外，CL 的发生可能与潜在的基因易感性相关，如弹性蛋白和锚定素 5 基因多态性或"mild"突变[62]。

最后，因 Wilson 病或胱氨酸尿症而长期应用大剂量 D- 青霉胺治疗的患者可出现 CL 样皮肤表现、匍行性穿通性弹性纤维病及 PXE 样改变。D- 青霉胺通过 2 种机制影响弹性纤维相互交联。首先，D- 青霉胺是一种铜螯合剂，降低血清铜水平，起到降低赖氨酸氧化酶活性作用，赖氨酸氧化酶是弹性纤维交联过程一种重要的酶（见第 95 章）[63]。其次，D- 青霉胺通过化学作用阻断赖氨酸残基聚合形成锁链素交联，导致新合成的弹性蛋白分子不能形成稳固的交联，而被蛋白水解酶迅速降解，最终引起功能性弹性纤维的合成减少。

## 临床特征

所有类型 CL 的特征都有皮肤松弛，下垂，皮肤弹性及回缩力下降，患者出现早老貌，表现为眼睑下斜、人中长（图 97.10）。多数遗传性 CL 患者出生时即有皮肤症状，但常染色体显性遗传及获得性 CL 患者症状出现晚。皮肤松弛及皱纹随年龄加重，仅 2A 型 ARCL 患者皮肤症状可能随年龄增长有所改善。皮肤通常广泛受累，但 2B 型 ARCL 或获得性 CL 患者可主要发生在肢端。

部分 CL 患者临床表现仅限于皮肤，只造成美观

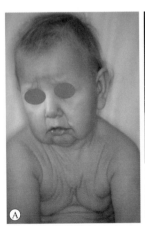
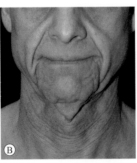
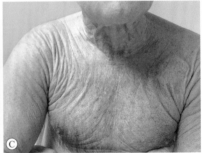

**图 97.10 皮肤松弛症的临床特征。**A. 遗传性皮肤松弛症婴儿皮肤松垂、下颏皮肤下垂。B. 合并多发性骨髓瘤的获得性皮肤松弛症的男性皮肤松弛呈褶皱样，早老外观。C. 应用青霉胺治疗胱氨酸尿症的患者发生获得性皮肤松弛症伴弹力假黄色瘤样皮肤改变（A，Courtesy，Thomas Schwarz，MD；B，Courtesy，Jeffrey P Callen，MD；C，Courtesy，Jonathan Leventhal，MD.）

的影响。部分患者在皮肤受累的同时伴发严重的内脏系统损害，包括肺气肿、脐疝、腹股沟疝、胃肠道及泌尿生殖道憩室炎、心脏或动脉异常、骨骼或关节受累，及生长发育迟缓。内脏系统损害尤其是肺损伤可引起严重并发症，甚至死亡[64]。也有先天性溶血性贫血的报道[65]。表97.6列举了一些有特征性的遗传性CL的皮肤及皮肤外表现。

没发现诱因的泛发性获得性CL临床表现很难与轻症的遗传性CL，如迟发的常染色体显性遗传性CL，区别开来。泛发性或局限性获得性CL也可能与浆细胞功能失调有关（见图97.10B），此种情况可继发于用药（尤其是青霉胺）及系统性或皮肤炎症性疾病（表97.7）。后者在炎症后出现皮肤下垂，如果累及广泛，则可导致早老貌。获得性CL大多数在成年后发

病，广泛累及皮肤，通常先发生于面颈部，并可能发生内脏受累，如肺气肿、胃肠道或泌尿生殖道憩室炎。少数情况下，局限性CL眼周（眼睑松弛）或肢端症状明显，尤其是掌跖部位。Marshall综合征指CL伴有Sweet综合征样嗜中性皮病，主要发生在婴幼儿[66]。

## 病理学

CL患者皮肤组织病理学特点为散在和（或）断裂的弹力纤维（图97.11）。这呈谱性变化，患有严重CL（如1型ARCL）的新生儿完全没有弹性纤维，而一些迟发性常染色体显性遗传CL患者真皮弹性纤维的密度正常，但发生断裂。电镜下发现不规则断裂的弹性纤维结构。部分患者弹性纤维异常同时伴有胶原纤维异常，其原因可能是弹性纤维变性改变了皮肤的机械特性，使结缔组织中ECM整体受到影响而波及胶原纤维。

## 鉴别诊断

CL的临床表现与正常衰老皮肤的部分表现相似。与CL不同，除罕见的皮肤脆性型EDS外，EDS皮肤延展性过度，保持皮肤弹性及回缩性。EDS皮肤脆弱、容易淤青，这些不见于CL。PXE及相关的PXE样疾病有多种凝血因子缺陷，皮肤也可表现为松弛、下垂和缺乏弹性，但其基本损害为丘疹，有一定的好发部位，易与CL鉴别。

真皮中部弹性纤维溶解是一种获得性疾病，见于青年及中年女性，发生局限性或弥漫的皱纹，通常发生在曝光部位如躯干上部、颈侧及上肢（见第99章）[67]。其特征性组织学改变是真皮中层弹性纤维带状缺失。其特征是局限性松弛（如直径1～2 cm）的皮肤出现细小皱纹，弹性纤维缺失，可继发于炎症后出现。组织学及超微结构改变与CL的特点相同，可被视作获得性局限型CL。

| 表97.7　获得性皮肤松弛症（CL）及相关疾病。$\alpha_1$-胰蛋白酶缺陷患者可能发生泛发性或局限性CL（包括Marshall综合征） |
| --- |
| **皮肤病** |
| • 荨麻疹和（或）血管性水肿 |
| • 药疹（青霉素或SSRI引起） |
| • Sweet综合征样皮损（Marshall综合征*） |
| • 虫咬皮炎 |
| • 多形红斑 |
| • 疱疹样皮炎 |
| • 狼疮性脂膜炎 |
| • 间质性肉芽肿性皮炎 |
| • 皮肤肥大细胞增生症 |
| • 皮肤淋巴瘤 |
| **皮肤外炎症性疾病** |
| • 类风湿性关节炎 |
| • 系统性红斑狼疮 |
| • 肾病综合征 |
| • 乳糜泻 |
| • 结节病 |
| **血液系统疾病** |
| • 单克隆性 γ-球蛋白血症（尤其是肢端型CL；潜在的浆细胞功能不良） |
| • 先天性溶血性贫血 |
| **感染性疾病** |
| • 发热性病毒综合征 |
| • 博氏疏螺旋体 |
| • 梅毒 |
| **摄入的药物（也参见前面的药疹章节）** |
| • 青霉胺 |
| • 异烟肼 |
| * 特指Ⅱ型获得性CL，其他类型获得性CL分类是Ⅰ型<br>SSRI，选择性5-羟色胺再摄取抑制剂 |

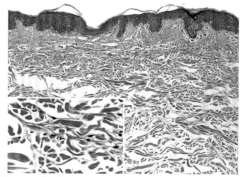

**图97.11　皮肤松弛症的组织学改变。**真皮弹性纤维散在、断裂（Courtesy, Lorenzo Cerroni, MD.）

表 97.6 列举了其他少见有皮肤松弛及弹性纤维异常的综合征[68]。值得注意的是，具有四肢先天性局限性皮肤皱褶表现的"米其林轮胎婴儿"（"Michelin tire baby"）可能与 CL 相似，但皱褶的出现是由于组织过多，而不是皮肤松弛（表 97.12）。

## 治疗

CL 患者皮肤松弛、下垂主要影响容貌，整形外科手术治疗可以明显改善皮肤松弛状态，同时可减轻患者心理压力。术后愈合形成正常的瘢痕，拉伸力亦正常。然而，CL 患者手术后皮肤松弛可能复发，需要再次手术。患者可能合并的内脏系统损伤，需要多学科协作制订合适的治疗方案。

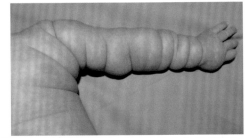

图 97.12 "米其林轮胎婴儿（Michelin tire baby）"表现型。注意上肢圆圈状的皮肤皱褶（Courtesy，Antonio Torrelo，MD.）

（徐宏慧译 高兴华审校）

# 参考文献

1. Sybert VP. Genetic Skin Disorders. Oxford Monographs on Medical Genetics, No. 33. Oxford: Oxford University Press; 1997.
2. Pulkkinen L, Ringpfeil F, Uitto J. Progress in heritable skin diseases: molecular bases and clinical implications. J Am Acad Dermatol 2002;47:91–104.
3. McKusick VA. Heritable Disorders of Connective Tissue. 4th ed. St Louis: Mosby; 1972.
4. Beighton P, De Paepe A, Steinmann B, et al. Ehlers-Danlos syndromes: revised nosology, Villefranche, 1997. Ehlers-Danlos National Foundation (USA) and Ehlers-Danlos Support Group (UK). Am J Med Genet 1998;77:31–7.
5. Malfait F, De Paepe A. The Ehlers-Danlos syndrome. Adv Exp Med Biol 2014;802:129–43.
5a. Malfait F, Francomano C, Byers P, et al. The 2017 international classification of the Ehlers-Danlos syndromes. Am J Med Genet C Semin Med Genet 2017;175:8–26.
6. Myllyharju J, Kivirikko KI. Collagens and collagen-related diseases. Ann Med 2001;33:7–21.
7. Pepin MG, Schwarze U, Rice KM, et al. Survival is affected by mutation type and molecular mechanism in vascular Ehlers-Danlos syndrome (EDS type IV). Genet Med 2014;16:881–8.
8. Schalkwijk J, Zweers MC, Steijlen PM, et al. A recessive form of the Ehlers-Danlos syndrome caused by tenascin-X deficiency. N Engl J Med 2001;345:1167–75.
9. Beighton PH, Solomon L, Soskolne CL. Articular mobility in an African population. Ann Rheum Dis 1973;32:413–18.
10. Steinmann B, Royce PM. Connective Tissue and its Heritable Disorders. Molecular Genetic, and Medical Aspects. New York: Wiley-Liss; 1993.
11. Atzinger CL, Meyer RA, Khoury PR, et al. Cross-sectional and longitudinal assessment of aortic root dilation and valvular anomalies in hypermobile and classic Ehlers-Danlos syndrome. J Pediatr 2011;158:826–30.
12. De Wandele I, Rombaut L, Leybaert L, et al. Dysautonomia and its underlying mechanisms in the hypermobility type of Ehlers-Danlos syndrome. Semin Arthritis Rheum 2014;44:93–100.
13. Pepin M, Schwarze U, Superti-Furga A, Byers PH. Clinical and genetic features of Ehlers-Danlos syndrome type IV, the vascular type. N Engl J Med 2000;342:673–80.
14. Murray ML, Pepin M, Peterson S, Byers PH. Pregnancy-related deaths and complications in women with vascular Ehlers-Danlos syndrome. Genet Med 2014;16:874–80.
15. Ong KT, Perdu J, De Backer J, et al. Effect of celiprolol on prevention of cardiovascular events in vascular Ehlers-Danlos syndrome: a prospective randomised, open, blinded-endpoints trial. Lancet 2010;376:1476–84.
16. Balzer F. Recherches sur les caractères anatomiques du xanthelasma. Arch Physiol. 1884;4:65–80.
17. Chauffard MA. Xanthélasma disséminé et symétrique sans insuffisance hépatique. Bull Soc Med Hop Paris 1889;6:412–19.
18. Darier J. Pseudo-xanthome élastique. IIIᵉ Congrès Intern de Dermat de Londres. 1896;5:289–95.
19. Grönblad E. Angioid streaks – pseudoxanthoma elasticum. Acta Ophthalmol 1929;7:329.
20. Strandberg J. Pseudoxanthoma elasticum. Z Haut Geschlechtskr 1929;31:689–94.
21. Ringpfeil F, Lebwohl MG, Christiano AM, Uitto J. Pseudoxanthoma elasticum: mutations in the MRP6 gene encoding a transmembrane ATP-binding cassette (ABC) transporter. Proc Natl Acad Sci USA 2000;97:6001–6.
22. Ringpfeil F, McGuigan K, Fuchsel L, et al. Pseudoxanthoma elasticum is a recessive disease characterized by compound heterozygosity. J Invest Dermatol 2006;126:782–6.
23. Neldner KH. Pseudoxanthoma elasticum. Clin Dermatol 1988;6:1–159.
24. Martin L, Maître F, Bonicel P, et al. Heterozygosity for a single mutation in the ABCC6 gene may closely mimic PXE: consequences of this phenotype overlap for the definition of PXE. Arch Dermatol 2008;144:301–6.
25. Jansen RS, Duijst S, Mahakena S, et al. ABCC6-Mediated ATP Secretion by the Liver Is the Main Source of the Mineralization Inhibitor Inorganic Pyrophosphate in the Systemic Circulation-Brief Report. Arterioscler Thromb Vasc Biol 2014;34:1985–9.
26. Hendig D, Schulz V, Arndt M, et al. Role of serum fetuin-A, a major inhibitor of systemic calcification, in pseudoxanthoma elasticum. Clin Chem 2006;52:227–34.
27. Miglionico R, Armentano MF, Carmosino M, et al. Dysregulation of gene expression in ABCC6 knockdown HepG2 cells. Cell Mol Biol Lett 2014;19:517–26.
28. Nitschke Y, Baujat G, Botschen U, et al. Generalized arterial calcification of infancy and pseudoxanthoma elasticum can be caused by mutations in either ENPP1 or ABCC6. Am J Hum Genet 2012;90:25–39.
29. Li Q, Schumacher W, Siegel D, et al. Cutaneous features of pseudoxanthoma elasticum in a patient with generalized arterial calcification of infancy due to a homozygous missense mutation in the ENPP1 gene. Br J Dermatol 2012;166:1107–11.
30. Li Q, Brodsky JL, Conlin LK, et al. Mutations in the ABCC6 gene as a cause of generalized arterial calcification of infancy: genotypic overlap with pseudoxanthoma elasticum. J Invest Dermatol 2014;134:658–65.
31. Vanakker OM, Martin L, Gheduzzi D, et al. Pseudoxanthoma elasticum-like phenotype with cutis laxa and multiple coagulation factor deficiency represents a separate genetic entity. J Invest Dermatol 2007;127:584–7.
32. Li Q, Grange DK, Armstrong NL, et al. Mutations in the GGCX and ABCC6 genes in a family with pseudoxanthoma elasticum-like phenotypes. J Invest Dermatol 2009;129:553–63.
33. Lebwohl M, Lebwohl E, Bercovitch L. Prominent mental (chin) crease: a new sign of pseudoxanthoma elasticum. J Am Acad Dermatol 2003;48:620–2.
34. Nitschke Y, Rutsch F. Generalized arterial calcification of infancy and pseudoxanthoma elasticum: two sides of the same coin. Front Genet 2012;3:302.
35. Lebwohl M, Phelps RG, Yannuzzi L, et al. Diagnosis of pseudoxanthoma elasticum by scar biopsy in patients without characteristic skin lesions. N Engl J Med 1987;317:347–50.
36. Contri MB, Boraldi F, Taparelli F, et al. Matrix proteins with high affinity for calcium ions are associated with mineralization within the elastic fibers of pseudoxanthoma elasticum dermis. Am J Pathol 1996;148:569–77.
37. Bolognia JL, Braverman I. Pseudoxanthoma-elasticum-like skin changes induced by penicillamine. Dermatology 1992;184:12–18.
38. Christensen OB. An exogenous variety of pseudoxanthoma elasticum in old farmers. Acta Derm Venereol 1978;58:319–21.
39. Nickoloff BJ, Noodleman FR, Abel EA. Perforating pseudoxanthoma elasticum associated with chronic renal failure and hemodialysis. Arch Dermatol 1985;121:1321–2.
40. Mainetti C, Masouye I, Saurat JH. Pseudoxanthoma elasticum-like lesions in the L-tryptophan-induced eosinophilia-myalgia syndrome. J Am Acad Dermatol 1991;24:657–8.
41. Aessopos A, Farmakis D, Loukopoulos D. Elastic tissue abnormalities resembling pseudoxanthoma elasticum in beta thalassemia and the sickling syndromes. Blood 2002;99:30–5.
42. Martin L, Douet V, VanWart CM, et al. A mouse model of β-thalassemia shows a liver-specific down-regulation of Abcc6 expression. Am J Pathol 2011;178:774–83.
43. Sepp N, Pichler E, Breathnach SM, et al. Amyloid elastosis: analysis of the role of amyloid P component. J Am Acad Dermatol 1990;22:27–34.
44. Pomozi V, Brampton C, Szeri F, et al. Functional rescue of ABCC6 deficiency by 4-phenylbutyrate therapy reduces dystrophic calcification in Abcc6-/- mice. J Invest Dermatol 2017;137:595–602.
45. Li Q, Kingman J, Sundberg JP, et al. Dual effects of bisphosphonates on ectopic skin and vascular soft tissue mineralization versus bone architecture in a mouse model of generalized arterial calcification of infancy. J Invest Dermatol 2016;136:275–83.
46. Viljoen DL, Bloch C, Beighton P. Plastic surgery in pseudoxanthoma elasticum: experience in nine patients. Plast Reconstr Surg 1990;85:233–8.
47. Sawa M, Gomi F, Tsujikawa M, et al. Long-term results of intravitreal bevacizumab injection for choroidal neovascularization secondary to angioid streaks. Am J Ophthalmol 2009;148:584–90.
48. Lim JI, Bressler NM, Marsh MJ, Bressler SB. Laser treatment of choroidal neovascularization in patients

with angioid streaks. Am J Ophthalmol 1993;116:414–23.

49. Roth DB, Estafanous M, Lewis H. Macular translocation for subfoveal choroidal neovascularization in angioid streaks. Am J Ophthalmol 2001;131:390–2.

50. LaRusso J, Li Q, Uitto J. Elevated dietary magnesium prevents connective tissue mineralization in a mouse model of pseudoxanthoma elasticum. J Invest Dermatol 2009;129:1388–94.

51. Goltz RW, Hult AM, Goldfarb M, Gorlin RJ. Cutis laxa. A manifestation of generalized elastolysis. Arch Dermatol 1965;92:373–87.

52. Mohamed M, Voet M, Gardeitchik T, Morava E. Cutis Laxa. Adv Exp Med Biol 2014;802:161–84.

53. Tassabehji M, Metcalfe K, Hurst J, et al. An elastin gene mutation producing abnormal tropoelastin and abnormal elastic fibers in a patient with autosomal dominant cutis laxa. Hum Mol Genet 1998;7:1021–8.

54. Loeys B, Van Maldergem L, Mortier G, et al. Homozygosity for a missense mutation in fibulin-5 (FBLN5) results in a severe form of cutis laxa. Hum Mol Genet 2002;11:2113–18.

55. Elahi E, Kalhor R, Banihosseini SS, et al. Homozygous missense mutation in fibulin-5 in an Iranian autosomal recessive cutis laxa pedigree and associated haplotype. J Invest Dermatol 2006;126:1506–9.

56. Hucthagowder V, Sausgruber N, Kim KH, et al. Fibulin-4: a novel gene for an autosomal recessive cutis laxa syndrome. Am J Hum Genet 2006;78:1075–80.

57. Urban Z, Hucthagowder V, Schürmann N, et al. Mutations in LTBP4 cause a syndrome of impaired pulmonary, gastrointestinal, genitourinary, musculoskeletal, and dermal development. Am J Hum Genet 2009;85:593–605.

58. Kornak U, Reynders E, Dimopoulou A, et al. Impaired glycosylation and cutis laxa caused by mutations in the vesicular H+-ATPase subunit ATP6V0A2. Nat Genet 2008;40:32–4.

59. Guernsey DL, Jiang H, Evans SC, et al. Mutation in pyrroline-5-carboxylate reductase 1 gene in families with cutis laxa type 2. Am J Hum Genet 2009;85:120–9.

59a. Vahidnezhad H, Karamzadeh R, Saeidian AH, et al. Molecular dynamics simulation of the consequences of a PYCR1 mutation (p.Ala189Val) in patients with complex connective tissue disorder and severe intellectual disability. J Invest Dermatol 2017;137:525–8.

60. Shapiro SD. Matrix metalloproteinase degradation of extracellular matrix: biological consequences. Curr Opin Cell Biol 1998;10:602–8.

61. Krajnc I, Rems D, Vizjak A, Hodl S. Acquired generalized cutis laxa with paraproteinemia (IgG lambda). Immunofluorescence study, clinical and histologic findings with review of the literature. Hautarzt 1996;47:545–9.

62. Hu Q, Reymond J-L, Pinel N, et al. Inflammatory destruction of elastic fibers in acquired cutis laxa is associated with missense alleles in the elastin and fibulin-5 genes. J Invest Dermatol 2006;126:283–90.

63. Uitto J, Pulkkinen L. Heritable disorders affecting the elastic tissues: cutis laxa, pseudoxanthoma elasticum and related disorders. In: Rimoin DL, Connor JM, Pyeritz RE, editors. Emery and Rimoin's Principles and Practice of Medical Genetics. 3rd ed. London: Churchill Livingstone; 2002.

64. Berk DR, Bentley DD, Bayliss SJ, et al. Cutis laxa; A review. J Am Acad Dermatol 2012;66:842.e1–17.

65. Anderson CE, Finklestein JZ, Nussbaum E, et al. Association of hemolytic anemia and early-onset pulmonary emphysema in three siblings. J Pediatr 1984;105:247–51.

66. Marshall J, Heyl T, Weber HW. Post inflammatory elastolysis and cutis laxa. S Afr Med J 1966;40:1016–22.

67. Rao BK, Endzweig CH, Kagen MH, et al. Wrinkling due to mid-dermal elastolysis: two cases and literature review. J Cutan Med Surg 2000;4:40–4.

68. Morava E, Guillard M, Lefeber DJ, et al. Autosomal recessive cutis laxa syndrome revisited. Eur J Hum Genet 2009;17:1099–110.

# 第98章　真皮增生

Salma Machan, Ana María Molina-Ruiz, Luis Requena

本章将讨论皮肤中胶原蛋白含量增加相关的疾病，其次是弹性蛋白增加相关的疾病。

## 肥厚性瘢痕和瘢痕疙瘩

### 要点

- 通常瘢痕于损伤后即刻产生，扁平且无临床症状。
- 肥厚性瘢痕隆起于皮面，局限于损伤区域内，可能自然消退，对治疗反应良好。
- 瘢痕疙瘩超出创伤边缘，起病较迟，很少自然消退，对治疗反应不佳。

### 引言

伤口愈合均有一定程度的瘢痕形成，但是决定最终形成的瘢痕程度到底是细小的瘢痕、突出的肥厚性瘢痕（hypertrophic scar）或是肿瘤样瘢痕疙瘩（keloid）的机制尚不清楚。后两者属于伤口异常愈合，特点均为皮肤损伤后局部纤维细胞增生和胶原蛋白过度生成。然而，两者的临床表现、组织病理学特征以及发病机制不同。

### 流行病学

非洲人、非裔美国人、西班牙人和亚洲人群中瘢痕疙瘩的患病率较高，发病率为 4% ~ 16%[1]。尽管肥厚性瘢痕的发病率可能高于瘢痕疙瘩，但缺乏准确的数据[2]。发病无性别差异，好发年龄为 10 ~ 30 岁[3]。此年龄段人群更常受到创伤，且胶原蛋白合成率更高。相比而言，年轻的皮肤张力更大，而老化的皮肤弹性较小且更多冗余[2]。

### 病因学

已提出的病因包括：遗传易感性，皮肤损伤的深度、类型和部位，皮肤张力，局部感染或炎症，激素的影响[2-3]。肥厚性瘢痕和瘢痕疙瘩有家族倾向性，可能为常染色体显性遗传，表现为不完全的临床外显率和不同的表现度[3]。多种皮肤损伤可导致异常瘢痕形成，例如撕裂伤、烧伤、手术切除、皮肤穿刺或注射（疫苗，文身）和皮肤炎症（例如寻常痤疮，昆虫叮咬）[4]。此外，手术切除皮肤组织后张力持续从下方

软骨以及骨骼传递到皮肤，且组织缺损可加剧皮肤张力[5]。此外，激素影响学说用以解释瘢痕疙瘩在青春期或之后出现并在绝经后消退，以及妊娠期间瘢痕疙瘩的产生或扩大等现象[2]。瘢痕疙瘩也可作为某些遗传疾病的临床线索，如自发性瘢痕疙瘩为 Goeminne 综合征和 Bethlem 肌病的典型特征之一[6]。

### 发病机制

胎儿在妊娠早期和中期出现的皮肤损伤不会形成瘢痕。这反映了在无菌环境和无炎症的情况下，通过组织**再生**途径发生的愈合过程[7]。损伤（尤其是创伤）所致伤口的愈合能力是一种进化优势，反而瘢痕形成显得没那么重要。然而，我们并不希望外科手术后出现皮肤瘢痕。首先是再生反应，在此基础上提供更好的美容效果，避免形成肥厚性瘢痕和瘢痕疙瘩[8]。

传统伤口愈合分三个阶段（见图 141.3）：**炎症期**，控制损伤并预防感染；**增生期**，肉芽组织形成；**重塑（成熟）期**，由于胶原的同时合成和降解，伤口发红减轻，结节变软和变平[8]。重塑期可持续长达 1 年。更好地了解重塑期可为预防性或治疗性干预提供靶点。

由于第 141 章讨论了伤口愈合的分子基础，本节将重点介绍组织瘢痕形成的关键介质[8-11]。在瘢痕疙瘩中，随着转化生长因子（transforming growth factor，TGF）-β 的产生，成纤维细胞的胶原合成显著增加。已表明 TGF-β 在伤口愈合的增生期中起关键作用。TGF-β1 或 TGF-β2 的表达促进瘢痕形成[12]，而 TGF-β3 的表达则减少瘢痕形成[13]。由此引入基于不同亚型的 TGF 的生物学效应的治疗方法，例如注射重组 TGF-β3，注射抑制 TGF-β1 和 TGF-β2 信号传导的甘露糖-6-磷酸（见表 98.4）。

在再生愈合中，无瘢痕形成和炎症。有研究表明，促炎细胞因子白细胞介素-6（interleukin-6，IL-6）和 IL-8 促使瘢痕形成，而抗炎细胞因子 IL-10 则减少了瘢痕形成[8]。在伤口愈合过程中，其他因素也可刺激成纤维细胞反应而导致瘢痕形成，包括血小板衍生生长因子（platelet-derived growth factor，PDGF），两种转录因子-同源盒 B13 和早期生长反应蛋白 1，以及 Wnt 信号通路的组成部分[8]。此外，值得注意的是，

从瘢痕疙瘩分离的成纤维细胞，PDGF 和 TGF-β 受体的表达增加。

## 临床特征

虽然肥厚性瘢痕和瘢痕疙瘩临床上有时难以区分，特别是皮损较小或近期发病时，但两者有各自的特征性表现（表 98.1）。瘢痕疙瘩和肥厚性瘢痕均以表面光滑，且触诊坚实。可伴瘙痒或疼痛，偶可限制邻近组织的正常运动。颜色变化可从粉紫色（早期病变）到肤色到色素减退或色素沉着。虽然瘢痕疙瘩较肥厚性瘢痕更高于皮肤表面，但关键不同之处在于瘢痕疙瘩可超出原始损伤区域并侵及邻近正常皮肤组织，具有类似蟹钳的爪状延伸（在希腊语中，chelè 表示爪）（图 98.1 和 98.2）。相反，肥厚性瘢痕仍局限于原始损伤部位（图 98.3）。

大多数瘢痕疙瘩在受伤后 1 年内出现，但间隔时间可长达 24 年[5]。肥厚性瘢痕常于伤后数周至数月内发生，且常于 1 ～ 2 年内自发变平。然而瘢痕疙瘩不会随时间逐渐消退。两者均好发于伤口张力大的部位，例如躯干上部、肩部和上臂外侧，但是瘢痕疙瘩亦可在张力小的耳垂部位发生。此外，瘢痕疙瘩可以自发形成，最常见于胸部中间区域。

### 瘢痕的评价

瘢痕的评价方式可从简单量表到使用技术先进的

**表 98-1 常规瘢痕、肥厚性瘢痕和瘢痕疙瘩的临床特征**

| | 常规瘢痕 | 肥厚性瘢痕 | 瘢痕疙瘩 |
|---|---|---|---|
| 之前受伤 | 是 | 是 | 不总是 |
| 发病 | 立即 | 立即 | 延迟 |
| 红斑 | 短暂 | 明显 | 多样性 |
| 外形 | 扁平 | 隆起 | 隆起 |
| 症状 | 无 | 有 | 有 |
| 局限于损伤区域 | 是 | 是 | 否 |
| 自发性消退 | 不适用 | 有时，逐渐地 | 极少 |
| 治疗反应 | 不适用 | 好 | 较差 |

设备，以可重复的方式分析一个或多个变量[14]。温哥华瘢痕量表（Vancouver Scar Scale）（表 98.2）和患者及观察者瘢痕评估量表（Patient & Observer Scar Assessment Scale，POSAS）是最常用的两种[14-15]。这些量表存在较大的患者间差异，由于量表评价包括颜色到疼痛程度和瘙痒程度这些主观特征。近期，推荐使用瘢痕美容评估与评级（Scar Cosmesis Assessment and Rating，SCAR）量表，包括 6 项观察者评分参数：瘢痕扩展、红斑、色素异常、缝合痕迹、肥大/萎缩和总体印象（可接受的/不可接受的），以及 2 项患者主观判断是否瘙痒或疼痛[15a]。无创检测技术可更客观

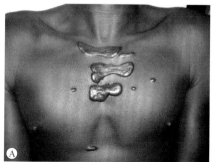

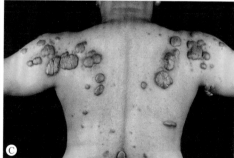

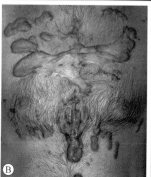

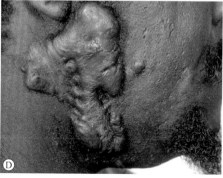

**图 98.1 瘢痕疙瘩**。常见部位包括躯干上部（A-C）和颈部（D），深肤色患者的瘢痕疙瘩患病率较高，但瘢痕疙瘩可发生于任何肤色类型人群。注意瘢痕疙瘩呈爪状延伸至周围正常皮肤（C, Courtesy, Lorenzo Cerrroni, MD.）

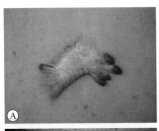

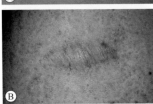

图 98.2 瘢痕疙瘩和肥厚性瘢痕的比较。A，瘢痕疙瘩呈爪状延伸，超出原始伤口边缘至邻近的正常皮肤；B，肥厚性瘢痕局限于原始手术伤口的部位（A，Courtesy，Edward Cowen，MD；B，Courtesy，Jean L Bolognia，MD.）

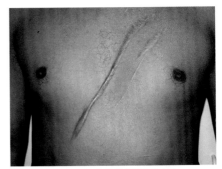

图 98.3 刀伤部位的肥厚性瘢痕

表 98.2 温哥华瘢痕量表

| 临床特征的评分 | 0 | 1 | 2 | 3 | 4 | 5 |
|---|---|---|---|---|---|---|
| 柔韧性 | 正常 | 柔软 | 柔软，有弹性 | 硬，坚实 | 黏合呈条索状 | 挛缩 |
| 厚度 | 平面 | < 2 mm | 2～5 mm | >5 mm | — | — |
| 血管分布 | 正常 | 粉色 | 红色 | 紫色 | — | — |
| 色泽 | 正常 | 色素减退 | 色素沉着 | — | — | — |

（Adapted from Sullivan T，Smith J，Kermode J，et al. Rating the burn scar. J Burn Care Rehabil. 1990；11；256-60.）

地测量瘢痕颜色、血流量、经皮氧分压、皮肤硬度、弹性和水合作用[16]。此外，皮肤成像技术亦可用于瘢痕评估，如专用瘢痕摄影、皮肤镜检查、高频超声、激光多普勒血流成像技术、共聚焦显微镜和磁共振成像[17]。

## 病理学

治疗前区分瘢痕疙瘩和肥厚性瘢痕很重要，尤其是采取更具侵袭性的治疗时，例如放射治疗。部分患者需进行组织学检查来鉴别（表 98.3）。肥厚性瘢痕中，真皮内成纤维细胞数量和胶原纤维密度均增加，两者走向均平行于皮肤表面（图 98.4）。瘢痕疙瘩的病理特征表现为真皮中可见涡轮状或结节状、增厚的、玻璃样的、均质性的胶原纤维束，由致密的杂乱的原纤维组成（瘢痕疙瘩胶原蛋白）（图 98.5）。早期的瘢痕疙瘩于网状真皮层可见大量的胶原纤维沉积，而成熟期皮损表现为典型的、增厚的、硬化性胶原。在长期存在的瘢痕疙瘩中，可能会出现早期的胶原纤维模式。

值得注意的是，45% 的瘢痕疙瘩中可能缺乏瘢痕疙瘩胶原蛋白[18]。在未观察到瘢痕疙瘩胶原蛋白的瘢痕中，提示为瘢痕疙瘩的组织学特征包括：表皮不扁平；真皮乳头层缺乏纤维化；瘢痕组织边缘呈舌状伸穿过网状真皮层；网状真皮层上见水平分布的细

表 98.3 肥厚性瘢痕和瘢痕疙瘩的组织病理学特征。阴影区域表示有差异

| | 肥厚性瘢痕 | 瘢痕疙瘩 |
|---|---|---|
| 表皮 | 扁平 | 不累及 |
| 真皮乳头 | 纤维化 | 不累及 |
| 成纤维细胞 | 增多 | 无增多 |
| 胶原束 | 细小的，波浪状；走向平行于表皮 | 大而粗，紧密堆积；走向相对于表皮是随机的 |
| 弹性纤维 | 减少或缺如 | 在真皮深层内有增多 |
| 皮肤黏蛋白 | 无增多 | 增多 |
| 真皮血管 | 增多；走向垂直于表皮 | 无增多或少量垂直走向 |
| 炎症浸润 | 稀疏，血管周围 | 稀疏，血管周围 |
| 肥大细胞 | 增多 | 增多 |
| 真皮网状层内的附属器 | 缺如 | 缺如 |
| 肌成纤维细胞 | +++ | ++ |
| COX-1 表达 | + | +++ |

纤维带，与正常的真皮乳头层和网状层分界明显；瘢痕深部可见明显的筋膜状纤维带[18]。

通过免疫组化区分肥厚性瘢痕和瘢痕疙瘩可出现

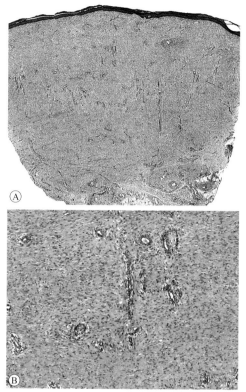

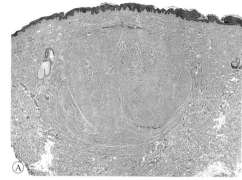

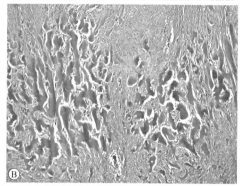

图 98.4 肥厚性瘢痕的组织病理学特征。A. 真皮内胶原纤维密度增加，血管垂直走向；B. 成纤维细胞数量和胶原纤维密度增加，两者均呈水平走向（平行于表皮），中央血管垂直走向，见血管周围少许炎症浸润

图 98.5 瘢痕疙瘩的组织病理学特征。A. 增厚的胶原束结节在真皮内走向不规则（瘢痕疙瘩胶原），无表皮扁平化及真皮乳头层受累，正常真皮乳头层和网状层与结节之间有明显的分界；B. 大量致密的原纤维组成增厚的、玻璃样、均质性的胶原纤维束

相互矛盾的结果 [18-20]。在一项研究中，仅在肥厚性瘢痕中观察到 α - 平滑肌蛋白（α -smooth muscle actin，α -SMA）阳性细胞（肌成纤维细胞）[19]，而另一项研究发现，肥厚性瘢痕（70%）和瘢痕疙瘩（45%）中均可见 α -SMA 表达 [18]。环氧化酶（cyclooxygenase，COX）-1 表达于全部瘢痕疙瘩，但表达于约 50% 的肥厚性瘢痕 [20]；因此，COX-1 的表达有利于鉴别瘢痕疙瘩，但非特异性。

**鉴别诊断**

瘢痕疙瘩的临床鉴别诊断包括泛发性黄色瘤的硬化型、罗伯芽生菌病（瘢痕疙瘩样芽生菌病；罗伯菌病）及硬皮病和硬斑病的瘢痕疙瘩样型。罕见的**铠甲状癌**可表现为瘢痕疙瘩样结节。血管型 Ehlers-Danlos 综合征的患者偶尔下肢出现瘢痕疙瘩样斑块。瘢痕疙瘩的自发形成可作为其他罕见遗传综合征的临床线索，

如 Bethlem 肌病、Rubenstein-Taybi 综合征和 Goeminne 综合征（见下文）。

组织病理学上，瘢痕疙瘩和肥厚性瘢痕需与梭形细胞肿瘤鉴别，主要为皮肤纤维瘤（dermatofibroma，DF）、隆突性皮肤纤维肉瘤（dermatofibrosarcoma protuberans，DFSP）、结缔组织增生性黑色素瘤和瘢痕样的鳞状细胞癌（squamous cell carcinoma，SCC）。CD34 和凝血因子ⅩⅢ a 的免疫染色通常分别阳性表达于 DFSP 和 DF，但不表达于瘢痕疙瘩和肥厚性瘢痕 [21]。S100 蛋白的免疫染色在瘢痕中很少或无表达，而在结缔组织增生性黑色素瘤中高表达 [22]。瘢痕样的 SCC 仅见局灶性角蛋白表达，且检测可能需要一整套角蛋白染色剂以提高灵敏度 [23]。

**治疗**

瘢痕疙瘩和肥厚性瘢痕的治疗具有挑战性，目前暂无普遍公认的治疗方法。表 98.4 列出了基于循证的治疗方法 [24]。预防是易感患者的最佳策略，包括避免

**表 98.4　肥厚性瘢痕和瘢痕疙瘩的治疗选择。** 已报道的方法为局部外用维甲酸、钙调磷酸酶抑制剂、咪喹莫特（对照试验提示无效）及他莫昔芬；A 型肉毒毒素；丝裂霉素 C（局部外用或皮损内注射），以及系统性甲氨蝶呤和钙通道阻滞剂治疗[50]。中度蓝色（淡蓝色）阴影为瘢痕疙瘩的治疗方法，深蓝色阴影为实验性治疗。循证支持：①前瞻性对照试验；②回顾性研究或大样本病例系列研究；③小样本病例系列或单个病例报道。

| 治疗方法 | 作用机制 | 循证等级 |
|---|---|---|
| 硅凝胶膜 | 温度升高，水合作用（减少水分蒸发）和氧分压增加，从而减少胶原沉积 | 2 |
| 压迫疗法 | 压力引起的缺氧作用导致胶原和成纤维细胞变性 | 2 |
| 洋葱提取物（局部外用） | 炎症减轻和成纤维细胞增殖率下降 | 1 |
| 维生素 E（局部外用） | 抗氧化作用 | 2 |
| 曲安奈德（皮损内注射；10 ～ 40 mg/ml）* | 抑制成纤维细胞增殖和胶原合成；血管收缩；TGF-β1 和 TGF-β2 减少 | 1 |
| 5- 氟尿嘧啶（皮损内注射；50 mg/ml，每次不超过 100 mg；每周一次） | 抑制成纤维细胞增殖 | 2 |
| 博来霉素（浓度 1.5 IU/ml，多点注射；每次最大剂量 2 ml/cm² 和最大总剂量 10 IU；每月一次） | 直接或间接，TGF-β 介导的对胶原蛋白的抑制作用 | 2 |
| 手术瘢痕修复 | 重新定位和构建多个张力向量 | 2 |
| 冷冻治疗（探针型皮损内冷冻比接触疗法或喷雾器更有效；每月一次，3 ～ 10 次）* | 直接细胞冷冻效应；解冻后血管阻塞 | 2 |
| 放射治疗（术后 72 h 内；单次剂量 10 Gy；剂量 6 ～ 15 Gy，分 3 ～ 5 次治疗） | 诱导成纤维细胞凋亡；恢复瘢痕内胶原蛋白合成与降解之间的平衡；结缔组织干细胞受损 | 2 |
| 激光治疗（脉冲染料激光（PDL），从拆线开始每 3 ～ 4 周一次；CO₂ 点阵激光 *] | 热坏死后诱导伤口收缩和胶原重塑；热休克反应降低 TGF-β 水平 | 1（PDL） |
| 阿伏特明（皮损内注射）** | 重组 TGF-β₃（与瘢痕形成减少相关的 TGF） | 1（Ⅱ期试验；Ⅲ期试验无差异） |
| 人重组 IL-10（皮损内注射）** | 抗炎活性 | 1^、^^ |
| 甘露糖 -6- 磷酸（皮损内注射）** | 抑制 TGF-β₁ 和 TGF-β₂ 信号传导（与瘢痕增生相关的两种 TGF） | 1^ |
| 胰岛素（皮损内注射） | 肌成纤维细胞的抑制剂 | 1 |

\* 冷冻治疗或 CO₂ 激光有时先于皮损内注射皮质类固醇之前应用。
\** 未可商购。
^ 基于 Ⅱ 期试验。
^^ 浅肤色人群，而非深肤色、色素沉着人群
（Adapted from Tziotzios et al. J Am Acad Dermatol. 2012；66；13-24.）

在高风险解剖部位进行非必要手术，并注意术后伤口护理[24]。有限的证据支持非处方制剂用于减轻瘢痕的产品，如硅凝胶膜和含有维生素 E 的外用乳膏[24]。虽然外用强效皮质类固醇偶用于改善瘙痒，但皮损内注射曲安奈德仍是治疗肥厚性瘢痕和瘢痕疙瘩的主要一线疗法[25]。近期的 Meta 分析研究已证实其实用性[25a]。另一种方法尤其适用于拒绝针刺（厌恶针刺）的患者，即 0.05% 丙酸氯倍他索乳膏联合硅胶敷料封包治疗[25b]。皮损内注射或局部外用皮质类固醇可与皮损内注射 5- 氟尿嘧啶联合使用[25c]。

肥厚性瘢痕和瘢痕疙瘩选择**手术修复**需谨慎，因复发率高。**冷冻治疗**已被证实有效[24]且常与皮损内注射曲安奈德联合使用。**脉冲染料激光治疗**现常用于减轻术后瘢痕且副作用小[26]。由于相关的致癌作用理论，**放射治疗**主要用于难治性瘢痕疙瘩。然而，目前的术后方案限制了总辐照剂量，在手术后 24 ～ 48 h 内开始照射，放射治疗总剂量从 12 ～ 16 Gy（分 3 ～ 4 次）到 20 Gy（分 5 次）不等（参见第 139 章）。

基于发病机制（见上文）的潜在治疗方法包括重组 TGF-β3（阿伏特明）、人重组 IL-10 和甘露糖 -6-

磷酸，后者是 TGF-$\beta_1$ 和 TGF-$\beta_2$ 信号传导的有效抑制剂[24, 27]。

# Dupuytren 病

**同义名：**■ Dupuytren 挛缩（Dupuytren's contracture）■ 掌部纤维瘤病（Palmar fibromatosis）■ Dupuytren 体质（Dupuytren's diathesis）

## 要点

- 手掌和手指筋膜增厚。
- 受累手指的渐进性屈曲挛缩。
- 肌成纤维细胞增生后胶原合成过量。
- 治疗包括注射胶原酶和手术筋膜切开术 / 筋膜切除术。

## 历史

1777 年，Henry Cline 发现手掌筋膜的增厚，并提出用手掌筋膜切开术来治疗。1831 年，Guillaume Dupuytren 对此病特征进行了描述和普及[28]。

## 流行病学

Dupuytren 病（Dupuytren disease）常见于北欧血统的高加索人，西方国家的患病率为 1% ～ 30%，在深肤色人群中罕见。Dupuytren 病的发病率随年龄增长而增加，最常见于中老年男性[29]。家族性相关性提示该病为常染色体显性遗传，但散发病例亦很常见。该病与其他纤维瘤病（例如足底纤维瘤病；见第 116 章）以及糖尿病、酒精中毒和吸烟相关[30]。近期发现，威罗非尼的使用与 Dupuytren 病和足底筋膜纤维瘤病的新发或恶化相关。

## 发病机制

成纤维细胞因子（如 TGF-$\beta_1$，TGF-$\beta_2$）具有诱导胶原生成、成纤维细胞增殖和成纤维细胞分化成肌成纤维细胞的作用。在全基因组关联分析研究中发现的 9 个易感基因位点中，6 个为编码 Wnt 信号通路蛋白的基因[31]。近期对 Dupuytren 病成纤维细胞进行的全基因组分析中，发现编码如下蛋白的基因存在差异表达模式，包括细胞外基质（如胶原蛋白）、纤维化（如卵泡抑制素）、组织重塑（如胶原酶、基质金属蛋白酶）、细胞迁移（如驱动蛋白）、信号通路（如 STAT1、Wnt2）以及生长因子（如成纤维细胞生长因子 9）[32]。

## 临床特征

患者在疾病晚期常出现手指的屈曲挛缩。皮损常沿尺侧分布，最常累及无名指（图 98.6）。本病早期表现为掌部筋膜上的结节，结节逐渐发展成条索状并收缩，从而引起掌指及近端指骨间关节屈曲挛缩。Dupuytren 病的并发症包括神经损伤、关节活动受限和反射性交感神经营养不良[33]。

## 病理学

组织学上，结节性皮损由沿着张力线排列的增生的肌成纤维细胞组成。本病早期阶段细胞含量多，部分可见有丝分裂，细胞可表达 $\alpha$-SMA，提示肌成纤维细胞的分化。而病变后期则可见较厚的胶原蛋白、少量的肌成纤维细胞并缺乏有丝分裂[34]。

## 鉴别诊断

Dupuytren 病容易诊断，但仍需与腱鞘囊肿、腱鞘巨细胞瘤、软组织肉瘤（如上皮样肉瘤）、胼胝和腱鞘炎鉴别。曾报道一例罕见的模拟 Dupuytren 病表现的肺癌转移病例，以及在注射吸毒者中可见由于反复的血管损伤和手指感染导致的手指屈曲挛缩（屈曲指）[35]。

## 治疗

最常用的治疗方法是通过筋膜切除术或筋膜切开术来缓解关节挛缩，但可能复发。注射溶组织梭菌胶原酶可作为手术的替代治疗[36]。于挛缩的胶原条索处注射治疗 3 次（每月 1 次），并于注射后次日手法伸展关节。胶原酶注射组中条索挛缩程度缓解至与完全伸展相差 0° ～ 5° 的比例为 45% ～ 65%，而安慰剂组约

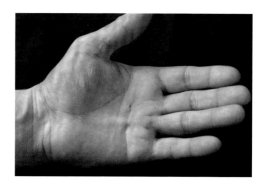

**图 98.6 Dupuytren 病。**第 4 指根部见纤维结节呈条索状向肢体近端延伸，可触及纤维化的条索，手指伸展时加重，并最终引起屈曲挛缩

为 5%。可能的并发症包括肌腱、韧带或神经损伤，寒冷不耐受，荨麻疹和血管性水肿。注射 2 年后复发率约 20%[37]。有作者建议在 Dupuytren 病的早期使用放射治疗[37a]。根据该病的发病机制，未来的治疗可能包括 TGF-β1，TGF-β2 或 TNF 的抑制剂[38]。

# 回状颅皮

## 要点

- 头皮肥厚和褶皱。
- 原发性（特发性）回状颅皮几乎仅见于男性，于青春期起病，不累及面部。
- 继发性回状颅皮的相关疾病包括内分泌病（例如肢端肥大症、黏液水肿）和遗传性疾病（例如 Turner 综合征）。

## 临床特征

原发性回状颅皮（cutis verticis gyrata，CVG）主要表现为头皮的过度生长，并逐渐发展成对称的回状或脑回状的皮肤褶皱（图 98.7）。头皮皱褶通常位于头冠状位及头顶部位，沿前后方向走行，触诊时柔软似海绵状。终毛的密度在褶皱隆起处可减少，但在褶皱沟内不减少。原发性 CVG 可划分为：①特发性（孤立的）CVG；②非特发性［与神经和（或）眼部异常相关］的 CVG。原发性 CVG 两种亚型均男性受累为主，常在青春期前后发病。继发性 CVG 不常见，可发生于任何年龄，男女发病率无差异，具体取决于相关的病因（表 98.5）。

## 病理学

组织学检查常见正常皮肤或弥漫性真皮层增厚，内见大量玻璃样变胶原蛋白及成纤维细胞数量增加，

| 表 98.5　回状颅皮相关疾病 |
| --- |
| **原发性，特发性** |
| ● 无 |
| **原发性，非特发性** |
| ● 神经异常（例如智力发育迟缓、癫痫发作） |
| ● 眼部异常（例如白内障、视神经萎缩） |
| **继发性** |
| ● 肢端肥大症、假性肢端肥大症 |
| ● 黏液性水肿（包括克汀病）* |
| ● 胰岛素抵抗^和 HIV 相关的脂肪营养不良综合征伴胰岛素抵抗[51] |
| ● Graves 病 * |
| ● Turner-Noonan 综合征（伴随宫内淋巴水肿缓解）* |
| ● 脆性 X 综合征 |
| ● Klinefelter 综合征 |
| ● 遗传性神经痛性肌萎缩症 |
| ● 结节性硬化症 |
| ● Hyper-IgE 综合征，常染色体显性遗传 |
| ● Rosenthal-Kloepfer 综合征（肢端肥大样改变，角膜白斑） |
| ● 威罗菲尼（选择性 BRAF 抑制剂）+ 放射治疗 **[52-53] |
| ● 转移癌引起的副肿瘤 |
| * 可观察到真皮黏蛋白的增加 |
| ^ 可伴黑棘皮病 |
| ** 由于大量毛囊囊肿和粟丘疹 |

可见明显的皮肤附属器[39]。

## 鉴别诊断

**头皮先天性脑回状黑素细胞痣**的临床表现类似 CVG。回状颅皮还需与骨膜增生厚皮症（原发性肥大性骨关节病）相鉴别，后者见面部受累、手足皮肤增厚和杵状指（趾）。骨膜增生厚皮症患者可见 *SLCO2A1* 或 *HPGD* 的纯合或复合杂合突变，其分别编码前列腺素转运蛋白和 15- 羟基前列腺素脱氢酶。两者均可见皮肤肥厚，但明显的 CVG 样皮肤改变与 *SLCO2A1* 突变相关（图 98.8）[40]。

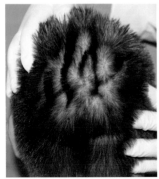

图 98.7　回状颅皮。头皮见脑回状褶皱

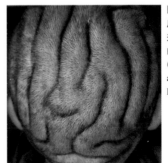

图 98.8　骨膜增生厚皮症（原发性肥厚性骨关节病）。头皮见明显的类似大脑皮质的褶皱（Courtesy，Dr D Timaná and Dr J Valverde，Hospital Docente de Trujillo.）

Beare-Stevenson 皮肤旋纹综合征临床表现为头皮、前额、耳前区域、颈部、躯干、掌跖部位的皮肤皱纹改变与黑棘皮病，颅缝早闭和脐带残端突出，为 *FGFR2* 突变引起的常染色体显性遗传病[41]。Goeminne 综合征可有 CVG 样的头皮褶皱，并伴有先天性斜颈、自发性多发瘢痕疙瘩、隐睾症和肾发育不良（TKCR 综合征）[42]。

与 CVG 临床表现类似的其他疾病包括头皮分割性蜂窝织炎、良性错构瘤或肿瘤（如丛状神经纤维瘤、皮肤神经性错构瘤[43]、结缔组织痣、浅表脂肪瘤样痣、圆柱瘤）、原发性系统性淀粉样变性、皮肤白血病及其他恶性肿瘤（如亲毛囊性蕈样肉芽肿、血管肉瘤）[44]。根据患者病史，CVG 发病前的创伤史，且已报道增殖性天疱疮和毛囊角化病可见 CVG 样皮肤表现，但临床可直接鉴别。

## 治疗

CVG 通常无症状，无需治疗。偶可行手术切除。

# 透明蛋白纤维瘤病综合征（幼年性透明蛋白纤维瘤病和婴儿系统性透明变性）

**同义名：** ■ Murray-Puretic-Drescher 综合征（Murray-Puretic-Drescher syndrome）■ 幼年性多形性透明蛋白纤维瘤病（Fibromatosis hyalinica multiplex juvenilis）■（幼年性）系统性透明变性（Juvenile systemic hyalinosis）

## 要点

- 罕见的、等位基因异质性的常染色体隐性遗传病。
- 常在婴儿期或幼儿期发病。
- 临床特征主要为丘疹结节（好发于耳部、头皮、颈部、手部和腔口周围）、牙龈肥大和大关节的屈曲挛缩。
- 编码炭疽毒素受体 2（anthrax toxin receptor 2, *ANTXR2*）的基因突变。
- 治疗上根据需要切除结节和牙龈，但常复发。

## 引言

幼年性透明蛋白纤维瘤病（juvenile hyaline fibromatosis，JHF）和婴儿系统性透明变性（infantile systemic hyalinosis，ISH）均是罕见的常染色体隐性遗传性皮肤病，主要特征为真皮内玻璃样物质沉积。二者为等位基因异质性疾病，即由同一基因的突变引起，但内脏器官的严重程度和受累程度不同（表 98.6）。JHF 和 ISH 被认为是属于同一病谱、不同基因表型的疾病[45]，学者用"透明蛋白纤维瘤病综合征"（hyaline fibromatosis syndrome，HFS）来命名此病谱。

## 历史

1873 年，Murray 报道了一种称为"纤维软疣"的疾病。1972 年，Kitano 及其同事将其重命名为"幼年性透明蛋白纤维瘤病"。

## 流行病学

HFS 是一种罕见的疾病，常于婴儿期或幼儿期发病。

## 发病机制

突变常见于编码炭疽毒素受体 2（anthrax toxin receptor 2, *ANTXR2*）的基因中，亦称为毛细血管形态生成蛋白 2（capillary morphogenesis protein 2, *CMG2*）。ANTXR2 是一种跨膜蛋白，可与层粘连蛋白、Ⅳ型和Ⅵ型胶原蛋白（以及炭疽毒素）结合。其主要在皮肤细胞-基质相互作用和基底膜完整性中起作用。ANTXR2/CMG2 可靶向降解胶原蛋白Ⅵ，故其功能障碍将导致胶原蛋白Ⅵ的沉积，过量的胶原蛋白Ⅵ将无活性的基质金属蛋白酶隔离开，从而导致纤维化[45a]。因此，

**表 98.6 透明蛋白纤维瘤病综合征的临床特征**

| 预后良好（幼年性透明蛋白纤维瘤病） | 预后不良（婴儿系统性透明变性） |
|---|---|
| 儿童期（＜5 岁）发病，成年可存活 | 在婴儿期开始 |
| 坚实的珍珠样丘疹（好发于鼻周和耳部） | |
| 疣状的肛周结节 | |
| 坚实的结节/肿瘤好发于头皮、颈部、手部和躯干 | 关节的伸侧面见红蓝色至棕色的斑块 |
| | 皮肤弥漫性增厚 |
| 牙龈肥大 | |
| 关节挛缩 | |
| 玻璃样沉积导致骨质减少和溶骨性病变 | |
| 无内脏累及 | 持续性腹泻 |
| | 反复感染 |
| | 内脏累及 |
| | 智力发育正常 |

*ANTXR2* 基因突变可导致 JHF 或 ISH[46]。胞浆结构域的错义和整码突变倾向于导致预后较好的表型（JHF），而胞外蛋白结合结构域的截短突变和错义突变往往导致更严重的表型（ISH）。因大脑不表达 *ANTXR2*，故不影响智力发育。

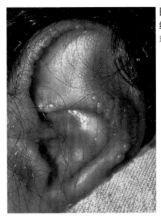

**图 98.9　幼年性透明蛋白纤维瘤病。** 耳部见坚实的珍珠样丘疹

## 临床特征

本病早期表现为头皮、耳部、颈部、面部（尤其鼻周和口周区域）和肛周出现坚实的丘疹和结节（图 98.9）；丘疹性结节亦好发于手部。患者常因关节挛缩和肿瘤出现严重的躯体活动受限。其他临床特征概述见表 98.6。

## 病理学

真皮和皮下组织（较大皮损）可见多个边界不清的结节，结节由致密的、均质的、玻璃样变（PAS 阳性）的胶原蛋白组成（图 98.10）。除了血管周围的钙化和嗜酸性粒细胞外，血管周围还可见单核细胞和 CD68+ 破骨细胞样巨细胞。随着病变进展，皮损内细胞含量减少而更多见钙化球或大片状钙化灶（图 98.10，插图）。

## 鉴别诊断

HFS 需与常染色体隐性遗传病 Winchester 综合征和 MONA 综合征（多中心骨溶解、结节病和关节病）鉴别，分别与编码基质金属蛋白酶的基因突变有关：*MMP14* 和 *MMP2*。上述综合征的主要特征是外周骨质减少、关节挛缩以及面容粗糙、多毛症和牙龈肥大。MONA 综合征可见掌跖部痛性结节，而 Winchester 综合征可见皮肤增厚和色素沉着。组织病理学上，二者均表现为成纤维细胞增生，以及增厚的胶原束从深部的真皮网状层延伸至皮下脂肪层。

## 治疗

治疗选择有限，可行手术切除结节、肥大的牙龈及松解关节挛缩，但易复发。物理治疗可延缓关节挛缩的进展。在纤维瘤内注射皮质类固醇激素部分有效。皮下注射干扰素 -α-2b 治疗可改善 JHF 患者的皮损、牙龈肥大和关节活动度[47]。根据体外试验结果，蛋白

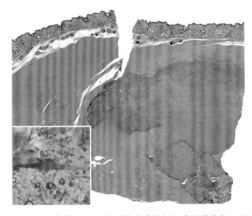

**图 98.10　幼年性透明蛋白纤维瘤病的组织病理学特征。** 真皮和皮下组织内见大量的、致密的、均质的、玻璃样变（PAS 阳性）的胶原蛋白，亦可见圆形嗜碱性钙化球（左下角插图）

酶体抑制剂可能为 *ANTXR2* 胞外区域相关突变所致的 HFS 患者提供一种新的治疗方法[48]。

# 弹性组织相关疾病

关于真皮弹性组织增加的机制及弹性组织相关疾病的疾病分类学尚不明确[49]。部分获得性疾病的临床表现类似，其临床和组织病理学特征概述于表 98.7。

表 98.7　弹性组织纤维增加相关的疾病。弹性纤维的特殊染色包括 Verhoeff-van Gieson 染色和地衣红染色（地衣红–吉姆萨染色；见第 0 章）

| 疾病 | 临床特征 | 组织病理学特征 | 注释 |
|---|---|---|---|
| **特发性或遗传性** | | | |
| 迟发性局灶性真皮弹性组织变性 | 多发 1～3 mm 的黄色丘疹，部分融合，常见于颈部、腋下、腹股沟、肘窝和腘窝 | 网状真皮组织中下层见形态正常的弹性纤维增多 | 无 PXE 的全身症状（见第 97 章） |
| 线状局灶性弹性组织变性（弹性组织变性纹） | 腰骶部多个黄色的、可触及的条纹样带 | 真皮中层见局灶性伸长的或断裂的弹性纤维（增厚＞变薄）增多；弹性纤维的末端可见裂开呈"画笔"样外观；早期病变可见炎症和弹性组织溶解 | 可能代表弹性纤维的过度增生，可能与萎缩纹修复相关（见第 99 章） |
| 弹性皮肤 | 颈部、躯干、手臂皮肤局部性松弛、下垂 | 真皮及皮下组织全层可见形态正常和异常的弹性纤维增多 | 无 PXE 的全身症状（见第 97 章） |
| 背部弹性纤维瘤 | 肩胛下区皮下组织深在性包块 | 发生于筋膜；可见弹性纤维增多，呈球状和串珠状，伴有增厚的胶原蛋白束，成纤维细胞和成熟脂肪细胞（图 98.11） | 好发于老年妇女＞男人和日本人，可能与慢性机械压力相关 |
| 结缔组织痣（弹性纤维痣） | 坚实的肤色至黄色的丘疹，可融合，常见于躯干 | 真皮网状层内见增厚、屈曲、有分支的弹性纤维积聚 | 结缔组织痣的类型（见第 116 章）；与 Buschke-Ollendorf 综合征相关 |
| 匐行性穿通性弹性纤维病 | 角化性丘疹构成的环状或多环形斑块，好发于颈部、面部、肘窝及其他屈曲部位 | 经表皮或毛囊周围通道见碎裂的弹性纤维组织；真皮浅层见粗大的弹性纤维增多；弹性纤维无继发钙质沉积 | 与青霉胺相关（凹凸不平团块状弹性纤维*），唐氏综合征和结缔组织疾病（例如 Ehlers-Danlos 综合征、Marfan 综合征；见第 96 章） |
| 弹性假黄色瘤（PXE） | 黄色的丘疹，"鹅卵石样"斑块，冗赘的皱褶；好发于皮肤褶区，尤其是颈部、腋窝，以及脐周区域 | 网状真皮中深层见扭曲、断裂的弹性纤维，变性的弹性纤维上见钙质沉积 | 眼底血管样纹、胃肠道出血，动脉粥样硬化性心血管疾病（见第 97 章） |
| **与累积光化学损伤有关** | | | |
| 光线性弹性纤维病（包括项部菱形皮肤、条带状日光弹力变性、耳部弹性纤维性结节） | 皮肤增厚、粗糙、有皱纹，黄色至黄白色，好发于前额外侧、颧骨区域、颈部后外侧、前臂伸侧；条带：前臂<br>结节：对耳轮＞耳轮 | 真皮中上层见蓝灰色弹性纤维改变，由弹性纤维变性形成；<br>在后期，弹性纤维变性可聚集成致密的无定形团块（"光化性弹性组织增生"） | 药物可引起光化性损伤加重，例如伏立康唑（见第 87 章） |
| Favre-Racouchot 综合征（结节性弹性组织变性，伴有囊肿和粉刺） | 皮肤增厚，见双侧成簇分布的粉刺（开放性＞闭合性），好发于颧骨突出部位和眶周外侧区域 | 严重的日光弹性纤维变性，毛囊口扩张，囊性结构内充满致密角蛋白 | 见第 87 章 |
| 肢端角化性类弹性纤维病 | 带状分布的蜡状或半透明丘疹和斑块，好发于拇指尺侧和食指桡侧 | 表皮的浅凹陷；通常为网状真皮中深层弹性纤维的减少和断裂引起，部分病例可见弹性纤维增多，粗大并融合 | 是一种遗传性疾病，亦可累及非日光暴露的手足部位（见第 58 章） |
| 播散性弹性纤维瘤 | 黄色至黄棕色的丘疹或斑块，好发于前额，面颊，颈侧区 | 真皮上层弹性纤维聚集形成无定形团块 | 见第 87 章 |

\* 电子显微镜检查
GI，胃肠道

图98.11 背部弹性纤维瘤的组织病理学特征。A. 见不规则的、部分断裂的弹性纤维与肿胀的胶原蛋白束；B. 弹性纤维染色见明显的弹性纤维断裂

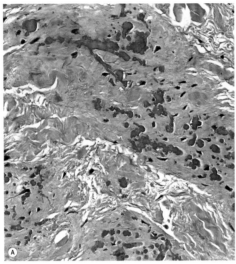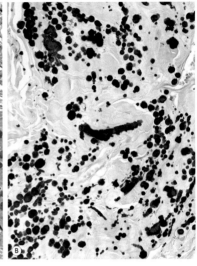

（简杏玲译　钟伟龙校　于波审）

# 参考文献

1. Robles DT, Berg D. Abnormal wound healing: keloids. Clin Dermatol 2007;25:26–32.
2. English RS, Shenefelt PD. Keloid and hypertrophic scars. Dermatol Surg 1999;25:631–8.
3. Niessen FB, Spauwen PH, Schalkwijk J, Kon M. On the nature of hypertrophic scars and keloids: a review. Plast Reconstr Surg 1999;104:1435–58.
4. Alster TS, Tanzi EL. Hypertrophic scars and keloids: etiology and management. Am J Clin Dermatol 2003;4:235–43.
5. Nemeth AJ. Keloids and hypertrophic scars. J Dermatol Surg Oncol 1993;19:738–46.
6. Collins J, Foley AR, Straub V, Bönnemann CG. Spontaneous keloid formation in patients with Bethlem myopathy. Neurology 2012;79:2158.
7. Shaw AM. Recent advances in embryonic wound healing. In: Garg HG, Longaker MT, editors. Scarless Wound Healing. New York: Marcel Dekker; 2000. p. 227–37.
8. Profyris C, Tziotzios C, Do Vale I. Cutaneous scarring: Pathophysiology, molecular mechanisms, and scar reduction therapeutics Part I. The molecular basis of scar formation. J Am Acad Dermatol 2012;66:1–10.
9. Cole J, Tsou R, Wallace K, et al. Early gene expression profile of human skin to injury using high-density cDNA microarrays. Wound Repair Regen 2001;9:360–70.
10. Schafer M, Werner S. Transcriptional control of wound repair. Annu Rev Cell Dev Biol 2007;23:69–92.
11. Werner S, Grose R. Regulation of wound healing by growth factors and cytokines. Physiol Rev 2003;83:835–70.
12. Shah M, Foreman DM, Ferguson MW. Neutralising antibody to TGF-beta 1,2 reduces cutaneous scarring in adult rodents. J Cell Sci 1994;107:1137–57.
13. Shah M, Foreman DM, Ferguson MW. Neutralisation of TGF-beta 1 and TGF-beta 2 or exogenous addition of TGF-beta 3 to cutaneous rat wounds reduces scarring. J Cell Sci 1995;108:985–1002.
14. Brusselaers N, Pirayesh A, Hoeksema H, et al. Burn scar assessment: a systematic review of different scar scales. J Surg Res 2010;164:e115–23.
15. Van de Kar A, Corion L, Smeulders M, et al. Reliable and feasible evaluation of linear scars by the Patient and Observer Scar Assessment Scale. Plast Reconstr Surg 2005;116:514–22.
15a. Kantor J. The SCAR (Scar Cosmesis Assessment and Rating) scale: development and validation of a new outcome measure for postoperative scar assessment. Br J Dermatol 2016;175:1394–6.
16. Nguyen DQ, Potokar T, Price P. A review of current objective and subjective scar assessment tools. J Wound Care 2008;17:101–2, 104–6.
17. Oliveira GV, Chinkes D, Mitchell C, et al. Objective assessment of burn scar vascularity, erythema, pliability, thickness and planimetry. Dermatol Surg 2005;31:48–58.
18. Lee JY, Yang CC, Chao SC, Wong TW. Histopathological differential diagnosis of keloid and hypertrophic scar. Am J Dermatopathol 2004;26:379–84.
19. Ehrlich HP, Desmouliere A, Diegelmann RF, et al. Morphological and immunochemical differences between keloid and hypertrophic scar. Am J Pathol 1994;145:105–13.
20. Abdou AG, Maraee AH, Saif HF. Immunohistochemical evaluation of COX-1 and COX-2 expression in keloid and hypertrophic scar. Am J Dermatopathol 2014;36:311–17.
21. Kuo T, Hu S, Chan H. Keloidal dermatofibroma: report of 10 cases of a new variant. Am J Surg Pathol 1998;22:564–8.
22. Kaneishi NK, Cockerell CL. Histologic differentiation of desmoplastic melanoma from cicatrices. Am J Dermatopathol 1998;20:128–34.
23. Velázquez EF, Werchniack AE, Granter SR. Desmoplastic/spindle cell squamous cell carcinoma of the skin. A diagnostically challenging tumor mimicking a scar: clinicopathologic and immunohistochemical study of 6 cases. Am J Dermatopathol 2010;32:333–9.
24. Tziotzios C, Profyris C, Sterling J. Cutaneous scarring: Pathophysiology, molecular mechanisms, and scar reduction therapeutics Part II. Strategies to reduce scar formation after dermatologic procedures. J Am Acad Dermatol 2012;66:13–24.
25. Chowdri NA, Masarat M, Mattoo A, Darzi MA. Keloids and hypertrophic scars: results with intraoperative and serial postoperative corticosteroid injection therapy. Aust N Z J Surg 1999;69:655–9.
25a. Wong TS, Li JZ, Chen S, et al. The efficacy of triamcinolone acetonide in keloid treatment: A systematic review and meta-analysis. Front Med (Lausanne) 2016;3:71.
25b. Nor NM, Ismail R, Jamil A, et al. A randomized, single-blind trial of clobetasol propionate 0.05% cream under silicone dressing occlusion versus intra-lesional triamcinolone for treatment of keloid. Clin Drug Investig 2017;37:295–301.
25c. Shah VV, Aldahan AS, Mlacker S, et al. 5-Fluorouracil in the treatment of keloids and hypertrophic scars: A comprehensive review of the literature. Dermatol Ther (Heidelb) 2016;6:169–83.
26. Leventhal D, Furr M, Reiter D. Treatment of keloids and hypertrophic scars: a meta-analysis and review of the literature. Arch Facial Plast Surg 2006;8:362–8.
27. Ferguson MWJ, Duncan J, Bond J, et al. Prophylactic administration of avotermin for improvement of skin scarring: three double-blind, placebo-controlled, phase I/II studies. Lancet 2009;373:1264–74.
28. Holzer LA, de Parades V, Holzer G. Guillaume Dupuytren: his life and surgical contributions. J Hand Surg Am 2013;38:1994–8.
29. Lanting R, Broekstra DC, Werker PM, van den Heuvel ER. A systematic review and meta-analysis on the prevalence of Dupuytren disease in the general population of Western countries. Plast Reconstr Surg 2014;133:593–603.
30. Picardo NE, Khan WS. Advances in the understanding of the aetiology of Dupuytren's disease. Surgeon 2012;10:151–8.
31. Dolmans GH, Werker PM, Hennies HC, et al. Wnt signaling and Dupuytren's disease. N Engl J Med 2011;365:307–17.
32. Forrester HB, Temple-Smith P, Ham S, et al. Genome-wide analysis using exon arrays demonstrates an important role for expression of extra-cellular matrix, fibrotic control and tissue remodelling genes in Dupuytren's disease. PLoS ONE 2013;8:e59056.
33. Weinzweig N, Culver JE, Fleegler EJ. Severe contractures of the proximal interphalangeal joint in Dupuytren's disease: combined fasciectomy with capsuloligamentous release versus fasciectomy alone. Plast Reconstr Surg 1996;97:560–6.
34. Requena L, Kutzner H. Fibromatosis. In: Requena L, Kutzner H, editors. Cutaneous Soft Tissue Tumors. Philadelphia: Wolters Kluwer Health; 2015.
35. Ragois P, Didailler P, Rizzi P. Métastase cutanée d'un cancer pulmonaire simulant une maladie de Dupuytren. Chir Main 2012;31:259–61.

36. Hurst LC, Badalamente MA, Hentz VR, et al. CORD I Study Group. Injectable collagenase clostridium histolyticum for Dupuytren's contracture. N Engl J Med 2009;361:968–79.

37. Eaton C. Evidence-based medicine: Dupuytren contracture. Plast Reconstr Surg 2014;133:1241–51.

37a. Eberlein B, Biedermann T. To remember: Radiotherapy - a successful treatment for early Dupuytren's disease. J Eur Acad Dermatol Venereol 2016;30:1694–9.

38. Verjee LS, Verhoekx JS, Chan JK, et al. Unraveling the signalling pathways promoting fibrosis in Dupuytren's disease reveals TNF as a therapeutic target. Proc Natl Acad Sci USA 2013;110:E928–37.

39. Hsu YJ, Chang YJ, Su LH, Hsu YL. Using novel subcision technique for the treatment of primary essential cutis verticis gyrata. Int J Dermatol 2009;48:307–9.

40. Sasaki T, Niizeki H, Shimizu A, et al. Identification of mutations in the prostaglandin transporter gene SLCO2A1 and its phenotype-genotype correlation in Japanese patients with pachydermoperiostosis. J Dermatol Sci 2012;68:36–44.

41. Przylepa KA, Paznekas W, Zhang M, et al. Fibroblast growth factor receptor 2 mutations in Beare-Stevenson cutis gyrata syndrome. Nat Genet 1996;13: 492–4.

42. Fryns JP, Gevers D. Goeminne syndrome (OMIM 314300): another male patient 30 years later. Genet Couns 2003;14:109–11.

43. Saha D, Kini UA, Kini H. Cutaneous neurocristic hamartoma presenting as cutis verticis gyrata. Am J Dermatopathol 2014;36:e66–9.

44. Kim JE, Choi KH, Kang SJ, et al. Angiosarcoma mimicking cutis verticis gyrata. Clin Exp Dermatol 2011;36:806–8.

45. El-Kamah GY, Fong K, El–Ruby M, et al. Spectrum of mutations in the ANTXR2 (CMG2) gene in infantile systemic hyalinosis and juvenile hyaline fibrosis. Br J Dermatol 2010;163:213–15.

45a. Bürgi J, Kunz B, Abrami L, et al. CMG2/ANTXR2 regulates extracellular collagen VI which accumulates in hyaline fibromatosis syndrome. Nat Commun 2017;8:15861.

46. Hanks S, Adams S, Douglas J, et al. Mutations in the gene encoding capillary morphogenesis protein 2 cause juvenile hyaline fibromatosis and infantile systemic hyalinosis. Am J Hum Genet 2003;73: 791–800.

47. Ruiz-Maldonado R, Durán-McKinster C, Sáez-de-Ocariz M, et al. Interferon alpha-2B in juvenile hyaline fibromatosis. Clin Exp Dermatol 2006;31:478–9.

48. Deuquet J, Lausch E, Guex N, et al. Hyaline fibromatosis syndrome inducing mutations in the ectodomain of anthrax toxin receptor 2 can be rescued by proteasome inhibitors. EMBO Mol Med 2011;3:208–21.

49. Lewis KG, Bercovitch L, Dill SW, Robinson-Bostom L. Acquired disorders of elastic tissue: part I. Increased elastic tissue and solar elastotic syndromes. J Am Acad Dermatol 2004;51:1–21.

50. Viera MH, Amini S, Valins W, Berman B. Innovative therapies in the treatment of keloids and hypertrophic scars. J Clin Aesthet Dermatol 2010;3:20–6.

51. Khanijow K, Unemori P, Leslie KS, et al. Cutis verticis gyrata in men affected by HIV-related lipodystrophy. Dermatol Res Pract 2013;2013:941740.

52. Lang N, Sterzing F, Enk AH, Hassel JC. Cutis verticis gyrata-like skin toxicity during treatment of melanoma patients with the BRAF inhibitor vemurafenib after whole-brain radiotherapy is a consequence of the development of multiple follicular cysts and milia. Strahlenther Onkol 2014;190:1080–1.

53. Harding JJ, Barker CA, Carvajal RD, et al. Cutis verticis gyrata in association with vemurafenib and whole-brain radiotherapy. J Clin Oncol 2014;32: e54–6.

# 第 99 章　结缔组织萎缩

Catherine Maari，Julie Powell

本章讨论由胶原纤维和（或）弹性纤维减少或缺失所引起的皮肤萎缩。其受累区域可相当广泛，例如真皮中层弹性组织溶解；或点状，例如毛囊性皮肤萎缩。大多数疾病的发病机制尚不明确。

## 真皮中层弹性组织溶解

### 要点

- 伴有细皱纹的罕见疾病。
- 好发于高加索中年女性。
- 真皮中层弹性组织的选择性缺失。

### 引言

真皮中层弹性组织溶解（mid-dermal elastolysis）是一种罕见的获得性弹性组织疾病。临床特征为泛发的细皱纹，最常见于躯干、颈部和手臂。组织学上，真皮中层可见一条清晰的弹性组织溶解带。

### 历史

1977 年，Shelley 和 Wood 报道了首例"特发性真皮中层弹性组织缺失引起皱纹"的病例。患者为一名 42 岁女性，表现为局限性的皮肤细皱纹以及不相称的老化外观[1]。

### 流行病学

迄今为止，文献报道约 100 例。绝大多数患者为 30 ~ 50 岁的高加索女性[2-3]。

### 发病机制

在真皮中层弹性组织溶解，获得性弹性组织变性的原因尚不明确。紫外线暴露被认为是弹性纤维变性的主要因素[4]（如环状弹性组织溶解性巨细胞肉芽肿）。既往报道真皮中层弹性组织溶解见于紫外线暴露，包括日光、UVA（美黑沙龙）和窄谱 UVB 光疗[5]。

其他可能的机制包括弹性纤维的合成障碍，弹性纤维的自身免疫，以及炎症细胞或成纤维细胞释放的弹性蛋白酶对弹性纤维的破坏。值得注意的是，真皮中层弹性组织溶解可见于免疫重建炎症综合征（immune reconstitution inflammatory syndrome，IRIS）。除了 CD34+ 树突状成纤维细胞外，基质金属蛋白酶（matrix metalloproteinase，MMP）与金属蛋白酶组织抑制剂（tissue inhibitors of metalloproteinase，TIMP）之间的失衡也可能起一定作用[6]。近期研究发现，赖氨酰氧化酶样蛋白 -2（lysyl oxidase-like 2，LOXL2）表达的减少也可通过影响弹性蛋白的再生参与发病[7]。

### 临床特征

真皮中层弹性组织溶解以局限性边界清楚的或泛发较大范围的细皱纹皮损为特征（见图 99.1），常对称分布（Ⅰ型）。皱纹走向常与皮纹一致。部分患者表现为散在的毛囊周围丘疹，伴毛囊中央凹陷（Ⅱ型）。偶见红斑、毛细血管扩张和网状红斑（Ⅲ型）[3]。尽管大多数患者无炎症性皮肤病病史，但部分患者曾出现轻到中度的红斑，极少数有荨麻疹或环状肉芽肿的病史。

好发部位为躯干、颈侧区及上肢。一旦出现皱纹斑片，常保持稳定。皮损无症状，但出现早衰外观。受累区域通常呈正常肤色，无鳞屑、硬结或疤形成。该病既无相关的系统累及，也无类似皮损的家族史。

本病常通过皮损的组织病理学检查确诊，但非侵入性成像技术（如光学相干显微镜或高频超声）也可能有帮助[8]。

### 病理学

表皮外观正常，偶见真皮血管周围轻度炎症浸润。弹性组织染色，例如 Verhoeff-van Gieson 或 Weigert 染色，可见真皮中层弹性纤维的选择性缺失（见图 99.2）。其上方的真皮乳头层、下方的网状层以及邻近的毛囊，保留有正常的弹性组织。毛囊周围存留的弹性组织解释了见于部分患者的毛囊周围丘疹。

电子显微镜可观察到巨噬细胞吞噬正常以及变性的弹性纤维组织[7]。常规组织学检查偶见巨噬细胞的吞噬作用。

### 鉴别诊断

真皮中层弹性组织溶解必须与其他的弹性组织疾病相鉴别，例如斑状萎缩、弹性假黄色瘤（pseudoxanthoma elasticum，PXE）、弹性假黄色瘤样真皮乳头层弹性纤维溶解症、弹性皮肤和皮肤松弛症，特别是获得性形式的疾病（见表 99.1）。

临床上，斑状萎缩以可触及疤样表现的柔软斑

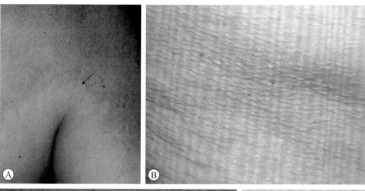

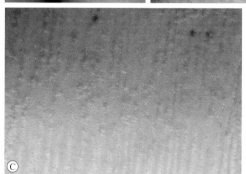

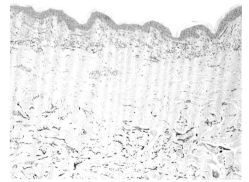

图99.2　真皮中层弹性组织溶解的组织病理学特征。真皮网状层见带状分布的弹性纤维缺失，需弹性组织染色识别（例如，地衣红染色）（Courtesy，Lorenzo Cerroni，MD.）

疹和丘疹为特征，而非泛发性皱纹；组织学上，弹性组织溶解发生于真皮乳头层和（或）网状真皮的中层（见下文）。皮肤松弛症患者的皮肤松弛、冗赘，皱褶悬吊，组织学检查常表现为累及真皮全层的弹性组织溶解。获得性皮肤松弛症无论是全身性或肢端性的，都可能为潜在副蛋白血症的一种表现，并伴有免疫球蛋白与弹性纤维结合（见表97.7）。此外，还有一种类型的炎症后弹性组织溶解和皮肤松弛，最初描述于非

裔年轻女孩。此病炎症期表现为硬结性斑块或荨麻疹、不适和发热，随后出现泛发性皱纹、萎缩和严重的变形。昆虫叮咬可能是炎性损害的诱因[9]。

　　真皮中层弹性组织溶解较少与日光性弹性组织变性或毛周弹性组织溶解（常见于躯干，与寻常痤疮相关）混淆。日光性弹性组织变性发生于较年老人群，皮损仅限于日光暴露部位，为浅黄色、较粗的皱纹；组织学上，真皮乳头层可见异常弹性纤维的增生以及胶原的嗜碱性变性。与毛囊周围尚保留有弹性纤维的真皮中层弹性组织溶解相比，毛周弹性组织溶解则为选择性的毛囊周围弹性纤维几乎完全缺失。

## 治疗

　　真皮中层弹性组织溶解目前尚无有效疗法。防晒霜、秋水仙碱、氯喹、维生素E和局部外用药（维甲酸，糖皮质激素）已试用于治疗，但均未获得成功[2]。

# 斑状萎缩

**同义名：**■ 斑状萎缩（macular atrophy）■ 斑状皮肤松弛（anetoderma maculosa）■ 皮肤斑状松弛（anetoderma maculosa cutis）■ 皮肤斑状萎缩（atrophia maculosa cutis）

表 99.1 弹性组织疾病。其他疾病请参见表 95.5、97.4 和 97.6。

| 疾病 | 临床表现 | 好发部位 | 病理 |
|---|---|---|---|
| 斑状萎缩 | 多发的、局限的皮肤松弛；皮损通常隆起于皮面（突出），但也可呈斑疹样或凹陷性 | 通常位于躯干 | 真皮乳头层和（或）网状层的弹性组织的局灶性或完全缺失 |
| 皮肤松弛症（见第 97 章） | 松弛、下垂的皮肤皱褶导致早老外观；遗传性或获得性；遗传性和泛发性获得性皮肤松弛症可有内脏（例如肺部）受累 | 眼睑、面颊、颈部、肩胛带部和腹部；获得性肢端类型中的远端指节 | 真皮全层弹性纤维减少和断裂 |
| 真皮中层弹性组织溶解 | 见于中年女性的泛发性细皱纹（Ⅰ型），毛囊周围丘疹（Ⅱ型）和（或）网状红斑（Ⅲ型） | 躯干、手臂和颈侧区 | 真皮中层弹性组织的选择性缺失，呈条带状分布 |
| 弹性假黄色瘤（PXE；参见第 97 章） | 黄色的融合性丘疹，"鹅卵石样"，以及屈侧冗赘的皱褶；眼部心血管受累 | 颈侧区、腋窝和腹股沟，瘢痕 | 真皮中层钙化和簇集成块的弹性纤维 |
| 弹性假黄色瘤样真皮乳头层弹性纤维溶解症 | 多发的、2～3 mm 的黄色或皮色丘疹，可融合成鹅卵石样斑块 | 颈部、前臂屈侧、腋下、下腹部及乳房下皱褶 | 真皮乳头层弹性纤维呈带状减少，可见弹性纤维的断裂，聚集成团，无弹性纤维的钙化 |

## 要点

- 局限性、直径 1～2 cm 的皮肤松弛，可突起皮面、扁平呈斑疹样或凹陷。
- **原发性**斑状萎缩可分为炎症性和非炎症性两种。
- **继发性**斑状萎缩与感染性、炎症性皮肤病、肿瘤和自身免疫性疾病（例如抗磷脂抗体综合征）相关。
- 真皮弹性组织的局灶性缺失。

## 引言

斑状萎缩 "anetoderma" 一词源于希腊词 *anetos*，*anetos* 意为松弛的，*derma* 意为皮肤。斑状萎缩是一种弹性组织溶解症，以局限性的皮肤松弛为特征，皮损可为凹陷性、斑疹样或丘疹样；后者表明皮下组织的疝出。斑状萎缩可为特发性的或与炎症性皮肤病相关。

## 历史

Jadassohn 于 1892 年报道了首例原发性炎症性斑状萎缩。患者为 23 岁女性，肘部可见粉红色到红色的凹陷性皮损，呈萎缩和皱纹样[10]。1891 年，Schweninger 和 Buzzi 描述了一名 29 岁女性，躯干和上肢可见不伴炎症的多发囊性肿瘤，触诊呈疝样[11]。

## 流行病学

迄今为止，全世界已报道数百例斑状萎缩。该病通常发生于 15～25 岁的年轻人，女性比男性多见。继发性斑状萎缩的流行病学研究提示了其潜在的病因（见表 99.3）。

## 发病机制

斑状萎缩的发病机制尚不明确。皮损可被认为是少见的瘢痕，因为瘢痕也有弹性组织的减少。真皮弹性蛋白的缺失可能提示弹性蛋白更新受损，这由弹性纤维破坏增加或合成减少导致。目前关于局灶性弹性蛋白的破坏有多种解释，例如炎症细胞分泌弹性蛋白酶、细胞因子［如白细胞介素 -6（interleukin-6，IL-6）］的释放、明胶酶原 A 和 B 的产生增加[12]，以及巨噬细胞吞噬弹性纤维。此外，免疫机制也可能参与斑状萎缩的发病，并可以解释相关的发现，例如抗磷脂抗体、抗核抗体阳性，梅毒螺旋体或包柔螺旋体血清试验假阳性，以及直接免疫荧光阳性（见下文）。

**原发性**斑状萎缩无潜在的相关疾病，由正常皮肤发展而来。根据是否有炎性皮损史，主要将其分为 Jadassohn-Pellizzari 型和 Schweninger-Buzzi 型（表 99.2）。该临床分类主要基于病史，由于两类皮损可见于同一患者，且其组织学表现通常无异（例如两类皮损均可见炎症）；起病是否伴炎症与疾病的预后无关[13]。

**继发性**斑状萎缩可见于原发性炎症性皮肤病、皮肤感染或皮肤肿瘤以及系统性疾病（例如自身免疫

表 99.2 斑状萎缩的分类

| | |
|---|---|
| 原发性斑状萎缩 | • Jadassohn-Pellizzari 型：有炎性皮损史<br>• Schweninger-Buzzi 型：无炎性皮损史 |
| 继发性斑状萎缩 | • 与原发性皮肤病或皮肤肿瘤相关<br>• 与系统性疾病（自身免疫病，抗磷脂抗体综合征，感染性疾病）或药物相关 |
| 家族性斑状萎缩 | • 常染色体显性和常染色体隐性遗传<br>• 常于 10 岁前发病 |
| 早产儿相关的斑状萎缩 | • 发生于极早早产儿<br>• 发生于皮肤监测导联或胶布的部位 |

病）。近十年来，继发性斑状萎缩与抗磷脂抗体综合征的关系受到了重视。尽管大多数病例是散发的，但家族性斑状萎缩也已有报道，且常与既往皮损无关[14]。

### 临床特征

特征性皮损为局限性的松弛、软垂皮肤，提示真皮弹性纤维显著减少或缺失；皮损可呈凹陷性、皱纹样或囊状突起（图99.3）。萎缩性皮损的数量从几个到数百个不等，直径为 1 ～ 2 cm，呈肤色到蓝白色。皮肤外观正常或有皱纹，可见中央凹陷。较小皮损融合可形成较大的疝。

检查皮损时手指陷入一个边界清楚、明显的凹陷，如同陷入一个疝环；手指放松时膨起复原。该临床表现称为"钮孔"征，与神经纤维瘤相似。

原发性斑状萎缩常见于青年人，皮损好发于胸部、背部、颈部和上肢，通常无症状。常持续多年有新发皮损出现，而原有皮损不消退。

继发性斑状萎缩是指特征性的萎缩性皮损发生于原有皮损部位。部分学者也将与潜在疾病相关的皮损定为继发性斑状萎缩，例如HIV感染、抗磷脂抗体综合征、自身免疫性甲状腺炎；然而，在这种情况下，萎缩性皮损不一定发生于原有的炎症部位。在特发性斑状萎缩患者诊断为原发性斑状萎缩之前，应先评估是否存在抗磷脂抗体[15]。表99.3列出了多种与继发性斑状萎缩相关的疾病。除了皮损分布（和可能的皮损大小）不同之外，继发性和原发性斑状萎缩的临床特征相同。

发生于早产儿的斑状萎缩的报道日渐增多，大多数可能与皮肤监测导联或胶布[16]以及极早早产[16]相关。

斑状萎缩的患者可伴发多种系统异常，包括眼、内分泌、骨骼、心脏、肺和胃肠道。由于相关异常表现缺乏一致性，其发生可能是偶然现象，但不排除其

| 表 99.3 | 与继发性斑状萎缩相关的疾病 |
| --- | --- |
| 感染性疾病 | • 水痘<br>• 毛囊炎<br>• 皮肤梅毒<br>• 瘤型麻风<br>• 传染性软疣<br>• 皮肤结核<br>• HIV 感染<br>• 慢性萎缩性肢端皮炎<br>• 乙型肝炎免疫接种后 |
| 药物 | • 青霉胺 |
| 炎症性疾病 | • 寻常型痤疮<br>• 肥大细胞增多症<br>• 扁平苔藓<br>• 环状肉芽肿<br>• 幼年黄色肉芽肿<br>• 皮肤结节病<br>• 皮肤淋巴样增生（皮肤淋巴细胞瘤）<br>• 结节性痒疹<br>• 昆虫叮咬 |
| 自身免疫性疾病 | • 盘状红斑狼疮和系统性红斑狼疮<br>• 抗磷脂抗体综合征<br>• 原发性干燥综合征<br>• Addison 病<br>• Graves 病 |
| 肿瘤和沉积性疾病 | • 退化的婴儿血管瘤<br>• 毛母质瘤<br>• 黑素细胞痣<br>• 皮肤纤维瘤<br>• 皮肤纤维肉瘤<br>• 原发性皮肤边缘区 B 细胞淋巴瘤（原为原发性皮肤浆细胞瘤或免疫细胞瘤）<br>• 蕈样肉芽肿<br>• 结节性淀粉样变性<br>• 黄瘤 |

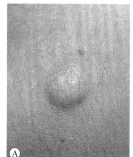 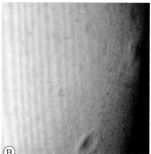 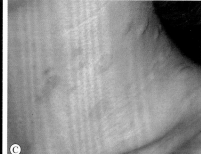

**图 99.3 原发性斑状萎缩。** 皮损表现可为触诊时呈疝样的软的肤色丘疹（A）到中央凹陷的松弛性丘疹（B）；躯干上部和颈部是原发性斑状萎缩的好发部位（C）（A，Courtesy，Ronald P Rapini，MD；C，Courtesy，Thomas Schwarz，MD.）

作为某种尚不明确的泛发性弹性组织溶解病表现形式的可能。

## 病理学

在常规染色切片中，受累皮肤真皮层胶原正常。血管周围通常可见淋巴细胞，但与临床上的炎症表现无关。大多数淋巴细胞为辅助性 T 细胞。

弹性组织染色主要表现为真皮乳头层和（或）网状层内弹性组织的局灶性、几乎为完全性的缺失，并常见残留的异常、不规则和断裂的弹性纤维（图 99.4）[17]。还可见浆细胞和组织细胞，偶可见肉芽肿形成。

直接免疫荧光染色可见真皮-表皮交界处或真皮血管周围免疫球蛋白和补体的线状或颗粒状沉积[18]，但无诊断价值。

电子显微镜可见弹性纤维断裂、形状不规则，偶见被巨噬细胞所吞噬。

## 鉴别诊断

斑状萎缩必须与其他弹性组织疾病相鉴别，例如真皮中层弹性组织溶解（见表 99.1）以及皮肤萎缩症（见下文）。然而，主要的鉴别诊断包括创伤后瘢痕以及丘疹性弹性纤维离解。后者是一种获得性疾病，皮损常发生于青春期或成年早期，特征性表现为坚实、白色的非毛囊性丘疹，直径 2 ～ 5 mm，均匀地分布于躯干。组织学表现为弹性纤维和正常胶原的局灶性变性。通常无相关的皮肤外异常表现。部分学者认为该病为结缔组织痣的一个异型[19]，或为 Buschke-Ollendorff 综合征的顿挫型[20]，而其他学者认为是丘疹性痤疮瘢痕的特征性改变[21]。与斑状萎缩相比，丘疹性弹性纤维离解的皮损是坚实的。

斑状萎缩的鉴别诊断包括毛囊周围弹性组织溶解

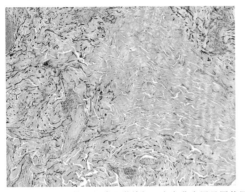

**图 99.4 斑状萎缩的组织病理学特征。**真皮乳头层及网状层的弹性纤维减少（Weigert 染色）（Courtesy, Lorenzo Cerroni, MD.）

（见上文）、脂肪瘤样痣或局灶性真皮发育不全（Goltz综合征）。Hoffman-Zurhelle 浅表性脂肪瘤样痣常于出生后出现，表现为簇状、肤色到黄色的柔软结节，通常位于躯干下部（见第 117 章）。组织学表现为真皮内异位成熟的脂肪细胞。Goltz 综合征的皮损（包括毛细血管扩张、虫蚀状皮肤萎缩、色素减退、色素沉着和脂肪疝出 / 错构瘤）均沿 Blaschko 线呈线状排列（见第 62 章）。组织学可见真皮内容物的减少以及皮下脂肪在真皮内的延伸或沉积。

## 治疗

已尝试各种不同的治疗方法，但萎缩性皮损均未得到改善。这些方法包括皮损内注射曲安西龙，系统应用阿司匹林、氨苯砜、苯妥英、青霉素 G、维生素 E 及烟酸肌醇酯。有报道表明应用羟氯喹有效。在患者知情同意瘢痕形成的风险情况下，局限性皮损手术切除可能有益。软组织填充的效果尚无定论。

# 萎缩纹

**同义名：** ■ 膨胀纹（striae distensae）■ 萎缩纹（striae atrophicans）■ "拉伸痕"（stretch marks）■ 妊娠纹（striae gravidarum）

## 引言

萎缩纹（striae）是一个常见的线状萎缩性凹陷，可见于各个年龄组。发生在拉伸所致真皮破坏的皮肤上，与多种生理状况相关，包括青春期、妊娠、生长突增、体重快速增加或减轻、肥胖[22]，以及导致皮质醇增多症的疾病。萎缩纹也见于局部应用强效糖皮质激素的部位，特别是间擦部位。

## 历史

萎缩纹最早由 Roederer 于 1773 年报道，其组织学特征则由 Troisier 和 Menetrier 于 1889 年首次描述。

## 流行病学

萎缩纹常见，见于 5 ～ 50 岁之间的人群。在高加索人中更常见，女性发病率约为男性的 2 倍。萎缩纹常发生于青春期，总体发病率为 25% ～ 35%[23]，或发生于妊娠期，发病率约为 75%[24]。

## 发病机制

导致萎缩纹的因素尚未完全阐明。萎缩纹提示真皮萎缩由结缔组织"断裂"所致。其他因素也可能在发病中起作用，包括激素（尤其是皮质类固醇）、机械压力以及遗传易感性。

## 临床特征

萎缩纹常为多发、对称、边界清楚的线状萎缩性皮损，走向常沿皮纹方向。一般仅影响美观，但极少数可发生溃疡。萎缩最初表现为红色到紫色的线状突起，可有轻度瘙痒，称为红纹（图99.5）。随病程进展，皮损颜色逐渐减退，发生萎缩，皮肤表面出现细皱纹，形成白色萎缩纹。白色萎缩纹常为永久性，但

随时间推移也可能消退[23]。萎缩纹长度为数厘米，宽为数毫米至数厘米。

在青春期，皮损发生于体积快速增长的部位。女孩中最常见于股部、髋部、臀部和乳房，而男孩则为肩部、股部、臀部和腰骶部（图99.6）。较少见部位包括腹部、上臂、颈部和腋窝。

妊娠纹常见于孕妇的腹部，尤其在妊娠的后3个月，乳房和股部较少见。妊娠纹更多见于年轻的初孕妇、孕期体重增加过快和（或）胎儿体重较大的孕妇。妊娠纹的发生与阴道分娩撕裂伤以及随后的骨盆松弛和临床脱垂的风险增加相关[25-26]。

与系统使用皮质类固醇和Cushing综合征相关的萎缩纹表现更为明显，且分布更广泛（见第53章）。局部使用强效糖皮质激素时，屈侧和间擦部位的皮肤尤其容易发生萎缩纹。

严重水肿包括淋巴水肿时，萎缩纹可突起皮面，呈"蠕虫样"。在妊娠多形疹中，皮损常出现于妊娠纹内。

## 病理学

组织学表现与瘢痕类似。取决于活检取材时萎缩纹所处的发展阶段，早期表皮可正常，后期萎缩变平，表皮嵴变平钝。真皮变薄，真皮上层胶原减少，胶原束与表皮平行排列。弹性纤维的变化差异大，但真皮层弹性纤维可发生断裂，特异性弹性蛋白染色可见皮损处的弹性蛋白较邻近正常真皮显著减少[27]。毛囊及

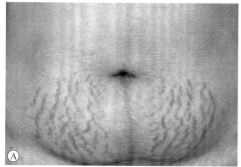
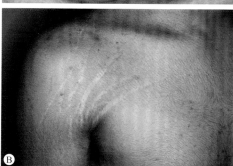
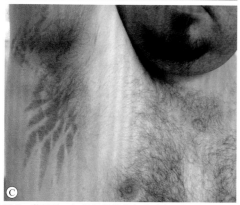

图99.5 萎缩纹。A.腹部的线状红色皮损（红纹）；B.见于青少年的萎缩性线状白纹；C.长期大剂量系统性糖皮质激素治疗的患者，腋窝可见大片红纹（B，Courtesy，Kalman Watsky，MD.）

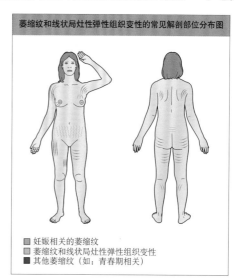

图99.6 萎缩纹和线状局灶性弹性组织变性的常见解剖部位分布图。绿色表示与妊娠相关，蓝色表示线状局灶性弹性组织变性相关的萎缩纹

其他附属器均缺如。

## 鉴别诊断

萎缩纹易于诊断，但需与线状局灶性弹性组织变性（弹性组织变性纹）相鉴别，该病由 Burket 等人于 1989 年首次描述[28]。线状局灶性弹性组织变性以位于下背部数行黄色的、可触及的萎缩纹样条带为特征。与萎缩纹不同的是，这些皮损为隆起的、黄色的，而非凹陷的、白色的。最常见于老年男性。组织学表现为局灶性伸长或断裂的弹性纤维增多，以及真皮层增厚。据推测，该病可能为弹性纤维过度再生的过程，并可视为萎缩纹的瘢痕样修复[29]。线状局限性腰部弹性组织溶解常见于年轻男性，呈皮色的线性凸起，组织学表现为真皮中部弹性组织溶解。

## 治疗

萎缩纹无医学上的不良后果，但常使患者苦恼。由于萎缩纹随着时间推移有自发改善倾向，在没有病例对照的情况下难以评估治疗方法的效果。局部应用 0.1% 维 A 酸霜可改善早期萎缩纹的外观，缩短萎缩纹的长度及宽度[30]。其他局部治疗也可改善萎缩纹的外观，包括 0.05% 维 A 酸 /20% 羟基乙酸及 10% 左旋维生素 C/20% 羟基乙酸[31]。

多种激光已用于治疗萎缩纹：585 nm 的脉冲染料激光可改善红纹的外观，但对白纹无效；可使深肤色人群中发继发性色素改变[32]。已发现 308 nm 准分子激光能改善白纹的白斑，但需要维持治疗以保持美容效果[33]。射频和脉冲磁场的使用也可以改善萎缩纹[34]。然而，目前尚无根治方法。

# Pasini–Pierini 皮肤萎缩症

**同义名：**■ Pasini-Pierini 特发性皮肤萎缩症（idiopathic atrophoderma of Pasini and Pierini）■ 皮肤萎缩症（atrophoderma）■ 局限性萎缩性硬皮病（Sclérodermie atrophique démblée）■ 萎缩性扁平硬斑病（morphea plana atrophica）

## 要点

- 棕色的凹陷性斑片，通常位于躯干背部。
- 正常皮肤到皮损过渡突然，如"悬崖"。
- 通常无自觉症状，无硬化。
- 持续多年，呈良性过程。

## 引言

Pasini-Pierini 皮肤萎缩症（atrophoderma of pasini and pierini）是一种真皮萎缩，表现为一个或多个边界清楚的凹陷性斑片，通常位于青少年或青年人的背部。皮肤萎缩是一种非典型的、以萎缩为主的硬斑病，或是"耗竭"型硬斑病，亦或是独立的疾病，尚存在争议。

## 历史

1923 年，Pasini 描述了发生于 21 岁女性躯干部位的萎缩性皮损，并将其命名为进行性特发性皮肤萎缩症[35]。1936 年及随后的几年里，Pierini 及其同事对此病及其与硬斑病的相关性进行了大量研究，由此促使 Canizares 等人于 1958 年将该病重新命名为"Pasini-Pierini 特发性皮肤萎缩症"[36]。

## 流行病学

该病更常见于女性，成年女性与男性的发病率之比为 6：1[37]。常于 20 ～ 40 岁时隐匿起病，也有 13 岁以下儿童发病的报道。最近报道了罕见的先天性病例[38]。

## 发病机制

Pasini-Pierini 皮肤萎缩症的病因尚不明确。由于 40% ～ 50% 的欧洲患者血清学检查阳性，部分学者认为博氏疏螺旋体感染可能起一定作用，如慢性萎缩性肢端皮炎所见[39]。然而，血清学检查可有假阳性结果，而且结果差异大。鉴于皮肤萎缩症与硬斑病之间存在部分重叠，对后者发病机制的深入研究可能为前者的发病机制提供线索。

## 临床特征

皮损常见于躯干，尤其是背部和腰骶部，其次是胸部、手臂和腹部[39]。面部和手足常不受累。皮损常为双侧对称分布，但也可沿 Blaschko 线呈线状分布（Moulin 皮肤萎缩症；见第 67 章）。

皮损单发或多发，常为圆形或卵圆形，大小从数厘米至覆盖躯干大部分。一般无自觉症状和炎症表现。皮损可融合成大片的不规则斑片，常为棕色（图 99.7），部分为蓝色到紫色，偶见色素减退[40]。皮肤表面外观和触诊正常，无皮肤硬结或硬化。

皮损边界清楚，常描述为"峭壁"样边缘，深度 1 ～ 8 mm 不等，尽管可有平缓的斜坡[36]。凹陷性斑片常呈倒置的高原样外观；多发皮损可呈瑞士奶酪样外观。由于背部真皮层厚，故皮损更为明显。凹陷性斑片内偶可见真皮血管。

斑片周围皮肤外观正常，无硬斑病的红斑或紫红色晕。然而，同一患者（但不同区域）可同时出现硬

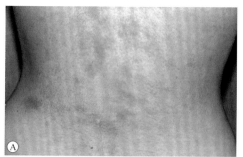

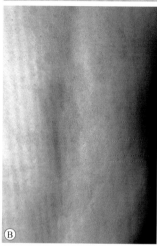

图99.7 Pasini-Pierini 皮肤萎缩症。A、B. 背部见多个浅棕色凹陷性斑片，边缘呈"悬崖"样；在 A 图中，少数斑块内可见真皮血管，其中白色丘疹为活检后愈合部位（Courtesy, Julie V Schaffer, MD; B, Courtesy, Catherine C McCuaig, MD.）

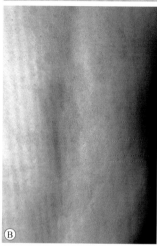

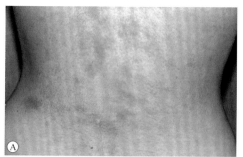

斑病、硬化性苔藓和皮肤萎缩的典型皮损，提示疾病之间的相关性[41]。此外，凹陷性皮损的中央于数年后偶可出现硬皮病样改变，表现为白色、有光泽的硬结[36]。一项由139名患者组成的系列研究发现，17%患者在萎缩性皮损的中央可见白色硬结，22%患者在萎缩性皮损之外部位可见硬斑病的浅表性斑块[37]。

本病良性，病程呈进行性，皮损在静止前的数十年中可不断出现。尚未见其转变为泛发性硬斑病的报道。

### 病理学

组织学表现一般不具诊断性，诊断主要依据临床表现。表皮通常正常或轻度萎缩。基底层色素可增加。可见血管周围 T 细胞和组织细胞浸润。真皮中层和网状层的胶原束可见不同程度的均质化变性和聚集。真皮厚度较邻近正常皮肤薄[42]。真皮萎缩难以用钻孔法取材活检评估，但环钻取材若包含"悬崖"样边缘的皮损，并以纵向切片，则可见正常皮肤与皮损之间的变化，更容易评估真皮的萎缩程度。一名 Pierini-Pasini 皮肤萎缩症患者的 MRI 结果显示临床观察到的凹陷性皮损并非继发于皮下组织萎缩[43]。在大多数病例中，

弹性组织染色未见异常[37, 39]。然而，一项回顾性研究描述了弹性纤维从正常到严重减少和弹性纤维断裂的变化[40]。弹性组织改变的诊断价值仍有争议。皮肤附属器通常保留。

若硬皮病样改变发生于萎缩性斑片之上，组织学则表现为不同程度的胶原硬化，类似于硬斑病。直接免疫荧光可见早期皮损真皮乳头层血管或真表皮连接处的非特异性 IgM 和 C3 染色[44]。

### 鉴别诊断

自 Pasini-Pierini 皮肤萎缩症命名以来，其是否为一种独立的疾病，或是一种萎缩性、无硬化、"耗竭"型硬斑病（见第44章），尚存在争议。硬斑病的活动性皮损表现为硬化的色素沉着斑块，伴特征性的淡紫色边缘。

尽管 Pasini-Pierini 皮肤萎缩症缺乏硬化表现[37, 39, 41, 44]，但其与硬斑病的退化性斑块上的萎缩在临床上和组织学上极为相似，提示这两种疾病之间存在相关性。但部分学者认为 Pasini-Pierini 皮肤萎缩症是一种独立的疾病，因为其与硬斑病的病程和预后不同。

通过触诊和组织学检查，容易与斑状萎缩鉴别。后者也为一种真皮萎缩，表现为真皮的弹性纤维缺失（与 Pasini-Pierini 皮肤萎缩症的胶原缺失相反）。

### 治疗

该病的自然病程常迁延多年（10～20年），但能自愈，故难以评价疗效。尚未证明何种治疗有效。鉴于潜在的包柔螺旋体感染可能，青霉素和多西环素已用于治疗该病，但疗效不确定[39, 45]。有报道称，一名患者口服羟氯喹效果显著[46]，另一名患者 Q 开关绿宝石激光3次治疗后色素沉着减少50%[47]。

## 毛囊性皮肤萎缩

毛囊性皮肤萎缩（follicular atrophoderma）是指在毛囊口形成的酒窝状凹陷，可表现为局限的孤立皮损，与毛囊角栓性疾病或罕见遗传性皮肤病相关。

1944年，Miescher 报道了一例发生于8岁女孩的毛囊性皮肤萎缩伴不典型软骨发育障碍[48]。6年后，Curth 沿用了"毛囊性皮肤萎缩"（尽管缺乏毛囊萎缩的证据，而是毛囊发育不全），并于1978年报道了毛囊性皮肤萎缩的遗传特性[49]。

### 临床特征

围绕毛囊的特征性碎冰锥样凹陷，最常见于手背、

足背或者面颊部。凹陷性瘢痕常于出生或幼年时出现，可伴有家族史。毛囊性皮肤萎缩可与 Bazex-Dupré-Christol 综合征和 Conradi-Hünermann-Happle 综合征相关。当皮损仅限于面颊部时，则适用"虫蚀状皮肤萎缩"这一命名。虫蚀状皮肤萎缩可与多种疾病相关，将在下一节讨论。

## 虫蚀状皮肤萎缩

虫蚀状皮肤萎缩（atrophoderma vermiculatum）是一种仅累及面部的疾病，曾有多个病名，包括痤疮样瘢痕性红斑、虫蚀状痤疮、面部对称性网状皮肤萎缩、网状红斑性毛囊炎、红斑性毛囊炎和蜂窝状萎缩（"ulerythema"意为红斑性瘢痕，"vermiculatum"意为虫蚀状）。

虫蚀状皮肤萎缩：①病例散发，②为常染色体显性遗传病，③属于"萎缩性毛发角化病"相关疾病（见表 38.2），④与多种综合征相关。

在发生萎缩性皮损之前，面颊部出现多个以毛囊为中心的对称性的炎性丘疹。丘疹随后发展成点状的、萎缩性的凹陷性瘢痕，呈网状或蜂窝状分布（图 99.8）。红斑的严重程度各异，粟丘疹和毛囊角栓的出现也不一样。皮损可蔓延至前额和耳前区域。该病常于儿童期发病，少于青春期发病。患病无性别差异[50]，常呈慢性进行性过程。

虫蚀状皮肤萎缩与萎缩性毛发角化病（见表 38.2）相关[51]。萎缩性毛发角化病是一组疾病，包括眉部瘢痕性红斑和脱发性小棘毛囊角化病。这些疾病以毛囊角化性丘疹、不同程度的炎症以及继发性萎缩性瘢痕为特征。与虫蚀状皮肤萎缩不同，眉部瘢痕性红斑（或称为面部萎缩性毛发角化病）主要累及眉部外侧，表现为红斑、毛囊性丘疹和脱发。为常染色体显性遗

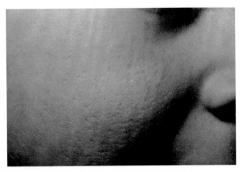

图 99.8　虫蚀状皮肤萎缩。女孩面颊部见多个点状凹陷性瘢痕。注意面颊内侧下方呈蜂窝状改变，即"虫蚀状"外观（Courtesy, Robert Hartman, MD.）

传，呈不完全外显率，通常于青春期后停止进展。脱发性小棘毛囊角化病于幼年期发病，表现为颞部的毛囊角化性丘疹，并逐渐累及眉部、头皮和四肢，并伴有相关的瘢痕性脱发。大多数患者为 X 连锁隐性遗传。

虫蚀状皮肤萎缩与其他萎缩性毛发角化病的发病机制可能为毛囊的异常角化过度。后者累及毛囊的上三分之一，导致生长的毛干阻塞并发生慢性炎症，最终导致阻塞部位以下瘢痕形成。

组织病理学的诊断价值不大，表现为扩张的毛囊，有时与栓塞、炎症和真皮胶原硬化相关。

与虫蚀状皮肤萎缩相关的综合征包括 Rombo 综合征（Rombo syndrome）[粟丘疹、毛细血管扩张、基底细胞癌（basal cell carcinoma, BCC）、毛发稀少、肢端发绀以及比较罕见的毛发上皮瘤]、Nicolau-Balus 综合征（汗管瘤和粟丘疹）和 Loeys-Dietz 综合征（见第 95 章）。此外，曾报道存在同侧先天性白内障。

虫蚀状皮肤萎缩的鉴别诊断包括皮肤痘疮样斑状萎缩、面颊部的红色毛发角化症，以及见于年长成人的面部红斑黑变病。

本病主要影响美容。各种局部治疗包括润肤剂、皮质类固醇、维 A 酸和角质溶解剂疗效不一致。在部分病例中，系统应用异维 A 酸显示能阻止疾病进展并缓解病情[51]。皮肤磨削术、激光治疗（例如 $CO_2$ 激光和 585 nm 脉冲染料激光）以及填充剂（例如透明质酸、自体脂肪）可用于改善萎缩性瘢痕外观[52]。

## Bazex-Dupré-Christol 综合征

Bazex，Dupré 和 Christol 于 1964 年首次描述此遗传性皮肤病，但不应与 Bazex 综合征（副肿瘤性肢端角化症）混淆，后者表现为耳、鼻、面颊、手、足和膝关节的角化过度性斑块，其发生与上呼吸消化道的癌症相关（见第 53 章）。Bazex-Dupré-Christol 综合征的特征为毛囊性皮肤萎缩、粟丘疹、多发性 BCC、毛发稀少以及局部少汗（颈部以上）[53]。为 X 连锁显性遗传，其基因与 Xq24-q27 相关[54]。其他临床表现包括面部色素沉着、毛干营养不良以及多发性毛发上皮瘤。无系统性受累的临床表现。最近，有学者提出最好将其归类为外胚层发育不良[55]。

毛囊性皮肤萎缩表现为多发的碎冰锥样痕迹或扩张的毛囊，最常见于手背，也可见于足部、下背部、肘部，但面部少见，通常于出生时或儿童期出现。未发现弹性纤维的异常（也无表皮、毛发及真皮萎缩的证据），因而"毛囊性皮肤萎缩"一词使用不当。组织病理学通常表现为毛囊异常变宽、堵塞，周围见炎症

细胞浸润和基底细胞聚集。汗腺可缺如。

约 40% 患者（主要是在面部）发生 BCC，类似于黑素细胞痣。发病年龄从 9 岁到 50 岁不等。迄今为止，报道了约 20 个患有该综合征的家族。

鉴别诊断包括其他伴有多发性 BCC 的遗传性皮肤：痣样基底细胞癌综合征（Gorlin 综合征），一种常由 *PTCH1* 基因突变引起的常染色体显性遗传性疾病；以及 Rombo 综合征，一种以 BCC、虫蚀状皮肤萎缩、粟丘疹、毛发稀少、肢端发绀和偶发的毛发上皮瘤及着色性干皮病为特征的常染色体显性遗传病。

### Conradi-Hünermann-Happle 综合征（X 连锁显性遗传性点状软骨发育不良）

Conradi-Hünermann-Happle 综合征［X 连锁显性遗传性点状软骨发育不良（X-linked dominant chondrodysplasia punctata，CDPX2）］是一种 X 连锁显性遗传性疾病，几乎仅累及女孩，由于其在半合子男性中通常是致死性的。此型点状软骨发育不良由位于 X 染色体上编码依莫帕米（emopamil）结合蛋白的基因发生嵌合突变所致[56-57]。临床表现包括沿 Blaschko 线分布的鱼鳞病样脱屑性红皮病（由羽状红斑和黏附性鳞屑组成），通常于出生第一年内消退，后由毛囊性皮肤萎缩带所替代[57]。此外，可见色素沉着、白内障、瘢痕性脱发、马鞍鼻畸形、非对称性肢体变短缺陷以及骨骺斑点状钙化（见第 57 章）。该病组织病理学的显著特征为新生儿鱼鳞病样皮损区可见含有营养不良性钙化的毛囊角栓[56]。

## 皮肤痘疮样斑状萎缩

皮肤痘疮样斑状萎缩（atrophia maculosa varioliformis cutis）由 Heidingsfeld 于 1918 年首次描述[58]，并非罕见。临床表现为小的圆形"痘疮样"、线性排列的凹陷，无自觉症状（图 99.9）[59]。自发出现于面颊部，偶尔累及前额或颏部。皮损数目逐渐增多，但无创伤、痤疮或炎性皮损史。曾有家族性病例报道。相关的临床表现为厚皮指症以及肝外胆管闭锁，但这种相关性很可能是偶然的。发病机制尚不明确。

组织学改变为表皮凹陷，弹性纤维数目轻度减少，但胶原纤维正常。通常很少或无炎症表现。鉴别诊断包括单纯性瘢痕和虫蚀状皮肤萎缩，前者可通过病史以及组织学表现可见真皮纤维化来鉴别。与虫蚀状皮肤萎缩的鉴别较难，但后者表现为炎性丘疹，随后出现凹陷性瘢痕，通常呈蜂窝状（而非鲜明的线状）外

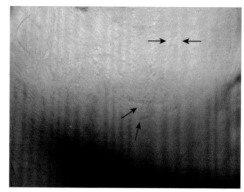

图 99.9　皮肤痘疮样斑状萎缩。多个线状的瘢痕样凹陷（位于箭头之间和箭头上方），无外伤史（Courtesy, Jean L Bolognia, MD.）

观，且常以毛囊为中心。尚无预防皮损发生的方法。

## 压力源性足部丘疹

压力源性足部丘疹（piezogenic pedal papules）由 Shelley 和 Rawnsley 于 1968 年首次描述[60]。"Piezogenic pedal papules"这一术语用词不当，由于"piezogenic"意为"产生压力的"，而实际上这些皮损是由压力所引起的，并推测压力诱发足跟部脂肪经由真皮的结缔组织而疝出。

压力源性足部丘疹在一般人群中十分常见，以致被认为是正常现象。该病也与 Ehlers-Danlos 综合征和 Prader-Willi 综合征相关。压力源性足部丘疹的婴儿型以位于足跟中线处的较大结节为特征（无承重而出现）（图 99.10）[61]，需与幼年性肌腱纤维瘤鉴别。

在足跟两侧可见皮色的丘疹和结节（见第 88 章）；其由承重所诱发，并于抬高腿时消失。皮损常无自觉症状，但承重时可出现疼痛，可通过穿矫形鞋或外科切除

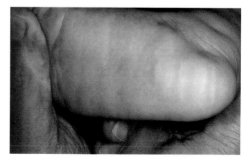

图 99.10　婴儿型的足部丘疹。位于足部内侧和足底表面的柔软结节（Courtesy, Julie V Schaffer, MD.）

术缓解。据报道，腕关节也可见类似皮损[62]。

## 其他结缔组织萎缩性疾病

许多系统性疾病（硬皮病、红斑狼疮、皮肌炎）以及遗传性皮肤病（Rothmund-Thomson 综合征、先天性角化不良、Cockayne 综合征、Hallermann-Streiff 综合征）也可见相关的皮肤萎缩［表皮、真皮和（或）皮下］。硬化性苔藓在第 44 章讨论，儿童早老症在第 63 章讨论，Ehlers-Danlos 综合征和皮肤松弛症在第 97 章讨论，慢性萎缩性肢端皮病在第 74 章讨论。皮肤萎缩也是长期系统应用和局部应用皮质类固醇的一个常见不良反应（见第 125 章）。

（简杏玲译　钟伟龙校　于　波审）

## 参考文献

1. Shelley WB, Wood MG. Wrinkles due to idiopathic loss of mid-dermal elastic tissue. Br J Dermatol 1977;97:441–5.
2. Patroi I, Annessi G, Girolomoni G. Mid-dermal elastolysis: a clinical, histologic, and immunohistochemical study of 11 patients. J Am Acad Dermatol 2003;48:846–51.
3. Gambichler T. Mid-dermal elastolysis revisited. Arch Dermatol Res 2010;302:85–93.
4. Snider RL, Lang PG, Maize JC. The clinical spectrum of mid-dermal elastolysis and the role of UV light in its pathogenesis. J Am Acad Dermatol 1993;28:938–42.
5. Vatve M, Morton R, Bilsland D. A case of mid-dermal elastolysis after narrowband ultraviolet B phototherapy. Clin Exp Dermatol 2009;34:263–4.
6. Gambichler T, Breuckmann F, Kreuter A, et al. Immunohistochemical investigation of mid-dermal elastolysis. Clin Exp Dermatol 2004;29:192–5.
7. Gambichler T, Skrygan M. Decreased lysyl oxidase-like 2 expressionmin mid-dermal elastolysis. Arch Dermatol Res 2013;305:359–63.
8. Scola N, Goulioumis A, Gambichler T. Non-invasive imaging of mid-dermal elastolysis. Clin Exp Dermatol 2011;36:155–60.
9. Harmon CB, Su WPD, Gagne EJ, et al. Ultrastructural evaluation of mid-dermal elastolysis. J Cutan Pathol 1994;21:233–8.
10. Jadassohn J. Uber eine eigenartige form von 'atrophica maculosa cutis. Arch Dermatol Syphilol 1892;24:342–58.
11. Schweninger E, Buzzi F. Multiple benign tumor-like new growths of the skin. In: International Atlas Selltener Hautkrankheiten, plate 15. Leipzig: L Voss; 1891.
12. Venencie PY, Bonnefoy A, Gogly B, et al. Increased expression of gelatinases A and B by skin explants from patients with anetoderma. Br J Dermatol 1997;137:517–8.
13. Venencie PY, Winkelmann RK, Moore BA. Anetoderma: clinical findings, associations, and long-term follow-up evaluations. Arch Dermatol 1984;120:1032–9.
14. Patrizi A, Neri I, Virdi A, et al. Familial anetoderma: a report of two families. Eur J Dermatol 2011;21:680–5.
15. Hodak E, Feureman H, David M. Primary anetoderma is a cutaneous sign of antiphospholipid antibodies. J Am Acad Dermatol 2008;58:351.
16. Gougeon E, Beer F, Gay S, et al. Anetoderma of prematurity: an iatrogenic consequence of neonatal intensive care. Arch Dermatol 2010;146:565–7.
17. Venecie PY, Wilkelmann RK. Histopathologic findings in anetoderma. Arch Dermatol 1984;120:1040–4.
18. Bergman R, Friedman-Birnbaum R, Hazaz B, et al. An immunofluorescence study of primary anetoderma. Clin Exp Dermatol 1990;15:124–30.
19. Sears J, Stone M, Argenyi Z. Papular elastorrhexis: a variant of connective tissue nevus: case reports and review of the literature. J Am Acad Dermatol 1988;19:409–14.
20. Schirren H, Schirren C, Stolz W, et al. Papular elastorrhexis: a variant of dermatofibrosis lenticularis disseminata (Buschke-Ollendorff syndrome). Dermatology 1994;189:368–72.
21. Wilson B, Dent C, Cooper P. Papular acne scars: a common cutaneous finding. Arch Dermatol 1990;126:797–800.
22. Garda-Hidalgo L, Orozco-Topete R, Gonzalez-Barranco J, et al. Dermatoses in 156 obese adults. Obes Res 1999;7:299–302.
23. Ammar NM, Rao B, Schwartz RA, et al. Adolescent striae. Cutis 2000;65:69–70.
24. Muzaffar F, Hussain I, Haroon TS. Physiologic skin changes during pregnancy: a study of 140 cases. Int J Dermatol 1998;37:429–31.
25. Wahman AJ, Finan MA, Emerson SC. Striae gravidarum as a predictor of vaginal lacerations at delivery. South Med J 2000;93:873–6.
26. Salter SA, Batra RS, Rohrer TE, et al. Striae and pelvic relaxation: two disorders of connective tissue with a strong association. J Invest Dermatol 2006;126:1745–8.
27. Arem A, Ward Kisher C. Analysis of striae. Plast Reconstr Surg 1980;65:22–9.
28. Burket JM, Zelickson AS, Padilla RS. Linear focal elastosis (elastotic striae). J Am Acad Dermatol 1989;20:633–6.
29. Hashimoto K. Linear focal elastosis: keloidal repair of striae distensae. J Am Acad Dermatol 1998;39:309–13.
30. Kang S. Topical tretinoin therapy for management of early striae. J Am Acad Dermatol 1998;39:S90–2.
31. Ash K, Lord J, Zukowski M, McDaniel D. Comparison of topical therapy for striae alba (20% glycolic acid/0.05% tretinoin versus 20% glycolic acid/10% L-ascorbic acid). Dermatol Surg 1998;24:849–56.
32. Jimenez GP, Flores F, Berman B, Gunja-Smith Z. Treatment of striae rubra and striae alba with the 585-nm pulsed-dye laser. Dermatol Surg 2003;29:362–5.
33. Alexiades-Amenakas MR, Bernstein LJ, Friedman PM, Geronemus RG. The safety and efficacy of the 308-nm excimer laser for pigment correction of hypopigmented scars and striae alba. Arch Dermatol 2004;140:955–60.
34. Dover JS, Rothaus K, Gold MH. Evaluation of safety and patient subjective efficacy of using radiofrequency and pulsed magnetic fields for the treatment of striae (stretch marks). J Clin Aesthet Dermatol 2014;7:30–3.
35. Pasini A. Atrophodermia idiopathica progressiva. Gior Ital Derm Sif 1923;58:785.
36. Canizares O, Sachs PM, Jaimovich L, Torres VM. Idiopathic atrophoderma of Pasini and Pierini. Arch Dermatol 1958;77:42–60.
37. Kencka D, Blaszczyk M, Jablonska S. Atrophoderma Pasini-Pierini is a primary atrophic abortive morphea. Dermatology 1995;190:203–6.
38. Kang CY, Lam J. Congenital idiopathic atrophoderma of Pierini and Pasini. Int J Dermatol 2015;54:e44–6.
39. Buechner SA, Rufli T. Atrophoderma of Pasini and Pierini: clinical and histopathologic findings and antibodies to Borrelia burgdorferi in thirty-four patients. J Am Acad Dermatol 1994;30:441–6.
40. Saleh Z, Abbas O, Dahdah MJ, et al. Atrophoderma of Pierini and Pasini: a clinical and histopathological study. J Cutan Pathol 2008;35:1108–14.
41. Amano H, Nagai Y, Ishikawa O. Multiple morphea coexistent with atrophoderma of Pierini-Pasini (APP): APP could be abortive morphea. J Eur Acad Dermatol Venereol 2007;21:1254–6.
42. Yokoyama Y, Akimoto S, Ishikawa O. Disaccharide analysis of skin glycosaminoglycans in atrophoderma of Pasini and Pierini. Clin Exp Dermatol 2000;25:436–40.
43. Franck JM, Macfarlan D, Silvers ON, et al. Atrophoderma of Pasini and Pierini: atrophy of dermis or subcutis? J Am Acad Dermatol 1995;32:122–3.
44. Berman A, Berman GD, Kinnkelmann RK. Atrophoderma (Pasini-Pierini): findings on direct immunofluorescent, monoclonal antibody, and ultrastructural studies. Int J Dermatol 1988;27:487–90.
45. Lee Y, Oh Y, Ahn SY, et al. A case of atrophoderma of Pasini and Pierini associated with Borrelia burgdorferi infection successfully treated with oral doxycycline. Ann Dermatol 2011;23:352–6.
46. Carter JD, Valeriano J, Vasey FB. Hydroxychloroquine as a treatment for atrophoderma of Pasini and Pierini. Int J Dermatol 2006;45:1255–6.
47. Arpey CJ, Patel DS, Stone MS, et al. Treatment of atrophoderma of Pasini and Pierini-associated hyperpigmentation with Q-switched alexandrite laser: a clinical, histologic, and ultrastructural appraisal. Lasers Surg Med 2000;27:206–12.
48. Miescher G. Atypische Chondrodystrophie, Typus morquino kombiniert mit follikularer atrophodermie. Dermatologica 1944;89:38–51.
49. Curth HO. The genetics of follicular atrophoderma. Arch Dermatol 1978;114:1479–83.
50. Luria RB, Conologue T. Atrophoderma vermiculatum: a case report and review of the literature on keratosis pilaris atrophicans. Cutis 2009;83:83–6.
51. Callaway SR, Lesher JL. Keratosis pilaris atrophicans: case series and review. Pediatr Dermatol 2004;21:14–17.
52. Handrick C, Alster T. Laser treatment of atrophoderma vermiculata. J Am Acad Dermatol 2001;44:693–5.
53. Torreio A, Sprecher E, Medeiro IG, et al. What syndrome is this? Bazex-Dupré-Christol syndrome. Pediatr Dermatol 2006;23:286–90.
54. Parren LJ, Abuzahra F, Wagenvoort T, et al. Linkage refinement of Bazex-Dupré-Christol syndrome to an 11-4-Mb interval on chromosome Xq25-27.1. Br J Dermatol 2011;165:201–3.
55. Castori M, Castiglia D, Passarelli F, et al. Bazex-Dupré-Christol syndrome: an ectodermal dysplasia with skin appendage neoplasms. Eur J Med Genet 2009;52:250–5.
56. Hoang MP, Carder KR, Pandya AG, Bennettt MJ. Ichthyosis and keratotic follicular plugs containing dystrophic calcification in newborns: distinctive histopathologic features of X-linked dominant chondrodysplasia punctata (Conradi-Hünermann-Happle syndrome). Am J Dermatopathol 2004;26:53–8.
57. Canueto J, Giros M, Ciria S, et al. Clinical, molecular and biochemical characterization of nine Spanish families with Conradi-Hünermann-Happle syndrome: new insights into X-linked dominant chondrodysplasia punctata with a comprehensive review of the literature. Br J Dermatol 2012;166:830–8.
58. Heidingsfeld ML. Atrophia maculosa varioliformis cutis. J Cutan Dis 1918;36:285–8.
59. Kuflik JH, Schwartz RA, Becker KA, Lambert WC. Atrophia maculosa varioliformis cutis. Int J Dermatol 2005;44:864–6.
60. Shelley WB, Rawnsley JM. Painful feet due to herniation of fat. JAMA 1968;205:308–9.
61. Greenberg S, Krafchik BR. Infantile pedal papules. J Am Acad Dermatol 2005;53:333–4.
62. Laing VB, Fleischer AB Jr. Piezogenic wrist papules: a common and symptomatic finding. J Am Acad Dermatol 1991;24:415–17.

# 第100章　脂膜炎

James W. Patterson，Luis Requena

## 引言

脂膜炎（panniculitis）的诊断无论对皮肤科医生还是病理科医生来说都是一种挑战。疾病的分类命名比较困难，一方面是由于同一种疾病有多个不同的名称（例如结节性血管炎和硬红斑），另一方面由于新的发现导致新病名的引入和旧病名的摒弃。从临床上看，不同病因引起多种类型脂膜炎的表现很相似，都可以表现为触痛性的红斑性皮下结节。有些脂膜炎可以是不同疾病过程中的一种临床表现（结节性红斑是典型例子）。即使可以确定脂膜炎的类型，但这只是第一步，为了寻找潜在的病因，还需要进行一系列临床和实验室检查。从病理上看，皮下脂肪对各种不同刺激的反应方式是有限的，不同类型脂膜炎的镜下改变也许只有轻微的差异。脂膜炎的治疗也很困难，因为至少需要两方面的治疗：

- 针对脂膜炎本身的治疗。
- 相关基础疾病的治疗。

本章将重点介绍脂膜炎的分类、病理诊断方法以及一些特殊类型脂膜炎及其治疗方法。

表100.1列举了一个可行性的脂膜炎分类方法。这种分类是根据临床表现如皮疹部位（图100.1）、病理特征和发病原因。需要指出的是，**间隔性脂膜炎**和**小叶性脂膜炎**在很大程度上是人为划分的，没有绝对只累及脂肪间隔或脂肪小叶的脂膜炎。某些类型的脂膜炎主要累及脂肪间隔，结合其他临床表现和组织病理学特性，可以为诊断提供有用的线索。

表100.2列出了脂膜炎的病理诊断方法。怀疑脂膜炎时，病理取材一定要包含足够的皮下脂肪。切除活检术和楔形活检术取材可以深达脂肪层，优于钻孔活检术。

## 结节性红斑

**同义名：** ■ 结节性红斑（erythema contusiformis）
■ 游走性结节性红斑 [erythema nodosum migrans（variant form）]

---

**表100.1　脂膜炎的分类。** 脂膜炎的分类是根据临床表现如皮疹的部位、相关疾病和病理特征进行划分的。这项分类中不包含 Weber-Christian 病，因为这一类疾病已经被重新划分到其他类型的脂膜炎中，包括 $\alpha_1$- 抗胰蛋白酶缺陷性脂膜炎、脂肪皮肤硬化症、狼疮性脂膜炎及创伤性脂膜炎

### 主要累及小叶间隔的脂膜炎

- 结节性红斑
  游走性结节性红斑（亚急性游走性结节性脂膜炎）
- 硬斑病/硬皮病性脂膜炎
- $\alpha_1$- 抗胰蛋白酶缺陷性脂膜炎 *

### 小叶性和间隔-小叶混合性脂膜炎

- 伴有小叶间隔动脉或静脉、小叶性微静脉或小静脉受累的血管炎
  硬红斑（结节性血管炎）
- 早期出现坏死
  胰腺性脂膜炎
- 脂肪细胞内出现针状裂隙
  新生儿硬肿症
  新生儿皮下脂肪坏死
  皮质类固醇激素后脂膜炎
- 合并结缔组织疾病
  狼疮性脂膜炎（深在性狼疮）
  皮肌炎性脂膜炎
- 脂肪营养不良性脂膜炎（见第101章）
  脂肪萎缩
  脂肪肥大
- 创伤性脂膜炎
  寒冷性脂膜炎（冰棒脂膜炎、Haxthausen 病）
  硬化性脂肪肉芽肿（包括油脂枪肉芽肿）
  注射其他物质引起的脂膜炎
  钝伤引起的脂膜炎
- 脂肪皮肤硬化症
- 感染引起的脂膜炎
- 恶性肿瘤相关性脂膜炎
  皮下脂膜炎样 T 细胞淋巴瘤（见第120章）
  其他浸润皮下组织的淋巴瘤

\* 描述不一致，有些学者认为该病为小叶性或间隔-小叶混合性脂膜炎

---

## 要点

- 疼痛性、红斑性皮下结节。
- 通常对称分布于胫前皮肤，偶尔出现在其他部位。
- 后期皮疹外观形似瘀斑。
- 可伴发热、关节痛和全身乏力。
- 与多种系统性疾病相关。

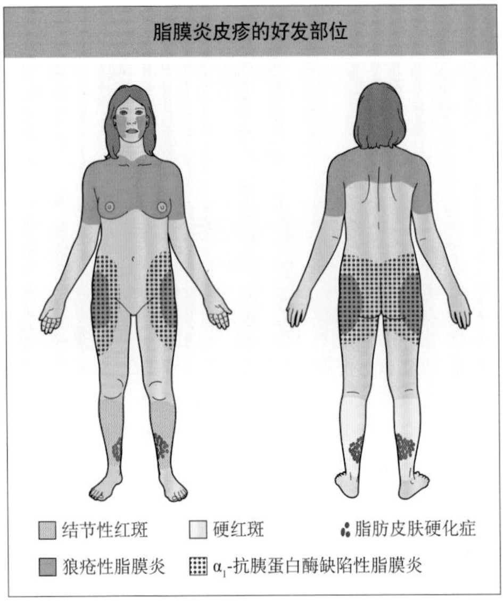

脂膜炎皮疹的好发部位

☐ 结节性红斑　　☐ 硬红斑　　♣ 脂肪皮肤硬化症

☐ 狼疮性脂膜炎　　▦ α₁-抗胰蛋白酶缺陷性脂膜炎

**图 100.1　脂膜炎皮疹的好发部位。**脂膜炎的分类取决于多种因素，包括临床表现，如部位、是否出现溃疡等，以及病理特征和病因

## 引言

结节性红斑（erythema nodosum）是脂膜炎中最为熟悉也是最常见的。典型表现为双侧胫前皮肤突然出现红斑、皮下疼痛性结节。目前普遍认为该病是机体对各种外来抗原刺激发生的迟发型超敏反应[1]，尽管具体机制可能更加复杂。组织学上，该病表现为典型的间隔性脂膜炎。确定并治疗基础病至关重要，但针对皮疹本身的治疗也非常必要，尤其对于特发性结节性红斑。

## 历史

18 世纪早期，Robert Willan 在其名著 *On Cutaneous Disease* 中第一次详细描述了该病，并命名为结节性红斑[2-3]。

## 流行病学

结节性红斑可发生于不同年龄、不同性别、不同种族的人群，女性多见，尤其是 20 ～ 40 岁的女性[4-5]。不同地区结节性红斑的发病原因不一样，如粗球孢子菌流行的地方往往也是白塞病高发的地区。

## 发病机制

目前认为，结节性红斑是多种抗原，包括细菌、

## 表 100.2　脂膜炎的病理诊断方法

| 应考虑的病理特征 | 结论 |
| --- | --- |
| 寻找炎症反应中心 | Pinkus 首先推荐了该方法。目的是为了确定炎症中心发生在脂肪层（提示原发性脂膜炎）、真皮层，还是筋膜层（提示脂膜炎继发于深部炎症反应） |
| 确定脂膜炎主要发生在间隔、小叶或者间隔-小叶混合性 | 一般地，主要累及间隔的脂膜炎需考虑的诊断范围很窄（见表 100.1）。若为小叶性或间隔-小叶混合性脂膜炎，则寻找其他有鉴别意义的特征 |
| 当确定为小叶性或间隔-小叶混合性脂膜炎时，进一步确定是否存在累及中等大小血管的血管炎 | 硬红斑（结节性血管炎）的特征；注意：为证明血管是否累及，通常需要更深层组织的标本 |
| 寻找伴有皂化和钙盐沉积的脂肪坏死 | 胰腺性脂膜炎的特征 |
| 寻找脂肪细胞内是否存在针状裂隙 | 提示新生儿硬肿症、新生儿皮下脂肪坏死或皮质类固醇后脂膜炎 |
| 确定脂膜炎是否以淋巴细胞、浆细胞浸润为主 | 提示结缔组织病引起的脂膜炎，包括红斑狼疮；注意在皮下脂膜炎样 T 细胞淋巴瘤，以淋巴细胞为主的浸润（见表 100.9） |
| 检查是否存在炎症的"中心病灶"，或是否有针刺伤的证据，寻找囊泡或外源性物质 | 提示创伤性脂膜炎；偏振光显微镜检查有帮助 |
| 确定小叶性脂膜炎是否以中性粒细胞浸润为主 | 见于感染引起的脂膜炎、炎症性肠病相关的脂膜炎、类风湿关节炎相关的脂膜炎、皮下型 Sweet 综合征、创伤性脂膜炎；较少见于 α₁-抗胰蛋白酶缺陷性脂膜炎和胰腺性脂膜炎 |
| 寻找脂肪层是否有膜囊肿的形成 | 提示脂肪皮肤硬化症（不是该病所特有） |
| 检查脂膜炎是否伴有大量的细胞坏死、血管增生、出血、汗腺细胞坏死或者中性粒细胞聚集 | 常发生于感染引起的脂膜炎。组织培养和微生物特殊染色有助于诊断 |
| 检查浸润细胞是否为单一性或具有异型性 | 应考虑皮下脂膜炎样 T 细胞淋巴瘤或其他累及皮下脂肪的淋巴瘤。极少数情况下，可以是非血液系统的恶性肿瘤。此时，免疫组织化学染色有助于诊断 |
| 检查是否存在具有吞噬细胞能力的巨细胞 | 吞噬细胞现象通常在原发皮肤 γ/δ T 细胞淋巴瘤累及皮下组织时观察到，之前称为"组织细胞吞噬性脂膜炎" |

病毒和化学物质诱发的迟发型超敏反应[1, 6]。Llorente等[7]发现结节性红斑患者皮损和外周血中有Th1型细胞因子（IFN-γ、IL-2）mRNA的表达，Th1型细胞因子的合成与迟发型超敏反应有关。然而，皮损形成的步骤是复杂的。许多黏附分子和炎症介质参与了疾病的发生。例如结节性红斑皮损处血管内皮细胞表达血管内皮细胞黏附分子1（VCAM-1；CD106）、血小板内皮细胞黏附分子1（PECAM-1；CD31）、HLA-DR和E选择素；炎症细胞表达细胞间黏附分子（ICAM-1；CD54）、极晚期抗原-4（very late antigen-4，VLA-4）、L选择素和HLA-DR（见第102章）[8]。

结节性红斑患者早期皮疹常可见大量中性粒细胞浸润，外周血中性粒细胞比例亦升高，导致活性氧中间物的产生，进而促进炎症的发生和组织损伤[9]。秋水仙碱疗效证明这些炎症细胞和分子参与了疾病的发

生[10]。秋水仙碱抑制中性粒细胞趋化，秋水仙碱还可减少中性粒细胞表面L选择素的表达，抑制E选择素介导的内皮细胞对中性粒细胞的黏附，减少内皮细胞ICAM-1刺激的表达[8]。

粒细胞集落刺激因子[11]和肿瘤坏死因子（tumor necrosis factor，TNF）抑制剂[12]治疗结节性红斑的疗效也间接证明了这些炎症细胞和炎症介质在结节性红斑发病机制中的作用。结节性红斑，尤其在慢性期，特点是肉芽肿形成，而TNF在肉芽肿形成过程中起着重要的作用。编码TNF-α基因的启动子区域多态性和结节病相关的结节性红斑之间的强烈相关性，进一步证实了TNF-α失调和肉芽肿形成之间的联系。

此外，还有许多因素与结节性红斑有关，其中感染因素是最常见的，尤其是上呼吸道感染（链球菌或非链球菌感染引起）。表100.3列出了其他临床报道中

| 表100.3 | 结节性红斑的病因 | |
|---|---|---|
| 发生率 | 病因 | 注释 |
| 最常见 | 特发性 | 仍是最大的一类，占三分之一到一半的患者 |
| | 链球菌感染，尤其是上呼吸道链球菌感染 | 最常见的感染原因 |
| | 其他感染因素：上呼吸道病毒感染 | 感染诱发的病例占三分之一或更多 |
| | 肠道细菌——耶尔森菌>沙门菌>志贺菌 | |
| | 球孢子菌病 | 结节性红斑，较少与播散性疾病伴发 |
| | 药物* | 特别是雌激素、口服避孕药，也包括磺胺类药、青霉素、溴化物和碘化物，偶有TNF抑制剂、BRAF抑制剂^ |
| | 结节病** | 在某些报告中，10%～20%的患者有结节性红斑 |
| | 炎症性肠病 | 与溃疡性结肠炎相比，Crohn病与结节性红斑的相关性更大 |
| 不常见 | 感染因素：布氏菌病、肺炎嗜衣原体†、沙眼衣原体、肺炎支原体、结核病、组织胞浆菌病、乙型肝炎病毒‡ | |
| | 中性粒细胞性皮病：白塞病、Sweet综合征 | 结节性红斑在白塞病患者中更像硬红斑（结节性血管炎） |
| | 暴发性痤疮，包括异维甲酸相关 | |
| | 妊娠 | |
| 少见 | 恶性贫血 | |
| | 憩室炎 | |
| | 感染因素：淋病、脑膜炎奈瑟菌、大肠埃希菌、汉氏巴尔通体、百日咳、梅毒、皮肤癣菌、HIV、芽生菌病、贾第鞭毛虫病、阿米巴病 | 麻风性结节性红斑是一种不同的病，以累及皮肤小血管的血管炎为特征 |
| | MonoMAC综合征（GATA2突变） | |
| | 恶性肿瘤，常见急性髓性白血病、霍奇金淋巴瘤 | 可能与Sweet综合征有重叠 |
| | 红斑狼疮 | 狼疮性脂膜炎以外的一种LE相关的脂膜炎 |

*与药物注射部位出现的脂膜炎鉴别。例如醋酸格拉替雷、β-干扰素、植物甲萘醌（维生素K）、白介素-2、肝素、喷他佐辛、疫苗（如破伤风）
**Löfgren综合征是一个急性、能自行缓解的结节病亚型，表现为结节性红斑、肺门淋巴结肿大、发热、多关节疼痛和葡萄膜炎
^也可表现为中性粒细胞性小叶性脂膜炎
†之前被称为衣原体
‡有报道结节性红斑发生于接种乙肝病毒疫苗后
LE，红斑狼疮；TNF，肿瘤坏死因子

常见病因[4-5, 14, 14a, 14b]。

## 临床特征

结节性红斑患者主要表现为对称性、触痛性红斑结节，成批出现，好发于胫前皮肤（图100.2），偶尔累及其他部位如大腿和前臂[4]。结节还可能出现在躯干、颈部和面部[3]，但可能性非常小，因此必须考虑其他疾病。与其他脂膜炎不同的是，结节性红斑患者皮疹不会破溃。可以出现系统症状，包括关节炎、关节疼痛、发热和全身乏力，但这些症状的出现并不一定合并某些特殊的系统疾病[3]。

结节性红斑与多种系统性疾病关系密切，是某些系统性疾病重要的皮肤表现。例如，结节性红斑可以在炎症性肠病活动前或同时出现[15]。结节性红斑还可以是某些疾病预后的指征。例如，球孢子菌病患者出现结节性红斑，提示患者体内出现保护性机制，可以避免疾病扩散。结节病患者出现结节性红斑，提示为良性，且具有自限性的类型[1, 16]。然而，即使追踪观察一年甚至更久，仍有超过三分之一的结节性红斑患者不能找到相关的疾病[5]。表100.4中列出了提示继发于系统性疾病结节性红斑的一些临床和实验室资料。

结节性红斑通常持续数天或数周，之后缓慢消退，不留瘢痕。消退时，红斑转为青紫斑，颜色逐渐消退。

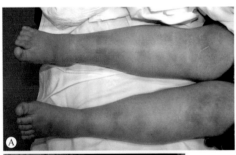

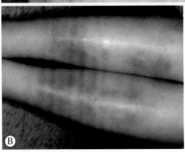

图100.2 结节性红斑临床表现。A.胫前、足背对称性、触痛性红斑结节，患者为孕妇。B.结节及红斑可呈瘀斑样外观（A, Courtesy, Ian Odell, MD, PhD；B, Courtesy, Ka- lman Watsky, MD.）

| 表100.4 提示结节性红斑有系统性原因的临床表现和实验室结果。其余的检查包括病毒性肝炎和育龄期妇女的血清绒毛膜促性腺激素 |
| --- |
| • 滑膜炎 |
| • 腹泻* |
| • 胸部 X 线片异常 |
| • 发病前出现上呼吸道感染 |
| • 抗链球菌溶血素 O 和（或）抗脱氧核糖核酸酶 B 滴度升高 |
| • 结核菌素试验或干扰素释放试验阳性 |

\* 检查粪便白细胞和粪便细菌培养，如必要，检查虫卵和寄生虫

部分患者慢性病程，有些患者出现皮疹游走或离心性扩展，称为**亚急性游走性脂膜炎**或**游走性结节性红斑**（见下文）。最多三分之一患者病情复发，特发性患者每年都可复发[14]。

## 病理学

结节性红斑是典型的间隔性脂膜炎（图100.3），但这并不表示镜下病理改变全部局限在脂肪间隔[17]。早期皮损，镜下主要表现为脂肪间隔水肿和少量淋巴细胞浸润，值得注意的是，早期皮损可以中性粒细胞浸润为主[8]，也有以嗜酸性粒细胞为主[18-19]。在结节性红斑中未能见到像白细胞破碎性血管炎一样真正的血管炎，目前普遍认为结节性红斑不是一种血管性病变过程。然而，当皮损中有严重的混合性或以中性粒细胞为主的炎症细胞浸润时，可以观察到继发的血管炎改变。白塞病相关的结节性红斑皮损中，可表现为累及皮下或肌肉层静脉的白细胞碎裂性血管炎或者淋巴细胞性血管炎，且后者更常见于严重类型的白塞病患者[20]。

早期皮损还可以见到 Miescher 微肉芽肿，是结节性红斑的特征性表现，但不是特有的表现。Miescher 微肉芽肿由组织细胞围绕中性粒细胞或微裂隙[3]聚集而

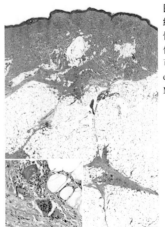

图100.3 结节性红斑组织病理表现。小叶间隔性脂膜炎为主要表现，伴有 Miescher 微肉芽肿。可见多核巨细胞（Courtesy, Lorenzo Cerrroni, MD.）

成，发生在脂肪间隔内或间隔-小叶交界处。关于结节性红斑中 Miescher 微肉芽肿发生频率的报道结果不一致[3, 21]，这可能部分与 Miescher 微肉芽肿的定义不同、对微小改变的辨认能力不同以及检查方法的精确度不同有关。Miescher 微肉芽肿也可见于晚期皮损，不过此时组成的细胞已转化为上皮样细胞和多核巨细胞（图 100.3）。

随着皮疹的发展，脂肪间隔变宽，有混合性和肉芽肿性浸润。这些细胞浸入脂肪小叶周边呈带状分布。受累的脂肪小叶程度不一，部分病例非常明显[8]。然而，如果镜下见到小叶性脂膜炎而没有典型的间隔改变，此时诊断结节性红斑需特别谨慎。皮损部位的真皮血管周围常有轻度到中度淋巴细胞浸润。疾病晚期，脂肪间隔纤维化，取代部分脂肪小叶。可见残留的肉芽肿和噬脂细胞以及血管增生[3]。一段时间后，脂肪小叶重建通常残留微小瘢痕[3]。

### 鉴别诊断

突然发生在年轻人双胫前的疼痛性皮下结节，是结节性红斑高度特征性的临床表现。然而，当皮疹数量少，出现在小腿外的其他部位，或者持续时间较长（大于 6 周），此时与其他类型的脂膜炎难以鉴别。硬红斑（结节性血管炎）的皮疹与结节性红斑的皮疹相似，但前者皮疹好发于小腿屈侧，可以破溃。胰腺脂膜炎的皮疹也可以破溃，更常发生于其他部位（小腿仍是好发部位），更多地伴有其他症状如关节炎和浆膜炎，患者血中淀粉酶和脂肪酶水平升高。

结节性红斑病理学改变主要为间隔脂膜炎，利用这点可以缩小鉴别诊断的范围，基本排除那些主要累及脂肪小叶或间隔-小叶混合性的脂膜炎。胰腺性脂膜炎早期也主要表现为间隔炎症[22]，但是皮疹最终表现为特征性的脂肪坏死，伴有皂化和鬼影细胞。有时，感染引起的脂膜炎与结节性红斑相似，但是前者有大量中性粒细胞浸润、细胞坏死（包括汗腺细胞坏死）、血管增生和出血[23]。

### 治疗

对病情轻的患者，常用的治疗方法包括卧床休息、口服水杨酸和非甾体抗炎药（NSAIDs，表 100.5）[2, 15]。碘化钾治疗有效，成人每天口服 450 ～ 1500 mg（表 100.6）[24]，2 周内病情改善。碘化钾可能通过抑制细胞免疫和中性粒细胞趋化，以及抑制中性粒细胞产生氧中间产物而发挥治疗作用[2]。从结节性红斑对碘化钾的治疗反应来看，这与有报道称结节性红斑是由碘化钾诱发的似乎是矛盾的。

基础病的存在影响结节性红斑的治疗。秋水仙碱对

继发于白塞病结节性红斑的治疗有帮助[8]。各种治疗炎症性肠病的方法对并发的结节性红斑也有效[12, 25]。依那西普和英利昔单抗均有报道治疗结节性红斑有效[25-26]，但这似乎与它们会引起结节性红斑的皮肤副作用相矛盾[27-28]。在一些病例报道中，阿达木单抗对复发性慢性结节性红斑治疗有效[29]。表 100.5 列举了其他系统治疗方法。

## 亚急性游走性结节性脂膜炎

> **同义名：** ■ 游走性结节性红斑（erythema nodosum migrans）■ 慢性结节性红斑（chronic erythema nodosum）

### 要点

- ■ 下肢皮下结节，游走性或离心性扩展，中央消退。
- ■ 皮疹通常位于单侧。
- ■ 大部分是特发性的，少数与链球菌感染或甲状腺疾病有关。
- ■ 与典型的结节性红斑相比，更多表现为慢性病程。

### 临床特征

1954 年 Bafverstedt 首先描述了该病[30]，1956 年 Vilanova 和 Piñol Aguade 将该病命名为**亚急性游走性结**

**表 100.5　结节性红斑的推荐治疗方案。**主要的支持证据；①前瞻性对照研究；②回顾性研究或大样本系列研究；③小样本系列研究或个案报道　Rx

| 所有患者 | 停用一切可疑药物<br>治疗潜在感染性疾病<br>卧床休息、抬高患肢<br>加压包扎 |
|---|---|
| 一线治疗 | 非甾体抗炎药（NSAIDs）(3) *<br>水杨酸盐类<br>碘化钾 (2)（见表 100.6） |
| 二线治疗 | 秋水仙碱 (3) #<br>英利昔单抗 (3) ##<br>羟基氯喹 (3) ^<br>阿达木单抗 (3) ^<br>依那西普<br>霉酚酸酯 (3) |
| 三线治疗 | 系统使用糖皮质激素 (3)<br>沙利度胺 (3) ^^<br>环孢素 (3)<br>氨苯砜 (3) |

\* 可能会加重炎性肠病
\*\* 排除或治疗潜在感染后才可以使用免疫抑制剂
\# 对白塞病相关结节性红斑有效
\#\# 对炎症性肠病相关结节性红斑有效
^ 对慢性结节性红斑有效
^^ 可能会使继发于白塞病的结节性红斑暂时加重

| 表 100.6　碘化钾的使用方法 |
|---|
| **碘化钾饱和溶液** |
| ● 1000 mg/ml |
| ● 使用带刻度的滴管：<br>　0.3 ml（300 mg）*<br>　0.6 ml（600 mg） |
| ● 成人或较大儿童：初始口服剂量 150 ～ 300 mg tid，常规<br>　剂量 300 mg tid |
| ● 婴儿或较小儿童：常规剂量 150 mg tid |
| ● 碘化钾宜用水或饮料稀释，减轻苦味 |
| ● 温度较低时，碘化钾会出现结晶，加热或震荡可以溶解，<br>　如果颜色变为黄褐色，则不可饮用 |
| **碘化钾的副作用** |
| ● 慢性：恶心、嗳气、唾液分泌增多、荨麻疹、血管性水肿、<br>　皮肤小血管炎 |
| ● 慢性：唾液腺和泪腺增大、痤疮样皮疹、碘疹、甲状腺功<br>　能减退、高钾血症、偶尔出现甲状腺功能亢进 |
| * 0.3 ml = 10 滴<br>tid，每天 2 次 |

节性脂膜炎（subacute nodular migratory panniculitis）[31]。部分亚急性游走性结节性脂膜炎患者的临床表现和病理特征与慢性结节性红斑相似，因此许多学者认为该病是后者的一个亚型[3, 30]。也有学者认为该病是一个独立的疾病[32]。亚急性游走性结节性红斑好发于女性，皮疹多位于一侧下肢，以游走性或离心性扩展（中央消退）的结节为特征[3]，呈微黄或硬皮病样外观[33]。皮疹疼痛程度不如结节性红斑明显。虽然患者

会出现关节疼痛和红细胞沉降率加快[31]，但患者很少出现系统症状[30]。绝大多数患者是特发性的，少数病人与链球菌感染（抗链球菌溶血素 O 和抗脱氧核糖核酸酶 B 滴度升高）或甲状腺疾病有关[32]。

## 病理学

　　显微镜下，亚急性游走性结节性脂膜炎主要表现为慢性间隔性脂膜炎[33]。与典型结节性红斑不同的是，亚急性游走性结节性脂膜炎的脂肪间隔增厚更加显著，增宽的间隔边缘有更明显的肉芽肿性炎症，极少合并出血，不发生静脉炎[32]。

## 治疗

　　不经治疗的话，亚急性游走性结节性脂膜炎可持续数月到数年。碘化钾治疗常有效，治疗数周后皮疹消失[33]。

# 硬斑病 / 硬皮病性脂膜炎

（也见第 43 和 44 章）

## 临床特征

　　硬斑病和系统性硬皮病（系统性硬化症）均可影响皮下脂肪（表 100.7），深部硬斑病（深在性硬斑病）的原发部位在脂肪[34]。儿童致残性全硬化性硬斑病、泛发性硬斑病和线状硬病均可累及皮下脂肪。另外，嗜酸性筋膜炎累及筋膜的同时也累及皮下脂肪[35]。外

| 表 100.7　结缔组织病性脂膜炎的临床和病理特点 |||||
|---|---|---|---|---|
| 病名 | 临床表现 | 皮疹分布 | 与系统疾病的关系 | 组织病理 |
| 硬斑病和硬皮病性脂膜炎 | 硬化性斑块 | 四肢、躯干 | 常见于硬斑病，也可见于硬皮病 | 间隔增宽，黏蛋白沉积，炎症主要发生在真皮-皮下组织交界处；淋巴细胞和浆细胞浸润；硬皮病可出现淋巴滤泡 * |
| 狼疮性脂膜炎 | 疼痛性皮下结节和斑块；可能与盘状红斑狼疮皮疹重叠 | 面部（尤其是双颊）、上臂、肩部、髋部、臀部、乳房、躯干 | 仅少数患者伴发系统性红斑狼疮 | 小叶或小叶/间隔混合性脂膜炎；黏蛋白沉积；脂肪小叶透明坏死；淋巴细胞和浆细胞浸润，有时可见较多核尘；淋巴细胞团状聚集或形成滤泡 |
| 皮肌炎性脂膜炎 | 硬化性、疼痛性斑块和结节；可以出现溃疡 | 臀部、腹部、大腿、手臂 | 可发生于确诊皮肌炎的病人，也可在疾病的其他症状出现前发生 | 小叶或小叶/间隔混合性脂膜炎；脂肪坏死；脂肪细胞膜改变；钙化；淋巴细胞和浆细胞浸润；有时淋巴细胞呈团块状聚集 |
| 踝关节环状萎缩性结缔组织脂膜炎 | 皮下组织萎缩，可在皮肤硬化和出现疼痛前发生 | 踝周 | 患者常有抗核抗体阳性，和（或）伴发其他自身免疫性疾病如甲状腺或类风湿关节炎 | 小叶或小叶/间隔混合性淋巴组织细胞浸润性脂膜炎，伴脂肪细胞坏死 |
| 萎缩性结缔组织脂膜炎 | 红斑、硬化性斑块，消退后皮下组织萎缩 | 好发于四肢，也可泛发 | 同上 | 同上 |
| * 在狼疮性脂膜炎中少见<br>基于参考文献 35, 37, 38, 105 和 183 |||||

周血嗜酸性细胞增多症、多克隆丙种球蛋白病和血清学异常可能与疾病有关[35-36]。Fleischmajer[37] 等提出硬皮病硬化过程是从皮下组织的变化开始的。

### 病理学

表 100.7 列出了硬斑病（morphea）和硬皮病性脂膜炎（scleroderma panniculitis）的病理变化，这些变化与间隔性脂膜炎有关（图 100.4）。浸润细胞主要是淋巴细胞和浆细胞[35, 38-39]，亦可见到少量巨噬细胞和嗜酸性粒细胞。某些病例还可见到大量浆细胞浸润[38]。晚期硬斑病皮损部位脂肪组织萎缩，被透明样变性的结缔组织取代。

### 鉴别诊断

以淋巴细胞和浆细胞浸润为主的间隔性脂膜炎，同时伴有真皮和皮下组织硬化是硬斑病和硬皮病性脂膜炎独特的病理特征，这些特征有助于与其他间隔性脂膜炎区分开来。但与其他结缔组织疾病相关的脂膜炎鉴别则相对困难，需要结合临床资料进行准确的分类。局部皮肤变硬、皮下脂肪炎症轻微为硬皮病的特征；筋膜显著受累，同时累及脂肪层则是嗜酸性筋膜炎的特点。

# α₁- 抗胰蛋白酶缺陷性脂膜炎

**同义名：** ■ α₁- 蛋白酶缺陷性脂膜炎 [Alpha-1 protease (proteinase) deficiency panniculitis]

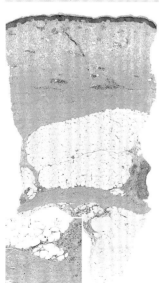

**图 100.4　硬斑病脂膜炎。**
脂肪间隔增宽，黏蛋白沉积，轻度淋巴细胞浸润。淋巴细胞和浆细胞浸润集中在真皮与皮下组织交界处（Courtesy, Lorenzo Cerrroni, MD.）

### 要点

■ 红斑性疼痛性皮下结节或斑块，经常出现溃疡和排出液体。

■ 与 α₁- 抗胰蛋白酶缺陷有关；*SERPINA1* 基因 Z 位点为纯合子（PiZZ）的患者症状最为严重。

■ 组织病理变化为真皮和皮下脂肪间隔液化性坏死，可出现脂肪小叶或间隔-小叶混合性中性粒细胞浸润。

### 引言

α₁- 抗胰蛋白酶缺陷并不常见，但病因明确。症状严重的患者血清中蛋白酶抑制剂的水平显著降低，容易出现溃疡性中性粒细胞性脂膜炎。认识到患者血清中蛋白酶抑制剂的异常，不仅对选择合适的治疗方法非常重要，也对如何处理该病的其他症状以及如何在基因水平干预有很大的作用。

### 历史

α₁- 抗胰蛋白酶缺陷性脂膜炎（alpha-1 antitrypsin deficiency panniculitis）是一种遗传性代谢性疾病，在 20 世纪 60 年代早期 Eriksson 等首先描述了该病[40]。1972 年，Warter 和同事们确认了患有 α₁- 抗胰蛋白酶缺陷和"Weber-Christian 综合征"的一个家系成员，随后的研究证实该病的临床和显微镜下改变与蛋白酶拮抗剂的缺陷相关。

### 流行病学

α₁- 抗胰蛋白酶缺陷性脂膜炎在各种族和地区的患病率并不确切。男女间的发病率大致相当[41-42]，从婴儿到 80 岁的老年人均可发病[42]。

### 发病机制

α₁- 抗胰蛋白酶（alpha-1 antitrypsin）是肝产生的一种糖蛋白，是血清中含量最丰富的丝氨酸蛋白酶抑制剂。编码该蛋白的基因（*SERPINA1*，以往称 **PI**）有超过 120 对不同的等位基因。根据这些等位基因编码蛋白质的电泳迁移率分为三类（M =中，S =慢，Z =很慢）。最常见蛋白酶抑制剂的表型是 MM（M 等位基因的纯合子），这种情况下血清中 α₁- 抗胰蛋白酶浓度正常，约 120 ～ 200 mg/dl[43]。当等位基因表型为 MS 或 MZ 时（PiMS 和 PiMZ，1% ～ 3% 高加索人为该类型）血清中 α₁- 抗胰蛋白酶出现轻度到中度缺陷。当基因表型为纯合子 ZZ 时（PiZZ，1/5000 ～ 1/1500 高加索人为该类型），血清中 α₁- 抗胰蛋白酶水平显著降低，20 ～ 45 mg/dl。此时异常的 α₁ 抗胰蛋白大部分沉积在肝细胞内质网中，少量分泌进入血液循环的 $\alpha_1$-抗胰蛋白酶功能减弱，容易形成无活性聚合物，该聚合物可能对中性粒细胞具有趋化作用[44]。最近，在一名患有 $\alpha_1$-抗胰蛋白酶缺陷性脂膜炎的患者的皮肤中发现了 Z 型聚合物，这进一步表明了该聚合物可能的促炎症作用[45]。

$\alpha_1$-抗胰蛋白酶作用于多种水解组织的蛋白水解酶，包括胰蛋白酶、胶原酶和弹性蛋白酶[46]。$\alpha_1$-抗胰蛋白酶对免疫系统也有重要的调节作用，可以抑制对淋巴细胞和巨噬细胞活化有重要作用的膜连丝氨酸蛋白酶[47]。$\alpha_1$-抗胰蛋白酶还可以通过两条途经抑制补体的活化，一是直接抑制补体释放相关蛋白酶[48]；二是抑制对补体系统活化有重要作用的中性粒细胞蛋白酶[49]。

除了引起脂膜炎，$\alpha_1$-抗胰蛋白酶缺陷还可以引起肝纤维化（$\alpha_1$-抗胰蛋白酶在肝细胞内停留造成的）、肺气肿、胰腺炎、膜增生性肾小球肾炎、类风湿性关节炎、c-ANCA（抗中性粒细胞胞浆抗体）阳性的血管炎以及其他皮肤血管炎和血管性水肿（蛋白酶抑制剂缺乏造成的）[41, 49]。$\alpha_1$-抗胰蛋白酶缺陷患者发生脂膜炎的诱因并不总是明确的，在某些病例创伤是重要的诱因。有报道 $\alpha_1$-抗胰蛋白酶缺陷基因易感女性患者分娩后出现脂膜炎。这可能与怀孕时体内雌激素刺激蛋白酶抑制剂水平增高，而产后蛋白酶抑制剂水平骤降至正常水平以下有关[50]。

$\alpha_1$-抗胰蛋白酶缺陷导致淋巴细胞和巨噬细胞活化，补体系统级联活化受到的抑制减弱，各种趋化因子增多，粒细胞聚集并释放蛋白水解酶，进而破坏脂肪组织和邻近结缔组织[44, 46]。皮下脂肪更容易受损，可能与大量的脂肪酸使附近的弹性蛋白酶对蛋白水解酶更加敏感有关[49]。

## 临床特征

大的红色至紫色、疼痛性结节或斑块，出现在身体多个部位（图 100.5），尤其是躯干下段和肢体近端（髋部、臀部和大腿）[41, 44, 46]。深部皮疹坏死后出现破溃，排出油性物质[42, 44, 46]。皮疹可游走[41]。大约三分之一的病例发病前有外伤史[42]。有些脂膜炎患者出现发热、胸腔积液和肺栓塞[42]。脂膜炎临床病程长，治疗抵抗。愈后瘢痕形成伴皮下组织萎缩[42]。最严重的临床症状出现在蛋白酶抑制剂严重缺陷（PiZZ）的患者，尽管脂膜炎也可出现在杂合子患者[41]。

## 病理学

$\alpha_1$-抗胰蛋白酶缺陷的病理变化多样。早期，表现为以中性粒细胞浸润为主的脂膜炎，随后迅速出现坏死和脂肪小叶破坏[46]。真皮网状层胶原束间出现中

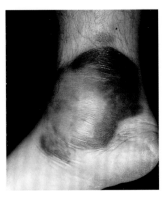

图 100.5　$\alpha_1$-抗胰蛋白酶缺陷性脂膜炎临床表现。踝部的紫红色结节（Courtesy, Kenneth E Greer, MD.）

性粒细胞散在浸润是疾病早期的诊断线索[51]。真皮胶原分解，继而液化性坏死，同时伴有脂肪小叶与间隔分离[52]。另一个特征是在严重坏死性脂膜炎病灶周围散在正常脂肪组织[46]。病变部位周边可出现慢性炎症和出血[46]。虽然已发现有小血管炎，且有淋巴细胞性血管炎、大量中性粒细胞浸润引起的继发性血管炎以及血栓形成的证据[46]，但大部分学者仍未找到原发性白细胞破碎性血管炎的证据。中度胰蛋白酶抑制剂缺乏的个体内噬脂细胞和巨细胞显著聚集[46]。皮损愈合后脂肪小叶消失，瘢痕形成。

$\alpha_1$-抗胰蛋白酶缺陷性脂膜炎是间隔性还是小叶性脂膜炎仍存在争议。脂肪小叶受累很明显，有些作者将该病归于小叶性脂膜炎。但是，有些描述强调了脂肪间隔血管的早期炎症（图 100.6）[52]、胶原纤维溶解和晚期明显纤维化[51]。

## 鉴别诊断

临床上，$\alpha_1$-抗胰蛋白酶缺陷性脂膜炎表现为不同程度的炎症、溃疡形成和液体排出，主要需与溃疡性皮肤病鉴别（见图 105.1）。$\alpha_1$-抗胰蛋白酶缺陷性

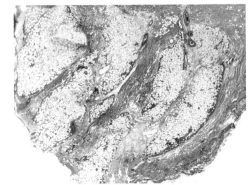

图 100.6　$\alpha_1$-抗胰蛋白酶缺陷性脂膜炎病理表现。脂肪小叶间隔受累为主，可见炎症浸润及胶原纤维溶解

脂膜炎一般无坏疽性脓皮病的坏死和潜行性损害[46]。组织培养有助于鉴别感染引起的脂膜炎。

组织病理方面，需与创伤性（人工性）脂膜炎、感染性脂膜炎、胰腺性脂膜炎和硬红斑（结节性血管炎）相鉴别。每种脂膜炎都可能有炎症细胞如中性粒细胞的浸润以及不同程度的坏死，但每种脂膜炎又有其特征性的表现（见后述）。在某些临床情况下，需与皮下型 Sweet 综合征及风湿性关节炎或炎性肠病引起的中性粒细胞性小叶性脂膜炎鉴别。

## 治疗

药物治疗通常无效，包括皮质类固醇、免疫抑制剂、细胞毒药物、秋水仙碱、达那唑和羟氯喹[41, 46]。土霉素有时有效，特别对较轻的病例，推荐剂量 200 mg，每日 2 次，连用 3 个月[48, 53]。氨苯砜可以抑制中性粒细胞趋化，抑制过氧化酶的氧化作用[41]，可能对轻型病例有效。建议减少酒精的摄入，因为乙醇（一种肝细胞毒素）可加重 $\alpha_1$-抗胰蛋白酶相关性肝炎[49]。

最有效的治疗措施是静脉输注 $\alpha_1$-抗胰蛋白酶。一般每周用 60 mg/kg，连续给药 3 ~ 7 周[41-42]。起效相对迅速，3 周后脂膜炎就可能消退[41]。当体内 $\alpha_1$-抗胰蛋白酶水平低于 50 mg/dl 时[41]，本病可复发，再次替代疗法仍然有效。其他有效的治疗方法包括血浆置换和肝移植。有证据表明自噬增强药物，例如卡马西平，可以减轻系统症状，包括肝纤维化[54]，相关的临床试验正在开展中[55]。

# 硬红斑

**同义名：** ■ 结节性血管炎（nodular vasculitis） ■ Bazin 硬红斑或 Bazin 病（结核性的）[erythema induratum of Bazin or Bazin disease（tuberculous etiology）] ■ Whitfield 硬红斑（非结核性的）[erythema induratum of Whitfield（non-tuberculous etiology）]

## 要点

- 好发于中青年女性小腿屈侧皮肤的红色结节或斑块。
- 可破溃和排出内容物。
- 显微镜下为皮下小叶性或混合性脂膜炎伴小动脉和静脉血管炎。
- 与结核病有着明确的关系，但是某些特发性疾病或其他感染因素或药物也可引起类似的损害。

## 引言

硬红斑（erythema induratum）好发生于小腿屈侧，为皮下结节，可发生溃破和排出内容物。最初认为该病是一种结核疹，最近几项研究从一些患者皮损中检测到结核分枝杆菌 DNA，进一步确认了两者的关系。

## 历史

1861 年 Ernest Bazin 首先描述了该病。虽然不能完全符合 Koch 法则，但此病与结核感染有着紧密的联系，因此归为结核疹。1945 年，Montgomery 和同事们将那些非结核引起，而临床和病理特点又与本病类似的病例命名为 "**结节性血管炎**"。20 世纪 70 年代初开始，普遍认为硬红斑与结节性血管炎是同一种疾病，因为它们的临床病理本质是相同的，都与结核感染相关。皮损内检测到分枝杆菌 DNA 再次证实了硬红斑是结核感染引起的[56]。然而，仍有些医生将那些非结核性的病例诊断为结节性血管炎。

## 流行病学

患者大多数为女性，男性也可发病[57]。无明显种族差异。发病人群的年龄范围广，平均在 30 ~ 40 岁[57]。结核性的硬红斑在结核病高发的人群中更常发生。

## 发病机制

如前所述，部分病例与结核分枝杆菌感染有着非常密切的关系。目前，用 PCR 法在皮损内检测到分枝杆菌 DNA，再次证明了这点[56, 58-59]。利用特异性引物可以区分结核分枝杆菌 DNA 复合物和其他分枝杆菌病原[59]。非结核性的病例也与其他感染因素（例如诺卡菌[23]、丙肝病毒[60]）或药物（例如丙硫氧嘧啶[61]）有关。有报道一例由结核菌素试验引发的硬红斑。

有人认为硬红斑是由免疫复合物介导的血管炎[57]，但是大多数研究者认为它是一种抗原刺激发生的细胞介导的IV型反应[62]。病理标本显示以 T 淋巴细胞、巨噬细胞和包括朗格汉斯细胞在内的树突状细胞浸润为主[57, 63-64]。研究表明，硬红斑合并活动性结核的患者外周血单核细胞在结核菌素纯蛋白衍生物（purified protein derivative，PPD）刺激下显著增殖，分泌干扰素 γ 明显增多。这表明，PPD 特异性 T 细胞参与了结核分枝杆菌抗原诱发的迟发型超敏反应[65]。

## 临床特征

硬红斑多发于小腿特别是小腿屈侧，为疼痛性的红色至紫红色结节、斑块[63-64]。皮损亦可见于足、踝、臀部及上肢[57]。结核分枝杆菌感染引起的硬红斑患者皮肤可以表现为环状排列的结节[66]。皮疹可以发生破溃（图 100.7），愈合缓慢，愈后遗留瘢痕，有复发倾向[57,63,67]。结核分枝杆菌感染引起的硬红斑患者，具有活动性结核感染的临床和影像学表现，PPD 皮试或干扰素 γ 释放试验（如 QuantiFERON®-TB Gold In-Tube test）阳性[68]。除此以外，还可能出现其他类型的结核疹，例如丘疹坏死性结核疹。结核性与非结核性硬红斑临床表现相似。

## 病理学

硬红斑是小叶性或间隔-小叶混合性脂膜炎。浸润细胞有多种，包括中性粒细胞、淋巴细胞、组织细胞、多核巨细胞（图 100.8A）。常出现血管炎，累及小叶间隔动脉或小叶性静脉，可表现为中性粒细胞[63]、淋巴细胞[67]或肉芽肿性血管炎[69]（图 100.8B）。可出现凝固性或干酪样坏死，有时伴有栅栏状肉芽肿[63]。结核性和非结核性硬红斑病理均可出现坏死。PCR 检测结核分枝杆菌 DNA 阳性的病例发生坏死的概率更高，程度更严重[58]。然而，一半以上的病例检测结果是阴性。

## 鉴别诊断

感染性脂膜炎表现为大量中性粒细胞浸润，伴嗜碱性坏死、汗腺坏死和小血管增生，特殊染色可判定病原体。狼疮性脂膜炎较少形成肉芽肿，而以淋巴细胞及浆细胞浸润为主，可见黏蛋白沉积，有时合并红斑狼疮典型的表皮和真皮改变。结节性多动脉炎和血栓性静脉炎多为血管周围的局限性炎症；相反，硬红斑经常发生广泛的小叶性脂膜炎。冻疮与硬红斑在组织学上很难鉴别，但是前者多有明确的寒冷暴露史[63]，病理检查显示管壁呈"蓬松状"水肿表现。

## 治疗

如果可以找到潜在性疾病，应针对病因进行治疗。结核分枝杆菌感染相关的病例采用联合抗结核药物（见第 75 章）[66]。其他感染相关的病例选择适当的抗生素治疗，停止使用可能加重病情的药物。其他有效

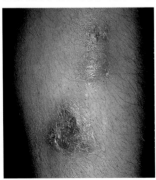

图 100.7 硬红斑临床表现。小腿下部的结节，可见溃疡（Courtesy, Kenneth E Greer, MD.）

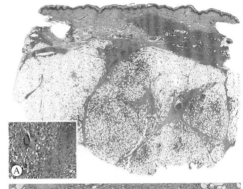

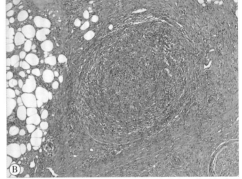

图 100.8 硬红斑病理表现。A. 小叶性脂膜炎，淋巴细胞及肉芽肿性炎症浸润，可见多核巨细胞；B. 真皮层可见累及中等大小血管的血管炎

的治疗药物有皮质类固醇、NSAIDs、钾制剂、四环素、金制剂及麦考酚酯[70]。支持治疗同结节性红斑（见表 100.5）。

# 胰腺性脂膜炎

**同义名：** ■ 胰腺炎性脂肪坏死（pancreatic fat necrosis）■ 酶性脂膜炎（enzymatic panniculitis）

## 要点

- 皮下结节，有时伴发热、关节炎、腹痛。
- 常伴随胰腺疾病，包括急、慢性胰腺炎和胰腺癌。
- 以"影子细胞"为特征的间隔-小叶混合性脂膜炎，钙盐与脂肪发生皂化，导致嗜碱性物质沉积。
- 治疗主要针对潜在的胰腺疾病。

## 引言

胰腺性脂膜炎（pancreatic panniculitis）是胰腺病

的并发症，报道不多。胰腺性脂膜炎除了脂肪坏死，还是系统疾病的重要信号，它可以在潜在的胰腺疾病检测出来前发生。

## 历史

1883 年 Chiari 首先描述了该病。截至 1999 年，报道的病例不足 100 例[71-72]。此后又有 90 例，主要为个案报告。

## 流行病学

超过 2% 的胰腺病患者患有脂膜炎[73]。尚无地理、种族、性别差异的报道。

## 发病机制

大量证据表明脂肪酶、淀粉酶、胰岛素参与了疾病皮损的形成[71]。即使是在未检测到胰腺病的患者，其血[72-73]、尿[71]及皮损中胰酶的水平是升高的。脂肪酶与脂膜炎有着非常明确的关系，大量病例显示患者血清中脂肪酶升高，淀粉酶却在正常范围[72]。利用一种抗胰脂肪酶单克隆抗体，在皮损处活检可观察到脂肪细胞染色。

皮损出现 2～3 天后淀粉酶水平达顶峰，消退 2～3 天后淀粉酶可降至正常。胰蛋白酶和淀粉酶促进血管壁通透性增加，导致脂肪酶进入组织，水解中性脂肪生成甘油和游离脂肪酸，最终导致脂肪坏死和炎症产生[72-73]。静脉淤滞可促进此过程，这可能是皮损好发于四肢远端的原因。血清酶水平的高低与胰腺性脂膜炎严重程度不完全一致[75]。推测免疫学因素可能起到一定作用。

## 临床特征

皮下结节可发生于急慢性胰腺炎、胰腺肿瘤［腺泡细胞＞其他类型细胞（如神经内分泌癌）］、胰腺假囊肿、胰腺分裂、外伤性胰腺炎[72, 76]患者。慢性胰腺炎患者发生脂膜炎常与胰腺门静脉瘘有关，部分患者还可能合并腺泡细胞癌。本病可在检出胰腺疾患前 1～7 个月发生[73]。如已知合并胰腺癌，发生脂膜炎则提示肿瘤转移[72-73]。

胰腺性脂膜炎的皮下结节多位于双腿（图 100.9），也可出现在腹部、胸部、上肢和头皮[72-73]。皮损为红斑性、水肿性，有时伴有疼痛；单独出现或分批出现，可呈游走性。结节可有波动感，可破溃，排出油状物质[72]。脂膜炎亦可累及内脏的脂肪组织包括网膜和腹膜[72]。患者可以出现发热、腹痛、炎症性多关节炎、腹水和胸水[72]。

同时出现皮下结节、多发性关节炎和嗜酸细胞增

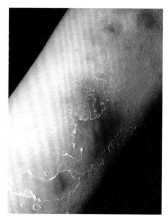

图 100.9 **胰腺性脂膜炎临床表现**。发生于上肢紫红色至褐色结节，伴有炎症后脱屑

多，称为 Schmid 三联征，这类患者预后较差。影像学检查显示某些患者大关节附近骨皮质有多发的退行性改变。皮损可在几周内消退，遗留色素沉着性瘢痕。急性胰腺炎患者脂膜炎可随着胰腺急性炎症的消退而消失[72]。然而，部分患者皮损也可持续存在并扩大，直到潜在的胰腺疾病被治愈。

## 病理学

胰腺性脂膜炎早期可表现为间隔性脂膜炎[22]，着病情的发展，逐渐表现为小叶性或间隔-小叶混合性脂膜炎。疾病早期也可出现脂肪液化变性坏死和囊肿形成[71, 75]。脂肪细胞胞核消失，胞壁变模糊，增厚，形成特征性的"影子细胞"。脂肪被钙盐皂化生成嗜碱性物质，呈颗粒状或均质状沉积（图 100.10）。脂肪间隔出现中性粒细胞、偶有嗜酸性粒细胞、巨噬细胞、多核巨细胞浸润。病程晚期病变消退，纤维化，脂肪组织萎缩。

## 鉴别诊断

临床上，胰腺性脂膜炎的结节与很多其他类型的

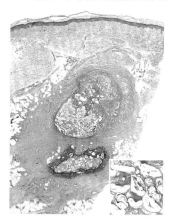

图 100.10 **胰腺性脂膜炎病理表现**。小叶及间隔性脂膜炎，中性粒细胞浸润，脂肪细胞坏死，影子细胞，钙盐与脂肪发生皂化形成嗜碱性物质（Courtesy, Lorenzo Cerroni, MD.）

脂膜炎相似。有溃疡和排出物可与硬红斑鉴别。伴有发热、多发性关节炎和腹痛多提示有胰腺疾病。血淀粉酶和脂肪酶水平升高也有助于诊断。组织学上可见"影子细胞"形成和脂肪皂化，可与其他脂膜炎鉴别开。狼疮性脂膜炎多见嗜酸性物质的玻璃样变性，而胰腺性脂膜炎则为典型的颗粒或均质状嗜碱性物质坏死，可据此鉴别两者。

### 治疗

支持治疗如加压包扎和抬高患处有帮助，有效的处理依靠对潜在胰腺疾病的治疗。慢性胰腺炎患者，可置放胰腺导管支架来减轻阻塞。胰腺瘘或囊肿患者，若单纯引流不成功，可采用胆道搭桥术。奥曲肽，一种合成的类似生长抑素的多肽，可用于抑制胰酶的生成[72]。胰腺癌患者切除肿瘤，脂膜炎随之消退。

# 新生儿硬化症，新生儿皮下脂肪坏死、皮质类固醇后脂膜炎

新生儿硬化症、新生儿皮下脂肪坏死和皮质类固醇后脂膜炎三者都是以组织学上脂肪细胞内形成针状结晶为特点。与成人相比，一般认为婴儿的皮下脂肪中饱和脂肪酸（包括棕榈酸和硬脂酸）含量相对较高，不饱和脂肪酸（如油酸）含量相对较低[77]，因此较易形成结晶。饱和脂肪酸与不饱和脂肪酸的比例升高，导致储脂的熔点升高，特定情况下容易形成结晶。微型结晶（A 型）很显然不会产生炎症反应，因为在 6 个月或 6 个月以下的婴儿中是常见的（以广泛分散的形式），但在新生儿硬化症患者中它的含量更高。更大的 B 型结晶倾向于花环状排列，能够诱发肉芽肿性反应。这些类型的结晶在新生儿皮下脂肪坏死和皮质类固醇后脂膜炎患者中多见[77]。结晶形成和脂肪动员缺陷都可以解释这些疾病的临床表现。

## 新生儿硬化症

### 要点

- 发生于早产儿。
- 皮肤广泛发冷、变硬、呈板状。
- 显微镜下，脂肪细胞内形成针状裂隙；炎症反应轻微。
- 多数患儿体温较低，常合并有其他疾病，常夭折。

### 历史

1722 年 Uzembenzius 首先认识到新生儿硬化症

（sclerema neonatorum），1784 年 Underwood 首先描述了该病的典型表现。1897 年 Ballantyne 初步描述了该病的组织学改变，Knopfelmacher 则注意到了皮下组织中针状结晶的存在。

### 流行病学

新生儿硬化症常发生于早产、身体虚弱的婴儿，多于出生后第一周起病。男性稍多，死亡率无明显性别差异[78]。

### 发病机制

硬化症婴儿中，在饱和与不饱和脂肪酸比例升高，缺乏脂肪酸的动员的情况下，脂肪细胞出现结晶和脂肪硬化。促进疾病发生的因素可能包括围生期窒息引起的皮下缺血和低体温等（见表 100.8）[77]。

### 临床特征

该病的主要临床特征参见表 100.8[77-79]。皮下组织快速硬化导致了全身大部分皮肤变坚实，僵硬。低体重、低体温和出血提示预后极差[78]。

### 病理学

显微镜下主要特征参见表 100.8。炎症细胞通常较稀疏，大部分针状裂隙存在脂肪细胞内而不是在巨噬细胞中（图 100.11）[77, 79]。结缔组织带增厚可能是疾病晚期唯一的组织病理改变[79]。

### 鉴别诊断

与新生儿硬化症不同，新生儿皮下脂肪坏死是一局限性的疾病，预后较好。组织学上，后者炎症浸润更明显，针状裂缝局限于巨噬细胞内。新生儿硬化症可发生于先天性心脏病的早产患儿。该病表现为皮肤肿胀、蜡样外观，病理表现为真皮水肿伴有黏蛋白增多[77]。其他发生于新生儿时期表现为广泛皮肤硬结的疾病包括有硬皮综合征（好发于躯干、臀部、大腿）、局限性硬皮病和 Hutchinson-Gilford 早老症。

针尖裂隙通常是在婴儿和儿童皮下组织中出现，但是最近有报道称，在一名患有与吉西他滨相关的血栓性微血管病的成年患者中也出现了放射状针尖裂隙（类似于新生儿硬化症中），不过体积较小。

### 治疗

此病难以治愈[78]。治疗措施包括对败血症的治疗，辅助呼吸，纠正水、电解质紊乱，保暖等[77, 81]。换血疗法对某些病例可能有效[77, 81]。系统应用皮质类固醇有待商榷[77-78]。

| 表 100.8 | 皮下组织表现有针状裂隙的脂膜炎 | | | | | |
|---|---|---|---|---|---|---|
| 类型 | 病人特点 | 发病时间 | 皮肤表现 | 伴随的系统症状 | 组织学特征 | 可能的诱因 |
| 新生儿硬化症 | 早产儿，病情重 | 出生后第一周 | 泛发、弥漫性硬化，仅掌跖、外生殖器较少受累；皮肤发冷、蜡样光泽、僵硬，呈青紫色，点状色素脱失 | 呼吸困难，充血性心力衰竭，肠梗阻，腹泻，3/4 的患儿死于败血症 | 脂肪细胞内出现针状裂缝，间隔增厚，炎症细胞稀疏或无（极少见到中性粒细胞、嗜酸性粒细胞、巨噬细胞、多核巨细胞） | 低体温，围生期窒息，补体活性缺陷，脱失 |
| 新生儿皮下脂肪坏死 | 足月产儿 | 出生后 2～3 周 | 好发于面、肩、背、臀、大腿，为局限性红斑、质硬的皮下结节，可有波动感 | 高钙血症（可延迟数月出现），血小板减少，高甘油三酯血症 | 小叶性脂膜炎伴中性粒细胞、淋巴细胞、巨噬细胞浸润；脂肪细胞和巨噬细胞内针状裂缝呈放射状排列；偶有钙质沉着，红细胞外渗 | 低体温，低血糖（如妊娠糖尿病引起的），围生期低氧血症（如误吸胎粪、前置胎盘、脐带脱出、先兆子痫等引起），产伤 |
| 皮质类固醇后脂膜炎 | 1～14 岁的儿童 | 大剂量系统应用皮质类固醇停用后 1～40 天* | 发生于面、上肢、躯干的硬红斑块；小而散在，或大而融合；瘙痒，触痛，或无症状 | 需要系统应用皮质类固醇治疗的基础病包括白细胞增多症、脑水肿、肾病综合征、分泌性腹泻、急性风湿热 | 小叶性脂膜炎伴淋巴细胞、巨噬细胞、多核巨细胞浸润；脂肪细胞和巨细胞内针状裂缝 | 皮质类固醇快速撤药 |
| * 多在 10 天以内 | | | | | | |

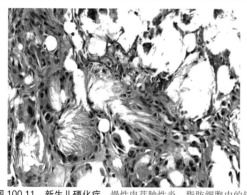

图 100.11 新生儿硬化症。慢性肉芽肿性炎，脂肪细胞内的针状裂隙

## 新生儿皮下脂肪坏死

### 要点

- 新生儿期一个或多个游走性、坚固的皮下结节或斑块。
- 有时伴有高钙血症或血小板减少。
- 肉芽肿性、小叶性脂膜炎，伴脂肪细胞和巨细胞内针状裂隙。
- 预后较好，常自行消退。

### 引言

与新生儿硬化症相比，新生儿皮下脂肪坏死（subcutaneous fat necrosis of the newborn）病程较局限。虽然可能出现并发症，尤其是在高钙血症的情况下，但大部分病例可自行缓解。

### 历史

20 世纪初，Fabyan 描述了可自发性消融的"脓肿"，第一次提出了皮下脂肪坏死的镜下表现。

### 流行病学

本病主要见于足月产婴儿，出生后 2～3 周[82]。

### 发病机制

本病是在多种因素作用下，饱和与不饱和脂肪酸比例升高，导致胎儿脂肪组织形成结晶、脂肪细胞受损和形成炎症性肉芽肿。低体温是一个可能的诱因，如患儿在低体温心脏手术后或使用降温毯后发生皮下脂肪坏死[83-85]。其他可能的原因见表 100.8[77, 82, 84]。产伤的作用一直为人们所质疑，因为许多患儿是剖宫产[82]。

### 临床特征

本病临床特征见表 100.8。光滑、局限、可移动的红色或紫色皮下结节或斑块，有时对称发生[77, 82]（图 100.12）。可用 CT[86] 或 MRI[87] 检测脂肪坏死的区域。

有些病例合并高钙血症或血小板减少症，前者可在皮损出现 1～4 个月后发生[84]。在肉芽肿性脂膜炎中，活化的巨噬细胞（表达 1-α 羟化酶）分泌 1, 25- 二羟维生素 $D_3$（骨化三醇），促进肠道钙质吸收、

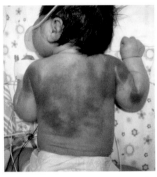

图 100.12　新生儿皮下脂肪坏死临床表现。发生于背部及肩部的紫红色硬斑（Courtesy, Lorenzo Cerroni, MD.）

骨骼分解释放钙质，进而导致血钙升高[82, 88]。血小板减少的机制可能是由于皮下组织局部的死骨形成引起的，因为有研究表明炎症消退后骨髓正常，血小板恢复正常[89]。皮损可自行消退，有时伴有皮下脂肪萎缩。合并高钙血症的患者可以死亡[89]。

### 病理学

显微镜下改变见表 100.8。其中包括小叶性脂膜炎为主要表现的混合细胞的浸润。脂肪细胞和巨细胞内可见针状裂隙（图 100.13）。结晶成双折光性，苏丹红染色阳性[77]。偶尔，少数临床典型的病例未发现针状裂缝。有时，多核巨细胞内可见嗜酸性颗粒，但它们的来源并不完全确定，可能来自于脱颗粒性嗜酸性粒细胞[90]。

### 鉴别诊断

临床上，新生儿硬化症皮肤受累广泛，而新生儿皮下脂肪坏死具有局限性，病程有自限性，据此两者可鉴别开来。组织学上，硬化症炎症轻微。皮质类固醇后脂膜炎与新生儿皮下脂肪坏死从镜下表现上很难鉴别，但二者临床表现不同（见下文）。

### 治疗

本病皮损可自行消退，重要的是支持治疗。重症病例可用皮质类固醇控制炎症[77]。持续监测血钙水平

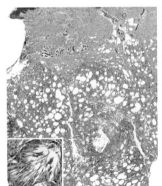

图 100.13　新生儿皮下脂肪坏死病理表现。小叶性脂膜炎为主，巨细胞内可见放射状针状裂隙。相似表现可出现与皮质类固醇后脂膜炎

（至少 4 个月）非常重要。高钙血症患者多饮水，限制钙质和维生素 D 的摄入、服用促钙质排泄的利尿剂（如呋塞米）、降钙素和二膦酸盐（如羟乙磷酸钠、氨羟二磷酸二钠）等药物[82, 84, 91]。皮质类固醇可以干扰生维生素 D 代谢生成骨化三醇，抑制巨噬细胞产生骨化三醇[84]，治疗高血钙症有效。

## 皮质类固醇后脂膜炎

> ### 要点
> ■ 系统应用皮质类固醇后突然停用引起的一种少见的并发症。
> ■ 发生于面颊部、上肢和躯干的皮下结节。
> ■ 皮损自行消退或再次使用皮质类固醇激素后消退。
> ■ 病理表现为小叶性的肉芽肿性脂膜炎，脂肪细胞和巨细胞内出现针状裂缝。

### 历史

1956 年 Smith 和 Good[92] 报道，11 例患有急性风湿热的儿童应用大剂量皮质类固醇治疗时突然迅速减量，有 5 位儿童发生了瘙痒性、结节性红斑样皮损。

### 流行病学

皮质类固醇后脂膜炎（post-steroid panniculitis）发生于儿童，较新生儿硬化症和新生儿皮下脂肪坏死性脂膜炎患者年龄大，有报道提出本病年龄范围在 20 个月至 14 岁[94]。偶尔也会发生于成人[94-95]。

### 发病机制

本病发生于系统应用皮质类固醇突然减量时，包括口服泼尼松、地塞米松和静脉用甲基泼尼松龙。这些患者体内累积的泼尼松剂量在 2000 ～ 6000 mg[93]。引起脂膜炎的确切机制不明。

### 临床特征

患有此种类型脂膜炎的患者，之前因各种原因接受皮质类固醇治疗[92-96]（见表 100.8）。皮疹在皮质类固醇快速减量 1 ～ 40 天后出现（见表 100.8），数月至数年后自行消退[96]。

### 病理学

显微镜下表现见表 100.8[96]，脂肪细胞或巨细胞内见针状裂隙，部分呈"星爆"样外观。

### 鉴别诊断

皮质类固醇后脂膜炎患者面颊部少许结节，与非脂膜炎性疾病如感染性红斑、特应性皮炎、红斑狼疮或面部蜂窝织炎相似，但这些疾病的显微镜下改变与

皮质类固醇后脂膜炎有非常大的区别。寒冷性脂膜炎与本病在临床和病理上都相似，但前者有寒冷暴露史，病理上无针状裂缝，可资鉴别。皮质类固醇性脂膜炎的显微镜下表现与新生儿皮下脂肪坏死在本质上是相同的，然而后者常有高钙血症和出血倾向。病史对诊断有决定性作用。

### 治疗

本病可自然消退，故不需治疗。再次使用激素，然后缓慢减量也可能有帮助[96]。

# 红斑狼疮性脂膜炎（狼疮性脂膜炎）

**同义名**：■ 深在性狼疮（lupus profundus）■ 皮下红斑狼疮（subcutaneous lupus erythematosus）

## 要点

■ 面部、四肢近端和躯干触痛性皮下结节和斑块。

■ 至少 1/3 的病例合并有慢性皮肤（盘状）红斑狼疮，少数合并系统性红斑狼疮（10% ～ 15% 的患者）。

■ 常常出现在红斑狼疮的其他临床表现之前。

■ 特征性的病理变化包括小叶性脂膜炎，伴玻璃样变性和淋巴细胞为主的炎症浸润；常有淋巴细胞团块状聚集。

■ 其上方表皮和真皮常有红斑狼疮的改变。

### 历史

1869 年，Kaposi 首先描述了狼疮性脂膜炎（lupus panniculitis）的临床特点。1940 年，Irgang 认为它是红斑狼疮的一种临床表现。1956 年，Arnold 发表文章明确指出，狼疮性脂膜炎是红斑狼疮的一种特殊亚型[97]。

### 流行病学

狼疮性脂膜炎是红斑狼疮的一个亚型，占全部红斑狼疮患者的 2% ～ 3%[98]。好发于成年人，年龄中位数为 30 ～ 40 岁[99]。儿童亦可发生狼疮性脂膜炎，有一例报道合并新生儿红斑狼疮[97]。本病好发于女性，女男比例为 2 : 1 ～ 4 : 1[36, 99]，少数患者伴有红斑狼疮或其他结缔组织病家族史[98]。

### 发病机制

狼疮性脂膜炎的自身免疫学机制与其他类型的红斑狼疮相似（见第 41 章）。狼疮性脂膜炎以 T 淋巴细胞和巨噬细胞浸润为主[100]。补体 C4 部分缺陷的患

者也可发生狼疮性脂膜炎，皮疹常于儿童期出现，泛发全身[101]。补体缺乏导致对免疫复合物的调理缺陷，进而导致疾病发生[101]。免疫组织化学分析显示，在狼疮性脂膜炎的皮损中有一种干扰素驱动的 Th1 型免疫应答，这可能导致细胞毒性 CXCR3 阳性淋巴细胞的募集[102]。

### 临床特征

狼疮性脂膜炎表现为成批出现的皮下触痛性结节和斑块（见表 100.7）。少数患者可在外伤后出现。皮损好发于面部、上臂、臀部和躯干（图 100.14），头皮的线状病变在东亚人群中很常见，但不限于此[103]。值得注意的是四肢远端不会受累[88]。皮疹处皮肤常为淡红色或有典型的慢性皮肤型（盘状）红斑狼疮表现（如鳞屑、毛囊角栓、皮肤异色症、毛细血管扩张、萎缩和瘢痕）。有时，临床改变太轻微不能辨认，但组织病理可证实。有时候，表面皮肤也与皮下结节或斑块粘连，表面出现凹陷，偶尔发生溃疡。狼疮性脂膜炎病程慢性，反复发作[104]，通常最终发展为毁容性的皮下萎缩（见第 41 章和第 101 章）。

狼疮性脂膜炎经常发生在红斑狼疮的其他表现之前或在缺乏其他自身免疫性结缔组织病的情况下出现[99]。例如，盘状红斑狼疮的皮损在脂膜炎出现 10 年后才发生。然而，系统性红斑狼疮或盘状红斑狼疮的表现也可能在脂膜炎之前很久（或同时）发生[36]。狼疮性脂膜炎与慢性皮肤红斑狼疮的关系较系统性红斑狼疮更密切。至少 1/3 狼疮性脂膜炎患者同时有盘状红斑狼疮的皮损，而只有 10% ～ 15% 的患者满足系统性红斑狼疮的诊断标准[99, 105]。大部分患者系统表现相对较

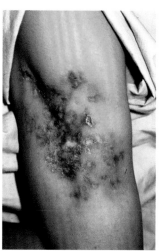

**图 100.14 狼疮性脂膜炎临床表现**。上臂外侧的红褐色斑块。注意其严重皮下萎缩和盘状红斑狼疮的皮损（Courtesy, Kenneth E Greer, MD.）

轻，通常有关节痛或雷诺现象[98]。患者常有低滴度的抗核抗体，也可有其他循环抗体（包括那些针对双链DNA和可提取核抗原的抗体）、白细胞减少、低补体血症和红细胞沉降率加快[98]。

## 病理学

狼疮性脂膜炎主要为不同程度的小叶炎症（图100.15A）。常出现淋巴细胞结节状浸润（图100.15B）。特征性的显微镜下改变要点（例如，脂肪小叶的玻璃样坏死）在表100.7中列出（图100.15C）。可形成肉芽肿，并向小叶间隔侵入，但通常不明显。其他表现包括淋巴细胞性血管炎、黏蛋白或钙的沉积[32]。

单独皮下组织的变化已具有特征性以诊断狼疮性脂膜炎。然而，在1/2～2/3患者，其表皮或真皮发生慢性皮肤红斑狼疮的改变，对诊断有一定的帮助[100, 105-106]。不少患者脂膜炎表面皮肤的直接免疫荧光检测狼疮带阳性，即使在那些组织病理变化无特异性的患者亦可出现[106]。

## 鉴别诊断

临床上，狼疮性脂膜炎的皮损可能与其他类型的脂膜炎相似。很少累及肢体远端的特点可能有助于与结节性红斑和硬红斑区区分开来。应该记住的是，红斑狼疮患者也可以发生其他类型的皮下炎症，包括结节性红斑、血栓性静脉炎、胰腺性脂膜炎和近关节的类

风湿结节样皮损。

显微镜下，狼疮性脂膜炎可能与局限性硬皮病和皮肌炎相关的脂膜炎（见表100.7）、创伤性脂膜炎（常有外来物体的证据）相似；疾病的后期皮疹可能与其他原因引起的局限性脂肪萎缩难以鉴别[98, 104]。一个重要的鉴别诊断是皮下脂膜炎样T细胞淋巴瘤，因为这两种疾病的病理表现有很大程度的重叠。表100.9列出了鉴别要点。然而，有报道皮下脂膜炎样T细胞淋巴瘤患者病理表现为滤泡界面皮炎，真皮有丰富的黏蛋白沉积[107]。更复杂的是，这两种疾病的特征都可以在同一个标本中出现[108]。

## 治疗

抗疟药常用于治疗狼疮性脂膜炎，可使大部分患者病情改善[99]。对单一抗疟药没有反应的患者，联合另一种抗疟药治疗可能有效[104]。考虑到本病的慢性反复性过程，数年的治疗是必要的[98]。

若系统应用皮质类固醇[98]，常限于在疾病早期。其他系统治疗包括氨苯砜、环磷酰胺、沙利度胺和免疫球蛋白[99, 101, 109]。如果伴有盘状损害可以外用强效皮质类固醇或皮损内注射。

（李子媛译 高小曼校 常建民审）

图100.15 狼疮性脂膜炎病理表现。A，B.主要表现为小叶性脂膜炎，有淋巴细胞结节状浸润；C.脂肪小叶的玻璃样坏死也是其中一个特征。注意，脂肪细胞膜改变是几种脂膜炎晚期的非特异性表现（Courtesy, Lorenzo Cerroni, MD.）

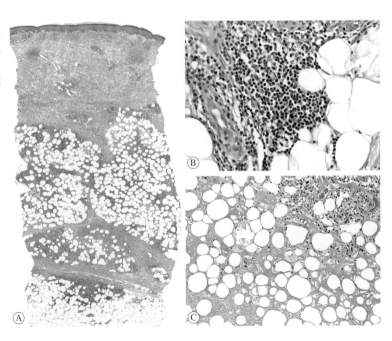

| 表 100.9　狼疮性脂膜炎和皮下脂膜炎样 T 细胞淋巴瘤的鉴别要点 | |
|---|---|
| **狼疮性脂膜炎** | **皮下脂膜炎样 T 细胞淋巴瘤** |
| **临床特征** | |
| • 皮下结节、浸润性斑块，常出现较大的痛性溃疡，脂肪萎缩 | • 多发斑块、结节，常无溃疡 |
| • 亚洲人中好发于四肢近端、臀部、躯干及头面部 | • 好发于四肢，也可泛发 |
| • 可先于、晚于或同时与其他红斑狼疮的表现 | • 少数患者会出现发热、体重下降和（或）噬血细胞综合征 |
| • 治疗：糖皮质激素（皮损内注射或局部外用超强效激素）、抗疟药、环孢素、氨苯砜 | • 治疗：系统使用糖皮质激素；进展期可采用化疗；环孢素 |
| **显微镜下表现及实验室检查** | |
| • 一半患者出现红斑狼疮的表皮和真皮的变化 | • 表皮改变**不常见**，通常局限于皮下组织； |
| • 小叶性淋巴细胞性脂膜炎 | • 小叶性淋巴细胞性脂膜炎； |
| • 晚期皮损可见核尘 | • 晚期皮损可见核尘； |
| • 异型细胞或脂肪细胞周围淋巴细胞：**少见** | • 异型细胞或脂肪细胞周围淋巴细胞：较常见 |
| • 淋巴滤泡：20% ～ 50% 的病例出现； | • 淋巴滤泡：**常无**； |
| • 聚集的 B 细胞：可见； | • 聚集的 B 细胞：**不可见**； |
| • MxA 染色：更广泛； | • MxA 染色：较局限； |
| • 有浆细胞样树突状细胞聚集 | • **无**浆细胞样树突状细胞聚集 |
| • 浸润细胞：浆细胞，有时可见嗜酸性粒细胞； | • 浸润细胞：浆细胞少见，可见肉芽肿； |
| • 脂肪坏死：玻璃样坏死或脂肪细胞膜 | • 脂肪坏死：纤维素性坏死或凝固性坏死 |
| • TCR-γ 基因重排：多克隆性 | • TCR-γ 基因重排：单克隆性（阳性） |

MxA，人类黏病毒耐药蛋白 1；TCR，T 细胞受体

# 皮肌炎性脂膜炎

## 要点

■ 少见的皮肌炎临床表现。

■ 缺乏临床皮疹时显微镜下也常见到脂膜炎的改变。

■ 在皮肌炎的其他临床表现之前或之后发生。

■ 显微镜下，以淋巴细胞、浆细胞浸润为主的小叶性或混合性脂膜炎。

■ 通常对治疗反应好。

### 引言

脂膜炎是一种皮肌炎少见的临床表现。有证据表明，缺乏明显临床表现但镜下表现为脂膜炎的情况更常见。

### 临床特征

皮肌炎性脂膜炎（panniculitis of dermatomyositis）通常表现为持久的、硬的、触痛性的斑块和结节，可以形成溃疡，愈后遗留脂肪萎缩（表 100.7）[110]。可与皮肌炎的其他临床表现同时出现[110]，或以疾病的首发症状出现[111]。其他临床表现、实验室特征以及恶性肿瘤的发生率与不伴有脂膜炎的皮肌炎患者相似[110]。超过 1/4 的青少年皮肌炎患者，之前没有脂膜炎的临床损害（偶尔伴有腹部脂肪增加），仍发生局部或泛发的脂肪萎缩，这些患者常伴有代谢异常如高甘油三酯血症和胰岛素耐受（见第 101 章）。

### 病理学

显微镜下特征参见表 100.7。可有淋巴细胞性血管炎，还可合并脂肪坏死[110]。部分患者可见到脂膜的改变（见"脂肪皮肤硬化症"内容），这些患者可能对治疗特别抵抗[110]。伴有深部软组织和骨骼肌钙质沉着症的皮肌炎患者可有不同程度的钙化[35]。脂膜炎上方的表皮基底层细胞可以出现空泡变性[110]，真皮可能出现水肿或黏蛋白沉积伴血管周围淋巴细胞浸润[112]。真皮表皮连接处直接免疫荧光检测阴性[110]，尽管在血管壁已检测到免疫反应物[112]。

### 鉴别诊断

狼疮性脂膜炎更多易出现玻璃样坏死和淋巴结肿大，但是仍需要根据临床表现和实验室结果对两者进一步鉴别。两种疾病的皮肤均可发生皮肤异色症，但是狼疮性脂膜炎常累及附属器，基底膜带荧光试验阳性。

### 治疗

通常对药物治疗反应好[112]。治疗药物包括泼尼松、甲氨蝶呤、硫唑嘌呤、环孢素和静脉注射丙种球蛋白[95-97]。脂膜炎皮损对羟基氯喹的反应不一。面部遗留脂肪萎缩可予局部透明质酸或聚左旋乳酸填充。

# 创伤性脂膜炎

## 要点

■ 皮下组织炎症由外来的伤害引起。

■ 注射可能是偶然的、有目的的或医源性的，也可能是潜在精神病的一种表现。

■ 依据刺激物的不同，可观察到各种各样的组织病理变化。

■ 外源物的确定对诊断帮助最大。

## 引言

各种类型的外源性伤害都可能引起脂膜炎。广义上创伤性脂膜炎（traumatic panniculitis）分为四种类别：寒冷性脂膜炎（Haxthausen 病）、硬化性脂肪肉芽肿和其他可注射物质或治疗（例如兆电子伏放疗）引起的脂膜炎以及钝器伤引起的脂膜炎。

## 历史

1928 年 Lemez 报道了寒冷性脂膜炎，他注意到新生儿和 6 个月的以下婴幼儿特别容易受到寒冷的伤害，与冰块接触时可形成皮下组织结节[113]。1941 年，Haxthausen 发现，小孩暴露在寒冷中数日后，面颊部和下颏发生坚硬浸润性结节。1970 年 Epstein 和 Oren 报道了一种由冰棒引起的类似损伤[114]。

为了美容或其他目的将外来的脂质物质注射入皮肤已经开展了数个世纪[115]。1950 年，Smetana 和 Bernhard 报道了 14 例男性生殖器**硬化性脂肪肉芽肿**。开始认为该病是一个内源性疾病，但随后的研究发现这些患者皮损中均存在矿物油[115]。

## 流行病学

婴幼儿和年龄较小的儿童患寒冷性脂膜炎的风险最高。年轻女性马术者的大腿也可出现类似皮疹[116]。男性生殖器硬化性脂肪肉芽肿在年轻成人多见[117]。经过环磷酰胺治疗后的转移癌患者接受兆电子伏放疗后出现一种硬化的、类似硬皮病的脂膜炎[118]，是一种放疗后回忆反应[119]。

## 发病机制

寒冷性脂膜炎好发于小儿，这与之前讨论的小儿脂肪特点有关[120]。寒冷性损伤也与血流的波动有关，这种波动与温度降低（摆动现象）、冰晶的形成和溶解有关[120]。注射油（与杂质有关）可产生皮下组织炎症。这些物质包括矿物油（石蜡）和樟脑、棉花籽、芝麻油。甚至一些医用的硅树脂可能也含有杂质。用于美容时，这些物质在体内需要被包裹，因此常添加纤维诱导物如橄榄油或蓖麻油[115]。注射牛奶和渣滓与面部脂膜炎有关。

脂膜炎还可由许多治疗药物引起，如哌替啶、吗啡、喷他佐辛、植物甲萘醌（维生素 K）[121]、醋酸格拉替雷、干扰素-β、白介素 2[122]和疫苗（例如破伤风），此外组织填充物如牛胶原[123]、聚左旋乳酸也可引起脂膜炎。此外，"中胚层疗法"（注射卵磷脂等来治疗局部脂肪堆积，见第 156 章）[124]及电针刺[125]也可引起本病。除了这些物质引起的异物反应，其他免疫机制也可能参与了发病。钝器伤引起的肉芽肿，被包裹的物质可能来自破裂的红细胞膜[126]。

## 临床特征

寒冷性脂膜炎（cold panniculitis）（包括冰棒脂膜炎）可有红斑、硬结节，好发于面颊和下颏[120]。马术表演者穿着紧身的衣服暴露在寒冷中后，大腿出现红色至紫色的触痛性斑块（图 100.16）[116]。

脂肪肉芽肿患者，结节有时是游走性的，可伴有不同程度的肿胀、红斑、脓肿形成、淋巴管炎和纤维变性[115]。**硬化性脂肪肉芽肿**通常是自身注射油性物质引起的男性生殖器部位的皮损（见第 94 章）。还有报道硬化性脂肪肉芽肿是因局部应用维生素 E 霜所致[127]。几例日本患者阴囊出现 Y 型硬化（未检测到外源性脂质），认为是嗜酸性硬化性脂肪肉芽肿[128]。硬化性脂肪肉芽肿患者常否认自身注射，造成诊断困难。还有一种脂肪肉芽肿是油脂枪肉芽肿，是技工使用油脂枪意外走火造成的，表现为疣状结节，通常发生在手背[129]。

注射引起的其他类型脂膜炎，结节有不同程度的疼痛和纤维变性。皮疹的分布有时可提供探索病因的线索。**Texier 病**是一种注射植物甲萘醌（维生素 K）引起的脂膜炎。该病中，淡紫色边缘的硬化性皮疹在臀部和大腿形成一种类似"牛仔枪带和手枪皮套"样的外观[121]。钝器伤引起的损害经常有瘀斑，多位于小腿、手臂或手部[126]。有时可见局部多毛，可能与局部充血、血管增生有关[130]。

## 病理学

表 100.10 列出了多种类型的创伤性脂膜炎的显微镜下改变[117-119, 129-133]。此外，硬化性脂肪肉芽肿将在第 94 章中讨论。

## 鉴别诊断

寒冷性脂膜炎脂肪细胞中缺乏针状裂隙，真皮、

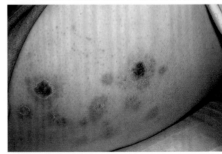

**图 100.16　寒冷性脂膜炎。**一年轻女性大腿上紫红色结节、斑块，部分中央结痂。皮损愈合后形成衣领样脱屑（Courtesy, Kendra Lesiak，MD.）

| 表 100.10  创伤性脂膜炎的显微镜下特征 | | |
|---|---|---|
| 疾病 | 显微镜下特征 | 特殊考虑 |
| 寒冷性脂膜炎 | 间隔/小叶性炎症，特别在真皮皮下交界处及附属器周围；淋巴细胞、中性粒细胞、泡沫样巨噬细胞，很少形成肉芽肿；黏蛋白，脂肪细胞坏死，微囊肿 | 未见针状裂隙 |
| 脂肪肉芽肿 | 硬化性脂肪肉芽肿：肉芽肿性小叶性脂膜炎伴显著的纤维变性和真皮皮下组织大量圆形和卵圆形大小不等的空泡，形成"瑞士奶酪"外观（图 100.17）；淋巴细胞结节样聚集，浆细胞、嗜酸性粒细胞、巨噬细胞或巨细胞经常出现油脂性肉芽肿；上皮呈假上皮瘤样增殖 | 冰冻切片油红 O 染色、溴化银和四氧化锇染色可证实空泡内有外源性的油 |
| 注射引起的脂膜炎 | 皮下组织炎症有中心核；有时纤维变性*或偏振异物 | 聚烯吡酮脂膜炎：在常规染色、刚果红染色和氯唑坚牢红染色可显示巨噬细胞内灰蓝色物质癌症疫苗、肝素：嗜酸性粒细胞可能很多 |
| 脱敏疫苗中铝引起的脂膜炎 | 非特异性小叶性脂膜炎伴纤维化；大量淋巴滤泡形成；可能类似狼疮性脂膜炎、假性淋巴瘤 | 由于含有铝盐的溶酶体，巨噬细胞显示灰色至紫罗兰色颗粒状细胞浆；可使用 X 线微量分析或铝染色来鉴定 |
| 注射美容微植入物引起的脂膜炎 | 弥漫性肉芽肿浸润，可累及真皮和皮下组织；局部可见胶原变性 | 不同的"填充物"有其特殊的病理学特征（图 94.10，表 94.4） |
| 钝器伤 | 血肿机化，局灶性肉芽肿 | 可见黏多糖和铁沉积 |
| 放射后或辐射回忆性脂膜炎 | 深部纤维化，混合性炎症 | 包括淋巴细胞、浆细胞、组织细胞和嗜酸性粒细胞浸润的炎症 |

\* 特别在注射植物甲萘醌（维生素 K）和喷他佐辛时；后者还可见含脂的空泡、脂肪坏死、泡沫细胞、血栓形成、动脉内膜炎

皮下组织交界处发生严重的炎症反应，据此与新生儿皮下脂肪坏死鉴别。在硬化性脂肪肉芽肿和相关的脂肪肉芽肿中，真皮和皮下组织存在大空泡具有特征性（图 100.17）。X 线检查有时有助于鉴别脂肪肉芽肿和聚硅氧酮肉芽肿，因为后者是不透过 X 线的[134]。红外分光光度测定法可以检测未处理组织中的矿物油[129]。

当外来物质存在时（通常在偏振显微镜下证实），注射物质引起的脂膜炎可确立诊断。美容填充物有独特

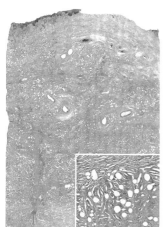

**图 100.17  矿物油肉芽肿（石蜡瘤）。** 整个真皮和皮下组织都有硬化，还有大量空泡（见插图），可见散在的组织细胞和淋巴细胞（Courtesy，Lorenzo Cerroni，MD.）

的病理学特征（图 94.10），可通过皮肤超声鉴别[135]。急性炎症和坏死的病例可能类似感染引起的脂膜炎。事实上，感染可与注射性脂膜炎同时存在[136]，对微生物进行特殊染色和培养（包括不典型分枝杆菌）有助于证实这一点。硬化性创伤性脂膜炎（例如注射植物甲萘醌或喷他佐辛引起）临床可能类似局限性硬皮病，但其组织学上不表现为间隔性脂膜炎。

### 治疗

这些疾病的治疗主要是去除刺激物和清除相关的感染。皮损内注射或系统应用皮质类固醇有助于控制炎症，已用于治疗硬化性脂肪肉芽肿[115]和注射其他物质引起的肉芽肿性脂膜炎[123]。另外，也可以选择外科手术切除病灶治疗硬化性脂肪肉芽肿[115]。

## 脂肪皮肤硬化症

**同义名：** ■ 硬化性脂膜炎（sclerosing panniculitis）
■ 硬皮病样皮下组织炎（hypodermitis sclerodermiformis）■ 伴有脂膜改变的慢性脂膜炎（chronic panniculitis with lipomembranous changes）

## 要点

- 多发于踝以上小腿内侧。
- 急性期红斑、灼热、压痛，可能误诊为感染性蜂窝织炎。
- 慢性期伴有硬化，皮肤呈红棕色到紫棕色改变。
- 通常伴有慢性静脉功能不全。
- 间隔和小叶性脂膜炎；脂膜改变常见，特别在慢性皮损。

### 引言

许多年前人们已经认识到红斑、硬化和色素改变与静脉功能不全有关。由于不同时期本病的临床表现和组织病理不同，因此有大量诊断性的词语用于描述这些变化。目前，这种脂膜炎的各种临床表现已经统一归属在**脂肪皮肤硬化症**或**硬化性脂膜炎**。

### 历史

1955 年，Huriez 注意到一种相关的硬化性皮损，称之为**硬皮病样皮下组织炎**[137]。

### 流行病学

大多发生在 40 岁以上的女性，但 75 岁以上发病亦有报道[138-139]。

### 发病机制

大量证据表明，脂肪皮肤硬化症（lipodermatosclerosis）患者存在静脉功能不全[140]和纤维蛋白溶解异常。静脉高压导致毛细血管通透性增加，纤维蛋白原渗漏，聚合在血管周围形成纤维蛋白套，阻碍氧的交换，导致组织缺氧（见第 105 章）[139]。一侧肢体静脉性溃疡治愈的患者，在另一侧未受累、临床上正常的肢体仍可见到毛细血管周围纤维蛋白沉积，提示这种异常在临床症状出现之前就可出现[141]。

在脂肪皮肤硬化症中也可能存在血管生成的异常调节。已观察到血管内皮细胞生长因子受体 -1（vascular endothelial growth factor receptor 1，VEGFR-1）和血管生成素 -2（angiopoietin-2，Ang-2）[142]的表达增加，而 VEGFR-1 是 VEGF 介导的血管生成的负调节因子。其他可能参与发病的因素包括蛋白 C 和 S 缺乏[143]、局部胶原合成过多[139]（包括表达 I 型前胶原 mRNA 的细胞数量增加[144]）和肥胖症。

### 临床特征

脂肪皮肤硬化症患者急性期出现疼痛、灼热、红斑和硬化（图 100.18），多发于踝以上小腿内侧皮肤。

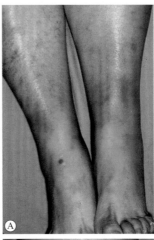

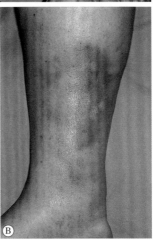

图 100.18 **脂肪皮肤硬化症**。A.急性期两侧小腿下端疼痛性红色斑块；B.慢性期小腿内侧红棕色斑块（B，Courtesy，Kenneth E Greer，MD.）

其他部位如下腹部脂膜也可发生本病。在这种情况下，病变相对播散[139]。慢性期，真皮和皮下有明显的硬化，导致皮肤变硬，与正常皮肤分界清楚。由于含铁血黄素沉积，出现色素沉着[138]。这些特征使受累的大腿呈倒立的酒瓶样外观[145]。

### 病理学

早期损害显示小叶中央缺血性坏死，脂肪间隔大量淋巴细胞环绕脂肪小叶；毛细血管不同程度充血、血栓形成、出血和伴含铁血黄素沉积。随着病情的发展，间隔增厚，脂肪细胞玻璃样硬化，出现噬脂细胞和混合性的炎症细胞浸润[138]。晚期皮损的炎症显著减轻，可见明显间隔硬化和脂膜改变。

脂膜改变是脂肪皮肤硬化症的一个主要特征[146]。表现为增厚的膜样结构，形成囊腔和乳头样外观（图 100.19）。目前认为这些膜是脂肪细胞和（或）噬脂细

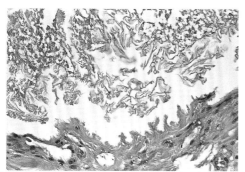

**图 100.19　脂肪皮肤硬化症**。脂膜改变，形成具有乳头状结构的囊腔

胞胞膜变性形成的。构成膜的物质是蜡样脂，一种不饱和脂肪酸的氧化产物[147]。

皮下间隔可见弹性纤维变短、断裂，同时可能钙化，类似于弹性纤维假黄色瘤特征[148]。磷钨酸苏木素染色或免疫荧光方法可显示皮损中毛细血管周围纤维蛋白[146]。真皮的改变包括纤维变性、静脉管壁增厚弯曲以及浅层和深层血管周围炎症[138]。如果诊断明确的话，应尽量避免做组织病理检查，因为伤口愈合差，常形成溃疡。必要时应在皮损的边缘切取椭圆形小块组织。

### 鉴别诊断

当早期皮疹泛发和潮红时，临床诊断常有困难。此时，常考虑蜂窝织炎、结节性红斑或硬红斑[138-139, 145]。皮损顽固不退且停止变化和抗微生物治疗无反应均提示本诊断，对静脉功能的检查有助于疾病的诊断[140]。

当硬结发生发展后，需与局限性硬皮病和硬化性黏液水肿鉴别。在局限性硬皮病，皮下组织受累主要是间隔，脂肪分解和脂质代谢障碍改变不如本病明显[138]。当脂膜出现改变时对诊断有较大的帮助，但这些改变也可在其他疾病发生，包括狼疮和皮肌炎性脂膜炎、脂肉瘤、结节性红斑和糖尿病性皮肤病[147]。

### 治疗

抬高患肢和持续加压包扎治疗是脂肪皮肤硬化症的主要治疗手段[139]。皮损内注射皮质类固醇（例如氟羟泼尼松龙 5 ～ 10 mg/ml）结合压迫治疗可能有效，传统的抗炎治疗通常无效[138]。有报道在疾病的早期用促进合成代谢的类固醇司坦唑醇有良好效果[139]，但这种药已不再市售。目前，达那唑已成功用作替代药物[149]。它可促进纤维蛋白溶解，减轻疼痛，减少受累面积，改善皮肤硬度。然而，钠潴留、血脂异常、肝毒性和男性化等副作用限制了它的使用。氧甲氢龙，

另一种促进合成代谢的类固醇药物，其肝毒性较轻和类雄激素作用更少，是另一种可选择的治疗方法[145]。其他治疗方法包括超声、己酮可可碱、筋膜切开术和静脉切除术[139, 150]。

## 感染诱发的脂膜炎

**同义名：**■ 感染性脂膜炎（infective panniculitis）

### 要点
■ 诱发脂膜炎的病原有多种。
■ 常有某种程度的免疫功能抑制，但不是一定存在。
■ 组织病理改变各异，但常有间隔-小叶混合性脂膜炎、中性粒细胞浸润、出血和坏死。
■ 特殊染色和培养能提供明确诊断。

### 引言

脂膜炎可能由远隔部位的感染灶诱导发生（一个典型例子是结节性红斑），也可能由病原体直接诱导产生。尽管不同病原体感染引起的脂膜炎有一些共同的特征，病原体直接引起的脂膜炎临床表现和病理特点仍是多种多样的。

### 历史

虽然病原体直接引起的脂膜炎病例报道不少[151-152]，但是早期对深部皮肤感染的研究并没有关注皮下脂肪的改变。1989 年，Patterson 等[23]对 15 例感染诱导的脂膜炎重点研究了皮下组织的病理改变。此后，感染诱发的脂膜炎才陆续有报道。

### 流行病学

感染诱发的脂膜炎（infection-induced panniculitis）发病率无年龄、性别或种族差异。许多患者的免疫功能受到抑制[23]或存在易感疾病如糖尿病[151]。

### 发病机制

在这组脂膜炎疾病中，病原体是直接原因。表100.11 列出了目前已报道的病原微生物[23, 151-165b]。

病原微生物可直接种植或血源性播散至皮下组织。在腹部脂膜炎患者，来源于肠道的微生物穿越筋膜[158]或通过"吸混作用"进入皮下组织。念珠菌穿过完整肠道内皮进入皮下组织，可能就是通过"吸混作用"实现的[159]。感染诱发脂膜炎的患者，常有免疫功能抑制，但不是一定存在。

| 表 100.11　感染诱发的脂膜炎：已报道的病原体 |
| --- |
| **细菌** |
| 金黄色葡萄球菌 |
| A 族链球菌 |
| 铜绿假单胞菌 |
| 羊种布鲁氏菌 |
| 星状诺卡氏菌 |
| 惠普尔养障体（惠普尔病病原体） |
| **分枝杆菌** |
| 结核分枝杆菌 |
| 海分枝杆菌、鸟-胞内分枝杆菌、龟分枝杆菌、偶发分枝杆菌、溃疡分枝杆菌 |
| **立克次体** |
| 贝纳氏立克次体 |
| **螺旋体** |
| 伯氏疏螺旋体 |
| **真菌** |
| 皮炎芽生菌、荚膜组织胞浆菌 |
| 小孢子菌属（包括犬小孢子菌） |
| 念珠菌属（包括白念珠菌） |
| 新型隐球菌 |
| 曲霉属（包括黄曲霉）、毛霉菌或相关接合菌、镰刀霉属、出芽短梗霉 |
| **寄生虫和原生生物** |
| 线虫类（颚口线虫属） |
| 吸虫类（肝吸虫、血吸虫属） |

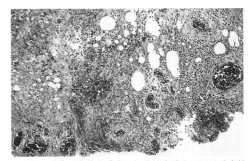

**图 100.20　感染诱发的脂膜炎**。细菌性脂膜炎，显示重度的中性粒细胞浸润性炎症、嗜酸性坏死、血管增生和出血

资料通常有助于鉴别。值得注意的是，创伤性脂膜炎可以合并感染。感染诱发的脂膜炎主要累及间隔或大血管，可与急性结节性红斑或硬红斑相混淆。毛霉所致脂膜炎与胰腺性脂膜炎类似，可形成"鬼影细胞"及颗粒状钙沉积特征。也可类似于痛风性脂膜炎存在细胞内结晶沉积物[162]。微生物的特殊染色和培养对诊断有关键作用。在一项研究中，15 例患者中有 14 例微生物特殊染色阳性[23]。

**治疗**

治疗主要包括适当的抗微生物治疗。可形成颗粒的真菌或细菌引起的固定皮损，如足菌肿或葡萄状霉菌病，可采用外科手术切除[153]。肠源性细菌引起的腹部脂膜炎亦可采用一种更彻底的外科手术治疗[158]。

# 组织细胞吞噬性脂膜炎

组织细胞吞噬性脂膜炎（cytophagic histiocytic panniculitis，CHP）临床表现为皮下结节、斑块，组织病理可见吞噬了红细胞、淋巴细胞和（或）碎核的巨噬细胞浸润，也就是噬血现象（图 100.21 和图 100.22）[166]。这些细胞称为"豆袋细胞"。随着免疫表型分型和基因技术的进步，证实绝大多数患者患有淋巴瘤，在脂膜中可见不典型淋巴细胞[167]。一般来说，淋巴瘤多为皮下受累的原发性皮肤 γ/δ T 细胞淋巴瘤或 EBV 相关的结外 NK/T 细胞淋巴瘤（鼻型）（见第 120 章）[168]，偶尔，患者为皮下脂膜炎样 T 细胞淋巴瘤，罕见无淋巴瘤的[169]。在后一组患者中，由于噬血细胞细胞（破坏红细胞的一种吞噬细胞）综合征（hemophagocytic syndrome）累及肝、脾和骨髓（导致全血细胞减少），仍可致死。许多基因（包括编码穿孔素的基因）突变可使个体向噬血细胞细胞综合征发展（表 91.1）。值得注意的是，一个镜下诊断组织

## 临床特征

患者局部皮肤出现水肿和红斑。一个至多个结节破溃和排出内容物。多发于大腿和足部，但也可累及臀部、腹部、腋窝、手臂或手部。常合并基础疾病如糖尿病、白血病或实体肿瘤、自身免疫性结缔组织病、艾滋病和器官移植。

## 病理学

少数患者的皮疹病理与其他类型的脂膜炎相似。各种病原体感染引起的脂膜炎都可表现为间隔-小叶混合性脂膜炎，伴中性粒细胞浸润、血管增生、出血，以及脂肪细胞、炎症细胞和小汗腺分泌部出现坏死[23]（图 100.20）。在立克次体病 Q 热，可见"炸面圈样"肉芽肿性小叶性脂膜炎，由纤维蛋白和炎症细胞包绕中央空白区而形成。患者肝和骨髓中可出现类似的改变[154]。

## 鉴别诊断

囊性或溃疡性结节也见于胰腺性脂膜炎、创伤性脂膜炎和 $\alpha_1$-抗胰蛋白缺陷性脂膜炎。临床和实验室

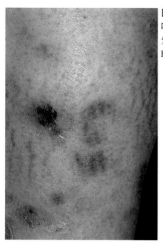

**图 100.21　组织细胞吞噬性脂膜炎**。皮下结节伴紫癜（Courtesy, Kenneth E Greer, MD.）

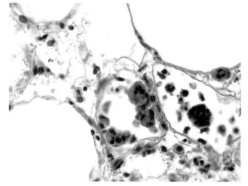

**图 100.22　组织细胞吞噬性脂膜炎。** 巨噬细胞参与了细胞吞噬活动。部分巨噬细胞呈"豆袋细胞"样外观

细胞吞噬性脂膜炎但无淋巴瘤证据的儿童患者，在编码穿孔素的基因中有杂合的无义突变[170]。

## 恶性肿瘤浸润皮下组织

　　恶性肿瘤浸润皮下组织，其临床和显微镜下表现类似于脂膜炎。认识最多的是皮下脂膜炎样 T 细胞淋巴瘤（见第 120 章），该病通常有明显的细胞吞噬。原发性皮肤 γ/δ T 细胞淋巴瘤和 EBV 相关的结外 NK/T 细胞淋巴瘤（鼻型）也可见明显的皮下脂肪受累（见前文）。其他淋巴瘤（如 B 细胞）、白血病和转移性实体瘤均可以浸润皮下组织。例如，一例噬黑素细胞脂膜炎的病例有不明显的转移性黑色素瘤病灶[171]。在这种病例，临床信息有关键性作用。

　　提示为恶性肿瘤浸润的组织病理线索包括皮下组织中浸润细胞呈多形性或单一性，真皮胶原束间或附属器周围出现细胞浸润以及相关的免疫组化研究。值得注意的是，脂膜炎样 T 细胞淋巴瘤初始可表现为非特异性脂膜炎伴脂膜改变[172]，或者表现为狼疮性脂膜炎的特征（表 100.9），以致有时诊断困难。

## 特殊的或新描述的脂膜炎类型

　　表 100.12 列出了最新描述的或特殊的脂膜炎类型[155, 173-182]。当一个患者脂膜炎表现不典型时，考虑这些诊断可能更有意义。其中有几个可能并不代表单一独立的疾病，而是包括几个明确的脂膜炎类型。例如，浆细胞性脂膜炎不仅包括硬斑病、放射后假性硬

**表 100.12　特殊的或新描述的脂膜炎类型**

| 脂膜炎类型 | 临床特征 | 显微镜下特征 | 注释 |
|---|---|---|---|
| 结晶沉积性脂膜炎 | 红色结节，有时可见坏死；可有渗出；发生于下肢部或其他部位 | 坏死性或肉芽肿性脂膜炎；草酸钙结晶沉积于皮下血管；尿酸盐晶体沉积于皮下组织 | 草酸：原发（遗传）或继发（慢性肾衰竭）尿酸沉积：可能是痛风的一个独立皮肤表现 |
| 特发性掌跖汗腺炎（见第 39 章） | 突发疼痛性红斑结节；足底＞手掌；自限性 | 中性粒细胞性小汗腺炎 | 创伤诱发（机械、热）模仿结节性红斑的表现假单胞菌属热足综合征；寒冷性脂膜炎 |
| Sweet 脂膜炎（皮下急性发热性嗜中性皮病）* | 红斑结节，可疼痛；四肢；常与白血病（如急性髓系白血病、毛细胞白血病）及用全反式维甲酸治疗急性早幼粒细胞白血病伴发，偶尔与实体瘤相关 | 主要是中性粒细胞性小叶脂膜炎，无血管炎，有时可见未成熟的骨髓形成 | 必须排除其他富含中性粒细胞的脂膜炎，如感染引起的脂膜炎、创伤性脂膜炎、α₁-抗胰蛋白酶缺陷性脂膜炎、胰腺性脂膜炎 |
| 脂膜炎性细菌疹 | 突发的皮下疼痛性结节；好发于下肢；多克隆高丙种球蛋白血症、冷凝集素、冷冻纤维蛋白原 | 小叶性脂膜炎，主要是中性粒细胞性微脓肿；血管病变；血管外肉芽肿 | 由非结核感染引发；潜在的疾病包括特应性抗磷脂抗体综合征 |

**表 100.12　特殊的或新描述的脂膜炎类型（续表）**

| 脂膜炎类型 | 临床特征 | 显微镜下特征 | 注释 |
| --- | --- | --- | --- |
| 浆细胞性脂膜炎 | 色素沉着和硬化；躯干四肢好发 | 皮下间隔硬化；浆细胞为主的浸润 | 非单一疾病；包括硬斑病、其他自身免疫性结缔组织病、放射后假性硬皮病性脂膜炎 |
| 莱姆病性脂膜炎 | 疼痛性结节或弥漫性筋膜炎；发热、畏寒、畏光、多关节炎 | 急性间隔性脂膜炎；可能包括嗜酸性粒细胞、浆细胞；淋巴细胞性血管病变 | 组织中检测出疏螺旋体属；阳性血清学可证实诊断 |
| 筋膜炎-脂膜炎综合征 | 皮下硬结；有时伴区域性疼痛 | 慢性炎症，伴纤维组织替代脂肪小叶；筋膜增厚 | 主要见于风湿病学文献；包括一些自身免疫性结缔组织病；也被描述为伴有血液、胰腺和胃肠道恶性肿瘤的副肿瘤综合征 |
| 非典型淋巴细胞小叶性脂膜炎 | 反复发作的浸润性斑块；好发于下肢、腹部 | 皮下间质高分化淋巴细胞浸润；无明显脂肪坏死 | 分子研究示克隆或寡克隆谱；不进展为淋巴瘤；被认为是 T 细胞病 |
| 婴幼儿发病性脂膜炎伴葡萄膜炎和全身性肉芽肿病 | 高热、贫血、肝脾大、葡萄膜炎、关节炎 | 初期是小叶性脂膜炎，伴淋巴细胞和中性粒细胞浸润；后期是肉芽肿 | 与 Blau 综合征相似，但缺乏 NOD2/CARD15 突变；可能对 TNF 抑制剂有反应 |

\* 中性粒细胞性脂膜炎也可早于蛋白酶体相关的自身炎症综合征的脂肪代谢障碍/CANDLE 综合征（非典型慢性中性粒细胞性皮病伴脂肪代谢障碍和体温升高）（见表 45.7）

皮病性脂膜炎，还包括其他自身免疫性结缔组织病及感染性疾病。筋膜炎-脂膜炎综合征主要在非皮肤病学文献论著中出现，虽然不断有争论它到底是否是一个独立疾病，但目前认为它包括嗜酸性筋膜炎、深部硬斑病、狼疮性脂膜炎、脂肪皮肤硬化症以及许多其他疾病。急性发热性嗜中性皮病和莱姆病偶尔也可以脂膜炎作为重要表现。另外两个最新描述的疾病，非典型淋巴细胞小叶性脂膜炎（atypical lymphocytic lobular panniculitis）和脂膜炎性细菌疹（panniculitic bacterid）在广泛接受前仍需进一步的研究和临床经验。毫无疑问，随着疾病发病机制进一步清楚，这些疾病可能被重新划分或归为其他疾病，本表格也将随之发生改变。

（陈珊珊译　高小曼校　常建民审）

# 参考文献

1. Braverman IM. Protective effects of erythema nodosum in coccidioidomycosis. Lancet 1999; 353:168.
2. Cohen PR, Holder WR, Rapini RP. Concurrent Sweet's syndrome and erythema nodosum: a report, world literature review and mechanism of pathogenesis. J Rheumatol 1992;19:814–20.
3. White WL, Hitchcock MG. Diagnosis: erythema nodosum or not? Semin Cutan Med Surg 1999;18:47–55.
4. Cribier B, Caille A, Heid E, et al. Erythema nodosum and associated diseases. A study of 129 cases. Int J Dermatol 1998;37:667–72.
5. Garcia-Porrua C, Gonzalez-Gay MA, Vazquez-Caruncho M, et al. Erythema nodosum: etiologic and predictive factors in a defined population. Arthritis Rheum 2000;43:584–92.
6. Honma T, Bang D, Lee S, et al. Ultrastructure of endothelial cell necrosis in classical erythema nodosum. Hum Pathol 1993;24:384–90.
7. Llorente L, Richaud-Patin Y, Alvarado C, et al. Elevated Th1 cytokine mRNA in skin biopsies and peripheral circulation in patients with erythema nodosum. Eur Cytokine Netw 1997;8:67–71.
8. Senturk T, Aydintug O, Kuzu I, et al. Adhesion molecule expression in erythema nodosum-like lesions in Behçet's disease. A histopathological and immunohistochemical study. Rheumatol Int 1998;18:51–7.
9. Kunz M, Beutel S, Brocker E. Leucocyte activation in erythema nodosum. Clin Exp Dermatol 1999;24:396–401.
10. Wallace SL. Erythema nodosum treatment with colchicine. JAMA 1967;202:1056.
11. Nomiyama J, Shinohara K, Inoue H. Erythema nodosum caused by the administration of granulocyte colony-stimulating factor in a patient with refractory anemia. Am J Hematol 1994;47:333.
12. Winter HS. Treatment of pyoderma gangrenosum, erythema nodosum, and aphthous ulcerations. Inflamm Bowel Dis 1994;4:71.
13. Labunski S, Posern G, Ludwig S, et al. Tumor necrosis factor-alpha promoter polymorphism in erythema nodosum. Acta Derm Venereol 2001;81:18–21.
14. Mert A, Ozaras R, Tabak F, et al. Erythema nodosum: an experience of 10 years. Scand J Infect Dis 2004;36:424–7.
14a. Chaminade A, Conte H, Jouary T, et al. BRAF inhibitors-induced panniculitis: a cutaneous side effect mimicking subcutaneous melanoma metastasis. J Eur Acad Dermatol Venereol 2015;29:392–3.
14b. Ramani NS, Curry JL, Kapil J, et al. Panniculitis with necrotizing granulomata in a patient on BRAF inhibitor (Dabrafenib) therapy for metastatic melanoma. Am J Dermatopathol 2015;37:e96–9.
15. Hanauer SB. How do I treat erythema nodosum, aphthous ulcerations, and pyoderma gangrenosum? Inflamm Bowel Dis 1998;4:70, discussion 73.
16. Arsura EL, Kilgore WB, Ratnayake SN. Erythema nodosum in pregnant patients with coccidioidomycosis. Clin Infect Dis 1998;27:1201–3.
17. Thurber S, Kohler S. Histopathologic spectrum of erythema nodosum. J Cutan Pathol 2006;33:18–26.
18. Winkelmann RK, Frigas E. Eosinophilic panniculitis: a clinicopathologic study. J Cutan Pathol 1986;13:1–12.
19. Egawa T, Okuyama R, Tagami H, et al. Erythema nodosum with eosinophilic panniculitis. Int J Dermatol 2010;49:965–7.
20. Misago N, Tada Y, Koarada S, et al. Erythema nodosum-like lesions in Behçet's disease: a clinicopathological study of 26 cases. Acta Derm Venereol 2012;92:681–6.
21. Sanchez Yus E, Sanz Vico MD, de Diego V. Miescher's radial granuloma. A characteristic marker of erythema nodosum. Am J Dermatopathol 1989;11:434–42.
22. Ball NJ, Adams SP, Marx LH, et al. Possible origin of pancreatic fat necrosis as a septal panniculitis. J Am Acad Dermatol 1996;34:362–4.
23. Patterson JW, Brown PC, Broecker AH. Infection-induced panniculitis. J Cutan Pathol 1989;16:183–93.
24. Horio T, Imamura S, Danno K, et al. Potassium iodide in the treatment of erythema nodosum and nodular vasculitis. Arch Dermatol 1981;117:29–31.
25. Banks PA, Present DH. Treatment of erythema nodosum, aphthous stomatitis, and pyoderma gangrenosum in patients with IBD. Inflamm Bowel Dis 1998;4:73.
26. Boyd AS. Etanercept treatment of erythema nodosum. Skinmed 2007;6:197–9.
27. Rosen T, Martinelli P. Erythema nodosum associated with infliximab therapy. Dermatol Online J 2008;14:3.
28. Rajakulendran S, Deighton C. Adverse dermatological reactions in rheumatoid arthritis patients treated with etanercept, an anti-TNFalpha drug. Curr Drug Saf 2006;1:259–64.
29. Benitez-Gutierrez L, Tutor-de Ureta P, Mellor-Pita S, et al. Refractory chronic erythema nodosum treated with adalimumab. Rev Clin Esp 2013;213:466–7.
30. Bafverstedt B. Erythema nodosum migrans. Acta Derm Venereol 1954;34:181–93.
31. Vilanova X, Piñol Aguade J. Subacute nodular migratory panniculitis. Br J Dermatol 1959;71:45–50.

32. de Almeida Prestes C, Winkelmann RK, Su WP. Septal granulomatous panniculitis: comparison of the pathology of erythema nodosum migrans (migratory panniculitis) and chronic erythema nodosum. J Am Acad Dermatol 1990;22:477–83.

33. Ross M, White GM, Barr RJ. Erythematous plaque on the leg. Vilanova's disease (subacute nodular migratory panniculitis). Arch Dermatol 1992;128:1644–5, 1647.

34. Su WP, Person JR. Morphea profunda. A new concept and a histopathologic study of 23 cases. Am J Dermatopathol 1981;3:251–60.

35. Winkelmann RK. Panniculitis in connective tissue disease. Arch Dermatol 1983;119:336–44.

36. Peters MS, Su WP. Eosinophils in lupus panniculitis and morphea profunda. J Cutan Pathol 1991;18:189–92.

37. Fleischmajer R, Damiano V, Nedwich A. Alteration of subcutaneous tissue in systemic scleroderma. Arch Dermatol 1972;105:59–66.

38. Vincent F, Prokopetz R, Miller RA. Plasma cell panniculitis: a unique clinical and pathologic presentation of linear scleroderma. J Am Acad Dermatol 1989;21:357–60.

39. Fleischmajer R, Nedwich A. Generalized morphea. I. Histology of the dermis and subcutaneous tissue. Arch Dermatol 1972;106:509–14.

40. Eriksson S. Alpha 1-antitrypsin deficiency: lessons learned from the bedside to the gene and back again. Historic perspectives. Chest 1989;95:181–9.

41. O'Riordan K, Blei A, Rao MS, et al. Alpha 1-antitrypsin deficiency-associated panniculitis: resolution with intravenous alpha 1-antitrypsin administration and liver transplantation. Transplantation 1997;63:480–2.

42. Pittelkow MR, Smith KC, Su WP. Alpha-1-antitrypsin deficiency and panniculitis. Perspectives on disease relationship and replacement therapy. Am J Med 1988;84:80–6.

43. American Thoracic Society; European Respiratory Society. American Thoracic Society/European Respiratory Society statement: standards for the diagnosis and management of individuals with alpha-1 antitrypsin deficiency. Am J Respir Crit Care Med 2003; 168:818–900.

44. Irvine C, Neild V, Stephens C, et al. Alpha-1-antitrypsin deficiency panniculitis. J R Soc Med 1990;83:743–4.

45. Gross B, Grebe M, Wencker M, et al. New findings in PiZZ alpha1-antitrypsin deficiency-related panniculitis. Demonstration of skin polymers and high dosing requirements of intravenous augmentation therapy. Dermatology 2009;218:370–5.

46. Su WP, Smith KC, Pittelkow MR, et al. Alpha 1-antitrypsin deficiency panniculitis: a histopathologic and immunopathologic study of four cases. Am J Dermatopathol 1987;9:483–90.

47. Arora PK, Miller HC, Aronson LD. Alpha 1-antitrypsin is an effector of immunological stasis. Nature 1978;274:589–90.

48. Breit SN, Penny R. The role of alpha 1 protease inhibitor (alpha 1 antitrypsin) in the regulation of immunologic and inflammatory reactions. Aust N Z J Med 1980;10:449–53.

49. Smith KC, Pittelkow MR, Su WP. Panniculitis associated with severe alpha 1-antitrypsin deficiency. Treatment and review of the literature. Arch Dermatol 1987;123:1655–61.

50. Yesudian PD, Dobson CM, Wilson NJ. α 1-Antitrypsin deficiency panniculitis (phenotype PiZZ) precipitated postpartum and successfully treated with dapsone. Br J Dermatol 2004;150:1222–3.

51. Geller JD, Su WP. A subtle clue to the histopathologic diagnosis of early alpha 1-antitrypsin deficiency panniculitis. J Am Acad Dermatol 1994;31:241–5.

52. Hendrick SJ, Silverman AK, Solomon AR, et al. Alpha 1-antitrypsin deficiency associated with panniculitis. J Am Acad Dermatol 1988;18:684–92.

53. Humbert P, Faivre B, Gibey R, et al. Use of anti-collagenase properties of doxycycline in treatment of alpha 1-antitrypsin deficiency panniculitis. Acta Derm Venereol 1991;71:189–94.

54. Hidvegi T, Ewing M, Hale P, et al. An autophagy-enhancing drug promotes degradation of mutant 1-antitrypsin Z and reduces hepatic fibrosis. Science 2010;329:229–32.

55. Silverman GA, Pak SC, Perlmutter DH. Disorders of protein misfolding: alpha-1-antitrypsin deficiency as prototype. J Pediatr 2013;163:320–6.

56. Degitz K, Messer G, Schirren H, et al. Successful treatment of erythema induratum of bazin following rapid detection of mycobacterial DNA by polymerase chain reaction [letter]. Arch Dermatol 1993;129:1619–20.

57. Cho KH, Lee DY, Kim CW. Erythema induratum of Bazin. Int J Dermatol 1996;35:802–8.

58. Baselga E, Margall N, Barnadas MA, et al. Detection of Mycobacterium tuberculosis DNA in lobular granulomatous panniculitis (erythema induratum–nodular vasculitis). Arch Dermatol 1997;133:457–62.

59. Tan SH, Tan BH, Goh CL, et al. Detection of Mycobacterium tuberculosis DNA using polymerase chain reaction in cutaneous tuberculosis and tuberculids. Int J Dermatol 1999;38:122–7.

60. Gimenez-Garcia R, Sanchez-Ramon S, Sanchez-Antolin G, Velasco Fernandez C. Red fingers syndrome and recurrent panniculitis in a patient with chronic hepatitis C. J Eur Acad Dermatol Venereol 2003;17:692–4.

61. Wolf D, Ben-Yehuda A, Okon E, et al. Nodular vasculitis associated with propylthiouracil therapy. Cutis 1992;49:253–5.

62. Ollert MW, Thomas P, Korting HC, et al. Erythema induratum of Bazin. Evidence of T-lymphocyte hyperresponsiveness to purified protein derivative of tuberculin: report of two cases and treatment. Arch Dermatol 1993;129:469–73.

63. Schneider JW, Jordaan HF. The histopathologic spectrum of erythema induratum of Bazin [see comments]. Am J Dermatopathol 1997;19:323–33.

64. Smolle J, Kneifel H. S-100-protein-positive dendritic cells in nodular vasculitis. Dermatologica 1986;172:139–43.

65. Koga T, Kubota Y, Kiryu H, et al. Erythema induratum in a patient with active tuberculosis of the axillary lymph node: IFN-gamma release of specific T cells. Eur J Dermatol 2001;11:48–9.

66. Jacinto SS, Nograles KB. Erythema induratum of Bazin: role of polymerase chain reaction in diagnosis. Int J Dermatol 2003;42:380–1.

67. Shaffer N, Kerdel FA. Nodular vasculitis (erythema induratum): treatment with auranofin. J Am Acad Dermatol 1991;25:426–9.

68. Na SY, Park SY, Cho HH, et al. Application of IFN-gamma releasing assay for the diagnosis of erythema induratum of Bazin. J Eur Acad Dermatol Venereol 2014;28:41–5.

69. Segura S, Pujol RM, Trindade F, Requena L. Vasculitis in erythema induratum of Bazin: a histopathologic study of 101 biopsy specimens from 86 patients. J Am Acad Dermatol 2008;59:839–51.

70. Taverna JA, Radfar A, Pentland A, et al. Case reports: nodular vasculitis responsive to mycophenolate mofetil. J Drugs Dermatol 2006;5:992–3.

71. Forstrom T, Winkelmann RK. Acute, generalized panniculitis with amylase and lipase in skin. Arch Dermatol 1975;111:497–502.

72. Heykarts B, Anseeuw M, Degreef H. Panniculitis caused by acinous pancreatic carcinoma. Dermatology 1999;198:182–3.

73. Francombe J, Kingsnorth AN, Tunn E. Panniculitis, arthritis and pancreatitis. Br J Rheumatol 1995;34:680–3.

74. Dhawan SS, Jimenez-Acosta F, Poppiti RJ Jr, Barkin JS. Subcutaneous fat necrosis associated with pancreatitis: histochemical and electron microscopic findings. Am J Gastroenterol 1990;85:1025–8.

75. Berman B, Conteas C, Smith B, et al. Fatal pancreatitis presenting with subcutaneous fat necrosis. Evidence that lipase and amylase alone do not induce lipocyte necrosis. J Am Acad Dermatol 1987;17:359–64.

76. Preiss JC, Faiss S, Loddenkemper C, et al. Pancreatic panniculitis in an 88-year-old man with neuroendocrine carcinoma. Digestion 2002;66:193–6.

77. Fretzin DF, Arias AM. Sclerema neonatorum and subcutaneous fat necrosis of the newborn. Pediatr Dermatol 1987;4:112–22.

78. Milunsky A, Levin SE. Sclerema neonatorum: a clinical study of 79 cases. S Afr Med J 1966;40:638–41.

79. Pasyk K. Sclerema neonatorum. Light and electron microscopic studies. Virchows Arch A Pathol Anat Histol 1980;388:87–103.

80. Mir-Bonafe JM, Roman-Curto C, Santos-Briz A, et al. Gemcitabine-associated livedoid thrombotic microangiopathy with associated sclerema neonatorum-like microscopic changes. J Cutan Pathol 2012;39:707–11.

81. Ferguson CK. Care of the infant with sclerema neonatorum. JOGN Nurs 1983;12:391–4.

82. Burden AD, Krafchik BR. Subcutaneous fat necrosis of the newborn: a review of 11 cases. Pediatr Dermatol 1999;16:384–7.

83. Chuang SD, Chiu HC, Chang CC. Subcutaneous fat necrosis of the newborn complicating hypothermic cardiac surgery. Br J Dermatol 1995;132:805–10.

84. Hicks MJ, Levy ML, Alexander J, et al. Subcutaneous fat necrosis of the newborn and hypercalcemia: case report and review of the literature. Pediatr Dermatol 1993;10:271–6.

85. Silverman AK, Michels EH, Rasmussen JE, et al. Subcutaneous fat necrosis in an infant, occurring after hypothermic cardiac surgery. J Am Acad Dermatol 1986;15:331–6.

86. Norton KI, Som PM, Shugar JM, et al. Subcutaneous fat necrosis of the newborn: CT findings of head and neck involvement. AJNR Am J Neuroradiol 1997;18:547–50.

87. Anderson DR, Narla LD, Dunn NL. Subcutaneous fat necrosis of the newborn. Pediatr Radiol 1999;29:794–6.

88. Bachrach LK, Lum CK. Etidronate in subcutaneous fat necrosis of the newborn. J Pediatr 1999;135:530–1.

89. Wolach B, Raas-Rothschild A, Vogel R, et al. Subcutaneous fat necrosis with thrombocytopenia in a newborn infant. Dermatologica 1990;181:54–5.

90. Tajirian A, Ross R, Zeikus P, Robinson-Bostom L. Subcutaneous fat necrosis of the newborn with eosinophilic granules. J Cutan Pathol 2007;34:588–90.

91. Khan N, Licata A, Rogers D. Intravenous bisphosphonates for hypercalcemia accompanying subcutaneous fat necrosis: a novel treatment approach. Clin Pediatr (Phila) 2001;40:217–19.

92. Smith RT, Good RA. Sequelae of prednisone treatment of acute rheumatic fever. Clin Res Proc 1956;4:156–7.

93. Roenigk HH Jr, Haserick JR, Arundell FD. Poststeroid panniculitis. Arch Dermatol 1964;90:387–91.

94. Kim ST, Kim TK. Lee JW, et al. Post-steroid panniculitis in an adult. J Dermatol 2008;35:786–8.

95. Marovt M, Miljkovic J. Post-steroid panniculitis in an adult. Acta Dermatovenerol Alp Pannonica Adriat 2012;21:77–8.

96. Silverman RA, Newman AJ, LeVine MJ, et al. Poststeroid panniculitis: a case report. Pediatr Dermatol 1988;5:92–3.

97. Nitta Y. Lupus erythematosus profundus associated with neonatal lupus erythematosus. Br J Dermatol 1997;136:112–14.

98. Peters MS, Su WP. Lupus erythematosus panniculitis. Med Clin North Am 1989;73:1113–26.

99. Martens PB, Moder KG, Ahmed I. Lupus panniculitis: clinical perspectives from a case series. J Rheumatol 1999;26:68–72.

100. Riccieri V, Sili Scavalli A, Spadaro A, et al. Lupus erythematosus panniculitis: an immunohistochemical study. Clin Rheumatol 1994;13:641–4.

101. Burrows NP, Walport MJ, Hammond AH, et al. Lupus erythematosus profundus with partial C4 deficiency responding to thalidomide. Br J Dermatol 1991;125:62–7.

102. Wenzel J, Proelss J, Wiechert A, et al. CXCR3-mediated recruitment of cytotoxic lymphocytes in lupus erythematosus profundus. J Am Acad Dermatol 2007;56:648–50.

103. Chiesa-Fuxench ZC, Kim EJ, Schaffer A, et al. Linear lupus panniculitis of the scalp presenting as alopecia along Blaschko's lines: a variant of lupus panniculitis not unique to East Asians. J Dermatol 2013;40:231–2.

104. Chung HS, Hann SK. Lupus panniculitis treated by a combination therapy of hydroxychloroquine and quinacrine. J Dermatol 1997;24:569–72.

105. Ng PP, Tan SH, Tan T. Lupus erythematosus panniculitis: a clinicopathologic study. Int J Dermatol 2002;41:488–90.

106. Sanchez NP, Peters MS, Winkelmann RK. The histopathology of lupus erythematosus panniculitis. J Am Acad Dermatol 1981;5:673–80.

107. Pincus LB, LeBoit PE, McCalmont TH, et al. Subcutaneous panniculitis-like T-cell lymphoma with overlapping clinicopathologic features of lupus erythematosus: coexistence of 2 entities? Am J Dermatopathol 2009;31:520–6.

108. Bosisio F, Boi S, Caputo V, et al. Lobular panniculitic infiltrates with overlapping histopathologic features of lupus panniculitis (lupus profundus) and subcutaneous T-cell lymphoma: a conceptual and practical dilemma. Am J Surg Pathol 2015;39:206–11.

109. Espirito Santo J, Gomes MF, Gomes MJ, et al. Intravenous immunoglobulin in lupus panniculitis. Clin Rev Allergy Immunol 2010;38:307–18.

110. Lee MW, Lim YS, Choi JH, et al. Panniculitis showing membranocystic changes in the dermatomyositis. J Dermatol 1999;26:608–10.

111. Solans R, Cortes J, Selva A, et al. Panniculitis: a cutaneous manifestation of dermatomyositis. J Am Acad Dermatol 2002;46:S148–50.

112. Molnar K, Kemeny L, Korom I, et al. Panniculitis in dermatomyositis: report of two cases. Br J Dermatol

1998;139:161–3.

113. Lemez L. Beitrag zur Pathogenese der subcutanen Fettgewebsnekrose Neugeborener (Sog. Sclerodermia neonatorum) an der Hand. Einer Kalterreaktion des subcutanen Fettgewebes bei Neugeborenen und jungen Sauglingen. Zeitung der Kinderheilkunden; 1928. p. 46.

114. Epstein EH Jr, Oren ME. Popsicle panniculitis. N Engl J Med 1970;282:966–7.

115. Behar TA, Anderson EE, Barwick WJ, et al. Sclerosing lipogranulomatosis: a case report of scrotal injection of automobile transmission fluid and literature review of subcutaneous injection of oils. Plast Reconstr Surg 1993;91:352–61.

116. Beacham BE, Cooper PH, Buchanan CS, et al. Equestrian cold panniculitis in women. Arch Dermatol 1980;116:1025–7.

117. Oertel YC, Johnson FB. Sclerosing lipogranuloma of male genitalia. Review of 23 cases. Arch Pathol Lab Med 1977;101:321–6.

118. Carrasco L, Moreno C, Pastor MA, et al. Postirradiation pseudosclerodermatous panniculitis. Am J Dermatopathol 2001;23:283–7.

119. Borroni G, Vassallo C, Brazzelli V, et al. Radiation recall dermatitis, panniculitis, and myositis following cyclophosphamide therapy: histopathologic findings of a patient affected by multiple myeloma. Am J Dermatopathol 2004;26:213–16.

120. Rajkumar SV, Laude TA, Russo RM, et al. Popsicle panniculitis of the cheeks. A diagnostic entity caused by sucking on cold objects. Clin Pediatr (Phila) 1976;15:619–21.

121. Pang BK, Munro V, Kossard S. Pseudoscleroderma secondary to phytomenadione (vitamin K1) injections: Texier's disease. Australas J Dermatol 1996;37:44–7.

122. Baars JW, Coenen JL, Wagstaff J, et al. Lobular panniculitis after subcutaneous administration of interleukin-2 (IL-2), and its exacerbation during intravenous therapy with IL-2. Br J Cancer 1992;66:698–9.

123. Garcia-Domingo MI, Alijotas-Reig J, Cistero-Bahima A, et al. Disseminated and recurrent sarcoid-like granulomatous panniculitis due to bovine collagen injection. J Investig Allergol Clin Immunol 2000;10:107–9.

124. Tan J, Rao B. Mesotherapy-induced panniculitis treated with dapsone: case report and review of reported adverse effects of mesotherapy. J Cutan Med Surg 2006;10:92–5.

125. Jeong KH, Lee MH. Two cases of factitial panniculitis induced by electroacupuncture. Clin Exp Dermatol 2009;34:e170–3.

126. Winkelmann RK, Barker SM. Factitial traumatic panniculitis. J Am Acad Dermatol 1985;13:988–94.

127. Foucar E, Downing DT, Gerber WL. Sclerosing lipogranuloma of the male genitalia containing vitamin E: a comparison with classical 'paraffinoma'. J Am Acad Dermatol 1983;9:103–10.

128. Takihara H, Takahashi M, Ueno T, et al. Sclerosing lipogranuloma of the male genitalia: analysis of the lipid constituents and histological study. Br J Urol 1993;71:58–62.

129. Henrichs WD, Helwig EB. Grease gun granulomas. Mil Med 1986;151:78–82.

130. Lee JH, Jung KE, Kim HS, et al. Traumatic panniculitis with localized hypertrichosis: two new cases and considerations. J Dermatol 2013;40:139–41.

131. Kaufman HL, Harandi A, Watson MC, et al. Panniculitis after vaccination with CEA and MUC1 in a patient with pancreatic cancer. Lancet Oncol 2005;6:62–3.

132. Chong H, Brady K, Metze D, Calonje E. Persistent nodules at injection sites (aluminum granuloma) – clinicopathological study of 14 cases with a diverse range of histological reaction patterns. Histopathology 2006;48:182–8.

133. Requena C, Requena L, Navarro M, et al. Adverse reactions to injectable aesthetic microimplants. Am J Dermatopathol 2001;23:197–202.

134. Claudy A, Garcier F, Schmitt D. Sclerosing lipogranuloma of the male genitalia: ultrastructural study. Br J Dermatol 1981;105:451–6.

135. Wortsman X, Wortsman J, Orlandi C, et al. Ultrasound detection and identification of cosmetic fillers in the skin. J Eur Acad Dermatol Venereol 2012;26:292–301.

136. Oh C, Ginsberg-Fellner F, Dolger H. Factitial panniculitis and necrotizing fasciitis in juvenile diabetes. Diabetes 1975;24:856–8.

137. Huriez C. Ulceres de jambes et troubles trophiques d'origine veineuse (donnes tirees de l'etude d'un millier d'ulcereux hospitalises). Rev Pract

1955;5:2703–21.

138. Jorizzo JL, White WL, Zanolli MD, et al. Sclerosing panniculitis. A clinicopathologic assessment. Arch Dermatol 1991;127:554–8.

139. Kirsner RS, Pardes JB, Eaglstein WH, et al. The clinical spectrum of lipodermatosclerosis. J Am Acad Dermatol 1993;28:623–7.

140. Greenberg AS, Hasan A, Montalvo BM, et al. Acute lipodermatosclerosis is associated with venous insufficiency. J Am Acad Dermatol 1996;35:566–8.

141. Stacey MC, Burnand KG, Bhogal BS, et al. Pericapillary fibrin deposits and skin hypoxia precede the changes of lipodermatosclerosis in limbs at increased risk of developing a venous ulcer. Cardiovasc Surg 2000;8:372–80.

142. Herouy Y, Kreis S, Mueller T, et al. Inhibition of angiogenesis in lipodermatosclerosis: implication for venous ulcer formation. Int J Mol Med 2009;24:645–51.

143. Falanga V, Bontempo FA, Eaglstein WH. Protein C and protein S plasma levels in patients with lipodermatosclerosis and venous ulceration. Arch Dermatol 1990;126:1195–7.

144. de Giorgio-Miller AM, Treharne LJ, McAnulty RJ, et al. Procollagen type I gene expression and cell proliferation are increased in lipodermatosclerosis. Br J Dermatol 2005;152:242–9.

145. Segal S, Cooper J, Bolognia J. Treatment of lipodermatosclerosis with oxandrolone in a patient with stanozolol-induced hepatotoxicity. J Am Acad Dermatol 2000;43:558–9.

146. Alegre VA, Winkelmann RK, Aliaga A. Lipomembranous changes in chronic panniculitis. J Am Acad Dermatol 1988;19:39–46.

147. Ishikawa O, Tamura A, Ryuzaki K, et al. Membranocystic changes in the panniculitis of dermatomyositis. Br J Dermatol 1996;134:773–6.

148. Walsh SN, Santa Cruz DJ. Lipodermatosclerosis: a clinicopathologic study of 25 cases. J Am Acad Dermatol 2010;62:1005–12.

149. Hafner C, Wimmershoff M, Landthaler M, Vogt T. Lipodermatosclerosis: successful treatment with danazol. Acta Derm Venereol 2005;85:365–6.

150. Goldman MP. The use of pentoxifylline in the treatment of systemic sclerosis and lipodermatosclerosis: a unifying hypothesis? J Am Acad Dermatol 1994;31:135–6.

151. Maioriello RP, Merwin CF. North American blastomycosis presenting as an acute panniculitis and arthritis. Arch Dermatol 1970; 102:92–6.

152. Sanderson TL, Moskowitz L, Hensley GT, et al. Disseminated *Mycobacterium avium-intracellulare* infection appearing as a panniculitis. Arch Pathol Lab Med 1982;106:112–14.

153. Farnsworth GA. Case for diagnosis. Panniculitis, pyogranulomatous, diffuse, severe, with numerous fungal aggregates; etiology consistent with deep dermatophytosis. Mil Med 1990;155:618, 622.

154. Galache C, Santos-Juanes J, Blanco S, et al. Q fever: a new cause of 'doughnut' granulomatous lobular panniculitis. Br J Dermatol 2004;151:685–7.

155. Kramer N, Rickert RR, Brodkin RH, Rosenstein ED. Septal panniculitis as a manifestation of Lyme disease. Am J Med 1986;81:149–52.

156. Paredes CJ, Del Gordo EC, Torrado E, et al. Chronic septal panniculitis caused by Phaeohyphomycosis. J Clin Rheumatol 1998;4:323–7.

157. Ollague Torres JM, Ollague Loaiza W. Histologic chronology of eosinophilic migratory nodular panniculitis (gnathostomiasis). Med Cutan Ibero Lat Am 1987;15:85–8.

158. Nauta RJ. A radical approach to bacterial panniculitis of the abdominal wall in the morbidly obese. Surgery 1990;107:134–9.

159. Ginter G, Rieger E, Soyer HP, et al. Granulomatous panniculitis caused by *Candida albicans*: a case presenting with multiple leg ulcers. J Am Acad Dermatol 1993;28:315–17.

160. Canal L, Fuente Dde L, Roriguez-Moreno J, et al. Specific cutaneous involvement in Whipple disease. Am J Dermatopathol 2014;36:344–6.

161. Al Jasser M, Al Ajrouish W. Brucellosis presenting as septal panniculitis with vasculitis. Int J Dermatol 2012;51:1526–9.

162. Requena L, Sitthinamsuwan P, Santonja C, et al. Cutaneous and mucosal mucormycosis mimicking pancreatic panniculitis and gouty panniculitis. J Am Acad Dermatol 2012;66:975–84.

163. Diallo M, Niang SO, Faye PM, et al. Schistosoma-induced granulomatous panniculitis. An unusual presentation of cutaneous schistosomiasis. Ann Dermatol Venereol 2012;139:132–6.

164. Sharquie KE, Hameed AF. Panniculitis is an important feature of cutaneous leishmaniasis pathology. Case Rep Dermatol Med 2012;2012:612434.

165. Lencastre A, Joao A, Lopes MJ. Panniculitis in the setting of visceral leishmaniasis. Acta Med Port 2011;24:649–52.

165a. Sharquie KE, Hameed AF, Noaimi AA. Panniculitis is a common unrecognized histopathological feature of cutaneous leishmaniasis. Indian J Pathol Microbiol 2016;59:16–19.

165b. Drago F, Ciccarese G, Tomasini CF, et al. First report of tertiary syphilis presenting as lipoatrophic panniculitis in an immunocompetent patient. Int J STD AIDS 2017;28:408–10.

166. Winkelmann RK, Bowie EJ. Hemorrhagic diathesis associated with benign histiocytic, cytophagic panniculitis and systemic histiocytosis. Arch Intern Med 1980;140:1460–3.

167. Wick MR, Patterson JW. Cytophagic histiocytic panniculitis – a critical reappraisal. Arch Dermatol 2000;136:922–4.

168. Willemze R, Jaffe ES, Burg G, et al. WHO-EORTC classification for cutaneous lymphomas. Blood 2005;105:3768–85.

169. Craig AJ, Cualing H, Thomas G, et al. Cytophagic histiocytic panniculitis – a syndrome associated with benign and malignant panniculitis: case comparison and review of the literature. J Am Acad Dermatol 1998;39:721–36.

170. Chen RL, Hsu YH, Ueda I, et al. Cytophagic histiocytic panniculitis with fatal haemophagocytic lymphohistiocytosis in a paediatric patient with perforin gene mutation. J Clin Pathol 2007;60: 1168–9.

171. Pierard GE. Melanophagic dermatitis and panniculitis. A condition revealing an occult metastatic malignant melanoma. Am J Dermatopathol 1988;10:133–6.

172. Weenig RH, Ng CS, Perniciaro C. Subcutaneous panniculitis-like T-cell lymphoma: an elusive case presenting as lipomembranous panniculitis and a review of 72 cases in the literature. Am J Dermatopathol 2001;23:206–15.

173. Buezo GF, Requena L, Fraga Fernandez J, et al. Idiopathic palmoplantar hidradenitis. Am J Dermatopathol 1996;18:413–16.

174. Rabinowitz LG, Cintra ML, Hood AF, Esterly NB. Recurrent palmoplantar hidradenitis in children. Arch Dermatol 1995;131:817–20.

175. Tomb R, Soutou B, Chehadi S. Plasma cell panniculitis: a histopathological variant of morphea profunda. Ann Dermatol Venereol 2009;136:256–9.

176. Wouters CH, Martin TM, Stichweh D, et al. Infantile onset panniculitis with uveitis and systemic granulomatosis: a new clinicopathologic entity. J Pediatr 2007;151:707–9.

177. Magro CM, Schaefer JT, Morrison C, et al. Atypical lymphocytic lobular panniculitis: a clonal subcutaneous T-cell dyscrasia. J Cutan Pathol 2008;35:947–54.

178. Magro CM, Drysen ME, Crowson AN. Acute infectious id panniculitis/panniculitic bacterid: a distinctive form of neutrophilic lobular panniculitis. J Cutan Pathol 2008;35:941–6.

179. Somach SC, Davis BR, Paras FA, et al. Fatal cutaneous necrosis mimicking calciphylaxis in a patient with type 1 primary hyperoxaluria. Arch Dermatol 1995;131:821–3.

180. LeBoit PE, Schneider S. Gout presenting as lobular panniculitis. Am J Dermatopathol 1987;9:334–8.

181. Jagdeo J, Campbell R, Long T, et al. Sweet's syndrome-like neutrophilic lobular panniculitis associated with chemotherapy in a patient with acute promyelocytic leukemia. J Am Acad Dermatol 2007;56:690–3.

182. Naschitz JE, Yeshurun D, Zuckerman E, et al. The fasciitis-panniculitis syndrome: clinical spectrum and response to cimetidine. Semin Arthritis Rheum 1992;21:211–20.

183. Massone C, Kodama K, Salmhofer W, et al. Lupus erythematosus panniculitis (lupus profundus): clinical, histopathological, and molecular analysis of nine cases. J Cutan Pathol 2005;32:396–404.

# 第101章　脂肪代谢障碍性疾病

*Suat Hoon Tan、Mark Boon Yang Tang、Hong Liang Tey*

**同义名：**■脂肪营养不良（lipodystrophy）；脂肪萎缩（lipoatrophy），脂肪肥大（lipohypertrophy）

## 要点

- 脂肪营养不良以全身、部分或局限性的脂肪减少或完全缺失为特征，可以是遗传性的或获得性的；脂肪营养不良和脂肪萎缩常共存。
- 脂肪营养不良和脂肪萎缩这两个名词常可通用，但脂肪萎缩特指选择性的脂肪减少，而脂肪营养不良含有脂肪重新分布的意思，部分由非萎缩性脂肪代偿性肥大所致。
- 脂肪营养不良综合征是一组异质性、以特定身体分布模式的脂肪萎缩伴或不伴脂肪积聚为特征的疾病。
- 脂肪是一种代谢活跃的组织，脂肪的丢失与代谢紊乱有关，后者与萎缩的范围和持续时间平行。
- 脂肪营养不良的患者会特征性地发展成为代谢综合征，包括：胰岛素抵抗、糖尿病、高胰岛素血症、血脂紊乱、心血管疾病和脂肪肝。
- 全身性和部分性的脂肪营养不良综合征与系统性疾病相关，包括代谢综合征、激素异常、器官功能障碍、合成代谢综合征、肾小球肾炎和自身免疫疾病的并发症。
- 一种以周围脂肪萎缩、中央性和内脏肥胖、乳腺增生、颈背肥大、高脂血症和胰岛素抵抗为表现的特殊综合征发生于接受抗逆转录病毒治疗[（antiretroviral therapy，ART）；曾被称为高效抗逆转录病毒治疗（highly active antiretroviral therapy，HAART）]的 HIV 感染的患者。
- 单发的或局限性脂肪萎缩可发生在药物注射、创伤和受压的部位，可与自身免疫性结缔组织病有关，亦可继发于某种脂膜炎或肿瘤形成过程中。
- 显微镜下可能看到皮下脂肪的完全缺失或脂肪细胞体积和数目的减少。在疾病早期可能看到炎症性的脂膜炎改变。

## 引言

脂肪营养不良用于描述一组有特定身体分布模式的、以脂肪丢失和脂肪积聚为特征的异质性疾病。脂肪组织除有机械性保护作用外，还有重要的代谢和内分泌功能。外周皮下脂肪的丢失和代偿性内脏脂肪的积聚，与胰岛素抵抗、糖尿病、高脂血症、高血压和冠心病有密切联系。这些代谢异常及其后遗症称为代谢综合征，脂肪作为一个多变化、重要的身体成分，具有重要的代谢和内分泌功能。

一个多世纪前，首次描述了脂代谢障碍性疾病[1]，并将全身性的脂肪营养不良归纳为先天性和获得性两种类型[2]。目前，几种遗传性脂代谢障碍的遗传基础已得到阐明。已发现突变的基因包括编码脂肪细胞分化所必需的蛋白质到编码核纤层蛋白的基因（见下文）。

临床上，脂肪营养不良可大致分为遗传和获得性两种类型，根据脂肪丢失的程度、基因突变、发病年龄和系统表现可进一步划分（图 101.1 和表 101.1）。根据分布模式，脂肪代谢障碍可进一步分为三型：①全身性；②部分性（广泛的，但非全身性）；③局限性（局限于一个独立的区域）。

局限性脂肪营养不良是脂肪萎缩的一个常见类型，可能由药物或疫苗注射、压力、手术、创伤或脂膜炎引起。当今，由高效抗逆转录病毒治疗（HAART）引起的脂肪营养不良是最常见的部分性脂肪营养不良亚型[3]。皮肤科医生认识这种药物的作用和相关代谢综合征是十分重要的，因为这有着深刻的社会、心理和医学意义。皮肤科医生偶尔也可能遇到与肾小球肾炎或自身免疫疾病如皮肌炎和红斑狼疮相关的部分性脂肪营养不良。最后，我们会讨论几类罕见的遗传综合征（见表 101.1）。

## 发病机制

脂肪是有内分泌功能的身体成分，能分泌激素和脂肪细胞因子，如瘦素、TNF-$\alpha$、白介素（interleukin，IL）-6 和脂联素。上述细胞因子的表达和活性改变影响了胰岛素抵抗和脂肪营养不良综合征中表现的其他代谢异常，这些异常与肥胖及代谢综合征中观察到的相似[4,5]。

在以脂肪减少和脂肪过量为特征的一系列疾病中，有缺陷的脂肪细胞中甘油三酯的储存可能存在一个最终的共同途径。这种缺陷可能是由于酶异常（例如

图 101.1 脂肪营养不良综合征和局限型。脂肪萎缩和脂肪肥大的好发部位示意图。表 101.1 列出了其他综合征，包括 CANDLE 和家族性部分性脂肪营养不良，伴有下颌骨发育不良。表 63.9 和 63.10 综述了可见脂肪萎缩的早衰综合征。AI-CTD，自身免疫结缔组织病；ART，抗逆转录病毒治疗；IR，胰岛素抵抗。
*AGPAT2*，编码 1- 酰基甘油 -3- 磷酸 O- 酰基转移酶 2（甘油三酯和磷脂合成）；*BSCL2*，编码 seipin 蛋白（脂滴形成）；*CAV1*，编码陷窝蛋白 1（可结合脂肪酸并将它们转移到脂滴）；*CIDEC*，编码细胞死亡诱导 DNA 片段化因子样效应子 C（脂肪细胞凋亡）；*LIPE*，编码脂肪酶 E，激素敏感型（甘油三酯水解成游离脂肪酸）；*LMNA*，编码核纤层蛋白 A/C（核层的结构完整性）；*LMNB2*，编码核纤层蛋白 B2（核层的结构完整性）；*PLIN1*，编码脂滴包被蛋白 1（脂肪细胞内脂滴的形成、成熟和功能）；*PPARG*，编码过氧化物酶增殖物活性受体 - γ（脂肪生成中的重要作用）；*CAVIN1/PTRF*，编码细胞膜穴样内陷相关蛋白 1（细胞膜穴样内陷的生物学发生和陷窝蛋白 1 和 3 的表达）

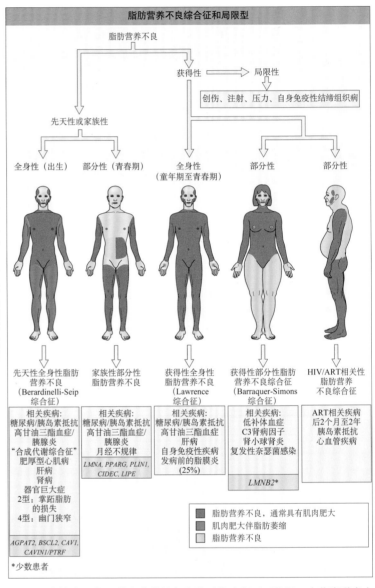

1- 酰基甘油 -3- 磷酸 O- 酰基转移酶 2）导致甘油三酯合成受损，或由脂肪细胞分化的关键基因突变（例如 *BSCL2/seipin*、*PPARG*、*LMNA*）导致脂肪细胞发育缺陷，或脂肪细胞凋亡，或自身免疫、药物介导的脂肪细胞破坏引起的。所有这些过程都会影响正常的脂肪细胞分化、发育、寿命和（或）功能[6]。

脂肪细胞破坏或分化受损可能导致一连串的激素和代谢的异常。脂联素是 *ADIPOQ* 基因的产物，只在分化的脂肪细胞中表达和分泌。它在调节胰岛素敏感性和葡萄糖与脂肪平衡中起正面作用。血浆脂联素水平与空腹胰岛素水平和胰岛素抵抗呈负相关[7]。血清脂联素和瘦素水平在脂肪营养不良合并胰岛素抵抗的鼠模型、先天性或获得性脂肪营养不良的患者[8]包括 HIV/ART 相关性脂肪营养不良[9-10]中均**降低**。在编码瘦素的 mRNA 缺陷的鼠模型中，注射瘦素可逆转胰岛素抵抗[11]。类似地，有人发现瘦素替代可使患有不同形式的脂肪营养不良患者的高血糖、血脂异常和肝脂肪变性得到显著和持久的改善[12-13]。

| 综合征 | 发病年龄 | 性别比例 | 遗传 | 脂肪分布改变 | 代谢紊乱 | 系统性联系 | 系统性并发症 |
|---|---|---|---|---|---|---|---|
| **遗传性** | | | | | | | |
| 先天性全身性脂肪营养不良（CGL；Berardinelli-Seip 综合征） | 出生时 | 男女相等 | AR<br>1 型：*AGPAT2*；<br>2 型：*BSCL2/seipin*；<br>3 型：*CAV1*；<br>4 型：*CAVIN1/PTRF*。 | 脂肪↓：面部、躯干、四肢、内脏<br>1、3、4型：皮肤和内脏中代谢活跃的脂肪组织减少，而在机械性脂肪组织（掌跖）保留<br>2型：代谢活跃的脂肪组织和机械性脂肪组织均减少<br>1、2型：骨髓脂肪缺乏<br>3、4型：骨髓脂肪保留 | ＋＋＋：IR，DM，TG↑；合成代谢综合征；代谢率↑ | 3型：与维生素D抵抗相关 | 心肌肥大，肝衰竭/硬化，器官巨大症，急性胰腺炎，蛋白尿性肾病（见表101.3）<br>2型中更严重，智力障碍和心肌病的发病率更高<br>4型：突出的皮肤静脉，心脏传导障碍，幽门狭窄，肌肉无力 |
| 家族性部分性脂肪营养不良（FPLD；以前称为köbberling-dunnigan 综合征） | 青春期 | 女性多于男性 | AD<br>FPLD1（Köbberling型）：未明；<br>FPLD2（Dunnigan型）：*LMNA*（核纤层蛋白A/C）；<br>FPLD3：*PPARG*；<br>FPLD4：*PLIN1*<br>AR<br>FPLD5：*CIDEC*；<br>FPL-D6：*LIPE*。 | FPLD1：↓四肢脂肪 ± ↑面部/颈部/躯干脂肪<br>FPLD2：↓四肢 ± 躯干脂肪，↑面部/颈部脂肪（双下巴），肌肉肥大<br>FPLD3：↓四肢/臀部脂肪（较FPLD2为轻）；躯干/内脏不受累<br>FPLD4：↓下肢脂肪为小脂肪细胞，脂肪组织纤维化增加<br>FPLD5：下肢/臀部脂肪↓；组织学上为小的、多房性脂滴<br>FPLD6：↓下肢脂肪，↑腹部和腋窝脂肪 | IR，DM，TG↑，HDL↓（FPLD3比FPLD2更严重） | 发病前没有 | 急性胰腺炎，肝脂肪变/硬化，月经不调。临床表现和代谢并发症在女性中更为严重 |
| 家族性部分性脂肪营养不良伴下颌骨发育不良（MAD） | 童年期或青春期 | 男性多于女性 | AR<br>A 型：*LMNA*<br>B 型：*ZMPSTE24* | 四肢脂肪↓<br>B型可能有全身性脂肪营养不良 | IR，DM，TG↑，在一些患者中HDL↓ | 发病前没有 | 过早衰老，下颌骨、锁骨、手指末端或足趾发育不全，身材矮小，硬皮样皮肤病变伴斑点状皮肤色素沉着 |
| 自身炎症性疾病（JMP 和 CANDLE综合征） | 童年 | 男女相等 | AR<br>*PSMB8* | JMP 综合征：脂肪↓：面部、上肢＞全身<br>CANDLE综合征：脂肪↓：面部、四肢 | JMP综合征：HDL胆固醇↓；<br>CANDLE综合征：TG↑ | 发病前没有 | JMP综合征：先于脂肪营养不良的胰腺炎；见其他研究章节；<br>CANDLE综合征：非典型的中性粒细胞性皮肤病，进行性脂肪营养不良，反复发热；见其他研究章节 |

表 101.1　脂肪营养不良综合征

**表 101.1　脂肪营养不良综合征（续表）**

| 综合征 | 发病年龄 | 性别比例 | 遗传 | 脂肪分布改变 | 代谢紊乱 | 系统性联系 | 系统性并发症 |
|---|---|---|---|---|---|---|---|
| **获得性** | | | | | | | |
| 获得性全身性脂肪营养不良（Lawrence 综合征） | 童年期或青春期 | 女：男＝3：1 | 未明 | 脂肪↓：面部，躯干，四肢骨髓内脂肪的保存 | ++：IR, DM, TG↑（与脂肪营养不良的程度相关） | 1/3 发病前有自身免疫性疾病（例如：儿童型皮肌炎、Sjögren 综合征）或感染；25% 发病前有脂膜炎 | 肝衰竭 / 硬化，蛋白尿性肾病 |
| 获得性部分性脂肪营养不良（Barraquer-Simons 综合征） | 儿童期或青春期，成年人罕见 | 女：男＝3：1 | 散 发 或 AD：LMNB2（核纤层蛋白 B2） | 脂肪↓：面部，上肢，躯干，从头至尾扩散。下肢不受累　脂肪↑：臀部和腿部在脂肪萎缩半环类型中 | 罕见 IR, DM, TG↑ | 开始常有发热性疾病；1/5 有系膜毛细血管肾小球肾炎　几乎所有人都有低水平的 C3，存在循环 C3 肾炎因子　自身免疫性相关疾病，包括 SLE、皮肌炎 | 肾异常的后遗症 |
| HIV/ART 相关性脂肪营养不良综合征 | 联合抗逆转录病毒治疗（ART）后 2 个月至 2 年，成年人＞儿童 | 总体上男女相等，中心性肥胖患者则女性较多 | 未明 | 脂肪↓：面部，四肢。脂肪↑：中心性（躯干/内脏），颈背（水牛背），胸部　脂肪瘤（例如：耻骨） | ++：IR, TG↑, LDL↑, HDL↓, ±DM | HIV 感染 | 心血管疾病 |

POEMS 综合征患者（多发性神经病、脏器肿大、内分泌障碍、M 蛋白血症和皮肤改变）也可发展为面部脂肪萎缩。AR, 常染色体隐性遗传；AD, 常染色体显性遗传；*AGPAT2*, 1-酰基甘油-3-磷酸 O-酰基转移酶 2；*BSCL2*, Berardinelli-Seip 先天性脂肪营养不良 2（seipin）基因；*CAV1*, 陷窝蛋白 1 基因；*CAVIN1*, 细胞膜穴样内陷相关蛋白 1；*CIDEC*, 细胞死亡诱导 DNA 片段化因子样效应子 C；DM, 糖尿病；HDL, 高密度脂蛋白；IR, 胰岛素抵抗；LIPE, 脂肪酶, 激素敏感型；*PLIN1*, 脂滴包被蛋白 1；*PPARG*, 过氧化物酶增殖活性受体-γ；*PTRF*, 聚合酶 1 和转录释放因子；TG, 甘油三酯；*ZMPSTE24*, 编码锌金属蛋白酶基因。CANDLE, 慢性非典型性中性粒细胞性皮肤病, 伴有脂肪营养不良和体温升高；HIV, 人类免疫缺陷病毒；JMP, 关节挛缩、肌肉萎缩、小细胞性贫血和脂膜炎引起的脂肪萎缩；LDL, 低密度脂蛋白；*PSMB8*, 蛋白酶体亚基 beta 8；SLE, 系统性红斑狼疮

## 先天性全身性脂肪营养不良（Berardinelli-Seip 先天性全身性脂肪营养不良，Berardinelli-Seip 综合征）

　　先天性全身性脂肪营养不良（congenital generalized lipodystrophy，CGL）是一种常染色体隐性遗传疾病，目前有四个已知的遗传亚型。1 型和 2 型 CGL 为两种主要亚型，分别由编码 1- 酰基甘油 -3- 磷酸 O- 酰基转移酶 2 的 *AGPAT2* 和 *BSCL2*/seipin 发生突变引起（见表 101.1）。据推测，这些基因突变主要通过影响脂肪组织中的脂肪细胞分化或脂滴形成而引起脂肪营养不良。在 1 型 CGL 中，AGPAT2 酶活性的失常可引起甘油三酯和磷脂合成的显著降低，导致脂肪细胞功能异常[14]。在 2 型 CGL 中，*BSCL2* 突变影响内质网膜蛋白 seipin，此蛋白对维持脂滴形态非常关键。

　　在 3 型和 4 型 CGL 中，已发现影响细胞膜穴样内陷功能的基因突变，此功能是涉及信号转导和内吞作用的质膜的内陷，包括胰岛素受体的内化。3 型 CGL 患者的 *CAV1* 发生突变，*CAV1* 可编码陷窝蛋白 1[15]，陷窝蛋白是细胞膜穴样内陷必不可少的组成部分，陷窝蛋白 1 可结合脂肪酸并将它们转移至脂滴。4 型 CGL 是由于 *CAVIN1*/*PTRF* 的突变引起，其蛋白产物参与细胞膜穴样内陷的生物发生和陷窝蛋白 1 和 3 的表达[16]。

　　CGL 分子基础的差异可以解释其表型的异质性[17]。*AGPAT2* 在人类大网膜脂肪组织中显著表达，这可以解释 1 型 CGL 患者代谢活跃的腹腔内脂肪组织的优先消耗，而受力的掌跖部位的脂肪组织得以保留。目前发现 *BSCL2* 在大脑中也高度表达[18]，这可能是 2 型 CGL 患者智力残疾患病率较高的原因。

## 家族性部分性脂肪营养不良

家族性部分性脂肪营养不良（familial partial lipodystrophy，FPLD）是一组异质性的常染色体显性遗传和罕见常染色体隐性遗传性疾病（见表101.1）。最常见的亚型是 FPLD2，由 *LMNA* 基因突变引起[19-20]。*LMNA* 编码核纤层蛋白 A 和 C，核纤层蛋白属于组成核薄层的中间丝蛋白家族。*LMNA* 突变引起核功能的破坏，导致脂肪细胞的凋亡和非成熟细胞死亡。*LMNA* 突变改变血浆瘦素的浓度，杂合子（*LMNA* 的一个拷贝中的突变）可引起血浆瘦素降低及空腹血浆胰岛素和 C- 肽水平升高[21]。值得注意的是，*LMNA* 突变也是一类核纤层蛋白病的原因，包括肌营养不良、心肌病、神经病变和综合征（见表 63.9 和 63.10）。临床表型 / 综合征由 *LMNA* 的突变位点和类型决定[22]。

FPLD1 的遗传基础尚不明确，但 FPLD3 起源于编码过氧化物酶增殖活性受体（peroxisome proliferator-activated receptor，PPAR）- γ（*PPARG*）的基因杂合子的错义突变[23]。PPAR- γ 蛋白在脂肪形成中具有重要作用（见图 101.14），其确切的发病机制尚不明确。尽管 FPLD3 患者的临床表现比 FPLD2 轻微、发病年龄较晚且受累仅限于肢体远端，但其代谢紊乱更严重，提示 *PPARG* 的突变对代谢可能有其他的直接作用。

患有 FPLD4 的患者中，在编码脂滴包被蛋白 1（perilipin 1，PLIN1）的基因中存在杂合性功能丧失突变[24-25]。脂滴包被蛋白负责脂肪细胞内脂滴的形成、成熟和功能。下肢脂肪萎缩患者可出现高甘油三酯血症和严重的胰岛素抵抗引起的 2 型糖尿病。

迄今为止，FPLD5 和 FPLD6 分别基于单个患者和两个兄弟姐妹，由于纯合子错义突变（FPLD5）和血缘关系（FPLD6），倾向于常染色体隐性遗传。相关基因编码细胞死亡诱导 DNA 片段化因子样效应家族（*CIDEC*）的成员，认为在脂肪细胞凋亡[26]和脂肪酶、激素敏感（*LIPE*）中起作用。

部分性脂肪营养不良也可能与下颌末端发育不良有关，这是一种和 *LMNA* 基因突变（A 型）或编码锌金属蛋白酶基因（*ZMPSTE24*）（B 型）有关的常染色体隐性遗传综合征，锌金属蛋白酶与前核纤层蛋白 A 翻译后蛋白水解过程有关[27-28]。后者与严重的下颌末端发育不良、过早衰老和全身性脂肪营养不良有关。

已有报道一例由 *LMNA* 基因突变引起的部分性脂肪营养不良患者同时患有系膜毛细血管性肾小球肾炎 2 型（MCGN Ⅱ），提示散发的和家族性的部分性脂肪营养不良都可能诱发这种情况，而且肾和补体异常可能继发于脂肪营养不良相关的其他因素[29]。

## 获得性全身性脂肪营养不良（Lawrence 综合征）

目前尚未发现遗传方面的缺陷。三分之一患者发病前有自身免疫性疾病或者细菌、病毒的感染，但该病与后者是否有关尚未被证实。25% 获得性全身性脂肪营养不良患者发病前有脂膜炎表现（见表 101.1）[30]。

前驱的脂膜炎以及自身免疫性疾病提示存在免疫介导的脂肪细胞溶解。已经报道了一名患者有抗脂肪细胞膜的自身抗体[31]。如同其他类型的脂肪营养不良，大部分患者都存在血清瘦素和脂联素水平降低。

## 获得性部分性脂肪营养不良综合征（Barraquer-Simons 综合征）

该疾病散发或可能为常染色体显性遗传，一些患者报告有 *LMNB2* 突变[32-33]。皮下脂肪常常在病毒性疾病后快速丢失。具体的发病机制尚不清楚，但可能与脂肪酶，一种由脂肪细胞产生的与因子 D 相同的蛋白（选择性补体旁路的一个组件，见第 60 章）和 C3 肾炎因子（C3 nephritic factor，C3NeF），一种抗旁路酶的免疫球蛋白 G（IgG）自身抗体有关。旁路活性失调，与 C3NeF 结合 C3 限速转移酶（C3bBb）有关。这导致补体旁路不可逆的活化和 C3 的过度消耗，以及补体依赖的脂肪细胞溶解。

在部分性脂肪代谢障碍中，局部因子 D 表达的差异与局部脂肪细胞丢失的分布平行，或可以解释头尾梯度脂肪分布。肾细胞也表达补体组分，类似的补体介导损伤机制可能与这些患者 MCGN Ⅱ 表现有关[34]。

## 局限性脂肪营养不良

局限性脂肪营养不良的发病机制有多种。脂肪萎缩区可继发于化脓性脓肿、各种小叶性脂膜炎（尤其是深在性狼疮和脂膜炎性皮肌炎）、局限性结缔组织病（如硬斑病）或皮下脂膜炎样 T 细胞淋巴瘤。医源性原因包括注射治疗引起的创伤和炎症反应（表 101.2）。

胰岛素引起的脂肪萎缩可能由杂质引起，并且与抗胰岛素抗体显著相关[35]；胰岛素注射部位附近的单核细胞浸润提示局部存在免疫反应。反复在同一部位注射会增加脂肪萎缩发生的风险，因此注射部位的定期轮换能很大程度上预防脂肪萎缩的发生。值得注意的是，人胰岛素和胰岛素泵治疗很少引起脂肪萎缩。生长激素可产生直接的脂解作用，醋酸格拉替雷可引起注射部位的脂膜炎，二者均可在注射部位发生脂肪萎缩。

**脂肪萎缩半环**可能是反复的创伤或压迫诱导的结

| 表 101.2　引起局限性脂肪营养不良的注射药物 |
|---|
| **最常见的** |
| 胰岛素 |
| ● 非人源性≫人源性，胰岛素类似物 |
| ● 偶尔可发生在注射远隔部位 |
| 皮质类固醇激素 |
| **不常见的** |
| 抗生素 |
| ● 苄星青霉素 * |
| ● 阿米卡星 |
| 免疫调节剂 |
| ● 醋酸格拉替雷（多发性硬化症） |
| ● 甲氨蝶呤 * |
| 疫苗 |
| ● 白百破三联疫苗 |
| ● 四价人乳头瘤病毒疫苗 |
| 生长激素 |
| 肝素 |
| 右旋糖酐铁 |
| 外源性物质 |
| * 包括半环状脂肪萎缩 |
| 在针灸部位也可以发生脂肪营养不良 |

果（图 101.2），持续性或间断性压力如依靠于书桌或椅子边缘、盆子、浴缸或柜台，或者来自于过紧的牛仔裤或腰带。避免创伤后皮损消退以及在同一工作间内多个雇员发生类似的皮损可证明微小创伤的存在[36]。其他研究提示局部巨噬细胞过度产生 TNF-α[37]。由于压力导致的上部和侧部小腿局限性脂肪萎缩经常见于交叉腿坐的妇女（图 101.3）。

高达 60% 的退行性脂肪萎缩（见下文）可能与之前的局部注射有关，提示与创伤相关[38]。电子显微镜下可见嗜脂性巨噬细胞，提示原始刺激是注射物质，通常没有活跃的异物反应。

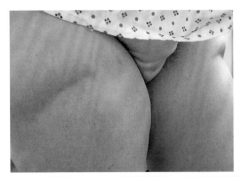

图 101.2　脂肪萎缩半环（半环状脂肪萎缩）。双大腿前外侧略弯曲的凹陷（Courtesy，Diane Thaler，MD.）

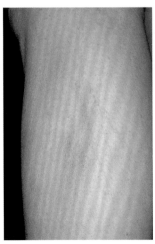

图 101.3　压力所致小腿上部局限性脂肪萎缩。女性常见，多由于坐时交叉腿引起（Courtesy，Jean L Bolognia，MD.）

**婴儿腹部远心性脂肪营养不良**通常是自发性的，但有报道认为与机械创伤或局部感染有关。目前大部分报道来自东亚。双胞胎和兄弟姐妹的报道提示可能与 HLA 有关。1 例婴儿腹部远心性脂肪营养不良患者，变性脂肪组织处免疫组化染色 Fas、bcl-2、p53 及 TUNEL 阳性，提示细胞凋亡是一个可能的因素[39]。

# 临床特征

## 先天性全身性脂肪营养不良

先天性全身性脂肪营养不良（CGL）罕见，其发生率可能少于千万分之一[40]。作为一种常染色体隐性遗传病，该病常有血缘关系。两个亚型都以自出生开始、具有代谢活性的皮下脂肪全身性丢失和缺失为特点，导致出现死尸般的面容和特征性肌肉发达的体型（图 101.4A）。合成代谢综合征的特征在儿童早期明显（表 101.3）。该病还存在骨髓（1，2 型）和内脏（1，3，4 型）脂肪的缺失。2 型 CGL 除了有代谢活性的脂肪缺乏外，还有机械性脂肪缺乏。

脂肪细胞由于没有贮存充足脂肪的能力而导致代谢综合征（见第 53 章），这在青春期更为突出[40]。糖尿病见于青春期，而高胰岛素血症最早能在婴儿期被检测到。增大的生殖器尤其见于女性，可能与多囊卵巢综合征和不孕症有关。肝脾大是有代表性的，而且可能与脐疝有关。疾病后期出现皮肤表现（见表 101.3），如黑棘皮病，这种病在青春期显著，且皮损广泛分布（图 101.4B）。严重的并发症和代谢紊乱包括从脂肪肝发展来的肝硬化、早发性动脉粥样硬化、糖尿病后遗症、高甘油三酯血症发展来的胰腺炎和高死

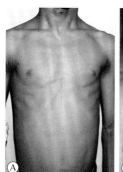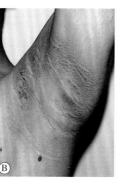

图 101.4　先天性全身性脂肪营养不良综合征（Berardinelli-Seip 综合征）。A. 躯干部脂肪萎缩导致肌肉明显。B. 广泛的黑棘皮病（Courtesy，Edward Cowen，MD.）

亡率的肥厚性心肌病。死亡的平均年龄是 32 岁。2 型似乎可出现更严重的智力迟钝、肥厚性心肌病和过早死亡事件，而 4 型可出现心律失常和幽门狭窄。

## 家族性部分性脂肪营养不良

　　家族性部分性脂肪营养不良（FPLD）由 Dunnigan 和 Köbberling 首次描述[41]，他们分别阐明了苏格兰和德国患者家族性部分性脂肪营养不良大型谱系的临床特点。目前，根据基因突变和临床表型定义了 FPLD（见表 101.1）。这个类型与其他类型**遗传性**脂肪营养不良有不同之处：症状出现晚（青春期后出现），脂肪萎缩主要累及四肢，面部不发生[40, 42]。FPLD 是一种罕见的疾病，发病率小于 1500 万分之一[40]。

　　FPLD2 中，儿童期后会有皮下脂肪的进行性对称性缺失；后者可累及四肢，并不同程度地延伸到躯干（前部比后部严重）。而过度的脂肪代偿性积聚，导致头颈部肥胖，表现为圆面和锁骨上脂肪堆积（见图 101.1）。特征性的表现是伴有双下颏部的肢端肥大症面容。肢体脂肪的丢失使皮下静脉突出和肌肉肥大（见图 101.5）。尽管 FPLD3 的脂肪营养不良较轻，20 岁后发病，但其代谢紊乱更严重[40]。

　　FPLD 的代谢紊乱与全身性脂肪营养不良综合征的相似。葡萄糖不耐受发生于中青年，严重程度不等。可发生急性胰腺炎、脂肪肝和肝硬化；糖尿病的并发症、早发性心血管疾病或肥厚性心肌病均可导致死亡。与男性相比，女性患者有更严重的甘油三酯升高。皮肤表现有结节性黄瘤、黑棘皮病和多毛症，妇产科异常有月经不调、多囊卵巢和大阴唇的脂肪肥大。

　　**家族性部分性脂肪营养不良合并下颌骨颜面发育不全**是部分性脂肪营养不良的罕见类型，以颚骨和在锁骨发育不良、身材矮小、声音高尖和皮肤、牙齿、

### 表 101.3　先天性全身性脂肪营养不良的特点[2, 34]

**脂肪营养不良的特点**

- 颊部脂肪缺乏，导致死尸样面容
- MRI 研究显示皮下脂肪和有代谢活性的脂肪组织几乎完全缺失
- "机械"部位脂肪沉积贮存（1 型）：眼眶、掌、跖、舌、胸部、外阴、关节周围和硬膜外区域
- 由于皮下脂肪极度减少而呈现肌肉发达的体型

**合成代谢特点**

- 肌肉肥大并见明显的浅表静脉
- 肢端肥大症的面部和指端特点
- 食欲极度增加
- 基础代谢率增加
- 怕热
- 生长加速，正常或稍增加的成年身高
- 骨和牙齿年龄提前
- 骨硬化和骨骼溶解的改变
- 女性男性化（阴蒂增大罕见）
- 生殖器增大（通常限于胎儿和儿童）

**代谢紊乱**

- 从婴儿期早期开始有胰岛素抵抗、严重的空腹和餐后高胰岛素血症
- 由于胰岛 β 细胞的消耗，数年后胰岛素水平可能下降
- 完全的胰岛素抵抗型糖尿病，在青春期显著，伴生长停止
- 葡萄糖耐量异常在 8～10 岁显著
- 高甘油三酯血症及其后遗症（乳糜微粒血症、胰腺炎）
- 青春期加速发展的高脂血症（伴生长停止）
- HDL 胆固醇水平低（精确的测量可被增加的 TG 干扰）
- 血浆瘦素水平低，对机体脂肪减少的反应

**皮肤病学表现**

- 黑棘皮病（AN），早期出现并分布广泛
- 多毛症，包括出生时头发的增多（常常是卷发）
- 多汗症
- 身体上部皮肤粗糙
- 角化过度的表皮乳头状瘤病（可表现为 AN 过大的形式）
- 黄色瘤病

**妇科学紊乱**

- 月经过少
- 多囊卵巢
- 不孕（女性）

**器官巨大症和器官功能障碍**

- 心肌肥厚（经常是致命的）
- 脂肪肝、肝大、肝硬化、肝衰竭
- 器官巨大症：扁桃体和腺样增殖体、淋巴结、脾、肾、肾上腺、胰腺、卵巢
- 中枢神经系统异常：下丘脑垂体功能障碍、心室肥大、低于平均智力水平（智力低下）、± 轻度的智力发育延迟
- 蛋白尿性肾病

HDL，高密度脂蛋白；MRI，磁共振成像；TG，甘油三酯

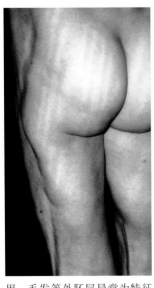

图 101.5 脂肪萎缩，显示肢体受累后的肌肉肥大特征（Courtesy, William D James, MD.）

甲、毛发等外胚层异常为特征[27, 40]。存在多种颅面缺陷，包括有龅牙、突眼和鸟嘴状鼻子的小鸟样面容。骨骼异常有锁骨骨质溶解、肢端骨质溶解、头颅骨缝闭合延迟和关节挛缩。皮肤异常有斑点状色素沉着、斑秃、末端皮肤萎缩和甲发育不良。少见的症状有感觉神经性听力丧失、青春期延迟、高弓状腭和皮肤钙质沉积。代谢综合征的特点也可见于这类患者（见第 53 章）。

## 自身炎症反应综合征（见表 45.7）

### 关节挛缩、肌肉萎缩、小细胞性贫血和脂膜炎相关的脂肪营养不良综合征

关节挛缩、肌肉萎缩、小细胞性贫血和脂膜炎相关的脂肪营养不良综合征（joint contractures, muscle atrophy, microcytic anemia, and panniculitis-induced lipodystrophy, JMP）除了其名称的临床表现外，患有这种儿童期发病的常染色体隐性遗传综合征的患者可出现高丙种球蛋白血症、ESR 升高、肝脾大和基底神经节钙化[43-44]。脂肪代谢障碍可以是部分的，主要累及面部和上肢，很少全身发生。

患者有 PSMB8 突变，PSMB8 编码蛋白酶体亚基 β8，是免疫蛋白酶体的组分，主要存在于单核细胞和淋巴细胞[45]。免疫蛋白酶体介导的蛋白水解产生免疫表位，其在由 MHC I 类分子呈递时可引发自身炎症反应。这导致脂肪组织内的混合性炎性浸润和脂肪细胞的减少。

### 非典型慢性中性粒细胞与脂肪代谢障碍性皮肤病和高温综合征

非典型慢性中性粒细胞与脂肪代谢障碍性皮肤病和高温综合征（chronic atypical neutrophilic dermatosis with lipodystrophy and elevated temperature, CANDLE）综合征也是一种自身炎症反应综合征，发病于出生后的第一年，其特征为眼睑紫红色肿胀、冻疮样皮损、累及面部和四肢的进行性外周脂肪营养不良，以及复发性发热、关节痛、四肢挛缩、身体发育延迟、贫血和急性期反应物增加[46-48]。大多数患者有 PSMB8 突变（见上文）。目前尚无明确的治疗方案，有些患者使用皮质类固醇和 NSAIDs 类药物可受益。

### 复发性儿童脂肪萎缩性脂膜炎

这是最近描述的综合征，表现为疼痛型皮下结节，伴发热、乏力、腹痛和关节痛[48a]。随后在结节部位形成局限性脂肪营养不良。组织病理学上表现为小叶脂膜炎，可见由中性粒细胞、淋巴细胞、巨噬细胞和单核髓样细胞组成的混合浸润。甲氨蝶呤和（或）皮质类固醇可使患者得到临床改善。学者提出这类疾病可能代表一种自身炎症性疾病。

## 获得性全身性脂肪营养不良

迄今为止，英文文献中报道了约 80 例获得性全身性脂肪营养不良（AGL；Lawrence 或 Lawrence-Seip 综合征）新的诊断标准将 AGL 分为三个亚型（表 101.4）。

1/3 ～ 1/2 病例发病前有系统性疾病，如病毒或细菌感染、自身免疫性疾病（如结缔组织病、甲状腺炎）[40]。AGL 的特点与先天性变异型的特点类似，但 AGL 症状发生更晚，且较轻。脂肪萎缩发病隐匿，儿童期或青春期才出现，很少出现在成人期。女性发病率高，是男性的 3 倍。面部、躯干和四肢可有大面积脂肪缺失（图 101.6）甚至累及手掌和脚掌。外周脂肪以及肾周和腹部内脂肪丢失可通过 MRI 扫描证实。骨髓脂肪保留，此特点可帮助区别 AGL 和 CGL 的 1 型和 2 型。

在 1 型变异中，脂膜炎触痛的皮下结节可先于脂肪萎缩发生，而且可能存在脂膜炎和多种自身免疫的重叠。病情进展可以很快，或者经过一段较长的时期。当脂肪萎缩发展到全身性时，系统性异常就变得明显。脂肪减少的程度与胰岛素抵抗和高甘油三酯血症的严重性密切相关。

虽然 AGL 引起的代谢综合征相比 CGL 引起者轻，但肝疾病确是死亡的一个重要因素。发展成明显糖尿病（脂肪丢失后的 4 年）的潜伏期比先天性类型的更短。

脂膜炎型与其他两种类型相比，脂肪丢失可能较轻，而且糖尿病和高甘油三酯血症发病率较低（见表 101.4）[30]。此外，合成代谢综合征多样而不明显，发生在儿童期后期或成年期的代谢综合征并不严重。

| 表 101.4 获得性全身性脂肪营养不良：推荐的诊断标准和亚型 |
| --- |
| **必要标准** |
| 出生后开始的（通常在青春期之前）累及身体大部分的选择性脂肪丢失 |
| **支持标准** |
| **临床** |
| • 自手掌和足底的皮下脂肪丢失 |
| • 黑棘皮病 |
| • 肝脾大 |
| • 发病前的脂膜炎（由临床病史或组织学证实；见下文） |
| • 相关的自身免疫性疾病（见下文） |
| **实验室检查** |
| • 糖尿病或葡萄糖耐量受损 |
| • 严重的高胰岛素血症［空腹和（或）餐后］ |
| • 血清甘油三酯增高和（或）高密度脂蛋白水平降低 |
| • 血清瘦素和（或）脂联素减少 |
| • 人体测量或 MRI 证实的大范围的脂肪丢失 |
| • MRI 证实骨髓脂肪未丢失 |
| **亚型** |
| **脂膜炎变种（1 型）** |
| • 发病前的脂膜炎；脂肪萎缩见于脂膜炎缓解期，位于扩大的环形皮损中心或远端部位 |
| • 发病平均年龄为 7 岁；女性稍多（约 1.5 倍） |
| • 相关症状包括低热、不适、关节痛和腹痛 |
| • 可能与自身免疫性疾病有关（见下文） |
| • 相关的轻度代谢紊乱和瘦素水平异常 |
| • 组织病理学检查显示皮下淋巴细胞、组织细胞浸润，伴有或不伴有肉芽肿病灶形成 |
| **自身免疫变种（2 型）** |
| • 同时或先于自身免疫性疾病，发病前无脂膜炎；与儿童皮肌炎、Sjögren 综合征⁄少年原发性关节炎、白癜风、慢性荨麻疹⁄血管性水肿和自身免疫性甲状腺炎、肝炎或溶血性贫血有关 |
| • 平均发病年龄为 15 岁；女性为主（约 3 倍） |
| • 常有肝大；大部分患者有高甘油三酯血症、糖尿病 |
| • 可有实验室检查异常而无临床的自身免疫性疾病的表现，包括抗核抗体、抗平滑肌抗体、抗肾小球基底膜抗体、抗唾液腺导管抗体、抗线粒体抗体和抗肾上腺⁄卵巢⁄胎盘⁄睾丸抗体 |
| **原发性（3 型）** |
| • 无脂膜炎或自身免疫性疾病证据 |
| • 平均发病年龄为 20 岁（范围为 2～60 岁）；女性为主（约 3 倍） |
| Adapted from reference 30. |

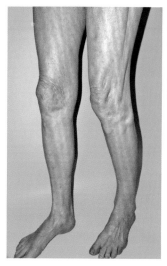

图 101.6 获得性全身性脂肪营养不良。皮下脂肪的丢失，导致腿部肌肉发达的表现以及筋腱的突出（Courtesy, Jacqueline Junkins-Hopkins, MD.）

现还有黑棘皮病、局限性或全身性色素沉着、发疹性黄瘤、毛细血管扩张、轻度掌跖角化和毛发异常，包括轻度多毛症、卷发和偶发性斑秃。黑棘皮病发生于儿童期，可见于颈部、腋下、腹股沟、脐和乳头。相关的自身免疫病有幼年型皮肌炎、Sjögren 综合征、白癜风、慢性荨麻疹和血管性水肿（见表 101.4）。

## 获得性部分性脂肪营养不良

获得性部分性脂肪营养不良（Barraquer-Simons 综合征，进行性脂肪营养不良，头胸部脂肪营养不良）是非局限性脂肪营养不良中（除了 HIV/ART 相关性脂肪营养不良以外的）最常见类型。该类型在全世界均有报道，目前文献报道超过 250 例患者[40, 49-50]。

目前已报道有三种临床亚型：①上半身脂肪丢失；②上半身脂肪丢失，伴下半身脂肪组织肥大；③半侧脂肪营养不良，一半的面部或身体受累。

脂肪营养不良开始于儿童期或青春期前（诊断的平均年龄为 8～10 岁），有时发生于病毒性疾病之后。以皮下脂肪从上到下的对称性、隐匿性、进行性丢失为特征，起始于面部（图 101.7）和头皮，向下发展到骨盆带和大腿中部。进展期为 1～2 年，也可以多年。体征可出现于十几岁，但也可以延迟到 40 岁。女性发生率比男性高 3 倍。

面部通常首先受累，由于眼眶后部和眶周脂肪丢失以及颊部和颞部脂肪的丢失而导致眼睛凹陷，呈早衰性或尸体样面容（图 101.8）。臀部和腿不受累，常表现为脂肪增生，尤其女性患者。没有生长延迟或发育障碍。

肝脂肪变性通常发生于儿童期，导致肝大、肝硬化和肝相关的死亡，在 AGL 中发生率比 CGL 的高。妇科的异常包括真性或假性阴蒂肥大（后者由脂肪丢失引起）、多囊卵巢综合征和月经不调。偶见早发性冠心病和颈动脉或外周血管疾病。通常肾和中枢神经系统不受累。除了脂膜炎和脂肪萎缩的部位，皮肤的表

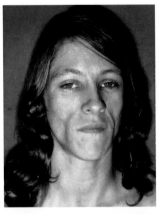

图 101.7 一例伴肾炎因子和肾病的获得性部分性脂肪营养不良综合征。面部脂肪萎缩特征最明显。有显著的颊部脂肪丢失。患者也有腋下黑棘皮病表现（Courtesy, Kenneth E Greer, MD.）

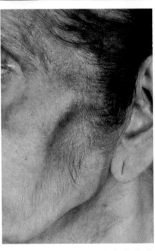

图 101.8 一例伴 Sjögren 综合征的获得性部分性脂肪营养不良综合征患者。面部脂肪萎缩表现为眼睛凹陷、颞部和颊部脂肪丢失。面部色素沉着与扁平苔藓相关（Courtesy, Priya Sen, MD.）

约 1/5 MCGN II 患者伴肾炎综合征，可在脂肪营养不良症状出现多年后发生，通常大概 8 年。循环 C3 肾炎因子（C3NeF）、C3 降低见于几乎所有的患者，C3NeF 由多克隆 IgG 组成。这导致补体替代途径的非控制性激活（见上文）和 C3NeF 诱导的脂肪细胞裂解。患者 C3 水平降低，有反复感染脑膜炎奈瑟菌的倾向，有必要再次接种疫苗。

其他自身免疫相关性疾病包括系统性红斑狼疮、儿童皮肌炎、系统性硬化症、Sjögren 综合征、恶性贫血、甲状腺功能减退、腹部疾病、疱疹样皮炎、暂时性动脉炎和小血管炎。

相比于其他脂肪营养不良，代谢综合征较少见，但可出现黑棘皮病、月经不调、多毛症、胰岛素抵抗、2 型糖尿病和高血脂。

**局限性脂肪萎缩**

局限性脂肪萎缩表现为单个或多个部位凹陷（如凹痕），通常发生于四肢近端，直径可从数厘米到二十多厘米。药物引发的脂肪营养不良最常见于皮质类固醇激素和非人源性胰岛素（见表 101.2）；可能伴有局限性脂肪肥大。曾有文献报道由静脉应用皮质类固醇导致的多部位脂肪萎缩。

**退行性脂肪萎缩**是一种原发性脂肪萎缩，临床上以非炎症性灶状脂肪丢失为特征。文献报道女性占绝大多数。直径为 2 ～ 8 cm 的椭圆形的脂肪萎缩灶，主要见于臀部和四肢近端，尤其是上臂，这些常为注射的部位。据估计近 60% 退行性脂肪萎缩病例与先前局部注射相关（见上文），但是先前没有接受注射的部位也可能发生脂肪萎缩。

**萎缩性结缔组织脂膜炎**罕见，常见于四肢的上部和下部。"单纯性"病例，尽管病理上表现为淋巴细胞性脂膜炎，但发病前无明显炎症改变。其他病例可能继发于炎症性脂膜炎。继发于狼疮性脂膜炎（常指深在性狼疮；图 101.9）的患者，皮损常见于头颈部和四肢近端。其他相关的自身免疫性疾病有皮肌炎、甲状腺炎、少年原发性关节炎、白癜风和胰岛素依赖性糖尿病。

已报道**脂肪萎缩半环**（半环状脂肪萎缩）好发于 20 ～ 30 多岁的女性，儿童罕见。表现为大腿前外侧对称性、无症状的、4 ～ 8 cm 的线状水平凹陷（见图 101.2）。罕见表现有 2 或 3 条平行的凹陷，单侧分布，

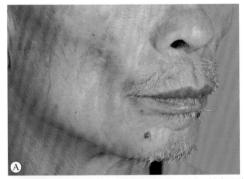

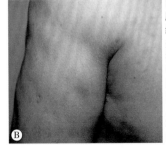

图 101.9 继发于狼疮性脂膜炎的局限性脂肪萎缩。A. 由于狼疮性脂膜炎引起的脸颊凹陷区域；注意重叠盘状红斑狼疮引起的色素沉着和瘢痕形成。B. 上臂的环状凹陷，狼疮性脂膜炎的常见部位（A, Courtesy, National Skin Centre, Singapore.）

或有痉挛、运动后疼痛、腿沉重或烧灼感症状。损害通常持续数周以上，9个月到4年内自然缓解。脂肪萎缩可复发。MRI扫描有助于该病与炎症性脂膜炎的鉴别。

**环状脂肪萎缩**表现为围绕手臂和踝关节的长9～11 cm的深在性、持续性、假性硬化带[51]。最近有报道范围更大的皮损长度达14～16 cm。之前可能有肢体的触痛和水肿，或其他不适和关节炎。这可能是萎缩性结缔组织病性脂膜炎的一个变种或末期表现。所以，患者可能有相关的自身免疫性因素。

东亚的**婴儿腹部远心性脂肪营养不良**（离心性脂肪营养不良）病例大部分患者为日本、韩国或中国人[52]。通常3岁前出现症状，超过90%患者在5岁前出现症状。在韩国，女性发生率是男性4倍[53]。婴儿腹部远心性脂肪营养不良主要影响亚洲儿童，偶尔也发生在白种人和成年人。

临床上，在躯干和腹部有一个边界清楚的脂肪萎缩部位，其周围有红斑和鳞屑，与局部的淋巴结病有关。约80%患者脂肪萎缩始发于下腹部和腹股沟部位（可包括生殖器），大概20%始发于腋下；然后以离心性的形式分别扩展至腹部和胸部（图101.10）。皮下血管可见，并且在凹陷区域内可发生溃疡。与它的名称相反，这种情况也会影响非腹部部位如面部、颈部和腰骶部（图101.11A），而且不限于婴儿。皮损发展缓慢，多在13岁之前停止进展[52]。虽然没有特效治疗方法，超过60%患者可自发缓解（图101.11B）。

**进行性面肌萎缩**（Parry-Romberg综合征）被认为是严重硬皮病的一种（见第44章），可能伴有潜在的软骨和骨萎缩，也可能有潜在的眼科和牙科疾病。

**非进行性迟发性线状偏侧面萎缩**发生在脸颊颧骨部，大部分为老年人。

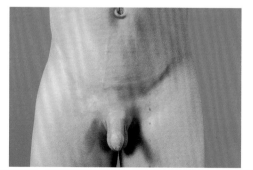

图101.10 婴儿腹部远心性脂肪营养不良（离心性脂肪营养不良）。一名5岁的马来男孩，进行性脂肪营养不良两年，累及双侧腹股沟和下腹部。受累部位的静脉很容易看见（Courtesy, National Skin Centre, Singapore.）

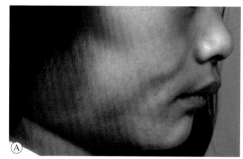

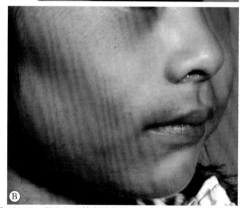

图101.11 婴儿远心性脂肪营养不良（离心性脂肪营养不良）。A. 一名两岁女孩，脸颊可见弯曲的紫罗兰色条带，与脂肪营养不良相关。B. 同一个女孩，2年后病情自行缓解。婴儿远心性脂肪营养不良最常见部位为腹部（见图101.10）（Courtesy, National Skin Centre, Singapore.）

以美容为目的进行物质注射，或者自己造成的外源性物质注射所引起的炎症反应，可导致伴有瘢痕形成和肤色改变的脂肪萎缩。

## 脂肪肥大

无论胰岛素的来源和给药方式如何，脂肪肥大仍然是胰岛素治疗的一个常见并发症[54]。与胰岛素脂肪萎缩一样，抗胰岛素抗体与儿童和青少年1型糖尿病的脂肪增生相关。临床后果是将胰岛素注射在脂肪增生的部位，虽无痛，但可能导致胰岛素的不稳定吸收，从而导致血糖控制不佳。值得注意的是，胰岛素诱导的结节性淀粉样变性可能具有类似于脂肪肥大的临床表现（表101.5）。

## 病理学

一般而言，大部分类型脂肪营养不良综合征的组织学表现是非炎症性的（见表101.1）。**全身性脂肪营**

表 101.5　脂肪肥大的原因

**胰岛素治疗**：危险因素包括治疗的持续时间，反复注射，没有更换注射部位，以及注射技术差

**培维索孟（生长激素受体拮抗剂）注射** *

**生长激素注射**

**过量的皮质类固醇激素**：包括库欣病（垂体产生过量的 ACTH）和库欣综合征（医源性，肾上腺肿瘤，结节性肾上腺增生，异位 ACTH 产生）

**HIV/ART 相关**：危险因素包括长期暴露于核苷逆转录酶抑制剂，暴露于蛋白酶抑制剂，≥ 40 岁，长期的治疗，治疗开始前体重指数高，存在代谢紊乱（血清甘油三酯和胰岛素水平升高；血清瘦素水平降低）

\* 用于治疗肢端肥大症

**养不良**表现为皮下脂肪的完全或接近完全丢失，伴真皮和筋膜直接对生。少部分情况，病理显示胶原蛋白数量增加，代替了皮下脂肪，其他无明显异常。相反，**获得性全身性脂肪营养不良**的活检，尤其是 1 型，可表现为小叶性脂膜炎（图 101.12；见表 101.4）。

　　**获得性全身性脂肪营养不良和部分性脂肪营养不良**的某些类型，可表现为两种组织学模式：①非炎症性，脂肪的退行性改变；②炎症性，小叶性脂膜炎，可见淋巴细胞、嗜脂细胞和浆细胞浸润[55]。这两种模式是否有阶段相关性仍需阐明。即使临床上没有脂膜炎表现，早期皮损的组织学也可有炎症改变，但通常较轻。

　　皮下脂肪的退行性改变以脂肪小叶脂肪细胞体积和数目减少为特征（图 101.13）。**退行性脂肪萎缩**可进一步分为两种组织学亚型[38]。在第一种亚型中，小叶可由轻度嗜酸的小脂肪细胞组成，这类细胞自周围的结缔组织回缩，从而形成类似于胎儿脂肪的外观；小

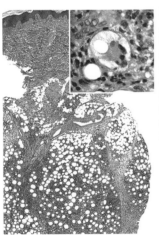

图 101.12　1 型获得性全身性脂肪营养不良早期脂膜炎的组织病理学特征。小叶性脂膜炎可见淋巴细胞、组织细胞、多核巨细胞、嗜脂细胞浸润。脂肪细胞呈微囊泡改变（插图）（Courtesy, Jacqueline Junkins-Hopkins, MD.）

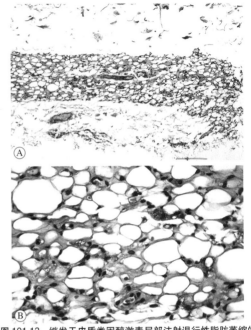

图 101.13　继发于皮质类固醇激素局部注射退行性脂肪萎缩的组织病理学特征。A. 明显的脂肪小叶减少和塌陷，未见炎症。B. 高倍镜显示脂肪细胞体积减小，胞壁增厚嗜酸性染色，透明的黏液样基质（Courtesy, Jacqueline Junkins-Hopkins, MD.）

叶经常具有嗜酸性粒细胞的外观。这一改变在凹陷周围更明显，更集中地呈现出小嗜酸性脂肪细胞。炎症缺乏，单核细胞稀少。另一种类型，有难以区分的临床特点，表现为小的萎缩的脂肪细胞，细胞膜正常，外周有明显的脉管系统包围。放大扫描可见小叶塌陷（方向与皮肤表面平行），外周为明显的毛细血管网包围。可见酸性黏多糖在脂肪小叶和间隔纤维中沉积，偶尔也可见到脂膜改变。

　　可证明有双折射非晶体外源物质，但两个类型都缺乏特征性异物巨细胞和嗜脂细胞。免疫组织化学染色证明有 CD68 阳性巨噬细胞。超微结构研究显示，脂肪细胞邻近存在具有溶酶体活性的巨噬细胞，它们可能含有变性的脂质[38]。**局限性脂肪营养不良**可见脂肪组织的缺失，伴不同程度的纤维化。通常没有炎症浸润，尽管有几个病例报道有脂膜炎表现。在血管壁或基底膜处可见免疫反应物沉积物，特别是在炎症性亚型中。

　　**婴儿腹部远心性脂肪营养不良**病变完全发展部位病理显示皮下脂肪减少，无明显炎症浸润。红斑部位示皮下脂肪中有中度或明显的淋巴组织细胞浸润；真

皮深层和汗腺周围淋巴细胞浸润不常见。在皮下组织中可能存在小叶间隔的纤维化和增厚。极少数脂肪细胞有黏液样改变。

其他局限性变异类型如**脂肪萎缩半环**（半环状脂肪萎缩）和**药物诱发的脂肪萎缩**通常表现为脂肪组织的缺失，并为胶原纤维代替，无脂膜炎特征，散在嗜脂细胞。然而，在醋酸格拉替雷的注射部位，可以见到组织学类似深在性狼疮的脂膜炎。最后，HIV/ART 相关性脂肪营养不良表现为非炎症性脂肪营养不良的模式。

## 鉴别诊断

许多综合征除了有其他的身体和系统表现外，还有脂肪萎缩表现。本章不对这些综合征进行详细讨论。

FPLD2 和 HIV/ART 相关性脂肪营养不良患者过度的脂肪积聚可与库欣综合征混淆。肢端肥大症与全身性脂肪营养不良有重叠的特征。

在一个患全身性脂肪营养不良的婴儿，应考虑到以下情况：

- **矮怪病**（Donohue 综合征）见于脂肪营养不良的某些类型，患有全身性脂肪营养不良、严重的胰岛素抵抗、黑棘皮病和多毛症。相对于 CGL，这些患者有特征性的妖精貌、严重的子宫内生长迟缓、乳头突出、皮肤松弛、胰岛素受体基因的突变和婴儿期死亡。
- SHORT 综合征［身材矮小、关节过伸、眼睛凹陷、Rieger 异常（虹膜角膜中胚层发育障碍）、出牙延迟］也可见于脂肪营养不良的某些种类，面部和身体上部的表现为先天性脂肪萎缩。通过上述列出的相关异常、子宫内生长迟缓、骨龄延迟、*PIK3R1* 突变和变形的面部而鉴别。面部变形指三角形状、小颌、宽眼距（不凹陷）和前倾耳。碳水化合物代谢异常十分常见[91]。
- **早老症**以肢体脂肪萎缩、心血管疾病和糖尿病，并伴有肌肉消瘦、硬皮病样改变、白内障和其他过早衰老表现为特征。某些早老症有类似于 FPLD 相关的 *LMNA* 突变，而且认为是一组更广泛的疾病的一部分，称为核纤层蛋白病（见表 63.10）。
- 在 Cockayne 综合征中，脂肪萎缩改变伴随生长延迟、视网膜异常、光过敏和 DNA 修复障碍（见第 63 和 87 章）。
- AREDYLD 综合征：先天性全身性脂肪萎缩性糖尿病与端肾野的缺损以及外胚层发育不良有关。

在局限性脂肪营养不良病例中，有一例报道由小叶脂膜炎引起的炎症后下肢的弥漫性、对称性脂肪萎缩[56]。既未发现潜在的自身免疫性疾病，也未发现外源性原因。

局限性脂肪营养不良需要与进行性脂肪营养不良的初发阶段、硬斑病、狼疮性脂膜炎和进行性特发性皮肤萎缩相鉴别。局限性脂肪营养不良的不同类型之间有重叠，根据皮损的分布和形态，结合注射史、临床表现、组织学上的脂膜炎表现以及相关的自身免疫疾病，有助于诊断。

Poland 综合征是一个罕见的先天性疾病，由单侧的部分或全部乳腺和（或）胸大肌缺失伴同侧的短指粘连畸形组成，可与脂肪萎缩相似。近来，MRI 能帮助鉴别脂肪丢失或其他原因导致的皮肤局限性凹陷。

## 治疗

对于脂肪营养不良综合征的处理有三个部分：①美容相关；②代谢紊乱；③系统受累。根据引起脂肪营养不良的原因，治疗方法不同。另外，随着不同类型的遗传性脂肪营养不良综合征的基因变异被更好地阐明（见表 101.1），确定潜在的基因突变对预后和基因遗传咨询具有重要意义。

针对脂肪营养不良物理治疗方面的选择有限（见下文）。根据病因学和（或）亚型，局限性脂肪营养不良可自然缓解。在创伤所致的病例中，尤其是半环状脂肪萎缩，凹陷经过数周时间可恢复正常。改用纯化的人胰岛素可改善胰岛素性脂肪萎缩，但需要 1～3 年时间[54]。

外科治疗方法有多种，但疗效有限。持续性的面部脂肪萎缩可能需要皮瓣移植。使用不同的永久性或非永久性填充物使软组织增大可能有帮助（见第 158 章）。使用计算机辅助设计和制造技术固态合成适当体积的面中部移植物[57]，可更持久地矫正缺损。在治疗前，对永久性填充物潜在的远期并发症进行谨慎的评估是必需的。通过脂肪注射进行脂肪移植可能对面部的缺陷有帮助[58]。

药物治疗主要用于代谢紊乱，但对脂肪营养不良可能也有帮助。噻唑烷二酮类药物（thiazolidinediones，TZDs；也指格列酮类）为 PPAR-γ 激动剂，用来增加胰岛素敏感性、增加体脂、提高脂肪细胞因子水平、降低甘油三酯水平[59]。然而，应注意这类药物的不良反应，包括肝毒性、体重增加、充血性心力衰竭及女性骨折。贝特类是 PPAR-α 激动剂，可促进脂肪酸氧化并被用来治疗高甘油三酯血症。Ω-3 多不饱和脂肪酸可通过竞争性抑制减少甘油三酯合成来降低循环中甘油三酯的水平。迄今为止，缺乏支持这些药物在遗传性脂肪营养不良中疗效的对照试验。

治疗也可以脂肪因子异常为靶点，如瘦素缺乏。用重组甲二磺酰基人瘦素治疗全身性脂肪营养不良（先天性和获得性）对血糖控制、高脂血症、肝大和糖尿病并发症对蛋白尿都有改善。这种治疗一般可以很好地耐受，未见明显的不良反应[60-61]。除了纠正代谢紊乱外，瘦素的替代疗法还有助于食欲的调节。经过长期治疗，已证明获益持续存在[60]。然而，这种治疗并没有给脂肪营养不良带来改善。

改善饮食（如低脂饮食）、运动和药物干预能缓解高脂血症和高血糖的程度。需要时，可作内分泌学的咨询。

### 获得性部分性脂肪营养不良

对获得性部分性脂肪营养不良患者的处理应该包括初步评价和对自身免疫疾病（如狼疮和皮肌炎）、甲状腺疾病和肾疾病的持续监测。后者包括对蛋白尿、低 C3 和 C3 肾炎因子（C3NeF）的评价，必要时进行肾病病理检查以排除 MCGN。

静脉注射免疫球蛋白中和 C3NeF 用于治疗 MCGN Ⅱ和 C3NeF 的患者，取得了积极的效果[62]。尝试用依库丽单抗治疗本病，以激活补体替代途径，但效果不一。

对于家族性类型要提供遗传学的咨询服务。

### 胰岛素脂肪营养不良

随着纯化的人胰岛素的应用，明显减少了胰岛素脂肪萎缩症的发病率，一些患者可以改用其他方式注射。改用人胰岛素、改变注射方式是有益的干预措施（见上文）。为了预防胰岛素脂肪营养不良，建议持续更换注射部位，比如同一部位 1 个月内注射不超过一次。吸脂可以改善脂肪增生型。

## HIV/ART 相关性脂肪营养不良

HIV/ART 相关性脂肪营养不良（HIV/ART associated lipodystrophy）已成为非局限性脂肪营养不良的最常见类型。尤其与蛋白酶抑制剂（protease inhibitors, PI）和核苷类似物逆转录酶抑制剂（nucleoside analogue reverse transcriptase inhibitor, NRTI）相关，在抗逆转录病毒治疗最初的 1～2 年内，可有 40% 的患者受影响[63]。

HIV/ART 相关性脂肪营养不良的临床表现包括：

- 周围性脂肪营养不良，主要是面部、四肢、足跟垫和臀部。
- 中枢性脂肪营养不良或脂肪组织积聚，特别是颈背部、锁骨上、乳房内、腹内和内脏（比如肝）。
- 代谢异常——胰岛素抵抗、2 型糖尿病、血脂异常、高血压、乳酸中毒。

脂肪萎缩和脂肪肥大同时存在引起的进行性身体改变可造成毁容，并可能受到歧视，从而导致对 ART 治疗失去依从性[64]。

### 发病机制

HIV/ART 相关性脂肪营养不良的病因是多方面的，包括药物在代谢途径和不同组织中的多个作用位点，所有这些都与宿主特异性因素如年龄、遗传、艾滋病毒感染严重程度和炎症状态等发生复杂的相互作用。抗逆转录病毒治疗引起的皮下脂肪缺失的机制包括（表 101.6 和图 101.14）：

- 前脂肪细胞分化受损和脂肪细胞凋亡增加[65-66]。
- 胰岛素刺激性脂肪生成受损和脂肪溶解增加，导致脂肪细胞体积减小[65]。
- 线粒体毒性[67]。

HIV/ART 相关性脂肪营养不良起初被认为是 PI 介导的疾病，现在暴露于胸苷类似物 NRTI 已被确定为其发展的独立和重要的危险因素。尤其是司他夫定和齐多夫定，作为去羟肌苷，与脂肪营养不良更加相关[67-68]。

抑制线粒体内 DNA 聚合酶 - γ 是 NRTI 的主要作用位点（见图 101.14），可导致多种组织中线粒体功能障碍，包括脂肪细胞[67]。值得注意的是，后者有较高的线粒体浓度。当 NRTI 诱导的线粒体 DNA 耗尽达到一定临界值，就会导致脂肪细胞体积变小[66]、死亡增加，最终发展为脂肪萎缩。干扰呼吸链复合物的功能可导致脂肪酸氧化受损和甘油三酯、乳酸在细胞内积聚，这些物质可进入体循环。

PI 通过其对作为转录因子的甾醇调节元件结合蛋白（sterol regulatory element-binding proteins, SREBP）的作用而引起脂肪毒性。在某种程度上，PI 阻止 SREBP-1c 细胞内发育成熟至脂肪细胞内的活化状态[69]，从而导致细胞内脂肪酸、葡萄糖代谢以及脂肪细胞分化的损伤（见表 101.6）。此外，PI 降低过氧化物酶体增殖物激活受体 - γ（PPAR- γ）的表达，这也可降低脂肪细胞分化[70]。这些脂质代谢调节因子 SREBP-1 和 PPAR- γ 通过 PPAR- γ 共激活因子 -1 相关联。PPAR- γ 表达减少与线粒体 RNA 表达减少相关，再次证明 NRTI 诱导的线粒体毒性与脂肪萎缩之间相关联。HIV 病毒蛋

| 表 101.6 | 高效逆转录病毒治疗相关的脂肪萎缩的机制 | | |
|---|---|---|---|
| | 包含的 HIV 药物 | 药物作用 | 细胞的反应 |
| 脂肪细胞分化 ↓ * | PI, NRTI | 核纤层蛋白 A/C 加工障碍和（或）RXR-PPAR-γ 异二聚体活化使 SREBP-1 和其他下游转录因子的功能下降 | 新的成熟脂肪细胞 ↓ →脂肪细胞数量 ↓ |
| 脂肪细胞凋亡 ↑ * | PI, NRTI | TNF-α 信号 ↑（和上文中描述的分化机制 ↓） | 脂肪细胞死亡 ↑ →脂肪细胞数量 ↓ |
| 脂肪溶解 ↑ * | PI, NRTI | 脂滴包被蛋白表达 ↓ | 释放以 FFA 形式储存的 TG ↑ 和甘油进入循环→脂肪细胞体积 ↓ |
| 脂肪生成 ↓ | PI, NRTI | 脂肪生成性 SREBP-1c 的表达和功能 ↓ | 脂肪细胞吸收 FFA ↓ →脂肪细胞体积 ↓ |
| 线粒体毒性 | NRTI | 抑制线粒体 DNA 多聚酶 - γ | 分解代谢途径 ↑（脂肪溶解），激素和细胞因子产物改变（脂联素 ↓，TNF-α ↑），脂肪细胞分化 ↓，脂肪细胞凋亡 ↑ |

\* 也是线粒体毒性的结果
FFA，游离脂肪酸；HIV，人类免疫缺陷病毒；NRTI，核苷逆转录酶抑制剂；PI，蛋白酶抑制剂；PPAR-γ，过氧化物酶增殖活性受体 - γ；RXR，维生素 A 类 X 受体；SREBP-1c，固醇调节元素黏合蛋白 -1c；TG，甘油三酯；TNF-α，肿瘤坏死因子 - α（From refs 65-67，69，70．）

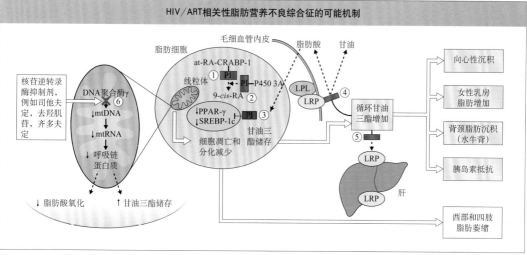

图 101.14　HIV/ART 相关性脂肪营养不良综合征的可能机制。PPAR-γ 表达下降和药物暴露引起的脂肪酸氧化能力降低可以解释这些药物如何引起脂肪细胞毒性和脂肪萎缩。更多细节见表 101.6。数字代表药物作用的部位。ART，抗逆转录病毒治疗；at-RA，全反式维甲酸；CRABP-1，胞浆维甲酸黏合蛋白 -1 型；LPL，脂蛋白脂肪酶；LRP，低密度脂蛋白受体相关蛋白；mtRNA，转运 RNA；mtDNA，线粒体 DNA；PI，蛋白酶抑制剂；PPAR-γ：过氧化物酶增殖活性受体 - γ；RXR：维生素 A 类 X 受体；SREBP-1c，固醇调节元件结合蛋白 -1c（Adapted from Carr A. HIV protease inhibitor-related lipodystrophy syndrome. Clin Infect Dis. 2000；30：S135-42．）

白 R（viral protein R，vpr）也降低了 PPAR-γ 的表达，从而支持 HIV 自身在脂肪营养不良中也起到了直接的作用。

## 临床特征

与遗传性脂肪代谢障碍综合征一样，脂肪重新分布可能先于代谢并发症的发生。HIV/ART 相关的脂肪营养不良通常在治疗最初的 6～12 个月内发生。

在使用 DEXA 扫描和计算机断层扫描的横断面研究中，在开始抗逆转录病毒治疗的 1～2 年内，发现 14%～65% 患者出现中心性脂肪肥大[71]。但是医师体格检查和患者的自身报告仍然是对身体形态改变最早的和最佳的指标。

外周脂肪萎缩主要发生于面部（图 101.15 和 101.16A）、四肢（图 101.16B）、臀部和足跟垫。面部皮下脂肪的缺失，尤其是颊部、腮部和颞部脂肪，导

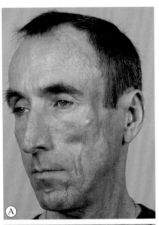

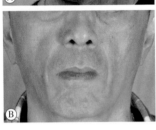

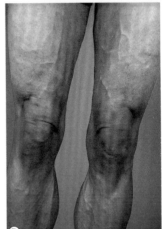

图 101.15　HIV/ART 相关性脂肪萎缩。A. 侧面观可见明显的颞部脂肪丢失。B. 第二个患者颊部和腮部脂肪对称性缺失，导致颧骨突起和恶病质外观（A，Courtesy，Ken Katz，MD；B，Courtesy，National Skin Centre，Singapore.）

图 101.16　HIV/ART 相关性脂肪萎缩。A. 老年患者面颊中部显著的凹陷，伴有重复的鼻唇沟。B. 下肢静脉突出和明显的肌肉组织（Courtesy，Priya Sen，MD.）

致颧骨突起、眼睛凹陷、加深增多的鼻唇沟皱褶和消瘦面容。向心性脂肪肥大包括：①腹部内脏脂肪的积聚（网膜、肠系膜、腹膜后），导致腹部变大（"蛋白酶腹"或"Crix 腹"）；和（或）②脂肪沉积的增加，发生于颈背部（"水牛背"）、胸部（发生于男性导致男性乳房女性化，在女性致乳房增大）、颈前部和（或）侧颚区、脂肪瘤以及在肌肉和肝内。脂肪瘤的形成已被注意到，"水牛背"的表现与胰岛素抵抗和糖尿病相关。

在抗逆转录病毒治疗中使用不同的药物组合可能产生截然不同的脂肪重新分布的临床综合征。例如，PI 更倾向于引起向心性脂肪肥胖和代谢紊乱，然而，NRTI 治疗（尤其是司坦夫定）是导致外周脂肪消耗和脂肪萎缩的一个更强的独立危险因素。另外，NRTI 导致的多种并发症与线粒体毒性有关，包括肌病、多发神经病、肝脂肪变性、胰腺炎、血乳酸过多、骨髓毒性和 Fanconi 样综合征，这些并发症可同时发生。

HIV 相关的脂肪营养不良与代谢异常明确相关[72]，包括胰岛素抵抗、糖尿病、血脂异常［高甘油三脂血症、高密度脂蛋白（high-density lipoproteins，HDL）下降］和骨骼异常，如骨质减少、骨质疏松和无血管性坏死。HIV/ART 相关性脂肪营养不良中胰岛素抵抗是通过 PI 对胰岛素介导的全身葡萄糖摄取的直接影响以及血脂异常、线粒体毒性和体内成分变化对全身

胰岛素敏感性的间接影响而产生的。脂肪细胞因子，特别是瘦素和脂联素，影响胰岛素敏感性，并且在 HIV/ART 相关性脂肪营养不良中观察到低水平的两种因子[5，9]。在接受抗逆转录病毒治疗的 HIV 患者中，有报道称代谢综合征发病率为 16%～24%，从而导致心血管疾病的发生率上升[73]。关于抗艾滋病药物（anti-HIV drugs，DAD）研究的不良事件的数据收集发现，在联合使用抗逆转录病毒治疗的 4～6 年时间内，心肌梗死发生率每年增加约 25%[74]。

与脂肪萎缩或脂肪肥大的发生、发展有关的最常见且重要的危险因素是年龄（＞40 岁）、开始治疗时疾病的严重程度（CD4 计数＜200/μl，高于最低的病毒负荷）、用 PI 和（或）NRTI 治疗持续时间较长[71，75]。在接受 ART 前，皮下脂肪较少的患者发展成脂肪萎缩的危险性更高，但脂肪肥大更倾向于发生在基础脂肪较多的个体[125]。用两种 NRTI 和一种 PI 联合治疗的患者与严重脂肪萎缩有很强的关系，HIV 感染患者男性较女性发生脂肪肥大的风险低[63]。总之，HIV/ART 患

者身体脂肪的改变有多种病因：特定的抗逆转录病毒治疗类型、病毒诱导的影响和其他宿主因素。

## 治疗

抗逆转录病毒治疗的使用显著降低了 HIV 发病率和死亡率；然而，脂肪营养不良的形态学变化可造成社会歧视，并引起疼痛、残疾及心理困扰。因此，这将导致有效治疗方案的依从性降低甚至停止治疗。脂肪萎缩一旦确定，大部分患者基本上是不可逆转的，脂肪营养不良综合征的管理仍然是最困难的。

### HIV/ART 相关性脂肪萎缩

在抗逆转录病毒治疗的最初阶段，选择与脂肪萎缩较少相关的初始方案可以降低脂肪营养不良的发生率。例如，替诺福韦 / 恩曲他滨，与齐多夫定 / 拉米夫定相反，较少引起脂肪营养不良[76]。在 RAVE[77] 和 MITOX[78] 研究中，从胸苷类似物转换为替诺福韦或阿巴卡韦显著改善了肢体的外周脂肪萎缩，尽管内脏脂肪组织或水牛背没有变化。改用替诺福韦后，代谢参数得到改善，适度降低血清总胆固醇、低密度脂蛋白和甘油三酯水平。

目前没有 HIV/ART 相关性脂肪营养不良的明确治疗方法。尽管噻唑烷二酮类药物罗格列酮，一种 PPAR-γ激动剂，可以体外逆转 PI 诱导的脂肪细胞分化阻滞，但是随机对照研究表明罗格列酮不能改善 HIV/ART 相关性脂肪萎缩中的脂肪量[79]。另一方面，对 6 个随机对照研究进行 meta 分析发现，与安慰剂相比，吡格列酮（但不是罗格列酮）在增加肢体脂肪量方面更有效[80]。虽然一项初步研究表明补充尿苷可增加继续服用胸苷类似物的患者的脂肪量[81]，但在随后的随机研究中，补充尿苷后肢体脂肪没有显著改善[82-83]。

面部脂肪萎缩可能引起极度自卑感，注射填充剂可以帮助恢复已经失去的面部丰满度。2004 年，FDA 批准的多聚 L- 乳酸填充剂用于该适应证。尽管脂肪萎缩是持续进展的过程，面部体积可以通过增加真皮的厚度恢复并且效果可持续长达 2 年。可注射的钙羟基磷灰石也被 FDA 批准用于治疗 HIV/ART 相关性脂肪萎缩。这种效果持续长达 12 个月。这些填充物通常是安全的并且耐受性良好，结节形成可能是一种长期并发症。将自体脂肪转移到面部也可以改善，但是体脂明显减少的患者可能缺乏供体部位。

### HIV/ART 相关性脂肪积聚

从 PI 改用选择性的抗逆转录病毒药物仍不能逆转内脏的脂肪积聚。饮食和运动的调整能减少全身和躯干部的脂肪，但与一般人群一样，坚持这些生活方式的改变是很困难的。使用噻唑烷二酮、二甲双胍和睾酮对内脏脂肪组织没有显示出任何有益作用。

向心性脂肪积聚患者的生长激素分泌减少，对生长激素释放激素的反应降低，生长抑素的作用增强（它抑制生长激素分泌）。由于这些发现和已知的生长激素的脂肪氧化和脂肪分解作用，对每日皮下注射重组生长激素的作用进行了研究。发现了内脏脂肪和腹部皮下脂肪减少的一定证据；但是，它的使用与周围肢体脂肪缺失和胰岛素抵抗相关[84]。替莫瑞林醋酸盐是一种生长激素释放激素类似物，使用 6 ～ 12 个月或以上可减少 15% ～ 18% 的内脏脂肪组织[85]。此外，替莫瑞林醋酸盐可显著减少甘油三酯、非 HDL 胆固醇和组织纤溶酶原激活物抗原，增加脂联素水平[86-87]。2010 年，替莫瑞林醋酸盐是 FDA 批准的减少 HIV/ART 相关性腹部脂肪积聚患者内脏脂肪的药物。

吸脂可能对背部颈部和颏下脂肪积聚有益。

### 代谢紊乱

HIV/ART 相关性脂肪营养不良引起的代谢紊乱可以很严重且且对治疗没有反应。患者需定期检测和评价血脂、糖尿病、高血压和体型改变。饮食、运动和戒烟可能改善代谢参数，降低心血管风险。血清低密度脂蛋白水平（low-density lipoprotein，LDL）用于监测进一步干预的需要。后者包括换用对血脂水平无副作用的抗逆转录病毒药物和降脂药物。他汀类药物被推荐为降低低密度脂蛋白高水平的一线治疗药物。贝特类药物（吉非贝齐，非诺贝特）推荐用于低密度脂蛋白升高合并高甘油三酯血症。二甲双胍和格列酮类药物用于管理 2 型糖尿病。

（郭 姣译　高小曼校　常建民审）

# 参考文献

1. Mitchell SW. Singular case of absence of adipose matter in the upper half of the body. Am J Med Sci 1885;90:105–6.

2. Seip M, Trygstad O. Generalized lipodystrophy, congenital and acquired (lipoatrophy). Acta Paediatr Suppl 1996;413:2–28.

3. Carr A, Samaras K, Burton S, et al. A syndrome of peripheral lipodystrophy, hyperlipidemia and insulin resistance in patients receiving HIV protease inhibitors. AIDS 1998;12:F51–8.

4. Wauters M, Considine RB, van Gaal LF. Human leptin: from an adipocyte hormone to an endocrine mediator. Eur J Endocrinol 2000;143:293–311.

5. Vigouroux C, Maachi M, Nguyen TH, et al. Serum adipocytokines are related to lipodystrophy and metabolic disorders in HIV-infected men under

antiretroviral therapy. AIDS 2003;17:1503–11.

6. Simha V, Garg A. Lipodystrophy: lessons in lipid and energy metabolism. Curr Opin Lipidol 2006;17:162–9.

7. Weyer C, Funahashi T, Tanaka S, et al. Hypoadiponectinemia in obesity and type 2 diabetes: close association with insulin resistance and hyperinsulinemia. J Clin Endocrinol Metab 2001;86:1930–5.

8. Haque WA, Shimomura I, Matsuzawa Y, Garg A. Serum adiponectin and leptin levels in patients with lipodystrophies. J Clin Endocrinol Metab 2002;87:2395–8.
9. Addy CL, Gavrila A, Tsiodras S, et al. Hypoadiponectinemia is associated with insulin resistance, hypertriglyceridemia, and fat redistribution in human immunodeficiency virus-infected patients treated with highly active antiretroviral therapy. J Clin Endocrinol Metab 2003;88:627–36.
10. Nagy S, Tsiodras S, Martin L, et al. Leptin is independently associated with lipodystrophy in HIV-1 infected patients treated with HAART. Clin Infect Dis 2003;36:795–802.
11. Shimomura I, Hammer RE, Ikemoto S, et al. Leptin reverses insulin resistance and diabetes mellitus in mice with congenital lipodystrophy. Nature 1999;401:73–6.
12. Chong AY, Lupsa BC, Cochran EK, Gorden P. Efficacy of leptin therapy in the different forms of human lipodystrophy. Diabetologia 2010;53:27–35.
13. Javor ED, Cochran EK, Musso C, et al. Long-term efficacy of leptin replacement in patients with generalized lipodystrophy. Diabetes 2005;54:1994–2002.
14. Agarwal AK, Garg A. Genetic basis of lipodystrophies and management of metabolic complications. Annu Rev Med 2006;57:297–311.
15. Kim CA, Delepine M, Boutet E, et al. Association of a homozygous nonsense caveolin-1 mutation with Berardinelli-Seip congenital lipodystrophy. J Clin Endocrinol Metab 2008;93:1129–34.
16. Shastry S, Delgado MR, Dirik E, et al. Congenital generalized lipodystrophy, type 4 (CGL4) associated with myopathy due to novel PTRF mutations. Am J Med Genet 2010;152A:2245–53.
17. Agarwal AK, Simha V, Oral SA, et al. Phenotypic and genetic heterogeneity in congenital generalized lipodystrophy. J Clin Endocrinol Metab 2003;88:4840–7.
18. van de Warrenburg BP, Scheffer H, van Eijk JJ, et al. *BSCL2* mutations in two Dutch families with overlapping Silver syndrome-distal hereditary motor neuropathy. Neuromuscul Disord 2006;16:122–5.
19. Peters JM, Barnes R, Bennett L, et al. Localization of the gene for familial partial lipodystrophy (Dunnigan variety) to chromosome 1q21–22. Nat Genet 1998;18:292–5.
20. Shackleton S, Lloyd DJ, Jackson SNJ, et al. *LMNA*, encoding lamin A/C, is mutated in partial lipodystrophy. Nat Genet 2000;24:153–6.
21. Hegele RA, Cao H, Huff MW, Anderson CM. *LMNA* R482Q mutation in partial lipodystrophy associated with reduced plasma leptin concentration. J Clin Endocrinol Metab 2000;855:3089–93.
22. Garg A, Vinaitheerthan M, Weatherall PT, Bowcock AM. Phenotypic heterogeneity in patients with familial partial lipodystrophy (Dunnigan variety) related to the site of missense mutations in lamin A/C gene. J Clin Endocrinol Metab 2001;86:59–65.
23. Agarwal AK, Garg A. A novel heterozygous mutation in peroxisome proliferator-activated receptor-gamma gene in a patient with familial partial lipodystrophy. J Clin Endocrinol Metab 2002;87:408–11.
24. Gandotra S, Le Dour C, Bottomley W, et al. Perilipin deficiency and autosomal dominant partial lipodystrophy. N Engl J Med 2011;364:740–8.
25. Kozusko K, Tsang V, Bottomley W, et al. Clinical and molecular characterization of a novel PLIN1 frameshift mutation identified in patients with familial partial lipodystrophy. Diabetes 2015;69:299–310.
26. Rubio-Cabezas O, Puri V, Murano I, et al. Partial lipodystrophy and insulin resistant diabetes in a patient with a homozygous nonsense mutation in CIDEC. EMBO Mol Med 2009;1:280–7.
27. Simha V, Agarwal AK, Oral EA, et al. Genetic and phenotypic heterogeneity in patients with mandibuloacral dysplasia-associated lipodystrophy. J Clin Endocrinol Metab 2003;88:2821–4.
28. Agarwal AK, Fryns JP, Auchus RJ, Garg A. Zinc metalloproteinase, ZMPSTE24, is mutated in mandibuloacral dysplasia. Hum Mol Genet 2003;12:1995–2001.
29. Owen KR, Donohoe M, Ellard S, et al. Mesangiocapillary glomerulonephritis type 2 associated with familial partial lipodystrophy (Dunnigan-Kobberling syndrome). Nephron Clin Pract 2004;96:c35–8.
30. Misra A, Garg A. Clinical features and metabolic derangements in acquired generalized lipodystrophy: case reports and review of the literature. Medicine (Baltimore) 2003;82:129–46.
31. Hubler A, Abendroth K, Keiner T, et al. Dysregulation of insulin like growth factors in a class of generalized acquired lipoatrophic diabetes mellitus (Lawrence syndrome) connected with autoantibodies against adipocyte membranes. Exp Clin Endocrinol Diabetes 1998;106:79–84.
32. Hegele RA, Cao H, Liu DM, et al. Sequencing of the reannotated *LMNB2* gene reveals novel mutations in patients with acquired partial lipodystrophy. Am J Hum Genet 2006;79:383–9.
33. Gao J, Li Y, Fu X, Luo X. A Chinese patient with acquired partial lipodystrophy caused by a novel mutation with LMNB2 gene. J Pediatr Endocrinol Metab 2012;25:375–7.
34. Mathieson PW, Peters DK. Lipodystrophy in MCGN type II: the clue to links between the adipocyte and the complement system. Nephrol Dial Transplant 1997;12:1804–6.
35. Raile K, Noelle V, Landgraf R, Schwarz HP. Insulin antibodies are associated with lipoatrophy but also with lipohypertrophy in children and adolescents with type 1 diabetes. Exp Clin Endocrinol Diabetes 2001;109:393–6.
36. Gómez-Espejo C, Pérez-Bernal A, Camacho-Martínez F. A new case of semicircular lipoatrophy associated with repeated external microtraumas and review of the literature. J Eur Acad Dermatol Venereol 2005;19:459–61.
37. Becker C, Barbulescu K, Hildner K, et al. Activation and methotrexate-mediated suppression of the TNF alpha promoter in T cells and macrophages. Ann N Y Acad Sci 1998;859:311–14.
38. Dahl PR, Zalla MJ, Winkelmann RK. Localized involutional lipoatrophy: a clinicopathologic study of 16 patients. J Am Acad Dermatol 1996;35:523–8.
39. Okita H, Ohtsuka T, Yamakage A, Yamazaki S. Lipodystrophia centrifugalis abdominalis infantilis – immunohistochemical demonstration of an apoptotic process in the degenerating fatty tissue. Dermatology 2000;201:370–2.
40. Garg A. Acquired and inherited lipodystrophies. N Engl J Med 2004;350:1220–34.
41. Köbberling J, Dunnigan MG. Familial partial lipodystrophy: two types of an X linked dominant syndrome, lethal in the hemizygous state. J Med Genet 1986;23:120–7.
42. Garg A, Peshock RM, Fleckenstein JL. Adipose tissue distribution pattern in patients with familial partial lipodystrophy (Dunnigan variety). J Clin Endocrinol Metab 1999;84:170–4.
43. Garg A, Hernandez MD, Sousa AB, et al. An autosomal recessive syndrome of joint contractures, muscular atrophy, microcytic anemia, and panniculitis-associated lipodystrophy. J Clin Endocrinol Metab 2010;95: E58–63.
44. Tanaka M, Miyatani N, Yamada S, et al. Hereditary lipo-muscular atrophy with joint contracture, skin eruptions and hyper-globulinemia: a new syndrome. Intern Med 1993;32:42–5.
45. Agarwal AK, Xing C, DeMartino GN, et al. PSMB8 encoding the β5i proteasome subunit is mutated in joint contractures, muscle atrophy, microcytic anemia, and panniculitis-induced lipodystrophy syndrome. Am J Hum Genet 2010;87:866–72.
46. Torrelo A, Patel S, Colmenero I, et al. Chronic atypical neutrophilic dermatosis with lipodystrophy and elevated temperature (CANDLE) syndrome. J Am Acad Dermatol 2010;62:489–95.
47. Tüfekçi Ö, Bengoa S, Karapinar TH, et al. CANDLE syndrome: a recently described autoinflammatory syndrome. J Pediatr Hematol Oncol 2015;37:296–9.
48. Wang H, Das L, Tan Hung Tiong J, et al. CANDLE syndrome: an extended clinical spectrum. Rheumatology (Oxford) 2014;53:2119–20.
48a. Torrelo A, Noguera-Morel L, Hernández-Martín A, et al. Recurrent lipoatrophic panniculitis of children. J Eur Acad Dermatol Venereol 2017;31:536–43.
49. Misra A, Peethambaram A, Garg A. Clinical features and metabolic and autoimmune derangements in acquired partial lipodystrophy. Report of 35 cases and review of the literature. Medicine (Baltimore) 2004;83:18–34.
50. Simsek-Kiper PO, Roach E, Utine GE, Boduroglu K. Barraquer-Simons syndrome: a rare clinical entity. Am J Med Genet A 2014;164:1756–60.
51. Lamam Bennani Z, Boussofara L, Denguezli M, et al. Annular lipoatrophy of the ankles. Ann Dermatol Venereol 2011;138:512–15.
52. Imamura S. Lipodystrophia centrifugalis abdominalis infantilis: statistical analysis of 168 cases. Pediatr Dermatol 2012;29:437–41.
53. Chang SE, Bae GY, Jeong YI, et al. Lipodystrophia centrifugalis abdominalis in Korea. Pediatr Dermatol 2004;21:538–41.
54. Herold DA, Albrecht G. Local lipohypertrophy in insulin treatment. Hautarzt 1993;44:40–2.
55. Peters MS, Winklemann RK. The histopathology of localized lipoatrophy. Br J Dermatol 1986;114:27–36.
56. Camacho D, Pielasinski U, Revelles JM, et al. Diffuse lower limb lipoatrophy. J Cutan Pathol 2011;38: 270–4.
57. Binder WJ, Bloom DC. The use of custom-designed midfacial and submalar implants in the treatment of facial wasting syndrome. Arch Facial Plast Surg 2004;6:394–7.
58. Wolfort FG, Cetrulo CL, Nevarre DR. Suction-assisted lipectomy for lipodystrophy syndromes attributed to HIV-protease inhibitor use. Plast Reconstr Surg 1999;104:1814–20.
59. Arioglu E, Duncan-Morin J, Serbring N, et al. Efficacy and safety of troglitazone in the treatment of lipodystrophy syndromes. Ann Intern Med 2000;133:263–74.
60. Ebihara K, Kusakabe T, Hirata M, et al. Efficacy and safety of leptin-replacement therapy and possible mechanisms of leptin actions in patients with generalized lipodystrophy. J Clin Endocrinol Metab 2007;92:532–41.
61. Chong AY, Lupsa BC, Cochran EK, Gorden P. Efficacy of leptin therapy in the different forms of human lipodystrophy. Diabetologia 2010;53:27–35.
62. Levy Y, George J, Yona E, Shoenfeld Y. Partial lipodystrophy, mesangiocapillary glomerulonephritis, and complement dysregulation. An autoimmune phenomenon. Immunol Res 1998;18:55–60.
63. Heath KV, Hoggs RS, Singer J, et al. Antiretroviral treatment patterns and incident HIV-associated morphologic and lipid abnormalities in a population-based cohort. J Acquir Immune Defic Syndr 2002;30:440–7.
64. Sattler FR. Pathogenesis and treatment of lipodystrophy: what clinicians need to know. Top HIV Med 2008;16:127–33.
65. Grigem S, Fischer-Posovszky P, Debatin KM, et al. The effect of the HIV protease inhibitor ritonavir on proliferation, differentiation, lipogenesis, gene expression and apoptosis of human preadipocytes and adipocytes. Horm Metab Res 2005;37:602–9.
66. Caron M, Auclair M, Lagathu C, et al. The HIV-1 NRTI stavudine and zidovudine alter adipocyte functions *in vitro*. AIDS 2004;18:2127–36.
67. Brinkman K, Smeitink I, Romijn J, Reiss P. Mitochondrial toxicity induced by NRTI is a key factor in the pathogenesis of ART-related lipodystrophy. Lancet 1999;354:1112–15.
68. Bogner J, Vielhauer V, Beckmann R, et al. Stavudine versus zidovudine and the development of lipodystrophy. J Acquir Immune Defic Syndr 2001;27:237–44.
69. Caron M, Auclair M, Sterlingot H, et al. Some HIV protease inhibitors alter lamin A/C maturation and stability, SREBP-1 nuclear localization and adipocyte differentiation. AIDS 2003;17:2437–44.
70. Lenhard J, Furfine E, Jain R, et al. HIV PI block adipogenesis and increase lipolysis *in vitro*. Antiviral Res 2000;47:121–9.
71. Miller J, Carr A, Emery S, et al. HIV lipodystrophy: prevalence, severity and correlates of risk in Australia. HIV Med 2003;4:293–301.
72. Mallon P. Pathogenesis of lipodystrophy and lipid abnormalities in patients taking antiretroviral therapy. AIDS Rev 2007;9:3–15.
73. Friis-Moller N, Sabin CA, Weber R, et al. Combination antiretroviral therapy and the risk of myocardial infarction. N Engl J Med 2003;349:1993–2003.
74. Friis-Møller N, Weber R, Reiss P, et al. DAD study group. Cardiovascular disease risk factors in HIV patients – association with antiretroviral therapy. Results from the DAD study. AIDS 2003;17:1179–93.
75. Lichtenstein KA. Refining lipodystrophy syndrome. J Acquir Immune Defic Syndr 2005;39:395–400.
76. Pozniak AL, Gallant JE, DeJesus E, et al. Tenofovir disoproxil fumarate, emtricitabine, and efavirenz versus fixed-dose zidovudine/lamivudine and efavirenz in antiretroviral-naive patients: virologic, immunologic, and morphologic changes – a 96-week analysis. J Acquir Immune Defic Syndr 2006;43:535–40.
77. Moyle GJ, Sabin CA, Cartledge J, et al. A randomized comparative trial of tenofovir DF or abacavir as replacement for a thymidine analogue in persons with lipoatrophy. AIDS 2006;20:2043–50.
78. Martin A, Smith D, Carr A, et al. for the Mitochondrial Toxicity Study Group. Reversibility of lipoatrophy in HIV-infected patients 2 years after switching from a thymidine analogue to abacavir: the MITOX Extension Study. AIDS 2004;18:1029–36.

79. Carr A, Workman C, Carey D, et al. No effect of rosiglitazone for treatment of HIV-1 lipoatrophy: randomized, double-blind placebo controlled trial. Lancet 2004;363:429–38.

80. Raboud JM, Diong C, Carr A, et al. A meta-analysis of six placebo-controlled trials of thiazolidinedione therapy for HIV lipoatrophy. HIV Clin Trials 2010;11: 39–50.

81. Sutinen J, Walker UA, Sevastianova K, et al. Uridine supplementation for the treatment of antiretroviral therapy-associated lipoatrophy: a randomized double-blind, placebo-controlled trial. Antivir Ther 2007;12:97–105.

82. Calmy A, Bloch M, Wand H, et al. No significant effect of uridine or pravastatin treatment for HIV lipoatrophy in men who have ceased thymidine analogue nucleoside reverse transcriptase inhibitor therapy: a randomized trial. HIV Med 2010;11:493–501.

83. McComsey GA, Walker UA, Budhathoki CB, et al. Uridine supplementation in the treatment of HIV lipoatrophy: results of ACTG 5229. AIDS 2010;24:2507–15.

84. Lundgren JD, Battegay M, Behrens G, et al. European AIDS Clinical Society (EACS) guidelines on the prevention and management of metabolic diseases in HIV. HIV Med 2008;9:72–81.

85. Falutz J, Mamputu JC, Potvin D, et al. Effects of tesamorelin (TH9507), a growth hormone-releasing factor analog, in human immunodeficiency virus-infected patients with excess abdominal fat: a pooled analysis of two multicenter, double-blind placebo-controlled phase 3 trials with safety extension data. J Clin Endocrinol Metab 2010;95:4291–304.

86. Falutz J, Allas S, Blot K, et al. Metabolic effects of a growth hormone-releasing factor in patients with HIV. N Engl J Med 2007;357:2359–70.

87. Stanley TL, Falutz J, Mamputu JC, et al. Effects of tesamorelin on inflammatory markers in HIV patients with excess abdominal fat: relationship with visceral adipose reduction. AIDS 2011;25:1281–8.

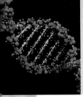

# 第102章　血管生物学

*Michael Detmar，Satoshi Hirakawa*

## 要点

- 皮肤血管和淋巴管在皮肤炎症反应和肿瘤的发展过程中起着重要作用。
- 血管内皮细胞生长因子 A（vascular endothelial growth factor–A，VEGF–A）和胎盘生长因子（placental growth factor，PIGF）是主要的皮肤血管生长因子。
- VEGF 和 PIGF 在银屑病、创伤修复和皮肤鳞状细胞癌的角质形成细胞中表达上调。
- VEGF–C 和 VEGF–D 通过与淋巴管内皮细胞上 VEGF 受体–3 结合诱导皮肤淋巴管形成。
- 数种基因突变，包括编码 VEGF 受体–3 的基因 *FLT4*，可见于先天性淋巴水肿的患者。
- 血管和淋巴管代表抗癌和抗炎治疗的新靶点。

## 皮肤血管的结构和功能

皮肤血管具有重要作用：供给皮肤充足的氧和营养，维持正常组织内环境稳定和功能，满足皮肤在各种病理条件下更多的营养需求。血流从动脉、小动脉流经毛细血管祥到达毛细血管后微静脉、静脉。为便于实际应用和教学，将皮肤血管分为浅部血管丛、深部血管丛（图 102.1），以及汗腺和毛囊周围血管丛。

部位不同，皮肤血管丛的结构不同。在表皮突明显的部位，如关节伸侧、手掌和脚掌，纵行毛细血管祥延伸至真皮乳头。相反，在表皮突不显著的部位，如腹部，乳头状血管祥也不那么明显。乳头部微血管的形状准确地反映了表皮突的三维结构，每个真皮乳头只有一或两个血管祥[1]。乳头部血管的内径平均为 5～10μm。与皮肤血管系统的理想化结构模型相比较，通过血管灌注（图 102.2）和光片荧光显微成像研究（图 102.3）发现，皮肤血管间的连接是一个连续的、有时不规则的网状结构。与此相一致的是，皮肤血管紧位于没有任何血管的表皮下方。

生长期毛囊高度血管化。免疫组化及血流灌注研究表明，毛乳头间充质内的单个血管来自较深的血管丛，而毛囊周围密集的血管网主要来自较浅的血管丛

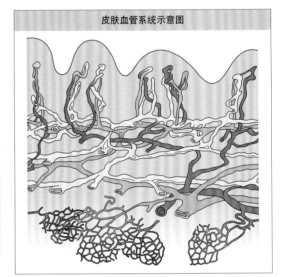

图 102.1　**皮肤血管系统示意图。**浅部血管丛供应真皮乳头部血管；动脉（红色的）和静脉（蓝色的）与淋巴管（黄色的）紧密伴行。皮下脂肪组织的毛细血管网见示意图底端所示

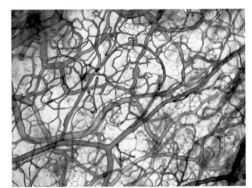

图 102.2　**鼠皮肤血管内灌注番茄凝集素。**血流灌注呈现出浓密的不规则的血管网络

（图 102.4）。休止期毛囊周围相对较小的血管在生长期延伸、扩张，和生长的毛囊一起延伸到皮下组织[2]。在毛发退行期，毛囊退化与毛囊周围血管减少和血管内皮细胞凋亡增加相关。毛囊周围血管化的程度可能直接影响毛囊的大小[2]。

皮肤血管还具有调节体温和血压的全身作用。小

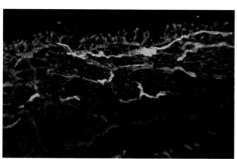

图 102.3 人皮肤血管和淋巴管的光片荧光显微成像。血管（von Willebrand 因子；红色）和淋巴管（LYVE-1；绿色）分别染色。真皮乳头内（顶端）可见多个毛细血管祥

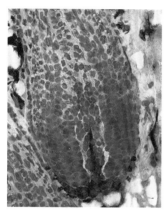

图 102.4 毛囊的血供。单一血管丛延伸到毛囊的真皮乳头部，而生长期的毛囊周围有血管网（CD31 免疫组化染色）

动脉有前毛细血管括约肌，收缩时可以通过动脉静脉吻合分流血液直接到静脉，从而绕过毛细血管网络。动脉静脉吻合一般在指尖形成血管球或球囊结构[1]。血管球受自主神经支配，能够通过调制其肌肉收缩的水平，以控制周围血流量。

所有血管都有连续的单层扁平内皮细胞，其外为一层连续的基底膜所包绕。较小血管包含另一层不连续的血管周围细胞，称为周细胞，周围有与内皮基底膜相连续的基底膜。周细胞在维持血管成熟以及使周细胞和内皮细胞分离这一早期血管生成出芽过程（从已经存在的血管出芽形成新生毛细血管）中起着重要作用。通过血小板源性生长因子受体 -β（platelet-derived growth factor receptor-β，PDGFR-β）、硫酸软骨素蛋白多糖 4（chondroitin sulfate proteoglycan 4，NG2）、α 平滑肌肌动蛋白和肌间线蛋白染色可以见到小动脉和小静脉也有周细胞包绕。大多数小动脉、较大的小静脉和静脉血管壁均有可收缩的平滑肌细胞，其外为基底膜所包绕。血管基底膜包含 IV、XV 和 XVIII 型胶原、层粘连蛋白、纤维连接蛋白和其他细胞外基质蛋白（见

第 95 章）。

在超微结构水平，血管内皮细胞的特点是相邻细胞紧密连接，还有一个特殊的细胞器，成为杆状 Weibel-Palade 小体（图 102.5），可以储存 von Willebrand 凝血因子，也成为 VIII 因子相关抗原。Weibel-Palade 小体还含有 P- 选择素、血管生成素 -2 和内皮素 -1。由促炎性细胞因子和促血管生成因子活化的血管内皮细胞很容易使这些储存细胞器移位到细胞膜上，继而增强 P- 选择素在细胞膜上的表达和释放 von Willebrand 因子。其他超微结构特征包括穴样凹陷（细胞膜表面微小内陷）、胞饮小泡、形成空泡状细胞器（vesiculovacuolar organelles，VVOs）[3]。循环大分子通过内皮细胞间隙和内皮细胞间孔穿过内皮细胞，部分空隙和孔是来自 VVOs。内皮细胞开窗的区域，直接附着内皮细胞膜而没有胞浆介入，除了见于生长期毛囊周围血管生成过程中外，在正常皮肤中罕见。然而，有孔的内皮细胞通常见于有显著血管形成和血管通透性很高的皮肤疾病中，包括银屑病。

几种标志物用于血管内皮细胞的免疫组化染色（表 102.1）。在正常皮肤，皮肤血管的最特异性标志物是 von Willebrand 因子（见图 102.3）、CD34 及质膜膜泡关联蛋白 -1（plasmalemma vesicle-associated protein-1，PV-1）；后者被 Pathologische Anatomie Leiden- 内皮（Pathologische Anatomie Leiden-Endothelium，PAL-E）抗体识别。通过泛内皮细胞标志物 CD31（血小板内皮细胞黏附分子 -1，platelet endothelial cell adhesion molecule-1，PECAM-1）和淋巴管内皮特异性透明质酸受体 LYVE-1 或糖蛋白平足蛋白 podoplanin（被广泛使用的 D2-40 抗体识别）的双重免疫荧光染色，也可选择性地看到皮肤 LYVE-1 阴性（或 podoplanin 阴性）、CD31 阳性的血管。因此，可以区分血管与淋巴管（见图 102.15）。

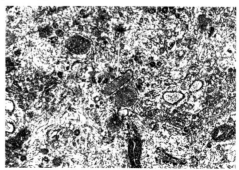

图 102.5 人内皮细胞胞浆内杆状 Weibel-Palade 小体（WPB；箭头所示）的超微结构图像

**表 102.1　淋巴管和血管的免疫组化标志物**

| 标志物 | 淋巴管 | 血管 |
|---|---|---|
| CD31（PECAM-1） | + | ++ |
| CD34 | − | ++ |
| von Willebrand 因子 | − | + |
| PV-1（PAL-E 抗体） | − | + |
| VEGFR-3 | + | |
| 平足蛋白（D2-40 抗体） | ++ | |
| LYVE-1 | ++ | |
| Prox1 | ++ | |

中等阴影和深色阴影标记的标志物分别用于区分血管和淋巴管。EST，成红血球转换特异；LYVE-1，淋巴管血管内皮细胞透明质酸受体；PAL-E，Pathologische Anatomie Leiden- 内皮；PECAM-1，血小板内皮细胞黏附分子 -1；Prox1，prospero 相关同源异形框蛋白；PV-1，质膜膜泡关联蛋白 -1；VEGFR，血管内皮细胞生长因子受体

## 血管的生成

在胚胎发育过程中，通过血管发生，未分化的成血管细胞向内皮细胞分化成为第一批血管，构成原始血管网。成血管细胞起源于卵黄囊的胚外中胚层的血岛。血岛是成簇的上皮样细胞；外层细胞分化为成血管细胞，内层细胞分化为原始的造血细胞，表明这两个类型的细胞来自于一个共同的胚胎前体细胞——造血细胞；后者由早期前体细胞在成纤维细胞生长因子（fibroblast growth factor，FGF）影响下形成的[4]（图102.6）。造血血管母细胞已经表达血管内皮细胞生长因子 A（VEGF-A）的高亲和力受体——血管内皮细胞生长因子受体 2［VEGFR-2；KDR（人）；Flk-1（鼠）］。

成血管细胞受到 VEGF-A 刺激，表达几种血管内皮细胞标志物，包括 Tie-1 和 Tie-2 受体、血管内皮细胞（vascular endothelial，VE）钙黏着蛋白以及高亲和力 VEGF 受体 1（Flt-1）、2（KDR）和 3（Flt-4）。胚胎内的成血管细胞沿着前肠门和体节的侧面边缘出现，之后联合形成机体的背部大动脉和大血管的始基细胞。成血管细胞是高迁移性的"前血管"内皮细胞，存在于除了软骨和上皮外的整个胚胎组织中。

管腔形成后，成血管细胞就成为了有极性的能够产生基膜的内皮细胞。血管内皮细胞表面整合素受体和基底膜的相互作用对于形成原始血管丛至关重要，内皮细胞之间黏附连接需要 VE 钙黏着蛋白。早期血管系统由排列成多角形蜂窝状的窦状毛细血管构成（见图102.6）。继而间充质细胞围绕在原始血管丛旁，形成周细胞和血管平滑肌细胞。接下来，在 VEGF-A、血

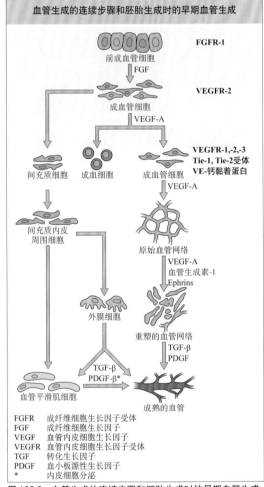

**血管生成的连续步骤和胚胎生成时的早期血管生成**

|  |  |
|---|---|
| FGFR | 成纤维细胞生长因子受体 |
| FGF | 成纤维细胞生长因子 |
| VEGF | 血管内皮细胞生长因子 |
| VEGFR | 血管内皮细胞生长因子受体 |
| TGF | 转化生长因子 |
| PDGF | 血小板源性生长因子 |
| * | 内皮细胞分泌 |

**图 102.6　血管生成的连续步骤和胚胎生成时的早期血管生成：原始血管网络的形成及重塑**

管生成素和肝配蛋白（ephrin）影响下，原始血管丛开始更深层次的再重塑（见下文）。再重塑包括血管的形成和退化以及血管内皮细胞的凋亡。

血管生成的主要机制是从已存在的原始血管中以出芽方式形成新血管[5]。在此过程中，特定的内皮细胞（也称顶端细胞）延伸出丝状伪足并感受周围环境中的导向因子如 VEGF-A（图102.7）。柄细胞紧接在顶端细胞之后，通过增殖延长柄部，形成管腔[5-6]。顶端细胞能与周围的顶端细胞连接形成新生血管分支[7]。顶端细胞和柄细胞的分化由 Notch 信号调节。VEGF-A 活化顶端细胞上的 VEGFR-2，导致 Notch 配体 Delta-like 4（Dll4）的表达增加，Dll4 与相邻柄细胞上的

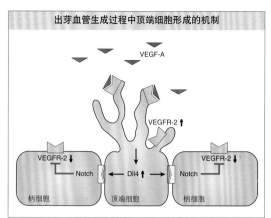

**出芽血管生成过程中顶端细胞形成的机制**

图 102.7 **出芽血管生成过程中顶端细胞形成的机制**。VEGF-A 活化血管顶端细胞中的 VEGFR-2，促进丝状伪足的形成和 Notch 配体 Delta-like 4（Dll4）的表达增加。Dll4 激活相邻柄细胞中的 Notch 信号，导致 VEGFR-2 表达减少及对 VEGF-A 的敏感性降低

Notch 结合。柄细胞中的 Notch 信号使 VEGFR-2 表达减少，导致这些细胞对 VEGF-A 反应降低（见图 102.7）。这是一个内皮细胞竞争顶端细胞位置的高度动态过程[5-6]。近期发现除了基因遗传，糖酵解也在血管出芽的调节中起重要作用[8]。

血管内皮细胞表达的 Tie-2 受体酪氨酸激酶在胚胎早期血管发生过程中，对血管出芽和重塑起着关键作用。周细胞产生的血管生成素 -1（angiopoietin-1，Ang-1）活化 Tie-2 受体，而在血管生成的情况下，Ang-2 可以抑制 Ang-1（图 102.8）。此外，Eph-ephrin 受体之间通过双向信号交互作用也在血管重塑和决定血管类型中有重要作用。Ephrin B2 特异性表达于动脉

内皮，而其受体 Eph-B4 表达于静脉内皮。这两种分子界定了动脉和静脉内皮细胞。

其他一些控制胚胎血管发生和血管重塑的分子有：转化生长因子 β（transforming growth factor-β，TGF-β）、endoglin（TGF-β 的低亲和力受体）和 activin 受体样激酶 -1。需要注意的是，上述后两种蛋白的功能障碍可见于遗传性出血性毛细血管扩张症（见下文）。由内皮细胞分泌的血小板源性生长因子 B 链（PDGFB）在周细胞和内皮周围平滑肌细胞的募集和分化中起着重要作用，这促成了成熟血管的稳定[5]。

## 皮肤血管生成的调节

血管生成是在胚胎发生过程中皮肤形成的一个共同特点。与此相反，除了毛发周期中毛囊周围血管周期性扩张和内卷外，健康成人皮肤血管主要是静止的[2]。但是，成人的皮肤仍然保留了在创面愈合、炎症反应、肿瘤增生过程中快速启动血管生成的能力。血管生成有以下几种形式：①从已存在的毛细血管后微静脉出芽生成新的毛细血管；②以非出芽方式通过环状增长 / 血管扩张，或血管内内皮细胞柱（内填套叠）的形成，对已存在的血管进行重塑。血管生成是多进程的，第一步诱导微血管通透性增高，即增加血管渗漏，导致血浆蛋白外渗，如纤维蛋白原和凝血酶原（表 102.2）。然后纤维蛋白原进一步变成纤维蛋白，并充当迁移的内皮细胞的临时基质，凝血酶生成可引发外源性凝血级联反应，从而导致几种基质蛋白裂解和活化[9]。这些过程共同作用产生高度血管源性基质。

周细胞的一个主要功能是维持血管成熟和静止状态（在血管生成过程中此功能被中断）。在正常成人皮

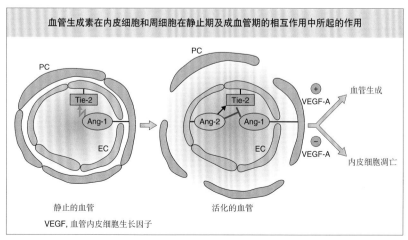

**血管生成素在内皮细胞和周细胞在静止期及成血管期的相互作用中所起的作用**

VEGF, 血管内皮细胞生长因子

图 102.8 **血管生成素在内皮细胞和周细胞在静止期及成血管期的相互作用中所起的作用**。内皮的 Tie-2 受体被周细胞（PC）源性血管生成素 -1（Ang-1）活化，可以维持血管成熟。上调成血管性内皮细胞（EC）中的血管生成素 -2（Ang-2），可阻断周细胞源性 Ang-1 通过内皮 Tie-2 受体而起到的血管稳定效应。血管生成性皮肤疾病包括银屑病中，VEGF-A 和 Ang-2 表达上调

| 表 102.2　血管发生的逐步诱导作用 |
| --- |
| 1. 诱导微血管通透性增高 |
| 2. 酶降解基底膜及间质 |
| 3. 内皮细胞迁移 |
| 4. 内皮细胞增殖 |
| 5. 成熟血管的形成 |

肤，周细胞分泌 Ang-1，从而导致 Tie-2 受体（一种特异性表达于血管内皮细胞上的受体）磷酸化，并维持血管结构成熟及低通透性（见图 102.8）。反过来，内皮细胞分泌生长因子以招募周细胞，包括结合周细胞上 PDGFRβ 的 PDGFB。在血管生成阶段，血管内皮细胞表达大量的 Ang-2，它是一种在活化的内皮中 Ang-1 的功能拮抗剂，从而阻断 Ang-1 诱导成熟作用并导致周细胞从血管内皮细胞分离[10]。VEGF-A 存在时，血管内皮细胞经历着血管生成的连续步骤，缺乏 VEGF-A 的血管内皮细胞将会凋亡（见图 102.8）。血管生成性皮病如银屑病，VEGF-A 和 Ang-2 表达上调，与角质形成细胞来源的 VEGF-A 和胎盘生长因子（PIGF；见下文）都可能诱导真皮微血管内皮细胞 Ang-2 的表达。也有证据表明骨髓来源的祖细胞也有助于血管生成反应。这些细胞大多数分化为血管周巨噬细胞，分泌包括 VEGF-A 的血管生成因子。

血管基底膜作为天然屏障，防止处于静态的内皮细胞以芽生方式生成血管，在周细胞辅助下维持静态。血管生成反应的早期涉及由活化蛋白酶如基质金属蛋白酶（matrix metalloproteinase，MMP）-2 和 MMP-9 介导的血管基底膜成分的降解，如Ⅳ型胶原[6]。活化的内皮细胞表面的整合素受体，尤其是 $\alpha_1\beta_1$、$\alpha_2\beta_1$ 和 $\alpha_v\beta_3$ 整合素，与天然或退化基质分子（如Ⅰ型胶原、纤维连接蛋白）相互作用以促进内皮细胞迁移[11]。内皮细胞向着血管生成因子迁移，后者常由表皮细胞产生，巨噬细胞和其他基质细胞也可分泌。有效的血管生成因子如 VEGF-A 和碱性成纤维细胞生长因子（bFGF）促进内皮细胞进行一系列的分裂。最后内皮细胞形成血管腔，成熟为有基底膜和周细胞包绕的新血管。

在正常皮肤，血管静止态是由内源性血管生成抑制剂对血管生成刺激物的抑制作用来维持的，而血管生成是由血管生成因子分泌增加和（或）血管生成抑制剂下调引起的。已发现了几个控制皮肤血管生成的因素。皮肤血管生成的主要因子，即血管内皮细胞生长因子 -A（VEGF-A），最初被认为是一种血管通透性因子（vascular permeability factor，VPF），因为肿瘤细胞处理过的上清液能够诱导腹水形成[12]。VEGF-A 是一种同源二聚体肝素结合糖蛋白，由于选择性剪

接，在人类皮肤中至少形成四种独特型，分别含有 121、165、189 和 201 个氨基酸。VEGF 结合两种主要表达于血管内皮细胞上的Ⅲ型酪氨酸激酶受体：Flt-1/VEGF 受体 -1（Flt-1/VEGF receptor-1，VEGFR-1）和 KDR/Flk-1/VEGFR-2（图 102.9）。此外，VEGF-A165 还可以结合内皮细胞和其他细胞上的 neuropilin-1 受体。

在体外，VEGF-A 可以作为人类真皮内微血管内皮细胞的一个特殊的有丝分裂原，还可以诱导内皮细胞迁移。在体内，VEGF-A 可以增强微血管通透性和促进血管发生。VEGF-A 在正常表皮中低表达，而在创伤修复以及与血管生成和血管通透性过高有关的皮肤疾病过程中，尤其是银屑病，VEGF-A 在表皮角质形成细胞中的表达可明显上调[13]。VEGF-A 的表达及生物活性由多种分子机制调控。缺氧可以导致 VEGF-A mRNA 转录活化（通过缺氧诱导因子）和稳定。皮肤缺氧导致表皮角质形成细胞、真皮成纤维细胞和血管内皮细胞 VEGF-A 的表达上调。这种机制对于诱导创伤修复以及皮肤肿瘤缺氧区域内的表皮 VEGF-A 表达是很重要的。

与表皮增生有关的生长因子也可以调节角质形成细胞 VEGF-A 的表达。银屑病、创伤修复和鳞状细胞癌（squamous cell carcinoma，SCC）的基底膜上，表皮角

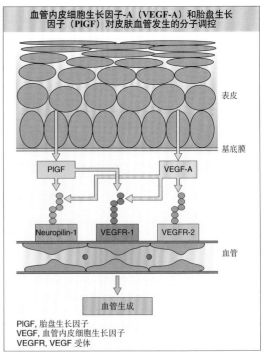

图 102.9　血管内皮细胞生长因子 -A（VEGF-A）和胎盘生长因子（PIGF）对皮肤血管发生的分子调控

质形成细胞可以释放 TGF-α 和其他表皮生长因子受体（epidermal growth factor receptor，EGFR）的配体。在一个自分泌环中，这些生长因子诱导表皮细胞的增生。同时，也诱导表皮角质形成细胞 VEGF-A 基因的表达和蛋白分泌，从而通过与皮肤微血管上的 VEGF 受体相互作用诱导血管生成过程的旁分泌（见图102.9）。这种机制将表皮增生与血管生成联系起来，血管增生用以满足角质形成细胞增生过程中更多的营养需要[13]。其他几种刺激角质形成细胞增殖的生长因子，包括角质细胞生长因子（keratinocyte growth factor，KGF）、bFGF 和肝细胞生长因子（hepatocyte growth factor，HGF），也能促进表皮角质形成细胞产生 VEGF-A。

在转基因小鼠模型中，体内实验已经证明表皮来源的 VEGF-A 在皮肤血管生成中有重要生物学作用，该小鼠模型使表皮角质形成细胞中高表达 VEGF-A。VEGF-A 转基因小鼠的特点是真皮血管迂曲延伸，通透性增高，能够透出循环血浆蛋白，且此小鼠不能下调实验诱发的皮肤炎症反应，并最终发展为类似于人类银屑病的慢性炎症性皮肤损害[14]。迄今为止大部分人类癌症研究的观点是，VEGF-A 在肿瘤细胞中高表达而 VEGF 受体在肿瘤相关血管中高表达。VEGF-A 也促进皮肤癌变，选择性转基因使 VEGF-A 在表皮角质形成细胞中的高表达会促进肿瘤的发展和转移[15]。

胎盘生长因子（placental growth factor，PlGF）是 VEGF 家族的成员，它与 VEGF 有大量同源性序列。PlGF 的两种异构体，PlGF-1（含149个氨基酸）和 PlGF-2（含170个氨基酸）均表达于人类皮肤。与 VEGF-A 类似，PlGF 在皮肤 SCCs、伤口边缘的表皮角质形成细胞和银屑病时增生的表皮细胞种表达上调。与 VEGF 相反，PlGF 不激活 VEGFR-2（KDR），而是选择性地结合于 VEGFR-1（见图102.9）。此外，肝素结合异构体 PlGF-2，能与 neuropilin-1 受体结合。来自于基因小鼠模型的证据表明：PlGF 和 VEGF-A 协同作用诱导血管生成和血管渗漏；PlGF 发挥促炎症效应[16]。还有很多促血管生成分子在皮肤血管生成中是上调的，包括白细胞介素8、血小板源性生长因子（PDGF）、碱性成纤维细胞生长因子（bFGF）和一些血管生成趋化因子[17]。

血小板反应素（thrombospondin，TSP）-1 和 TSP-2 是主要的内源性的皮肤血管生成抑制剂，在正常人体皮肤中有表达。TSP 是细胞基质蛋白，介导细胞外基质分子和细胞整合素受体之间的相互作用。TSP-1 是一个 450 kD 的同源三聚体糖蛋白，在体外可抑制内皮细胞增殖，在体内可抑制血管生成。在正常人体皮肤，真皮细胞和表皮角质形成细胞都表达

TSP-1，TSP-1 沉积于真皮表皮基底膜带中，参与基底膜带的屏障作用，阻止血管向表皮内生长。TSP-1 在皮肤 SCC 中的表达是下调的；将 TSP-1 基因导入到 SCC 中，可以抑制肿瘤在小鼠上的生长，这与抑制肿瘤血管生成和促进肿瘤细胞坏死相关[18]。TSP-1 在转基因小鼠皮肤中过表达会影响肉芽组织形成和创伤组织血管化，延迟和减少皮肤癌变和减轻长期 UVB 照射引起的皮肤光损害。令人感兴趣的是，UVB 照射人体皮肤可导致血管生成转变，VEGF-A 上调和 TSP-1 下调[19]。TSP-1 抑制皮肤血管生成的机制包括通过与内皮细胞 CD36 受体相互作用诱导内皮细胞凋亡，活化无活性的 TFG-β 和抑制基质金属蛋白酶的活性。

血小板反应素家族的第二个成员 TSP-2 也在正常人皮肤中表达，也是内源性的皮肤血管生成抑制剂。TSP-2 缺陷小鼠的皮肤血管化明显、炎症反应剧烈而长久，并且皮肤癌变增加，充分证明内源性 TSP-2 在控制皮肤血管生成方面具有重要作用。因此，小鼠表皮内 TSP-2 高表达抑制皮肤癌的发生，也抑制已有皮肤癌的发展[20]。血管基底膜上表达的一些分子的裂解产物也具有抗血管生成的活性，包括Ⅳ（肿瘤抑素）、ⅩⅤ和ⅩⅧ（内皮抑素）型胶原片段。

## 白细胞-内皮细胞相互作用的调节

皮肤白细胞聚集是急、慢性炎症性皮肤病的一个主要特征，是炎症反应中的限速步骤。白细胞招募是一个多步骤的过程，由白细胞和血管内皮细胞上的黏附分子的序贯活化，以及若干炎症细胞因子和趋化因子来控制。白细胞外渗最主要发生在皮肤毛细血管后微静脉，该部位对黏附分子的诱导作用尤其敏感。

首先，白细胞和血管内皮细胞间相对较弱的黏附作用，涉及不同的选择素及其配体，导致白细胞在血管壁上的牵引和滚动（图102.10）。第二步，主要通过免疫球蛋白超家族黏附分子及其配体间的相互作用，白细胞紧密地黏附在血管壁上。从滚动状态到牢固地腔内黏附、爬行，需要整合素的激活（从低亲和力转换到高亲和力构象）。激活通过趋化因子的信号介导，这些趋化因子由内皮细胞产生并表达于其表面，或由血管周围细胞表达并通过胞转至血管内皮。最后，白细胞通过相邻内皮细胞间隙移行至真皮层。由于血管内皮（vascular endothelial，VE）-钙黏着蛋白、连接黏附分子（junctional adhesion molecule，JAM）及其他分子的相互作用，内皮细胞间连接通常非常紧密，它们需要瞬态开放使白细胞能够迁移。在此过程中，血管内皮蛋白酪氨酸磷酸酶（vascular endothelial-protein-

图 102.10 白细胞–内皮细胞相互作用的多阶段过程导致白细胞聚集到有炎症的皮肤部位。白细胞外渗涉及牵引和滚动，主要由选择素及其配体介导。接着紧密黏附和迁出，主要由黏附分子及其整合素配体介导。白细胞上的选择素配体包括 E-选择素配体 -1（ESL-1）和 P-选择素糖蛋白配体 -1（PSGL-1）

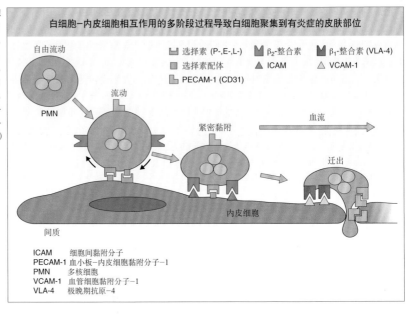

参与白细胞和内皮细胞之间相互作用的主要黏附分子的分子结构见于图 102.11，黏附分子的定位、特异性配体以及功能概述于表 102.3。

## 皮肤淋巴管系统的结构和功能

淋巴管在 17 世纪由 Gaspare Aselli 首先予以描述为乳

tyrosine phosphatase，VE-PTP）起着主要作用。正常情况下 VE-PTP 与 VE- 钙着蛋白结合，但在白细胞迁移过程中瞬态分离[21]。

糜静脉（牛奶静脉）。皮肤淋巴系统通过一个称为淋巴管血管生成的共同过程，与血管系统并行发育，淋巴管在血管结构缺如的组织如表皮、毛发和指甲中是不存在的[22]。淋巴管系统是一个薄壁管腔系统，内有来自于细胞外间隙的富含蛋白质的淋巴液，对维持正常组织压力有重要作用。淋巴管在调节免疫细胞从皮肤到局部淋巴结以及在皮肤恶性肿瘤的转移中也发挥着重要作用[23]。

毛细淋巴管的内皮细胞为单层，呈连续分布，缺乏连续的基底膜。在原始淋巴系统中，像树叶的内皮细胞边缘的重叠部分在它们的尖端缺乏连接，但通过

图 102.11 选择素（A）和免疫球蛋白（B）家族的黏附分子。EGF，表皮生长因子；MAdCAM，黏附素细胞黏附分子；ICAM，细胞间黏附分子；PECAM，血小板–内皮黏附分子；VCAM，血管细胞黏附分子

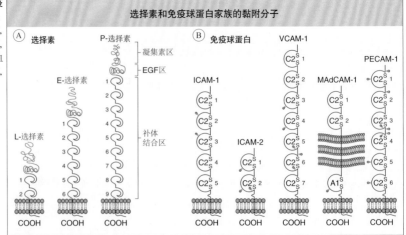

| 表 102.3 | 白细胞-内皮细胞相互作用所涉及的主要黏附分子:细胞类型特异性表达、配体和功能 | | |
|---|---|---|---|
| 黏附分子 | 细胞类型 | 配体 | 功能 |
| **整合素家族** | | | |
| LFA-1 (CD11a/CD18) | 白细胞 | ICAM-1, ICAM-2, JAM-A | 黏附,爬行,迁出 |
| Mac-1 (CD11b/CD18) | 粒细胞,单核细胞 | ICAM-1, ICAM-2, JAM-C | 黏附,爬行,迁出 |
| VLA-4 (CD49d/CD29) | 淋巴细胞,单核细胞,嗜酸性细胞,嗜碱粒细胞 | VCAM-1, JAM-B | 黏附,爬行,迁出 |
| **选择素家族** | | | |
| E-selectin (CD62E) | 内皮细胞 | ESL-1, PSGL-1, CD44 | 滚动 |
| P-selectin (CD62P) | 内皮细胞 | PSGL-1 | 滚动 |
| L-selectin (CD62L) | 白细胞 | CD34, GlyCAM-1, MAdCAM, PSGL-1 | 滚动 |
| **免疫球蛋白超基因家族** | | | |
| ICAM-1 (CD54) | 内皮细胞,单核细胞 | LFA-1, Mac-1, CD43 | 黏附,爬行 |
| ICAM-2 (CD102) | 内皮细胞 | LFA-1, Mac-1 | 黏附,爬行,迁出 |
| VCAM-1 (CD106) | 内皮细胞 | VLA-4 | 黏附,爬行 |
| PECAM-1 (CD31) | 内皮细胞 | PECAM-1 | 黏附,迁出 |
| **连接黏附分子** | | | |
| JAM-A | 内皮细胞 | LFA-1 | 黏附,迁出 |
| JAM-B | 内皮细胞 | VLA-4 | 黏附,爬行,迁出 |
| JAM-C | 内皮细胞 | Mac-1 | 黏附,爬行 |

CLA,皮肤淋巴细胞相关抗原;ESL,E-选择素配体;GlyCAM,糖基化依赖性细胞黏附分子;ICAM,细胞间黏附分子;JAM,连接黏附分子;LFA,淋巴细胞功能相关抗原;MadCAM,黏附素细胞黏附分子;PECAM,血小板-内皮细胞黏附分子;PSGL,P-选择素糖蛋白;SSEA,阶段特异性胚胎抗原;VCAM,血管细胞黏附分子;VLA,较晚的激活抗原。

不连续的纽扣样连接在侧面锚定;这些纽扣样连接与较大的收集淋巴管和血管中的传统的、连续的、拉链状的连接不同[24]。淋巴液通过较大的淋巴管收集后返回静脉循环,这种较大的淋巴管含有肌层、外膜层以及大量的瓣膜,淋巴液还能通过胸导管和右淋巴导管,经由淋巴静脉瓣膜,进入锁骨下静脉。

皮肤淋巴管形成两个水平丛。浅丛收集毛细淋巴管内的淋巴液,它毗邻于浅表皮肤动脉丛。垂直淋巴管连接浅层淋巴管和真皮下部、皮下组织上方的较大收集管,而皮下组织中几乎没有淋巴系统(见图102.1)。深淋巴管位于深动脉系统的下方,有很多瓣膜以确保单向流体输送。

皮肤部位不同,皮肤淋巴管的结构不同,可以有很大差异。皮肤坚实较厚部位的淋巴管规则且形状单一,而在皮肤薄而松弛的部位淋巴管形状变化较大。某些部位,如手指、手掌和脚掌、阴囊和包皮的淋巴管网络更丰富。

毛细淋巴管在组织液较多时会扩大成网眼(图102.12),这通过连接淋巴管内皮细胞与周围间隙的锚丝调节。在正常皮肤,大部分淋巴管是塌陷的。而组织间隙压上升 2 mmHg 可导致淋巴管扩张和淋巴流量增加,更高组织间液压力将导致水肿形成。即使观察到皮肤中淋巴管扩大,也不能预测其功能,因为过度扩张的淋巴管可能失去功能,如某些类型的淋巴水肿[25]。有观点认为,组织中液体量增加会通过淋巴管内皮的机械力感受器的介导激活淋巴管引流功能[26]。

Sabin 第一个提出淋巴管发生的假说,该假说基于墨水注入试验,他认为早期孤立的原始淋巴囊来自静脉芽生的血管内皮细胞。外周淋巴系统起源于初级淋巴囊,通过内皮出芽的方式延至周围组织和器官,形成毛细淋巴管。也有人提出了另一种假说,初级淋巴囊起源于间充质,不依赖于静脉,稍后与静脉建立连接。目前大量实验证据支持哺乳动物的淋巴系统起源于静脉,虽然最近有报道提出非静脉祖细胞有助于皮肤淋巴管的形成[27]。同源异型框基因 Prox1 是淋巴管内皮细胞的特异性标记,在胚胎发育中,Prox1 首先以极性方式表达于静脉内皮细胞的一个亚型上,之后该内皮细胞以出芽方式从主静脉上分离,移行经过组织,最终形成淋巴管(图102.13)。值得注意的是,Prox1 的缺失除了导致其他缺陷外,还导致小鼠淋巴系统完全消失,并且出生后淋巴管表型的维持需要 Prox1 的活性[28]。

直到最近,还因为缺乏可靠的区分淋巴管和血管内皮细胞的特异性标记,而使对淋巴系统的研究相对滞后。内皮细胞标记物 PECAM-1(血小板-内皮细胞黏附分子 1,CD31)在血管和淋巴管的内皮细胞中都有表达,但在淋巴管中表达水平较低。在淋巴管特异性标记物确定以前,CD31 和血管特异性标记物 PV-1(质膜小泡相关蛋白-1,plasmalemma vesicle-associated

图 102.12　**体液通过皮肤淋巴管排泄的相关机制**。A.正常皮肤；B.伴有组织液增加的皮肤

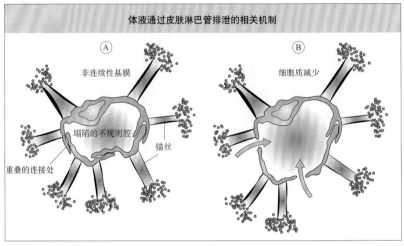

图 102.13　**淋巴管系统的胚胎发育**

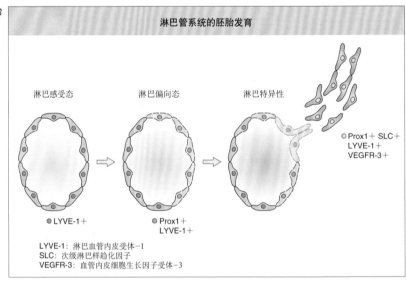

protein-1，被 PAL-E 抗体识别）或 CD34 的双重染色被用来特异性检测皮肤内的淋巴管。

目前，发现了一些标记物主要表达于或仅表达于皮肤淋巴管内皮细胞（见表 102.1）。*VEGFR-3*（血管内皮细胞生长因子受体 -3，Flt-4）在正常皮肤淋巴管中表达，是淋巴管血管生长因子 VEGF-C 和 VEGF-D 的受体[29]（图 102.14）。**平足蛋白**（podoplanin）是一种跨膜糖蛋白，是一种皮肤淋巴管的特异性标记物。D2-40 抗体识别平足蛋白，且在正常人体皮肤及患病皮肤中可靠地特异地进行淋巴管染色（而非血管）[30]。值得注意的是，平足蛋白在分离淋巴系统和血管系统中起重要作用，通过血小板上平足蛋白的受体 CLEC2 而诱导血

小板凝集，防止血液流入淋巴管系统。实际上，小鼠中淋巴管的特异性平足蛋白缺陷或血小板中 CLEC2 的缺失，都能导致血液进入淋巴管系统[31-32]。

淋巴管血管内皮细胞透明质酸受体 -1（lymphatic vascular endothelial hyaluronan receptor，LYVE-1）是 CD44 的同源体，已发现它是淋巴管内皮细胞的一种特异的细胞表面蛋白。虽然一些参与透明质酸代谢的血管内皮细胞（如肝窦内皮细胞、肺血管内皮细胞）也表达 LYVE-1，但是在包括皮肤在内的大多数器官内，LYVE-1 还是特异性地表达在淋巴管（图 102.15；见图 102.3）。值得注意的是，LYVE-1 在毛细淋巴管中的表达强于较大的淋巴收集管。但是必须注意，这里讨论

的大多数标记物，包括 VEGFR-3 和 LYVE-1，在某些白细胞亚型如巨噬细胞中也有表达，尤其在炎症情况下。为了这些标记能明确地识别淋巴管，建议同时进行 CD31 双重染色（见上述）。

同源异型基因 *Prox1* 是胚胎发育过程中淋巴管内皮细胞的最早标记物，成人皮肤淋巴管内皮细胞维持其特异性持续表达。目前，Prox1 和平足蛋白可能是皮肤血管淋巴管分化过程中的最具特异性的标志物[33]。

在过去的二十年里，发现了一些调节淋巴管生长和功能的分子。尤其是，血管生成因子的 VEGF 家族中的两个新的成员具有刺激淋巴管血管生成的能力。VEGF-C 和 VEGF-D 可以活化淋巴管内皮细胞上的酪氨酸激酶受体 VEGFR-3（Flt-4），蛋白裂解后可活化表达于血管和淋巴管内皮上的酪氨酸激酶受体 VEGFR-2（KDR）[29]（见图 102.14）。皮肤中有 VEGF-C 或 VEGF-D 过表达的转基因小鼠，其皮肤淋巴管增生，而血管却没有什么异常。相反，通过高表达可溶性 VEGFR-3 而阻断 VEGF-C 和 VEGF-D 在皮肤中的表达，这种转基因小鼠就会缺乏皮肤淋巴系统并发生淋巴水肿[34]。还发现一些其他淋巴管血管生成因子，包括 VEGF-A、血管生成素 -1、bFGF、HGF 和鞘氨醇 -1- 磷酸[33]。

## 相关疾病

血管生成是组织修复和多种疾病过程中的一个共同特征，例如银屑病和接触性皮炎等一些炎症性皮肤病、皮肤肿瘤如 SCC、黑色素瘤和 Kaposi 肉瘤以及婴幼儿血管瘤。此外，还包括其他几种可明显看见血管的疾病如酒渣鼻和基底细胞癌（basal cell carcinomas，BCC）。基因突变导致血管 Tie-2 受体功能障碍与血管畸形有关[35]（见第 104 章），编码 TGF-β 低亲和力受体内皮联蛋白和激活素受体样激酶（activin receptor-like kinase，ALK）-1 的基因突变可导致 I 和 II 型遗传性出血性毛细血管扩张患者的血管畸形[36]。

淋巴管功能损伤会造成多种疾病，最常见的是皮肤淋巴管水肿伴免疫功能损伤、伤口愈合不良和纤维化改变[37]。在以四肢慢性肿胀为特点的原发性淋巴管水肿（Milroy 病）的家族系中，编码 VEGFR-3 的基因发生杂合子失活错义突变[38]。在淋巴水肿-双行睫综合征中，淋巴管功能障碍是由于基因突变影响了叉头状转移因子 FOXC2 的功能[39]，SOX18 转录因子基因突变也是稀毛-淋巴管水肿-毛细血管扩展综合征隐性或者显性型的基础[40]。此外，淋巴管异常还涉及其他的基因突变，包括 CCBE1 或 FAT4（Hennekam 淋巴管扩张-淋巴水肿综合征）、GJC2（遗传性淋巴水肿）、PTPN11（努南综合征）和 GATA2［原发性淋巴水肿伴脊髓发育不良（Emberger 综合征）][41]。重要的是，肿瘤相关淋巴管血管的发生增加了人黑色素瘤及多种癌症前哨淋巴结转移的风险，降低了总存活率[23, 42]。最后，在慢性炎症中发现淋巴管功能障碍，活化淋巴管功能能有效治疗慢性炎症性疾病，包括皮肤炎症试验和关节炎[33, 43]。

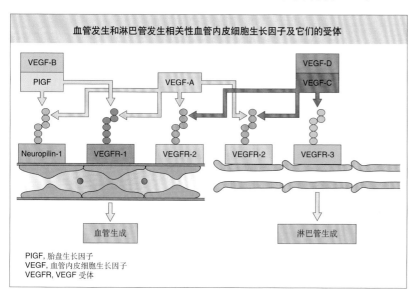

图 102.14　血管发生和淋巴管发生相关性血管内皮细胞生长因子及它们的受体。VEGFR-3 是淋巴管血管生成因子 VEGF-C 和 VEGF-D 的受体，在以四肢慢性肿胀为特点的原发性淋巴管水肿（Milroy 病）的家族系中，编码 VEGFR-3 的基因发生杂合子失活错义突变

血管发生和淋巴管发生相关性血管内皮细胞生长因子及它们的受体

VEGF-B
PIGF
VEGF-A
VEGF-D
VEGF-C

Neuropilin-1　VEGFR-1　VEGFR-2　VEGFR-2　VEGFR-3

血管生成　　　　淋巴管生成

PIGF, 胎盘生长因子
VEGF, 血管内皮细胞生长因子
VEGFR, VEGF 受体

总而言之，随着对调控血管和淋巴管发生和功能的分子机制的深入了解，会进一步拓宽对血管相关性皮肤疾病发病机制的认识以及不断探索新的治疗方法。

## 抑制血管生成研究的当前动态

大量实验研究表明，血管生成是肿瘤生长的关键，抑制小鼠血管生长可以抑制恶性肿瘤的生长和转移。根据这些发现，抑制肿瘤血管生成已成为抗癌策略中的一个靶点[44]。尽管发现了包括 IL-8 和 bFGF 在内的几种肿瘤血管生成因子，但目前大多数抗肿瘤血管生成疗法都是针对性抑制 VEGF-A 的生物利用度或其受体信号，一般认为 VEGF-A 是大多数实体瘤的主要的血管生成因子。

抗 VEGF-A 抗体贝伐单抗（bevacizumab）联合化疗这一方法，在治疗转移性结肠癌和其他几种癌症中有轻度疗效，而对于转移性乳腺癌，数个研究未能证明其显著的生存益处[6]。副作用包括胃肠道穿孔或出血和伤口愈合延迟。最近，雷莫芦单抗（ramucirumab）靶向人 VEGFR-2 已通过美国食品和药品管理局（FDA）批准用于治疗胃癌和转移性非小细胞肺癌；阿柏西普（ziv-afilbercept），一种可溶性 VEGF 受体融合蛋白（"VEGF 陷阱"），批准治疗结直肠癌（图 102.16）。此外，几种酪氨酸激酶抑制剂包括索拉非尼、瑞戈非尼、舒尼替尼、帕唑帕尼和阿西替尼，可阻断 VEGF 受体信号，已批准主要治疗肾细胞癌，也可治疗甲状腺癌和结直肠癌。需要注意的是，这些分子并非特异性针对 VEGFR 的酪氨酸激酶，同时也抑制其他酪氨酸激酶（见表 21.16）。此外，mTOR 抑制剂依维莫司，一种中度血管生成抑制剂，批准用于几种实体器官癌。目前，这些抗血管生成药物治疗皮肤癌，尤其是治疗

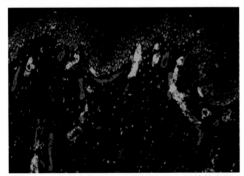

图 102.15　人类包皮中 CD31 阳性 /LYVE-1- 阴性的血管（绿色）和 CD31 阳性 /LYVE-1- 阳性的淋巴管（红色）的特异性免疫荧光染色。细胞核蓝染

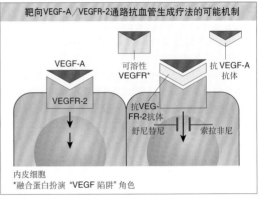

靶向VEGF-A／VEGFR-2通路抗血管生成疗法的可能机制

VEGF-A　　可溶性 VEGFR*　　抗 VEGF-A 抗体

VEGFR-2　　　抗VEG-FR2抗体

舒尼替尼　　索拉非尼

内皮细胞
*融合蛋白扮演 "VEGF 陷阱" 角色

图 102.16　靶向 VEGF-A/VEGFR-2 通路抗血管生成疗法的可能机制。抗 VEGF-1 抗体如贝伐单抗和兰尼单抗，抗 VEGFR-2 抗体如雷莫芦单抗。阿柏西普作为可溶性 VEGF 受体融合蛋白（"VEGF 陷阱"）。酪氨酸激酶抑制剂包括瑞戈非尼、帕唑帕尼和阿西替尼、舒尼替尼和索拉非尼，可阻断 VEGF 受体信号

黑色素瘤的效力，尚未阐明。

"节拍式"或小剂量化疗（如紫杉醇或长春碱）认为具有抗血管生成的作用，小鼠肿瘤的实验性研究表明小剂量化疗联合血管生成抑制剂具有叠加或协同抗血管增生作用[45]。虽然提出抑制肿瘤血管生成可导致血管正常化和增强肿瘤的化疗药物递送，但抗血管生成的肿瘤疗法的临床效果并不如原本设想那样成功，发现了一些介导原发或继发性肿瘤对抗血管生成疗法产生耐药的机制[46]。包括以下机制：①其他血管生长因子上调（如 FGFs、HGF）；②骨髓源性祖细胞的招募；③缺氧诱导的肿瘤细胞侵袭和转移；④肿瘤细胞对已有血管的同化；⑤肿瘤细胞自身形成灌注血管，称为血管拟态。

发现活跃肿瘤及淋巴结相关的淋巴管血管生成，以及其与增强肿瘤转移的相关性表明，至少在一些类型的癌症中，抗淋巴管血管生成疗法可能是一种新的治疗方案[23]。

虽然抗血管生成疗法在治疗晚期黑色素瘤或皮肤SCC 方面的疗效仍不清楚，但是有越来越多的非恶性皮肤疾病正在试图以血管内皮作为治疗靶点。例如，在发现普萘洛尔的作用之前，对类固醇无反应的婴幼儿血管瘤可用干扰素 - α 治疗。普萘洛尔是一种非选择性 β - 肾上腺素能受体阻滞剂，其诱导血管瘤消退的机制尚未完全清楚，但可能是通过诱导内皮细胞凋亡和影响 VEGF-A/VEGFR 信号通路。另一种 mTOR 抑制剂西罗莫司（雷帕霉素），治疗伴 Kasabach-Merritt 现象患者的丛状血管瘤或卡波西样血管内皮瘤

也有疗效。然而，对遗传性出血性毛细血管扩张症患者，鼻内局部使用贝伐单抗和鼻内喷用生理盐水相比，鼻衄的频率相似[47]。

银屑病的特点是血管扩张和活化，实验数据表明，阻断 VEGF 有可能成为一种新的治疗方案[48]。事实上，脉冲染料激光治疗能够有效治疗银屑病样皮损，主要是通过作用于皮肤血管。同样，毛细血管扩张性皮肤病，尤其是酒渣鼻，抗血管生成将是主要治疗目标。

阻断血管生成和抑制血管活化也可能成为防止 UVB 引起皮肤损伤及预防多步骤皮肤癌变的新方法，提示血管生成抑制剂在化学预防方面的应用潜力。需注意的是，在实体器官移植受者，用西罗莫司替代环孢素，能缓解免疫抑制相关的 Kaposi 肉瘤；对伴有多发 BCC 和 SCC 的移植受者，使用西罗莫司可能减少其形成。西罗莫司还能有效治疗淋巴管畸形，可能是通过影响 PI3K/AKT 信号通路。

由于系统抑制血管生成可能有相当大的副作用，包括高血压、蛋白尿以及影响生殖功能，因此研发能够穿透皮肤，但没有潜在系统毒性的外用血管生成抑制剂将是皮肤病学面临的挑战和机会。

除了在皮肤科的应用潜力外，抗血管生成疗法也可能在眼科成为一种有前景的治疗方法。糖尿病常发生眼球内新血管形成，新血管形成是湿性老年黄斑变性视觉丧失的主要原因，是西方国家失明最常见的原因。玻璃体内注射 VEGF-A 抑制剂（如兰尼单抗、阿柏西普）已成功用于预防此疾病进展甚至改善视力，美国 FDA 已批准用于临床（见图 102.16）。其他可以应用抗血管生成疗法的疾病有女性生殖道疾病，如多囊卵巢综合征、子宫内膜异位症和卵巢过度刺激综合征。长期系统性应用血管生成抑制剂的副作用目前并不完全清楚，因此，难以预测系统性抗血管生成疗法在将来是否可用于非恶性疾病治疗。

（董励耘译　朱里校　陶娟审）

# 参考文献

1. Ryan TJ. Cutaneous circulation. In: Goldsmith LA, editor. Biochemistry and physiology of the skin. New York: Oxford University Press; 1983. p. 817–77.
2. Yano K, Brown LF, Detmar M. Control of hair growth and follicle size by VEGF-mediated angiogenesis. J Clin Invest 2001;107:409–17.
3. Dvorak HF, Brown LF, Detmar M, Dvorak AM. Vascular permeability factor/vascular endothelial growth factor, microvascular hyperpermeability, and angiogenesis. Am J Pathol 1995;146:1029–39.
4. Flamme I. Molecular biology of vasculogenesis and early angiogenesis. In: Rubanyi GM, editor. Angiogenesis in health and disease: basic mechanisms and clinical applications. New York: Marcel Dekker; 2000. p. 1–30.
5. Potente M, Gerhardt H, Carmeliet P. Basic and therapeutic aspects of angiogenesis. Cell 2011;146:873–87.
6. Welti J, Loges S, Dimmeler S, Carmeliet P. Recent molecular discoveries in angiogenesis and antiangiogenic therapies in cancer. J Clin Invest 2013;123:3190–200.
7. Betz C, Lenard A, Belting HG, Affolter M. Cell behaviors and dynamics during angiogenesis. Development 2016;143:2249–60.
8. De Bock K, Georgiadou M, Carmeliet P. Role of endothelial cell metabolism in vessel sprouting. Cell Metab 2013;18:634–47.
9. Dvorak HF. Tumors: wounds that do not heal. Similarities between tumor stroma generation and wound healing. N Engl J Med 1986;315: 1650–9.
10. Holash J, Maisonpierre PC, Compton D, et al. Vessel cooption, regression, and growth in tumors mediated by angiopoietins and VEGF. Science 1999;284:1994–8.
11. Senger DR, Perruzzi CA, Streit M, et al. The alpha(1) beta(1) and alpha(2)beta(1) integrins provide critical support for vascular endothelial growth factor signaling, endothelial cell migration, and tumor angiogenesis. Am J Pathol 2002;160:195–204.
12. Senger DR, Galli SJ, Dvorak AM, et al. Tumor cells secrete a vascular permeability factor that promotes accumulation of ascites fluid. Science 1983;219:983–5.
13. Detmar M, Brown LF, Claffey KP, et al. Overexpression of vascular permeability factor/vascular endothelial growth factor and its receptors in psoriasis. J Exp Med 1994;180:1141–6.
14. Kunstfeld R, Hirakawa S, Hong YK, et al. Induction of cutaneous delayed-type hypersensitivity reactions in VEGF-A transgenic mice results in chronic skin inflammation associated with persistent lymphatic hyperplasia. Blood 2004;104:1048–57.
15. Hirakawa S, Kodama S, Kunstfeld R, et al. VEGF-A induces tumor and sentinel lymph node lymphangiogenesis and promotes lymphatic metastasis. J Exp Med 2005;201:1089–99.
16. Carmeliet P, Moons L, Luttun A, et al. Synergism between vascular endothelial growth factor and placental growth factor contributes to angiogenesis and plasma extravasation in pathological conditions. Nat Med 2001;7:575–83.
17. Huggenberger R, Detmar M. The cutaneous vascular system in chronic skin inflammation. J Investig Dermatol Symp Proc 2011;15:24–32.
18. Lawler J, Detmar M. Tumor progression: the effects of thrombospondin-1 and -2. Int J Biochem Cell Biol 2004;36:1038–45.
19. Yano K, Kadoya K, Kajiya K, et al. Ultraviolet B irradiation of human skin induces an angiogenic switch that is mediated by upregulation of vascular endothelial growth factor and by downregulation of thrombospondin-1. Br J Dermatol 2005;152:115–21.
20. Kunstfeld R, Hawighorst T, Streit M, et al. Thrombospondin-2 overexpression in the skin of transgenic mice reduces the susceptibility to chemically induced multistep skin carcinogenesis. J Dermatol Sci 2014;74:106–15.
21. Broermann A, Winderlich M, Block H, et al. Dissociation of VE-PTP from VE-cadherin is required for leukocyte extravasation and for VEGF-induced vascular permeability in vivo. J Exp Med 2011;208:2393–401.
22. Cueni LN, Detmar M. The lymphatic system in health and disease. Lymphat Res Biol 2008;6:109–22.
23. Karaman S, Detmar M. Mechanisms of lymphatic metastasis. J Clin Invest 2014;124:922–8.
24. Baluk P, Fuxe J, Hashizume H, et al. Functionally specialized junctions between endothelial cells of lymphatic vessels. J Exp Med 2007;204:2349–62.
25. Gousopoulos E, Proulx ST, Scholl J, et al. Prominent lymphatic vessel hyperplasia with progressive dysfunction and distinct immune cell infiltration in lymphedema. Am J Pathol 2016;186:2193–203.
26. Planas-Paz L, Strilic B, Goedecke A, et al. Mechanoinduction of lymph vessel expansion. EMBO J 2012;31:788–804.
27. Martinez-Corral I, Ulvmar MH, Stanczuk L, et al. Nonvenous origin of dermal lymphatic vasculature. Circ Res 2015;116:1649–54.
28. Yang Y, Oliver G. Development of the mammalian lymphatic vasculature. J Clin Invest 2014;124:888–97.
29. Zheng W, Aspelund A, Alitalo K. Lymphangiogenic factors, mechanisms, and applications. J Clin Invest 2014;124:878–87.
30. Schacht V, Dadras SS, Johnson LA, et al. Up-regulation of the lymphatic marker podoplanin, a mucin-type transmembrane glycoprotein, in human squamous cell carcinomas and germ cell tumors. Am J Pathol 2005;166:913–21.
31. Bianchi R, Russo E, Bachmann SB, et al. Postnatal deletion of podoplanin in lymphatic endothelium results in blood filling of the lymphatic system and impairs dendritic cell migration to lymph nodes. Arterioscler Thromb Vasc Biol 2017;37:108–17.
32. Hess PR, Rawnsley DR, Jakus Z, et al. Platelets mediate lymphovenous hemostasis to maintain blood-lymphatic separation throughout life. J Clin Invest 2014;124:273–84.
33. Dieterich LC, Seidel CD, Detmar M. Lymphatic vessels: new targets for the treatment of inflammatory diseases. Angiogenesis 2014;17:359–71.
34. Makinen T, Jussila L, Veikkola T, et al. Inhibition of lymphangiogenesis with resulting lymphedema in transgenic mice expressing soluble VEGF receptor-3. Nat Med 2001;7:199–205.
35. Limaye N, Wouters V, Uebelhoer M, et al. Somatic mutations in angiopoietin receptor gene TEK cause solitary and multiple sporadic venous malformations. Nat Genet 2009;41:118–24.
36. Mallet C, Lamribet K, Giraud S, et al. Functional analysis of endoglin mutations from hereditary hemorrhagic telangiectasia type 1 patients reveals different mechanisms for endoglin loss of function. Hum Mol Genet 2015;24:1142–54.
37. Mortimer PS, Rockson SG. New developments in clinical aspects of lymphatic disease. J Clin Invest 2014;124:915–21.
38. Karkkainen MJ, Ferrell RE, Lawrence EC, et al. Missense mutations interfere with VEGFR-3 signalling in primary lymphoedema. Nat Genet 2000;25: 153–9.
39. Petrova TV, Karpanen T, Norrmen C, et al. Defective valves and abnormal mural cell recruitment underlie lymphatic vascular failure in lymphedema distichiasis. Nat Med 2004;10:974–81.
40. Irrthum A, Devriendt K, Chitayat D, et al. Mutations in the transcription factor gene SOX18 underlie recessive and dominant forms of hypotrichosis-lymphedema-telangiectasia. Am J Hum Genet 2003;72: 1470–8.
41. Brouillard P, Boon L, Vikkula M. Genetics of lymphatic

anomalies. J Clin Invest 2014;124:898–904.

42. Dadras SS, Paul T, Bertoncini J, et al. Tumor lymphangiogenesis: a novel prognostic indicator for cutaneous melanoma metastasis and survival. Am J Pathol 2003;162:1951–60.

43. Huggenberger R, Ullmann S, Proulx ST, et al. Stimulation of lymphangiogenesis via VEGFR-3 inhibits chronic skin inflammation. J Exp Med 2010;207:2255–69.

44. Chung AS, Lee J, Ferrara N. Targeting the tumour vasculature: insights from physiological angiogenesis. Nat Rev Cancer 2010;10:505–14.

45. Kerbel RS, Kamen BA. The anti-angiogenic basis of metronomic chemotherapy. Nat Rev Cancer 2004;4:423–36.

46. Jain RK. Antiangiogenesis strategies revisited: from starving tumors to alleviating hypoxia. Cancer Cell 2014;26:605–22.

47. Whitehead KJ, Sautter NB, McWilliams JP, et al. Effect of topical intranasal therapy on epistaxis frequency in patients with hereditary hemorrhagic telangiectasia: a randomized clinical trial. JAMA 2016;316:943–51.

48. Schonthaler HB, Huggenberger R, Wculek SK, et al. Systemic anti-VEGF treatment strongly reduces skin inflammation in a mouse model of psoriasis. Proc Natl Acad Sci USA 2009;106:21264–9.

# 第103章　婴幼儿血管瘤

Anita N. Haggstrom，Maria C. Garzon

**同义名：**■ 婴儿型血管瘤（hemangioma of infancy）
■ 血管瘤（hemangioma）

## 要点

■ 婴儿最常见的良性软组织肿瘤。
■ 表现出典型的生长模式，其特点是早期增殖，之后逐渐自然消退。
■ 独特的病理和免疫组化特点，将它们同其他儿童血管异常相区别。
■ 当发生在某些特定部位，如面部、颈部和腰骶区时，可能与皮肤以外的发现有关。
■ 治疗选择取决于多种因素，必须因人而异。
■ 系统性使用 β 受体阻滞剂已成为大多数复杂性血管瘤患儿的一线治疗。

## 引言

婴幼儿血管瘤（infantile hemangioma，IH）是血管内皮细胞及其周围组织的良性增生性疾病，是最常见的新生儿期肿瘤。特点是出生后数月内显著增长，几年后皮损缓慢消退。这种自然病程将它们同血管畸形相区分（表 103.1）。研究强调了一种特殊的血管瘤干细胞的作用，对婴幼儿血管瘤的病理生理学机制也有了新的见解。

## 历史

"婴幼儿血管瘤"和"婴儿型血管瘤"用于描述一组发生于婴儿期，具有特殊临床和病理表现的血管瘤。婴幼儿血管瘤在医学文献中报道已有几百年历史，曾有多种名称，如**先天痣**、**单纯性血管瘤**、**海绵状血管瘤**、**血管分化不良**、**草莓状痣**和**毛细血管瘤**[1]。尽管早期试图区分不同类型的血管胎记，"血管瘤"后来成为了一个通用术语，用来描述先天性和后天性血管病变，包括血管畸形在内的各种脉管异常，而没有顾及到它们生物学行为的不同。

血管性"胎记"包括婴儿早期显现出的皮损，研究最重要的进步是接受了生物学分类方法。1982 年，Mulliken 和 Glowacki[2] 首先提出血管性胎记应该按它们的生物学及临床行为分类。1996 年，国际脉管性疾病研究学会对此分类略有修改，随后于 2014 年提出新的见解，包括数种类型脉管异常的遗传学基础（表 103.2）[3-4]。

这种分类方法将血管胎记分为两大类：**血管肿瘤**和**血管畸形**，以及第三类"**暂未分类**"的皮损，其生物学行为尚不明确。血管肿瘤是以细胞增殖为特点，包括 IH、化脓性肉芽肿以及其他发生在婴幼儿期的罕见肿瘤，如丛状血管瘤和卡波西样血管内皮（见表 103.2 及第 114 章）。而血管畸形是血管瘤形态发生中的异常。它们好发于新生儿期，与 IH 不同，血管畸形

### 表 103.1　婴幼儿血管瘤和血管畸形的区别

| | 婴儿血管瘤 | 血管畸形 |
|---|---|---|
| 临床 | ● 通常出生时不存在或仅有轻微的前驱症状；偶见完全形成的皮损<br>● 快速增长<br>● 几年内自然消退 | ● 通常出生时明显<br>● 扩展缓慢，成比例生长<br>● 持续到成年 |
| 流行病学 | 更常见于：<br>● 女孩［（2～5）：1］<br>● 早产儿和（或）低出生体重儿<br>● 高龄产妇或绒毛膜绒毛取样后的产儿 | 没有性别和妊娠差别 |
| 病理学 | **增殖期**：内皮细胞增生，小叶形成，可见肥大细胞，基膜突出<br>**消退期**：被纤维脂肪组织取代，完全消退时肥大细胞减少 | 根据类型而不同，往往表现为脉管管腔不规则 |
| 免疫组织化学 | GLUT1、Lewis Y 抗原、merosin、FcγR Ⅱ、Wilms 瘤蛋白 1（WT1）阳性 | GLUT1、Lewis Y 抗原、merosin、FcγR Ⅱ、WT1 阴性 |

**表 103.2　血管胎记的生物学分类**。据 2014 年国际脉管性疾病研究学会（ISSVA）对脉管异常的分类[4]。血管畸形见第 104 章，其他血管肿瘤见第 114 章

**血管肿瘤**

**良性**

- 婴幼儿血管瘤
- 先天性血管瘤（快速消退型，不消退型，部分消退型）
- 丛状血管瘤
- 化脓性肉芽肿
- 梭形细胞血管瘤
- 其他

**局部侵袭性或交界性**

- 卡波西样血管内皮瘤
- 其他，如网状或复合性血管内皮瘤

**血管畸形**

**单纯性**

- 毛细血管畸形（CM）
- 静脉畸形（VM）
  - 普通，球形细胞静脉畸形，其他
- 淋巴管畸形（LM）
  - 普通：巨囊型，微囊型，混合囊型；其他
- 动静脉畸形，动静脉瘘（AVM, AVF；高流量）

**混合性**

- CVM, CLM, LVM, CAVM, CLAVM，其他

**知名血管畸形**

**并发其他异常**

- Sturge-Weber 综合征，Klippel-Trenaunay 综合征，其他

**暂未归类的**

- 角化性血管瘤
- 多发性淋巴管内皮瘤合并血小板减小
- 卡波西样淋巴管瘤病
- 其他

CAVM，毛细血管-动静脉畸形；CLAVM，毛细血管-淋巴管-动静脉畸形；CLM，毛细血管-淋巴管畸形；CVM，毛细血管-静脉畸形；LVM，淋巴管-静脉畸形

在出生后第一年中不迅速增长，也不自发消退（见表 103.1）。血管畸形以脉管发育不良和血流异常为特点（见第 104 章）。

研究者们使用专业术语后能更好地对血管胎记进行分类，并预测它们的临床行为和预后。生物学分类扩大到特征性的组织病理、免疫组化和遗传特点，这些分类有助于将婴幼儿血管瘤同其他血管皮损相鉴别。尽管生物学分类已被广泛接受，但疾病分类混乱的现象在医学界和文献中仍然存在。

## 流行病学

IH 发生于出生后的第一年，是婴幼儿期最常见的肿瘤，发生率为 4% ～ 5%，大多数发生于出生后数周内[5-6]。与其他种族相比，IH 更常发生于白色人种的婴儿，这种种族易感性报道不一[7]。在皮肤病学实践中进行的多个回顾性研究和前瞻性研究发现，男：发病比例（2 ～ 5）：1。但是，近期一项基于医院的前瞻性出生队列研究发现，在 IH 患儿中并未发现女性发病居多[6]。有报道称，在严重复杂性婴幼儿血管瘤患者中，女性与男性之比高达（7 ～ 9）：1。

IH 也常发生于早产儿，25% ～ 30% 出生体重小于 1000 g 的婴儿和 15% 出生体重在 1000 ～ 1500 g 之间的婴儿发生血管瘤[7-9]。与胎盘功能不全的相关因素（如先兆子痫、前置胎盘）也与婴幼儿血管瘤的发生相关，早产和多胎妊娠与多发性婴幼儿血管瘤的发生有关[6, 10-12]。研究发现，与羊膜穿刺术后或没有仪器妇检史出生的婴儿相比，绒毛膜绒毛取样后出生婴幼儿血管瘤的患病率增加了 3 倍[13]。血管瘤婴儿母亲更可能是高龄产妇[12]。

婴幼儿血管瘤通常散发，Margileth 和 Museles[14] 报道在 1965 例患者中只有 10% 有家族发病史。血管瘤在人口中较高的发病率，使得真实家族发病率很难评估，并且目前还没有确定特异的基因。

## 发病机制

IH 表现为局部血管异常生成和增殖。虽然对血管瘤的发病机制提出了一些假说，但没有任何一种假说能够完全阐述疾病的发生和发展。除了局部微环境的效应之外，很可能一些多基因调控的机制在血管瘤的发生、生长及消退中起到重要作用。

### 血管瘤内皮细胞：起源，信号通路及遗传学

从 IH 组织中分离出血管瘤来源的干细胞（hemangioma-derived stem cell, HemSC）和内皮祖细胞。血管瘤来源干细胞能分化成为内皮细胞、周细胞和脂肪细胞。近期有证据支持多能干细胞来源的 IH，意味着 IH 的发生包含从祖细胞或干细胞分化来的从头形成（血管发生）及从现有血管形成新血管（血管生成）[15-18]。

由于血管瘤细胞和胎盘内皮细胞具有相同的免疫组织化学表型，提示血管瘤细胞可能起源于胎盘或向胎盘微血管表型分化。North 和其合作者[19-20] 的研究报道称葡萄糖转运蛋白 -1（glucose transporter protein-1，GLUT1）在 IH 发展的各阶段均有表达（增殖期、消退期、消退完成期），胎盘也有表达，但在血管畸形和其他类型的血管肿瘤中不表达。另外，其他

一些胎盘相关的血管抗原，包括 merosin、FcγRⅡ和 Lewis Y 抗原，在血管瘤和胎盘绒毛膜绒毛中有表达，而在正常皮肤和皮下组织的微静脉中表达缺失[20]。不过，血管瘤不表达胎盘滋养层标记物（例如人胎盘催乳素）[21]，且不再认为是胎盘栓子的标志。

IH 的发生中有多个信号通路起作用。研究已证实血管内皮生长因子（vascular endothelial growth factor，VEGF；又称 VEFG-A）信号的重要性，血管内皮生长因子受体 1（VEGF receptor 1，VEGFR-1）具有高亲和力，与 VEGF 结合但传导信号弱，VEGFR-1 向 VEGFR-2 转化，VEGFR-2 与 VEGF 结合后能显著促进内皮细胞增殖[22]。VEGFR-2 信号激活磷脂酰肌醇 3 激酶（phosphatidylinositol 3-kinase，PI3K）哺乳动物雷帕霉素靶蛋白（mammalian target of rapamycin，mTOR）通路，导致缺氧诱导因子 -1α（hypoxia inducible factor-1α，HIF-1α）的上调和 VEGF 水平升高。因此，体外试验中 mTOR 抑制剂雷帕霉素作用能减少血管瘤内皮细胞的增殖[18, 23]。在血管瘤内皮细胞中，Tie-2 酪氨酸激酶受体表达上调，血管生成素 -2 表达失调，可能促进血管生成并抑制血管成熟（见第 102 章）[24]。Notch 通路认为能介导 HemSCs 分化为周细胞或血管平滑肌细胞[25]，血管平滑肌细胞似乎具有促血管生成的特性及支持 IH 的发生[26]。

多种遗传因素可能与 IH 的发生有关。有报道发现在血管瘤组织中，VEGF 通路及其他影响血管发生的通路中蛋白质（如 VEGFR）的编码基因发生体细胞突变[16, 27-28]。在一小部分婴幼儿血管瘤患者中，编码整合素样内皮细胞受体的 VEGFR2 和 ANTXR1（炭疽毒素受体 1）基因发生杂合种系突变，可能作为血管瘤易感因素[22]。此外，数个家族中家族性血管瘤被发现与染色体 5q[29] 有关，散发性血管瘤中发现 5q 的杂合度丢失[30]，提示此基因位点可能与血管瘤的形成有关。

### 缺氧和其他外在因素

缺氧在 IH 发病机制中的作用体现在其与缺氧胎盘变化的联系，早产儿或低出生体重（常由胎盘功能不全引起），早产儿视网膜病变（GLUT1 阳性，缺氧诱导的血管新生），和 PHACE（S）及 LUMBAR 综合征（见下文）的局部动脉功能不全[31-32]。缺氧使 GLUT1 和 VEGF 的表达上调，导致内皮祖细胞的动员。此外，缺氧和雌激素对血管瘤内皮细胞的体外增殖具有协同效应[31]，可能解释了 IH 女性患儿居多的原因。研究者还发现增殖期的 IH 中 HIF-1α 和其下游效应分子表达上调[33]。

血管瘤环境中的其他细胞类型，包括单核细胞、成纤维细胞、周细胞、间充质细胞、脂肪细胞和肥大细胞，能影响内皮细胞增殖，并可能在血管瘤形成及消退中起作用。

### 影响血管自然生长规律的因素

为深入了解调控血管瘤生长和消退的机制，对其生长周期的各个阶段进行了研究。在增殖阶段，血管瘤增殖标记物上调，如增殖细胞核抗原（proliferating cell nuclear antigen，PCNA）和 VEGF、碱性成纤维细胞生长因子（bFGF）等促血管生成分子[34-36]。此外，增殖期内，其他血管生成介导因子、血管周围细胞外基质中的蛋白质及与基质重塑有关的酶表达增高（表103.3）[34, 37-42]。

目前对于控制血管瘤消退及相关的促血管生成因子表达下降的机制尚不清楚[34, 38]。在血管瘤消退期中，促血管生成抑制因子和凋亡促进因子的表达升高（见表 103.3）[34, 43-44]。

## 临床特征

### 临床表现

大部分 IH 具有典型的临床表现和生长模式。文献

---

**表 103.3　增殖期和消退期血管瘤的标记物。** 在血管瘤的不同阶段，血管周围树突状细胞内发现淋巴管内皮细胞透明质酸受体（LYNE）-1 存在

**增殖期**

- 一般的增殖标记物，如增殖细胞核抗原（PNCA）
- 血管内皮细胞生长因子（VEGF），碱性成纤维细胞生长因子（bFGF）*, †
- 单核细胞趋化蛋白 -1†
- 内皮细胞上的黏附分子——E- 选择素，ICAM-3†
- 基质金属蛋白酶 -2 和 -9（细胞外基质重塑）‡
- 玻连蛋白（发现于血管周围细胞外基质）
- 吲哚胺 2, 3- 双加氧酶（抑制 T 细胞活化）
- 凋亡抑制因子

**消退期**

- 干扰素调节基因产物（干扰素可以抑制血管生成）
- bFGF（消退早期）
- 肥大细胞增多（消退早期）
- 基质金属蛋白酶 -1 组织抑制因子（抑制血管生成）
- 凋亡促进因子

---

\* 增生表皮覆盖的增生的血管瘤还表达 VEGF 和 bFGF，但不表达血管生成抑制因子干扰素 -β

† 血管生成介质

‡ 血液及尿液中水平升高

ICAM，细胞间黏附分子

报道新生儿血管瘤的发生率为 15% ～ 60%，但大多数皮损在出生数周后才明显可见[45]。出生时即有的 IH 最常以前驱皮损的形态出现，偶尔也表现为相对成型的典型 IH，随后展现可变的增殖、缓慢消退；迅速消退型及不消退型先天性血管瘤（RICH/NICH），本章将对这些皮损进行讨论。IH 的前驱皮损包括绕有白晕的毛细血管扩张、苍白区域、粉红色斑疹和淤青斑片（图 103.1）。粉红色斑疹和斑片可能类似于毛细血管畸形，在随后的几周内反复检查对明确诊断十分必要（图 103.2）。极少数情况下，口唇和会阴处溃疡可能是 IH 的前驱皮损，容易与新生儿细菌或病毒感染相混淆。溃疡处皮肤活检不一定能明确诊断 IH，但在婴儿成长中对上述部位的持续观察往往可以确诊[46]。

血管瘤可发生于皮肤黏膜任何部位。虽然总体来说血管瘤最常发生于躯干部[6]，但儿童皮肤科医生发现约 50% 的 IH 位于头颈部[12]。IH 的临床表现受其在皮肤内和皮下组织发生部位的影响。**浅表**血管瘤位于真皮浅层，在增殖期呈鲜红色。表面呈分叶状，"草莓状血管瘤"常用以形容皮损[2]（图 103.3）。

深在性血管瘤位于真皮深处和（或）皮下组织。通常出生时不明显，数周乃至数月后可被发现。皮损表现为边界不清的淡青紫色肿块，皮温升高，表面皮肤无明显异常，较浅表性血管瘤或混合性血管瘤难诊断（图 103.4）。深在性血管瘤表面出现的静脉扩张或毛细血管扩张提示皮损的血管来源。大的深在性血管瘤在增殖期往往有大量的动脉血液供给，多普勒超声显像检测到高速血流信号有助于明确诊断。混合性血管瘤同时具有浅表性和深在性的组成部分，在增殖期常表现为边界清晰的浅表性血管斑块，同时其下方有更大的境界不清的浅蓝紫色深在性结节。

浅表性血管瘤是最常见的 IH，占 50% ～ 60%。25% ～ 35% 为混合性血管瘤，15% 为深在性血管瘤[47]。约 25% 患者有多发皮损，偶尔与系统性血管瘤病相关（见下文）。

IH 也能根据累及皮肤及皮下组织的模式来分类，这种方法有助于判断其预后[48-50]。两种主要模式包括：①**局灶型**皮损：单中心来源（见图 103.3A，B）；②**节段型**皮损："斑块样"分布，起源于一个较宽的区域或生发单位（见图 103.3C）。某些病例中的皮损很难进行分类，称为**不确定型**血管瘤。绝大多数 IH 表现为局灶性皮损，发生于面部的皮损可能与胚胎融合

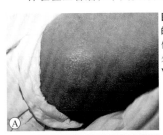
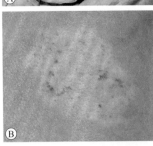
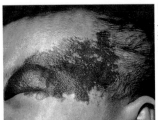

**图 103.1 婴幼儿血管瘤的前期皮损。**皮损呈"瘀伤"样（A）或苍白（B）外观（B，Courtesy，Julie V Schaffer，MD.）

**图 103.2 浅表性婴幼儿血管瘤酷似毛细血管畸形。**此皮损的节段型结构需考虑诊断为 PHACE（S）综合征

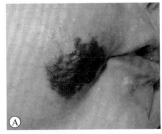
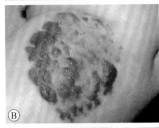
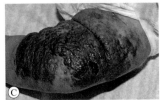

**图 103.3 浅表性婴幼儿血管瘤。**皮损可呈分叶状（A，B）或较大区域的节段型分布（C）。注意皮损大小不等、表面为鲜红色、分叶状；可呈连续或间断分布（Courtesy，Julie V Schaffer，MD.）

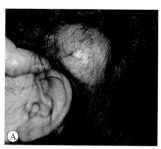

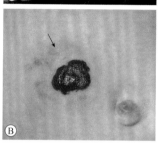

图 103.4 深在性和混合性婴幼儿血管瘤。A. 深在性血管瘤的表面呈正常肤色，可见毛细血管扩张，头皮脱发。B. 混合性血管瘤，由边界清晰的浅表性鲜红色斑块和其下方更大的边界不清的浅蓝紫色深在性结节（箭头所示）伴散在毛细血管扩张组成（B，Courtesy，Julie V Schaffer，MD.）

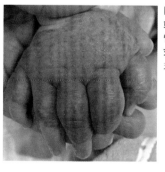

节段型血管瘤模式

S4

S1

S2

S3

| S1 = 额颞部 | S3 = 下颌隆起 |
| S2 = 上颌隆起 | S4 = 额鼻隆起* |

*前额较以前的胚胎学文献描述窄

图 103.5 节段型血管瘤模式。根据一项有关血管瘤影像学分析的前瞻性研究（n = 165）（Adapted with permission from Haggstrom AN, Lammer EJ, Schneider RA, et al. Patterns of infantile hemangiomas: new clues to hemangioma pathogenesis and embryonic facial development. Pediatrics. 2006; 117: 698-703. ）

线有关[48]。与上面部的大多数血管瘤皮损不同，节段型血管瘤在面部的分布模式，与经典的胚胎面部发育的亚单位有关。研究者发现了面部血管瘤的四个主要节段，分别称为 S1 ～ S4（图 103.5）[51]。节段型累及可能不完整，也有些血管瘤可同时累及不止一个节段。

节段型血管瘤一开始常表现为广泛融合或网状红斑和（或）毛细血管扩张性斑片。几周内，原皮损范围内出现鲜红色丘疹和斑块。节段型血管瘤更有可能与局部皮肤以外的异常有关，包括 PHACE（S）和 LUMBAR 综合征（见下文）[49]。在四肢，较小节段型血管瘤的典型模式是远端指（趾）节不受累，如"骑士手套"状（图 103.6），若较大皮损累及到远端指（趾）节，则有较高风险出现皮肤外异常[52]。

### 自然病程

自然病程研究发现 IH 存在典型的生长模式。包括以下阶段：**增殖早期**（皮损体积快速增大），**增殖后期**（皮损生长速度变缓），**稳定期**（存在争议）和**消退期**[50]。血管瘤的生长多为先在一定皮损范围内增大体积，而不是向外扩张范围[50, 53]。在增殖阶段，血管瘤皮损常皮温升高，质地变硬，浅表性血管瘤的表面紧张。处于增殖期的混合性和深在性血管瘤在婴幼儿哭闹或运动时质地变硬、体积增大。深在性血管瘤的增殖期比浅表性血管瘤更长，对于混合性血管瘤来说，深在皮损部分常在其浅表皮肤稳定后仍继续生长（图103.7）。

图 103.6 肢端的最小或停止生长型婴幼儿血管瘤的"骑士手套"模式。注意皮损的典型模式是远端指节不受累

大多数血管瘤在增殖早期结束时大小可达最终面积的 80%，平均发生于婴儿 3 个月时，生长速度最快的时期通常在出生后 5 ～ 8 周[50, 53]。少部分在 9 个月之后仍继续生长的血管瘤，倾向于存在深在性血管瘤和（或）节段型血管瘤的表现，在腮腺区的婴幼儿血管瘤尤其易具有此表现[50, 54]。

IH 的一种亚型：**小或生长阻滞型婴幼儿血管瘤**（infantile hemangioma with minimal or arrested growth，IH-MAG），常凸显在苍白的皮肤背景之上，除了有网状红斑伴粗细不等的毛细血管扩张之外，表现为**几**

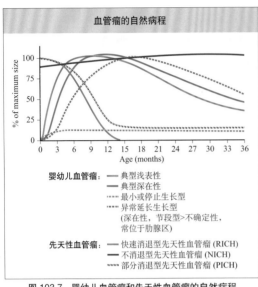

血管瘤的自然病程

婴幼儿血管瘤:
— 典型浅表性
— 典型深在性
---- 最小或停止生长型
---- 异常延长生长型
(深在性、节段型>不确定性，常位于肋腺区)

先天性血管瘤:
— 快速消退型先天性血管瘤 (RICH)
— 不消退型先天性血管瘤 (NICH)
---- 部分消退型先天性血管瘤 (PICH)

图 103.7　婴幼儿血管瘤和先天性血管瘤的自然病程

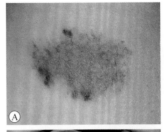

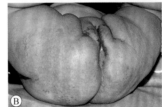

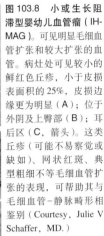

图 103.8　小或生长阻滞型婴幼儿血管瘤（IH-MAG）。可见明显毛细血管扩张和较大扩张的血管。病灶处可见较小的鲜红色丘疹，小于皮损表面积的 25%，皮损边缘更为明显（A）；位于外阴及上臀部（B）；耳后区（C，箭头）。这类丘疹（可能不易察觉或缺如）、网状红斑、典型粗细不等毛细血管扩张的表现，可帮助其与毛细血管-静脉畸形相鉴别（Courtesy，Julie V Schaffer，MD.）

乎不生长或停止生长状态（图 103.8）[55-56]。如果存在，增殖的部分小于皮损表面积的 25%，常表现为边缘处较小的红色丘疹[55]。这类血管瘤好发于下肢，可能发展为顽固性溃疡或（若皮损较大且为节段型）与 LUMBAR 或 PHACE（S）综合征相关（见下文）[57]。此血管瘤为 GLUT1 阳性，消退的速度与普通 IH 相似，但扩张的血管可能会持续存在。

消退期可能开始于出生后第一年，并持续多年。皮损颜色从鲜红色变为灰紫色（图 103.9）以及表面变平往往是浅表性血管瘤进入消退期的最早迹象。浅表性斑块经常在完全消退前分裂成数个小岛。伴随着血管瘤的消退，较深的皮损变得柔软，浅表的皮损可能表现为皱缩状。大的皮损在消退期其大小与哭闹和运动的关联性减弱[7, 58]。

对未经治疗血管瘤的自然病程研究发现，30% 皮损在患儿 3 岁内消退，50% 在 5 岁内消退，70% 在 7 岁内消退，90% 在 9 岁内消退[7, 58]。近期研究显示，完全消退的中位年龄为 36 个月，＞90% 的患儿在 4 岁之后没有进一步缓解[59]。一部分血管瘤能完全消退，另一部分血管瘤可继发皮肤萎缩、纤维脂肪性斑和残留毛细血管扩张（图 103.10）。预测残留皮损是否影响美观是血管瘤处理中最具挑战性的一面。

### 并发症

大部分血管瘤面积较小，无需特别处理。部分血管瘤由于面积过大、发病部位或合并其他疾病而困扰

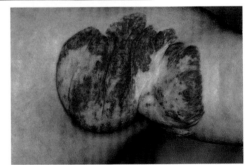

图 103.9　消退期婴幼儿血管瘤。注意血管瘤表面颜色不均匀变淡和质地变软

患者。患者的年龄和血管瘤生长模式是预测并发症的关键因素。

### 溃疡

溃疡在 IH 中发生率高达 10%，是最为常见的并发症[60]。溃疡可发生于任何部位，以口唇、肛门生殖器或其他皮肤褶皱处（如颈部）最常见（图 103.11）。溃疡多见于面积较大、混合性（浅表或深在性损害同时存在）或节段型血管瘤[60]。例如，30% 的节段型四肢

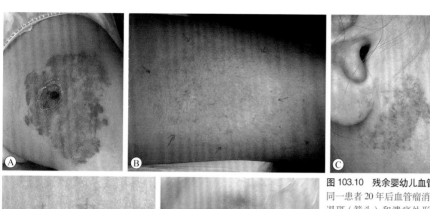

图 103.10　残余婴幼儿血管瘤。血管瘤伴溃疡（A），同一患者 20 年后血管瘤消退后形成的很小的色素减退斑（箭头）和溃疡处形成的环形瘢痕（B）；C，D，毛细血管扩张；E，萎缩和纤维脂肪变（A，B，Courtesy，Ronald P Rapini，MD；D，Courtesy，Jean L Bolognia，MD.）

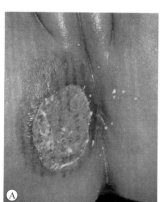

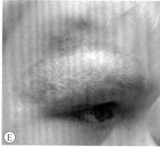

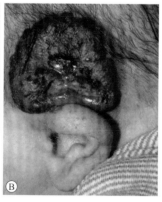

图 103.11　溃疡性血管瘤。A.溃疡的早期浅表性血管瘤，位于臀部。因溃疡处的血管瘤表现可能并不明显，故婴儿尿布部位的溃疡应考虑到此诊断。B.耳部上方的溃疡性增厚的浅表性血管瘤。注意耳郭变形（Courtesy，Julie V Schaffer，MD.）

皮损可发生溃疡（见图 103.3C）[52]。此外，IH-MAG 更倾向于发生顽固性溃疡。

总体上，发生溃疡的年龄中位数为 4 个月[60]，对于小于 3 月龄的婴儿，若血管瘤出现发白变色，可能提示即将发生溃疡[61]。除了引起疼痛，溃疡还可增加感染的危险，并导致感染区域皮肤质地改变或瘢痕形成。极少发生出血，通常可用力按压止血。血管瘤溃疡的处理比较棘手（见下文）[62]。

### 功能影响及毁容

大的血管瘤可引起正常组织变形，影响正常功能，并导致明显长期存在的并发症。此外，可能发生

局部皮肤以外的异常，主要与节段型血管瘤相关（见下文）。高输出量性充血性心力衰竭是一种罕见的并发症，通常见于累及内脏的血管瘤患者。

### 部位有关的功能影响及毁容

如发生在易损伤部位，即使很小的血管瘤也可引起并发症。眼周血管瘤往往并发眼科疾病（图 103.12）。眼周血管瘤最易压迫眼球和使角膜变形，从而引起非对称性屈光不正并诱发散光。还可能闭塞视轴或侵入眼眶肌内组织，导致视觉异常，如光照剥夺、弱视和斜视。上眼睑血管瘤最为棘手，但是下眼睑血管瘤同样也可以引起视觉障碍。眼球突出是眶内血管瘤极为

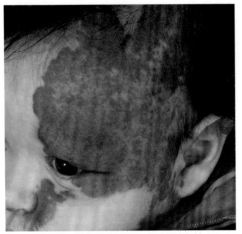

**图 103.12** 位于眼周的节段型血管瘤，部分闭塞视轴（Courtesy, Julie V Schaffer, MD.）

少见的一种临床表现，可缓慢发展或突然加剧，可能引起角膜暴露。若无皮疹出现，临床诊断血管瘤可能比较困难。眼科医师需对眼周婴儿血管瘤患儿进行基线评估，并在之后的增殖阶段进行详尽评价[63-64]。

**鼻尖部血管瘤**也非常棘手。深部和混合性血管瘤使得下面软骨变形并遗留明显的纤维脂肪残留。继发的巨大鼻畸形常需行重建外科手术。极少情况下，浅表性血管瘤发生于**鼻小柱**，可能出现溃疡，继而导致下方软骨破坏，出现下鼻小柱水平折痕可能是先兆。

**唇部血管瘤**往往为浅表性或混合性；增殖期常出现疼痛性溃疡导致进食困难。局部因素，包括反复发生的外伤、共生菌落均可增加并发症发生的机会。唇红缘的变形和延长可明显影响美观，最终需外科手术矫正（图103.13）[65]。

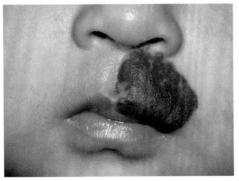

**图 103.13** **唇部血管瘤。**唇部是美容敏感部位，尤其是跨过唇红的唇部血管瘤，且此处的血管瘤易于发生溃疡（Courtesy, Julie V Schaffer, MD.）

**耳郭部位的血管瘤**可能继发溃疡和感染，增加了瘢痕形成和正常组织变形的风险。血管瘤堵塞外耳道可导致传导性耳聋[7]。

**女性乳房部位的血管瘤**也是一项挑战。血管瘤可能影响下方的乳蕾，残留的肿块也可能导致乳房的不对称。不建议进行早期手术干预，因其最终可能会影响正常的乳房发育。

**肛门生殖器部位的血管瘤**经常合并疼痛性溃疡，由于位置特殊不易进行局部护理。发生于四肢大的血管瘤也可能并发溃疡，当血管瘤消退后，可残留肿块组织，罕见发生肢体长度差异。

### 皮肤外受累

**大的面部血管瘤**，尤其是直径大于 5 cm 的节段型皮损，可能合并其他棘手的并发症。它们常与皮肤外异常有关，尤其多见于女婴[66]。这些血管瘤临床可表现为节段型毛细血管扩张斑片（例如 IH-MAG）、血管斑块、或深部肿块。35 年多前，人们已发现面部血管瘤与结构性或血管性中枢神经系统异常相关[67]。此后，陆续发现其他一些相关的先天性异常。1996 年[68]，人们用首字母缩写 PHACE（S）综合征以形容这些发现：P，后颅窝及其他颅内畸形；H，血管瘤；A，颈部及脑部血管的动脉异常；C，心脏缺陷（尤其是主动脉缩窄）；E，眼异常；S，胸骨缺陷和脐上裂（图 103.14）。偶尔，还伴有听觉受损和内分泌异常（如垂体功能减退和甲状腺功能减退）[69-70]。PHACE（S）综合征的诊断标准由多学科专家小组制定于 2009 年，2016 年更新[71-72]（表 103.4）。

一项前瞻性研究中，108 名患儿（年龄小于 1 岁；平均年龄 3 个月）面部大血管瘤（≥ 22 cm²），其中 31% 患儿为 PHACE（S）综合征。绝大多数（91%）患儿具有不止一种的皮肤外表现（主要 ± 次要标准），最常见的是脑血管异常（91%）、心血管异常（67%）、及颅内畸形（52%）[66]。脑血管异常通常出现于血管瘤的同一侧，最常累及颈内动脉，故需要进行头部及颈部成像检查[73]。PHACE（S）综合征患儿中，异常锁骨下动脉和主动脉缩窄各占约 20%，是最常见的心血管异常表现[74]。

一项评估患儿发生 PHACE（S）综合征风险的方法见图 103.15，近期已发表了关于评估及持续护理的专家共识推荐[72]。脑血管及心血管改变可能进展出现并发症，如缺血性休克[75]，这些患儿需要定期进行临床神经科及心内科检查。

**面下部**或"下巴处"的血管瘤可能是喉部血管

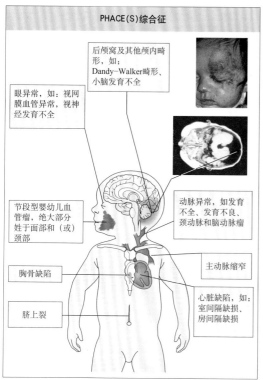

**PHACE(S)综合征**

图中标注：

后颅窝及其他颅内畸形，如：Dandy-Walker畸形、小脑发育不全

眼异常，如：视网膜血管异常，视神经发育不全

节段型婴儿血管瘤，绝大部分位于面部和（或）颈部

动脉异常，如发育不全、发育不良、颈动脉和脑动脉瘤

胸骨缺陷

主动脉缩窄

脐上裂

心脏缺陷，如：室间隔缺损、房间隔缺损

**图 103.14　PHACE（S）综合征**。图示主要的临床特点。此外，还可能伴有听觉受损和内分泌异常比如如垂体功能减退和甲状腺功能减退（Inset, courtesy, Julie V Schaffer, MD.）

瘤的标志，风险的评估可以根据皮肤累及的范围（图103.16）[76]。对于主要累及上面部或下巴处小血管瘤的节段型血管瘤，气道血管瘤偶尔与其有关[77]。气道血管瘤通常位于声门下。出现症状的年龄可以从几周至数月不等，包括呼吸作响和双相喘鸣[76]。因此，下面部血管瘤的患儿应该进行耳鼻喉科相关检查。

**中线腰骶部血管瘤**（图103.17）可能是潜在的先天性脊柱裂的标志。对于单发的中线腰骶部血管瘤或消退后残留物直径＞2.5 cm的血管瘤患儿，其出现先天性脊柱裂的风险约35%[78]。增加此风险的因素包括：更大或溃疡的血管瘤、出现其他皮肤标志表现如倾斜臀沟、脂肪瘤或皮肤附属器（见第64章）[78]。

类似于上半躯体的PHACE（S）综合征，**下肢的大血管瘤**，尤其是巨大的节段型IH-MAG，也与一系列皮肤外局部异常有关。人们提出了几种首字母缩写，目前最全面的名词是**LUMBAR综合征**：L，下肢/腰骶部血管瘤，及脂肪瘤或其他皮肤异常（如皮赘）；U，

泌尿生殖系统异常和血管瘤溃疡；M，脊髓病变（神经管闭合不全）；B，骨骼异常；A，肛门直肠异常和动脉异常；R，肾异常[79]（图103.18）。对于中线腰骶部血管瘤和（或）下肢节段型分布的血管瘤患儿，评估方法的总结见图103.15。

10%～25%婴儿血管瘤患儿可出现**多发性皮损**，提示可能并发内脏血管瘤病[80]。大多数同时累及内脏和皮肤的患儿，表现为多发较小的浅表性皮肤血管瘤，直径从数毫米到数厘米不等，称为粟粒状模式（图103.19）。当有≥5处皮损时，建议检查肝是否受累。对于有1处大血管瘤和＜5处小血管瘤皮损的患儿，罕见累及肝[81]。

历史上，"**播散性新生儿血管瘤病**"用以形容同时有皮肤和内脏受累的婴儿血管瘤；"**良性新生儿血管瘤病**"用以形容血管瘤患儿有多发性皮损，而无内脏受累。然而，一些报道的播散性新生儿血管瘤病病例，实际上是伴有血小板减少的多灶性淋巴管内皮瘤病[82]（见第114章）。为避免混淆，建议分类为**多发性婴幼儿血管瘤伴或不伴皮肤外血管瘤**。

对于多发性血管瘤皮损的患儿，最常累及的内脏部位是肝（图103.20）。肝血管瘤可分为单发性、多发性或播散性。单发性肝血管瘤可能不同于婴幼儿血管瘤，通常无明显临床症状，并早期消退，类似于迅速消退型先天性血管瘤（rapidly involuting congenital hemangioma，RICH；见下文）[83]。多发性和播散性肝血管瘤，因动静脉短路、门静脉分流，其患高输出量性心力衰竭的风险更高，甲状腺功能减退（见下文）、因肝明显肿大所致的腹腔间隔室综合征的发病率也升高[83]。

皮肤外血管瘤有时可发生于单发性大皮损血管瘤患儿（通常为节段型面部皮损），伴或不伴PHACE(S)综合征。虽然有报道肝血管瘤与节段型皮肤血管瘤有关[84]；在一项前瞻性研究中，至少有一个大血管瘤（＞30 cm²），但总皮损少于五处的共60名患儿，超声检查未发现肝血管瘤[85]。节段型皮肤血管瘤偶尔与胃肠道的节段型血管瘤有关，最常分布于肠系膜上动脉，可能并发出血[86]。中枢神经系统的婴幼儿血管瘤很罕见，血管异常转诊中心10年期间的患者发病率仅为1%（15/1454）[87]。这些患者多数表现为颅内或脊柱内血管瘤的扩张，部分为节段型损害；少数患者有脑积水，但未发现侵入中枢神经系统实质[87]。与皮肤节段型血管瘤有关的少见其他内脏受累，包括纵隔膜和肺。

**表 103.4　PHACE（S）综合征的诊断标准** [71-72]

**PHACE（S）综合征：**
- 头部（包括头皮）大于 5 cm 直径的血管瘤 + 1 条主要标准或 2 条次要标准
- 颈部、上半躯干，或躯干和上肢近端的血管瘤 + 2 条主要标准

**疑似 PHACE（S）综合征：**
- 头部（包括头皮）大于 5 cm 直径的血管瘤 + 1 条次要标准
- 颈部、上半躯干，或躯干和上肢近端的血管瘤 + 1 条主要标准或 2 条次要标准
- 无血管瘤 + 2 条主要标准

| 器官系统 | 主要标准 | 次要标准 |
|---|---|---|
| 动脉 | • 主要的脑动脉或颈动脉异常 *：发育不良 **、发育不全、狭窄或闭塞、起源或走行异常<br>• 永存颈动脉：椎基底动脉吻合（如：寰前节段、舌下、耳、三叉动脉） | • 脑动脉瘤 |
| 脑结构 | • 后颅窝异常：Dandy-Walker 复合征、其他中脑 / 后脑发育不全 / 发育不良 | • 中线异常<br>• 皮质发育畸形 |
| 心血管 | • 主动脉弓异常<br>• 锁骨下动脉起源异常 ± 血管环 | • 室间隔缺损<br>• 右位 / 双主动脉弓<br>• 体静脉异常 |
| 眼部 | • 眼后段异常：永存原始玻璃体增生症 / 持续性胎儿血管、视网膜血管异常、视神经发育不全、牵牛花样视盘 | • 眼前段异常，如：硬化性角膜、白内障、眼组织缺损、小眼球 |
| 腹侧或中线 | • 胸骨缺陷 / 胸骨凹陷 / 胸骨裂<br>• 脐上裂 | • 垂体功能减退症<br>• 异位甲状腺<br>• 胸骨正中丘疹 / 错构瘤 |

\* 包括颈内动脉；大脑中动脉、前动脉、后动脉；椎基底动脉系统
\*\* 包括扭结、环状、迂曲和（或）延长扩张

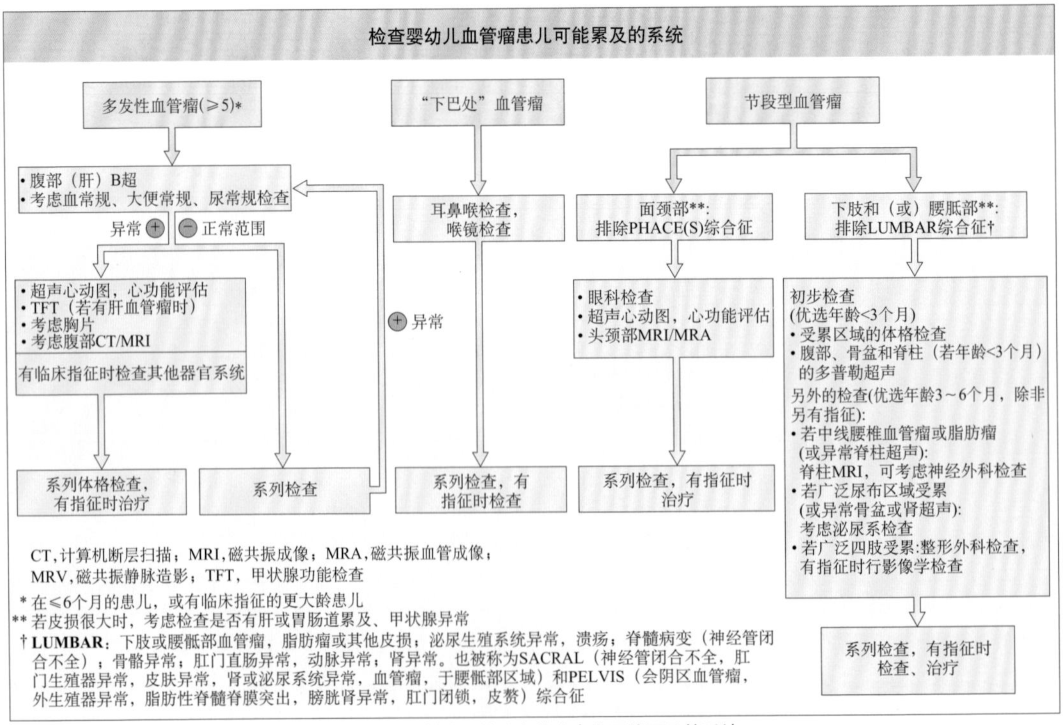

图 103.15　检查婴幼儿血管瘤患儿可能累及的系统

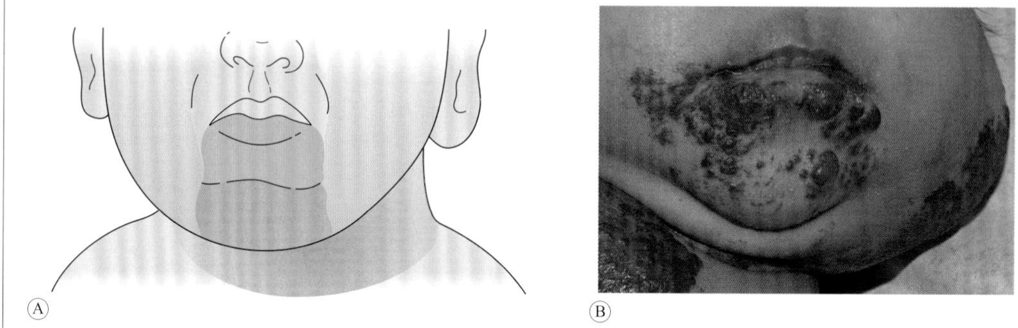

## "下巴处"血管瘤的分布区域

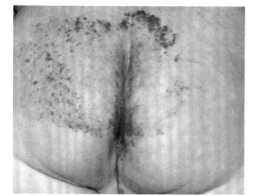

Ⓐ                                         Ⓑ

- 累及5个区域中的任一个记1分
- 一项研究中16名儿童的积分≥4分,其中63%患儿伴发一定程度的气道累及症状

**图 103.16  "下巴处"血管瘤的分布区域**。A. 解剖区域与气道血管瘤的风险相关。B. "下巴处"分布的血管瘤患儿,伴有喉部血管瘤(A,Adapted,with permission,from ref. 76;B,Courtesy,Julie V Schaffer,MD.)

**图 103.17  节段型腰骶部血管瘤**。此患儿有 LUMBAR 综合征的风险(Courtesy,Julie V Schaffer,MD.)

血管瘤还可发生于其他部位,包括黏膜表面和眼部。需要注意的是,皮肤外血管瘤可以同时没有皮损。

3 型碘化甲状腺原氨酸脱碘酶是一种可以灭活甲状腺激素的酶,人们发现此酶在增殖期血管瘤组织中表达升高。这可能会导致大血管瘤患儿在皮损增殖期出现甲状腺功能减退[88]。甲状腺功能减退很难治疗,但会随着血管瘤的消退而自然缓解。在新生儿期进行甲状腺功能筛查是不必要的,因此时血管瘤才刚开始增殖。尽管通常认为甲状腺功能减退与肝血管瘤有关,但也发现于腮腺大血管瘤患者中,并且也注意到了皮肤血管瘤中 3 型碘化甲状腺原氨酸脱碘酶的活性[89]。因此,建议对大的皮肤血管瘤或肝血管瘤患儿应进行甲状腺功能检测[88,90]。

对多发性的皮肤血管瘤患儿应密切监测和定期体

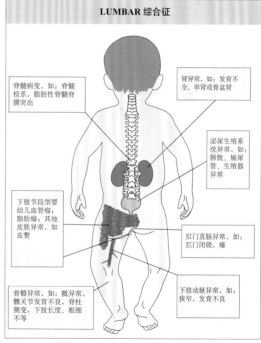

## LUMBAR 综合征

脊髓病变,如:脊髓检系,脂肪性脊髓脊膜突出

肾异常,如:发育不全、单肾或骨盆肾

泌尿生殖系统异常,如:膀胱、输尿管、生殖器异常

下肢节段型婴幼儿血管瘤;脂肪瘤;其他皮肤异常,如皮赘

肛门直肠异常,如:肛门闭锁,瘘

骨骼异常,如:骶异常,髋关节发育不良,脊柱侧变,下肢长度、粗细不等

下肢动脉异常,如:狭窄,发育不良

**图 103.18  LUMBAR 综合征**。图示主要的临床特征。节段型血管瘤常并发溃疡

检,以便发现内脏受累的症状和体征。影像学检查可用于评估某些患者的系统累及情况,例如有 5 处或以上皮损的患者,最常采用腹部超声检查来筛查肝损害(见图 103.15)。对于肝血管瘤病的患儿,应定期进行超声检查、临床评估和实验室检查是否出现甲状腺功

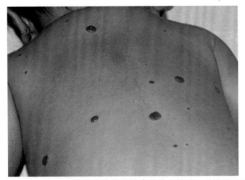

**图 103.19 多发性婴幼儿血管瘤伴皮肤外血管瘤**。此患儿可见许多小的浅表性皮损，呈粟粒状模式，并伴发肝血管瘤。历史上，此情况称为"播散性新生儿血管瘤病"（Courtesy，Julie V Schaffer，MD.）

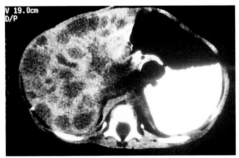

**图 103.20 多发性肝血管瘤**。对一位多发性婴幼儿皮肤血管瘤的患儿，CT 扫描显示多发性肝血管瘤（Courtesy，Amy Paller，MD.）

能减退，需要时还应进行心脏评估（尤其对高速分流患者）及进一步 CT 和（或）MRI 成像检查。不是所有的肝血管瘤患儿均需治疗，但在疾病的开始阶段很难判断哪些需要接受治疗[85]。内脏血管瘤如同皮肤血管瘤一样，具有典型的增殖和消退病程。

## 影像学特点

大部分的浅表性血管瘤和混合性血管瘤通过临床表现即可诊断。对于缺少浅表性改变的深部 IH，超声检查、CT 和 MRI 检查有助于明确血管瘤深部组分侵犯的广度和深度。当采用影像学检查评价血管瘤时，考虑血管瘤的生长阶段十分重要，因为血管瘤在增殖期和消退期、消退完成期表现出不同的影像学特征（表 103.5）。

MRI 平扫加增强检查是了解脉管异常的组织结构特征和侵及范围的最有帮助的影像学检查；增强扫描有助于鉴别血管瘤和其他肿瘤。如果 MRI 不能诊断血管瘤或不能排除恶性肿瘤，建议行组织活检术。MRI 和（或）MR 血管造影（MR angiography，MRA）还可以用于诊断内脏血管瘤或其他结构畸形，包括中枢神经系统畸形和动脉畸形。

## 病理学

IM 的组织病理学特点与发展阶段有关（见表 103.1）。皮损可能从真皮浅层延伸到深部的皮下组织；在一些特殊部位可累及周围组织，如唾液腺和肌肉。从浅部和深部皮损所取得标本具有相同的病理特点。增殖期血管瘤表现为边界清楚的肿块，无包膜，由增生的、丰满的内皮细胞和外膜细胞构成。肿块内散在灶性分布小血管腔，但在皮损增殖阶段的早期表现不明显。

在增殖阶段后期，内皮细胞肿块被纤维间隔分割而成的小叶结构更为显著（图 103.21）。小叶间可见

**表 103.5 婴幼儿血管瘤的影像学表现**

| 皮损 | MRI | | | | 多普勒超声 | CT |
|---|---|---|---|---|---|---|
| | T1 加权 | 增强 | T2 加权 | 梯度 | | |
| 增殖期 | 柔软肿块组织、肌肉等信号或低信号，留空现象 | 均匀密度增强 | 小叶状软组织肿块，信号强度增高，留空现象 | 软组织肿块内和周围有高流速血管 | 独立的软组织肿块，其中含有高流速血管，动脉阻力降低 | 均匀性增强，软组织肿块，扩张的供给和引流血管 |
| 消退期 | 不同程度的脂肪组分 | 同上 | 不同程度的脂肪组分 | 同上 | 同上 | 不同程度的脂肪组分 |
| 消退完成期 | 高信号（脂肪） | 无增强 | 信号强度降低（脂肪） | 无高流速血管 | 无血管强回声，软组织肿块 | 脂肪密度，无增强 |

（Adapted with permission from Burrows PE，Laor T，Paltiel H，et al. Diagnostic imaging in the evaluation of vascular birthmarks. Dermatol Clin. 1998；16：455-88.）

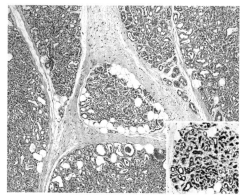

**图 103.21 增殖期血管瘤的组织学特点。**内皮细胞肿块被纤维间隔分割而成的小叶结构。插图显示内皮细胞的 GLUT1 阳性染色（Courtesy, Matthew Kuhar, MD.）

大的供给和引流血管，瘤体内见核分裂象和凋亡小体。尽管异常的核分裂象不是增殖期血管瘤的典型特征，但是一些学者发现在婴幼儿血管瘤病理改变中可能会出现核分裂和轻度的细胞核多形性，如果同时出现其他的典型组织病理改变，则无需深究。增殖期血管瘤还可出现大量的肥大细胞浸润，有研究发现消退早期肥大细胞数量继续增加[40]。

消退期中，内皮细胞扁平，核分裂象减少。最终血管数量减少，排列松散，小叶和小叶间中血管之间的纤维脂肪组织增生。小叶间的供给和引流血管仍然可见。消退完成期，在原有小叶和小叶间位置上残存少量血管和纤维脂肪组织。

免疫组织化学分析有助于明确诊断 IH。如前文所述，GLUT1 生理状态下局限性表达于具有血-组织屏障功能的血管，如脑和胎盘。在婴幼儿血管瘤的各个时期，血管瘤内皮细胞均有高水平的 GLUT1 免疫反应性（见图 103.21）。别的血管肿瘤或血管畸形不表达 GLUT1。另外，一些其他的胎盘相关血管蛋白在 IH 中有表达，而在血管畸形和化脓性肉芽肿中无表达，如 FcγRⅡ、merosin 和 Lewis Y 抗原。这些胎盘标记物在正常皮肤和皮下组织的血管中也无表达[19, 40]。

## 鉴别诊断

浅表性和混合性血管瘤的诊断通常根据它们的临床特征。前驱血管瘤和增殖阶段早期的皮损有时会被误诊为毛细血管畸形或毛细血管扩张。化脓性肉芽肿（pyogenic granulomas, PG）常常好发于儿童，且症状与浅表性血管瘤相似；然而，化脓性肉芽肿常在出生几个月后发生，并且是有蒂皮损。其他需要与浅表性血管瘤相鉴别的血管性损害包括：丛状血管瘤、多灶性淋巴管内皮瘤病伴有血小板减少、婴幼儿血管外皮细胞瘤、梭形细胞血管瘤、疣状静脉畸形（又称"疣状血管瘤"）和小汗腺血管瘤样错构瘤。

深部血管瘤更难诊断，影像学检查可有助于明确诊断。需要与深部血管瘤相鉴别的其他脉管异常包括：静脉、淋巴管、混合静脉-淋巴管畸形（见第 104 章）、先天性血管瘤（见下文；表 103.6）、卡波西样血管内皮瘤（见第 114 章）。Kasabach-Merritt 现象（Kasabach-Merritt phenomenon, KMP）是一种危及生命的血小板减少性凝血异常，通常见于出生后数月至 1 岁婴儿，表现为迅速增大的肿块（图 103.22；见第 114 章）；目前认为 KMP 主要与卡波西样血管内皮瘤相关，较少与丛状血管瘤有关；人们曾以为 KMP 与婴幼儿血管瘤有关，实则不然。

先天性纤维肉瘤的皮损质地结实，呈蓝紫色，表面静脉扩张，可能误诊为血管瘤。另外，一些患有这种恶性肿瘤的患者可并发弥散性血管内凝血，进一步增加了临床诊断难度。

横纹肌肉瘤、神经母细胞瘤、原始神经外胚层肿瘤、淋巴母细胞淋巴瘤、隆突性皮肤纤维肉瘤等肿瘤，因毛细血管扩张而具有血管样外观或呈蓝红色。还有其他肿瘤可能被误诊为血管瘤，它们包括：婴幼

**表 103.6 婴幼儿血管瘤和先天性血管瘤的主要特点。**部分消退型先天性血管瘤（PICH）表示一种不完全消退的中间亚型

| 婴幼儿血管瘤 | 迅速消退型先天性血管瘤（RICH） | 不消退型先天性血管瘤（RICH） |
|---|---|---|
| 出生时通常无皮损或有早期皮损 | 出生时即为成熟皮损 | 出生时即为成熟皮损 |
| 出生后迅速增殖 | 宫内增殖 | 宫内增殖，出生后成比例生长 |
| 缓慢自行消退 | 第一年内迅速消退* | 不能自行消退 |
| 女孩多见 | 男女无差异或女孩略多见 | 男女无差异或男孩略多见 |
| 增殖期可见小叶性内皮细胞增殖；消退期可见纤维脂肪组织 | 间质纤维化，毛细血管小叶中薄壁血管，含铁血黄素沉积 | 小叶含薄壁小血管和中央大血管；小叶间扩张的发育不良血管；沿小叶内血管"平头钉"样内皮细胞 |
| GLUT-1、Lewis Y 抗原阳性 | GLUT-1、Lewis Y 抗原阴性 | GLUT-1、Lewis Y 抗原阴性 |

*偶尔伴有新生儿期血小板减少

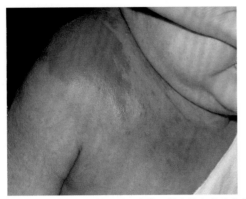

**图103.22　一名5周龄的男孩，卡波西样血管内皮瘤合并 Kasabach-Merritt 现象**。进行性硬变、瘀斑，24 h 内进展迅速。也可见明显湿疹样皮疹（Courtesy，Julie V Schaffer，MD.）

儿肌纤维瘤，表现为单个或多个粉红色到红色斑块或肿块；脂肪母细胞瘤，表现为不断增大的肿块，通常为肤色，少数为红色；还有鼻腔胶质瘤，常表现为鼻梁上有先天性蓝红色肿块。影像学研究尤其是 MRI 可能有助于这些肿瘤与血管瘤的鉴别诊断。如果临床和影像学检查不能确诊，或皮损不典型，则需进行组织检查。

# 治疗

　　婴幼儿血管瘤的临床表现严重程度不一，治疗方法需要个体化。人们设计出血管瘤活动性量表和血管瘤严重程度量表，以助于对血管瘤及其对治疗的反应进行客观评价[91-92]。对可能继发局部或系统并发症的 IH，建议积极干预（表 103.7）[93]。治疗主要目的包括：①预防和逆转危及生命和生理功能的并发症；②促进溃疡愈合；③预防永久性毁形性损害；④减轻患者和其家庭成员的社会心理压力；⑤部分血管瘤有较大可能自行消退并且没有明显残留，对该类皮损应避免过

**表 103.7　婴幼儿血管瘤系统性治疗的原因**

**威胁生命机能**
- 视力
- 气道

**潜在的毁容性损害**
- 鼻尖、鼻小柱
- 唇部，尤其当皮损跨过唇红时
- 较大或生长迅速的皮损，尤其位于面部时

**严重性或顽固性溃疡**

**高输出量性心力衰竭**

于侵袭性的或可能留有瘢痕的治疗措施[94]。

## 积极不干预

　　面积较小的血管瘤常可自行消退，且较少影响美观，预后较好。因此对该类皮损常无需积极干预。临床医生需要认识到即使很小的普通皮损均可困扰患者，可能造成明显的心理压力。面部血管瘤患儿的家长与永久性畸形患儿的家长具有类似的心理感受。此外，许多家长觉得他们的关切并没有被临床医生充分重视，常会表达对医疗服务的不满[95]。

　　积极不干预（Active Non-Intervention）包括讨论家长们所了解的有关于血管瘤的知识、治疗指征、治疗方法以及选择的依据必须做出说明。对血管瘤患者密切观察、定期拍照监测十分必要。对血管瘤的进展变化照片的解释说明，有助于缓解患者家庭的忧虑。在预计一些潜在并发症的过程中，对浅表出血和溃疡治疗做出解释说明是有必要的。

## 对溃疡的治疗

　　溃疡是最常见的血管瘤患儿并发症。处理时应针对促进溃疡愈合、预防感染、减少疼痛来进行。通常要联合应用多种疗法，没有一种单一的疗法是最有效的[62,96]。包括局部伤口的治疗、感染的治疗（相对少见）、特殊治疗（如脉冲染料激光、β 受体阻滞剂）和疼痛控制。局部伤口治疗常可以用来处理浅表性溃疡。盐水敷布可用来轻轻地清除厚痂，局部应用抗生素如莫匹罗星和杆菌肽软膏，继之以闭合敷料覆盖包裹。

　　甲硝唑凝胶对于间擦和潮湿部位如会阴部的溃疡有效。虽然甲硝唑凝胶用于幼儿的安全性尚未确定，但系统性应用甲硝唑可以安全地治疗幼儿寄生虫感染。Kim 等人[62]统计，以丙烯乙二醇为赋形剂，需要相对大量的局部凝胶才能达到系统应用时的药性和毒性水平；他们建议在此治疗过程中可有限制性地使用少量的甲硝唑凝胶。口服抗生素往往用来治疗溃疡性血管瘤的潜在感染。常用对葡萄球菌和链球菌敏感的抗生素，如第一代头孢菌素类（见第 127 章）。伤口处应做细菌培养。在一些合适的皮损处，局部外用抗生素或凡士林后，可加用水胶体敷料（如多爱肤®、超薄多爱肤®）和泡沫敷料（如美皮康®）（见第 145 章）。薄的水胶体敷料比较常用，因为它不仅在曲面皮肤敷贴简单并且可以几日不用更换。会阴溃疡可以使用湿凡士林纱布，但需要经常更换。肢端血管瘤可以使用压缩敷料如 Coban® 弹性绷带，但须指导家长怎样使用这些敷料。

很多用来治疗血管瘤的方法（见下文）对治疗溃疡也起作用。对广泛或局部治疗无效的溃疡，口服普萘洛尔尤其有效。一项研究中，对于存在平均 7 周的溃疡，予普萘洛尔治疗后溃疡愈合的中位时间为 4 周，并且大部分患者 15 天内疼痛得到缓解[97]。局部外用噻吗洛尔有助于小溃疡的 IH，但必须注意药物的系统性吸收[98-100]（见下文）。

脉冲染料激光已经用于治疗溃疡的血管瘤，尤其联合其他治疗方法时。一些无对照研究显示了 2 ~ 3 次疗程后可治愈溃疡，消除疼痛[101]。然而，其他一些研究表明结果有好有坏，其中 50% 显示好转而 5% 的溃疡恶化[62]。手术切除可用于处理小的或有蒂的溃疡皮损。

有报道称对于慢性溃疡性 IH，使用 0.01% 贝卡普勒明（重组血小板源生长因子）凝胶治疗后好转[96, 102]。这种昂贵的制剂已被 FDA 批准用于治疗成人糖尿病性溃疡；在这些患者中，使用 3 支或更多 15 克 / 支的贝卡普勒明凝胶，与恶性肿瘤的死亡率（非发病率）升高相关。贝卡普勒明的机制包括促进血管生成，这就引发了可能刺激血管生长促进血管瘤恶化的问题。

对于儿童血管瘤溃疡的治疗考虑到的一个重要方面是控制疼痛。局部伤口治疗，特别是使用闭合敷料，可以起到一定镇痛作用。口服对乙酰氨基酚和局部外用利多卡因软膏，也可缓和不适，但后者必须慎用以防止利多卡因的系统毒性。对于一些患者来说，短期内应用麻醉镇痛剂（如对乙酰氨基酚和可待因）也是必要的。治疗血管瘤溃疡不可使用局部麻醉易溶混合剂，因为它不能应用于溃烂或溃疡的皮肤[62]。

## 局部药物治疗

### 局部外用 β 受体阻滞剂

局部外用马来酸噻吗洛尔，一种非选择性 β 受体阻滞剂，能有效治疗婴幼儿血管瘤，尤其是厚度小于 1 mm 的浅表性小皮损[100, 103]（图 103.23）。噻吗洛尔有几种眼科配方，包括 0.5% 溶液和 0.5% 凝胶溶液（Gel-Forming Solution，GFS；为缓释剂），后者最常用于治疗婴幼儿血管瘤，一日两次，每次一滴（0.25 mg）。一项随机对照研究发现，对 5 ~ 24 周龄的婴幼儿血管瘤患儿，这种 0.5% 噻吗洛尔凝胶溶液治疗小于 2.5 cm、较薄、未溃疡的皮肤血管瘤，是一种有效且安全的治疗方式，治疗 8 ~ 16 周后症状改善[104]。

虽然对其经皮吸收了解甚少，但用于眼球表面的噻吗洛尔 0.5% 溶液有约 80% 可系统吸收。虽然关于

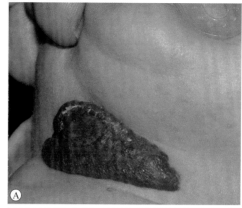

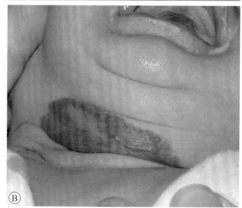

图 103.23 局部外用噻吗洛尔治疗溃疡性浅表性血管瘤。A. 一名 10 周龄女孩颈部的溃疡性浅表性婴幼儿血管瘤。B. 局部使用 0.5% 噻吗洛尔凝胶，每天一滴，治疗 4 周后。溃疡在 2 周内愈合，并且血管瘤颜色变淡、厚度变薄（Courtesy，Julie V Schaffer，MD.）

噻吗洛尔治疗血管瘤的治疗指南尚未建立，但推荐用量应小于 0.25 mg/（kg·d）。若婴儿体重低于 2500 g 和（或）修正周龄小于 44 周，发生副作用的风险增加，例如心动过缓、低血压、呼吸暂停和低体温[105]。在黏膜表面和溃疡皮肤处用药，也会增加系统吸收和导致副作用的可能[106]。

### 皮损内注射和局部外用皮质类固醇

历史上，皮损内注射或局部外用皮质类固醇常用于局部 IH 的治疗；然而由于 β-受体阻滞剂的有效应用，这两个治疗方式如今已很少应用于临床。皮损内注射皮质类固醇常用于治疗局限性的小皮损，如小的唇部血管瘤[107]。当局部使用时，可能存在系统吸收，但一般认为，在治疗小皮损时，局部吸收比口服

吸收的皮质类固醇少。文献中报道醋酸曲安奈德浓度在 5～40 mg/ml 之间[62, 108-109]。建议每个疗程中醋酸曲安奈德总剂量不超过 3～5 mg/kg，以降低 HPA 轴抑制的可能性和对防腐剂苯甲醇的过度暴露。重复治疗一般是间隔 1 个月后进行，是否需要进行重复治疗取决于血管瘤增殖所处的阶段。

皮损内注射皮质类固醇用于眶周血管瘤的治疗仍有争议，已报道的严重并发症包括眼部动脉闭塞导致的永久性失明，以及局部萎缩和坏死，因而限制了该疗法在眶周的应用[109-110]。一项回顾性研究比较了皮损内注射皮质类固醇和口服普萘洛尔在婴儿眶周血管瘤中的应用，研究发现：两者均可预防弱视，但皮质类固醇组患者中诸如溃疡等不良反应发生率更高，往往需要额外的手术干预[111]。

在一些病例报道及一项对 34 名患者的研究中，当局部外用 I 类超高效皮质类固醇治疗眶周血管瘤及其他含有表浅部分的血管瘤时[112-113]，可在约 75% 患者中观察到血管瘤生长停滞，厚度降低或颜色变淡，而无明显不良反应。

## 系统性治疗

### 系统给予 β - 受体阻滞剂

2008 年，偶然发现的非选择性 β - 受体阻滞剂普萘洛尔在婴儿血管瘤中的治疗作用，为血管瘤的管理开创了新纪元[114]，多个大型病例报道及随机对照研究均验证了普萘洛尔的有效性。如今，普萘洛尔已成为婴儿血管瘤的一线系统性治疗方案[115-119]。普萘洛尔无论对增生期、消退期、伴发溃疡，还是累及气道及肝脏的婴儿血管瘤均展现出一定的疗效[96, 120-121]。2014 年，FDA 批准普萘洛尔（商品名 Hemangeol™）用于需要系统用药的增生期 IH。

普萘洛尔的作用机制是多方面的：用药数日内皮损颜色由红色转为粉色及皮损的软化，认为与药物直接作用于血管瘤内皮细胞的 $β_2$ 肾上腺素受体的即时效应相关。后续的体积与颜色的减轻可能与普萘洛尔引起血管生成的 VEGF 信号通路破坏及诱导内皮细胞的凋亡有关[122-124]。

与系统给予皮质类固醇相比，普萘洛尔拥有相似或更优的疗效和更少的副作用[117]，少见的潜在严重不良反应包括：低血压、心动过缓、低血糖和支气管痉挛。β - 受体阻滞剂可掩盖低血糖的早期症状，故婴儿应在专业用药管理下给药[125]。更常见的不良反应包括睡眠障碍（如睡眠不宁、噩梦）、四肢发冷、腹泻及嗜睡（尤其在治疗早期）[126-128]。亦有关于高钾血症（与大

的溃疡的血管瘤治疗相关）和龋齿的罕见报道[129-130]。一项病例对照研究显示：曾在婴儿期接受过 ≥6 个月的普萘洛尔治疗的 4 岁儿童中（n = 82），未观察到生长或发育障碍[131]。其他关于普萘洛尔在 IH 中长期安全性的研究目前正在进行中。

2013 年，由多学科专家发表的共识声明形成了普萘洛尔应用指南[132]，然而在治疗前评估、剂量和检测方面的实践中仍有差异。表 103.8 列出了共识和 FDA 的普萘洛尔用药推荐[132]。考虑到引起低血压的理论风险，有 PHACE（S）综合征风险的患者需谨慎地进行心脑血管异常的评估。普萘洛尔可成功治疗多数患有 PHACE（S）综合征的婴儿，然而，取决于皮肤以外的表现，这些患者可能需要联合心血管科和神经科医生共同管理。对于有如中风之类并发症风险的病人，需小心谨慎地增加剂量[133]。有气道高反应性或哮喘病史并非普萘洛尔治疗的绝对禁忌证，但此类患者需要密切监护，并请呼吸科医生会诊。

普萘洛尔的使用剂量在皮损增生期应根据体重来调节，而后应根据临床指征来应用，一般的目标剂量为 2～3 mg/（kg·d）（见表 103.8）。治疗一般持续6～12 个月，并在持续监测确保无复发的情况下逐渐减量，以防止反弹性心动过速。约 25% 的 IH 会在停用普萘洛尔后出现反弹，尤其是深部血管瘤或 9 月龄前治疗不连续的患儿[134-135]。然而，对于局部位置深在的血管瘤，即使体积较小，在治疗至超过 12 月龄后，仍偶有在停用普萘洛尔后 4～6 个月或更长时间复发的情况，提示其自然病程被改变[136]。

$β_1$ 受体选择性的 β - 受体阻滞剂（如阿替洛尔）为亲水性（普萘洛尔为亲脂性），故不穿过血脑屏障，此类药物亦可能对婴儿血管瘤有效。阿替洛尔在一项含 23 例婴儿的对照研究中显示出与普萘洛尔相近的有效性[137]。

### 系统给予皮质类固醇

系统给予皮质类固醇，常选择泼尼松龙或泼尼松，是治疗威胁生命或影响生理功能血管瘤的主要方法（见表 103.7）。在小鼠模型中，皮质类固醇可抑制血管瘤来源干细胞 VEGF 的生成和抑制血管生成[138]。尽管系统给予皮质类固醇在血管瘤中一线用药的地位已被口服 β - 受体阻滞剂所取代，其仍在 β - 受体阻滞剂用药禁忌时使用，或与 β - 受体阻滞剂联合用药，例如气道血管瘤或肝弥漫性血管瘤。在最近的一项随机对照试验中，泼尼松龙和普萘洛尔在 1.5～5 月龄婴儿血管瘤中具有相似疗效，但泼尼松龙见效更快，而普

**表 103.8　普萘洛尔用于婴幼儿血管瘤（IH）的用药管理：治疗前评估，剂量和用药监测。**实践中评估、剂量和检测有较大差异。患者年龄、血管瘤相关问题和合并症常影响患者管理

### 治疗前评估

- 如果有支气管痉挛或气道高反应性的病史（普萘洛尔治疗的相对禁忌证）：咨询呼吸科医生或考虑其他替代治疗
- 如果有 PHACE（S）综合征 * 的风险：应行头颈部 MRI/MRA 和超声心动图以排除动脉或心血管的异常（见图 103.15）；如发现异常，则应咨询相应的神经放射科医生、神经科医生或心血管科医生
- 心脏检查，心率，手动血压及心电图：心动过缓（＜80 次／分）、超过 I 度的传导阻滞、血压＜50/30 mmHg 和失代偿性心力衰竭为普萘洛尔治疗禁忌证

### 剂量和疗程

- 初始剂量：约 1 mg/（kg·d），分为 2 或 3 次给药 **
- 目标剂量：2～3 mg/（kg·d），分为 2 或 3 次给药 **；FDA 批准的普萘洛尔制剂 Hemangeol™ 目标剂量高达 3.4 mg/（kg·d）
- 对于增殖期 IH，治疗常持续 6～12 个月，取决于具体临床情况和病程 ¶
  - 用药量应随婴儿体重增长而相应调整已达到目标剂量，特别是在皮损增殖期
- 停药前应逐渐减量 2～4 周或以上以评估皮损有无反弹

### 监测

- 用药风险包括心动过缓、低血压、低血糖、睡眠障碍和支气管痉挛
- 对于年龄小于 5 周（早产婴儿应使用修正年龄）和（或）并发心血管或脑血管异常的患儿，初始治疗时应考虑收入院（例如 1～2 日）结合远程监测
- 门诊患者的初始治疗
  - 在给予初始剂量或大幅增加剂量后，应监测心率和血压 2 h
  - 剂量稳定时，每 4～8 周监测一次心率和血压
  - 儿科生命体征的正常范围可参见该网址：www.emedicinehealth.com/pediatric_vital_signs/article_em.htm
- 教育患者父母低血糖的症状——**早期**（可能被 β- 受体阻滞效应所掩盖）：发汗，心动过速，颤抖，易激惹；**晚期**：昏睡，喂食情况差，低体温，癫痫
- 应在进食中或进食后即刻给药；两次给药应间隔 ≥ 9 h
  - 若治疗中伴发可引起食量减少或呕吐的疾病，则应降低给药量或暂停治疗

---

\* 头部或上半身的部分血管瘤直径 ≥ 5 cm（见表 103.4）
\*\* 门诊者或经过 1～3 次给药的住院患者，通常以每周 1 mg/（kg·d）增加剂量，直至达到目标剂量；对于高风险并发症的患者，需降低初始剂量和增加量，FDA 批准的 Hemangeol™ 4.28 mg/ml 溶液的包装盒中附有一张剂量表；Hemangeol™ 的浓度与通常的普萘洛尔的浓度 20 mg/5 ml（4 mg/ml）稍有区别
¶ 对于持续增长或减量和停药后反弹的血管瘤需延长治疗时间

---

萘洛尔的不良反应显著更少，耐受性更佳[117]。

推荐用药量、疗程、减量计划和监测指标差异很大，而且没有统一的标准。最常用的泼尼松（或同类药物）初始剂量为 2～3 mg/（kg·d）。持续应用该治疗剂量直到血管瘤停止生长或开始缩小，然后逐渐减少用量。减量方案决定于多种因素，包括患者年龄、血管瘤的生长速度、治疗原因、副作用及生长反弹等。

一篇系统性综述评估了系统性使用皮质类固醇治疗增殖期 IH 的效果。研究发现在减量前，平均剂量为 2.9 mg/（kg·d）且持续用药超过 1.8 个月以上，治疗反应率为 84%[139]。常见的反应为血管瘤停止生长而非体积的缩小。剂量超过 3 mg/（kg·d）时，反应率为 94%，但副作用更显著。

对儿童给予系统性皮质类固醇治疗的副作用，包括满月脸、性格变化（易怒和睡眠模式的改变）、胃肠道症状、高血压、下丘脑-垂体-肾上腺皮质轴

（hypothalamic-pituitary-adrenal，HPA）抑制生长缓慢（身高和体重）[125-126]；但大多数儿童在停止治疗后会赶上生长。免疫抑制是另一大潜在副作用。尽管严重感染在接受系统性皮质类固醇治疗的 IH 患儿中较为罕见，但有治疗后出现卡氏肺孢子菌肺炎的报道，因此部分医生推荐使用甲氧苄啶-磺胺甲噁唑进行预防性治疗。当系统性给予泼尼松 ≥ 20 mg/d 或在 < 10 kg 体重患儿中使用剂量 ≥ 2 mg/（kg·d）或使用等效剂量的同类药物时，应避免注射活病毒疫苗（见第 128 章）；如果给药时间大于 2 周，活病毒疫苗应在停药至少 4 周后接种。应用皮质类固醇治疗早产儿的其他适应证时所造成的神经毒性曾引起广泛关注，但目前尚无证据表明在足月儿中有此类副作用。

### 其他系统性用药

**长春新碱**是一个广泛应用于小儿肿瘤化疗的药物。它是长春花生物碱，通过抑制微管蛋白干扰有丝分裂

期的微管形成，诱导肿瘤和内皮细胞凋亡。文献中有报道用其治疗皮质类固醇无效的血管瘤和血管肿瘤[140]以及 KMP（见第 114 章）。毒性作用包括周围神经病变、便秘、下颌疼痛，偶见贫血和白细胞减少症。应用长春新碱时最好通过中心静脉导管给药，建议在小儿肿瘤学家和小儿血液学家的参与下进行治疗。

**雷帕霉素（西罗莫司）**可抑制在细胞生长和增殖中具有重要作用 mTOR 信号通路（见图 61.11）。在一些小规模研究中，口服雷帕霉素对包括复杂性的血管异常具有改善作用，包括伴有 KMP 的卡波西样血管内皮瘤。体外试验中，雷帕霉素可抑制血管瘤内皮细胞增殖[18, 23]。曾有报道称使用口服雷帕霉素成功治疗一例对常规治疗无效的伴有 PHACE（S）综合征的 IH 患儿[141]。其潜在的不良反应包括黏膜炎、高脂血症、头痛。肝毒性和中性粒细胞减少症。由于目前使用雷帕霉素治疗血管瘤的经验和对其潜在毒性的认知十分有限，雷帕霉素应仅在其他疗法失败的严重威胁生命或功能的 IH 中考虑应用。

**重组干扰素 α**（2a 和 2b）历史上曾被用于严重和治疗抵抗的血管瘤，但如今由于其潜在的致不可逆性痉挛性双瘫的风险，已很少应用于临床。

## 外科手术和激光治疗

脉冲染料激光（pulsed dye laser，PDL）治疗（585～600 nm 波长，脉冲宽度 0.45 ～ 1.5 ms）对毛细血管畸形的疗效显著。对增生期血管瘤的病例中，激光治疗几乎是对浅表皮损最有效的治疗方法[142-145]。对于累及真皮深层和皮下组织的血管瘤，由于激光的穿透深度有限，其能否改变深部皮损的生长模式仍有争议[146]。为了改善皮损，防止反弹生长，在增生期需要多个疗程，通常每次间隔几周。激光治疗一般耐受性好，副作用小。副作用包括色素改变、溃疡和萎缩性瘢痕。由于新一代脉冲染料激光中降温技术的改进，这些副作用已较前明显减少[147-148]。

PDL 对处于消退期和消退完成期的血管瘤表面毛细血管扩张亦有效。Nd：YAG 激光可单独用于治疗血管瘤或与 PDL 联用，对于深部皮损，可能比PDL 有更好的疗效。然而，遗留瘢痕的高风险限制了Nd：YAG 的应用。在一项小型的回顾性研究中，口服普萘洛尔联合 PDL 比单用 PDL 能使皮损得到更快的缓解，完全清除皮损时间分别为 92 天和 288 天[149]。目前，仍需要进一步研究来评价 PDL 作为系统或局部β - 受体阻滞剂的辅助手段的疗效与安全性。

外科切除手术常用于治疗已消退或部分消退的皮损，以切除纤维脂肪组织和多余的皮肤。手术的最佳时机取决于多种因素，包括皮损的部位、大小和形态（如带蒂的或是无蒂的）。一项研究回顾了 112 例由同一医生切除的 IH：87% 的皮损位于头部或颈部，38%的患者曾在皮损增生期接受过其他治疗，切除多在患儿 2 ～ 3 岁时进行[150]。

在血管瘤增生期是否进行手术切除仍有争议，一般只用于一些特殊情况：①影响功能的血管瘤，如妨碍视觉的眶周血管瘤或影响到喂养或者语言的唇部血管瘤。②当药物治疗相较于手术治疗风险更高时。一项研究比较了增生期和消退期的唇部血管瘤外科切除手术效果，结果发现两者长期美容效果相近，且早期进行切除可减少语言障碍的产生[151]。还有其他一些可以手术治疗的情况，包括必须切除的有蒂皮损及经保守治疗无效的顽固性小溃疡皮损。

治疗的最终目的是尽可能地使容貌恢复正常，需考虑手术瘢痕形成的风险和皮损消退期的进程和结局。因此，和其他的治疗方法一样，IH 的外科治疗也须因人而异。

动脉栓塞用于治疗引起高输出量充血性心力衰竭而威胁生命的血管瘤。在一些情况下，动脉栓塞可以和其他的一些治疗同时进行，而且优先于外科切除手术。接触冷冻亦偶尔用于治疗婴儿血管瘤，欧洲和拉美国家多用。副作用包括瘢痕形成和色素改变。

# 快速消退型先天性血管瘤和不消退型先天性血管瘤

婴幼儿有时会表现出一种在新生儿期即发育成熟的血管瘤，这类先天性血管瘤在临床表现、组织学特征和免疫组化染色上均与 IH 不同（见表 103.6）。最重要的是，先天性血管瘤 GLUT1 阴性，且与婴儿血管瘤有着不同的生长模式[45, 152-154]（见图 103.7）。

**快速消退型先天性血管瘤**（rapidly involuting congenital hemangioma，RICH）是一类表现为宫内增殖明显，产后几乎停止生长，出生后第一年迅速消退的先天性血管瘤[45, 153]，在男女中发生率相近。早在孕 12 周行产前超声检查即可发现先天性血管瘤在宫内增殖，在多普勒超声下表现为血管形成丰富和血流流速加快[152-153]。出生时，肿瘤可表现为隆起的青紫色肿块，伴有明显的辐射状静脉，或表现为半球状肿块，伴有苍白边缘和表面血管扩张，或表现为好发于下肢的粉红色至青紫色坚实肿块（图 103.24）。偶见并发粟丘

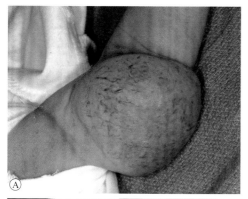

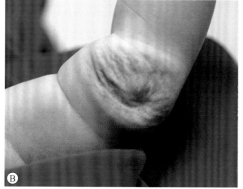

图 103.24　快速消退型先天性血管瘤（RICH）。A. 新生儿上肢的紫罗兰色肿瘤，表面有毛细血管扩张。B. 5 月龄时自发消退，有纤维脂肪残留（Courtesy，Annette Wagner，MD.）

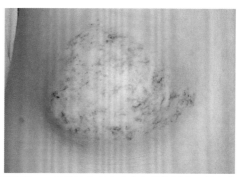

图 103.25　一名学龄儿童身上的不消退型先天性血管瘤（NICH）。病变在出生时完成形成，触诊一直皮温较高，质地坚实（Courtesy，Julie V Schaffer，MD.）

疹或多毛征。并发症包括坏死、溃疡、一过性的血小板减少以及以结痂为先兆的危及生命的出血[3, 152, 155-156]。

　　第二类是**不消退型先天性血管瘤**（non-involuting congenital hemangioma，NICH）[154]。此类皮损稍多见于女性，常见于躯干四肢[157]。NICH 在出生时表现为较局限的粉色或蓝紫色的斑块或结节，其上有粗大的毛细血管扩张，边缘呈苍白或淡蓝色，常为引流静脉。其中一亚型为"斑片型"，表面平坦，硬结小（图103.25）[157]。NICH 触诊皮温稍高，可有触痛。与 IH 不同，NICH 常随儿童的生长而等比例生长，且不会自动消退，诊断往往为回顾性的，通过其不消退的特征而作出。

　　NICH 和 RICH 之间可能存在重叠。有时，皮损表现为出生后 RICH 样的消退型特征，但未完全消退的，我们称之为**部分消退型先天性血管瘤**（partially involuting congenital hemangioma，PICH）[158]。大多

数 NICH 和 RICH 有着 GNAQ 或 GNA11 的体细胞突变，其密码子 209 位的谷氨酸发生改变[159]，同样的突变和可见于葡萄膜黑色素瘤和蓝痣中。而影响密码子 183 位的体细胞突变则与鲜红斑痣 / 斯德奇-韦伯综合征（Sturge-Weber 综合征）（GNAQ 突变）和色素脉管性斑痣性错构瘤病（phakomatosis pigmentovascularis，PPV）（GNAQ 和 GNA11 突变）有关。这些突变影响 G 蛋白的 α 亚单位，其激活后通过 MAPK 或其他信号通路发挥作用。

　　先天性血管瘤可在中期妊娠或晚期妊娠的产前超声检查中检测出来，但易被误诊为其他的血管畸形如淋巴管畸形或动静脉畸形[160]。RICH 或 NICH 在产后的超声检查中常表现为密集的血管和快速的血流[161]。与 IH 相比，先天性血管瘤的外观表现更为多样，可有肉眼可见的血管，偶有钙化（特别在RICH 中）[162]。先天性血管瘤在 MRI 的表现上与 IH 相似[154]，先天性血管瘤的边界可能稍不清，偶有脂肪条纹征[162]。

　　组织学特征和免疫组化染色上，先天性血管瘤有着若干与 IH 的区别点，包括显著密集的纤维间质小叶、基质含铁血黄素沉积、局部血栓形成、毛细管小叶硬化、肥大细胞减少以及增生血管与薄壁血管并存。此外，先天性血管瘤与 GLUT1 和 Lewis Y 抗原不发生免疫反应[45, 153]。某些肿瘤亦表现出退化区[153]。

　　多数先天性血管瘤不需要治疗，普萘洛尔等治疗方法对其无效。对于边界清楚的 NICH，可采取手术切除，但存在肿瘤残留及持续疼痛的风险。

（安湘杰译　朱里校　陶娟审）

# 参考文献

1. Mulliken JB. Classification of vascular anomalies1. In: Mulliken JB, Burrows PE, Fishman SJ, editors. Mulliken and Young's Vascular Anomalies: Hemangiomas and Malformations. 2nd ed. Oxford: Oxford University Press; 2013. p. 21–39.
2. Mulliken JB, Glowacki J. Hemangiomas and vascular malformations in infants and children: a classification based on endothelial characteristics. Plast Reconstr Surg 1982;69:412–22.
3. Enjolras O, Mulliken J. Vascular tumors and vascular malformations, new issues. Adv Dermatol 1998;13:375–423.
4. Wassef M, Blei F, Adams D, et al. ISSVA Board and Scientific Committee. Vascular anomalies classification: recommendations from the International Society for the Study of Vascular Anomalies. Pediatrics 2015;136:e203–14.
5. Kilcline C, Frieden IJ. Infantile hemangiomas: how common are they? A systematic review of the medical literature. Pediatr Dermatol 2008;25:168–73.
6. Munden A, Butschek R, Tom WL, et al. Prospective study of infantile haemangiomas: incidence, clinical characteristics and association with placental anomalies. Br J Dermatol 2014;170:907–13.
7. Mulliken JB. Diagnosis and natural history of hemangiomas. In: Mulliken JB, Young AE, editors. Vascular Birthmarks: Hemangiomas and Malformations. Philadelphia: WB Saunders; 1988. p. 41–62.
8. Amir J, Metzker A, Krikler R, Reisner SH. Strawberry hemangioma in preterm infants. Pediatr Dermatol 1986;3:331–2.
9. Drolet BA, Swanson EA, Frieden IJ. Hemangioma Investigator Group. Infantile hemangiomas: an emerging health issue linked to an increased rate of low birth weight infants. J Pediatr 2008;153:712–15, 715.
10. Garzon MC, Drolet BA, Baselga E, et al. Hemangioma Investigator Group. Comparison of infantile hemangiomas in preterm and term infants: a prospective study. Arch Dermatol 2008;144:1231–2.
11. Gey A, Ezzedine K, Diallo A, et al. Stay in NICU and infantile haemangioma development. J Eur Acad Dermatol Venereol 2015;29:566–73.
12. Hemangioma Investigator Group, Haggstrom AN, Drolet BA, et al. Prospective study of infantile hemangiomas: demographic, prenatal and perinatal characteristics. J Pediatr 2007;150:291–4.
13. Burton BK, Schulz CJ, Angle B, Burd LI. An increased incidence of hemangiomas in infants born following chronic villus sampling (CVS). Prenat Diagn 1995;15:209–14.
14. Margileth AM, Museles M. Cutaneous hemangiomas in children: diagnosis and conservative management. J Am Med Assoc 1965;194:523–6.
15. Yu Y, Flint AF, Mulliken JB, et al. Endothelial progenitor cells in infantile hemangioma. Blood 2004;103:1373–5.
16. Frieden IJ, Haggstrom AN, Drolet BA, et al. Infantile hemangiomas: current knowledge, future directions. Proceedings of a research workshop on infantile hemangiomas, April 7–9, 2005, Bethesda, Maryland, USA. Pediatr Dermatol 2005;22:383–406.
17. Khan ZA, Boscolo E, Pcard A, et al. Multipotential stem cells recapitulate human infantile hemangioma in immunodeficient mice. J Clin Invest 2008;118:2592–9.
18. Greenberger S, Yuan S, Walsh LA, et al. Rapamycin suppresses self-renewal and vasculogenic potential of stem cells isolated from infantile hemangioma. J Invest Dermatol 2011;131:2467–76.
19. North PE, Waner M, Mizeracki A, Mihm MC. GLUT1: a newly discovered immunohistochemical marker for juvenile hemangiomas. Hum Pathol 2000;31:11–22.
20. North PE, Waner M, Mizeracki A, et al. A unique microvascular phenotype shared by juvenile hemangiomas and human placenta. Arch Dermatol 2001;137:559–70.
21. Bree AF, Siegfried E, Sotelo-Avila C, Nahass G. Infantile hemangiomas: speculation on placental trophoblastic origin. Arch Dermatol 2001;137:573–7.
22. Jinnin M, Medici D, Park L, et al. Suppressed NFAT-dependent VEGFR1 expression and constitutive VEGFR2 signaling in infantile hemangioma. Nat Med 2008;14:1236–46.
23. Medici D, Olsen BR. Rapamycin inhibits proliferation of hemangioma endothelial cells by reducing HIF-1-dependent expression of VEGF. PLoS ONE 2012;7:e42913.

24. Calicchio ML, Collins T, Kozakewich HP. Identification of signaling systems in proliferating and involuting phase infantile hemangiomas by genome-wide transcriptional profiling. Am J Pathol 2009;174:1638–49.
25. Boscolo E, Stewart CL, Greenberger S, et al. JAGGED1 signaling regulates hemangioma stem cell-to-pericyte/vascular smooth muscle cell differentiation. Arterioscler Thromb Vasc Biol 2011;31:2181–92.
26. Boscolo E, Mulliken JB, Bischoff J. Pericytes from infantile hemangioma display proangiogenic properties and dysregulated angiopoietin-1. Arterioscler Thromb Vasc Biol 2013;33:501–9.
27. Walter JW, North PE, Waner M, et al. Somatic mutation of vascular endothelial growth factor receptors in juvenile hemangioma. Genes Chromosomes Cancer 2002;33:295–303.
28. Pramanik K, Chun CZ, Garnaas MK, et al. Dusp-5 and Snrk-1 coordinately function during vascular development and disease. Blood 2009;113:1184–91.
29. Walter JW, Blei F, Anderson JL, et al. Genetic mapping of a novel familial form of infantile hemangioma. Am J Med Genet 1999;82:77–83.
30. Berg JN, Walter JW, Thisanagayam U, et al. Evidence for loss of heterozygosity of 5q in sporadic hemangiomas: are somatic mutations involved in hemangioma formation? J Clin Pathol 2001;54:249–52.
31. Drolet BA, Frieden IJ. Characteristics of infantile hemangiomas as clues to pathogenesis: does hypoxia connect the dots? Arch Dermatol 2010;146:1295–9.
32. Colonna V, Resta L, Napoli A, Bonifazi E. Placental hypoxia and neonatal hemangioma: clinical and histological observations. Br J Dermatol 2010;162:208–9.
33. Kleinman ME, Greives MR, Churgin SS, et al. Hypoxia-induced mediators of stem/progenitor cell trafficking are increased in children with hemangioma. Arterioscler Thromb Vasc Biol 2007;27:2664–70.
34. Takahashi K, Mulliken JB, Kozakewich HPW, et al. Cellular markers that distinguish the phases of hemangioma during infancy and childhood. J Clin Invest 1994;93:2357–64.
35. Chang J, Most D, Bresnick S, et al. Proliferative hemangiomas: analysis of cytokine gene expression and angiogenesis. Plast Reconstr Surg 1999;1:9–1.
36. Zhang L, Lin X, Wang W, et al. Circulating level of vascular endothelial growth factor in differentiating hemangioma from vascular malformation patients. Plast Reconstr Surg 2005;116:200–4.
37. Salcedo R, Ponce ML, Young HA, et al. Human endothelial cells express CCR2 and respond to MCP-1: direct role of MCP-1 in angiogenesis and tumor progression. Blood 2000;96:34–40.
38. Verkarre V, Patey-Mariaud de Serre N, Vazeux R, et al. ICAM-3 and E-selectin endothelial cell expression differentiate two phases of angiogenesis in infantile hemangiomas. J Cutan Pathol 1999;26:17–24.
39. Jang YC, Arumugam S, Ferguson M, et al. Changes in matrix composition during the growth and regression of human hemangiomas. J Surg Res 1998;80:9–15.
40. Tan ST, Velickovic M, Ruger BM, Davis BF. Cellular and extracellular markers of hemangioma. Plast Reconstr Surg 2000;106:529–38.
41. Marler JJ, Fishman SJ, Kilroy SM, et al. Increased levels of urinary matrix metalloproteinases parallels the extent and activity of vascular anomalies. Pediatrics 2005;116:38–45.
42. Bielenberg DR, Bucana CD, Sanchez R, et al. Progressive growth of infantile cutaneous hemangiomas is directly correlated with hyperplasia and angiogenesis of adjacent epidermis and inversely correlated with expression of the endogenous angiogenesis inhibitor, IFN-beta. Int J Oncol 1999;14:401–8.
43. Ritter MR, Dorrell MI, Edmonds J, et al. Insulin-like growth factor 2 and potential regulators of hemangioma growth and involution identified by large-scale expression analysis. Proc Natl Acad Sci USA 2002;99:7455–60.
44. Razon MJ, Kraling BM, Mulliken JB, Bischoff J. Increased apoptosis coincides with onset of involution in infantile hemangiomas. Microcirculation 1998;5:189–95.
45. North PE, Waner M, James CA, et al. Congenital nonprogressive hemangiomas: a distinct clinicopathologic entity unlike infantile hemangioma. Arch Dermatol 2002;137:1607–20.

46. Liang MG, Frieden IJ. Perineal and lip ulcerations as the presenting manifestation of hemangioma of infancy. Pediatrics 1997;99:256–9.
47. Esterly NB. Cutaneous hemangiomas, vascular stains and malformations, and associated syndromes. Curr Probl Dermatol 1995;7:69–107.
48. Waner M, North PE, Scherer KA, et al. The nonrandom distribution of facial hemangiomas. Arch Dermatol 2003;139:869–75.
49. Chiller KG, Passaro D, Frieden IJ. Hemangiomas of infancy: clinical characteristics, morphologic subtypes and their relationship to race, ethnicity and sex. Arch Dermatol 2002;138:1567–76.
50. Chang LC, Haggstrom AN, Drolet BA, et al. Growth characteristics of infantile hemangiomas: implications for management. Pediatrics 2008;122:360–7.
51. Haggstrom AN, Lammer EJ, Schneider RA, et al. Patterns of infantile hemangiomas: new clues to hemangioma pathogenesis and embryonic facial development. Pediatrics 2006;117:698–703.
52. Weitz NA, Bayer ML, Baselga E, et al. The "biker-glove" pattern of segmental infantile hemangiomas on the hands and feet. J Am Acad Dermatol 2014;71:542–7.
53. Tollefson MM, Frieden IJ. Early growth of infantile hemangiomas: what parents' photographs tell us. Pediatrics 2012;130:e314–20.
54. Brandling Bennett HA, Metry DW, Baselga E, et al. Infantile hemangiomas with unusually prolonged growth phase: a case series. Arch Dermatol 2008;144:1632–7.
55. Suh KY, Frieden IJ. Infantile hemangiomas with minimal or arrested growth: a retrospective case series. Arch Dermatol 2010;146:971–6.
56. Corella F, Garcia-Navarro X, Ribe A, et al. Abortive or minimal-growth hemangiomas: immunohistochemical evidence that they represent true infantile hemangiomas. J Am Acad Dermatol 2008;58:685–90.
57. Mulliken JB, Marler JJ, Burrows PE, et al. Reticular infantile hemangioma of the limb can be associated with ventral-caudal anomalies, refractory ulceration, and cardiac overload. Pediatr Dermatol 2007;24:356–62.
58. Bowers RE, Graham EA, Tomlinson KM. The natural history of the strawberry nevus. Arch Dermatol 1960;82:667–80.
59. Couto RA, Maclellan RA, Zurakowski D, Greene AK. Infantile hemangioma: clinical assessment of the involuting phase and implications for management. Plast Reconstr Surg 2012;130:619–24.
60. Chamlin SL, Haggstrom AN, Drolet BA, et al. Multicenter prospective study of ulcerated hemangiomas. J Pediatr 2007;151:684–9.
61. Maguiness SM, Hoffman WY, McCalmont TH, Frieden IJ. Early white discoloration of infantile hemangioma: a sign of impending ulceration. Arch Dermatol 2010;146:1235–9.
62. Kim HJ, Colombo M, Frieden IJ. Ulcerated hemangiomas: clinical characteristics and response to therapy. J Am Acad Dermatol 2001;44:962–72.
63. Haik BG, Jakobiec F, Ellsworth RM, et al. Capillary hemangioma of the lid and orbit: an analysis of the clinical features and therapeutic results in 101 cases. Ophthalmology 1979;86:760–89.
64. Ceisler EJ, Santos L, Blei F. Periocular hemangiomas: what every physician should know. Pediatr Dermatol 2004;21:1–9.
65. O TM, Scheuermann-Poley C, Tan M, Waner M. Distribution, clinical characteristics, and surgical treatment of lip infantile hemangiomas. JAMA Facial Plast Surg 2013;15:292–304.
66. Haggstrom AN, Garzon MC, Baselga E, et al. Risk for PHACE syndrome in infants with large facial hemangiomas. Pediatrics 2010;126:e418–26.
67. Pascual-Castroviejo I. Vascular and nonvascular intracranial malformations associated with external capillary hemangiomas. Neuroradiology 1978;16:82–4.
68. Frieden IJ, Reese V, Cohen D. PHACE syndrome: the association of posterior fossa brain malformations, hemangiomas, arterial anomalies, coarctation of the aorta and cardiac defects, and eye abnormalities. Arch Dermatol 1996;132:307–11.
69. Goddard DS, Liang MG, Chamlin SL, et al. Hypopituitarism in PHACES Association. Pediatr Dermatol 2006;23:476–80.
70. Duffy KJ, Runge-Samuelson C, Bayer ML, et al. Association of hearing loss with PHACE syndrome. Arch Dermatol 2010;146:1391–6.

71. Metry D, Heyer G, Hess C, et al. PHACE Syndrome Research Conference Consensus statement on diagnostic criteria for PHACE syndrome. Pediatrics 2009;124:1447–56.
72. Garzon MC, Epstein LG, Heyer GL, et al. PHACE Syndrome: Consensus-Derived Diagnosis and Care Recommendations. J Pediatr 2016;178:24–33, e2.
73. Hess CP, Fullerton HJ, Metry DW, et al. Cervical and intracranial arterial anomalies in 70 patients with PHACE syndrome. AJNR Am J Neuroradiol 2010;31:1980–6.
74. Bayer ML, Frommelt PC, Blei F, et al. Congenital cardiac, aortic arch, and vascular bed anomalies in PHACE syndrome (from the International PHACE Syndrome Registry). Am J Cardiol 2013;112:1948–52.
75. Siegel DH, Tefft KA, Kelly T, et al. Stroke in children with posterior fossa brain malformations, hemangiomas, arterial anomalies, coarctation of the aorta and cardiac defects, and eye abnormalities (PHACE) syndrome: a systematic review of the literature. Stroke 2012;43:1672–4.
76. Orlow SJ, Isakoff MS, Blei F. Increased risk of symptomatic hemangiomas of the airway in association with cutaneous hemangiomas in a "beard" distribution. J Pediatr 1997;131:643–6.
77. Haggstrom AN, Skillman S, Garzon MC, et al. Clinical spectrum and risk of PHACE syndrome in cutaneous and airway hemangiomas. Arch Otolaryngol Head Neck Surg 2011;137:680–7.
78. Drolet BA, Chamlin SA, Garzon MC, et al. Prospective study of spinal anomalies in children with infantile hemangiomas of the lumbosacral skin. J Pediatr 2010;157:789–94.
79. Iacobas I, Burrows PE, Frieden IJ, et al. LUMBAR: association between cutaneous infantile hemangiomas of the lower body and regional cutaneous anomalies. J Pediatr 2010;157:795–801.
80. Achauer BM, Chang C, Vander Kam VM. Management of hemangiomas of infancy: review of 245 patients. Plast Reconstr Surg 1997;99:1301–8.
81. Canty KM, Horii KA, Ahmad H, et al. Multiple cutaneous and hepatic hemangiomas in infants. South Med J 2014;107:159–64.
82. Glick ZR, Frieden IJ, Garzon MC, et al. Diffuse neonatal hemangiomatosis: an evidence-based review of case reports in the literature. J Am Acad Dermatol 2012;67:898–903.
83. Kulungowski AM, Alomari AI, Chawla A, et al. Lessons from a liver hemangioma registry: subtype classification. J Pediatr Surg 2012;47:165–70.
84. Metry DW, Hawrot A, Altman C, et al. Association of solitary, segmental hemangiomas of the skin with visceral hemangiomatosis. Arch Dermatol 2004;140:591–6.
85. Horii KA, Drolet BA, Baselga E, et al. Risk of hepatic hemangiomas in infants with large hemangiomas. Arch Dermatol 2010;146:201–3.
86. Drolet BA, Pope E, Juern AM, et al. Gastrointestinal bleeding in infantile hemangioma: a complication of segmental, rather than multifocal, infantile hemangiomas. J Pediatr 2012;160:1021–6, e3.
87. Viswanathan V, Smith ER, Mulliken JB, et al. Infantile hemangiomas involving the neuraxis: clinical and imaging findings. AJNR Am J Neuroradiol 2009;30:1005–13.
88. Huang SA, Tu HM, Harney JW, et al. Severe hypothyroidism caused by type 3 iodothyronine deiodinase in infantile hemangiomas. N Engl J Med 2000;343:185–9.
89. De Corti F, Crivellaro C, Zanon GF, Luzzatto C. Consumptive hypothyroidism associated with parotid infantile hemangioma. J Pediatr Endocrinol Metab 2015;28:467–9.
90. Konrad D, Ellis G, Perlman K. Spontaneous regression of severe acquired hypothyroidism associated with multiple liver hemangiomas. Pediatrics 2003;112:1424–6.
91. Semkova K, Kazandjieva J, Kadurina M, Tsankov N. Hemangioma Activity and Severity Index (HASI), an instrument for evaluating infantile hemangioma: development and preliminary validation. Int J Dermatol 2015;54:494–8.
92. Haggstrom AN, Beaumont JL, Lai JS, et al. Measuring the severity of infantile hemangiomas: instrument development and reliability. Arch Dermatol 2012;148:197–202.
93. Frieden IJ, Eichenfield LF, Esterly NB, et al. Guidelines of care for hemangiomas of infancy. J Am Acad Dermatol 1997;37:631–7.
94. Luu M, Frieden IJ. Haemangioma: clinical course, complications and management. Br J Dermatol 2013;169:20–30.
95. Tanner JL, Dechert MP, Freiden IJ. Growing up with a facial hemangioma: parent and child coping and adaptation. Pediatrics 1998;101:446–51.
96. McCuaig CC, Cohen L, Powell J, et al. Therapy of ulcerated hemangiomas. J Cutan Med Surg 2013;17:233–42.
97. Saint-Jean M, Leaute-Labreze C, Mazereeuw-Hautier J, et al. Propranolol for treatment of ulcerated infantile hemangiomas. J Am Acad Dermatol 2011;64:827–32.
98. Boos MD, Castelo-Soccio L. Experience with topical timolol maleate for the treatment of ulcerated infantile hemangiomas (IH). J Am Acad Dermatol 2016;74:567–70.
99. Weibel L, Barysch MJ, Scheer HS, et al. Topical timolol for infantile hemangiomas: evidence for efficacy and degree of systemic absorption. Pediatr Dermatol 2016;33:184–90.
100. Püttgen K, Lucky A, Adams D, et al. Topical timolol maleate treatment of infantile hemangiomas. Pediatrics 2016;138:pii: e20160355.
101. David LR, Malek MM, Argenta LC. Efficacy of pulse dye laser therapy for the treatment of ulcerated hemangiomas: a review of 78 patients. Br J Plast Surg 2003;56:317–27.
102. Metz BJ, Rubenstein MC, Levy ML, et al. Response of ulcerated perineal hemangiomas of infancy to becaplermin gel, a recombinant human platelet-derived growth factor. Arch Dermatol 2004;140:867–70.
103. Chakkittakandiyil A, Phillips R, Frieden IJ, et al. Timolol maleate 0.5% or 0.1% gel-forming solution for infantile hemangiomas: a retrospective, multicenter, cohort study. Pediatr Dermatol 2012;29:28–31.
104. Chan H, McKay C, Adams S, Wargon O. RCT of timolol maleate gel for superficial infantile hemangiomas in 5- to 24-week-olds. Pediatrics 2013;131:e1739–47.
105. Frommelt P, Juern A, Siegel D, et al. Adverse events in young and preterm infants receiving topical timolol for infantile hemangioma. Pediatr Dermatol 2016;33:405–14.
106. McMahon P, Oza V, Frieden IJ. Topical timolol for infantile hemangiomas: putting a note of caution in "cautiously optimistic". Pediatr Dermatol 2012;29:127–30.
107. Couto JA, Greene AK. Management of problematic infantile hemangioma using intralesional triamcinolone: Efficacy and safety in 100 infants. J Plast Reconstr Aesthet Surg 2014;67:1469–74.
108. Chen MT, Yeong EK, Horng SY. Intralesional corticosteroid therapy in proliferating head and neck hemangiomas: a review of 155 cases. J Pediatr Surg 2000;35:420–3.
109. Egbert JE, Schwartz GS, Walsh AW. Diagnosis and treatment of ophthalmic artery occlusion during an intralesional injection of corticosteroid into an eyelid capillary hemangioma. Am J Ophthamol. 1996;121:638–42.
110. Sutula FC, Glover AT. Eyelid necrosis following intralesional corticosteroid injection for capillary hemangioma. Ophthamol Surg 1987;18:103–5.
111. Hoornweg MJ, Saeed P, Tanck MW, et al. Comparison of intralesional corticosteroid and propranolol treatment of periorbital infantile hemangiomas: an outcome study of 61 cases. Eur J Ophthalmol 2014;24:940–7.
112. Garzon MC, Lucky AW, Hawrot A, et al. Ultrapotent topical corticosteroid treatment of hemangiomas of infancy. J Am Acad Dermatol 2005;52:281–6.
113. Ranchod TM, Frieden IJ, Fredrick DR. Corticosteroid treatment of periorbital haemangioma of infancy: a review of the evidence. Br J Ophthalmol 2005;89:1134–8.
114. Léauté-Labrèze C, Dumas de la Roque E, Hubiche T, et al. Propranolol for severe hemangiomas of infancy. N Engl J Med 2008;358:2649–51.
115. Chu DH, Castelo-Soccio L, Wan J, et al. Retrospective Analysis of Beta-Blocker Instituted for Treatment of Hemangiomas (RABBIT Study). Clin Pediatr (Phila) 2014;53:1084–90.
116. Luo Y, Zeng Y, Zhou B, Tang J. A retrospective study of propranolol therapy in 635 infants with infantile hemangioma. Pediatr Dermatol 2015;32:151–2.
117. Bauman NM, McCarter RJ, Guzzetta PC, et al. Propranolol vs prednisolone for symptomatic proliferating infantile hemangiomas: a randomized clinical trial. JAMA Otolaryngol Head Neck Surg 2014;140:323–30.
118. Hogeling M, Adams S, Wargon O. A randomized controlled trial of propranolol for infantile hemangiomas. Pediatrics 2011;28:e259–66.
119. Léauté-Labrèze C, Hoeger P, Mazereeuw-Hautier J, et al. A randomized, controlled trial of oral propranolol in infantile hemangioma. N Engl J Med 2015;372:735–46.
120. Sans V, de la Roque ED, Berge J, et al. Propranolol for severe infantile hemangiomas: follow-up report. Pediatrics 2009;124:e423–31.
121. Denoyelle F, Leboulanger N, Enjolras O, et al. Role of propranolol in the therapeutic strategy of infantile laryngotracheal hemangioma. Int J Pediatr Otorhinolaryngol 2009;73:1168–72.
122. Chim H, Armijo BS, Miller E, et al. Propranolol induces regression of hemangioma cells through HIF-1α-mediated inhibition of VEGF-A. Ann Surg 2012;256:146–56.
123. Sharifpanah F, Saliu F, Bekhite MM, et al. β-adrenergic receptor antagonists inhibit vasculogenesis of embryonic stem cells by downregulation of nitric oxide generation and interference with VEGF signalling. Cell Tissue Res 2014;358:443–52.
124. England RW, Hardy KL, Kitajewski AM, et al. Propranolol promotes accelerated and dysregulated adipogenesis in hemangioma stem cells. Ann Plast Surg 2014;73:S119–24.
125. Holland KE, Frieden IJ, Frommelt PC, et al. Hypoglycemia in children taking propranolol for the treatment of infantile hemangioma. Arch Dermatol 2010;146:775–8.
126. Hermans DJ, Bauland CG, Zweegers J, et al. Propranolol in a case series of 174 patients with complicated infantile haemangioma: indications, safety and future directions. Br J Dermatol 2013;168:837–43.
127. Lawley LP, Siegfried E, Todd JL. Propranolol treatment for hemangioma of infancy: risks and recommendations. Pediatr Dermatol 2009;26:610–14.
128. Frieden IJ, Drolet BA. Propranolol for infantile hemangiomas: promise, peril, pathogenesis. Pediatr Dermatol 2009;26:642–4.
129. Girón-Vallejo O, López-Gutiérrez JC, Fernández-Pineda I, et al. Dental caries as a side effect of infantile hemangioma treatment with propranolol solution. Pediatr Dermatol 2010;27:672–3.
130. Cavalli R, Buffon RB, de Souza M, et al. Tumor lysis syndrome after propranolol therapy in ulcerative infantile hemangioma: rare complication or incidental finding? Dermatology 2012;224:106–9.
131. Moyakine AV, Kerstjens JM, Spillekom-van Koulil S, van der Vleuten CJ. Propranolol treatment of infantile hemangioma (IH) is not associated with developmental risk or growth impairment at age 4 years. J Am Acad Dermatol 2016;75:59–63.
132. Drolet BA, Frommelt PC, Chamlin SL, et al. Initiation and use of propranolol for infantile hemangioma: report of a consensus conference. Pediatrics 2013;131:128–40.
133. Metry D, Frieden IJ, Hess C, et al. Propranolol use in PHACE syndrome with cervical and intracranial arterial anomalies: collective experience in 32 infants. Pediatr Dermatol 2013;30:71–89.
134. Giachetti A1, Garcia-Monaco R, Sojo M, et al. Long-term treatment with oral propranolol reduces relapses of infantile hemangiomas. Pediatr Dermatol 2014;31:14–20.
135. Shah SD, Baselga E, McCuaig C, et al. Rebound growth of infantile hemangioma after propranolol therapy. Pediatrics 2016;137:pii: e20151754.
136. Shehata N, Powell J, Dubois J, et al. Late rebound of infantile hemangioma after cessation of oral propranolol. Pediatr Dermatol 2013;30:587–91.
137. Ábarzúa-Araya A, Navarrete-Dechent CP, Heusser F, et al. Atenolol versus propranolol for the treatment of infantile hemangiomas: a randomized controlled study. J Am Acad Dermatol 2014;70:1045–9.
138. Greenberger S, Boscolo E, Adini I, et al. Corticosteroid suppression of VEGF-A in infantile hemangioma-derived stem cells. N Engl J Med 2010;362:1005–13.
139. Bennett ML, Fleischer AB Jr, Chamlin SL, Frieden IJ. Oral corticosteroid use is effective for cutaneous hemangiomas: an evidence-based evaluation. Arch Dermatol 2001;137:1208–13.
140. Payarols P, Masferrer P, Bellvert G. Treatment of life-threatening hemangiomas with vincristine. N Engl J Med 1995;333:69.
141. Kaylani S, Theos AJ, Pressey JG. Treatment of infantile hemangiomas with sirolimus in a patient with PHACE syndrome. Pediatr Dermatol 2013;30:e194–7.
142. Ashinoff R, Geronemus RG. Capillary hemangiomas and treatment with flash lamp-pumped pulsed dye

laser. Arch Dermatol 1991;127:202–5.

143. Garden JM, Bakus AD, Paller AS. Treatment of cutaneous hemangiomas by the flashlamp-pumped pulsed dye laser: prospective analysis. J Pediatr 1992;120:555–60.

144. Hohenleutner S, Badur-Ganter E, Landthaler M, Hohenleutner U. Long-term results in the treatment of childhood hemangioma with the flashlamp-pumped pulsed dye laser: an evaluation of 617 cases. Lasers Surg Med 2001;28:273–7.

145. Ashinoff R, Geronemus RG. Failure of the flashlamp-pumped pulsed dye laser to prevent progression to deep hemangioma. Pediatr Dermatol 1993;10:77–80.

146. Kwon SH, Choi JW, Byun SY, et al. Effect of early long-pulse pulsed dye laser treatment in infantile hemangiomas. Dermatol Surg 2014;40:405–11.

147. Admani S, Krakowski AC, Nelson JS, et al. Beneficial effects of early pulsed dye laser therapy in individuals with infantile hemangiomas. Dermatol Surg 2012;38:1732–8.

148. Witman PM, Wagner AM, Scherer K, et al. Complications following pulsed dye laser treatment of superficial hemangiomas. Lasers Surg Med 2006;38:116–23.

149. Reddy KK, Blei F, Brauer JA, et al. Retrospective study of the treatment of infantile hemangiomas using a

combination of propranolol and pulsed dye laser. Dermatol Surg 2013;39:923–33.

150. Lee AH, Hardy KL, Goltsman D, et al. A retrospective study to classify surgical indications for infantile hemangiomas. J Plast Reconstr Aesthet Surg 2014;67:1215–21.

151. Hynes S, Narasimhan K, Courtemanche DJ, Arneja JS. Complicated infantile hemangioma of the lip: outcomes of early versus late resection. Plast Reconstr Surg 2013;131:373e–9e.

152. Boon LM, Enjolras O, Mulliken JB. Congenital hemangioma: evidence of accelerated involution. J Pediatr 1996;128:329–35.

153. Berenguer B, Mulliken JB, Enjolras O, et al. Rapidly involuting congenital hemangioma: clinical and histopathologic features. Pediatr Dev Pathol 2003;6:495–510.

154. Enjolras O, Mulliken JB, Boon LM, et al. Noninvoluting congenital hemangioma: a rare cutaneous vascular anomaly. Plast Reconstr Surg 2001;107:1647–54.

155. Powell J, Blouin MM, David M, Dubois J. Bleeding in congenital hemangiomas: crusting as a clinical predictive sign and usefulness of tranexamic acid. Pediatr Dermatol 2012;29:182–5.

156. Baselga E, Cordisco MR, Garzon M, et al. Rapidly involuting congenital haemangioma associated with

transient thrombocytopenia and coagulopathy: a case series. Br J Dermatol 2008;158:1363–70.

157. Lee PW, Frieden IJ, Streicher JL, et al. Characteristics of noninvoluting congenital hemangioma: a retrospective review. J Am Acad Dermatol 2014;70:899–903.

158. Nasseri E, Piram M, McCuaig CC, et al. Partially involuting congenital hemangiomas: a report of 8 cases and review of the literature. J Am Acad Dermatol 2014;70:75–9.

159. Ayturk UM, Couto JA, Hann S, et al. Somatic activating mutations in GNAQ and GNA11 are associated with congenital hemangioma. Am J Hum Genet 2016;98:789–95.

160. Marler JJ, Fishman SJ, Upton J, et al. Prenatal diagnosis of vascular anomalies. J Pediatr Surg 2002;37:318–26.

161. Rogers M, Lam A, Fischer G. Sonographic findings in a series of rapidly involuting congenital hemangiomas (RICH). Pediatr Dermatol 2002;19:5–11.

162. Gorincour G, Kokta V, Rypens F, et al. Imaging characteristics of two subtypes of congenital hemangiomas: rapidly involuting congenital hemangiomas and non-involuting congenital hemangiomas. Pediatr Radiol 2005;35:1178–85.

# 第104章　脉管畸形

*Eulalia Baselga*

**同义名：** ■ 血管胎记（vascular birthmarks）；成熟血管瘤（mature angiomas）（误称）；血管发育不良（angiodysplasias）■ 毛细血管畸形（capillary malformation，CM）：葡萄酒样痣（port-wine stain），鲜红斑痣（nevus flammeus）■ 静脉畸形（venous malformation，VM）：海绵状血管瘤（cavernous angioma/hemangioma）（误称），静脉扩张（phlebectasia）■ 淋巴管畸形（lymphatic malformation，LM）：淋巴血管瘤（lymphangioma），局限性淋巴血管瘤（lymphangioma circumscriptum），单纯性淋巴血管瘤（lymphangioma simplex），囊性水囊瘤（cystic hygroma），海绵状淋巴血管瘤（cavernous lymphangioma）■ 动静脉畸形（arteriovenous malformation，AVM）：曲张性动脉瘤（cirsoid aneurysm），曲张性血管瘤（cirsoid hemangioma）

## 要点

■ 虽然脉管畸形和婴幼儿血管瘤过去均称为"血管瘤"，但脉管畸形明显不同于发生在儿童及婴幼儿的血管肿瘤。

■ 慢流速脉管畸形涉及毛细血管、静脉和（或）淋巴管的异常；其中，大部分出生时即存在，或者于出生后的几个月或几年内才显现。

■ 快流速脉管畸形存在动静脉分流；虽然一部分畸形在出生时即存在，但大部分在幼年或成年后才显现。

■ 所有脉管畸形均是终生的，有时可恶化，影响美观或导致功能损害。

■ 脉管畸形常常与其他畸形合并存在，成为复杂综合征的一部分。

## 引言

根据国际脉管异常研究学会（International Society for the Study of Vascular Anomalies，ISSVA）的分类体系，脉管异常分为两型：脉管瘤（最常见是婴幼儿血管瘤）与脉管畸形[1]（表104.1；见表103.2）。脉管畸形是局限性脉管形态发生缺陷，可能与调节胚胎发生

与脉管发生的通路功能失常有关。在一些皮损处可能出现真正的血管形成，这解释了皮损随时间增厚甚至扩大的倾向。然而，脉管畸形内皮细胞处于静止状态，不具有婴幼儿血管瘤增殖期所表达的增殖标记物（表104.1）。由于脉管畸形不是真正意义上的具有细胞异常增殖的病灶，后缀"-oma（瘤，常代表'肿瘤'）"已认为不准确。因此，"血管瘤""淋巴管瘤"等不再用于描述脉管畸形。

在2014年更新的ISSVA分类系统中[2]，脉管畸形亚型的分类依赖于主要异常的脉管类型：

- 毛细血管畸形（CM）：葡萄酒样痣（port-wine stain，PWS），也包括毛细血管扩张痣，先天性大理石样毛细血管扩张痣（cutis marmorata telangiectatica congenita，CMTC）和单纯性痣。
- 静脉畸形（VM）：曾误称为"海绵状血管瘤"，这一词汇也用来描绘深在的婴幼儿血管瘤。
- 淋巴管畸形（LM）：包括微囊和巨囊病灶，之前也称作淋巴血管瘤和囊性水囊瘤。
- 动静脉畸形（AVM）：快流速皮损综合了动脉、静脉、毛细血管畸形以及动静脉分流的结构特征。

脉管畸形进一步分为四个类型：① **单纯型**（simple）——只包含一种类型的脉管或AVM；② **混合型**（combined）——由≥2种类型的脉管组成，如毛细血管–静脉畸形（capillary-venous malformation，CVM），毛细血管–淋巴管畸形（capillary-lymphatic malformation，CLM），毛细血管–淋巴管–静脉畸形（capillary-lymphatic-venous malformation，CLVM），淋巴管–静脉畸形（lymphatic-venous malformation，LVM），毛细血管–动静脉畸形（capillary-arteriovenous malformation，C-AVM），毛细血管–淋巴管–动静脉畸形（capillary-lymphatic-arteriovenous malformation，CL-AVM）；③ 包含**较大有命名的血管**（major named vessels）；④ **与其他畸形合并**（associated with other anomalies）成为一种复杂综合征的一部分，例如Sturge-Weber综合征和Klippel-Trenaunay综合征（见表103.2）。在少数情况下，脉管肿瘤和畸形会同时发生，比如梭形细胞血管瘤和静脉畸形均见于Maffucci综合征患者，化脓性肉芽肿可以出现在毛细血管畸形

**表 104.1　血管畸形与婴幼儿血管瘤的区别**

| 特点 | 血管畸形 | 婴儿血管瘤 |
|---|---|---|
| 临床特征 | CM：红斑，发生于婴幼儿期<br>VM：蓝色，可压缩，充盈的<br>LM：水泡或大的囊肿<br>AVM：分为四期<br>　　第 1 期 - 静止期：红色，皮温高，常为斑疹（与毛细血管畸形相似）或有轻度浸润（与消退期婴儿血管瘤相似）<br>　　第 2 期 - 进展期：皮温高的肿块，有震颤，扩张的引流静脉<br>　　第 3 期 - 破坏期：疼痛，溃疡，偶有骨溶解和骨折<br>　　第 4 期 - 心力衰竭：高排出量性心力衰竭，同时合并有 2 和（或）3 期症状 | 50% 的病例在出生时出现具有提示意义的标志：红色毛细血管扩张，带蓝色淤青样，或白色贫血样斑疹<br>浅表血管瘤：亮红色草莓样胎记（在增殖期）<br>深在血管瘤：温暖的橡皮样肿块，在正常或青蓝色的皮肤下方 |
| 性别差异 | 没有性别差异<br>女性：男性＝ 1 : 1 | 女性好发<br>女性：男性＝ 2 : 1 ～ 5 : 1 |
| 自然病程 | 通常在出生时即明显<br>持续的，终生的<br>在儿童时期随生长相应增大，并随着时间的推移缓慢恶化<br>AVM 在青春期、外伤后或怀孕时加重 | 出生时有前驱皮损或无皮损<br>出生后 5 ～ 9 个月开始增殖，然后逐渐消退<br>消退期稳定 |
| 影像学 | 慢流速 VM 或 LM：在 T2 加权 MRI 像上呈现高信号<br>VM：血栓和静脉石（MRI，CT）；MRI 上钆增强<br>快流速 AVM：在 T1 或 T2 加权 MRI 像上出现流空现象；在超声下出现动静脉短路现象。 | 边界清楚的肿块<br>T1 加权 MRI 像可有部分流空现象（高流速血管） |
| 病理学（见图 104.23） | CM：管腔扩大<br>VM 或 LM：扭曲不连续的畸形管腔<br>AVM：动静脉瘘，毛细血管增多<br>细胞分裂不增加 | 毛细血管内皮细胞呈小灶状增殖，微管腔形成<br>细胞增殖增加，可通过细胞分裂（PCNA、Ki-67）、ECM 重塑（胶原酶、尿激酶）和血管生长（bFGF、、VEGP）等标记物增加探测 |
| 免疫表型 | GLUT1- 阴性 | GLUT1- 阳性 |
| 血液学 | VM 或 LVM：慢性 LIC，偶有 DIC<br>急性加重期可用低分子肝素治疗<br>低剂量阿司匹林预防或有潜在获益 | Kasabach-Merritt 综合征与血管畸形无关，但与其他血管性肿瘤有关，如卡波西样血管内皮瘤和丛状血管瘤，二者均为 GLUT1 阴性，详见第 114 章 |
| 分子生物学 | 毛细血管畸形：*GNAQ*（包括 SWS）或 *GNA11*（较少见）体细胞突变<br>散发型静脉畸形：*TEK*（约 50%）或 *PIK3CA*（约 25%）体细胞突变<br>淋巴管畸形：*PIK3CA* 体细胞突变<br>家族性血管畸形和过度生长综合征：见表 104.2 和 104.5 | 少数家系为常染色体显性遗传，与 5q 有关；在一些血管瘤中可有 5q 的体细胞性杂合性缺失<br>部分患者 *VEGFR2* 或 *TEM8* 的**生殖细胞系突变**<br>一些血管瘤中出现 *VEGFR2* 或 *FLT4*/VEGFR3（5q34）的**体细胞突变**<br>一些血管瘤中出现克隆系形成 |

AVM, 动静脉畸形；bFGF, 碱性成纤维细胞生长因子；CM, 毛细血管畸形；CT, 计算机断层扫描；DIC, 弥散性血管内凝血；ECM, 细胞外基质；FLT4, fms- 相关络氨酸激酶 4；GNAQ/11, G 蛋白亚基 α q 或 11；LIC, 局限性血管内凝血；LM, 淋巴管畸形；MRI, 磁共振成像；PCNA, 增殖细胞核抗原；PIK3CA, 磷脂酰肌醇 -4,5- 二磷酸 3- 激酶催化亚基 α；SWS, Sturge-Weber 综合征；TEM8, 肿瘤内皮细胞标志物 8；VEGF, 血管内皮生长因子；VM, 静脉畸形

与动静脉畸形的基础上。在家族中也发现了婴幼儿血管瘤和脉管畸形的共分离（co-segregation）。

脉管畸形可发生在身体任何部位与任何器官系统。位于皮肤和黏膜的脉管畸形最易辨认，而有些脉管畸形则深达肌肉、骨骼或关节，其中，有一些发生在内脏。脉管畸形可以表现为形状各异的局限性病灶，可呈现为节段性分布，或散在的多发病灶。

脉管畸形不会自行消退。如不经治疗，会持续存在或随时间加重。毛细血管畸形、淋巴管畸形、静脉畸形与动静脉畸形的亚型诊断对于疾病治疗十分重要，因为诊断与治疗皆因不同的类型而不同[1]。对于大多数患者来说，需要跨学科的团队以提供最大限度的改善，但极少能达到完全治愈。现实的目标是改善，也就是尽可能减小对美观的影响与去除影响生理功能的病灶。许多患者，尤其是静脉畸形与动静脉畸形患者，需要长期治疗与随访，涵盖从儿童阶段到成年阶段。

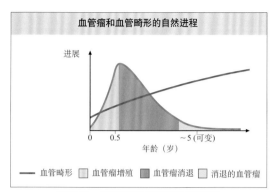

**图 104.1　血管瘤和血管畸形的自然进程**

# 历史

在阐述脉管畸形的医学文献中，病灶与综合征的描述基于临床特点。很多作者在疾病描述中做出了巨大贡献，包括 Virchow、Trélat、Monod、Klippel、Trenaunay、Weber、Sturge、Bockenheimer、Muffucci、Bell 和 Malan。不幸的是，在临床上，病理学家、内科医生与外科医生没有进行合作；因而，在处理该类疾病时，多重的分类标准成为影响交流的重要障碍。1976年，John B Mulliken（美国整形外科医生）、Anthony E Young（英国血管外科医生）与 Jean-Jaque Merland（法国神经介入放射科医生）联合召开了脉管畸形研讨会。1992年，ISSVA 成立，它致力于研究脉管性疾病的临床、影像学、生物学与病理学特征，以及通过跨学科与国际合作提高疾病诊疗水平。

# 流行病学

目前，对普通人群脉管畸形的确切发病率知之甚少。最常见的脉管畸形是毛细血管畸形，其次是静脉畸形，最少见的是动静脉畸形。无性别差异。在非洲与亚洲人中发病较少。

# 发病机制

脉管发生是形成原始脉管丛的初始胚胎学过程。随后血管发生，中胚层来源的内皮细胞胚芽在已有结构上形成新血管，由此产生多数血管与淋巴管。经内皮分化、招募平滑肌细胞的前体细胞来包被内皮细胞、构建管壁，最后再通过管道形态、大小、流体力学改变等一系列过程形成毛细血管、静脉和动脉。

脉管畸形是一组由血管或淋巴管生长与形成过程改变导致的异质性疾病。调节脉管壁细胞迁移、分化、成熟、黏附与存活的相关信号功能失常与脉管畸形发生有关。重要的是，细胞增殖有关的生物学标记在脉管畸形中并没有升高。在胚胎的头侧区域，与内皮细胞相关的周细胞来自于神经脊；因此，脉管畸形，如 Sturge-Weber 综合征（Sturge-Weber syndrome，SWS），可能是由于胚胎前方的神经脊或附近头部中胚层的体细胞变异所致。影响多种类型的脉管畸形发生和编码蛋白功能的基因缺陷的定位提供了对脉管发生关键调节通路的深入了解（表 104.2）[3]。和同类型的罕见家族脉管畸形相比，散发的脉管畸形可能是由其相同或不同基因的体细胞突变造成的。比如，在一半的散发静脉畸形患者的皮损组织中发现了能造成内皮细胞酪氨酸激酶受体 TIE-2 激活的**体细胞** *TEK* 突变（但在外周血中不能发现），而生殖细胞功能性获得性 *TEK* 突变会造成家族性皮肤和肌肉静脉畸形[4]。我们对脉管畸形发病机制了解的发展可能会为靶向治疗提供基础[4-6]。

# 临床特征

大多数脉管畸形可根据其临床特征而正确分类，这有助于选择最佳的研究工具（表 104.3），避免使用不必要的诊断影像学技术作多余的评价。

## 毛细血管畸形

毛细血管畸形的临床分型包括单纯型痣、葡萄酒样痣、网状毛细血管畸形、地图状毛细血管畸形、先天性大理石样毛细血管扩张痣（CMTC）和毛细血管扩张症[7]。它们可能是某种复杂综合征最明显的皮肤黏膜体征。疑诊头颈部毛细血管畸形患者的评估方法在表 104.2 中展示。

## 单纯型痣

单纯型痣（鲑鱼斑）出现在 30% ～ 80% 婴儿中，是十分常见的先天性脉管痣[8]。虽然 ISSVA 将其分类为毛细血管畸形，但单纯型痣认为代表着胎儿循环的残余物，而不是体细胞突变造成的嵌合体问题。这些边界不清的斑点和斑片常出现在前额 / 眉间（呈 V 形"天使的吻"）、眼睑、人中、枕部、项部（"鹳咬"）和腰骶部（图 104.3A 和 B），并在哭泣或激烈活动时变得更加明显。**单纯型痣综合征**用来形容广泛存在的皮损[9]。

面部的单纯型痣常常在 1 ～ 3 岁时自然消退，但是

| VASCULAR ANOMALIES FOR WHICH THE MOLECULAR BASIS IS KNOWN | | | | |
|---|---|---|---|---|
| Vascular malformation | Mode of inheritance | Mutated gene(s) | Type of mutation | Protein and function |
| *Capillary and/or arteriovenous malformations* | | | | |
| Port-wine stain/Sturge–Weber syndrome | Mosaic, with somatic mutations in lesional tissue | GNAQ | Activating | Q-class G protein α-subunits |
| Port-wine stain/phakomatosis pigmentovascularis type II or overgrowth of an extremity | | GNA11 | | |
| Ataxia–telangiectasia | AR | ATM | Loss-of-function | ATM protein is similar to phosphoinositol-3 kinase – regulates cell cycle, DNA repair, p53 |
| Capillary malformation–arteriovenous malformation | AD | RASA1 EPHB4 | Loss-of-function | p120-Ras-GAP protein and EPH receptor B4 in endothelial cells – interact and modulate MAPK signaling by growth factor receptors |
| Cerebral capillary malformations (CCM; familial cerebral cavernomas)* | AD | CCM1: KRIT1 CCM2: CCM2 CCM3: PDCD10 | Loss-of-function | KRIT-1 interacts with KREV-1, RAP-1A and malcavernin (the CCM2 gene product) – roles in MAPK and integrin signaling |
| Hereditary hemorrhagic telangiectasia (HHT; Osler–Weber–Rendu) | AD | HHT1: ENG HHT2: ACVRL1/ALK1 HHT5: GDF2 | Loss-of-function | Endoglin and activin A receptor-like type 1 are two TGF-β receptors with roles in vessel wall integrity, which are activated by GDF2 |
| Juvenile polyposis with HHT | AD | SMAD4 | Loss-of-function | SMAD4 tumor suppressor protein – role in TGF-β signaling |
| Microcephaly-capillary malformation syndrome** | AR | STAMBP | Loss-of-function | STAM-binding protein, a deubiquitinating enzyme |
| *Venous malformations* | | | | |
| Cutaneous and mucosal venous malformations (VMCM) | AD; mosaic, with somatic mutations in lesional tissue | TEK | Gain-of-function | TIE-2, an endothelial cell-specific tyrosine kinase receptor that binds angiopoietins |
| Blue rubber bleb nevus syndrome | Mosaic, with double (cis) somatic mutations in lesional tissue | | | |
| Venous malformations | Mosaic, with somatic mutations in lesional tissue | TEK PIK3CA | Gain-of-function | See above for TIE-2; PIK3CA Activates the AKT/mTOR pathway |
| Glomuvenous malformations | AD with "second hit" in lesional tissue | GLMN | Loss-of-function | Glomulin is a component of a multiprotein complex – role in vascular morphogenesis |
| *Lymphatic anomalies* | | | | |
| Lymphatic malformations | Mosaic, with somatic mutations in lesional tissue | PIK3CA | Gain-of-function | See above for TIE-2; PIK3CA activates the AKT/mTOR pathway |
| Milroy disease (congenital lymphedema) | AD > AR | FLT4 | Loss-of-function | VEGFR-3 – a tyrosine kinase receptor in lymphatic vessels |
| Milroy-like disease | AD | VEGFC | Loss-of-function | VEGF-C – a ligand for VEGFR-3 |
| Lymphedema–distichiasis | AD | FOXC2 | Loss-of-function | Forkhead family transcription factor C2 |
| Hypotrichosis–lymphedema–telangiectasia syndrome | AR, AD | SOX18 | Loss-of-function or dominant-negative | SRY-box 18 transcription factor |
| Hennekam lymphangiectasia–lymphedema syndrome‡ | AR | CCBE1 FAT4 | Loss-of-function | Collagen & calcium-binding EGF domain-containing protein 1; FAT atypical cadherin 4 |
| Hereditary lymphedema | AD | GJC2 | Loss-of-function | Connexin 47 in gap junctions of lymphatic vessels |

*Cutaneous vascular malformations, including hyperkeratotic capillary–venous malformations (associated with KRIT1 mutations) and venous malformations (less common), occur in ~10% of patients.

**Features multiple small capillary malformations, hypoplastic distal phalanges, severe intellectual disability, and intractable epilepsy.

‡Presents with generalized lymphedema, lymphangiectasias (intestinal and pulmonary), facial anomalies (flat face, depressed nasal bridge, hypertelorism), and intellectual disability.

**Table 104.2 Vascular malformations for which the molecular basis is known.** Vascular malformations also occur in patients with the overgrowth syndromes presented in Table 104.5, and verrucous venulocapillary malformations ("verrucous hemangiomas") can result from mosaic mitogen activated protein kinase kinase kinase 3 (MAP3K3) mutations (see Ch. 114). In addition, lymphedema is a feature of Noonan syndrome/other RASopathies (see text and Table 61.4), GATA2 deficiency (see Table 60.13), and a subset of hypohidrotic ectodermal dysplasia with immunodeficiency (see Ch. 63). *Aagenaes syndrome* is an autosomal recessive disorder linked to 15q that manifests with infantile cholestasis and childhood-onset lymphedema. AD, autosomal dominant; AR, autosomal recessive; *FLT4*, fms-related tyrosine kinase 4; *GDF2*, growth differentiation factor 2; *PIK3CA*, phosphatidylinositol-4,5-biphosphate 3-kinase catalytic subunit α; MAPK, mitogen-activated protein kinase; mTOR, mammalian target of rapamycin; *PDCD10*, programmed cell death 10; TGF-β, transforming growth factor-β; VEGF(R), vascular endothelial growth factor (receptor); VM, venous malformation.

*Continued*

| VASCULAR ANOMALIES FOR WHICH THE MOLECULAR BASIS IS KNOWN | | | | |
|---|---|---|---|---|
| Vascular malformation | Mode of inheritance | Mutated gene(s) | Type of mutation | Protein and function |
| Oculo-dento-digital dysplasia | AD | GJA1 | Missense | Connexin 43 in gap junctions |
| Lymphedema–choanal atresia | AR | PTPN14 | Loss-of-function | Protein tyrosine phosphatase that may interact with VEGFR-3 |
| Microcephaly, lymphedema, chorioretinal dysplasia syndrome | AD | KIF11 | Loss-of -function | Kinesin family member 11 |
| *Arteriopathy* | | | | |
| CADASIL | AD | NOTCH3 | Loss-of-function in a subset of cases | Accumulation of NOTCH-3 protein in vascular smooth muscle cells |

**Table 104.2** Vascular malformations for which the molecular basis is known. (cont'd) AD, autosomal dominant; AR, autosomal recessive; CADASIL, cerebral autosomal dominant arteriopathy with subcortical infarcts and leukoencephalopathy.
由于授权限制，本表格保留英文

| 表 104.3　血管畸形研究手段及其适应证。多探测器 CT 和三维 MR 静脉成像可能有助于确定 Klippel-Trenaunay 综合征患者的受累程度。＋号越多越具有实用价值 | | | | |
|---|---|---|---|---|
| 手段 | 毛细血管畸形 | 淋巴管畸形 | 静脉畸形 | 动静脉畸形 |
| 超声 | ＋ / － | ＋＋＋＋ | ＋＋＋ | ＋＋＋＋ |
| 增强 CT | － | ＋＋ | ＋＋ | ＋＋ |
| 钆增强 MRI | － * | ＋＋＋（无钆增强） | ＋＋＋＋（有钆增强） | ＋＋＋ |
| 三维血管 CT 或三维血管 MRI | － | － | ＋＋ | ＋＋＋＋ |
| 动脉造影 | － | － | － | ＋＋＋＋ |
| 静脉造影 | － | － | ＋ / － | － |
| 淋巴管造影（同位素成像） | － | ＋ / － | － | － |
| 活检 | ＋ / － | ＋ / － | | |

\* 用于潜在 Sturge-Weber 综合征（SWS）的评估，推荐选用头部钆增强 MRI 或 MR 磁敏感加权成像（SWI）作为该病初步评估手段
CT，计算机断层扫描；MRI，磁共振成像

面部以外和一些眉间的皮损则更加持久。在婴儿期，皮炎湿疹可能在单纯型痣之前，或与其同时发生。大部分单纯型痣的患儿不合并其他畸形；然而，明显或持续性的面中部单纯型痣表现为若干综合征的特点，比如 Beckwith-Wiedemann 和巨脑症–毛细血管畸形。虽然关于腰骶部单纯型痣是否为隐性神经管闭合不全的可疑体征还存在争议，大多数学者不建议在缺少皮肤相关检查的情况下进行脊髓成像（见第 64 章）[10-11]。

### 葡萄酒样痣及其变异型

在患处皮肤组织（尤其是血管）和非皮肤组织（如脑、眼）中的 *GNAQ*（Q 组 G 蛋白 α 亚基基因）的体细胞激活突变可分别造成葡萄酒样痣和 Sturge-Weber 综合征（SWS）。这种突变刺激丝裂原活化蛋白激酶（mitogen-activated protein kinase，MAPK）信号转导通路并增加细胞增殖，减少细胞凋亡[12]。

葡萄酒样痣在出生时表现为边界清晰，明亮或深红的斑点和斑块，颜色与葡萄酒相似。淡红或淡粉色痣，因为颜色类似玫瑰露酒而称为"**玫瑰痣**"[13]。一些淡红和淡粉色痣不是实性的而表现为细网状，常常伴有斑污现象并且边界不清；这些**网状毛细血管畸形**区别于 CMTC，表现为边界更加清晰的紫色网状或轨道状图案。

葡萄酒样痣的增长与儿童生长发育同步。可以表现为局限性分布、节段性分布、多中心分布或弥漫分布。面部葡萄酒样痣的分布模式认为反映了在胚胎颅面部发育过程中形成的突起和与之相关的脉管系统。因为面部葡萄酒样痣常沿三叉神经分布，包括三个区域：V₁- 眼支：前额和上眼睑，V₂- 上颌支（图 104.3C），以及 V₃- 下颌支。

随着时间推移，分布在上颌支和下颌支区域的葡萄酒样痣常进展为更为显著的红色色调，从出生时的粉红色至成年时进展为紫红色。患处皮肤通常会增厚，

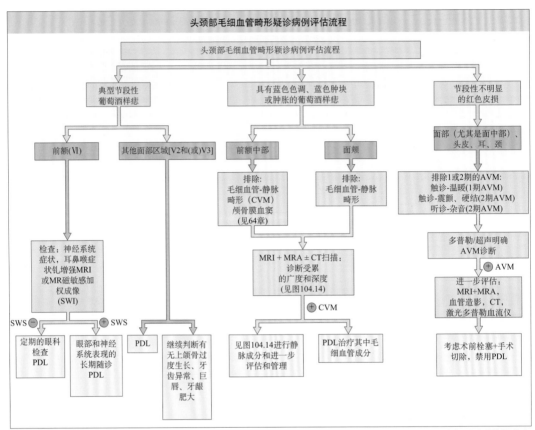

图 104.2　头颈部毛细血管畸形疑诊病例评估流程。AVM，动静脉畸形；CT，计算机断层扫描；FPDL，闪光灯泵脉冲染料激光；MRA，磁共振动脉成像；MRI，磁共振成像；PET，正电子发射断层扫描；SPECT，单光子发射计算机断层扫描；SWS，Sturge-Weber 综合征

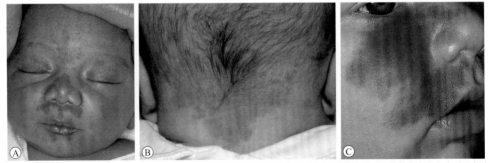

图 104.3　单纯型痣与葡萄酒样痣（PWS）。A. 单纯型痣（鲑鱼斑）常表现为面中部的对称性受累，这种皮疹在出生后几年内逐渐消退，但常被误诊为葡萄酒样痣。B. 分布在项部（"鹳咬"）的单纯型痣常持续存在。C.这位婴儿患有 PWS，皮肤光滑，皮疹可持续存在（B，Courtesy，Julie V Schaffer，MD.）

并发展为结节（图 104.4），且合并化脓性肉芽肿。一项对 173 名葡萄酒样痣患者的研究显示，11% 有皮损增厚（年龄中位数为 32 岁），24% 出现结节（年龄中位数为 44 岁），6% 同时出现两种增生性改变（年龄中位数为 45 岁）[14]。"玫瑰痣"或躯干四肢的葡萄酒样痣几乎不会发生这些改变。葡萄酒样痣的存在可能引起软组织和面骨的过度增生，导致龅牙畸形。患处牙龈和唇受累时可增大，可能导致伴有出血的牙龈瘤，或伴唇功能障碍的巨唇症。当合并单纯型痣时，皮炎湿疹会好发于葡萄酒样痣侵及的皮肤。

葡萄酒样痣大部分是先天性的。但是，在青少年和成年人中也可出现**获得性葡萄酒样痣**，创伤可能对皮损的发生起重要作用。值得重视的是，早期硬皮病，尤其是线型硬皮病患者，常常会出现类似获得性葡萄酒样痣的红色脉管斑[15]。

毛细血管畸形可混有贫血痣的白色圆形斑疹（图104.5）。毛细血管畸形伴广泛蒙古斑（真皮黑素细胞增生症）（图104.6）或斑点痣（斑点状雀斑样痣）代表着**色素脉管性斑痣性错构瘤病**（phakomatosis pigmentovascularis，PPV）（表104.4）[16-17]。二型PPV患者在葡萄酒样痣和真皮黑素细胞增生症中都有同样的 *GNAQ* 或 *GNA11* 激活突变。

### Sturge-Weber 综合征

Sturge-Weber 综合征（SWS）是一种散发的神经异常，表现为面部葡萄酒样痣，伴同侧眼部血管与软

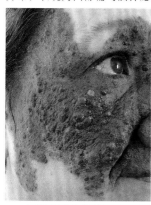

**图104.4 成人上颌区分布的面部葡萄酒样痣。** 增生及结节的表现明显（Courtesy, Pablo Boixeda, MD.）

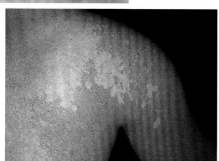

图104.5 **肩部可见毛细血管畸形和贫血痣混合存在**。该患者患有色素脉管性斑痣性错构瘤病（2b型），其余特征包括上面部葡萄酒样痣、Sturge-Weber 综合征有广泛的真皮黑素沉积

脑膜畸形。虽然这三个标准组成了完整的 SWS 诊断，葡萄酒样痣患者伴中枢神经系统单独受累也诊断为 SWS，而面部葡萄酒样痣合并单独眼部受累则单独分类。SWS 中脑部和（或）眼部的症状几乎均合并相关的葡萄酒样痣出现。GNAQ 体细胞激活突变造成的嵌合现象是 SWS 与非综合征性的面部葡萄酒样痣（见上文）的病因，而 SWS 发病过程中突变出现的更早，并且影响眼部、中枢神经系统和皮肤的脉管系统[12]。

面部葡萄酒样痣伴 SWS 常累及 V1 区，包括前额和上眼睑[1]，并沿面部向同侧或对侧扩大（图104.7）。近来研究发现前额区的受累，包括上眼睑以及从外眦到耳郭上方的区域，是 SWS 最佳的临床相关因素[18]；这个区域包含部分 $V_2/V_3$ 和 V1 并与胚胎**额鼻突**相关[19]。胚胎额鼻突包括神经脊来源的脉管系统并与前脑同时发育，产生大脑皮质和视泡。在胚胎神经脊衍生物，软脑膜和脉络膜迁移之前额鼻区发生 GNAQ 体细胞突变，这或许可以解释前额处的毛细血管畸形与脑和眼部脉管畸形之间的联系。一些 SWS 患者在四肢躯干处也有葡萄酒样痣。此外，SWS 常常出现在Ⅱ型 PPV 患者中（见表104.4）。

SWS 眼部受累可以造成结膜、巩膜外层、视网膜和（或）脉络膜的静脉增粗。最常见的眼部症状是青光眼，在 30%～60% 前额和（或）眼睑处葡萄酒样痣患者中出现；脉络膜出血和视网膜分离比较少见。当葡萄酒样痣同时累及 $V_1$ 和 $V_2$ 区时眼部受累更加容易出现。先天性青光眼患者（晶状体增大）可在出生时被检测出来，急性青光眼使角膜浑浊可以成为一种婴儿急症。然而，眼压升高通常进展缓慢。青光眼仅在儿童后期、青少年甚至成年后才显现。因此需终生定期进行视功能与眼压评估。

神经症状是由于软脑膜毛细血管-静脉畸形，致同

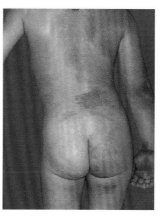

**图104.6 色素脉管性斑痣性错构瘤病（2a型）。** 可见大片的葡萄酒样痣及真皮的色素沉积

表 104.4　色素脉管性斑痣性错构瘤病（PPV）

| 类型 | 描述性名称 | 在报道病例中所占比例 | 皮损主要成分 | 其他报道的皮损成分 |
|---|---|---|---|---|
| Ⅰ a/b | * | < 5%* | 表皮痣 + PWS | |
| Ⅱ a/b | 蓝灰色鲜红色斑痣性错构瘤 | 75% | 真皮色素沉积（异常的蒙古斑）+ PWS | 贫血痣、毛发稀疏、脂肪发育不全、指甲发育不全 |
| Ⅲ a/b | 斑痣玫瑰色斑痣性错构瘤或黑素玫瑰色斑痣性错构瘤 | 10% | 斑痣（斑点型）+ 淡粉红色 CM（"玫瑰痣"） | 贫血痣、淋巴水肿、毛发稀疏 |
| Ⅳ a/b | 黑素血管性斑痣性错构瘤或不可归类型 | 10% | 咖啡斑 + CM 可变，有时表现为Ⅱ+Ⅲ或Ⅱ+Ⅴ型 | 贫血痣、痣样色素沉着或痣样色素减少、皮脂腺痣 |
| Ⅴ a/b | 蓝灰色大理石样斑痣性错构瘤 | < 5% | 真皮色素沉积 + 先天性大理石样毛细血管扩张痣 | |

\* 有人认为其不属于色素脉管性斑痣性错构瘤病，因其表皮痣为非黑素性；表皮痣可以与血管畸形同时存在的情况还可见于 Proteus 综合征、PTEN 错构瘤和 CLOVES 综合征（见表 104.5），而上述三种通常不列入 PPV
a = 仅有皮肤异常；b = 皮肤和真皮外异常（Sturge-Weber 综合征、Klippel-Trenaunay 综合征和皮肤太田痣）。表中血管皮损被加粗。CM，毛细血管畸形；PWS，葡萄酒样痣

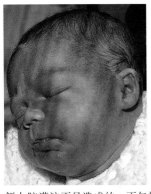

图 104.7　Sturge-Weber 综合征（SWS）高危患儿。葡萄酒样痣累积左侧面部的大部，"前额区"（见文中）的受累是 SWS 的高危因素

侧大脑灌注不足造成的，不包括皮质浅静脉和扩张深静脉。随着时间推移，慢性缺氧可能导致大脑偏侧萎缩和钙化，其中枕部是最多见的部位。癫痫是最常见的神经症状，常为局灶性发作，可以是脑部病灶对侧的躯体发作，也可以是大发作。癫痫常在出生后 2 年内发作，并累及超过 75% 的 SWS 患儿[20]，用抗癫痫药难以控制，尤其是在早期。其他表现有卒中样发作的对侧轻偏瘫与偏瘫、运动与认知功能发育迟缓、情感行为问题、注意力缺损与偏头痛。内分泌功能缺失如中枢性甲状腺功能减退和生长激素缺乏症也会发生，甚至神经显像正常的患者也会出现[21]。

25%～50% 侵及单侧 $V_1$ 区或大部分前额区的葡萄酒样痣患者会出现 SWS 的眼部和神经症状。当葡萄酒样痣只侵及小部分区域时比例会减小，而侵及双侧前额和双上眼睑时比例会升高（> 50%）[19, 22]。在一项对 55 名软脑膜血管异常 SWS 患者的研究中，63.5% 患单侧皮肤毛细血管畸形，而 31% 患双侧，仅 5.5% 无毛细血管畸形[23]。

所有侵及前额区（见上文）的面部葡萄酒样痣患儿

均应行神经显像，以明确中枢神经系统畸形的程度（见图 104.2）。不需要增强扫描的钆对比 MRI 或磁敏感加权成像（SWI）是目前推荐的检查方法，可通过髓内或室周静脉增粗，显示早期软脑膜病变。对于有患 SWS 风险的无症状患者，这种显像方法在刚出生的几个月内很不敏感，但若 ≥ 1 岁则可完全排除软脑膜受累的可能性。和 MRI 的 T1 成像相比，磁共振增强后液体衰减反转恢复序列（fluid attenuation inversion recovery，FLAIR）和高分辨血氧水平依赖（high-resolution blood oxygen level dependent，BOLD）磁共振静脉成像（magnetic resonance venography，MRV）可能会提高软脑膜病变的检出。SWS 患者的脑回钙化和萎缩在儿童时期进展，可以通过 CT 和其他神经显像方法发现。

SWS 的早期诊断非常重要，因为阿司匹林预防使用可减少卒中样发作和癫痫发生的频率[24-25]。基于传统 MRI 检测出的有限的皮质受累情况，一些患 SWS 的婴儿和儿童都有比预估更严重的认知障碍。功能性脑影像如单光子发射断层扫描（SPECT）可评估区域血流情况或正电子发射断层扫描（PET）可反映葡萄糖代谢情况，都可以提供额外的预后信息。脑电图描记术（EEG）也可以帮助筛查无症状 SWS 高危患儿的大脑受累[26]。

### 伴过度生长的毛细血管畸形

四肢躯干的葡萄酒样痣和网状毛细血管畸形可能与局部过度生长和其他系统症状有关（表 104.5）[27]。由突变造成的磷脂酰肌醇 3- 激酶（phosphatidylinositol 3-kinase，PI3K）/AKT 通路激活能造成这些情况（见图 55.3 和 113.2）。过度增生综合征的命名在其分子病因进一步弄清时会得到精炼。

### 伴过度生长的弥漫性毛细血管畸形

伴过度生长的弥漫性毛细血管畸形（diffuse

表 104.5　伴有过度生长症状的脉管畸形。PTEN 错构瘤综合征（PHTS）包括 Cowden 和 Bannayan-Riley-Ruvalcaba 综合征和 SOLAMEN 综合征——节段性过度生长（Segmental overgrowth），脂肪过多症（Lipomatosis），动静脉畸形（Arteriovenous malformation）和表皮痣（Epidermal nevus）（见第 62 和 63 章）。

| | DCMO | PIK3CA 相关的过度生长疾病 | | | Proteus | PHTS |
| --- | --- | --- | --- | --- | --- | --- |
| | | M-CM | KTS | CLOVES | | |
| 基因 | ? GNA11（在某些患者中） | PIK3CA，嵌合型 | PIK3CA*，嵌合型 | PIK3CA，嵌合型 | AKT1，嵌合型 | PTEN 生殖细胞系突变＋体细胞突变 |
| **非对称性 / 节段性过度生长** | | | | | | |
| **出生时** | ＋ | ＋ | ＋ | ＋ | － / 极少 | ＋ |
| **进展性** | － | － | ＋ | ＋ | ＋＋＋ | ＋ |
| **与血管畸形的位置相关** | － | － | ＋ | ＋ | － | 可变的 |
| 指 / 趾畸形 | 30%：并指 / 并趾，趾间间隔明显，巨指畸形 | 并指 / 并趾 > 多指趾畸形，巨指畸形，趾间间隔明显 | 偶有巨指畸形，并指 / 并趾（与深部静脉畸形相关） | 大手 / 大足，巨指畸形（特别是第三脚趾），趾间间隔明显 | 巨指畸形合并指变形 | － |
| 巨头症 | － | ＋；（半）巨脑症，长头症 | － | 30% 患有（半）巨脑症 | 长头症 | ＋ |
| 毛细血管畸形 | 网状的 ± 汇合区；广泛的，块状 | 网状的；广泛的；块状；持续的单纯型痣 | 地图状，边界清楚，暗色（与 LM 相关）或污白色；位于肢端 ± 关节部位 | 地图状，边界清楚，暗色；位于躯干脂肪瘤所在位置 | 边界清楚，常位于躯干 | 可变的 |
| 静脉畸形 | 可变的突出的静脉 | 可变的突出的静脉 | VM**常有持续性的侧支静脉，深部静脉系统异常 | 浅表 VM**，胸深静脉，常累及其他主要中央静脉 | 可变的 VM** | 可变的 VM；与快流速有关的扩张的引流静脉 |
| 淋巴管畸形 | － | － | 常有 LM，表面覆盖小疱；淋巴水肿 | 躯干脂肪瘤内的 LM；覆有小疱 | 可变的 LM | 可变的 LM，淋巴水肿 |
| 动静脉畸形 | － | － | 可变的脊柱 / 脊柱旁的 AVM | | | 快流速的"软组织 PTEN 错构瘤"伴有肌肉累及和异位脂肪 |
| 其他的皮肤特征 | － | 超弹性皮肤；柔软面团样皮肤 | － | 躯干脂肪瘤肿块，表皮痣，足底纹路加深 | 掌跖脑形结缔组织痣，表皮痣，脂肪瘤过度增生和局部脂肪缺如 | 脂肪瘤，表皮痣，生殖器色素斑块，毛根鞘瘤、肢端角化症、口腔乳头状瘤、神经瘤、硬化性纤维瘤。 |
| 其他皮肤外表现 | － | 多小脑回，巨脑室，小脑扁桃体异位，肌张力减退，癫痫，发育迟缓，额面隆起，关节过伸 | － | 可变的多小脑回，癫痫，其他的 M-CM 特征 | 肺大疱；骨质增生，发育不良性巨大脊柱合并脊椎侧弯，合并上睑下垂的上睑，鼻梁凹陷，鼻前倾和静息时张嘴 | 见表 63.3 |
| 肿瘤 | 少见 Wilms 肿瘤 *** | － | 少见 Wilms 肿瘤 *** | 单型腮腺腺瘤，卵巢囊腺瘤，睾丸肿瘤，脑膜瘤 | 患甲状腺、乳腺、子宫内膜、肾和胃肠道肿瘤的风险增加 | |

\* *PIK3CA* 突变被发现是含淋巴管成分 KTS 的病变基础
\*\* 与静脉血栓和肺栓塞的高风险相关；可能有慢性血管内凝血功能障碍
\*\*\* 推荐每 3 ～ 4 个月使用腹部超声进行检测直至 8 岁
CLOVES，先天性脂肪瘤的过度生长（congenital Lipomatous Overgrowth），血管畸形（vascular anomalies），表皮痣（epidermal nevus），脊柱侧弯 / 骨骼畸形（scoliosis/skeletal abnormalities）；DCMO，伴有过度生长的弥散性毛细血管畸形；KTS，Klippel-Trenaunay 综合征；LM，淋巴管畸形；M-CM，巨脑症-毛细血管畸形；PIK3CA，磷脂酰肌醇 3- 激酶催化亚基 α；PTEN，磷酸酶和张力蛋白同源蛋白；VM，静脉畸形；GI，消化道

capillary malformation with overgrowth，DCMO）是一种最近提出的与相应软组织和（或）骨肥大有关的弥漫性网状毛细血管畸形（图 104.8A）[28]。与 Klippel-Trenaunay 综合征（Klippel-Trenaunay syndrome，KTS）不同，这种过度生长不是进展性的，并且也与毛细血管畸形的位置无关。除此之外，虽然一些 DCMO 患者在临床上有明显的皮下静脉受累，但是他们都不算真正的静脉畸形或淋巴管畸形。和巨脑症-毛细血管畸形不同，DCMO 患者大脑正常，并且没有相关的神经畸形。DCMO 患者的浅桃红色网状毛细血管畸形包含许多连续解剖区域，并以躯干前方的中线为界，在出生前几个月症状会减轻；近一半患者在肢端区域会有额外的融合性毛细血管畸形。GNA11 激活突变导致了躯干部位的 DCMO[29]。

### Klippel-Trenaunay 综合征

KTS 常定义为葡萄酒样痣、异常静脉（代表静脉畸形）、受累肢体的进行性过度增长三联征。然而，这个名称有时也用来形容与肢端肥大相关的脉管畸形。KTS 的脉管畸形是混合的 CVM 或 CLVM，可以局部的或是扩展性的。PIK3CA 的体细胞突变在与 CLVM

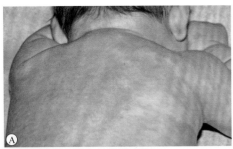

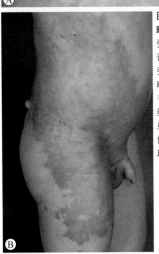

**图 104.8 网状毛细血管畸形**。A. 伴生长过度的弥漫性毛细血管畸形。该婴儿头部正常，有着弥漫性的网状毛细血管畸形，累及躯干、一只手臂和双腿。B. 巨脑-毛细血管畸形综合征。该患儿毛细血管畸形的对侧偏身肥大（Courtesy, Julie V Schaffer, MD.）

有关的 KTS 患者中被发现[30]。

边界不规则但边界清楚的深红/紫色斑点称为**地图状毛细血管畸形**，好发于大腿外侧，并与淋巴系统成分相关。地图状毛细血管畸形合并紫色丘疹或出血疱，若是膝盖外侧有明显的持续性的边缘静脉畸形，则地图状毛细血管畸形进行性过度增生更严重，更有可能有复杂的并发症如蜂窝织炎（图 104.9A）[31-32]。患有粉红色毛细血管斑痣的儿童预后更良好（图 104.9B）；一些患者有可能分类为 DCMO（见上文）。KTS 中的手足皮损常与深部静脉畸形有关[33]。

在下肢 KTS，下肢长度的差异是进展性的，需要持续的整形外科治疗。淋巴水肿会导致肢体过度增生和蜂窝织炎。一些严重毛细血管-静脉或淋巴管畸形患者的肛门生殖器区域、膀胱、骨盆、腹膜后隙、消化道会受累并出血，进而导致贫血。亦可发生蛋白丢失性肠下垂。

与单纯静脉畸形相似（见下文），KTS 中异常静脉网络可能与以 D- 二聚体水平升高和低纤维蛋白原水平为特征的慢性血管内凝血病有关。患者存在患深静脉血栓、慢性栓塞性肺动脉高压和致死性肺栓塞的风险[31, 34]。KTS 患者尤其是血液呈高凝状态的，当他们具有静脉栓塞的额外风险因素如外科手术、创伤或妊娠[35]，需预防性使用抗凝剂。学者们同样建议患者进行定期彩

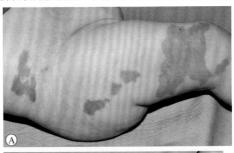

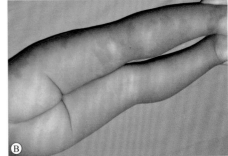

**图 104.9 Klippel-Trenaunay 综合征**。A. 大腿上深紫红色、界限分明的地图样皮损，伴有静脉扩张和下肢增大。B. 浅红色斑污样毛细血管畸形伴下肢肿大。与斑污样毛细血管畸形相比，地图样毛细血管畸形更可能与淋巴管畸形以及组织过度生长相关

超检查以评估肺动脉高压情况[36]。

彩超是检测 KTS 脉管异常的有效方法（见表104.3）。多排计算机体层摄影（multidetector computed tomography，MDCT）和三维 MRV 可以帮助检查肌与骨骼系统，胸廓，腹腔骨盆的受累情况，并检测骨密度变化，肢体不对称性和深静脉系统的通畅性。淋巴显像很少用到。对于消化道出血的患者，结肠镜或胶囊内镜会显示毛细血管斑点，增粗的静脉，以及小肠中的微囊性淋巴管畸形。

### 变形综合征

变形综合征（proteus syndrome）的特点是进行性加重的过度生长与异常的镶嵌式分布（见第62章）[37]。由 AKT1 体细胞突变激活造成，这种基因编码调节细胞生长和增殖的蛋白[38]。出生时临床表现很不明显，在6～18个月时才会显现。非对称非成比例的过度增生导致严重的畸形如发育不良性巨大脊柱合并脊椎侧弯和使颅骨和其他骨扭曲的骨肥大。除了多种毛细血管，静脉和淋巴成分的脉管畸形，皮肤特点还包括高度特异性的掌跖脑形结缔组织痣（图104.10）、表皮痣、脂肪瘤过度增生和局部脂肪缺如。其他表现可以有肺大泡退化，特异性肿瘤（如卵巢囊腺瘤、单形腮腺腺瘤）和伴有上睑下垂和鼻前倾的面部表型。深静脉血栓造成了20%患者的过早死亡[39]。变形综合征的鉴别诊断包括以下三种实体瘤和 PTEN 错构瘤综合征（见表104.5）。

### CLOVES 综合征

这是"变形样"综合征，以躯干部位不对称、进展性、浸润性先天性过度增生脂肪瘤、脉管畸形、表皮痣、脊柱侧弯/手足骨畸形、脊椎/椎旁动静脉损伤、癫痫为特点[40-41]。CLOVES 综合征由 PIK3CA 的体细胞突变激活导致，临床发现与那些 PIK3CA 相关的过度增生疾病相重叠[42]，如 KTS 和巨脑症–毛细血管畸形（见表104.5）[43]。淋巴管畸形常与 CLOVES 躯干脂肪瘤同时出现，并弥散至腹膜后隙和纵隔。境界清楚，深红的地图状毛细血管畸形/毛细血管–淋巴管畸形范围很大，并与异常浅静脉和胸廓或中央大静脉扩张有关；后者造成肺栓塞风险增加，特别是在经历手术时[44]。

### 巨脑症–毛细血管畸形

巨脑症–毛细血管畸形（megalencephaly-capillary malformation），曾称为巨头症–毛细血管畸形和毛细血管-CMTC，以不对称过度增生，进展性巨脑症和广泛散布的网状毛细血管畸形为特点（图104.8B）。其他特点包括持续性面部中部单纯型痣，额部隆起，新生儿张力减退，生长停滞和并趾（特别是第2～3根脚趾）、

多指趾畸形，关节松弛和皮肤弹性过度[45]。神经显像特异性显示脑室扩大，获得性小脑扁桃体异位，疝可有可无，多小脑回，脑不对称。和 CLOVES 类似，巨脑症-毛细血管畸形由 PIK3CA 后合子突变造成[46-47]。

### CLAPO 综合征

CLAPO 综合征以下唇毛细血管畸形和舌、颈部的淋巴管畸形，合并面部和四肢不对称和部分的过度增生为特点[48]。下唇的毛细血管畸形大部分在中线，并为对称性；它可能侵及整个嘴唇以及邻近皮肤（图104.11）。

### 先天性毛细血管扩张性大理石样皮肤

先天性毛细血管扩张性大理石样皮肤（cutis marmorata telangiectatica congenita，CMTC）以深红/紫色的广泛网状脉管畸形，间有毛细血管扩张偶伴静脉畸形为特点（图104.12），通常累及一个或多个肢体及附近躯干。与生理性大理石样皮肤不同，CMTC 在患儿中持续存在。在网状形态区域可能会出现萎缩性陷凹（图104.12C），尤其是关节部位，并可造成溃疡和瘢痕形成。CMTC 在出生后数年内症状会减轻，但某些紫色毛细血管网的持续存在是一个常见现象[1,49]。高达50%患者会有患侧肢体发育不全或其他的脉管畸形。据报道，骨骼（如并趾），眼部（如青光眼）和神经缺陷也会发生，特别是弥漫性 CMTC 患者；然而这些联系可能会导致毛细血管畸形相关性综合征误诊为 CMTC。Adam-Oliver 综合征表现为 CMTC 或网状毛细血管畸形伴远端横向肢体缺陷，各型心脏畸形和颅骨缺陷（先天性皮肤发育不全；见第64章）。CMTC 在新生儿红斑狼疮患儿中也有报道。

### 毛细血管扩张症

毛细血管扩张症（telangiectasias）是扩张的毛细血管（见第106章）。这些斑点状、星状或线型红色

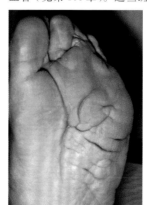

图104.10 一名患有变形综合征男性患者的足底脑形结缔组织痣

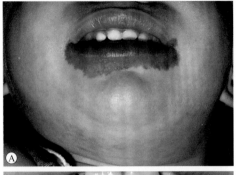

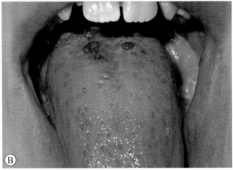

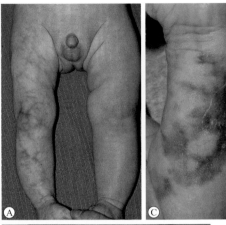

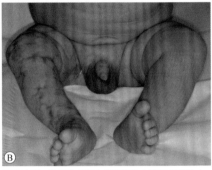

图 104.11　CLAPO 综合征。A. 下唇和下颌毛细血管畸形，伴有因淋巴管畸形导致的颈部肿胀。B. 舌微囊肿性淋巴管畸形（A，Courtesy，Julie V Schaffer，MD.）

图 104.12　先天性毛细血管扩张性大理石样皮肤（cutis marmorata telangiectatica congenita，CMTC）。注意受累肢体的发育不全（A，B）和皮肤萎缩所致的凹陷（C）。血管网络的颜色可为红色-粉红色（A，C），在加勒比血统的婴儿中表现为棕色-粉红色（B）（C，Courtesy，Richard Antaya，MD.）

皮损可能为局限性、节段性或散在分布。在一些疾病中，它们好发于特定的解剖区域。例如，**匍行性血管瘤**可见成簇、小的斑点状毛细血管，表现为匍行状，好发于四肢。但**单侧毛细血管扩张痣**常呈节段性分布，好发于面颈部，胸部和手臂。**遗传性温和型毛细血管扩张症**（hereditary benign telangiectasia，HBT）的皮损与遗传性出血性毛细血管扩张症（hereditary hemorrhagic telangiectasia，HHT；见下文）类似，但前者可能与鼻出血和内脏出血有关。除此之外，一些类似 HBT 的疾病存在毛细血管畸形-动静脉畸形（CM-AVM；见下文）[50]。

### 遗传性出血性毛细血管扩张症

遗传性出血性毛细血管扩张症（HHT；Osler-Weber-Rendu 病）是一种表现为内脏动静脉畸形和黏膜皮肤毛细血管扩张的常染色体显性遗传病；这些动静脉畸形有出血倾向。在一个家族中表型可有很多变化[51-53]。HHT 的首要表现即为儿童或青少年时期的鼻出血，一般开始于 12 岁[53]。皮肤和口腔黏膜毛细血管扩张一般在青春期后出现并至成年时才明显。HHT 好发于面部、嘴唇、舌、手掌和手指，包括甲周、甲床区域。这些深红色皮

损呈圆形，轻微隆起丘疹或边界不清，具有卫星灶。

筛查疑诊内脏动静脉畸形的 HHT 患者非常重要（表 104.6）。特别是肺部和脑部的动静脉畸形在突然发作威胁生命之前都没有症状。肺部动静脉畸形可通过反常栓塞造成血氧不足、出血、脑脓肿和卒中。肺部动静脉畸形的经导管栓塞治疗被广泛推荐[53]。脑部动静脉畸形造成的致死性脑出血可以在婴儿期出现[52]，脊髓动静脉畸形造成的严重截瘫也在 HHT 患儿中发生。中枢神经系统动静脉畸形的治疗方法包括栓塞、显微手术和立体定向放射治疗。消化道或（较少出现）泌尿生殖道出血常在中年出现，并表现为缺铁性贫血。最后，肝部动静脉畸形可能导致高输出性心力衰竭、门脉高压和胆道疾病。

经典型 HHT 由 *ENG*（内皮；HHT1）或 *ACVRL1*（激活素 A 受体类似物 1，ALK1；HHT2）杂合突变导

**表 104.6　协助诊断遗传性出血性毛细血管扩张症（HHT）和筛查全身受累情况的检查**

| 检查 | 适应证 | 检查目的 | 阳性结果需行的干预措施 |
|---|---|---|---|
| 经胸对比超声心动图（微泡造影剂）* | 疑诊或确诊的 HHT# | 检测**肺**动静脉畸形，如有，可导致右向左分流（见于 10%～50% 的 HHT 患者） | • 进一步行胸部多层螺旋 CT 平扫和薄层重建<br>• 对所有阳性成人患者和有症状的患儿行经导管栓塞治疗，无症状的患儿视情况给予栓塞治疗<br>• 对有菌血症的操作预防性使用抗生素，注意避免空气进入血管，患者生活中应避免水肺潜水 |
| MRI 平扫或钆增强 MRI## | 疑诊或确诊的 HHT# | 检测**脑**动静脉畸形和其他血管畸形（见于约 25% 的 HHT 患者） | • 考虑有创检测和治疗<br>• 请神经血管专家会诊 |
| 每年行血红蛋白和红细胞压积检测 | HHT 患者年龄＞ 35 岁 | 检测**消化道**动静脉畸形的出血（见于约 25% 的 HHT 患者；极少在 40 岁前出现该症状） | • 如果贫血程度与鼻出血不相称，需行上消化道内镜检查<br>• 补充铁剂<br>• 行内镜下烧灼术并系统性使用激素或抗纤溶治疗 |
| 肝多普勒超声或三相螺旋 CT 检查 | （1）HHT 患者有心力衰竭或肝胆疾病的症状<br>（2）HHT 诊断不明确# | 检测**肝**动静脉畸形（见于约 30%～80%HHT 患者但仅在＜10% 患者中表现出症状） | • 对于有症状的患者，根据检查阳性发现行进一步检查和治疗；应避免行肝活检<br>• 若确诊为 HHT，则应行全面筛查以确定系统受累情况 |
| ENG 和 ACVRL1 ± SMAD4 和（或）GDF2 的基因分析 | （1）HHT 家族中的"指示病例"<br>（2）患者没有达到 HHT 诊断标准# 但是因其一级家属** 临床确诊或疑诊为 HHT | 检测潜在的 ENG 或 ACVRL1 突变（见于约 75%HHT 患者）＞SMAD4（见于 1%～3%HHT 患者）或 GDF2 | • 一个特定基因突变的确定可对整个家族成员进行基因分析，包括产前检测<br>• 若确诊为 HHT，则应行全面筛查以确定系统受累情况 |

\* 如为阴性，应在青春期后、备孕 5 年内、妊娠后重复筛查，其他情况下每 5～10 年进行一次筛查
# 临床诊断标准为：1. 自发性复发性鼻出血；2. 典型的黏膜与皮肤的毛细血管扩张；3. 内脏毛细血管扩张或动静脉畸形；4. 一级亲属患有 HHT。若满足上述标准中的 3 条即可确诊（该标准对 40 岁以前患者的阳性率为 90%），满足 1～2 条为疑似病例（特别是在儿童或年轻成人患者中）
## 一些学者推荐不将钆增强 MRI 作为儿童（特别是年龄＜ 2 岁患儿）的初步 MRI 筛查方式，对于 MRI 平扫阴性的患儿可在其年龄至约 18 岁时再行钆增强 MRI 筛查；也可考虑对脊柱动静脉畸形患儿行 MRI 筛查
** 致病基因应该首先在家族中的"指示病例"中确认
AVF，动静脉瘘；AVM，动静脉畸形；CT，计算机断层扫描；GDF2，生长分化因子 2；MRI，磁共振成像［基于 2011 年国际指南（Based on 2011 international guidelines）[53]］

致。这两种基因均编码上皮 TGF-β 受体的糖蛋白。基因−表型联系已经建立，HHT1 突变增加肺部（女性居多）和脑部动静脉畸形风险，HHT2 突变增加肝部动静脉畸形风险。少部分有类似 HHT 表现的患者和广泛散布的皮肤毛细血管扩张症／动静脉畸形则有 GDF2 突变，这种基因编码结合内皮素和 ACVRL1 的蛋白。此外，编码 TGF-β 转运蛋白的 SMAD4 突变可造成青少年消化道息肉病和 HHT。基因检测可以用于诊断还未满足临床标准的 HHT 患儿或青年（见表 104.6）。研究 HHT 医疗中心和实验室信息可以在 curehht.org 上获取。

### 共济失调性毛细血管扩张症

共济失调性毛细血管扩张症（ataxia-telangiectasia）是常染色体隐性遗传，每 40 000 新生儿中有 1 例发生，该病由于 ATM 基因突变所致（见第 60 章）。共济失调是最早的症状，常发生于儿童期早期。毛细血管扩张出现在 4～6 岁后，主要发生于结膜、面与耳部。IgA 和 IgG 的缺乏导致窦道与支气管感染多发。这些患者易发生淋巴瘤、白血病与乳腺癌。在患儿中存在高水平的循环甲胎蛋白。ATM 基因突变的杂合子携带者发生癌症的风险增加，包括乳腺癌和血液肿瘤。

### 血管角皮瘤

血管角皮瘤（angiokeratomas）表现为表皮角化过度、棘层肥厚及真皮内扩张的毛细血管（见第 114 章）。免疫组化研究表明多数血管角皮瘤淋巴标志物

为阳性。这些暗红色紫色丘疹型脉管异常可表现多样：大小、深度与位置均可不同[1]。最常见的两型为**单发丘疹型血管角皮瘤**和**阴囊−女阴血管角皮瘤**。前者常见于下肢，可误认为皮肤黑色素瘤。

在**局限性血管角皮瘤**中，成簇的扩张形成了斑块或线状病灶，通常位于四肢，出生即存在。先天性角化过度的脉管畸形类似于局限性血管角皮瘤，但前者位于真皮深层，由厚壁小血管（大于一般毛细血管）组成，称为"**疣状血管瘤**"（见第114章），可由体细胞 *MAP3K3*（mitogen-activated protein kinase kinase kinase 3 gene）突变引起。在肢端，**Mibelli 血管角皮瘤**可见成组的小病灶，好发于趾（指）与膝、肘。

**弥漫性躯体血管角皮瘤**（angiokeratoma corporis diffusum）的特征是皮损分布广泛，可能与遗传性溶酶体蓄积障碍有关，如 Fabry 病（一种因 α 半乳糖苷酶 A 缺陷引起的 X-性联隐性遗传病）和 **α 岩藻糖苷酶缺陷症**（见表63.7）。另外，血管角皮瘤样皮损与微囊淋巴管病灶在 KTS 患者可发生于大腿一侧地图状毛细血管畸形的表面（见上文）。

### 静脉畸形

静脉畸形（venous malformation, VM）可分为两类：①普通或家族性的静脉畸形，约占静脉畸形的95%；

② 球形细胞静脉畸形（glomuvenous malformation, GVM）。常与之混淆的情况是深部婴儿血管瘤或当 KTS 累及整个肢体的大部分时。普通或家族性的静脉畸形临床表现为蓝色或蓝紫色晕斑，皮损柔软易挤压，常为充盈的（图104.13）。皮损常呈单灶或节段性分布，在某些患者也会出现皮肤黏膜多发畸形的情况，这常见于常染色体显性遗传的家系。散发型普通静脉畸形有约50%和25%分别由 *TEK* 和 *PIK3CA* 基因的体细胞激活突变引起。其中 TEK 的突变更易累及皮肤表面[54]。T2 加权的 MRI 是评估静脉畸形的最佳方式（见表104.3）[1]。图104.14 提供了静脉畸形评估和治疗的方法。

### 头部静脉畸形

头部静脉畸形常影响美容和功能，且随年龄增长而加重[1]。除皮肤外，头部静脉畸形亦可累及唇部、口腔黏膜及深部组织如肌肉、颞下窝和眶周（见图104.14）。偏头时，可使病灶肿胀与增大。随着时间推移，面部特征的扭曲变得愈发明显。若患有咽喉旁的静脉畸形，则有因睡眠呼吸暂停而致睡眠中猝死的风险，需对睡眠进行监测。广泛头部静脉畸形的患者中约20%合并骨骼缺陷[1]，在做血管硬化治疗之前须明确有无骨骼缺陷，以避免硬化剂通过病理性骨骼形

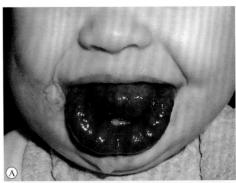
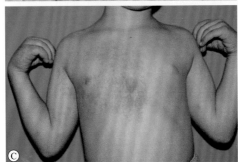
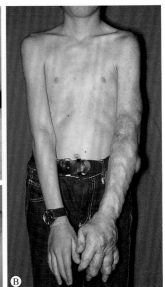

图104.13 **静脉畸形（VM）**。A. 舌和下唇的变形导致闭口困难；B. 整个上臂的皮肤和肌肉都受累，可见蓝色结节和重力引流部位的明显肿胀；C. 这一患者静脉畸形在右侧躯干上呈节段性分布，同时累积同侧手臂

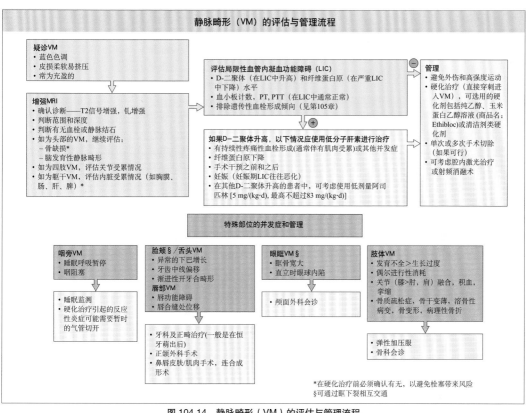

**静脉畸形（VM）的评估与管理流程**

疑诊VM
- 蓝色色调
- 皮损柔软易挤压
- 常为充盈的

增强MRI
- 确认诊断——T2信号增强，钆增强
- 判断范围和深度
- 判断有无血栓或静脉结石
- 如为头部的VM，继续评估：
  - 骨缺损*
  - 脑发育性静脉畸形
- 如为四肢VM，评估关节受累情况
- 如为躯干VM，评估内脏受累情况（如胸膜、肠、肝、脾）*

评估局限性血管内凝血功能障碍（LIC）
- D-二聚体（在LIC中升高）和纤维蛋白原（在严重LIC中降）水平
- 血小板计数，PT，PTT（在LIC中通常正常）
- 排除遗传性血栓形成倾向（见第105章）

如果D-二聚体升高，以下情况应使用低分子肝素进行治疗
- 有持续性疼痛性血栓形成（通常伴有肌肉受累）或其他并发症
- 纤维蛋白原下降
- 手术之前和之后
- 妊娠（妊娠期LIC往往恶化）
- 在其他D-二聚体升高的患者中，可考虑使用低剂量阿司匹林 [5 mg/(kg·d)，最高不超过83 mg/(kg·d)]

管理
- 避免外伤和高强度运动
- 硬化治疗（直接穿刺进入VM），可选用的硬化剂包括纯乙醇、玉米蛋白乙醇溶液（商品名：Ethibloc）或清洁剂类硬化剂
- 单次或多次手术切除（如果可行）
- 可考虑腔内激光治疗或射频消融术

**特殊部位的并发症和管理**

咽旁VM
- 睡眠呼吸暂停
- 咽阻塞

- 睡眠监测
- 硬化治疗引起的反应性炎症可能需要暂时的气管切开

脸颊§/舌头VM
- 异常的下巴增长
- 牙齿中线偏移
- 渐进性开牙合畸形

唇部VM
- 唇功能障碍
- 唇合缝处位移

- 牙科及正畸治疗（一般是在恒牙萌出后）
- 正颌外科手术
- 鼻唇皮肤/肌肉手术，连合成形术

眼眶VM§
- 眶骨宽大
- 直立时眼球内陷

- 颅面外科会诊

肢体VM
- 发育不全>生长过度
- 偶尔进行性消耗
- 关节（膝>肘，肩）融合，积血，挛缩
- 骨质疏松症，骨干变薄，溶骨性病变，骨变形，病理性骨折

- 弹性加压服
- 骨科会诊

*在硬化治疗前必须确认有无，以避免栓塞带来风险
§可通过眶下裂相互交通

**图104.14 静脉畸形（VM）的评估与管理流程**

成栓塞。

25% 广泛头部静脉畸形的患者患有发育性静脉异常，这类静脉异常曾误称为"静脉血管瘤"，而在普通人群中这样的发生率不到 1%[1]。发育性静脉异常是脑静脉引流系统中的稀有路径，常伴有深静脉管腔扩大。此病可引发头痛，但不会增加脑出血的风险，无需治疗。值得注意的是，头部静脉畸形患者发生海绵状脑脉管畸形的风险并不增加（见下文）。

**躯干与肢体部位静脉畸形**

躯干与肢体部位静脉畸形常影响美容和功能（见图 104.15）。静脉畸形由于膨胀松散的静脉管腔而形成海绵状团块，抬高或挤压患处可以排空这些管腔（见图 104.14）。静脉畸形常侵犯至深部的肌肉、关节和骨骼。累及肌肉可导致运动后或清晨疼痛发作，与慢流速管腔内的血栓形成有关，可致静脉石形成（在 X 线平片上显示为圆形钙化）。当静脉畸形较大时，半数患者可有慢性局限性血管内凝血异常，其 D-二聚体升高[55-56]。累及关节时常在十岁前表现出临床症状，其

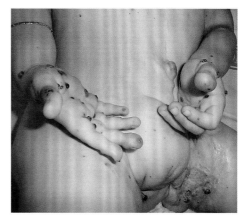

**图104.15 蓝色橡皮疱样痣综合征。** 多个分散的小的蓝色静脉结节，其中几个叠加在一个更大的皮下静脉畸形上（Courtesy, Juan Carlos López, MD.）

并发症包括渗出和血肿。肢体部位静脉畸形易误诊为 KTS，但肢体静脉畸形中肢体很少出现过度生长，生长迟缓更为常见。

#### 窦性血管瘤

窦性"血管瘤"（sinusoidal hemangioma）是一类特殊静脉畸形的误称，常见于成年人，尤其是中年女性，常表现为乳房或肢端的深在蓝色结节（见第114章）。诊断是基于其组织学特征：由密集、大而薄壁、充满血液的静脉管腔，形成边界清楚的小叶。在先天性静脉畸形中亦可见到此种窦性模式。

#### 纤维-脂肪血管畸形

纤维-脂肪血管畸形（firbo-adipose vascular anomaly，FAVA）常在出生后至成年前出现，表现为肌肉内的痛性团块，多见于腓肠肌，可引起挛缩[57]。组织病理上，可见脂肪、畸形静脉管腔及血管周围纤维变性，萎缩的骨骼肌中可见大量淋巴细胞浸润。治疗手段包括手术切除和图像引导下的经皮冷冻消融术。PIK3CA的体细胞突变曾报道与此病相关[30]。

### 静脉畸形相关综合征

#### 家族性表皮及黏膜静脉畸形

家族性表皮及黏膜静脉畸形（familial cutaneous and mucosal venous malformation，VMCM）是静脉畸形中一种常染色体显性遗传的类型，表现为皮肤、口腔黏膜及肌肉的多发病变。在少数家系中亦观察到内脏静脉畸形（如肠、肺、中央神经系统）和心脏畸形[54]。致病机制为TEK基因的杂合胚系突变所致的血管内皮特异性酪氨酸激酶受体TIE-2的高度磷酸化和组成性活化，其下游的信号转导亦发生改变[5, 58]。近半数散发型静脉畸形患者的皮损组织内有活化性体细胞TEK突变。

#### 蓝色橡皮疱样痣综合征

蓝色橡皮疱样痣综合征（blue rubber bleb nevus syndrome，BRBNS或Bean syndrome）是一种散发疾病，表现为广泛分布的深蓝色丘疹与小结节、柔软可压缩的正常肤色隆起（橡皮疱征）以及累积皮下组织和肌肉的大静脉畸形（图104.15）。消化道皮损可因出血引起缺铁性贫血。其他部位的内脏侵犯（中枢神经系统、肺、心）少见。近来发现BRBNS由TEK双体细胞基因激活性突变（cis）引起，例如该基因同一等位基因上的两个突变[59]。

#### Maffucci 综合征

Maffucci综合征（Maffucci syndrome）表现为蓝色或者皮肤颜色的结节（静脉畸形）及内生软骨瘤。这些内生软骨瘤与Ouier病相似，影响骨骼或美容（见图104.16）。病变通常位于四肢，然而，头部病变可出现严重的神经-眼部表现。皮肤病变的组织学所见既有静脉畸形，又有血管瘤，梭形细胞血管瘤的特点

（见第114章）。受累组织中证实存在IDH1［NADP（＋）-dependent isocitrate dehydrogenase 1，NADP（＋）依赖性异柠檬酸脱氢酶1］基因的杂合体细胞突变，同样的突变亦见于梭形细胞血管瘤和内生软骨瘤[60]，后者的皮损鲜有IDH2突变。

#### 血管球静脉畸形

血管球静脉畸形（glomuvenous malformation，GVM）曾称作血管球瘤（glomangioma），是静脉畸形的一类异形，表现为沿扭曲的静脉管腔周围排列的小血管球细胞索（见第114章）。它们可以是小的单个瘤体，也可以是散在分布的紫蓝色圆形结节，少数情况下呈节段性分布的斑块（图104.17）。GVM可在出生时即较明显，特别是大的斑块；也可以在儿童期至

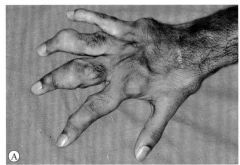

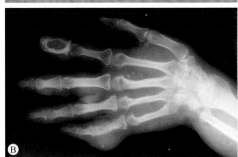

图104.16　Maffucci 综合征。A. 结节性静脉畸形和内生软骨瘤使手部变形。B. X线片显示内生软骨瘤和多发性静脉结石

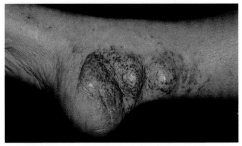

图104.17　下肢远端斑块型血管球静脉畸形

青春期期间出现；它们通常随着时间而增大[61-62]。与经典的静脉畸形不同，血管球静脉畸形常有触痛，部分可压缩，常角化过度呈鹅卵石样外观（特别是在肢端）。典型病变不侵犯内脏与关节，少数病变可侵及口腔深面或肌肉表面。大约 2/3 GVM 患者有家族史，而其他的静脉畸形患者只有 1% 有家族史。GVM 由肾小球蛋白基因（GLMN）的杂合生殖细胞突变引起，可通过常染色体显性遗传的方式代代相传，加上皮损内该基因内细胞突变的"二次打击"（丢失杂合性）（见表 104.2）[63]。

### 脑海绵状畸形和角化过度皮肤毛细血管-静脉畸形

在家族性脑海绵状畸形（cerebral cavernous malformation，CCM）的患者亚组中，存在一种独特的角化过度皮肤毛细血管-静脉畸形（hyperkeratotic cutaneous capillary-venous malformation，HCCVM）[64-65]，患者在平均年龄 30 岁（年龄范围 2 ~ 72 岁）时出现神经系统表现，包括头痛、癫痫和脑出血。这种常染色体显性遗传病可能是由三种不同基因的突变引起的（见表 104.2）：KRIT1（CCM1）、CCM2（malcavernin）和 PDCD10（CCM3）。约 10% 的家族性 CCM 患者患有皮肤毛细管和（或）静脉畸形，其中约 90% 有 KRIT1 突变[65]。迄今为止报道的所有 HCCVM 患者均存在 KRIT1 突变。这些形状不规则、伴有周围蓝色变色的深红色或红紫色斑块通常是先天性的，常位于四肢。伴有外围毛细血管扩张的更小的红褐色斑点与也可见到[65]。少数情况下，儿童和成人在这三种基因中任何一种发生突变，都会出现深蓝色皮肤丘疹和结节，易使人联想到 VM 中的蓝色橡皮疱样痣综合征。

## 淋巴管畸形

淋巴管畸形（lymphatic malformation，LM）包括原发性淋巴水肿、常见通道型 LM 和泛发性淋巴管异常（generalized lymphatic anomaly，GLA）。靶样血铁质淋巴畸形（大头钉"血管瘤"）将在第 114 章讨论。淋巴水肿是由于淋巴组织发育不全、未发育或淋巴通道中断导致淋巴引流不足所致。淋巴水肿分为因淋巴发育异常引起的原发性淋巴水肿和因淋巴引流获得性中断引起的继发性淋巴水肿（见第 105 章）。相反，LM 是由于淋巴网络的增生引起。这种增生最常见的结果是囊肿，包括较小的微囊性和（或）较大的大囊性病变。这些囊肿可以在皮肤、黏膜、肌肉或骨骼中形成，偶见于内脏。体细胞激活性 PIK3CA 基因内突变是大多数常见 LM 的形成基础。通道型 LM 影响池乳糜和胸导管等中央结构，导致淋巴泄漏，可引起胸膜或心包积液和腹水。

### 淋巴水肿

原发性淋巴水肿（primary lymphedema）患者的淋巴液通常在肢端集聚（下肢＞上肢），偶可累及头部和生殖器。这些患者有细菌感染和败血症的危险。全身性淋巴水肿可能与肠或肺淋巴管扩张、渗出性肠病和胸腔积液有关。

原发性淋巴水肿可根据发病年龄分为先天性（如 Milroy 病）、围青春期性（早发性，如 Meige 病）和迟发性（年龄＞ 35 岁）（见表 105.7）。多种基因与单发和综合征形式的淋巴水肿有关（见表 104.2）。这些基因编码的许多蛋白质作用于血管内皮生长因子受体 -3（VEGFR3）信号通路[66]（见第 102 章）。

Milroy 病是最常见的先天性原发性淋巴水肿，主要表现为膝下淋巴水肿、静脉突出和趾甲向上倾斜。由 FOXC2 突变引起的淋巴水肿-双行睫综合征（lymphedema-distichiasis syndrome）表现为围青春期淋巴水肿、先天性双行睫（睑板腺产生异常睫毛）、静脉曲张，偶可见黄色指甲。淋巴水肿、乳糜胸和乳糜腹水可不同程度地见于 Turner 综合征（见第 55 章）和 RASopathies，包括 Noonan 综合征、心面皮肤综合征、Costello 综合征，罕见与 CM-AVM 综合征（见下文，第 55 章和表 61.4）

### 大囊肿性淋巴管畸形（"水囊瘤"）

大囊肿性淋巴管畸形［macrocystic lymphatic malformation；"水囊瘤"（"cystic hygroma"）］表现为相互连接、由一薄层内皮互相间隔的大淋巴管囊集合体。最常见的位置包括颈部、腋下和侧胸壁（图 104.18A）。产前超声诊断最早可在妊娠前 3 个月进行。部分产前诊断病例患有因染色体异常或其他遗传缺陷所致的畸形综合征（如 Turner 综合征、Noonan 综合征）。大囊肿性淋巴管畸形临床表现为正常皮肤下大的半透明的柔软包块，除可行 B 超、CT 或 MRI 确诊外，亦可通过直接穿刺和细胞学对穿刺液检查确诊。囊肿内出血可引起局部突发肿胀，包块变得紧张、坚实，成紫色或微黄色。

### 微囊肿性淋巴管畸形（"曲张性淋巴管瘤"）

微囊肿性淋巴管畸形［microcystic lymphatic malformation；"曲张性淋巴管瘤"（"lymphangioma circumscriptum"）］是由相对较小、异常的淋巴管聚集形成边界不清的皮损，它是 LM 中最常见的类型，好发于近端肢体和胸部，也可见于皮肤其他任何部位或口腔，包括舌、口腔黏膜、唇和口底。斑块表面散在分布有透明或出血性小水疱，斑块的大小、其上水疱的数量和颜色可随时间而变化（图 104.18B-E）。其他临床表

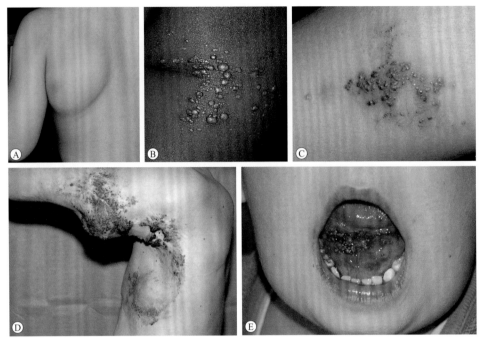

**图 104.18 淋巴畸形（LM）。**A. 外侧躯干的大囊肿性淋巴管畸形，肿块柔软，局灶性出血灶触感坚韧，与皮肤表面瘀青样变色有关。B～E. 微囊肿性淋巴管畸形表现为集群分布的清亮或出血性囊泡，伴 E 图中的口腔内病灶活动性出血。手臂和胸部影响皮肤和深层结构的大面积微囊肿性淋巴管畸形，在手术切除若干年后复发（利用移植和线性缝合）产生 D 图中的囊泡内容物（A，C，Courtesy，Julie V Schaffer，MD.）

现包括间歇性肿胀、出血和浅表小水疱的淋巴渗漏，实际病变范围常常远较临床所见小水疱范围广泛。并发症包括轻伤后的丹毒样反应、其他急性炎症和感染。

### 混合性淋巴管畸形

在一些弥漫性面颈部淋巴管畸形中，常有骨质受累，可导致下颌过度生长和前颚突出，导致长脸或不对称的脸、咬合障碍和咬合面异常[67]。在上呼吸道或口腔感染的情况下，口腔内混合性淋巴管畸形常并发炎症急性加重或自发性出血，可致病灶突然增大，尤其是舌头上的病灶。这些局灶性感染可导致蜂窝织炎、甚至败血症。在一些患有巨大口咽部混合性淋巴管畸形的患者，其气道损害（外在或内在）需行气管切开术。常见神经过敏和龋齿，严重时可致牙齿缺失。语言、咀嚼和吞咽可能受到损害。除了肿胀、疼痛和感染外，眼眶部病变特有的并发症还有结膜水肿、斜视、弱视、眼球突出和视力丧失[68]。

躯干和肢体部位的混合性淋巴管畸形，可随儿童的生长而恶化。当肢体上的小伤口感染时，炎症反应可致病灶扩张（肢体淋巴水肿患者也是如此）。会阴和臀裂部位的病灶尤其容易发生液体渗漏和感染，严重影响生活质量。广泛的混合性淋巴管畸形，特别是那些含有静脉成分的，可能与 D- 二聚体水平升高的慢性局限性血管内凝血异常有关（见上文）。

### 泛发性淋巴管异常

泛发性淋巴管异常（generalized lymphatic anomaly，GLA）又称"淋巴管瘤病"（lymphangiomatosis），是一种广泛、多病灶腹部和胸部的淋巴管畸形，可延伸至脾、肝、肠道、胸膜、肺等，骨骼通常亦会受累，但皮肤通常不会受到影响。由于扩张、乳糜溢出、内脏并发症和椎体压迫，GLA 可有致命风险。

### Gorham-Stout 综合征

在 Gorham-Stout 综合征（又名"消失骨"）中，LM 产生进行性的放射性骨损害，并累及皮质，最终导致大量的骨溶解，导致病理性骨折和畸形。胸部骨骼受累可能与肺淋巴管扩张有关。

### 卡波西样淋巴管瘤病

卡波西样淋巴管瘤病（Kaposiform lymphangiomatosis）近来认为是一种泛发性淋巴管异常，特点是可进行性地累及纵隔、肺、腹膜后、脾、骨、软组织和皮肤[69]。组织病理学特点是簇状或片状的含铁血黄素，梭形淋巴管内皮细胞平行排列于异常扩张的淋巴管中。患者可在中位年龄6岁（年龄范围从出生到50余岁）时出现呼吸系统症状、胸膜/心包积液、出血（伴有不同程度的中度血小板减少），有时可有皮下肿块，伴或不伴表面红紫色淋巴囊泡染色。文献中报道的5年生存率＜50%[69]，曾有报道西罗莫司（雷帕霉素）对此病成功治疗的案例。

## 动静脉畸形

动静脉畸形（arteriovenous malformation，AVM）是动静脉直接连通（动静脉短路），造成动静脉瘘的一种快流速血管畸形。这种血管畸形很罕见，却是最危险的血管畸形之一。根据其临床严重程度，ISSVA采用Schobinger标准对其进行分期[1-2, 70]：

1期（**静止期**）：病变为斑疹或有轻度浸润，红色且温暖，似葡萄酒样痣（图104.19A，B）；

2期（**进展期**）：病变为温暖的团块，血液流经扩张的回流静脉可有颤动和杂音（图104.19C）；

3期（**破坏期**）：除了有2期的症状及体征外，此阶段还可发生坏死、溃疡和出血，偶有骨质溶解（图104.19D）；

4期：2和（或）3期症状合并**心功能失代偿**。

超声和MRI初步评估可确认诊断，并可明确病变范围（见表104.3）。

40%动静脉畸形可在出生时出现，其余在出生后不同阶段出现。最常见受累部位为头部（约70%患者；图104.20）[70]。青春期（75%患者）、妊娠（25%女性）和创伤均可导致动静脉畸形恶化[70]。研究者对65例头侧动静脉畸形患者进行分析（Odile Enjolras，个人资料）：39例位于面中部，7例位于侧面部，10例位于前额，10例位于耳部，4例位于头皮。3期的颅骨动静脉畸形可毁容和并使功能受损，甚至危及生命，耳朵或四肢的3期病灶可导致截肢[71]。影响四肢的多灶性可导致心脏负荷过载和远端缺血。这种情况下使用动脉或静脉结扎、部分切除或近端栓塞（而非选择性远端）等治疗方式常常会引发并发症。Stewart-Bluefarb综合征表现为**肢端血管皮炎**（伪卡波西肉瘤；见第105章），其发生与下肢动静脉畸形相关。

### 伴有动静脉畸形的综合征
#### Cobb综合征

这是一种散发性的以皮肤、椎管内（髓内±脑膜内）和椎体节段性动静脉畸形为特征的罕见疾病。这

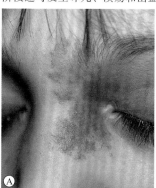
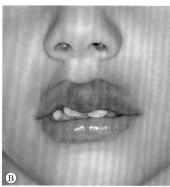
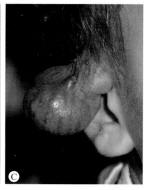
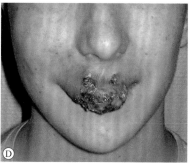

**图104.19 动静脉畸形（AVM）。** A、B.静止期（第1阶段）皮损类似葡萄酒葡萄酒染色（A）和婴儿血管瘤（B）。C.进展期（第2阶段）外耳动静脉畸形。D.破坏期（3期）动静脉畸形导致皮肤坏死（D，Courtesy，Juan Carlos López，MD.）

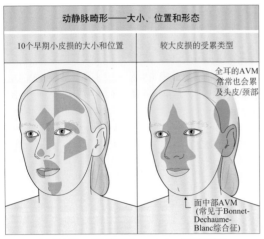

**动静脉畸形——大小、位置和形态**

| 10个早期小皮损的大小和位置 | 较大皮损的受累类型 |

全耳的AVM常常也会累及头皮/颈部

面中部AVM（常见于Bonnet-Dechaume-Blanc综合征）

图 104.20　动静脉畸形——大小、位置和形态

些症状也可见于 *RASA1* 突变引起的 CM-AVM 综合征（见下文）。1 期动静脉畸形表现为类似于葡萄酒样痣的先天性红色、红棕色皮损（图 104.21）。含有扩张静脉的搏动包块（2 期动静脉畸形）可见于 20% 的脊柱动静脉畸形患者。由于增大的动静脉畸形病灶在脊髓的占位效应或蛛网膜下腔出血，患者通常在成年早期即可出现神经功能障碍。神经系统症状包括背部疼痛、神经根痛、直肠和膀胱功能障碍、肝硬化和截瘫。MRI 和血管造影可确诊脊柱动静脉畸形。血管内栓塞治疗脊柱内动静脉畸形可显著改善其预后。

### Bonnet-Dechaume-Blanc 综合征（BDBS；Wyburn-Mason 综合征）

该病是一种罕见的节段性动静脉畸形，可累及颅面部，延及眼和脑部。部分患者存在不完全表现。脑

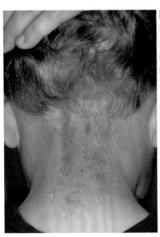

图 104.21　Cobb 综合征
颈部的斑点易使人误诊为"鲑鱼斑"，但该病皮损触感温暖，其上叠加的深红色的斑疹逐渐出现。多普勒超声、MRI 和动脉造影可证实皮肤和脊柱的节段性动静脉畸形

部动静脉畸形可以无症状，也可以有自发性惊厥或偏瘫 / 截瘫。在 Odile Enjolras 个人观察的年龄在 5～51 岁之间的 12 例 BDBS 患者中，面部动静脉畸形（1、2、3 期）中 3 例位于面中部，3 位于侧面部，6 例同时累积面中部和侧面部。眼部动静脉畸形仅在部分患者中存在（4 例），但所有 12 例患者的大脑中都存在视神经交叉、脉络丛或丘脑的动静脉畸形，导致其中 4 例患者发生脑出血。在另一组 15 例 BDBS 患者的研究中[72]，14 例存在眼眶动静脉畸形，其中 13 例累及视神经，11 例累及视网膜。该组患者的症状包括视力或视野减退、失明、反复鼻出血、鼻塞和牙龈出血。

### Parkes Weber 综合征

该病是一种罕见的**快流速**血管畸形综合征，该病中肢体过度生长（长度和周长）可继发于动静脉瘘（arteriovenous fistulae，AVF），须与 KTS 中的单纯的**慢流速**畸形相鉴别。在 Parkes Weber 综合征中亦可观察到红色毛细血管畸形、脂肪过多症和淋巴管畸形。常可发生溶骨性病变和心力衰竭，青春期后预后不良。超过 50% 的 Parkes Weber 综合征患者为 2 型嵌合，即他们在生殖细胞 *RASA1* 突变的基础上遭受体细胞 *RASA1* 突变的"二次打击"，使他们产生更大的 AVM/AVF（见第 62 章）。患者亦表现出 CM-AVM 综合征的特征（见下文）[6, 45]。

#### *毛细血管畸形–动静脉畸形*

毛细血管畸形–动静脉畸形（capillary malformation-arteriovenous malformation，CM-AVM）为常染色体显性遗传，由 *RASA1*（见于约 50% 的患者；CM-AVM1）或 *EPHB4*（相对较少见；CM-AVM2）基因突变引起（见表 104.2）[73]。该疾病患者在出生时即可见到明显的多发、散在的皮肤毛细血管畸形小病灶，病灶数量在儿童期和青春期持续增加。这些毛细血管畸形表现为粉红色到红棕色的斑点，通常具有狭窄的苍白边界（CM-AVM2）或中央区域，受累区域毛发稀疏（图 104.22）。一些斑疹较相邻的未受累处温高，脉冲多普勒超声可显示周围血管阻力降低，提示动静脉畸形前驱病变。患者有时有许多斑点和红色斑疹，绕以苍白晕，主要位于四肢[73]。CM-AVM2 患者的毛细血管扩张好发于嘴唇、口周和上躯干。约 35% 的 CM-AVM1 患者和 15%～20% 的 CM-AVM2 患者存在快流速皮损[6, 45]。

在来自 68 个家族的 138 例 CM-AVM1 患者中，超过 90% 患有多灶性小毛细血管畸形，6% 患有孤立的"非典型性"毛细血管畸形，18% 患有皮肤 / 皮下组织动静脉畸形 / 动静脉瘘（肢体＞面部 / 颈部），5% 患有

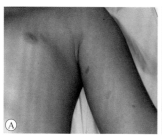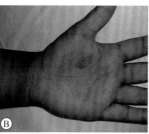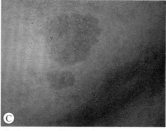

图 104.22　由于 *RASA1* 突变引起的毛细血管-动静脉畸形（CM-AVM）。多个粉红色（A，B）到棕色（C）斑疹。皮损外周常可见明显的淡苍白晕（B，Courtesy，Margarita Larralde，MD.）

Parkes Weber 综合征，15% 患有颅内或椎管内动静脉畸形[50, 73]。中枢神经系统动静脉畸形可导致神经系统症状，这些症状通常在 10 岁前出现，包括头痛、癫痫和感觉运动障碍。对于无症状的婴幼儿毛细血管畸形-动静脉畸形患者以及任何年龄有神经系统症状的患者，均建议行脑/脊柱 MRI 检查[74]。

### PTEN 错构瘤综合征

　　PTEN 突变引起的 PTEN 错构瘤综合征（PTEN hamartoma tumor syndrome，PHTS）包括常染色体显性 Bannayan-Riley-Ruvalcaba 综合征和 Cowden 综合征，以及 2 型嵌合性节段性过度生长、脂肪瘤、动静脉畸形和表皮痣（SOLAMEN）综合征（见第 62 和 63 章）[75-76]。患者常有巨头畸形，易发生恶性肿瘤，尤其是乳房、甲状腺和子宫内膜肿瘤。出生时或儿童期发病的患者的皮肤表现包括生殖器色素斑、血管化脂肪节段性过多和血管畸形，后者的典型表现为多灶性、肌内的、与异位脂肪和引流静脉局灶性节段性扩张有关的快流速病灶[77]。该类血管畸形的影像学和病理组织学特征不同于散发型动静脉畸形，因此被更名为软组织 PTEN 错构瘤。口服西罗莫司（雷帕霉素）被用于该疾病的治疗[78]。脑发育性静脉畸形在 PHTS 患者中也很常见，在患病的青少年及成年人种，其他的皮肤黏膜病变包括毛根鞘瘤、肢端角化症、硬化性纤维瘤、神经瘤及口腔乳头状瘤。

## 病理学

　　4 种主要脉管畸形的组织学特征见图 104.23[1]。

### 毛细血管畸形

　　真皮乳头层及网状层毛细血管扩张，内覆扁平连续的内皮细胞。随着时间的推移，由于毛细血管管腔进行性增大、真皮和皮下组织的受累、真皮纤维化以及皮下静脉受累，受累皮肤可逐渐增厚。

### 静脉畸形

　　可见宽大迂曲回旋且相互连通的异常静脉分布于正常的结缔组织和肌肉中。其内常可见血栓、静脉结石（圆形钙化）和血管内乳头状内皮细胞增生。其异常静脉具有连续的扁平内皮和一薄层的基底膜，其血管壁中层由于平滑肌细胞局灶性相对或绝对缺乏而呈非连续性。

### 淋巴管畸形

　　**微囊肿性**淋巴管畸形表现为扩大、迂曲的不规则淋巴管，管壁有数量不等的平滑肌细胞和一层非常薄的内皮，内皮有时几乎看不见。一些较大的多角形的淋巴管可有瓣膜，由纤维束间隔，淋巴管将整个结缔组织分隔开来。真皮淋巴管束的上方可见表皮角化过度。**大囊肿性**淋巴管畸形，由大的淋巴池组成，通过细淋巴管道相互连接。淋巴管畸形的小水疱和大囊泡中常含有水样液体、淋巴细胞和巨噬细胞，有时有出血现象。淋巴管内皮可通过足平蛋白、LYVE-1、Prox1和 VEGFR-3 的免疫组化染色来鉴别（见第 102 章）。

### 动静脉畸形

　　动静脉畸形的血管管壁不规则增厚，随机分布于真皮及其他受累组织中，静脉与其他弹性成分（通常是动脉和静脉）间的直接交通支十分明显。真皮乳头层可有明显的毛细血管成分，可呈小叶状结构。

## 鉴别诊断

　　血管畸形必须与血管肿瘤鉴别开来。浅表性婴儿血管瘤在其增生期刚开始时或生长缓慢/生长停滞时临床表现类似毛细血管畸形，而深部婴儿血管瘤和其他血管肿瘤，如卡波西样血管内皮瘤和婴儿血管外皮细胞瘤，其临床表现可与静脉畸形、淋巴管畸形及淋巴管静脉畸形相似（见第 103 和 114 章）。在对合并多

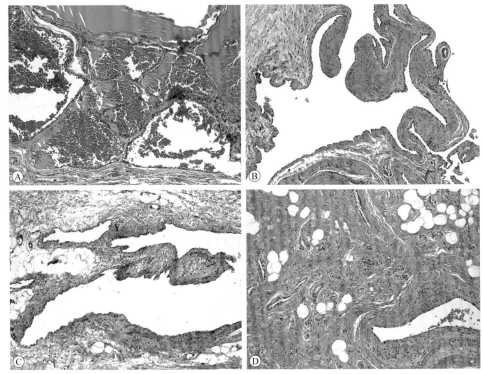

**图 104.23　血管畸形的组织学特征。**A. 一名成年患者的毛细血管畸形，可见增厚呈结节状。真皮中扩张的毛细血管增加。B. 由大的、不规则的、薄壁管腔组成的静脉畸形。C. 淋巴管畸形，有大而不规则的管腔。D. 动静脉畸形，可见动静脉瘘附近有密集的毛细血管形成，这一表现有时被错误地解读为"毛细血管－静脉"畸形（A-D, Courtesy, Lorenzo Cerroni, MD.）

种血管畸形患者的诊断中，应注意鉴别诊断合并血小板减少的多灶性淋巴管内皮瘤病，尤其是患者合并消化道出血时（见第 114 章）。

其他的肿瘤和炎症性疾病有时也可误诊为脉管疾病。当皮损呈现出红色或蓝色和（或）表现为正常皮肤下的一个肿块时常易误诊。例如，红斑狼疮的红斑性皮损、斑块型血管纤维瘤、持久斑疹性毛细血管扩张和其他毛细血管扩张疾病可与毛细血管畸形相似（见第 106 章），易被误诊。真皮黑素细胞增多症（如太田痣、蒙古斑）呈深蓝色，易被误诊为静脉畸形。正常皮肤下的可能被误诊为大囊肿性淋巴管畸形的肿块包括脂肪母细胞瘤、畸胎瘤、支气管源性囊肿、鳃裂囊肿、甲状舌管囊肿、肌纤维瘤、横纹肌肉瘤和纤维肉瘤。

获得性皮肤淋巴管扩张在某些情况下亦与淋巴管畸形表现相似（表 104.7）。

# 治疗

血管畸形是一组异质性疾病，不存在一种单一的治疗方法。

## 毛细血管畸形

近年来治疗鲜红斑痣和毛细血管扩张的最佳手段是脉冲染料激光（PDL；见第 137 章）[79-81]。这种治疗鲜红斑痣的方式非常有效，尤其是早期的面部治疗可以减少可能出现的心理影响，避免皮损进一步增厚。然而，并非所有的皮损都有较好的疗效。面部中央及四肢末端的鲜红斑痣相较于其他部位的皮损对治疗更有抵抗性。脉冲染料激光治疗是安全的，尽管会产生暂时的紫癜，但很少留下色素沉着、色素减退或瘢痕[80]。尽管后面这些副作用在肤色较深的人群中出现频率更多一些（比如 V 类皮肤），但因为这类患者的治疗效果也很好，所以不应该被排除于脉冲染料激光的治疗范围之外。

对于婴幼儿鲜红斑痣，利用长波长、长脉宽、高

| 表 104.7　获得性皮肤淋巴管扩张的病因（文献中有时也指获得性局限性淋巴管瘤） |
|---|
| **炎症因素** |
| 克罗恩病（主要在会阴区） |
| 深部硬斑病 |
| 系统性硬皮病 |
| **感染因素** |
| 结核（如瘰疬病性皮肤结核） |
| 复发性丹毒 / 蜂窝织炎 |
| **肿瘤因素** |
| 肿瘤淋巴转移（如乳腺癌，黑色素瘤） |
| **医疗因素** |
| 外科切除，淋巴切除术，和（或）肿瘤放疗（如乳腺，前列腺，膀胱，子宫） |
| 截肢手术 |
| 糖皮质激素引起的皮肤萎缩，伴或不伴光老化 |
| 青霉素诱导的皮肤病变 |
| **其他因素** |
| 妊娠（外阴部） |
| 肝硬化腹水（腹部） |
| 卟啉病（如迟发性皮肤卟啉病，变异性卟啉病；面部中央） |
| 老年人自然发生（生殖器） |

频（$11 \sim 12$ J/cm²）和动态冷却喷雾的改良 PDL 治疗可以达到最大程度的变淡或清除[81]。局部麻醉药物的应用（见第 143 章）以及冷却喷雾的局麻效应可以减少儿童全身麻醉的需要。在一项针对 51 名面部毛细血管畸形患者的纵向研究中，这些患者均用经典的脉冲染料激光进行治疗，其中三分之一的患者在随访的十年内都出现了皮损颜色重新加深[82]。早期治疗的患者复发率可能较低一些。如果延误了最佳治疗时期，面部和牙龈的鲜红斑痣可能出现增生性的改变而需要额外的皮肤科（如 PDL 治疗前皮肤磨削）、口腔科及外科干预（如纠正咬合畸形和巨唇）。对于脉冲染料激光治疗无效的患者可以考虑其他类型的激光，比如紫翠宝石激光或 Nd：YAG 都可能有一定的疗效。西罗莫司（雷帕霉素）的局部应用可以增加脉冲染料激光治疗的效果[83]（见第 129 章）。

多学科联合治疗对于 Sturge-Weber 综合征的患者而言非常重要。抗痉挛药是治疗癫痫发作的主要药物，尽管有部分严重、不受控制的癫痫发作患者需要外科治疗才有效。低剂量阿司匹林（$3 \sim 5$ mg/kg）可用于甚至无临床症状的头部受累患者[84]。青光眼患者往往用药物或外科治疗有效。如前所述，鲜红斑痣的脉冲染料激光治疗应从婴幼儿阶段开始。对于受

Sturge-Weber 综合征困扰的患者和家属而言，心理辅导可能是有效的，还可以从 Sturge-Weber 基金会受益。（www.sturge-weber.org）

## 静脉畸形

头部静脉畸形要达到满意的疗效需要多年的各种硬化剂治疗手段，必要时还需要结合外科手术切除，治疗周期往往从幼年期延续到成年期（见图 104.14）[1]。治疗目的是维持面部对称性，保持肌肉功能，恢复笑容动力。硬化剂治疗和外科切除对于肢端静脉畸形也可能有效，但有些皮损范围过大或进展太快，这样的治疗方式并不适用。应用弹力服可以抑制受损末端的膨大和减少局部疼痛感。低分子肝素可用来控制伴有静脉畸形的慢性凝血功能障碍，尤其是在手术之前及伴有疼痛的血栓形成过程中[55-56]。低剂量阿司匹林［35 mg/（kg·d），最多每天 81 mg］对于部分轻度凝血障碍的患者可能有效[85]。也有报道指出，西罗莫司靶蛋白（mTOR）抑制剂西罗莫司治疗静脉畸形可以改善凝血功能，较少皮损范围，缓解疼痛[86]。

## 淋巴管畸形

淋巴管畸形的治疗方式选择和疗效取决于畸形的种类和程度[67-68]。巨囊性淋巴管畸形主要用经皮注入硬化剂来治疗，如灭活的细菌（picibanil/OK-432），玉米蛋白的酒精溶液（Ethibloc®），十四烷基硫酸钠，纯乙醇，多西环素，博来霉素。硬化剂的注入使皮损局部产生炎症反应，随后治疗的囊内发生纤维化和收缩，且往往需要多次治疗。硬化剂治疗失败或效果不完全可选用手术切除。

手术切除是治疗微囊性淋巴管畸形的选择方式，可以直接切除，皮损过大时也可进行植皮或应用组织扩张器。但几乎在所有的病例中都存在不完全切除，部分是因为担心大范围手术后局部功能受损，部分是由于低估了淋巴管畸形的范围（见图 104.19D）。其他一些治疗方式也经常联合用于淋巴管畸形的治疗，包括激光（如二氧化碳，用于表面皮损和皮损内裸光纤的 Nd：YAG，二极管），射频消融，冷冻消融，硬化剂治疗[87-89]。舌部及下颌的微囊性淋巴管畸形尤其难治，且注意口腔卫生十分重要。非甾体抗炎药、糖皮质激素和（或）抗生素往往对淋巴管畸形的短期炎症性肿胀治疗有效。

西罗莫司用于治疗大范围淋巴管畸形已取得成功。在近期的一项研究中，13 名 GLA/Gorham-Stout 病患者中有 12 人观察到疗效，11 名大的淋巴管畸形患者中有

10 名对治疗有反应[90]。西地那非对于部分患者可以不同程度地减少巨大淋巴管畸形的体积和硬度[91]，但在其他方面并无改善[92]。

### 动静脉畸形

通常而言，第 2 阶段和第 3 阶段的头颈部动静脉畸形应该在通过动脉直接穿刺的术前栓塞之后再手术完全切除，以防止术中出血过多。重建往往需要皮肤移植、术前组织扩张以及游离组织转移等技术[1, 70]。次全切除术通常导致动静脉畸形的进一步进展，伴有邻近血管的募集和明显的血管生成。对于第 1 阶段和第 2 阶段早期的动静脉畸形，如果术后的美容效果比原有皮损更查，应以保守治疗为主。但早期动静脉畸形的切除可以抑制其进一步的发展。

仅靠栓塞往往并不能完全治愈动静脉畸形。最有效的栓塞剂，纯乙醇会带来肾毒性、肺毒性、心脏停搏等重大风险，尤其是在高剂量使用时。对于伴有出血的动静脉畸形，栓塞可能是救命之举。血管栓塞很难长期控制手足等末梢的动静脉畸形，还会带来缺血相关并发症，如极度疼痛、坏死，严重时可能需要截肢。在一项报道中，一位年轻女孩上肢的弥漫性动静脉畸形经使用具有抗血管生成效应的金属蛋白生成抑制剂（Marimastat®）治疗后，病损在 12 年内具有持续的改善，包括受损骨骼的重建，且不伴有副作用[93]。

### 混合畸形

肢端的混合血管畸形需要个体订制治疗方案。整形外科的纵向评估对于生长发育阶段儿童的下肢损害至关重要。在生长周期结束前选择合适时机行骺骨干固定术可能可以纠正 KTS 的腿长差异，但也有可能加重 Parkes Weber 综合征的血管疾病。仅仅治疗血管畸形的一个组成部分（如 KTS 静脉曲张的手术治疗，Parkes Weber 综合征动静脉病灶的栓塞治疗）往往不能达到最佳治疗效果。

### 致谢

感谢已故的 Odile Enjolras 博士对之前版本中本章内容的贡献。

（朱今巾译　朱里校　陶娟审）

# 参考文献

1. Enjolras O, Wassef M, Chapot R. A color Atlas of vascular tumors and vascular malformations. New York: Cambridge University Press; 2007.
2. Wassef M, Blei F, Adams D, et al; ISSVA Board and Scientific Committee. Vascular anomalies classification: recommendations from the International Society for the Study of Vascular Anomalies. Pediatrics 2015;136:e203–14.
3. Uebelhoer M, Boon LM, Vikkula M. Vascular anomalies: from genetics toward models for therapeutic trials. Cold Spring Harb Perspect Med 2012;2:pii: a009688.
4. Limaye N, Wouters V, Uebelhoer M, et al. Somatic mutations in angiopoietin receptor gene TEK cause solitary and multiple sporadic venous malformations. Nat Genet 2009;41:118–24.
5. Irrthum A, Brouillard P, Enjolras O, et al. Linkage disequilibrium narrows locus for venous malformation with glomus cells (VMGLOM) to a single 1.48 Mbp YAC. Eur J Hum Genet 2001;9:34–8.
6. Eerola L, Boon LM, Mulliken JB, et al. Capillary malformation-arteriovenous malformation: a new clinical and genetic disorder caused by RASA1 mutations. Am J Hum Genet 2003;73:1240–9.
7. Rozas-Muñoz E, Frieden IJ, Roé E, et al. Vascular stains: proposal for a clinical classification to improve diagnosis and management. Pediatr Dermatol 2016;33:570–84.
8. Kanada KN, Merin MR, Munden A, et al. A prospective study of cutaneous findings in newborns in the United States: correlation with race, ethnicity, and gestational status using updated classification and nomenclature. J Pediatr 2012;161:240–5.
9. Juern AM, Glick ZR, Drolet BA, Frieden IJ. Nevus simplex: a reconsideration of nomenclature, sites of involvement, and disease associations. J Am Acad Dermatol 2010;63:805–14.
10. Guggisberg D, Hadj-Rabia S, Viney C, et al. Skin markers of occult spinal dysraphism in children: a review of 54 cases. Arch Dermatol 2004;140:1109–15.
11. Chern JJ, Kirkman JL, Shannon CN, et al. Use of lumbar ultrasonography to detect occult spinal dysraphism. J Neurosurg Pediatr 2012;9:274–9.
12. Shirley MD, Tang H, Gallione CJ, et al. Sturge-Weber

syndrome and port-wine stains caused by somatic mutation in GNAQ. N Engl J Med 2013;368:1971–9.
13. Happle R. Capillary malformations: a classification using specific names for specific skin disorders. J Eur Acad Dermatol Venereol 2015;29:2295–305.
14. Klapman MH, Yao JF. Thickening and nodules in port-wine stains. J Am Acad Dermatol 2001;44:300–2.
15. Nijhawan RI, Bard S, Blyumin M, et al. Early localized morphea mimicking an acquired port-wine stain. J Am Acad Dermatol 2011;64:779–82.
16. Fernández-Guarino M, Boixeda P, de Las Heras E, et al. Phakomatosis pigmentovascularis: clinical findings in 15 patients and review of the literature. J Am Acad Dermatol 2008;58:88–93.
17. Happle R. Phacomatosis pigmentovascularis revisited and reclassified. Arch Dermatol 2005;141:385–8.
18. Waelchli R, Aylett SE, Robinson K, et al. New vascular classification of port wine stains: improving prediction of Sturge-Weber risk. Br J Dermatol 2014;171:861–7.
19. Dutkiewicz AS, Ezzedine K, Mazereeuw-Hautier J, et al. A prospective study of risk for Sturge-Weber syndrome in children with upper facial port-wine stain. J Am Acad Dermatol 2015;72:473–80.
20. Sudarsanam A, Ardern-Holmes SL. Sturge-Weber syndrome: from the past to the present. Eur J Paediatr Neurol 2014;18:257–66.
21. Miller RS, Ball KL, Comi AM, Germain-Lee EL. Growth hormone deficiency in Sturge-Weber syndrome. Arch Dis Child 2006;91:340–1.
22. Mazereeuw-Hautier J, Syed S, Harper J. Bilateral facial capillary malformation associated with eye and brain abnormalities. Arch Dermatol 2006;142:994–8.
23. Pascual-Castroviejo I, Pascual-Pascual SI, Velazquez-Fragua R, et al. Sturge-Weber syndrome: study of 55 patients. Can J Neurol Sci 2008;35:301–7.
24. Bay MJ, Kossoff EH, Lehmann CU, et al. Survey of aspirin use in Sturge-Weber syndrome. J Child Neurol 2011;26:692–702.
25. Lance EI, Sreenivasan AK, Zabel TA, et al. Aspirin use in Sturge-Weber syndrome: side effects and clinical outcomes. J Child Neurol 2013;28:213–18.
26. Ewen JB, Kossoff EH, Crone NE, et al. Use of quantitative EEG in infants with port-wine birthmark to assess for

Sturge-Weber brain involvement. Clin Neurophysiol 2009;120:1433–40.
27. Enjolras O, Chapot R, Merland JJ. Vascular anomalies and the growth of limbs: a review. J Pediatr Orthop B 2004;13:349–57.
28. Lee MS, Liang MG, Mulliken JB. Diffuse capillary malformation with overgrowth: a clinical subtype of vascular anomalies with hypertrophy. J Am Acad Dermatol 2013;69:589–94.
29. Couto JA, Ayturk UM, Konczyk DJ, et al. A somatic GNA11 mutation is associated with extremity capillary malformation and overgrowth. Angiogenesis 2017;20:303–6.
30. Luks VL, Kamitaki N, Vivero MP, et al. Lymphatic and other vascular malformative/overgrowth disorders are caused by somatic mutations in PIK3CA. J Pediatr 2015;166:1048–1054.e1–5.
31. Redondo P, Aguado L, Martinez-Cuesta A. Diagnosis and management of extensive vascular malformations of the lower limb: part II. Systemic repercussions [corrected]: diagnosis, and treatment. J Am Acad Dermatol 2011;65:909–23.
32. Maari C, Frieden IJ. Klippel-Trenaunay syndrome: the importance of "geographic stains" in identifying lymphatic disease and risk of complications. J Am Acad Dermatol 2004;51:391–8.
33. Redondo P, Bastarrika G, Aguado L, et al. Foot or hand malformations related to deep venous system anomalies of the lower limb in Klippel-Trénaunay syndrome. J Am Acad Dermatol 2009;61:621–8.
34. Huiras EE, Barnes CJ, Eichenfield LF, et al. Pulmonary thromboembolism associated with Klippel-Trenaunay syndrome. Pediatrics 2005;116:e596–600.
35. Redondo P, Aguado L, Marquina M, et al. Angiogenic and prothrombotic markers in extensive slow-flow vascular malformations: implications for antiangiogenic/antithrombotic strategies. Br J Dermatol 2010;162:350–6.
36. Rodriguez-Manero M, Aguado L, Redondo P. Pulmonary arterial hypertension in patients with slow-flow vascular malformations. Arch Dermatol 2010;146:1347–52.
37. Turner JT, Cohen MM, Biesecker LG. Reassessment of

the Proteus syndrome literature: application of diagnostic criteria to published cases. Am J Med Genet 2004;130A:111–22.

38. Lindhurst MJ, Sapp JC, Teer JK, et al. A mosaic activating mutation in AKT1 associated with the Proteus syndrome. N Engl J Med 2011;365:611–19.

39. Cohen MM Jr. Proteus syndrome: an update. Am J Med Genet C Semin Med Genet 2005;137C:38–52.

40. Sapp JC, Turner JT, van de Kamp JM, et al. Newly delineated syndrome of congenital lipomatous overgrowth, vascular malformations, and epidermal nevi (CLOVE syndrome) in seven patients. Am J Med Genet 2007;143A:2944–58.

41. Alomari AT. Characterization of a distinct syndrome that associates complex truncal overgrowth, vascular, and acral anomalies: a descriptive study of 18 cases of CLOVES syndrome. Clin Dysmorphol 2009;18: 1–7.

42. Kurek KC, Luks VL, Ayturk UM, et al. Somatic mosaic activating mutations in PIK3CA cause CLOVES syndrome. Am J Hum Genet 2012;90:1108–15.

43. Keppler-Noreuil KM, Sapp JC, Lindhurst MJ, et al. Clinical delineation and natural history of the PIK3CA-related overgrowth spectrum. Am J Med Genet A 2014;164:1713–33.

44. Alomari AI, Burrows PE, Lee EY, et al. CLOVES syndrome with thoracic and central phlebectasia: increased risk of pulmonary embolism. J Thorac Cardiovasc Surg 2010;140:459–63.

45. Wright DR, Frieden IJ, Orlow SJ, et al. The misnomer "macrocephaly-cutis marmorata telangiectatica congenita syndrome": report of 12 new cases and support for revising the name to macrocephaly-capillary malformations. Arch Dermatol 2009;145:287–93.

46. Mirzaa GM, Riviere JB, Dobyns WB. Megalencephaly syndromes and activating mutations in the PI3K-AKT pathway: MPPH and MCAP. Am J Med Genet C Semin Med Genet 2013;163C:122–30.

47. Riviere JB, Mirzaa GM, O'Roak BJ, et al. De novo germline and postzygotic mutations in AKT3, PIK3R2 and PIK3CA cause a spectrum of related megalencephaly syndromes. Nat Genet 2012;44:934–40.

48. López-Gutiérrez JC, Lapunzina P. Capillary malformation of the lower lip, lymphatic malformation of the face and neck, asymmetry and partial/generalized overgrowth (CLAPO): report of six cases of a new syndrome/association. Am J Med Genet 2008;146A:2583–8.

49. Ben Amitai D, Fichman S, Merlob P. Cutis marmorata telangiectatica congenita: clinical findings in 85 patients. Pediatr Dermatol 2000;17:100–4.

50. Revencu N, Boon LM, Mulliken JB, et al. Parkes Weber syndrome, vein of Galen aneurysmal malformation and other fast-flow vascular anomalies are caused by RASA1 mutations. Hum Mutat 2008;29:959–65.

51. Sabbà C, Pasculli G, Lenato GM, et al. Hereditary hemorrhagic telangiectasia: clinical features in ENG and ALK1 mutation carriers. J Thromb Haemost 2007;5:1149–57.

52. Morgan T, McDonald J, Anderson C, et al. Intracranial hemorrhage in infants and children with hereditary hemorrhagic telangiectasia (Osler-Weber-Rendu syndrome). Pediatrics 2002;109:e12.

53. Faughnan ME, Palda VA, Garcia-Tsao G, et al. International guidelines for the diagnosis and management of hereditary hemorrhagic telangiectasia. J Med Genet 2011;48:73–87.

54. Limaye N, Kangas J, Mendola A, et al. Somatic activating PIK3CA mutations cause venous malformation. Am J Hum Genet 2015;97:914–21.

55. Mazoyer E, Enjolras O, Bisdorff A, et al. Coagulation disorders in patients with venous malformation of limbs and trunk (a study in 118 patients). Arch Dermatol 2008;144:861–7.

56. Dompmartin A, Acher A, Thibon P, et al. Association of localized intravascular coagulopathy with venous malformations. Arch Dermatol 2008;144:873–7.

57. Alomari AI, Spencer SA, Arnold RW, et al. Fibro-adipose vascular anomaly: clinical-radiologic-pathologic features of a newly delineated disorder of the extremity. J Pediatr Orthop 2014;34:109–17.

58. Wouters V, Limaye N, Uebelhoer M, et al. Hereditary cutaneomucosal venous malformations are caused by TIE2 mutations with widely variable hyper-phosphorylating effects. Eur J Hum Genet 2010;18:414–20.

59. Soblet J, Kangas J, Nätynki M, et al. Blue rubber bleb nevus (BRBN) syndrome is caused by somatic TEK (TIE2) mutations. J Invest Dermatol 2017;137:207–16.

60. Pansuriya TC, van Eijk R, d'Adamo P, et al. Somatic mosaic IDH1 and IDH2 mutations are associated with enchondroma and spindle cell hemangioma in Ollier disease and Maffucci syndrome. Nat Genet 2011;43:1256–61.

61. Boon LM, Mulliken JB, Enjolras O, Vikkula M. Glomuvenous malformation (glomangioma) and venous malformation: distinct clinicopathologic and genetic entities. Arch Dermatol 2004;140:971–6.

62. Mallory SB, Enjolras O, Boon LM, et al. Congenital plaque-type glomuvenous malformations presenting in childhood. Arch Dermatol 2006;142:892–6.

63. Brouillard P, Ghassibé M, Penington A, et al. Four common glomulin mutations cause two thirds of glomuvenous malformations ("familial glomangiomas"): evidence for a founder effect. J Med Genet 2005;42: e13.

64. Revencu N, Vikkula M. Cerebral cavernous malformation: new molecular and clinical insights. J Med Genet 2006;43:716–21.

65. Sirvente J, Enjolras O, Wassef M, et al. Frequency and phenotypes of cutaneous vascular malformations in a consecutive series of 417 patients with familial cerebral cavernous malformations. J Eur Acad Dermatol Venereol 2009;23:1066–72.

66. Brouillard P, Boon L, Vikkula M. Genetics of lymphatic anomalies. J Clin Invest 2014;124:898–904.

67. Edwards PD, Rahbar R, Ferraro NF, et al. Lymphatic malformation of the lingual base and oral floor. Plast Reconstr Surg 2006;115:1906–15.

68. Greene AK, Burrows PE, Smith L, Mulliken JB. Periorbital lymphatic malformation: clinical course and management in 42 patients. Plast Reconstr Surg 2005;115:22–30.

69. Croteau SE, Kozakewich HP, Perez-Atayde AR, et al. Kaposiform lymphangiomatosis: a distinct aggressive lymphatic anomaly. J Pediatr 2014;164:383–8.

70. Enjolras O, Logeart I, Gelbert F, et al. Malformations artérioveineuses: étude de 200 cas. Ann Dermatol Venereol 2000;127:17–22.

71. Wu JK, Bisdorff A, Gelbert F, et al. Auricular arteriovenous malformation: evaluation, management, and outcome. Plast Reconstr Surg 2005;115:985–95.

72. Bhattacharya JJ, Luo CB, Suh DC, et al. Wyburn-Mason or Bonnet-Dechaume-Blanc as cerebrofacial arteriovenous metameric syndromes (CAMS). Interv Neuroradiol 2001;7:5–17.

73. Revencu N, Boon LM, Mendola A, et al. RASA1 mutations and associated phenotypes in 68 families with capillary malformation-arteriovenous malformation. Hum Mutat 2013;34:1632–41.

73a. Amyere M, Revencu N, Helaers R, et al. Germline loss-of-function mutations in EPHB4 cause a second form of capillary malformation-arteriovenous malformation (CM-AVM2) deregulating RAS-MAPK signaling. Circulation 2017;136:1037–48.

74. Orme CM, Boyden LM, Choate KA, et al. Capillary malformation–arteriovenous malformation syndrome: review of the literature, proposed diagnostic criteria, and recommendations for management. Pediatr Dermatol 2013;30:409–15.

75. Wanner M, Celebi JT, Peacocke M. Identification of a PTEN mutation in a family with Cowden and Bannayan-Zonana syndrome. J Am Acad Dermatol 2001;44:183–7.

76. Pezzolesi MG, Li Y, Zhou XP, et al. Mutation-positive and mutation-negative patients with Cowden and Bannayan-Riley-Ruvalcaba syndromes associated with distinct 10q haplotypes. Am J Hum Genet 2006;79:923–34.

77. Tan WH, Baris HN, Burrows PE, et al. The spectrum of vascular anomalies in patients with PTEN mutations: implications for diagnosis and management. J Med Genet 2007;44:594–602.

78. Iacobas I, Burrows PE, Adams DM, et al. Oral rapamycin in the treatment of patients with hamartoma syndromes and PTEN mutation. Pediatr Blood Cancer 2011;57:321–3.

79. Nguyen CM, Yohn JJ, Huff C, et al. Facial port wine stains in childhood: prediction of the rate of improvement as a function of the age of the patient, size and location of the port wine stain and the number of treatments with the pulsed dye (585 nm) laser. Br J Dermatol 1998;138:821–5.

80. Seukeran DC, Collins P, Sheehan-Dare RA. Adverse reactions following pulsed tunable dye laser treatment of port wine stains in 701 patients. Br J Dermatol 1997;136:725–9.

81. Chapas AM, Eickhorst K, Geronemus RG. Efficacy of early treatment of facial port wine stains in newborns: a review of 49 cases. Lasers Surg Med 2007;39:563–8.

82. Huikeshoven M, Koster PH, de Borgie CA, et al. Redarkening of port-wine stains 10 years after pulsed-dye-laser treatment. N Engl J Med 2007;356:1235–40.

83. Marqués L, Núñez-Córdoba JM, Aguado L, et al. Topical rapamycin combined with pulsed dye laser in the treatment of capillary vascular malformations in Sturge-Weber syndrome: phase II, randomized, double-blind, intraindividual placebo-controlled clinical trial. J Am Acad Dermatol 2015;72:151–8.

84. Bachur CD, Comi AM. Sturge-weber syndrome. Curr Treat Options Neurol 2013;15:607–17.

85. Nguyen JT, Koerper MA, Hess CP, et al. Aspirin therapy in venous malformation: a retrospective cohort study of benefits, side effects, and patient experiences. Pediatr Dermatol 2014;31:556–60.

86. Boscolo E, Limaye N, Huang L, et al. Rapamycin improves TIE2-mutated venous malformation in murine model and human subjects. J Clin Invest 2015;125:3491–504.

87. Peters DA, Courtemanche DJ, Heran MKS, et al. Treatment of cystic lymphatic vascular malformations with OK-432 sclerotherapy. Plast Reconstr Surg 2006;118:1441–6.

88. Leboulanger N, Roger G, Caze A, et al. Utility of radiofrequency ablation for haemorrhagic lingual lymphangioma. Int J Pediatr Otorhinolaryngol 2008;72:953–8.

89. Shiels WE 2nd, Kenney BD, Caniano DA, Besner GE. Definitive percutaneous treatment of lymphatic malformations of the trunk and extremities. J Pediatr Surg 2008;43:136–9.

90. Triana P, Dore M, Cerezo VN, et al. Sirolimus in the Treatment of Vascular Anomalies. Eur J Pediatr Surg 2017;27:86–90.

91. Swetman GL, Berk DR, Vasanawala SS, et al. Sildenafil for severe lymphatic malformations. N Engl J Med 2012;366:384–6.

92. Koshy JC, Eisemann BS, Agrawal N, et al. Sildenafil for microcystic lymphatic malformations of the head and neck: a prospective study. Int J Pediatr Otorhinolaryngol 2015;79:980–2.

93. Burrows PE, Mulliken JB, Fishman SJ, et al. Pharmacological treatment of a diffuse arteriovenous malformation of the upper extremity in a child. J Craniofac Surg 2009;20:1597–2002.

# 第 105 章　溃疡

Ariela Hafner，Eli Sprecher

**同义名：** ■ 溃疡（ulcer）——伤口，痛处 ■ 静脉性溃疡（venous ulcer）——由静脉功能不全或静脉高压引起的溃疡 ■ 动脉性溃疡（arterial ulcer）——由动脉粥样硬化引起的溃疡 ■ 神经病变性溃疡（neuropathic ulcer）——无痛性穿孔性溃疡 ■ 青斑样血管病（livedoid vasculopathy）——白色萎缩，青斑样血管炎 ■ 压迫性溃疡（pressure ulcer）——褥疮性溃疡，压疮，褥疮

## 要点

■ 病史应当包含起病情况、病程、症状、加重和缓解因素、既往史、家族史、社交史、旅行以及用药史。

■ 重要的体格检查，包括皮损的位置、大小、形状以及溃疡的深度、溃疡边缘和基底的特征以及相关的体检所见。

■ 有意义的实验室检查，包括血管检查、血液检测（如血栓形成倾向）、病原学培养以及皮肤活检。

■ 对于难以愈合的慢性溃疡进行皮肤活检可以用于排除肿瘤或其他潜在疾病。

■ 溃疡的治疗不仅限于局部治疗，还应针对原发病因进行治疗：
  ● 静脉功能不全：加压
  ● 动脉功能不全：血管重建
  ● 神经病变性或压力性溃疡：减少压力
  ● 感染：抗生素
  ● 肿瘤：手术，化疗，放疗
  ● 血管病变：治疗引起血管闭塞的根本原因
  ● 血管炎或其他炎症反应（如坏疽性脓皮病）：糖皮质激素，免疫抑制剂

■ 治疗的关键是促进溃疡愈合：
  ● 清创：机械清创，酶促清创，自溶清创
  ● 外用敷料：保持局部湿润
  ● 控制感染：抗生素
  ● 植皮或人工皮
  ● 生长因子

## 引言

慢性创口是指无法进行正常有序和及时修复的伤口，或修复后无法恢复正常功能的创口[1]。皮肤溃疡是一种表皮和真皮缺损相关的创伤。由各种全身及局部因素引起的慢性溃疡，可以检验一个皮肤科医师的诊断和治疗水平。大多数溃疡发生在下肢，且多数与静脉功能不全、外周动脉疾病或周围神经病变有关（表 105.1）。相对少见的溃疡成因在图 105.1 列出，除了下肢溃疡以外的一些其他溃疡也包含在内（如压力性溃疡）。

在过去的数十年中随着新敷料和新技术的发展，溃疡的治疗取得了长足的进步。但慢性溃疡治疗的关键在于对患者合理的评估和对溃疡成因的不断认识。

## 静脉性溃疡

慢性静脉溃疡的发生在成人中十分常见，且发病率随年龄增加而升高。由于很大程度上缺乏统一的诊断标准，统计所得的患病率差异较大，在男性为不足 1% 至 17%，女性为不足 1% 至 40%[2]。

慢性静脉疾病的危险因素包括家族史、年龄、女性、肥胖、妊娠、长期站立以及身高[3]。静脉高压和静脉功能不全是慢性腿部溃疡的最常见病因。静脉溃疡的迁延不愈给患者带来痛苦，影响患者的生活质量[4]。由于静脉溃疡患病率较高和不易愈合的特点，在美国其医疗护理成本每年可高达 30 亿美元[3]。

### 发病机制

下肢静脉系统包含一个由浅静脉、深静脉和连接浅、深静脉的交通静脉构成的血管网络（见第 155 章）。整个血管网络中的单向静脉瓣确保血液向深部系统单向流动且不会反流（图 105.2A）。而小腿肌肉的收缩促使血液从下肢流向心脏[4]。

人体站立期间，腿部肌肉放松，腿部静脉压力可达 80 ～ 90 mmHg[3]。小腿肌肉收缩（如走路时）可以瞬间增加下肢静脉压，推动血液流向心脏。当深静脉系统的压力上升时，静脉瓣关闭防止血液反流而将高压传送至浅静脉[4]。当深静脉系统清空时，深静脉压力突然下降至 30 mmHg 以下，此时静脉瓣打开，使

| 表 105.1 | 主要的三类下肢溃疡临床特征比较 | | |
|---|---|---|---|
| | **静脉性** | **动脉性** | **神经病变性 / 无痛性穿孔性溃疡** |
| 部位 | 内踝区 | 受压部位<br>末梢部位（趾） | 受压部位 |
| 形态 | 常表浅<br>边缘不规则<br>基底部黄色纤维蛋白 | 基底部干燥、坏死<br>边界清晰（打孔样） | 打孔样 |
| 周围皮肤 | 由于含铁血黄素的沉积呈黄褐色或褐色<br>点状出血（淤积性紫癜）<br>脂性硬皮病 | 毛发缺失后的光泽性萎缩性皮肤 | 硬化增厚 |
| 其他阳性体征 | 静脉曲张<br>腿部或踝部水肿<br>伴或不伴淤积性皮炎<br>伴或不伴淋巴水肿 | 外周脉搏减弱或消失<br>足部发凉<br>毛细血管再灌注时间延长（＞3～4 s）<br>抬腿后皮肤发白（45° 保持 1 min）<br>皮肤发红 | 周围神经病变引起的感觉下降<br>伴或不伴足部畸形 |

\* 最常见于糖尿病

（Adapted from Phillips TJ, Dover JS. Leg ulcers. J Am Acad Dermatol. 1991；25：965-87.）

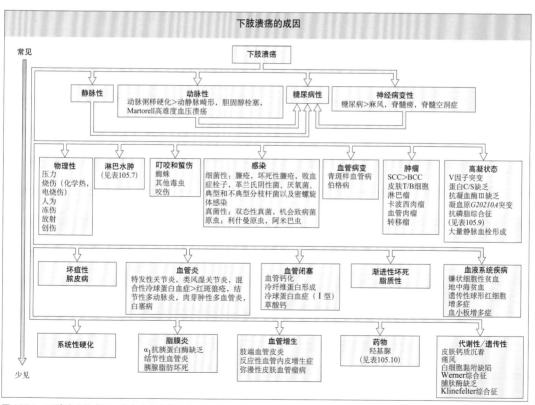

**图 105.1　下肢溃疡的成因。** 白塞病患者容易出现下肢溃疡是因为存在与深静脉血栓形成相关的血管炎和（或）静脉功能不全，而且有时腐蚀性的脓疱型皮肤病也会造成下肢溃疡。羟基脲诱导的下肢溃疡通常发生在踝部或胫骨脊处，会产生剧烈疼痛且周围皮肤出现萎缩。其他溃疡形成相关的遗传综合征在表 105.10 中列出

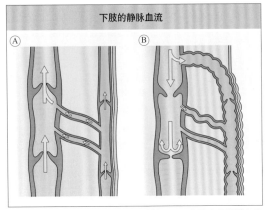

**图 105.2　下肢的静脉血流**。A. 正常情况下，血液在小腿肌肉的作用下克服重力被泵向心脏。血液通过交通静脉从浅静脉流向深静脉。静脉瓣可以确保血液单向流动。B. 当静脉瓣压力受损和（或）静脉压过高时，血液可以反流至浅静脉，形成静脉曲张

血液从浅静脉流入深静脉[3-4]。

当静脉瓣功能出现异常时，腿部运动时下肢静脉压力下降减少，由于小腿肌肉收缩产生的深静脉高压可以传导至浅静脉系统和皮肤微循环中[3]。持续的静脉压力增高也称为静脉高压或静脉功能不全，可引起临床上典型的**慢性静脉疾病**表现。

在大多数患者中，静脉反流是由于静脉瓣功能异

常所致（图 105.2B），无论是因为初次（先天性）或二次深静脉血栓形成，还是由于复发性创伤造成。造成静脉高压的其他原因包括静脉流出道阻塞和由于肥胖及下肢长期固定引起的小腿肌肉泵血能力下降[3]。

尽管静脉高压看上去是引起慢性静脉疾病中皮肤改变的关键因素，但从静脉功能不良到溃疡形成的确切级联发生机制尚不完全清楚。目前提出了一些相关的病因学机制，但它们代表的是始动因素还是表象尚不得而知[6]。有相关理论认为，由于纤维蛋白原的外渗而在真皮毛细血管周围形成的纤维蛋白袖可以阻止氧和营养物质向血管周围组织扩散，从而引起皮肤退行性改变[7]。另外的研究指出，静脉池引起血管内皮细胞间空间变大，纤维蛋白和其他大分子物质沉积在血管内壁并诱导生长因子聚集在局部，使得其不能发挥促进伤口恢复的作用[8]。

现在的主流观点认为，慢性炎症在慢性静脉溃疡中有重要作用[3]。当静脉压升高时，小血管及下肢皮肤内出现白细胞的诱捕（称为微血管白细胞诱捕假说；图 105.3）[9]。这些诱捕的白细胞被激活后启动炎症反应，导致细胞和组织出现功能障碍，最终引起慢性静脉功能不全患者常见的皮肤改变。

内皮细胞上特定黏附分子的表达吸引各种白细胞（如巨噬细胞、T 淋巴细胞、肥大细胞）渗出到

**图 105.3　静脉性溃疡形成理论**。该理论包含在纤维蛋白原外渗、外渗分子与生长因子结合以及白细胞的诱捕等作用下形成毛细血管周围纤维蛋白袖，继而产生慢性炎症，引起皮肤改变和溃疡形成。TGF，转化生长因子；VEGF，血管内皮生长因子

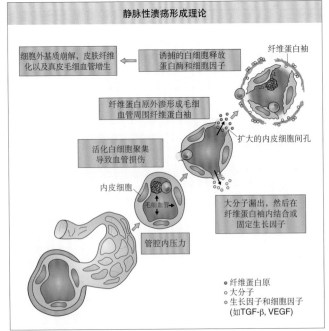

真皮中（见第 102 章），在那里它们通过释放细胞因子和活化的蛋白酶来进一步促进炎症反应[10]。特别指出，基质金属蛋白酶（matrix metalloproteinases，MMPs）的高表达和高度活化引发细胞外基质的分解，进而促进溃疡的形成并抑制其愈合。转化生长因子 β（transforming growth factorbeta，TGF-β）和血管内皮细胞生长因子（vascular endothelial growth factor，VEGF）的浓度增加，分别促进皮肤纤维化和真皮毛细血管增殖（见图 141.3）。毛细血管渗透性增加和红细胞外渗致三价铁沉积在受损皮肤，出现褐色皮损。持续的炎症反应最终导致溃疡形成，继而产生基质金属蛋白酶和细胞因子［如白介素-1 和肿瘤坏死因子-α（tumor necrosis factor-alpha，TNF-α）］，使得成纤维细胞功能受损并加速溃疡愈合所需的生长因子降解。此外，氧化应激诱导的过早老化和皮损处成纤维细胞功能障碍也是导致静脉性溃疡长期不愈合的因素[11-12]。

## 临床特征

慢性静脉疾病有一个广谱的临床表现，从简单的毛细血管扩张、静脉曲张到脂性硬皮病和大的慢性溃疡[5]。静脉性溃疡患者常被腿部的肿胀和疼痛所困扰，尤其在负重和长时间站立后加重，但通过抬高患肢、穿弹力袜或适当步行等减少静脉压力的方法可以使症状得到改善。慢性静脉疾病的其他临床表现还包括肌肉痉挛、瘙痒和坐立不安等[4-5]。

静脉性溃疡最常发生于内踝上方（图 105.4）。溃疡边缘常不规则，溃疡中央可覆盖黄色纤维素性渗出物，清除渗出物后可见溃疡基底部新鲜的、非缺血性肉芽组织。如果不及时治疗，静脉性溃疡可以发展至比其他大多数慢性创口更大，甚至可环绕下肢一周[4]。

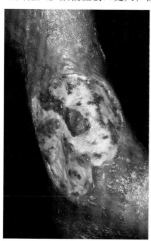

图 105.4　静脉性溃疡和淤积性皮炎。注意内踝溃疡周围皮肤上的红斑、结痂和脱屑。15%～20% 的溃疡面上可见淡黄色纤维素性渗出物和肉芽组织

足背动脉搏动通常可明显触及，如果因为局部硬化或水肿使得足背动脉搏动不明显，需结合踝肱指数（见下文）排除是否存在伴随的外周动脉疾病[5]。

静脉性溃疡特征性的临床表现包括（图 105.5）：①不同程度的静脉曲张（见第 155 章）；②由于红细胞外渗和巨噬细胞内含铁血黄素的沉积，可见皮肤上针尖大小的瘀点重叠成黄褐色斑点（见图 22.6），有时可伴色素沉着；③水肿；④淤积性皮炎伴瘙痒、红斑、脱屑和渗出（见第 13 章）。值得注意的是，淤积性皮炎有时可因为局部接触过敏药物产生接触性皮炎而加重，如新霉素。在多达 40% 的伴有慢性静脉功能不全的患者中可观察到白色萎缩中光滑的、乳白色的硬化性斑块，周围常有点状的毛细血管扩张和（或）皮肤变褐[13]。

由于长期站立形成静脉高压或伴有静脉功能不全的患者可发展成慢性脂性硬皮病（硬化性脂膜炎），常首先出现内踝上方皮肤硬化和纤维化（见图 105.5C，D）。最终可累及整条腿的下三分之一，形成"倒香槟酒瓶"状皮损。有学者认为脂性硬皮病的程度与溃疡的延迟愈合有关。慢性脂性硬皮病有时起始于急性炎症期，表现为局部出现发热、发红、坚实的柔软性疼痛性斑块，常误诊为蜂窝织炎或其他类型的脂膜炎，如结节性红斑[4]。

脂性硬皮病及溃疡形成不仅限于下肢，也可发生在其他地方，如脂膜最下坠的部位（图 105.6）。

## 实验室评估

对于慢性静脉疾病患者的标准化评估是基于 CEAP 分类系统，根据客观的临床表现（C）、病因（E）、受损静脉的解剖部位（A）以及相关病理生理学（P）（反流，梗阻，或二者皆有）来进行打分[14]。具体评分标准见表 155.1。

复式超声检查可有效评估从末梢静脉腔到小腿静脉的深、浅静脉及交通静脉的反流和阻塞情况，最好在患者保持站立姿势时进行检测，可以为病情的 CEAP 系统评分提供重要信息。如果计划行介入治疗，临床上可以给患者进行静脉造影。对于伴有后血栓性疾病的病人推荐行下肢静脉顺行造影，该检查可以直观显示下肢静脉回流的解剖情况；而下肢静脉逆行造影则有助于发现瓣膜病和评估反流程度。目前关于高分辨率磁共振成像和 CT 静脉造影的临床经验仍有限，但在未来十年内会有一定的发展[5, 14]。

## 病理学

溃疡周围皮肤内可见非特异性表现，包括反应性上皮增生、皮肤纤维化及炎性渗出，并伴有毛细血管增

图105.5 静脉高压及静脉功能不全患者的相关表现。A.脚背冠状静脉曲张。B.由于巨噬细胞内含铁血黄素沉积引起的足、踝部皮肤褐色变及色素沉着，注意华莱士线处的分界。C.内踝上方典型的伴有紫褐色变、局部软化及发硬的脂性硬皮病。D.覆有浆液性分泌物并呈的"倒香槟酒瓶"或"保龄球"状的淤积性皮炎及慢性脂性硬皮病表现。E.肢端血管皮炎（假性卡波西肉瘤），图中患者表现为紫色斑块并伴静脉高压；该皮损组织学上类似卡波西肉瘤（A，B，Courtesy，Jean L Bolognia，MD；C，Courtesy，Kalman Watsky，MD.）

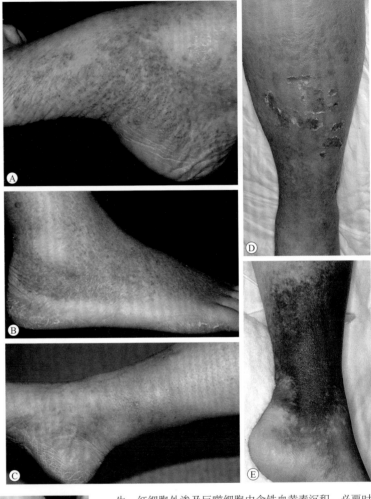

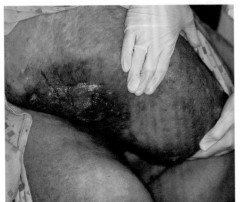

图105.6 脂膜下坠部位的脂性硬皮病、慢性溃疡和淋巴水肿。该部位皮肤表现与下肢末端的皮损类似（Courtesy，Jean L Bolognia）

生、红细胞外渗及巨噬细胞中含铁血黄素沉积。必要时可行病理活检，以排除肿瘤、血管炎或其他血管病。

## 鉴别诊断

相当一部分患者可能同时伴有静脉和动脉功能不良，因此在行常规治疗如穿弹力袜之前，需先排除动脉性疾病（见下文）。对于青斑样血管炎（图105.7）或复发性深静脉血栓形成的患者，血栓易形成倾向（高凝状态）可能是疾病的重要因素（见表105.9和第23章）。相关病史（如静脉扩张速度）和体格检查有助于鉴别诊断（表105.2）。对于长期存在或久治不愈的溃疡进行组织学检查有助于排除其他诊断，如鳞状细胞癌[13]或非典型分枝杆菌感染（见图105.1），病理切片应包含周围正常组织。

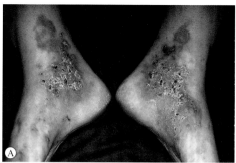

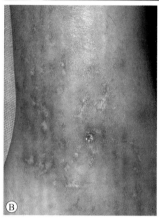

图 105.7 **青斑样血管病。** A. 多发性血痂和疼痛性小溃疡，并伴有含铁血黄素沉积导致的皮肤棕褐色变。B. 瓷白色的放射状萎缩性瘢痕，周围可见毛细血管扩张形成的丘疹，也称白色萎缩（B，Courtesy，Julie V Schaffer，MD.）

表 105.2 **下肢溃疡患者病史和体格检查要点**

| 病史 | 体格检查 |
| --- | --- |
| • 溃疡的起病和临床发展过程<br>• 症状，包括血管疾病或神经病变<br>• 缓解因素<br>• 加重因素<br>• 既往史，如糖尿病、ASCVD、自身免疫性 CTD<br>• 家族史<br>• 局部和系统用药史<br>• 个人史（如吸烟史，饮酒史） | 通常强调以下几点：<br>• 溃疡的特点<br>　– 位置和大小<br>　– 形态学特点，包括深度、形状、边界和基底部<br>　– 周围皮肤，如水肿、皮炎、纤维化、蜂窝织炎、坏死<br>• 外周脉搏<br>• 毛细血管再灌注时间<br>• 周围神经病变表现<br>• 深部腱反射 |

ASCVD，冠状动脉粥样硬化性心脏病；CTD，结缔组织病（Courtesy，Tania Phillips，MD.）

## 治疗

以下所述大部分治疗原则，除非另有说明，同样适用于其他皮肤溃疡。一般来说，正常的溃疡愈合需要适当的灌注、良好的营养和免疫状态以及避免有害的机械损伤[15]。应同时针对系统因素和局部因素进行治疗，否则会影响溃疡的愈合。

### 保湿和封闭

过去认为伤口护理的关键是用易吸水纱布保持局部干燥。现在对慢性创面的管理有了重大改变，认识到保持局部湿润对伤口恢复十分重要，且不会增加感染的风险[16]。保湿性敷料可以通过制造局部缺氧环境来刺激胶原合成，促进血管生成，利于组织再生并减少疼痛。封闭包敷通过隔离外界环境及降低局部 pH 值，可以减少伤口感染风险[15]。

应当根据敷料的吸收能力和分泌物的多少来选择合适的敷料，注意避免局部水分过多或过分干燥。例如，对于渗出较多的伤口，封闭包敷可能造成伤口周围皮肤的浸渍、糜烂，导致伤口进一步恶化。此外，伤口长期渗液会持续产生细胞因子和金属蛋白酶（见上文），影响成纤维细胞和生长因子的功能，导致伤口慢性化。因此在伤口周围皮肤上使用软膏十分重要，可以保持屏障完整性[15]。

### 清创术

清创术指的是清除创面坏死的、无法存活的或被感染的组织，以促进创面愈合。在某种意义上，清创是为了将创口从慢性状态（局部异常的细胞外基质、过量的蛋白水解酶及衰老细胞）转变为急性状态。清创术包括外科清创（锋利清创）、机械清创（湿到干）、自溶清创、化学清创（酶）和生物清创（蝇蛆疗法）[17]。

借助于手术器械的**外科清创**可以最快地清除伤口坏死组织，最适合于面积较大的坏死性和（或）感染性伤口，且有助于临床医生评估伤口的范围和严重程度。尽管有可能损伤正常组织，由熟练医师操作的外科清创仍然具有高度的选择性[17]。对于动脉性溃疡的清创需要谨慎，因为存在组织干燥和溃疡面扩大的潜在风险[15]。外科清创会造成出血和疼痛，可能需要麻醉。

**湿到干清创（机械清创）**是将用生理盐水润湿的纱布覆盖于伤口上，待纱布干燥后，揭开纱布并带走原本附着在上的不可存活组织。这种方法相对较快且容易操作，但会让患者感觉疼痛，且无法区分出可存活和不可存活的组织，适用于大面积坏死的创口。

**自溶清创**的过程是机体利用自身的蛋白水解酶和吞噬细胞来清除坏死碎片。利用保持伤口局部湿润的敷料可以加速这个过程，大概需要几周完成。自溶清创具有选择性、无痛性，最适用于带有小碎片的伤口，禁用于感染性伤口[17]。

**酶清创（化学清创）**是局部应用蛋白水解酶制剂

如木瓜蛋白酶-尿素或胶原酶来消化坏死的组织、胶原、纤维蛋白以及伤口渗出物。化学清创是一个逐步的过程。木瓜蛋白酶-尿素的制备需要从番木瓜中提取木瓜蛋白酶，它是一种非选择性的半胱氨酸蛋白酶，这种酶在广泛的 pH 范围内都具备活性，与剧烈的炎症反应和正常组织消化有关，通常伴有局部疼痛或烧灼感。因此该产品仅适用于伤口部位本身而不能用于周围正常皮肤。胶原酶制剂是从溶组织梭状芽孢杆菌中提取，专门针对天然胶原，且仅在 6 ~ 8 的 pH 范围内具有活性。这类酶制剂具有高度选择性，不会损害正常组织[16]。在应用酶清创之前，建议清除创口表面的痂，以促进制剂的渗透[15]。

对于伴有坏死、腐烂的难治性、慢性溃疡，可以考虑选择蝇蛆清创。这种方法在本质上是利用了蛆分解坏死组织的能力（良性蝇蛆病），必须在受控的条件下实施，以避免对健康组织的不良影响[18]。幼虫排泄物 / 分泌物中产生的蛋白酶可以降解局部坏死组织，清除创面[19]。需要注意的是选择事先喂养于坏死组织中的幼虫菌株，且不要在伤口上使用过多的幼虫。最常使用的蝇类是兼性丽蝇，尤其是绿头苍蝇、Lucilia sericata[18]。

蝇蛆可用来治疗各种类型的慢性溃疡，包括压力性溃疡、静脉性溃疡、糖尿病神经与血管病变性溃疡以及外伤和手术造成的溃疡。一项多中心随机开放性研究比较了蝇蛆幼虫清创与标准清创（水凝胶）对于坏死性下肢溃疡的临床疗效，幼虫疗法并不能提高溃疡治愈率或减少局部细菌量，但可以有效地缩短清创时间，同时增加溃疡疼痛感[20]。

溃疡清创的新方法仍在不断地研究和发展中，包括水疗手术（hydrosurgery）及基于超声、射频等技术的新方法[21]。

### 伤口敷料

理想的伤口敷料应该具备以下特点：①保持伤口湿润；②吸收伤口渗出物，避免周围皮肤浸渍；③防止细菌入侵；④揭开敷料时不留下碎片，也不造成创伤；⑤减少异味；⑥缓解疼痛。除此以外，理想的伤口敷料还应经济实惠，易于处理，不易造成刺激或过敏。显然目前并没有哪一种单一的敷料能在整个治疗过程中满足以上所有特点，我们可以根据伤口的类型和特点来选择组合合适的伤口敷料（见表105.3）[15-16]。

### 伤口感染管理

微生物的感染往往不利于伤口的愈合。但所有的慢性开放性伤口都有细菌的存在，所以区分伤口的真正感染和普通的细菌定植十分重要，尽管这通常很难。值得注意的是，细菌定植指的是存在复制的细菌及附着的微生物，但没有组织损伤的证据。

临界定植是一个相对新的概念，指的是慢性伤口的细菌负荷不引起典型的感染症状或体征，但可以延迟伤口愈合。伤口组织如果存在 ≥ $10^6$ 菌落形成单位 / 克，则意味着伤口会出现延迟愈合，并具有发展为真正感染的高风险[16]。最近的研究已经证明了在许多慢性伤口中，细菌以生物膜的形式存在。生物膜代表一种细菌团体，它们受黏性多聚物基质表面保护，相互之间通过水通道交换信息。通过这些交流渠道，细菌能够以有利于自身的方式调节基因转录和蛋白质产生过程，但也会延迟伤口的愈合（群体感应）[16]。生物膜对于抗生素治疗特别耐药。

当机体防御系统被攻破时，伤口出现临床感染。感染的症状和体征包括分泌物增多，出现脓性分泌物，伤口疼痛，周围出现红斑、肿胀等。但有时慢性伤口的活动性感染仅表现为溃疡面积变大、伴有恶臭或出现肉芽组织碎片。出现系统感染的症状如发冷、发热、心动过速和白细胞增多等，提示可能已经进展为菌血症或败血症。尽管对于部分老年人临床表现可能并不典型，但仍需高度警惕。

大多数慢性伤口存在多种微生物的感染。伤口局部细菌培养通常可以得到需氧型革兰氏阳性球菌，但也常伴有革兰氏阴性杆菌，甚至厌氧菌的生长[22]。临床上感染性伤口应行局部分泌物培养，并从系统性广谱抗生素开始使用，然后根据培养结果和药敏试验调整抗生素应用方案。

经治疗后没有愈合的伤口说明存在临界定植，需要考虑使用局部抗菌药物。局部抗菌药物分为两大类：消毒防腐剂和局部抗生素。消毒防腐剂有广泛的抗菌谱，包括针对多重细菌感染，但它们往往对正常组织产生毒性。局部抗生素有特定针对的细菌和较窄的活性抗菌谱，它们对正常组织不产生毒性，但更容易引起细菌耐药。常用的局部抗生素包括杆菌肽、新霉素、莫匹罗星、瑞他帕林、庆大霉素、夫西地酸等。然而，局部抗生素可以引起变应性接触性皮炎，特别是新霉素和杆菌肽。尽量避免在系统使用抗生素的同时，局部应用相同种类抗生素[22]。

常用的消毒防腐剂，包括过氧化氢、氯己定（洗必泰）、含碘消毒剂（如碘伏、卡地姆碘）及银释放剂。过氧化氢和碘伏抗菌谱广，不易产生耐药，但存在细胞毒性。卡地姆碘是包含 0.9% 的碘元素和由变

表 105.3　不同种类的伤口敷料。更多细节请见第 145 章

| 敷料类型 | 特点 | 缺点 | 适应证 |
|---|---|---|---|
| 纱布 | • 吸收性好<br>• 可被不同物质浸着<br>　- 生理盐水浸着后具有高度吸收性，能抑制细菌生长，防止过量肉芽组织形成<br>　- 凡士林浸着后减少干燥和附着，但吸收性稍差<br>　- 碘剂或银剂浸着后可以消毒防腐 | • 黏附在伤口上易变干燥<br>• 揭去时易引起疼痛、创伤，甚至带走上皮组织 | • 渗出物多的潮湿伤口<br>• 可用作二次敷料 |
| 薄膜 | • 半封闭、薄的聚氨酯膜<br>• 维持水分<br>• 只让蒸汽通过，不让液体通过<br>• 透明，利于观察伤口 | • 不能吸收<br>• 渗出过多时易出现浸渍 | • 渗出很少的伤口<br>• 用作二次敷料 |
| 水凝胶 | • 保持湿润环境<br>• 促进自溶清创<br>• 不易黏着<br>• 缓解疼痛 | • 用于渗出较多的伤口时易引起周围皮肤的浸渍 | • 干燥伤口<br>• 渗出很少的伤口 |
| 水状胶体 | • 黏着性、封闭性敷料，可通过形成亲水性凝胶吸收分泌物<br>• 保持局部湿润 | • 不适用于渗出多的或感染性伤口<br>• 可产生棕色恶臭物质<br>• 揭去时可造成创伤 | • 轻至中度渗出的伤口 |
| 海藻酸盐 | • 由褐藻产生的纤维敷料<br>• 高度吸收性，在潮湿环境下发挥作用<br>• 海藻酸盐的钙离子和伤口渗液的钠离子进行交换，形成持久湿润的凝胶<br>• 止血 | • 可粘着在干燥伤口上<br>• 可在伤口上遗留纤维碎片<br>• 如大小与伤口面积不一致可引起周围皮肤的浸渍 | • 中到重度渗出的伤口<br>• 伴有窦道或隧道的创口 |
| 泡沫（聚氨酯） | • 良好的吸收性<br>• 去除时不造成创伤<br>• 提供热保护和剪切保护 | • 可能产生恶臭液体<br>• 可能造成周围皮肤浸渍 | • 中到重度渗出的伤口 |
| 胶原 | • 胶原基质吸收 MMP 并促进生长因子活性 | • 非特异性抑制 MMP | • 清洁的、未感染的顽固性慢性伤口 |

MMP，基质金属蛋白酶

性淀粉多聚物构成的卡地姆微粒子的复合物，其吸收伤口分泌物后会膨胀，然后缓慢释放碘，保持局部碘浓度不致产生毒性[23]。

　　银是一种具有广谱活性的有效消毒剂，对耐甲氧西林金黄色葡萄球菌（methicillin-resistant *Staphylococcus aureus*，MRSA）、耐万古霉素肠球菌（vancomycin-resistant enterococci，VRE）及超广谱产 β - 内酰胺酶菌均有效。银释放剂很少出现耐药，主要是对革兰氏阴性菌[22]。只有以离子形式存在的银（Ag+）才具有抗菌特性，故金属银必须接触伤口渗液或分泌物后才能发挥效应[24]。银离子通过破坏细菌细胞壁、细胞内膜、核膜以及使细菌 DNA、RNA 和关键酶（如呼吸酶）变性来杀死细菌[15, 24]。银也可以通过诱导表皮细胞产生金属硫蛋白来促进细胞增殖和表皮再生。金属硫蛋白可以增加细胞增殖和基质重塑所需的锌、铜依赖性酶含量[24]。各种含银敷料产品（如纱布、凝胶、海藻酸盐、泡沫剂等）制成了乳膏、凝胶、屏障保护

剂，不同性状的敷料溶解度不同，向伤口释放银离子的速率也不同[15]。含银敷料的缺点包括潜在的刺激性、导致皮肤永久性变蓝变灰（局部银质沉着病）以及昂贵的价格。局部应用磺胺嘧啶银可引起儿童中性粒细胞减少，停药后可恢复[16]。

　　最后，由于慢性创口可能成为破伤风梭菌入侵的潜在门户，对于下肢慢性溃疡的患者需要评估其破伤风免疫状态[25]。

## 辅助伤口护理

### 压迫

　　压迫疗法对于静脉功能不全的治疗非常重要。弹力袜可以促进静脉回流，减轻水肿，刺激静脉溃疡内健康的肉芽组织生成[15]，并提高生活质量[15]。一项针对 39 个随机对照试验的 Meta 分析得出结论，压迫疗法与对照组相比可以提高溃疡的愈合率[26]。

　　弹力袜，尤其是渐变弹力袜，可以有不同的压迫力（15 ～ 60 mmHg）、长度及材料构成（表 105.4）。压

**表 105.4　弹力袜的分类**

| 类型 | 压力范围 | 适应证 |
|------|----------|--------|
| I | 20 ～ 30 mmHg | 单纯静脉曲张 |
| | | 轻度水肿 |
| | | 腿部疲劳 |
| II | 30 ～ 40 mmHg | 中度水肿 |
| | | 严重静脉曲张 |
| | | 中度静脉功能不全 |
| III | 40 ～ 50 mmHg | 重度水肿 |
| | | 严重静脉功能不全 |
| | | 继发于血栓形成的淋巴水肿 |
| IV | 50 ～ 60 mmHg | 象皮肿 |

（ Adapted from Phillips TJ. Current approaches to venous ulcers and compression. Dermatol Surg. 2001；27：611-21. ）

力偏小的（20 ～ 30 mmHg）弹力袜足够防止轻度水肿，而控制淤积性皮炎及促进溃疡愈合则需要压力更大的（30 ～ 40 mmHg）弹力袜。弹力袜还可以预防愈合的静脉溃疡再次复发。由此，推荐有静脉性溃疡病史的患者终身使用弹力袜[5]。除了弹力袜，还有其他形式的压迫疗法，比如压迫绷带和弹力带，见表 105.5 和表 105.6。值得注意的是，通过手术矫正的浅静脉回流（加上压迫治疗）并不能提高溃疡愈合率，但可以减少复发[27]。

需要记住，对于伴有未明确的动脉功能不全的溃疡患者，使用压迫治疗可能导致溃疡加重，形成坏疽，甚至造成截肢。许多静脉疾病患者都伴有动脉功能不全，因此临床上进行压迫治疗之前，需首先排除动脉疾病。失代偿的充血性心力衰竭也是压迫疗法的相对禁忌证[15]。

**手工的淋巴引流**

水肿是延迟静脉性溃疡愈合的一个重要原因。判

**表 105.5　不同类型的压迫治疗**

| 压迫带类型 | 优点 | 缺点 |
|------------|------|------|
| 弹力带（如 ACE™ 绷带） | 便宜<br>可重复使用 | 患者常不正常使用<br>容易散开<br>压力不持久<br>洗后失去弹性 |
| 自附着带（如 Coban™） | 自身附着<br>维持压力 | 价格贵<br>不能重复使用 |
| 乌纳靴 | 舒适<br>防止创伤<br>便于流动性门诊患者的维护<br>便于日常活动<br>泵治疗失败的替代品 | 压力随时间变化而改变<br>需要训练有素的医生和护士进行操作<br>不适用于高度渗出的伤口 |
| 四层绷带 | 舒适<br>可连续使用 7 天<br>防止创伤<br>由于绷带的重叠和弹性可连续 7 天维持恒压<br>适用于高度渗出的伤口 | 需要训练有素的医生和护士进行操作<br>价格贵 |
| 渐变弹力袜 | 减少流动静脉压<br>延长静脉再充盈时间<br>改善小腿泵功能<br>不同类型的弹力袜可适用于不同类型的腿部疾病<br>可经常更换下方敷料 | 常无法监控患者的依从性<br>不易穿上，除非有拉链或自粘带 |
| 矫形装置 | 压力可调<br>持续的压迫<br>易穿脱<br>舒适 | 价格贵<br>外形笨重 |
| 压力泵 | 增加静脉回流<br>改善血流动力学和微血管功能<br>预防高风险患者出现术后血栓形成并发症 | 价格贵<br>需要每天几小时保持不动 |

（ Adapted from Choucair M，Phillips TJ. Compression therapy. Dermatol Surg. 1998；24：141-8. ）

| 表 105.6　压迫绷带的分类 | |
|---|---|
| 分类 | 特点 |
| Ⅰ类 | 轻量级，顺应性好 |
| | 可伸缩，不影响穿着 |
| Ⅱ类 | 也称为短弹力绷带 |
| | 表现像刚性、无弹性绷带 |
| | 用于轻型支持 |
| Ⅲ类 | |
| ● Ⅲ A 类 | 轻型压迫绷带 |
| ● Ⅲ B 类 | 中型压迫绷带 |
| ● Ⅲ C 类 | 超高性能 |
| | 在踝关节可达 40 mmHg 压力 |
| | 对严重的静脉曲张、重度水肿及静脉炎后综合征有效 |

断水肿出现的原因对于选择合适的治疗方式很有意义，进而对溃疡的愈合至关重要。然而，即使对水肿的相关因素进行了鉴别和治疗（如降低后负荷，利尿），水肿还是可能持续存在。

手工的淋巴引流是通过按摩技术使淋巴管收缩更频繁，淋巴液从淋巴水肿区域往中心回流，使淋巴盆地发挥功能，从而减轻水肿。这种手工引流技术应用在淋巴水肿治疗的早期、加强期，且治疗结束后应立即加用短弹力绷带治疗。手工淋巴引流治疗方案还包括一系列增加淋巴液通过功能间接通路回流的锻炼以及皮肤的护理，有时还会用到间歇充气加压治疗。这种强化短期治疗称为"完全减充血物理治疗"，后续应序贯以包括皮肤护理、弹力压迫和功能锻炼在内的维持治疗[28-29]。

### 局部负压治疗

局部负压治疗，最好是带有封闭式负压引流（vacuum-assisted closure，VAC）系统的局部负压治疗，可用来加速溃疡愈合。这种治疗方式主要用于由静脉疾病或糖尿病引起的溃疡。该系统包含一个开放孔隙泡沫管道（与溃疡大小一致），它有一个半封闭瓣，通过管道与真空相连（见图 145.13）。当对溃疡局部施以负压时（100 ～ 125 mmHg），就会有累积的液体流入罐中。局部负压治疗通过在伤口局部产生机械力来刺激生物反应，同时保持局部湿润环境，达到促进伤口愈合。这种治疗方式还可以清除分泌物，减轻水肿，增加局部灌注，减少细菌，并促进肉芽组织形成[15, 30]。

在进行局部负压治疗之前，必须先去除伤口的坏死组织，以防止感染发生。局部负压治疗禁用于缺血性溃疡和肿瘤性溃疡，因为它可能加重缺血性溃疡边缘的坏死和促进肿瘤的生长。用于治疗的泡沫应每48 ～ 72 h 更换一次。有时新生的肉芽组织会长入泡沫，当更换泡沫时会出现疼痛，发生这种情况时，应更频繁地更换泡沫或使用更密集的泡沫。25% 的患者在治疗中会出现疼痛、异味、溃疡周围刺激或浸渍、感染、出血以及坏死，这些问题大多可通过选择合适的患者进行治疗以及提高操作技术来避免[30-31]。

### 皮肤替代物

顽固性慢性溃疡患者有时可以通过自体皮肤移植获得疗效，尤其是对于静脉疾病造成的溃疡（见第 148 章）。但这样一些患者已经开始更多地使用生物敷料及人工皮移植。活体皮肤移植是组织工程的产物，它是用自体或异体来源的细胞成分，加上可降解支架进行移植，来替代表皮、真皮或表真皮。这种皮肤替代物可以暂时覆盖伤口，并提供生长因子和细胞外基质。尽管皮肤替代物对于溃疡修复非常有效，但其昂贵的价格及复杂的实施技术使其应用受限（见第 145 章）[32]。通常，活体皮肤移植推荐用于静脉性或糖尿病性溃疡的治疗。

现在也有一些含有细胞外基质的生物敷料（不含细胞成分）。细胞外基质结构成分，如胶原蛋白、纤连蛋白、蛋白聚糖等，可以提供一个临时的支架，支持细胞增殖和迁移。此外，有些生物敷料还包含细胞因子，如 TGF-β、bFGF，可以促进溃疡的愈合。这种生物敷料也适用于糖尿病性和静脉性溃疡。

人造仿生水凝胶基质是皮肤替代物的另一种途径，它利用天然酶反应获得生物活性，可以吸收并转运生物分子（如 MMP，生长因子），同时可以被生物分子降解和改造，最终被新生组织替代。目前新的治疗方式包括骨髓来源间充质干细胞的应用以及在溃疡处外用异体成纤维细胞和角质形成细胞[33-34]。

### 局部及口服药物治疗

有研究指出，每日局部短时应用 0.05% 的维甲酸溶液可以刺激肉芽组织生长，促进慢性溃疡愈合[35]。也有研究观察到，少量使用 0.025% 的维甲酸乳膏可以增加缺血性溃疡处新生血管形成[15]。表 145.5 列出了可以促进溃疡愈合的局部应用生长因子。

己酮可可碱是一种在微循环层面靶向作用于炎性因子释放、白细胞活化及血小板聚集的药物，有时也可用于静脉功能不全的治疗。单一应用缺乏明显的治疗效果，但与压迫疗法联用（己酮可可碱每天 1200 mg）可以相对于压迫疗法合并安慰剂治疗显著提高溃疡的愈合率[36]。这种效果归结于药物的纤溶特性、抗血栓形成作用和（或）抑制促炎细胞因子产生的能力。

继发于青斑样血管病的溃疡可能对抗血小板和抗凝治疗有效，如阿司匹林、低分子肝素、直接口服抗凝药（direct oral anticoagulant, DOAC）以及促纤溶药、血管舒张剂和免疫抑制剂或免疫增强剂（如 IVIg）。

图 105.8 列出了静脉性溃疡的治疗方法。

# 淋巴水肿

淋巴水肿是指在毛细血管滤过正常的情况下，淋巴液由于淋巴引流的减少而聚集在组织间隙。淋巴水肿应与由毛细血管滤过和淋巴引流之间的失衡引起的水肿进行区别。

淋巴水肿可以分为原发性和继发性（表 105.7）。原发性淋巴水肿又可以根据出现临床表现的年龄进行细分[37]。**先天性淋巴水肿**常出现在 1 岁以前，可单个发病，也可呈家族聚集现象［如米洛病（Milroy disease）；图 105.9］。迈热病（Meige disease）是**早发**性淋巴水肿的一种类型，是原发性淋巴水肿最常见的类型，常见于青春期发病，女性多见。**迟发性淋巴水肿**多在 35 岁以后发病，可能与环境刺激有关，如创伤、感染合并内在淋巴系统问题。

继发性/获得性淋巴水肿的常见原因，包括恶性肿瘤、放射、淋巴结清扫术以及复发性蜂窝织炎、创伤、丝虫病、病理性肥胖、慢性静脉功能不全等（图 105.10）。丝虫病是淋巴管被班氏丝虫感染引起的，是热带和亚热带地区低收入国家发生淋巴水肿的最常见原因。由于长期接触暴露于火山灰土而引起的象皮病则最常发生于非洲东部（图 105.11A）。

临床上，淋巴水肿起初可见足背部位的无痛性凹陷性水肿，随后逐渐向近端进展。随着时间的推移，皮肤逐渐发生纤维化，受损部位可能出现溃疡并继发感染。反复的感染又会加重淋巴水肿，形成恶性循环[28]。

疣状象皮病是一种慢性淋巴水肿的并发症，常影响足部及下肢末端。除了典型的凹陷性水肿和皮肤及皮下组织进行性纤维化，还会出现伴有乳头瘤样增生

**图 105.8 慢性静脉性溃疡的评估及治疗方法**。踝肱指数（ABI）的定义和计算见表 105.8。EMG，肌电图

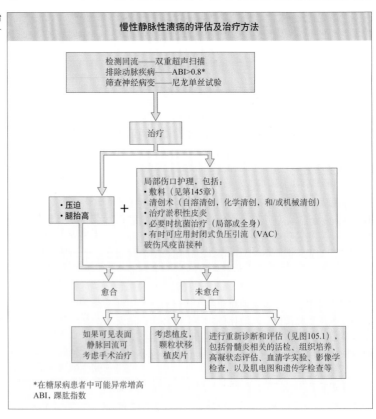

慢性静脉性溃疡的评估及治疗方法

检测回流——双重超声扫描
排除动脉疾病——ABI>0.8*
筛查神经病变——尼龙单丝试验

治疗

局部伤口护理，包括：
• 敷料（见第145章）
• 清创术（自溶清创，化学清创，和/或机械清创）
• 治疗淤积性皮炎
• 必要时抗菌治疗（局部或全身）
• 有时可应用封闭式负压引流（VAC）
破伤风疫苗接种

• 压迫
• 腿抬高

愈合　　未愈合

如果可见表面静脉回流可考虑手术治疗

考虑植皮，颗粒状移植皮片

进行重新诊断和评估（见图105.1），包括骨髓炎相关的活检、组织培养、高凝状态评估、血清学实验、影像学检查，以及肌电图和遗传学检查等

*在糖尿病患者中可能异常增高
ABI，踝肱指数

| 表 105.7 淋巴水肿的原因。双行睫患者的睫毛从睑板腺开口中异常生长出来，导致出现双排睫毛 | |
|---|---|
| **原发性淋巴水肿** | **继发性淋巴水肿** |
| **先天性淋巴水肿（出生时就有或 1～2 岁发病）**<br>● 胸导管先天发育不全<br>● 外周淋巴管发育不全<br>● 腹部或胸部淋巴管先天畸形<br>● 遗传因素（米洛病；1A 类）：AD；有些家族中由 *VEGFR3*（*FLT4*）突变引起<br>● Turner 综合征<br>● Noonan 综合征及其他神经发育综合征<br>● 骨质疏松，淋巴水肿，无汗症及免疫缺陷（OL-HED-ID）<br><br>**早发性淋巴水肿（青春期发病）**<br>● Meige 病（Ⅱ类）；黄甲综合征；淋巴水肿-双行睫综合征：AD；有些家族中由 *FOXC2* 突变引起<br>● 少毛-淋巴水肿-毛细血管扩张综合征：AR 或 AD（伴有肾脏损害）；由 *SOX18* 突变引起<br><br>**迟发性淋巴水肿（35 岁以后发病）** | ● 复发性淋巴管炎和蜂窝织炎<br>● 寄生虫感染，如丝虫病<br>● 淋巴结清扫，如黑色素瘤或乳腺癌<br>● 恶性梗阻，如淋巴瘤，卡波西肉瘤，腹膜后肉瘤<br>● 放射损伤<br>● 肥胖<br>● 外科切除，如乳房切除，前列腺切除<br>● 象皮病（接触暴露于火山灰土的矿物微粒中）<br>● 寻常痤疮和酒渣鼻（面中部）<br>● 肉芽肿性疾病（如克罗恩病，腹股沟肉芽肿，结节病） |

AD，常染色体显性遗传。AR，常染色体隐性遗传。表 104.2 列出了遗传性淋巴水肿的其他形式，如 Hennekam 淋巴管扩张-淋巴水肿综合征（*CCBE1* 或 *FAT4*），淋巴水肿-小头畸形-脉络膜视网膜病变综合征（*KIF11*），以及伴有脊髓发育不良的淋巴水肿（*GATA2*）。WILD 综合征的讨论见第 79 章，L 代表淋巴水肿

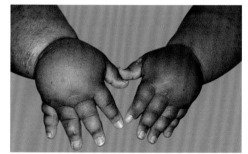

图 105.9　由米洛病引起的双侧原发性淋巴水肿

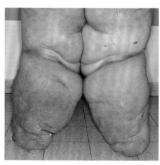

图 105.10　继发于黏液腺瘤相关病理性肥胖的淋巴水肿

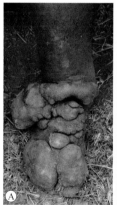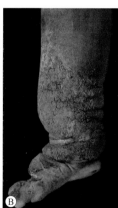

图 105.11　疣状象皮病。A. 由于接触暴露于火山灰土而引起的象皮病（地方性、非丝虫性象皮肿）；B. 患者同时伴有淋巴水肿和静脉功能不全。注意足部损害（A，Courtesy，Claire Fuller，MD.）

和角化过度的疣状改变（图 105.11B）。皮肤出现苔藓样变或呈现"鹅卵石样"外观，可进展出现散在坚实的纤维性丘疹或结节。细菌及真菌的定植常会导致溃疡结痂，并伴有恶臭[38]。

疣状象皮病很难治疗，弹力袜、气压泵及按摩可以帮助减少淋巴聚集。局部应用角质剥脱剂或保湿剂，如水杨酸和尿素，可以改善角化过度[38]。有报道指出，口服维甲酸对于治疗疣状增生和淋巴水肿均有效[39]。对常规治疗无效的患者可考虑使用外科清创术治疗[40]。

淋巴水肿的鉴别诊断主要包括脂肪水肿[41]。脂肪水肿表现为不累及足部的皮下脂肪异常沉积和淋巴管

功能障碍（图105.12），伴有甲状腺相关皮肤表现（胫前黏液性水肿）及肥胖相关的淋巴水肿性黏蛋白沉积症，在无甲状腺疾病的情况下，可见真皮黏蛋白沉积。

# 动脉性溃疡

外周动脉疾病（peripheral arterial disease，PAD）是动脉粥样硬化的一种常见表现。吸烟和糖尿病是外周动脉病变最主要的危险因素，其次还包括高血压、血脂异常、高同型半胱氨酸血症等[42]。多达25%的下肢溃疡患者患有PAD，很多患者同时伴有动脉和静脉功能不全[15]。

## 发病机制

局部缺少血流灌注会降低组织顺应性，导致组织坏死，还会因为组织修复过程中必需的氧、营养物质及可溶性介质的减少而延得溃疡愈合。尽管单纯的PAD很少引发溃疡，但动脉功能不全在延缓溃疡愈合及包含坏疽等在内并发症的发生中发挥着重要作用。对于伴有轻度动脉功能不全的患者，其足部缺血性溃疡常由外伤诱发。这样的患者皮肤灌注的程度能够维持皮肤完整性，但不足以支持溃疡的愈合。在这种情况下，溃疡会不可避免地进展为慢性，甚至出现坏疽，除非恢复灌注[43]。

## 临床特征

大多数伴有PAD的患者没有临床症状。间歇性跛行是下肢外周动脉疾病最早和最常见的症状，表现为行走后下肢疼痛，休息后缓解。随着疾病的进展，患者会出现休息时腿部疼痛感，尤其是夜间在床上将腿部抬高时加重，放下后可缓解。间歇性跛行的症状常表现在小腿或大腿，而休息时疼痛常出现在足部。在PAD的进展期，皮肤血流供应的减少可能引起缺血性溃疡和坏疽，严重时甚至需要截肢[44]。

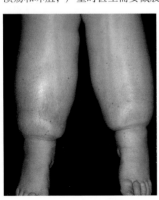

图105.12 脂肪水肿。图中患者为中年女性，表现为双侧腿部"烟囱样"增粗，但足部无受累。注意踝部正常组织和非正常组织之间的明显分界，也称为"袖口征"（Courtesy, Jean L Bolognia，MD.）

动脉性溃疡往往边界清晰，较少出血（图105.13）。下肢的典型溃疡常发生在骨突出处，周围皮肤表现为光泽无毛、萎缩。溃疡疼痛感典型表现为下肢抬高时加重。足部动脉灌注不良的表现还包括足背动脉搏动减弱或消失，足部发凉，腿部抬高时足部皮肤发白，放下后发红（依赖性发红），足趾毛细血管充盈缓慢，趾甲增厚，以及脚趾无毛等（见表105.1）[15, 43]。

## 实验室评估

踝肱压力指数，常称为踝肱指数（ankle-brachial index，ABI），是诊断和评估外周动脉病变的一种简单无创的手段。ABI的计算方法是，患者在静息仰卧状态下，以测得的踝部收缩压除以肱部收缩压（表105.8）。当踝部动脉压降低（相对于中心动脉压）时，说明在主动脉和足踝之间的某处出现了动脉狭窄。ABI的正常范围是0.91～1.30，当ABI＜0.9时，说明存在PAD[46]。

结合患者的症状和体征，可以选择适当的无创影像学检查，包括双重超声，计算机断层扫描血管造影（computed tomography angiography，CTA），磁共振血管造影（magnetic resonance angiography，MRA）。CTA

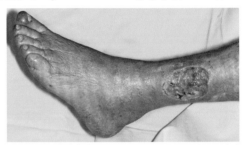

图105.13 动脉性溃疡。穿凿样外观和周围皮肤光滑具有光泽是其共同特征

| 表 105.8　踝肱指数（ABI）的计算和意义 |
|---|
| ● 患者取仰卧位时测量收缩压： |
|    ● 肱动脉（右侧和左侧） |
|    ● 足背动脉和胫后动脉（右侧和左侧） |
| ● ABI的计算： |
| $$\frac{足背动脉或胫后动脉的收缩压最高值}{肱动脉收缩压较高值}$$ |
| ● ABI代表的意义： |
|   0.91～1.30 ＝正常范围 |
|   ＞1.30 ＝提示胫动脉由于钙化不能压缩（糖尿病，慢性肾功能不全，年老） |
|   ＜0.9 ＝提示外周血管疾病（PAD） |
|   0.71～0.90 ＝轻度PAD |
|   0.41～0.70 ＝中度PAD |
|   0.00～0.40 ＝重度PAD |

和 MRI 都可以呈现血管断层结构，并进行血管成像三维重建。CTA 在价格上比 MRI 便宜，且空间分辨率更高，但 CTA 具有电离辐射且需要用到碘造影剂。诊断和评价外周动脉病变的金标准是有创性数字减影血管造影[42]，但是在放射科医生中正逐渐被 CTA 和 MRA 替代。

### 鉴别诊断

伴有 PAD 的患者也可能因为胆固醇栓塞形成皮肤溃疡（图 105.14），危险因素包括动脉或冠状动脉导管插入以及抗凝治疗（见第 23 章）。伯格病（Buerger disease）的溃疡易发生在上肢或下肢的远端，吸烟是其一个重要的危险因素。Martorell 高血压缺血性溃疡是由小动脉硬化引起，其溃疡不同于动脉性溃疡，主要发生在腿部后外侧，这一类溃疡伴有剧烈疼痛，且患者伴有难治性高血压。组织学上，这一类溃疡可见皮下小动脉狭窄硬化及明显的钙质沉着。治疗包括外科清创，皮肤移植，止痛及控制血压。

其他鉴别诊断可见图 105.1，包括弥漫性皮肤血管瘤（见下文）。

### 治疗

外周动脉血流的恢复可以促进动脉性溃疡愈合，无论是通过血管介入（如经皮血管成形术，支架植入），还是通过更具有侵入性的外科血管重建（如股腘动脉旁路）[15]。原则上，动脉性溃疡的局部治疗与其他类型的皮肤溃疡类似，但需注意两点：① 谨慎选择外科清创术，避免造成进一步的坏死和溃疡扩大；② VAC 治疗会加重溃疡，应该避免。其他干预措施还包括戒烟、抗血小板治疗、西洛他唑，以及治疗糖尿病、高血脂和高血压等。

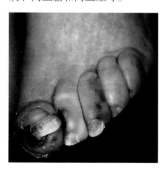

**图 105.14 胆固醇栓塞**
足趾部的缺血坏死及早期溃疡形成

# 糖尿病性（神经病变性）溃疡

糖尿病患者一生中有 10% ~ 25% 的风险出现足部溃疡。这一类足部溃疡带来了巨大的医疗和经济负担，而且发病率高，影响患者生活质量。约 15% 的糖尿病足部溃疡患者最终需要截肢。1 型糖尿病和 2 型糖尿病不断增加的发病率使得糖尿病足部溃疡成为高收入国家下肢截肢的最主要危险因素[47-48]。

### 发病机制

糖尿病性溃疡（diabetic ulcer）形成的病因是多方面的。以往我们认为局部缺血、外伤、感染等是主要的致病原因，但现在认为糖尿病神经病变是引起糖尿病足部溃疡的最主要因素[49]。

糖尿病神经病变常累及感觉神经、运动神经及自主神经，**感觉**神经受损表现为患者触觉、压力觉、温度觉及关节位置觉减退。由于缺乏保护性感觉，常易发生足部外伤，进而引起溃疡形成。外周**运动**神经病变会导致足部内在肌肉变弱和萎缩，进而改变生物力学并出现结构畸形，在伴有感觉神经病变时，加上重复的机械应力更易出现皮肤受伤和溃疡形成。骨突出部位的皮肤连续受压易形成角化性增厚斑块（胼胝），最终破溃并出现溃疡[15, 49]。**自主**神经病变也占有重要作用，它可以引起出汗减少，皮肤干燥，出现裂隙和裂纹，从而易被细菌侵入[49]。此外，自主神经病变还可能导致皮肤微循环出现动静脉分流，使得皮肤血流灌注和氧饱和度下降，易于形成溃疡和发生感染[48]。另外，这种异常的血管自主调节和感觉神经病变会促进 Charcot 关节（退行性关节病）的发生，进一步增加足部受压异常和结构畸形带来的溃疡发生的风险[50]。

糖尿病会增加外周血管疾病发生的风险，尤其会影响膝关节和踝关节之间的血管[47]。尽管在糖尿病早期就出现了微循环功能紊乱，但引发缺血性并发症的主要因素还是大血管的动脉粥样硬化[48]。通常来讲，糖尿病足的发生不只是与血管闭塞有关，而是在局部血供不足的情况下，感觉缺失足部的机械损伤会迅速形成缺血性溃疡。外周动脉病变也会改变机体对足部感染的反应，不利于溃疡愈合。免疫功能的减弱和皮肤血供的减少对于蜂窝织炎、脓肿、骨髓炎的发生起着关键作用，这些都会增加截肢的风险[50]。

糖尿病患者有时会由于链球菌感染，而在类脂质渐进性坏死皮损的基础上发生溃疡。

### 临床特征

糖尿病性溃疡常发生在受压点或骨突出处，如距骨、蹈趾、足后跟（图 105.15），它们易出现在高度增生、潮湿，并伴有恶臭的老茧处（Mal 穿孔）。在不伴

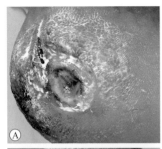

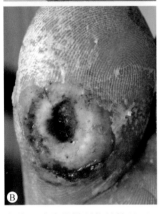

图 105.15 糖尿病周围神经病变患者的神经病变性溃疡（Mal 穿孔）。最常见的发生部位是足后跟距面（A）和踇趾（B）。注意溃疡边缘增厚的胼胝

有外周动脉粥样硬化的情况下，糖尿病患者的足部是温暖的，足部皮肤颜色正常，可触及明显的脉搏，但伴有感觉减退。足部畸形也是常见的临床表现，包括锤状趾、爪形趾以及足弓变高或变平（Charcot 足）。

## 实验室评估

由于糖尿病性溃疡的表现多样，故全面评估患者的病情对于判断溃疡发生的内在原因十分重要。具体来说，周围神经病变可通过下肢的神经病学检查来进行评估，方法是用 10 g 单丝进行感觉测试[51]。有时也需要进行其他有创性检查，包括神经传导功能检测、肌电图。血管灌注受损程度可以通过计算 ABI 进行判断（见上文）。

检测血常规、ESR、C 反应蛋白水平及血糖水平有助于评估并发感染的风险。值得注意的是，有时血糖升高是感染的唯一指征[52]。溃疡处应该行微生物培养（细菌、分枝杆菌及真菌），尽管临床上常用棉签取材，但进行深部组织取材时最好进行无菌操作[51]。

诊断性影像学检查可以帮助更好地判断是否存在骨感染或深部软组织感染，包括双足 X 线平片、放射性核素骨显像、MRI、CT 以及超声检查。在这些检查中，MRI 是诊断骨髓炎的最精确检查方式。如果怀疑有骨髓炎，应行骨活检及培养，组织学检查是诊断的金标准[47, 49]。

## 治疗

糖尿病足部溃疡的常规治疗包括提供伤口愈合的合适环境，消除感染，以及通过缓解局部机械应力来避免反复外伤（减荷）。减小负荷的方法包括卧床休息，使用轮椅、拐杖、完全接触支具、步行模具、毡状泡沫、半鞋或治疗鞋。完全接触支具认为是最好的方法，因为它可以重新分配足部压力，并对溃疡区域进行连续减压。患者无法移动支具，保证了足部对支具的顺应性及减少活动程度[51, 53]。但完全接触支具的不足之处在于价格昂贵，且使用过程中需要技术和经验。此外，随着水肿减轻，常常需要改变支具形状来适应下肢的尺寸（一周两次或更频繁）。完全接触支具禁用于感染性溃疡或伴有明显渗出的溃疡，而且它可能引起骨突出处新的溃疡形成[49]。

减轻负荷的另外一个方法是使用专门的鞋来减少前脚掌和脚后跟的压力，其多层鞋垫可以缓冲压力[49]。半鞋可以通过仅支撑足底中后方并让足底前方悬空，来减小前脚掌溃疡处的负荷[51]。

早期伤口管理需要清理伤口，清除所有坏死物质，包括胼胝，后者会增加足部压力感觉缺失。此外，清创术通过移除多余的细胞外基质、释放被诱捕的生长因子并促进细胞的迁移，从而在细胞层面促进溃疡的愈合[50]。建议维持溃疡愈合环境的潮湿，但要注意避免周围皮肤的浸渍。

除了常规治疗（见上文），高压氧治疗也对糖尿病足部溃疡患者有特别的疗效。尽管高压氧对其他类型溃疡的疗效程度尚不得而知，但对于糖尿病足部溃疡有明确的治疗效果，可以减少溃疡愈合时间及降低截肢率。治疗过程是通过气体罩让全身（单室）或各处（多室）间断地吸入高于大气压的氧（100%）。理论上讲，组织缺氧会影响伤口愈合，而高压氧治疗能够增加溃疡局部血氧水平。此外，周围含氧量高的正常皮肤通过血管收缩能够将血液重新分配至含氧量低处[55]。高压氧治疗的副作用包括大脑氧中毒（如癫痫）、肺部氧中毒，以及肺部、耳部、鼻窦、眼部（瞬变近视）的气压伤[15]。

由于慢性溃疡中的内源性生长因子通常会被降解或诱捕，故可尝试用基因工程产生的外源性生长因子来促进溃疡愈合[56]。贝卡普明凝胶（Regranex®）是一种重组的血小板来源生长因子，其生物活性与内源性生长因子类似，可以刺激肉芽组织产生并释放其他促进伤口愈合的生长因子。贝卡普明凝胶是目前唯一

被批准用于慢性糖尿病神经病变性溃疡的生长因子制剂[15]。伤口护理良好的情况下，贝卡普明凝胶可以增加糖尿病性溃疡的愈合率并缩短其愈合时间[57]。但在临床使用中，贝卡普明凝胶并未如预期的成功，而且FDA因为其增加癌症死亡率的风险（暴露于三管或者更多）给出了黑框警示。最近，研究者们在试图找出提高生长因子活性和避免生长因子被降解的策略[32]。

活体皮肤替代物（如 Apligraf®，Dermagraft®）是生物工程的产物，可以为生长因子和细胞外基质提供传递系统（见第 145 章）[58-60]，推荐用于治疗不伴有肌肉、骨、肌腱暴露及无明显感染并已进行有效清创的顽固性糖尿病足部溃疡。

### 预防

防止溃疡的复发十分关键。发生溃疡伴 / 不伴截肢的风险与以下因素呈正相关：患有糖尿病十年以上，男性，血糖控制不佳，存在靶器官并发症。足部溃疡导致截肢的风险增加与周围神经病变、生物力学改变、足部压力增加、足部畸形、外周动脉病变、溃疡发作史、已有截肢以及严重的甲病变相关[61]。严格控制血糖可以预防微血管病变引起的糖尿病并发症，而微血管病变更易发生在伴有周围神经病变、局部缺血及感染的患者身上。对于腿部或足部溃疡，降低糖化血红蛋白值可以缩短溃疡愈合时间[62]。戒烟及控制低密度脂蛋白（low-density lipoprotein，LDL）和总胆固醇水平对于预防动脉粥样硬化也非常重要。

所有糖尿病患者都应每年进行足部检查，对神经、血管、生物力学状态、皮肤完整性以及足部畸形的存在和类型进行评估。具有溃疡形成典型危险因素的患者应当更频繁地进行监测。教育患者在日常足部护理中注意检查任何的擦痕、水疱、红斑，每日用温水清洗，选择舒适的鞋子（如避免尖鞋），注意皮肤保湿，避免修甲及足部真菌感染。

## 物理因素引发的溃疡

任何形式的超过皮肤修复能力的机械创伤都会引发溃疡形成。导致溃疡的最常见机械损伤形式是长时间保持固定姿势而形成的压力，这类溃疡也被称为"**压力性溃疡**"或"**压疮**"（拉丁文中 decubitus 是"躺下"的意思），是由于骨突出处的软组织长期受到外压而形成。常见的骨突出点包括骶骨、坐骨结节、大转子、足后跟及外踝[63]（图 105.16）。有一种特别的压力性溃疡表现为梨形或蝶形溃疡，由于其具有致死性而称为 Kennedy 终结溃疡。

在美国大约有 150 万～ 300 万人患有压疮，每年在治疗上的消耗高达 50 亿美元[63]。大约有 10% 的住院患者和 25% 的养老院居民存在压疮，其中在入院的前几周发生最多。70 岁以上的人估计有 70% 患有压疮，且 95% 都发生在下半身，其中 65% 发生在骨盆区（图 105.17），30% 发生在下肢（图 105.18）。压力性溃疡的危险因素包括长期固定姿势，感觉缺失，血液循环障碍及营养不良。

### 发病机制

压疮发生的主要机制包括：外部压力，剪切力，

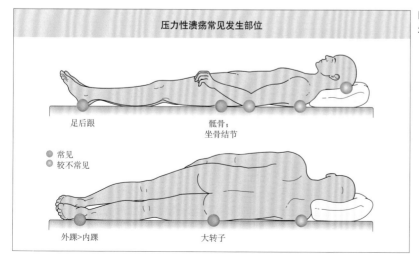

图 105.16　压力性溃疡常见发生部位

压力性溃疡常见发生部位

足后跟　　　骶骨；坐骨结节

● 常见
● 较不常见

外踝 > 内踝　　　大转子

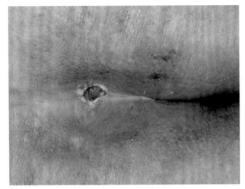

图 105.17 骶区压力性溃疡（Ⅲ期）

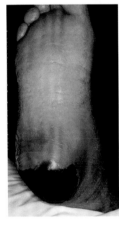

图 105.18 足后跟受压坏死形成的黑痂

摩擦力和潮湿。

当组织间隙压力＞ 32 mmHg 时（正常毛细血管压力范围为 12 ～ 32 mmHg），局部氧化作用和微循环会受到影响。时间和压力大小之间存在一个负相关曲线，也就是压力较小时形成溃疡较慢，压力较大（≥ 70 mmHg）时形成溃疡较快。皮肤连续受压的时间长短也至关重要，这也就解释了为何间断缓解压力可以预防溃疡形成。由于长期受压时皮下组织最易受损，有时深部组织出现创伤时表皮受损并不明显，这一点需要提醒看护人员注意[63]。

剪切力由两个并列表面之间的滑动和相对位移形成。尽管外部施加的压力相比于单独的剪切力更能减小皮肤小动脉的血流量，但二者共同存在时会增加血管的闭塞。当仰卧患者头部抬高 30° 时，骶骨和尾骨区域会出现剪切力。躯干滑动时，骶骨外皮肤由于与床之间存在摩擦力而不发生位移，此时压力会传递到骶骨和深筋膜，浅筋膜深部血管出现弯折并形成血栓，最终诱发溃疡[63]。

摩擦力常与剪切力相关，它反映了一个表面划过另一个表面时产生的阻力程度。当卧床不起的患者在床上被拖动时，就会产生摩擦力。保护性角质层受损，致使皮肤屏障破坏，从而促进溃疡形成。

发热引起的出汗以及尿液和粪便的存留会导致局部皮肤潮湿，研究表明这会使压疮形成的风险增加 5 倍[63]。

### 临床特征

根据国家压疮顾问小组（National Pressure Ulcer Advisory Panel，NPUAP）的指南可将压疮分为四个阶段（图 105.19）。值得注意的是，临床上溃疡并不一定从Ⅰ期逐渐进展到Ⅳ期，愈合过程也不一定是从Ⅳ期逐渐向Ⅰ期恢复[64]。

- **Ⅰ期**：完整的皮肤上出现不能恢复的红斑，预示可能出现溃疡。对于肤色偏黑的患者，局部发热、水肿、皮肤异色、发硬都可能提示即将出现溃疡[63-64]。
- **Ⅱ期**：含有表皮 / 真皮或二者都有的部分皮肤脱落，可表现为糜烂、水疱或浅表性溃疡[63-64]。
- **Ⅲ期**：全层皮肤脱落，伴有皮下组织的损伤，可下延至（但不累及）筋膜层。这种较深的皮损表现为火山口状溃疡，有时会累及邻近组织[63-64]。
- **Ⅳ期**：全层皮肤脱落，广泛的组织坏死，损害累及肌肉、骨或肌腱、关节囊等支撑结构，可形成底部侵蚀或窦道[63-64]。

如前所述，临床上对压疮进行分类的主要局限之处在于最初浅表损害较小的溃疡可能也伴有深部组织的受损。对溃疡进行全面评估之前应先清除溃疡表面的痂，否则会对评估造成影响[63]。

### 病理学

对于长期存在的溃疡难以诊断或怀疑有继发肿瘤时，需要做组织学检查。在压疮的四个分期中，病理表现并不具有特异性。当临床上出现**可变白的**红斑时，可见真皮浅层毛细血管和小静脉扩张，真皮乳头轻到中度水肿，血管周围少量淋巴细胞浸润，表皮、毛囊皮脂腺结构及真皮网状层基本正常。在不可恢复的红斑阶段，毛细血管和小静脉扩张，管内充满红细胞和血小板血栓，真皮乳头可见出血。尽管表皮外观正常，但常可见汗腺和皮下脂肪退化[63]。表皮下分离可形成表皮下水疱。在溃疡早期，表皮脱落，真皮乳头和真皮网状层产生急性炎症反应。慢性溃疡可见真皮层广泛纤维化，皮肤附属器减少，表面可见含有急性炎性

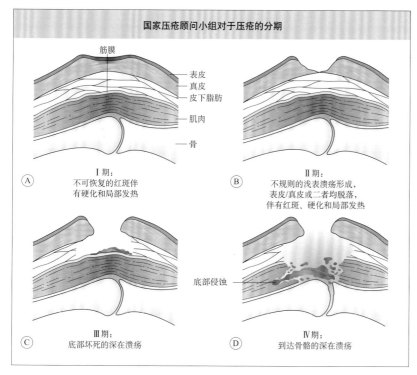

国家压疮顾问小组对于压疮的分期

筋膜

表皮
真皮
皮下脂肪

肌肉

骨

(A) Ⅰ期:
不可恢复的红斑伴
有硬化和局部发热

(B) Ⅱ期:
不规则的浅表溃疡形成,
表皮/真皮或二者均脱落,
伴有红斑、硬化和局部发热

底部侵蚀

(C) Ⅲ期:
底部坏死的深在溃疡

(D) Ⅳ期:
到达骨骼的深在溃疡

图 105.19　国家压疮顾问小组对于压疮的分期。A. Ⅰ期:完整的皮肤上出现不能恢复的红斑,预示可能出现溃疡。对于肤色偏黑的患者,局部发热、水肿、皮肤异色、发硬都可能提示即将出现溃疡。B. Ⅱ期:含有表皮/真皮或二者都有的部分皮肤脱落,可表现为糜烂、水疱或浅表性溃疡。C. Ⅲ期:全层皮肤脱落,伴有皮下组织的损伤,可下延至(但不累及)筋膜层。这种较深的皮损表现为火山口状溃疡,有时会累及邻近组织。D. Ⅳ期:全层皮肤脱落,广泛的组织坏死,损害累及肌肉、骨或肌腱、关节囊等支撑结构,可形成底部侵蚀或窦道

细胞或薄层凝固性坏死的血痂。在黑痂阶段,皮肤全层受损,真皮大体结构存留,但有细胞层面的缺失。

## 治疗

压疮是可以预防的,主要通过缓解皮肤的压力。具体的方法有经常更换姿势,利用各种支撑物减少压力,后者包括充气或充水装置、泡沫类产品、靠垫或泡沫楔。合理营养,健康教育,疼痛管理,心理支持,都是重要的干预方法。同时需要处理导致长期不动的原因和其他影响溃疡愈合的系统性疾病,如充血性心力衰竭、糖尿病和(或)麻痹性轻瘫。

前面关于溃疡和慢性创伤治疗的一般原则同样适用于压力性溃疡。简而言之,可以通过手术、酶、自溶等方式进行清创。伤口必须用生理盐水充分清洗,而不要用细胞毒性制剂如过氧化氢或碘伏。控制细菌定植和感染发生。选用能保持局部湿润的敷料,但避免形成浸渍,常选用封闭式敷料。

通常而言,Ⅰ、Ⅱ、Ⅲ期压疮通过局部治疗愈合的可能性较大,但Ⅳ期压疮,尤其是坐骨结节处的Ⅳ期压疮往往需要外科干预。激光、超声波、高压氧、紫外线照射等辅助治疗的效果尚在观察之中,还不能

作为标准的治疗方式。应用生长因子、角质形成细胞培养移植以及皮肤替代物都是有前途的治疗方式,但均还处于临床研究阶段。

# 其他原因引发的皮肤溃疡

对于常规治疗无效的溃疡需要重新评估其治疗流程是否正确,如果治疗过程不存在问题的话,则要考虑溃疡可能是由其他少见或非正常原因造成的(见图105.1)。

### 弥漫性皮肤血管瘤病

弥漫性皮肤血管瘤病是动脉粥样硬化的一种特殊表现,可表现为单发或多发的紫色斑块,呈网状模式迅速发展,中央可出现溃疡。皮损部位伴有明显疼痛,皮损常发生在下肢,但也可见于其他部位(如乳房、前臂)(图 105.20A)。组织学上表现为 CD31 阳性的内皮细胞在真皮乳头及真皮网状层弥漫性增生,局部形成小的血管通路,无异型细胞及不典型增生。

治疗外周动脉疾病,如股动脉成形术、股腘旁路手术,可以加速溃疡的愈合。如果不治疗的话,皮损

图 105.20 溃疡形成的其他原因。
A. 弥漫性皮肤血管瘤病最常发生于下垂的乳房处（注意先前减乳手术留下的瘢痕）及动脉粥样硬化相关的下肢处。B. 继发于镰状细胞性贫血的多处溃疡。C. 系统性硬皮病患者的指尖溃疡。D. 类脂质渐进性坏死；这一类患者患糖尿病的风险尚存在争议，但其与糖尿病的相关性大于与环状肉芽肿的相关性（A, Courtesy, Margo Peters, MD；D, Courtesy, Jeffrey P Callen, MD.）

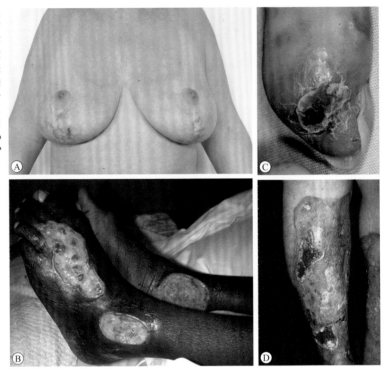

较少自愈[65]。

## 血液系统疾病

贫血是主要和经常被忽略的延迟伤口愈合的原因，它会抑制正常的组织氧化作用。此外，有些类型的贫血会明显增加溃疡形成的倾向，如血红蛋白病（图 105.20B）[66]。血液系统肿瘤也与包括坏疽性脓皮病、血管炎、冷球蛋白血症（尤其是 I 型）等在内的溃疡性疾病的发生有关。凝血功能异常可直接导致溃疡的形成（如抗磷脂抗体综合征）[67-68]，同时也是引发常见皮肤溃疡如静脉性溃疡的诱因[69-70]。短期内大量静脉血栓形成，也称为股青肿，会导致下肢出现严重水肿，随后出现静脉性肢端坏疽引起的局部缺血和溃疡形成[71]。表 105.9 总结了怀疑存在血栓形成倾向时推荐的评估方法。

## 热带溃疡

热带溃疡见于生活在热带地区的农村及伴有营养不良或长期劳累的儿童和成人，也可发生在去过热带地区的旅行归来者。尽管很多热带疾病都会出现慢性溃疡，但"热带溃疡"指的是出现在腿部的崩蚀性溃疡，易继发于轻微外伤[72]。热带溃疡总是伴有多种微生物感染，包括梭形杆菌，厌氧菌和螺旋体。

热带溃疡伴有明显疼痛，且进展迅速，易累及深部组织。溃疡边缘被破坏呈紫色，易发生恶变。实验室检查包括局部组织涂片和培养，怀疑深部组织受损时应行骨成像检查。这类溃疡最好系统应用抗生素（如四环素，甲硝唑）进行治疗，有时甚至需要外科清创治疗。

热带溃疡的鉴别诊断[73]包括热带地区其他引起溃疡的常见原因，如细菌（包括炭疽）、分枝杆菌、深部真菌和寄生虫（利什曼病）感染，以及非感染性因素，如镰状细胞性贫血、静脉功能不全、神经病变和外伤。

## 其他原因

各种物理性、炎症性、感染性、代谢性及遗传性因素都与皮肤溃疡的发生相关（图 105.20C，D），具体见图 105.1 及表 105.10。

**表 105.9 血栓形成倾向的评估**。深色部分属于一线筛查试验。浅色部分中表示高同型半胱氨酸的筛查试验尚存在争议，肝素诱导性血小板减少症的筛查分不同情况。**加粗**药物能显著影响试验结果。初步实验室检查还应包括血常规、外周血涂片、ESR、部分促凝血酶原激酶活化时间（PTT）以及肝肾功能。伴有网状紫癜的患者可考虑查抗中性粒细胞胞浆抗体（ANCA），因为 ANCA 相关性血管炎有时伴有轻微炎性损害。易栓症的其他遗传因素包括基因多态性编码内皮蛋白 C 受体、蛋白 Z 依赖的蛋白酶抑制剂以及 E- 选择蛋白。基因测序同时也能检测到包括编码丝氨酸蛋白酶抑制剂（SERPINs）基因在内的变异

| 病因 | %* | 筛查试验 | 可能的干扰条件 |
|---|---|---|---|
| **遗传性** | | | |
| V Leiden 因子 | 5 | 活性蛋白 C（APC）抵抗† | 华法林，肝素，OCP，妊娠，Ⅷ因子水平↑，狼疮抗凝物† |
| | 5 | V Leiden 因子突变（AD）（如果发现 APC 则反射试验） | — |
| 凝血酶原 G20210A | 2 | 凝血酶原 G20210A 突变（AD） | **华法林**，OCP，妊娠，肝疾病，Ⅷ因子水平↑，狼疮抗凝物，急性血栓形成 |
| 蛋白 C 缺乏 | 0.3 | 蛋白 C 活性↓（AD） | **华法林**，OCP，妊娠，肝疾病，Ⅷ因子水平↑，狼疮抗凝物，急性血栓形成 |
| 蛋白 S 缺乏 | 0.05 | 游离蛋白 S 抗原数量或活性↓（AD） | **华法林**，OCP，妊娠，肝疾病，Ⅷ因子水平↑，狼疮抗凝物，急性血栓形成 |
| 抗凝血酶缺乏 | 0.1 | 抗凝血酶活性↓（AD） | **肝素**，肝疾病，急性血栓形成 |
| 高同型半胱氨酸血症 | >5 | 同型半胱氨酸水平↑（可能存在纯合子 *MTHFR* C677T 突变或杂合子 *MTHFR* C677T/A1298C 突变 >杂合子 CBS 突变） | 叶酸缺乏，$B_{12}$ 或 $B_6$；年龄偏大，吸烟 |
| Ⅷ因子 / 血管性血友病因子过多 | 10 | Ⅷ因子↑ | 急性期反应，OCP，妊娠，年龄大 |
| 纤维蛋白原过多 | ND | 纤维蛋白原水平↑ | 急性期反应，妊娠，吸烟，年龄大 |
| 纤维蛋白原异常 | ND | 功能性纤维蛋白原↓；凝血酶原时间↑ | 肝素，近期出生，肝疾病 |
| 脂蛋白（a）过多 | 10 | 脂蛋白（a）水平↑ | — |
| 纤溶酶原活化抑制剂 -1（PAI-1）过多 | ND 10 | PAI↑ *PAI* 4G/4G 多态性（启动子） | 正常值范围和昼夜变化变大 |
| 血栓调节蛋白缺乏 | ND（少见） | 血栓调节蛋白↓ | — |
| 纤溶酶原缺乏 | ND | 纤溶酶原↓ | — |
| **获得性** | | | |
| 狼疮抗凝物‡ | ND | RVVT( 稀释)、敏感性 PTT 或高岭土凝固时间↑§ | 华法林，肝素，直接口服抗凝药（DOACs） |
| 抗心磷脂抗体‡ | ND | 抗心磷脂抗体 IgG 或 IgM 在中高水平，间隔 ≥ 12 周 ≥ 2 次 | 各种感染性疾病 |
| 抗 β2 糖蛋白 I 抗体‡ | ND | 存在抗 $β_2$ 糖蛋白 I 抗体，间隔 ≥ 12 周 ≥ 2 次 | — |
| 冷球蛋白血症，Ⅰ型 | ND | 存在 Ⅰ 型冷球蛋白 | — |
| 肝素诱导性血小板减少症 | ND** | • 筛查：抗肝素 / 血小板因子 4（PF4）抗体 • 确认：血清素释放实验 | — |
| 冷纤维蛋白原血症 | ND | 存在冷纤维蛋白原 | 急性期反应 |

\* 缺陷人口所占近似百分比
† V Leiden 因子占 APC 抵抗患者的 90% ～ 95%，APC 抵抗通过不易受干扰的"二代试验"进行评估
‡ 抗磷脂抗体
§ 由以下确认：①在混合性研究中不能纠正延长的凝血时间；以及②加入多余的磷脂后可以纠正延长的凝血时间
\*\* 正在使用肝素或低分子肝素
AD，常染色体显性遗传；CBS，胱硫醚 β- 合酶；MTHFR，四氢叶酸还原酶；ND，未知；OCP，口服避孕药；RVVT，拉塞尔蝰蛇毒液时间

**表 105.10　形成皮肤溃疡的其他原因。**脯肽酶缺乏症患者除了有下肢溃疡，还会出现弥漫性毛细血管扩张、皮炎、淋巴水肿及系统性红斑狼疮的皮肤表现

| 原因 | 好发部位 | 回顾章节 |
| --- | --- | --- |
| **物理性** | | |
| 烧伤-热烧伤，电烧伤，化学烧伤 | 暴露部位 | 第 15，16，88 章 |
| 冷冻伤（如冻疮） | 肢端 | 第 88 章 |
| 放射伤（如 X 线放疗） | 暴露部位 | 第 139 章 |
| **炎症性** | | |
| 血管炎（小血管炎，中血管炎；原发或继发） | 下肢 | 第 24 章；图 105.1 |
| 坏疽性脓皮病 | 下肢，创伤部位 | 第 26 章 |
| 渐进性坏死 | 下肢 | 第 93 章 |
| 白塞病 | 下肢 | 第 26 章 |
| 脂膜炎（如结节性血管炎，寒冷性脂膜炎 / 冻伤病） | 所举两例分别为小腿，大腿外侧 | 第 100 章 |
| **血管性** | | |
| 雷诺现象和系统性硬皮病 | 手指，关节伸侧面 | 第 43 章 |
| **感染性** | | |
| 细菌（如链球菌，密螺旋体），分枝杆菌，病毒（如慢性 HSV）真菌，寄生虫 | 暴露部位；麻风和三期梅毒好发于受压部位 * | 第 74 ～ 83 章；图 105.1 |
| **蚊虫叮咬** | | 第 85 章 |
| **肿瘤性** | | |
| BCC，SCC ＞转移性肿瘤，其他原发皮肤恶性肿瘤（上皮及非上皮来源），皮肤 T/B 细胞淋巴瘤 | BCC、SCC 均好发于慢性曝光部位；SCC 常见于慢性溃疡、瘢痕、慢性炎性或致瘤性 HPV 感染部位 | 第 108，120，122 章 |
| **代谢性** | | |
| 如：钙质沉着，钙化防御，痛风 | 关节周围（钙质沉着，痛风）及脂肪丰富部位（钙化防御） | 第 48，50 章 |
| **遗传性皮肤病** | | |
| 如：Adams-Oliver 综合征，脯肽酶缺乏症，喉-甲-皮肤综合征，家族性肿瘤样钙沉着症，Werner 综合征，家族性冻疮样狼疮（*TREX1* 突变），Klinefelter 综合征，白细胞黏附缺陷，SAVI | 从先天性皮肤发育不良累及的头皮到下肢部位 | 第 41，45，50，60，63，64 章；图 105.1 |
| **药物性** | | |
| 羟基脲 | 下肢 | 第 21，23 章 |
| 甲氨蝶呤 | 银屑病斑片部位 | |
| 华法林 | 脂肪丰富部位，如乳房 | |
| 肝素 | 注射部位及远端部位 | |
| 全反式维甲酸（系统应用） | 阴囊 | |
| 干扰素，醋酸格拉替雷 | 皮下注射部位 ** | |
| NSAIDs，青霉素，羟嗪，维生素 K，氯苯那敏，铋盐 | 肌内注射部位 ** | |
| **光损伤** | | |
| 侵蚀性脓疱性皮肤病 | 常见于头皮脱发区，有时可发生在下肢 | 第 87 章 |

* 由于神经病变
** 与 Nicolau 综合征中局部缺血形成的青斑有关
BCC，基底细胞癌；HPV，人乳头瘤病毒；HSV，单纯疱疹病毒；SAVI，婴幼儿期起病的 STING（干扰素基因刺激）相关性血管病变；SCC，鳞状细胞癌

（周诺娅译　朱里校　陶娟审）

# 参考文献

1. Lazarus GS, Cooper DM, Knighton DR, et al. Definitions and guidelines for assessment of wounds and evaluation of healing. Arch Dermatol 1994;130:489–93.
2. Beebe-Dimmer JL, Pfeifer JR, Engle JS, Schottenfeld D. The epidemiology of chronic venous insufficiency and varicose veins. Ann Epidemiol 2005;15:175–84.
3. Bergan JJ, Schmid-Schonbein GW, Smith PD, et al. Chronic venous disease. N Engl J Med 2006;355:488–98.
4. Valencia IC, Falabella A, Kirsner RS, Eaglstein WH. Chronic venous insufficiency and venous leg ulceration. J Am Acad Dermatol 2001;44:401–21.
5. Raju S, Neglen P. Clinical practice. Chronic venous insufficiency and varicose veins. N Engl J Med 2009;360:2319–27.
6. Mekkes JR, Loots MA, Van Der Wal AC, Bos JD. Causes, investigation and treatment of leg ulceration. Br J Dermatol 2003;148:388–401.
7. Browse NL, Burnand KG. The cause of venous ulceration. Lancet 1982;2:243–5.
8. Falanga V, Eaglstein WH. The "trap" hypothesis of venous ulceration. Lancet 1993;341:1006–8.
9. Thomas PR, Nash GB, Dormandy JA. White cell accumulation in dependent legs of patients with venous hypertension: a possible mechanism for trophic changes in the skin. Br Med J (Clin Res Ed) 1988;296:1693–5.
10. Raffetto JD. Dermal pathology, cellular biology, and inflammation in chronic venous disease. Thromb Res 2009;123(Suppl. 4):S66–71.
11. Wall IB, Moseley R, Baird DM, et al. Fibroblast dysfunction is a key factor in the non-healing of chronic venous leg ulcers. J Invest Dermatol 2008;128:2526–40.
12. Clark RA. Oxidative stress and "senescent" fibroblasts in non-healing wounds as potential therapeutic targets. J Invest Dermatol 2008;128:2361–4.
13. Barron GS, Jacob SE, Kirsner RS. Dermatologic complications of chronic venous disease: medical management and beyond. Ann Vasc Surg 2007;21:652–62.
14. Meissner MH, Gloviczki P, Bergan J, et al. Primary chronic venous disorders. J Vasc Surg 2007;46(Suppl.S):54S–67S.
15. Fonder MA, Lazarus GS, Cowan DA, et al. Treating the chronic wound: a practical approach to the care of nonhealing wounds and wound care dressings. J Am Acad Dermatol 2008;58:185–206.
16. Panuncialman J, Falanga V. The science of wound bed preparation. Surg Clin North Am 2009;89:611–26.
17. Falabella AF. Debridement and wound bed preparation. Dermatol Ther 2006;19:317–25.
18. Sherman RA, Hall MJ, Thomas S. Medicinal maggots: an ancient remedy for some contemporary afflictions. Annu Rev Entomol 2000;45:55–81.
19. Chambers L, Woodrow S, Brown AP, et al. Degradation of extracellular matrix components by defined proteinases from the greenbottle larva Lucilia sericata used for the clinical debridement of non-healing wounds. Br J Dermatol 2003;148:14–23.
20. Dumville JC, Worthy G, Bland JM, et al. Larval therapy for leg ulcers (VenUS II): randomised controlled trial. BMJ 2009;338:b773.
21. Madhok BM, Vowden K, Vowden P. New techniques for wound debridement. Int Wound J 2013;10:247–51.
22. Lipsky BA, Hoey C. Topical antimicrobial therapy for treating chronic wounds. Clin Infect Dis 2009;49:1541–9.
23. Zhou LH, Nahm WK, Badiavas E, et al. Slow release iodine preparation and wound healing: in vitro effects consistent with lack of in vivo toxicity in human chronic wounds. Br J Dermatol 2002;146:365–74.
24. Lansdown AB. A review of the use of silver in wound care: facts and fallacies. Br J Nurs 2004;13:S6–19.
25. Korber A, Graue N, Rietkotter J, et al. Insufficient tetanus vaccination status in patients with chronic leg ulcers. Results of a prospective investigation in 100 patients. Dermatology 2008;217:69–73.
26. O'Meara S, Tierney J, Cullum N, et al. Four layer bandage compared with short stretch bandage for venous leg ulcers: systematic review and meta-analysis of randomised controlled trials with data from individual patients. BMJ 2009;338:b1344.
27. Barwell JR, Davies CE, Deacon J, et al. Comparison of surgery and compression with compression alone in chronic venous ulceration (ESCHAR study): randomised controlled trial. Lancet 2004;363:1854–9.
28. Kerchner K, Fleischer A, Yosipovitch G. Lower extremity lymphedema update: pathophysiology, diagnosis, and treatment guidelines. J Am Acad Dermatol 2008;59:324–31.
29. Mayrovitz HN. The standard of care for lymphedema: current concepts and physiological considerations. Lymphat Res Biol 2009;7:101–8.
30. Hunter JE, Teot L, Horch R, Banwell PE. Evidence-based medicine: vacuum-assisted closure in wound care management. Int Wound J 2007;4:256–69.
31. Venturi ML, Attinger CE, Mesbahi AN, et al. Mechanisms and clinical applications of the vacuum-assisted closure (VAC) device: a review. Am J Clin Dermatol 2005;6:185–94.
32. Rizzi SC, Upton Z, Bott K, Dargaville TR. Recent advances in dermal wound healing: biomedical device approaches. Expert Rev Med Devices 2010;7:143–54.
33. Dabiri G, Heiner D, Falanga V. The emerging use of bone marrow-derived mesenchymal stem cells in the treatment of human chronic wounds. Expert Opin Emerg Drugs 2013;18:405–19.
34. Kirsner RS, Marston WA, Snyder RJ, et al. Spray-applied cell therapy with human allogeneic fibroblasts and keratinocytes for the treatment of chronic venous leg ulcers: a phase 2, multicentre, double-blind, randomised, placebo-controlled trial. Lancet 2012;380:977–85.
35. Paquette D, Badiavas E, Falanga V. Short-contact topical tretinoin therapy to stimulate granulation tissue in chronic wounds. J Am Acad Dermatol 2001;45:382–6.
36. Jull A, Waters J, Arroll B. Pentoxifylline for treatment of venous leg ulcers: a systematic review. Lancet 2002;359:1550–4.
37. Brice G, Child AH, Evans A, et al. Milroy disease and the VEGFR-3 mutation phenotype. J Med Genet 2005;42:98–102.
38. Sisto K, Khachemoune A. Elephantiasis nostras verrucosa: a review. Am J Clin Dermatol 2008;9:141–6.
39. Zouboulis CC, Biczo S, Gollnick H, et al. Elephantiasis nostras verrucosa: beneficial effect of oral etretinate therapy. Br J Dermatol 1992;127:411–16.
40. Iwao F, Sato-Matsumura KC, Sawamura D, Shimizu H. Elephantiasis nostras verrucosa successfully treated by surgical debridement. Dermatol Surg 2004;30:939–41.
41. Langendoen SI, Habbema L, Nijsten TEC, Neumann HAM. Lipoedema: from clinical presentation to therapy. A review of the literature. Br J Dermatol 2009;161:980–6.
42. White C. Clinical practice. Intermittent claudication. N Engl J Med 2007;356:1241–50.
43. Sumpio BE. Foot ulcers. N Engl J Med 2000;343:787–93.
44. Ouriel K. Peripheral arterial disease. Lancet 2001;358:1257–64.
45. Al-Qaisi M, Nott DM, King DH, Kaddoura S. Ankle brachial pressure index (ABPI): an update for practitioners. Vasc Health Risk Manag 2009;5:833–41.
46. Grenon SM, Gagnon J, Hsiang Y. Video in clinical medicine. Ankle-brachial index for assessment of peripheral arterial disease. N Engl J Med 2009;361:e40.
47. Cavanagh PR, Lipsky BA, Bradbury AW, Botek G. Treatment for diabetic foot ulcers. Lancet 2005;366:1725–35.
48. Alavi A, Sibbald RG, Mayer D, et al. Diabetic foot ulcers: Part II. Management. J Am Acad Dermatol 2014;70:21. e1–24.
49. Andersen CA, Roukis TS. The diabetic foot. Surg Clin North Am 2007;87:1149–77, x.
50. Falanga V. Wound healing and its impairment in the diabetic foot. Lancet 2005;366:1736–43.
51. Boulton AJ. Pressure and the diabetic foot: clinical science and offloading techniques. Am J Surg 2004;187:17S–24S.
52. Richard J-L, Sotto A, Lavigne J-P. New insights in diabetic foot infection. World J Diabetes 2011;15:24–32.
53. Boulton AJ, Kirsner RS, Vileikyte L. Clinical practice. Neuropathic diabetic foot ulcers. N Engl J Med 2004;351:48–55.
54. Kranke P, Bennett M, Roeckl-Wiedmann I, Debus S. Hyperbaric oxygen therapy for chronic wounds. Cochrane Database Syst Rev 2004;(2):CD004123.
55. Thackham JA, McElwain DL, Long RJ. The use of hyperbaric oxygen therapy to treat chronic wounds: a review. Wound Repair Regen 2008;16:321–30.
56. Tecilazich F, Dinh TL, Veves A. Emerging drugs for the treatment of diabetic ulcers. Expert Opin Emerg Drugs 2013;18:207–17.
57. Steed DL. Clinical evaluation of recombinant human platelet-derived growth factor for the treatment of lower extremity ulcers. Plast Reconstr Surg 2006;117:143S–149S, discussion 150S–151S.
58. White R, McIntosh C. A review of the literature on topical therapies for diabetic foot ulcers. Part 2: Advanced treatments. J Wound Care 2009;18:335–41.
59. Dinh TL, Veves A. The efficacy of Apligraf in the treatment of diabetic foot ulcers. Plast Reconstr Surg 2006;117:152S–157S, discussion 8S–9S.
60. Marston WA. Dermagraft, a bioengineered human dermal equivalent for the treatment of chronic nonhealing diabetic foot ulcer. Expert Rev Med Devices 2004;1:21–31.
61. Mayfield JA, Reiber GE, Sanders LJ, et al. Preventive foot care in diabetes. Diabetes Care 2004;27(Suppl. 1):S63–4.
62. Markuson M, Hanson D, Anderson J, et al. The relationship between hemoglobin A(1c) values and healing time for lower extremity ulcers in individuals with diabetes. Adv Skin Wound Care 2009;22:365–72.
63. Olesen CG, de Zee M, Rasmussen J. Missing links in pressure ulcer research — an interdisciplinary overview. J Appl Physiol 2010;108:1458–64.
64. Morton LM, Phillips TJ. Wound healing and treating wounds: Differential diagnosis and evaluation of chronic wounds. J Am Acad Dermatol 2016;74:589–605.
65. Draper BK, Boyd AS. Diffuse dermal angiomatosis. J Cutan Pathol 2006;33:646–8.
66. Trent JT, Kirsner RS. Leg ulcers in sickle cell disease. Adv Skin Wound Care 2004;17:410–16.
67. Nakano J, Nakamura M, Ito T, et al. A case of antiphospholipid syndrome with cutaneous ulcer and intrauterine fetal growth retardation. J Dermatol 2003;30:533–7.
68. Schwartzfarb EM, Romanelli P. Hyperhomocysteinemia and lower extremity wounds. Int J Low Extrem Wounds 2008;7:126–36.
69. Darvall KA, Sam RC, Adam DJ, et al. Higher prevalence of thrombophilia in patients with varicose veins and venous ulcers than controls. J Vasc Surg 2009;49:1235–41.
70. Hafner J, Kuhne A, Schar B, et al. Factor V Leiden mutation in postthrombotic and non-postthrombotic venous ulcers. Arch Dermatol 2001;137:599–603.
71. Musani MH, Musani MA, Verardi MA. Venous gangrene a rare but dreadful complication of deep venous thrombosis. Clin Appl Thromb Hemost 2011;17:E1–3.
72. Lupi O, Madkan V, Tyring SK. Tropical dermatology: bacterial tropical diseases. J Am Acad Dermatol 2006;54:559–78.
73. Zeegelaar JE, Faber WR. Imported tropical infectious ulcers in travelers. Am J Clin Dermatol 2008;9:219–32.

第 **106** 章　其他血管性疾病

*Robert Kelly*，*Christopher Baker*

## 引言

本章将介绍几种皮肤血管性疾病，包括网状青斑、皮肤发红、红斑性肢痛症，以及血管扩张性疾病如毛细血管扩张症和静脉湖。本章描述的疾病有些是系统性疾病的重要表现，有些是偶然发现的。还有部分血管性疾病在其他章节有所介绍，如婴幼儿血管瘤（第 103 章）、血管畸形（第 104 章），以及血管肿瘤和血管增生（第 114 章）。

## 网状青斑

### 要点

- 一种由色素性网状血管模式构成的常见生理现象。
- 可继发于其他潜在疾病，如自身免疫性结缔组织病、抗磷脂抗体综合征。
- 皮损表现与潜在疾病相关。
- 结合病史和临床表现选择相关的检查。

### 引言

网状青斑（livedo reticularis，LR）是一个很常见的现象，通常与暴露在寒冷环境中引起的生理性血管痉挛有关。正常人出现网状青斑的倾向因人而异。网状青斑也可以是一系列潜在系统性疾病的反映。各种原因引起的网状青斑会随着外界温度的变化发生不同程度的改变。生理性网状青斑可以随着回暖消失，受凉时再次出现，有些表现与皮肤回暖的程度相关。

### 历史

"网状青斑"一词大约在一个世纪之前最初由 Hebra 用来描述由于血液循环异常引起的皮肤青紫色变。Renault（1883）和 Unna（1896）、Spalteholz（1927）认为应该用皮肤的锥体形血液供应模式来解释网状青斑[1]。

### 发病机制

网状青斑的发生是由于通过皮肤微血管系统的血流改变而引起的（图 106.1）。皮肤微血管系统由垂直于皮肤表面的细动脉构成，随后细动脉分支成毛细血管床进入乳头下血管丛。这种血管分布形成了一系列 1 ～ 3 cm 的锥形体，每个锥顶由一个细动脉供血。在锥形体的边缘，静脉丛较丰富而动脉床减少，任何引起到达或经过皮肤的血流减少或引起流出皮肤的血流增多的因素，都会导致局部静脉丛缺氧血的聚集，进而出现网状青斑的临床表现[1-3]。

引起网状青斑的病因很多（表 106.1），其临床模式会随着伴发潜在性疾病的不同而改变。完整的网状模式皮损提示发病与血管痉挛、血液黏度变化或通过皮肤血管的血流变化有关。血管壁病变和血管腔阻塞最可能产生斑片状分布的网状青斑，皮损分布与潜在病理变化相关。

蔓状青斑是一种呈更大、分枝状、不规则模式的网状青斑，通常皮损范围更大，可影响四肢和躯干（图 106.2&106.3），常与包括 Sneddon 综合征[4]、抗磷脂抗体综合征（antiphospholipid antibody syndrome，APS）[5]及淋巴细胞性血栓性动脉炎[6]等在内的血管闭塞性疾病有关。

### 临床特征

#### 先天性网状青斑

##### 先天性毛细血管扩张性大理石样皮肤

先天性毛细血管扩张性大理石样皮肤（cutis

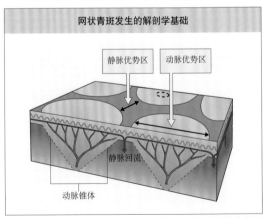

**图 106.1　网状青斑发生的解剖学基础**。在网状皮损的发白区域中心取活检最易找到受损的细动脉（图中虚线）；有时可能需要连续切片

| 表 106.1 网状青斑的病因 |
| --- |
| **先天性网状青斑** |
| • 先天性毛细血管扩张性大理石样皮肤 |
| **获得性网状青斑** |
| **血管痉挛** |
| • 大理石样皮肤 / 生理性网状青斑 |
| • 原发性（特发性）网状青斑 |
| • 自身免疫性结缔组织病（如 SLE） |
| • 雷诺现象 / 雷诺病 |
| **血管壁病变** |
| • 血管炎 |
|   – 皮肤结节性多动脉炎 |
|   – 系统性结节性多动脉炎 |
|   – 冷球蛋白血症性血管炎 |
|   – 自身免疫性结缔组织病相关性血管炎（如类风湿关节炎，SLE，干燥综合征） |
| • 淋巴细胞性血栓动脉炎（可能由结节性多动脉炎转变而来） |
| • 钙化防御 |
| • Sneddon 综合征 |
| • 腺苷脱氨酶 2 缺乏 |
| • 青斑样血管病（也存在管腔内阻塞） |
| **管腔内病变** |
| • 正常血液成分增多 |
|   – 血小板增多症 |
|   – 真性红细胞增多症 |
| • 异常蛋白 |
|   – 冷球蛋白血症 |
|   – 冷纤维蛋白原血症 |
|   – 冷凝集素 |
|   – 异型蛋白血症 |
| • 高凝状态（见表 105.9） |
|   – 抗磷脂抗体综合征 |
|   – 蛋白 S 和蛋白 C 缺乏 |
|   – 抗凝血酶 III 缺乏 |
|   – Leiden V 因子突变 |
|   – 高胱氨酸尿症，高同型半胱氨酸血症 |
|   – 弥散性血管内凝血 |
| • 血栓性血小板减少性紫癜 |
| • 栓塞 |
|   – 胆固醇栓塞 |
|   – 脓毒性栓塞 |
|   – 心房黏液瘤 |
|   – 氮气（减压病） |
|   – 二氧化碳动脉造影 |
| • 高草酸尿症 |
| • 淋巴管内组织细胞增生症 |
| **其他** |
| • 药物（如金刚烷胺，去甲肾上腺素，干扰素） |
| • 感染 [ 如丙肝（血管炎），支原体（冷凝集素），梅毒 ] |
| • 肿瘤（嗜铬细胞瘤） |
| • 神经系统疾病 [ 如复杂性区域疼痛综合征（反射性交感神经失调），瘫痪 ] |
| • 烟雾病 |
| SLE，系统性红斑狼疮 |

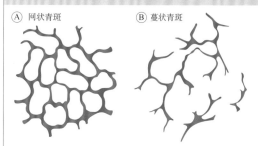

**网状青斑模式与蔓状青斑模式**

(A) 网状青斑　　　(B) 蔓状青斑

图 106.2　网状青斑模式（A）与蔓状青斑模式（B）

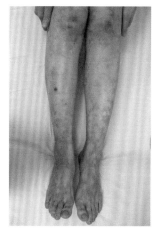

图 106.3　淋巴细胞性血栓性动脉炎患者的蔓状青斑。皮损较不规则，呈环断裂、分枝状，与网状青斑进行鉴别

marmorata telangiectatica congenita，CMTC）的特征性表现是持久性网状血管模式（见第 104 章），局限于单一肢体，有时皮损分布可以更广泛。皮损常在出生时即存在，当累及躯干时，常可见中线处一清晰的分界线。并发症包括其他血管畸形，四肢不对称，有时伴有神经或眼部异常[7-8]。皮肤血管病变在出生后的头几年可以改善，20% 的患者可以完全恢复。

### 获得性网状青斑

#### 不伴系统损害的网状青斑

##### 生理性网状青斑 / 大理石样皮肤

生理性网状青斑也称大理石样皮肤，是机体对于寒冷发生的正常反应（图 106.4A），在新生儿、婴幼儿和儿童中更常见[2-3]。成人可伴有手足发绀和冻疮。

##### 原发性 / 特发性网状青斑

此类网状青斑表现为持续性网状模式，皮损范围较大，尤其是发生在下肢时。当外界温度变暖时皮损仍不消退。这是由于存在特发性的小动脉痉挛。但是

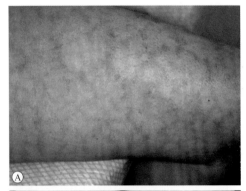

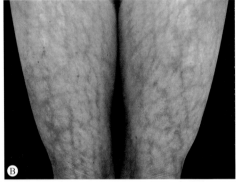

图 106.4 网状青斑。A. 生理性网状青斑；大腿处可见平于皮面的网状皮损。B. 系统性红斑狼疮患者的网状青斑（B，Courtesy，Jeffrey P Callen，MD.）

原发性网状青斑的诊断需要排除其他继发因素（见表106.1），尤其是在皮损范围较大时更需要注意。

### 继发于系统性疾病的网状青斑

#### 血管痉挛引起的网状青斑

血管痉挛是网状青斑最常见的原因，包括各种自身免疫性结缔组织病（connective tissue diseases，CTD）中出现的网状青斑（图 106.4B）。由于与血管痉挛的相关性，在伴有雷诺现象的患者更易出现。

#### 血管壁病变引起的网状青斑

真皮-皮下交界处或真皮深层的中动脉血管炎是引起网状青斑的最常见血管壁病变。累及中动脉的血管炎常见于皮肤结节性多动脉炎（cutaneous polyarteritis nodosa，PAN）[9]，也可见于系统性 PAN 和 ANCA 相关性血管炎（见第 24 章）。伴有淋巴细胞性血栓性动脉炎的患者，其动脉周围炎症由淋巴细胞而非中性粒细胞引起，易出现网状青斑（见图 106.3）[6, 10]。淋巴细胞性血栓性动脉炎是独立的疾病表现还是由皮肤 PAN 转变而来尚存在争议。网状青斑还可见于**青斑样**

血管病的患者（见第 23 章）[11]。

**腺苷脱氨酶 2 缺乏**（deficiency of adenosine deaminase 2，DADA2）是一种常染色体隐性遗传自身炎症性疾病（见第 45 章）。它兼具有 Sneddon 综合征和结节性多动脉炎的特点，即患者可同时存在血管病变和血管炎改变。其临床特点包括间断发热，早发型腔梗，肝脾大，低丙种球蛋白血症及淋巴细胞减少，同时伴有皮肤结节和蔓状青斑（见图 45.11）[12-13]。

**钙化防御**是指血管壁的钙质沉着（见第 50 章），最常见于伴有继发性甲状旁腺功能亢进的慢性肾病终末期患者。钙化防御的皮损最初可表现为网状青斑，随后出现紫癜和坏死（图 106.5）。

**Sneddon 综合征**临床较少见，以广泛分布的蔓状青斑和多灶性脑缺血发作引起进行性神经损伤为主要特点[4-5]（见第 23 章）。其血管改变是来源于血管病变、血管炎还是凝血功能障碍（部分患者体内可检测到抗磷脂抗体，另外部分患者存在 DADA2）尚不清楚，但在受损血管部位可见到特征性病理改变。

#### 管腔内病变引起的网状青斑

引起管腔内血流变慢的因素（如血液成分变化）和血管完全阻塞均可导致网状青斑的出现。血黏度增加引起的血流改变可继发于异常出现的循环蛋白（如冷球蛋白[14]，冷纤维蛋白原，冷凝集素，异型蛋白）或某种正常血液成分增多（如真性红细胞增多症[15]，血小板增多症）。皮损通常表现为均匀分布的完整网格状斑片。高凝状态也可导致网状青斑，包括 APS[16]、蛋白 C[17]、蛋白 S 或抗凝血酶Ⅲ缺乏[18]。下肢网状青斑常见于下肢神经病变引起局部长期固定和瘀滞的患者。

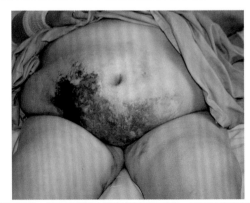

图 106.5 慢性肾病终末期患者的钙化防御。可见网状紫癜和覆盖在坏死皮肤上的大片黑痂。注意大腿内侧的紫色网状皮损。患者同时在接受华法林治疗，注意与华法林引起的坏死进行鉴别（Courtesy，Alicia Little，MD.）

栓塞（如动脉粥样硬化形成的胆固醇栓塞[19]）或血管内血栓形成（如 APS，肝素或华法林引起的坏死）均可引起管腔内完全阻塞。高草酸尿症患者可见细胞内晶体沉积，这也会促进管腔内阻塞，形成网状青斑[20]。管腔内病变引起的网状青斑表现为破碎的、不连续的斑片，梗阻区域可出现紫癜和坏死。

### 其他原因引起的网状青斑

目前研究已表明很多引起网状青斑的机制，且大多数都与前面所提到的机制相关。其他原因主要包括药物（如金刚烷胺[21]、去甲肾上腺素）和感染。后者可引起冷球蛋白、冷凝集素或抗磷脂抗体产生，继而引起血管炎性反应、感染性血管炎或脓毒性栓塞。肿瘤也可以通过引起高凝状态、异型蛋白血症或血管痉挛（如嗜铬细胞瘤）而导致网状青斑。最后，网状青斑也可见于某些神经系统疾病（如反射性交感神经失调），这类疾病会引起血管痉挛或血管舒张而加重长期不动引起的血液淤滞，导致网状青斑的出现。

### 鉴别诊断

火激红斑是由于皮肤受热而引起的，起病表现为可逆的网状青斑，随着受热时间延长，出现固定不退的网状色素沉着。当皮损发生在大腿前侧时，需考虑与放置并接触手提电脑而受热有关。很多皮肤疾病都可表现为网状结构的皮损而与网状青斑相混淆，如网状红斑样黏蛋白增多症（好发于躯干中线）和部分病毒疹（如传染性红斑）。皮肤异色改变（如皮肌炎，蕈样肉芽肿）也会出现网格状皮损，可结合表皮改变和毛细血管扩张情况来与网状青斑进行鉴别。

### 病理学

网状青斑的组织学表现与其发病原因相关。由血管痉挛引起的特发性或生理性网状青斑，镜下无明显异常。而继发性网状青斑可出现一系列病理改变，包括血管炎、血管壁钙质沉着（钙化防御，见图 50.6）、血管内嗜酸性细胞阻塞（单克隆冷球蛋白血症，见图 23.4）、管腔内血栓形成（高凝状态）、胆固醇裂（胆固醇栓子，见图 23.5）以及晶体沉着（草酸过多症）。在 Sneddon 综合征中可见血管壁内皮细胞炎症反应和内皮下肌内膜增生，部分或全部堵塞受累动脉。但是必须在受累动脉段取材才可见典型的组织学改变，最好在网状结构发白区域的中心取椭圆形的皮损进行连续切片（见图 106.1）。

### 治疗

网状青斑是一种临床体征，本身并不需要治疗。对血管激光治疗和血管舒张药物的反应均不理想。需要找到疾病的根本原因并进行治疗。

# 皮肤发红

## 要点

- 皮肤发红是一种正常的生理反应，但过度发红会引起临床症状。
- 一些常见诱因（如受热，激动，运动，部分食物）会加重各种原因引起的皮肤发红。
- 引起皮肤过度发红的原因包括外源性药物、更年期、神经系统疾病和系统性疾病（如类癌综合征）。

### 引言

皮肤发红指的是皮肤持续的变红，尤其易发生在面部，其次是颈部、耳部和上胸部。它是各种原因引起的皮肤血流量增加的直观表现。面部及其周围区域皮肤更易看见表面皮肤血管系统，且血管容量更大，故易出现皮肤发红[22]。对于皮肤发红的患者，应考虑到各种原因，包括是否存在潜在的系统性疾病（表 106.2）。

### 发病机制

血管平滑肌的舒张会增加皮肤血流量，而这个过

**表 106.2　皮肤发红的原因。**酒渣鼻可出现明显的皮肤发红，但同时伴有一定程度的红斑、脓疱性丘疹、水肿和（或）毛细血管扩张

- 生理性
- 外源性物质（见表 106.3）
- 更年期
- 神经系统疾病
  - 焦虑
  - 自主神经功能紊乱
  - 肿瘤（如性腺功能减退性垂体瘤）
  - 偏头痛
  - 弗雷综合征（耳颞综合征）
- 系统性疾病
  - 类癌综合征
  - 肥大细胞增多症
  - 嗜铬细胞瘤
  - 甲状腺髓样癌
  - 甲状腺毒症
  - POEMS 综合征
  - 胰腺肿瘤（如 VIP 瘤）
  - 分泌前列腺素的肾细胞癌

POEMS，多发神经病变，器官肿大，内分泌病变，M 蛋白（单克隆丙种球蛋白病），皮肤改变。VIP，血管活性肠肽

程与自主神经调节[23]（通常导致血管舒张）、内源性血管活性物质（如组胺和血清素）和外源性因子有关（表106.3）。饮酒导致的皮肤发红可能与乙醇的直接效益和血液中乙醛浓度升高引起的皮肤血管舒张有关，后者发生在乙醇脱氢酶缺乏（亚洲人常见）和由某些药物引起的"双硫仑样反应"的个体身上。饮用发酵型酒精饮料而导致的皮肤发红可能与血管活性物质如酪胺有关。自主神经系统介导的血管舒张可直接作用于汗腺和血管，故往往同时伴随着外分泌腺出汗增加（湿性发红）[24]。而由血管活性物质直接介导的血管舒张往往与出汗增加无明显关联（干性发红）。

## 临床特征

脸红常与尴尬、焦虑等情绪的触发有关，认为是一种夸张的生理反应。生理性皮肤发红也是机体受热、运动之后的一种正常体温调节反应。"潮热"指的是更年期过程中的皮肤发红现象，通常持续数分钟，常伴有出汗[25]。

各种原因引起的皮肤发红可以因为受热、热饮、运动、焦虑、食品添加剂（如亚硫酸盐）、酒精等常见原因而被诱发或加重。发作时患者往往会感觉局部皮肤发热发烫，并有皮肤颜色改变，影响患者的社会生活。有些患者担心出现不合时宜的皮肤发红，而这种焦虑又进一步加剧了问题。反复的皮肤发红可能导致

持续存在的固定红斑以及毛细血管扩张。

分泌血管活性物质（如血清素）的类癌瘤与类癌综合征相关（表106.4）。类癌综合征伴随的皮肤发红往往程度较重[26]，且触发后不易消退。经典的"类癌性皮肤发红"患者约中10%与中段肠（小肠，阑尾，近端结肠）肿瘤相关，但同时须伴有肝转移。这类皮肤发红持续数分钟，皮损表现为红斑、发白和发绀。Ⅲ型胃类癌的皮肤发红表现为鲜红色破碎斑片状皮损，伴有瘙痒感，皮损中可见混杂的发白区，可能是由组胺介导。支气管肿瘤表现为持续的（数小时到数天）明显的皮肤发红或发紫。后段肠（远端结肠，直肠）肿瘤即使伴有肝转移也较少出现类癌综合征和皮肤发红。

皮肤发红的临床评估流程和相关检查见表106.5。

## 鉴别诊断

伴有光损伤的浅肤色人群以及脂溢性皮炎和光敏性自身免疫病（如皮肌炎）患者，有时可出现面颈部固定性红斑和毛细血管扩张。患者会出现皮肤持续发红发烫，而不是一过性地变红。酒渣鼻也可以出现皮肤明显变红，但红斑往往呈固定性，且伴有一定程度的脓疱性丘疹、水肿和（或）毛细血管扩张。

## 治疗

临床上应当首先排除可能存在的外源性因素（见表106.3）。伴发潜在的系统性疾病尽管不太常见，但也应该考虑在内（见表106.2）。大多数患者皮肤发红的诱发因素常具有相关性，应尽量避免。非选择性β受体阻滞剂（如纳多洛尔，普萘洛尔）或可乐定可能对特发性皮肤发红有一定治疗效果。抗焦虑药也存在一定疗效，尤其是对于伴有明显情绪症状或处于焦虑状态的皮肤发红患者。更年期皮肤发红患者可应用激素替代治疗、可乐定或选择性5-羟色胺再摄取抑制剂（selective serotonin reuptake inhibitor, SSRI）。对于以上治疗无效的难治性病例，可以考虑胸腔镜下交感神经切除术。

| 表106.3　引起皮肤发红的外源性物质 |
| --- |
| ● 酒精 |
| ● 药物 |
| 　– 血管紧张素转换酶（ACE）抑制剂 |
| 　– 钙通道阻滞剂 |
| 　– 降钙素 |
| 　– 氯磺丙脲 * |
| 　– 胆碱能受体激动剂（如毛果芸香碱） |
| 　– 环孢素 |
| 　– 戒酒硫 * |
| 　– 反丁烯二酸酯 |
| 　– 金（"亚硝酸盐样反应"） |
| 　– 肼屈嗪 |
| 　– 烟碱酸 |
| 　– 硝酸盐（如三硝酸甘油脂） |
| 　– 阿片 |
| 　– 前列腺素 |
| 　– 西地那非，伐地那非，他达拉非 |
| 　– 他莫昔芬 |
| ● 食物 |
| 　– 变质的鲭亚目鱼 |
| ● 食品添加剂 |
| 　– 味精（MSG），亚硝酸钠，亚硫酸盐 |
| * 同时有饮酒 |

| 表106.4　类癌综合征的症状和体征 |
| --- |
| ● 皮肤 |
| 　– 发红 |
| 　– 酒渣鼻样改变 |
| 　– 糙皮病 |
| 　– 面部水肿和硬化＞四肢 |
| ● 支气管痉挛 |
| ● 腹泻 |
| ● 心功能不全（右心） |
| ● 低血压 |
| ● 消化道溃疡 |

| 表 106.5　皮肤发红的临床评估流程 |
| --- |
| 1. 明确诱发因素<br>　● 直接询问<br>　● 患者日记（食物，药物，日常活动）<br>2. 检查相关症状<br>　● 出汗<br>　● 荨麻疹<br>　● 腹泻<br>　● 支气管痉挛<br>3. 进一步检查（并不是所有患者都需要）<br>　推荐下列情况的皮肤发红进行：<br>　● 突然出现或正在发作<br>　● 严重<br>　● 伴有系统症状<br>　考虑进一步检查：<br>　● 血常规<br>　● 甲状腺功能<br>　● 血清雌激素、FSH、LH 水平<br>　● 血清类胰蛋白酶［M］；血清嗜铬粒蛋白 A 水平［C］；血浆游离肾上腺素［P］<br>　● 收集 24 小时尿查：<br>　　– 血清素代谢产物如 5- 羟基吲哚乙酸（5-HIAA）［C］<br>　　– 分离变肾上腺素（较血浆肾上腺素特异性更高敏感性更低）［P］<br>　　– 组胺代谢产物如甲基咪唑乙酸（MelmAA）［M］<br>　● CT/MRI 扫描：奥曲肽 / 生长抑素受体显像（放射性同位素标记）<br>4. 排除<br>　● 排除可疑药物和食品添加剂 |
| C，类癌；FSH，卵泡刺激素；LH，黄体生成素；M，肥大细胞增多症；P，嗜铬细胞瘤 |

# 红斑性肢痛症

**同义名：** ■ 皮肤红痛（erythermalgia）■ 红斑性肢痛病（erythralgia）

## 要点

■ 以肢端疼痛、灼热及红斑为特征（下肢 > 上肢）。

■ 遇热诱发，遇冷缓解。

■ 可能为原发性或家族性，或继发于其他疾病（如血小板增多症）。

## 引言

红斑性肢痛症（erythromelalgia，EM）是一种阵发性的，以皮肤灼热、红斑，以及皮温升高为特征的综合征。主要累及肢体末端，并以下肢为主。主要有三种类型，包括：

● 1 型——与血小板增多症相关。

● 2 型——原发性或特发性。

● 3 型——与血小板增多症以外的其他病因有关。

## 历史

"红斑性肢痛症"一词最早由 Mitchell 在 1978 年提出，用以描述皮肤发红（erythros），肢端累及（melos）以及疼痛（algo）的一组症状。其诊断标准则在 1979 年被 Thompson 提出[27]：①肢端灼热性疼痛；②疼痛遇热加剧；③遇冷缓解；④皮损处可见红斑；以及⑤皮损处皮温升高。

## 流行病学

在挪威，EM 的发病率约为 0.25/100 000，患病率为 2/100 000[28]。其中 1 型与 3 型常见于成年阶段，2 型可能出现在儿童期，并可能有家族性。女性：男性的发病比例在 3：1 至 2：1 之间。在一项研究中，平均发病年龄在 56 岁（年龄范围为 5 ~ 91 岁），并有 4% 在童年期出现首发症状。

## 发病机制

虽然在原发性家族性 EM 患者中发现 SCN9A 突变基因，总体而言，EM 的发病机制仍未完全清楚。首先，由于基础疾病和患者亚群的不同，发病机制也各有不同。例如，在伴有血小板增多症的患者，发病机制很可能与增加的血小板数目及异常的血小板功能相关。值得注意的是，肝素或华法林对 1 型 EM 无效，可能是由于微血栓的形成不依赖于凝血酶的激活[29]。

在其他类型的 EM 中，血管动力学的改变可能是一个因素。有人提出，由于动静脉瘘使得血流量增加及充血，进而引起营养血管血流减少，最终导致皮肤缺氧[28, 30]。另一种机制认为是血管收缩（同雷诺现象），但是在 EM 中出现更长时间的充血期[31]。由于温度改变，引起的血管活性物质以及化学疼痛介质的释放也可能发挥一定作用。

在 2004 年，首次在原发性家族性 EM 患者中描述了 SCN9A 基因的错义突变，该基因编码电压门控钠离子通道 α 亚基 Nav1.7[32]。Nav1.7 产生阈值电流，并且主要表达于感觉神经元的背根神经节（特别是伤害感受器）以及交感神经节中。突变导致刺激阈值较低，以及疼痛感受神经元的"过度激活"[33]，同时产生交感神经元的"低兴奋"。一些突变对钠离子通道激活剂后续的神经元激活状态影响较小，因而伴随临床症状的发生延后[34]。

另一种显性遗传的痛性综合征，阵发性急剧痛性综合征亦存在 SCN9A 基因的功能获得性突变，而该基因双拷贝的功能缺失性突变则会导致隐性遗传的疼痛感觉减弱[35]。此外，还存在与染色体 2q31 ~ 32

（*SCN9A* 位点）不相关的其他家族性疾病患者，提示该疾病的基因异质性[36]。

继发性 EM 的相关病症包括骨髓增生异常综合征、糖尿病、周围血管性疾病、血管炎、系统性红斑狼疮以及其他自身免疫性 CTD。

## 临床特征

EM 以灼热、红斑以及肢体末端的皮温增高为特征（图 106.6）。发作常见于傍晚，并持续至深夜，并影响睡眠。这些症状通常是阵发性的，但偶尔赤星发作。90% 患者有足部受累，25% 有手部受累，少数情况下为头颈部受累。1 型 EM 常累及一侧肢体，更易发展为进行性缺血性坏死。疼痛在 32℃ 至 36℃ 之间的小范围温度上升即可诱发。其他加重因素还包括运动、站立、走路、发热以及肢体下垂。降温和抬高肢体常可减轻症状。

受累部位表现出红肿。其他还包括手足发绀，网状青斑，面部潮红，皮肤坏死及溃疡。在高达 40% 的患者在发作间期肢体可表现为正常。长期水肿浸泡可能导致广泛浸渍糜烂，并加剧溃疡形成。

预后各有不同。在一项长期研究中发现，约 30% 的患者出现以下三种情况：恶化、没有变化和改善。另有 10% 的患者症状完全缓解。

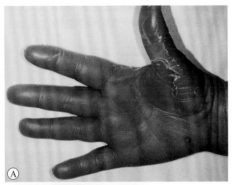

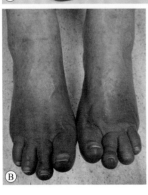

**图 106.6 红斑性肢痛症。** 红斑性肢痛症患者泛红、发热、疼痛的手部（A）及双足（B）。（A，Courtesy，Agustin Aloma，MD.）

## 病理学

1 型 EM 患者，血管可出现内膜增厚以及血栓性闭塞，并伴有受累小动脉的完全纤维化。但一般不需要活检，组织学表现为非特异性。

## 鉴别诊断

复杂性局部疼痛综合征（complex regional pain syndrome，CRPS；反射性交感神经营养不良）的症状有时与 EM 类似（见第 6 章）。皮温异常升高、红斑以及烧灼痛可见于两者，但 CRPS 的特点是与温度没有紧密关联，常表现为持续性，而非阵发性的。周围神经病变也可能引起刺痛和烧灼感，并且可能需要神经传导检查加以鉴别。钙通道阻滞剂、自主神经功能紊乱、肢端痛、毒蕈中毒，以及闭塞性脉管炎，如血栓闭塞性脉管炎，都可能出现类似 EM 的症状。在诊断 EM 时，重要的是找出潜在病因——特别是慢性骨髓增生性疾病——而 EM 可能是这一疾病的首要症状。

## 治疗

虽然已有许多种治疗方法报道用以治疗 EM，但没有单一治疗认为是持续有效的，在很多情况下甚至难以控制。疼痛专科医生的协助是很有用的。发病时运用各种方法降低肢体温度，如风扇、湿敷及毛巾裹住冰袋，这些方法已在临床应用。经常抬高患肢在缓解下肢不适及水肿时都有作用，同时应避免长时间站立。单纯口服止痛药也很重要。

阿司匹林对 I 型红斑性肢痛症和血小板增多症有效，其他药物如羟基脲也可考虑使用。外用药物包括 10% 辣椒素软膏，1% 阿米替林/0.5% 克他命凝胶，以及利多卡因贴片；口服类药物则包括血清素再摄取抑制剂（SSRI，如文拉法辛），三环类抗抑郁药（如阿米替林）、抗癫痫药（如加巴喷丁，卡马西平），钙离子通道阻断剂（如地尔硫䓬），前列腺素类似物米索前列醇；以及特别在原发性遗传性红斑肢痛症中，钠离子通道阻滞剂（如美西律、氟卡尼）的应用[38-39]。通过借鉴一项对卡马西平或美西律临床反应性的功能性研究报告（基于某特定的突变），类似的研究方法可用以指导未来治疗方案的制订。此外，口服及外用的 Nav1.7 通道阻滞剂的临床研究也尚在进行中。

对于更严重的病例，可静脉使用如硝普钠、前列腺素 E1、利多卡因（联合口服美西律）。其他侵入性的方法还包括硬膜外注射布比卡因和阿片类药物，以及腰交感神经阻滞术、双侧腰交感神经切除[40]。一般而言，应首先尝试口服药物治疗，对于严重的病例则需应用侵入性方案。

# 毛细血管扩张

## 要点

- 毛细血管扩张是由真皮血管持续性扩张造成，而非血管增生。
- 可以是一个原发过程，也可以是皮肤损伤后的结果，或继发于其他系统性疾病。

## 引言

毛细血管扩张（telangiectasias）指的是皮肤上异常的、持续可见扩张的小血管（图 106.7）。单条血管肉眼可辨，颜色从浅红到深紫色，压之褪色。形成机制是血管扩张，而非血管新生或小的动静脉畸形。毛细血管扩张见于一系列的临床表现中（表 106.6）。

往往不需治疗，但也可选择美容修饰、轻微的电透疗法，以及激光或强脉冲光治疗。

## 蜘蛛痣

**同义名：** ■ 蜘蛛痣（nevus araneus，spider nevus，spider angioma）

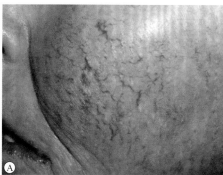

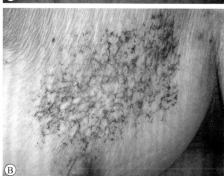

图 106.7 **毛细血管扩张**。A. 日光导致的颊部毛细血管扩张；B. 放疗后的乳腺显性毛细血管扩张

| 表 106.6 毛细血管扩张病因 |
| --- |
| **原发性** |
| ● 蜘蛛痣样毛细血管扩张（与雌激素过量相关） |
| ● 遗传性良性毛细血管扩张（图 106.8）* |
| ● 肋边缘（costal fringe） |
| ● 匐行性血管瘤 |
| ● 单侧痣样毛细血管扩张 |
| ● 泛发性特发性毛细血管扩张 |
| ● 皮肤胶原血管病 |
| **继发于物理改变或损伤** |
| ● 光损伤 |
| ● 放射治疗后 |
| ● 创伤 |
| ● 静脉高压 |
| **皮肤疾病** |
| ● 毛细血管扩张性酒渣鼻 |
| ● 消退期的婴儿血管瘤 |
| ● 基底细胞癌 |
| **激素／代谢性** |
| ● 雌激素相关的 |
|   – 肝病 |
|   – 妊娠 |
|   – 外源性雌激素 |
| ● 糖皮质激素 |
| **系统疾病** |
| ● 类癌综合征 |
| ● 肥大细胞增多症（持久发疹性斑状毛细血管扩张症） |
| ● 自身免疫性结缔组织病 |
|   – 红斑狼疮 |
|   – 皮肌炎 |
|   – CREST 综合征／系统性硬皮病 |
| ● 蕈样肉芽肿，包括异色性皮肌炎 |
| ● B 细胞淋巴瘤 |
| ● 血管狼疮样肉瘤 |
| ● GVHD（在皮肤异色病章节中） |
| ● HIV 感染（前胸） |
| **先天性畸形和遗传性疾病** |
| ● 先天毛细血管扩张性大理石样皮肤 |
| ● Klippel-Trenaunay 综合征 |
| ● 遗传性出血性毛细血管扩张症 |
| ● 毛细血管扩张共济失调症 |
| ● 稀毛症淋巴水肿毛细血管扩张综合征 |
| ● Rombo 综合征 |
| ● Bloom 综合征 |
| ● Rothmund-Thomson 综合征 |
| ● 中性粒细胞减少性皮肤异色症 |
| ● 先天性角化不良 |
| ● 着色干皮病 |
| ● Goltz 综合征（在 Blaschko 线） |
| ● GM1 神经节苷脂沉积病（也与弥漫性躯体血管角化瘤有关） |
| ● 氨酰基辅氨酸酶缺乏症 |
| *儿童期出现的颜面或上肢曝光部位的多发性点状、线状或分支状毛细血管扩张；唇红和上颚部偶有累及，但内脏不受累<br>GVHD，移植物抗宿主疾病 |

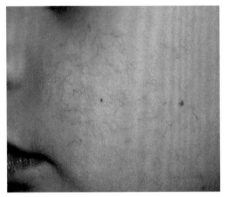

**图 106.8 遗传性良性毛细血管扩张**。清晰的线状及分支状毛细血管扩张可见于该 5 岁男孩的双颊部位。无内脏累及（Courtesy，Julie V Schaffer，MD.）

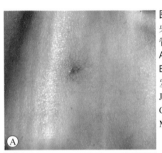

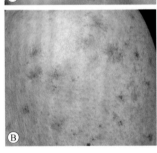

**图 106.9 蜘蛛痣**。以中央动脉周围辐射以毛细血管扩张的"足"为特点。A. 幼童鼻部的单个皮损。B. 肝病成年患者的肩部多发性皮损（A, Courtesy, Julie V Schaffer, MD; B, Courtesy, Jeffrey P Callen, MD.）

这种局限性皮损，以轻度突出于皮面的红色丘疹为中心（往往随着时间推移愈发明显），周围具有多支细小放射状的扩张性血管（"足"）[41]（图 106.9）。皮损的直径可从几毫米到 1 cm 以上不等。它们通常出现在面部、颈部、躯干上部及手部。

蜘蛛痣代表了以供氧动脉为中心的一类毛细血管扩张。常见于正常人群，特别是妇女与儿童。皮损往往多发，常见于孕妇、肝病及口服避孕药（oral contraceptive pill，OCP）者。皮损偶会自动消退，特别是孕后消退。治疗方法包括电凝或激光疗法。

## 泛发性特发性毛细血管扩张

泛发性特发性毛细血管扩张（generalized essential telangiectasia，GET）是原发性疾病，多见于成年女性，但多在儿童时期开始发病。最初，肢体容易受累，尤其是腿部，表现为大片无症状的毛细血管扩张（图 106.10）[42-43]。皮损一般是对称的。随着时间推移，通常进展期毛细血管扩张的分布变得更为广泛。尽管毛细血管扩张持续存在，患者并无相关的系统性疾病。

鉴别诊断包括皮肤胶原血管病；特别注意不要与持久发疹性斑状毛细血管扩张症混淆。使用针对血管的激光治疗是可行的，但进展期皮损的特点，以及治疗广泛性皮损的花费往往限制了其使用。

## 皮肤胶原血管病

皮肤胶原血管病（cutaneous collagenous vasculopathy，CCV）最早在 2000 年被描述[44]。临床上，它代表一类泛发性特发性毛细血管扩张（generalized essential telangiectasia，GET）。然而根据有限的病例报导，它并没有呈现出以女性为主，毛细血管扩张可能仅累及躯干和（或）近端肢体，以及病史中缺少"上行性"的皮损特点（图 106.11A）[45]。病因尚不知晓，且不明确与任何系统性疾病或治疗的关联。

CCV 具有独特的组织病理学特点，包括扩张的浅表血管，且伴有透明样变板层同心圆结构的凝固物，围绕在受累血管的基底膜周围。特殊染色显示该物质呈 PAS 阳性，且淀粉酶抵抗，在免疫组化中可与抗Ⅳ胶原抗体相互作用（图 106.11B）。超微结构中沉积物显示具有异常条带模式的胶原结构（Luse 小体）[45]。

这种情况，如 GET 为良性病变。散在的病例报道，脉冲染料激光治疗可起到改善作用。

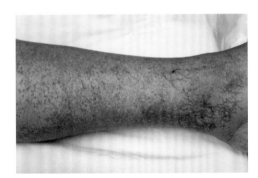

**图 106.10 泛发性特发性毛细血管扩张**。首发部位通常在下肢远端。片状非对称的毛细血管扩张在双侧出现，随着时间延长，分布逐步广泛（Courtesy，Jean L Bolognia，MD.）

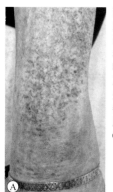

图106.11 皮肤胶原血管病——临床及病理特点。A.前臂可见多发性紫罗兰色分支状毛细血管扩张，该患者的大腿、腹部及后背处也有累及。B.真皮上层可见少量外溢的红细胞及扩张的血管内簇集的红细胞。注意受累血管壁周围可见同心圆状透明物质沉积。免疫组化染色显示抗Ⅳ型胶原蛋白抗体可标记该沉积物（B，Courtesy，Lorenzo Cerrroni，MD.）

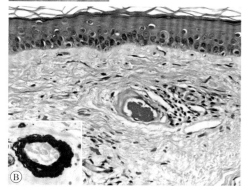

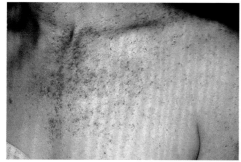

图106.12 单侧痣样毛细血管扩张。可见呈节段性单侧分布的离散性毛细血管扩张（Courtesy，Robert Hartman，MD.）

## 单侧痣样毛细血管扩张

单侧痣样毛细血管扩张（unilateral nevoid telangiectasia）的毛细血管扩张常局限于三叉神经或上颈椎皮节（图106.12），并沿着Blaschko线分布[46-47]。分为先天性或获得性两种。相关研究提出发病机制是由于受累区域血管表面雌激素受体增多，和（或）雌激素水平增加。获得性多见于怀孕、青春期及肝病等导致雌激素水平相对过量时的情况。

## 匍行性血管瘤

匍行性血管瘤（angioma serpiginosum）是一种罕见的血管异常，伴有特征性的表现[48-49]。通常是散发，但也有家族性病例的报道。女性好发，发病时间在20岁以前。皮疹表现为多发性、小的、无症状的深红色到紫色的色斑，呈小簇或片状分布（图106.13）。皮疹以匍匐形排列或蔓延。四肢最常累及，最初以单侧分布，数月到数年后皮疹可泛发。掌部、足底及黏膜处不受累。

斑点即为真皮层非炎性扩张的毛细血管。在皮肤镜下可见。受压不能完全褪色，但皮损不是紫癜。鉴别诊断包括色素性紫癜性皮病，特别是Majocchi型（毛细血管扩张性环状紫癜），皮疹多为双侧分布，病检可见血管周围淋巴细胞及血管外红细胞聚集。无需治疗，脉冲染料激光对此有明显改善。

## 遗传性出血性毛细血管扩张症

**同义名：** ■ Osler-Weber-Rendu病（Osler-Weber-Rendu disease）

遗传性出血性毛细血管扩张症（hereditary hemorrhagic telangiectasia，HHT）是一种常染色体显性遗传性疾病，具有多发性皮肤黏膜及胃肠黏膜处的毛细血管扩张（实质上为动静脉畸形），也可有其他内脏累及（肺、肝及中枢神经系统）。儿童有反复发作的鼻出血时应首先考虑此种疾病，然而首次发病一般在20～30岁。典型的黏膜处小片状及丘疹样毛细血管扩张，首次发生一般在青春期[50]。皮肤损害通常出现在青春期以后或更迟。

皮损的大小及数目随年龄而增加，最常累及的部位为面部、舌、唇、鼻黏膜、手部及指尖（图106.14）。它们通常累及胃肠道全长，并且可能导致显性出血或缺铁性贫血。由于肺、肝、中枢神经系统、脾及泌尿系统的血管损害可能导出血，同时肺动脉畸形也可能导致的反常血栓的发生。

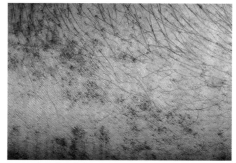

图106.13 匍匐性血管瘤。成群的暗红色色斑在前臂呈匍匐性分布

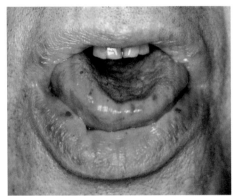

图 106.14　遗传性出血性毛细血管扩张症。舌及唇部为小片状及丘疹样毛细血管扩张的常见部位，实质为小的动静脉畸形

HHT 可能有若干基因的突变导致，最常见的为分别编码 endoglin 及 ALK-1 的 *HHT1* 和 *HHT2*（表 104.2）。这两种糖蛋白都是血管内皮表达的 TGF-β 受体，它们在血管生成和保持血管壁完整性上有一定的作用。

对于皮肤黏膜血管性皮损的治疗不是必须的。破坏性治疗，如电料、烧灼及激光治疗可用来治疗单发皮损。外科治疗或血管栓塞术可用于处理难以控制的黏膜出血及其他内脏并发症。对于 HTT 患者的初诊及纵向评估的概述见于表 104.6。

### 共济失调毛细血管扩张症

**同义名：** ■ Louis-Bar 综合征（Louis-Bar syndrome）

共济失调毛细血管扩张症（ataxia-telangiectasia）在 1941 年首次由 Louis-Bar 描述。是一种常染色体隐性遗传性疾病，以小脑性共济失调、染色体不稳定（7 号与 14 号染色体之间频繁易位）、生长迟缓、眼和皮肤毛细血管扩张、肺部感染（包括支气管扩张症）、免疫缺陷和好发淋巴瘤为特征[51]。

详细描述见第 60 章。球结膜的线状毛细血管扩张多在 4～6 岁间发生。皮肤毛细血管扩张多见于头颈部，最常累及颧突、耳部与眼睑。也可见于腘窝与肘窝。患者还可能出现皮肤异色（色素减退、色素沉着、萎缩、毛细血管扩张）、毛发提早变白和皮下脂肪减少。

### 静脉湖

静脉湖（venous lake）为小的、暗蓝色、轻度突起的柔软性皮损，主要位于老年人的口唇（图 106.15）、耳部或面部。持续加压可排空其中绝大部分的血液[52-53]。

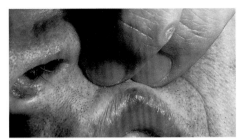

图 106.15　唇部的静脉湖。皮损柔软，可排出其中绝大多数的血液（Courtesy，Ronald P Rapini，MD.）

病理学上，静脉湖代表了真皮内的毛细血管扩张。可见到大的扩张的静脉，也可见到扩张的充满红细胞的相互交通的空间存在。电-外科手术或血红蛋白靶向的激光都是有效的治疗手段。

### 贫血痣

贫血痣（nevus anemicus）是一种先天性皮肤苍白色皮损，通常出现在躯干上部或中部。皮损斑片周围形状不规则，平均直径为 5～10 cm（图 106.16）。皮损主体部分对于儿茶酚胺非常敏感，持续处于收缩状态[54]。皮损边界及范围在足够压力（玻片压诊法）时由于周围皮肤变白而变得难以辨认。相反，加热或冰敷通常会使皮损边界清晰可辨；受热时皮损边缘充血而皮损持续苍白。皮损外观苍白（并非由于色素缺失），以上检查可使之与白癜风及色素减退痣相鉴别。有趣的是，皮疹中可存在不受累的皮岛，供体皮肤移植到贫血痣区域依然会保留供体皮肤的特点（供体主导）。无组织病理学的异常。无需治疗，亦无有效方法。

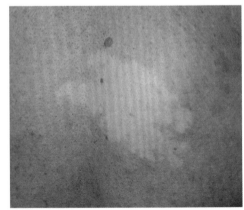

图 106.16　贫血痣。背部可见血管收缩导致的皮肤苍白区域，边界不清

# 血管痉挛性斑

　　血管痉挛性斑（angiospastic macule，Bier spot）最早在 1898 年为 Bier 描述，为一种血管色斑，表现为周围环绕以红色或偶尔呈绛蓝色背景的白色斑片状区域。Bier 斑最常在青年人的前臂或下肢出现（图 106.17），也可出现在躯干部。它们在浅肤色皮肤的患者中更为明显。血管痉挛性斑可由静脉淤血所致，四肢下垂或用止血带扎肢放时均可出现。肢体太高或松开止血带时斑消失。同贫血痣一样，皮损的边缘在受压（玻片压诊法）时与周围皮肤难以区分。这种血管皮疹模式是包含血管收缩在内的一种良性生理反应。Bier 斑与怀孕及冷球蛋白血症有一定关联性。

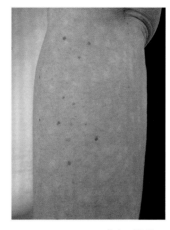

图 106.17　血管痉挛斑（Bier 斑）。前臂多发苍白色斑点，周围伴以红色背景

（申　晨译　朱　里校　陶　娟审）

# 参考文献

1. Fleischer AB Jr, Resnick SD. Livedo reticularis. Dermatol Clin 1990;8:347–54.
2. Gibbs MB, English JC, Zirwas MJ. Livedo reticularis: an update. J Am Acad Dermatol 2005;52:1009–19.
3. Dowd PM. Reactions to cold. In: Burns T, Breathnach S, Cox N, Griffiths C, editors. Textbook of Dermatology. 7th ed. Blackwell Science; 2004. p. 23.7–23.12.
4. Francés C, Piette JC. The mystery of Sneddon syndrome: relationship with antiphospholipid syndrome and systemic lupus erythematosus. J Autoimmun 2000;15:139–43.
5. Francés C, Papo T, Wechsler B, et al. Sneddon syndrome with or without antiphospholipid antibodies: a comparative study in 46 patients. Medicine (Baltimore) 1999;78:209–19.
6. Lee JS, Kossard S, McGrath MA. Lymphocytic thrombophilic arteritis: a newly described medium-sized vessel arteritis of the skin. Arch Dermatol 2008;144:1175–82.
7. Devillers AC, de Waard-van der Spek FB, Oranje AP. Cutis marmorata telangiectatica congenita: clinical features in 35 cases. Arch Dermatol 1999;135:34–8.
8. Gerritsen MJP, Steijlen PM, Brunner HG, Rieu P. Cutis marmorata telangiectatica congenita: report of 18 cases. Br J Dermatol 2000;142:366–9.
9. Bauzá A, España A, Idoate M. Cutaneous polyarteritis nodosa. Br J Dermatol 2002;146:694–9.
10. Shen S, Williams RA, Kelly RI. Neuropathy in a patient with lymphocytic thrombophilic arteritis. Australas J Dermatol 2013;54:e28–32.
11. Anavekar NS, Kelly R. Heterozygous prothrombin gene mutation associated with livedoid vasculopathy. Australas J Dermatol 2007;48:120–3.
12. Zhou Q1, Yang D, Ombrello AK, et al. Early-onset stroke and vasculopathy associated with mutations in ADA2. N Engl J Med 2014;370:911–20.
13. Navon Elkan P, Pierce SB, Segel R, et al. Mutant adenosine deaminase 2 in a polyarteritis nodosa vasculopathy. N Engl J Med 2014;370:921–31.
14. Speight EL, Lawrence CM. Reticulate purpura, cryoglobulinaemia and livedo reticularis. Br J Dermatol 1993;129:319–23.
15. Filo V, Brezová D, Hlavčák P, Filová A. Livedo reticularis as a presenting symptom of polycythemia vera. Clin Exp Dermatol 1999;24:428.
16. Gibson GE, Su WPD, Pittelkow MR. Antiphospholipid syndrome and the skin. J Am Acad Dermatol 1997;36:970–82.
17. Weir NU, Snowden JA, Greaves M, Davies-Jones GAB. Livedo reticularis associated with hereditary protein C deficiency and recurrent thromboembolism. Br J Dermatol 1995;132:283–5.
18. Donnet A, Khalil R, Terrier G, et al. Cerebral infarction, livedo reticularis, and familial deficiency in antithrombin-III. Stroke 1992;23:611–12.

19. Rosman HS, Davis TP, Reddy D, Goldstein S. Cholesterol embolization: clinical findings and implications. J Am Coll Cardiol 1990;15:1296–9.
20. Spiers EM, Sanders DY, Omura EF. Clinical and histologic features of primary oxalosis. J Am Acad Dermatol 1990;22:952–6.
21. Sladden MJ, Nicolaou N, Johnston GA, Hutchinson PE. Livedo reticularis induced by amantadine. Br J Dermatol 2003;149:655–80.
22. Wilkin JK. Why is flushing limited to a mostly facial cutaneous distribution? J Am Acad Dermatol 1988;19:309–13.
23. Freeman R, Waldorf HA, Dover JS. Autonomic neurodermatology (Part II): Disorders of sweating and flushing. Semin Neurol 1992;12:394–407.
24. Wilkin JK. The red face: flushing disorders. Clin Dermatol 1993;11:211–23.
25. Wilkin JK. Flushing reactions. Recent Adv Dermatol 1983;6:157–87.
26. Hurst E, Heffernan M. Cutaneous changes in the flushing disorders and the carcinoid syndrome. In: Freedberg I, Eisen A, Wolff K, et al, editors. Dermatology in General Medicine. 6th ed. New York, NY: McGraw-Hill; 2003. p. 1673–5.
27. Thompson GH, Hahn G, Rang M. Erythromelalgia. Clin Orthop Relat Res 1979;144:249–54.
28. Kvernebo K. Erythromelalgia: a condition caused by microvascular arteriovenous shunting. Vasa 1998;(Suppl. 51):1–40.
29. van Genderen PJ, Lucas IS, van Strik R, et al. Erythromelalgia in essential thrombocythemia is characterized by platelet activation and endothelial cell damage but not by thrombin generation. Thromb Haemost 1996;76:333–8.
30. Mork C, Asker CL, Salerud EG, Kvernebo K. Microvascular arteriovenous shunting is a probable pathogenetic mechanism in erythromelalgia. J Invest Dermatol 2000;114:643–6.
31. Berlin AL, Pehr K. Coexistence of erythromelalgia and Raynaud's phenomenon. J Am Acad Dermatol 2004;50:456–60.
32. Yang Y, Wang Y, Li S, et al. Mutations in SCN9A, encoding a sodium channel alpha subunit, in patients with primary erythermalgia. J Med Genet 2004;41:171–4.
33. Choi JS, Dib-Hajj SD, Waxman SG. Inherited erythermalgia: limb pain from an S4 charge-neutral Na channelopathy. Neurology 2006;67:1563–7.
34. Han C, Dib-Hajj SD, Lin Z, et al. Early- and late-onset inherited erythromelalgia: genotype-phenotype correlation. Brain 2009;132:1711–22.
35. Fischer TZ, Waxman SG. Familial pain syndromes from mutations of the NaV1.7 sodium channel. Ann N Y Acad Sci 2010;1184:196–207.

36. Burns TM, Te Morsche RH, Jansen JB, Drenth JP. Genetic heterogeneity and exclusion of a modifying locus at 2q in a family with autosomal dominant primary erythermalgia. Br J Dermatol 2005;153:174–7.
37. Davis MDP, O'Fallon WM, Rogers RS III, Rooke TW. Natural history of erythromelalgia. Arch Dermatol 2000;136:330–6.
38. Iqbal J, Bhat MI, Charoo BA, et al. Experience with oral mexiletine in primary erythromelalgia in children. Ann Saudi Med 2009;29:316–18.
39. Natkunarajah J, Atherton D, Elmslie F, et al. Treatment with carbamazepine and gabapentin of a patient with primary erythromelalgia (erythromelalgia) identified to have a mutation in the SCN9A gene, encoding a voltage-gated sodium channel. Clin Exp Dermatol 2009;34:e640–2.
40. Cohen JS. Erythromelalgia: new theories and new therapies. J Am Acad Dermatol 2000;43:841–7.
41. Bean WB. Vascular Spiders and Related Lesions of the Skin. Oxford: Blackwell Scientific; 1958.
42. Rothe MJ, Grant-Kels JM. Nomenclature of the primary telangiectasias. Int J Dermatol 1992;31:320.
43. McGrae JD Jr, Winkelmann RK. Generalized essential telangiectasia: report of a clinical and histochemical study of 13 patients with acquired cutaneous lesions. J Am Med Assoc 1963;185:909–13.
44. Salama S, Rosenthal DJ. Cutaneous collagenous vasculopathy with generalized telangiectasia: an immunohistochemical and ultrastructural study. J Cutan Pathol 2000;27:40–8.
45. Davis TL, Mandal RV, Bevona C, et al. Collagenous vasculopathy: a report of three cases. J Cutan Pathol 2008;35:967–70.
46. Wilken JK. Unilateral dermatomal superficial telangiectasia. Arch Dermatol 1984;120:579–80.
47. Uhlin SR, McCarty KS Jr. Unilateral nevoid telangiectatic syndrome: the role of estrogen and progesterone receptors. Arch Dermatol 1983;119:226–8.
48. Hunt SJ, Santa Cruz DJ. Acquired benign and 'borderline' vascular lesions. Dermatol Clin 1992;10:97–115.
49. Marriott PJ, Munro DD, Ryan T. Angioma serpiginosum: familial incidence. Br J Dermatol 1975;93:701–6.
50. Abrahamian LM, Rothe MJ, Grant-Kels JM. Primary telangiectasia of childhood. Int J Dermatol 1992;31:307–13.
51. Smith LL, Conerly SL. Ataxia-telangiectasia or Louis-Bar syndrome. J Am Acad Dermatol 1985;12:681–96.
52. Bean WB, Walsh JR. Venous lakes. Arch Dermatol 1956;74:459–63.
53. Alcalay J, Sandbank M. The ultrastructure of cutaneous venous lakes. Int J Dermatol 1987;26:645–6.
54. Mountcastle EA, Diestelmeier MR, Lupton GP. Nevus anemicus. J Am Acad Dermatol 1986;14:628–32.

第 **107** 章

# 鳞状细胞癌和基底细胞癌的发病机制和生物学原则

*Oscar R. Colegio、Edel A. O'Toole、Fredrik Pontén、Joakim Lundeberg、Anna Asplund*

## 要点

- 癌基因呈显性，其发挥功能导致细胞增殖增加。
- 抑癌基因呈隐性，其功能缺失导致细胞生长失控。
- 编码 p53 的 *TP53* 基因是人类肿瘤中突变频率最高的单一基因；p53 控制细胞分裂和细胞凋亡的信号传导通路。
- 细胞凋亡或衰老调节基因的突变被称为启动突变，普遍发生在肿瘤中。
- *PTCH1* 基因控制细胞增殖和分化，该基因正常功能的破坏参与基底细胞癌（basal cell carcinoma，BCC）的发病过程。
- 基底细胞癌是人类最常见的肿瘤，发生在含有毛囊的皮肤，出现时无癌前病变。
- 基底细胞癌是基质依赖性的，只发生局部侵袭，极少发生转移。
- 鳞状细胞癌（squamous cell carcinoma，SCC）发生于长期慢性日光暴露的皮肤，来源于表皮角质形成细胞。
- 鳞状细胞癌的发展通过一系列渐进的过程，这包括日光性角化病、原位鳞状细胞癌、浸润癌和最终的转移。

## 引言

尽管本质上讲，肿瘤是一种细胞性疾病，具有自发性生长和侵袭性行为的变异细胞群体的特征，但从细胞生物学的观点来看，没有一种肿瘤的定义得到了完全满意的认可。对来源于皮肤肿瘤的组织切片进行显微镜下组织病理诊断依然是皮肤肿瘤诊断的金标准。基因组 DNA、转录的基因和表达的蛋白质的分析为光学显微镜下所见的组织病理学特点提供了重要的信息。将来对肿瘤的诊断、预后判断及治疗的选择很可能是建立在组织结构和分子特征的综合分析判断基础之上的。即使今天，不断发现人类基因组序列和细胞内以

及细胞间信号传导的生物化学通路，使我们能够分析肿瘤形成的不同时期以及不同表型（以明确不同肿瘤）的部分发病机制。

## 致癌作用

由于基因突变的不断累积，导致从正常向恶性表型转变的恶性转化。恶性转化发生在一个细胞，该恶性转化的细胞随后发展成肿瘤起源（肿瘤克隆），但是该理论尚未被完全证实。致癌作用是肿瘤发生、被逐渐接受并发生一系列的变化而最终导致肿瘤恶性生长的过程[1]。这个多级过程包括一系列限速步骤，这些步骤包括基因突变的获得，以及表观遗传学修饰，并且最终导致肿瘤的形成（经过癌前增殖的不同阶段之后）。

最常见的肿瘤起源于体细胞，上皮来源的肿瘤最多（最常发生于皮肤、前列腺、乳房、肺和结肠），其次为血液系统来源的肿瘤（白血病和淋巴瘤）和间充质细胞（间叶细胞）来源的肿瘤（肉瘤）。致癌作用包括对控制细胞分化、凋亡、衰老、细胞-细胞及细胞-基质相互作用、细胞死亡有极其重要作用的调节通路上的一些突变的逐渐积累。这些变化使肿瘤细胞能够较周围细胞具有选择性生长优势，并且导致肿瘤细胞净生长。要积累足够数量的突变可能需要一定程度的基因不稳定性。自发性突变率没有高到能解释肿瘤的发展速度和肿瘤细胞显示的"突变表型"的程度，与周围正常细胞相比，肿瘤细胞具有较高的突变率。DNA 修复系统的效率减低是导致"突变表型"的一个重要机制[2]。

人们通过试验性的细胞培养、动物研究和人的临床病理学研究取得了致癌作用的相关知识。与肿瘤发生和发展有关的细胞、分子和基因改变的信息与其组织病理相关。通过实验的方法可以鉴定和证实导致肿瘤发生的原发性基因改变，这在临床研究中是不可能达到的。在恶性转化之后发生的肿瘤发展可通过组织学得到部分鉴定。这个多步骤的发病模型（包括肿瘤发展的不同阶段）具有特征性，这些特征包括参与不同信号通路的多种基因和表观遗传学改变。能代表肿

瘤发展不同阶段的 DNA 特异性改变首次在结肠肿瘤中报道[3]。这种模型说明在正常上皮细胞向转移性肿瘤转变的过程中获得了特定的基因改变，支持多基因改变肿瘤发生学说。

肿瘤在功能方面也有特点，这些分子、生物化学和细胞学的特点被大多数肿瘤共享。人们发现肿瘤具有以下六种特点：自我获得生长信号、抵抗抑制生长信号、逃逸细胞凋亡、无限复制的潜能、持续的血管生成和组织侵袭/转移[4]。癌基因的激活使肿瘤细胞自我获得生长信号。抑癌基因的功能失活使肿瘤细胞对抑制生长信号不敏感，由此造成过度的细胞增生。抑癌基因 TP53 失活和生存因子的产生导致细胞凋亡的逃逸。端粒酶的持续激活可产生无限复制的潜能。血管内皮生长因子的产生导致持续的血管生成；上皮细胞钙黏着蛋白等细胞黏附分子的失活促进细胞迁移，发生组织侵袭和转移。这些能力获得的顺序不是固定的，在不同的肿瘤是不同的。

一个基因的改变可引起多种变化，而一种改变可能需要多个基因的变化。例如，抑癌基因 TP53 的失活可造成对抑制生长信号不敏感，细胞凋亡的抵抗和血管生成的增多。再者，细胞周期和细胞凋亡通路的失控导致"突变表型"。在早年易患肿瘤的个体，一些特征改变来源于生殖细胞变异，由此存在于所有细胞中。着色性干皮病（xeroderma pigmentosum；"突变表型"；核酸切除修复基因突变；见第 86 章），家族性黑色素瘤［familial melanoma；细胞周期控制缺陷；CDKN2A（INK4A）突变］，Li-Fraumeni 综合征（细胞周期控制/细胞凋亡的缺陷、TP53 突变），基底细胞痣综合征（basal cell nevus syndrome，BCNS，细胞增殖/分化控制的缺陷、PTCH1 突变）均为生殖细胞单基因突变引起肿瘤发生的例子。

## 细胞周期

影响增殖、分化和细胞死亡的一些内在因子参与调控正常细胞的生长和细胞群的形成。这些因子部分由血液和细胞外在环境提供，后者包括可溶性的分子以及基质-细胞和细胞-细胞的接触。细胞增殖涉及细胞周期中的 DNA 复制和有丝分裂（图 107.1）。细胞周期包括三个主要时期（$G_1$、$G_2$、M），确保细胞成功分裂[5]。这些 $G_1$ 期、$G_2$ 期和 M 期转变的调控涉及三个主要蛋白质家族：细胞周期素、细胞周期素依赖性激酶（cyclin-dependent kinase，CDK）和细胞周期素依赖性激酶抑制剂（cyclin-dependent kinase inhibitor，CKI）。CDK 调节细胞周期进行中关键蛋白的磷酸化，

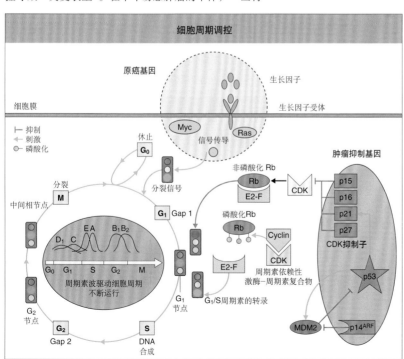

图 107.1　细胞周期调控。在正常分裂细胞中，细胞通过第一个时期（$G_1$ 期，8～30 h）为 DNA 的合成做准备（S 期，8 h）。$G_1$ 期与休息阶段（$G_0$ 期）相连接，表明静息的细胞接受适当刺激后能够进入 $G_1$ 期。某些细胞脱离细胞周期进入 $G_0$ 期进行终末分化或衰老，将不可以逆转回细胞周期。S 期后，在第二个时期（$G_2$ 期，3 h）先于有丝分裂（M 期，1 h）发生染色体重组。细胞分化与细胞增殖相关，发生在细胞离开 $G_1$ 期的 $G_0$ 期。细胞周期中细胞周期素的波动是细胞周期进展的潜在机制。原癌基因的蛋白产物，在细胞周期（绿灯显示）中发挥启动作用。抑癌基因的蛋白产物，调节细胞周期（红灯显示）的 $G_1$ 节点。黄灯显示细胞周期的各节点。p16 和 p14ARF 均由 CDKN2A 编码。CDK，细胞周期依赖性激酶；E2-F，一种控制细胞周期素转录的转录因子；Rb，视网膜母细胞瘤蛋白

例如视网膜母细胞瘤（retinoblastoma，Rb）蛋白质。而细胞周期素的浓度以及细胞周期素与 CKI 之间的平衡反过来调节 CDK 的活性。根据细胞周期的不同阶段，CDK 以不断循环的方式被有丝分裂生长因子激活，并被泛素介导的蛋白酶解清除。

G₁ 期是关键时期，受生长因子、激素和细胞接触影响的大分子的复杂互相作用来调节。关键因素是 Rb 磷酸化的程度。在 G₁ 节点，如果 Rb 磷酸化减弱，那么细胞增殖受阻，细胞停滞在 G₁ 期。这种抑制可被 CDK- 细胞周期素复合物介导的磷酸化扭转。由此这种磷酸化 / 脱磷酸化循环可以可逆性地调节细胞周期进展和增殖的速率（见图 107.1）。

有两个主要的 CKI 家族，它们都参与了 G₁ 期。CDK4 的抑制剂家族也称为 INK4，包括 p15、p16、p18 和 p19；这些抑制剂特异性地结合 CDK4 和 CDK6。CKI 的其他家庭成员与 CDK 结合的特异性较 CDK 低，它们包括 CKD- 细胞周期素复合物抑制剂 p21，p27 和 p57。这些 CKI 的表达部分是组织特异性的。

*CDKN2A*（*INK4A*）基因，参与家族性黑色素瘤发病（见第 113 章），有一个特征，它通过转换密码子阅读框编码两种不同的 mRNA［因此被称为选择性阅读框（AFP）］，这两个 mRNA 被独立地调节。结果，翻译的两个蛋白质产物（p16 和 p14ARF）有不同的氨基酸序列和不同的功能。p16 是一种阻止 Rb 磷酸化的 CKI，而 p14ARF 与 MDM2 结合，通过干扰 p53-MDM2 反馈回路使 p53 增加（见图 107.1）。因此，p16 和 p14ARF 的激活通过不同的途径均导致细胞周期停滞，它们的功能异常使细胞增殖。在癌症中，常见细胞周期素和 CKI 的改变，而罕见 CDK 的激活突变，例如，仅在患有家族性黑色素瘤的少数家族中发现有 *CDK4* 突变。在人类肿瘤中，p53 和 Rb 蛋白质的改变也很常见。

## 肿瘤基因——癌基因和抑癌基因

随着技术的进步，现在有可能以前所未有的高分辨率对 DNA 中基因组的变化进行分类。在乳腺和结肠肿瘤中，肿瘤外显子测序显示每种肿瘤的"癌症基因"中平均有 50 ～ 100 种体细胞突变[6]。这些突变都重要吗？答案可能是否定的。肿瘤 DNA 的体细胞改变称为使肿瘤细胞获得选择性增殖优势的**启动突变**或对肿瘤形成不产生作用的**过客突变**。也可能发生体细胞拷贝数的变化[7-8]。

癌基因功能的激活和抑癌基因功能的丧失影响细胞增殖，可以使细胞生长失控。这两类基因及它们编码的蛋白质在分子水平上显示导致肿瘤产生的功能特

点。最初由三个首字母（如 *ras*、*myc*、*src*、*fos*）代表的癌基因是指通过基因改变而获得肿瘤发生或转化潜力的基因[9]。已鉴定出 400 多种"癌症基因"参与控制细胞命运的多种调节通路，列表如 107.1。

细胞外的信号如生长因子、细胞外基质成分决定细胞是否由休止状态进入增殖状态。这些信号通过细胞膜的特定结构（例如受体）传导至细胞内，然后通过多种相互作用通路（例如信号传导通路）传递至细胞核。在肿瘤细胞中经常发现生长因子和生长因子受体的含量增加，这种变化导致自分泌和旁分泌循环从而使细胞分裂增加[10]。生长因子受体与配体结合后通过细胞内的酪氨酸激酶或丝氨酸 / 苏氨酸激酶介导信号传导（见第 55 章）。肿瘤细胞也可以通过编码受体的基因"激活"突变而改变受体活性，产生构成性激活、功能非配体依赖性的受体分子（如肢端黑色素瘤发生中的 KIT）。

*ras* 原癌基因在至少 30% 的人类肿瘤中发生突变，在细胞膜和细胞核的信号传导中起关键作用，传递信号到多种效应分子通路中。ras 家族包括 *H-ras*、*K-ras* 和 *N-ras*。21 kDa 的 Ras 蛋白质是一种具有潜在 GTP 激酶活性的 GTP 结合蛋白。当其与 GTP 结合时，GTP 酶的活性会被激活；当 GTP 水解为 GDP 时，GTP 酶的活性则失活。*ras* 癌基因有多项调节功能，能够将来自生长受体的输入信号传导至其他通路上。*ras* 激活引起的信号级联反应引起细胞核转录因子的数量或功能的改变，由此增强基因的转录（见第 133 章）。

癌基因的表达是两个遗传性等位基因中的某一个发生突变即获得功能的显性方式（相对不发生突变的

表 107.1　癌变相关的癌基因和抑癌基因举例

| 基因 | | | 蛋白质产物 | |
|---|---|---|---|---|
| 名称 | 功能 | 染色体 | 定位 | 功能 |
| *PDGFB* | 癌基因 | 22 | 细胞外 | 血小板衍生的生长因子（PDGF） |
| *HRAS* | 癌基因 | 11 | 细胞膜 | GTP 酶 |
| *SRC* | 癌基因 | 20 | 细胞质 / 细胞膜 | 酪氨酸激酶 |
| *RAF1* | 癌基因 | 3 | 细胞质 / 细胞膜 | 丝氨酸 / 苏氨酸激酶 |
| *MYC* | 癌基因 | 8 | 细胞核 | 转录因子 |
| *FOS* | 癌基因 | 14 | 细胞核 | 转录因子 |
| *RB1* | 抑癌基因 | 13 | 细胞核 | 细胞周期调节因子 |
| *TP53* | 抑癌基因 | 17 | 细胞核 | DNA 修复，凋亡 |
| *BCL2* | 抑癌基因 | 18 | 线粒体 | 凋亡 |

没有发生突变的癌基因通常称为"原癌基因"，编码调节细胞增殖必要网络的一种蛋白质

等位基因）。与之相反，抑癌基因两个等位基因中的某一个发生突变为隐性而不产生效应（图107.2）。但同时当另外一个正常（野生型）等位基因缺失时则发生生物学意义。这种等位基因的改变称为杂合性缺失（loss of heterozygosity，LOH），使原来基因由杂合子变为纯合子（图107.3）。

抑癌基因在人类肿瘤的发生中具有至关重要的作用。癌基因的作用是刺激细胞生长，与之相反，抑癌基因通过抑制对细胞周期运转起控制作用的蛋白而起作用。只有当抑癌基因的两个等位基因（其中一个等

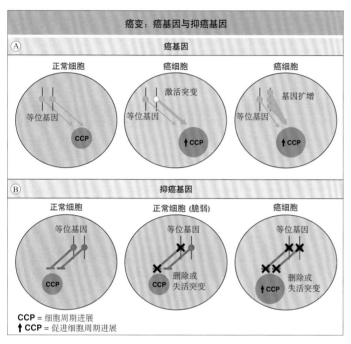

**图107.2 癌变：癌基因与抑癌基因。** A. 生理条件下，原癌基因控制细胞周期的速度（左图）。癌基因指获得激活突变或基因扩增（右图）的原癌基因，激活突变在第二个等位基因中（中图）用黄点表示。癌基因呈显性作用，表示一个等位基因的激活突变足以使该基因获得致癌潜力。B. 抑癌基因的作用是阻止细胞周期，减少细胞增殖。抑癌基因的失活需要两个等位基因都突变。抑癌基因为隐性方式作用，这意味着一个等位基因的突变不足以使基因丧失功能。图107.3显示抑癌基因发生"二次打击"的各种机制

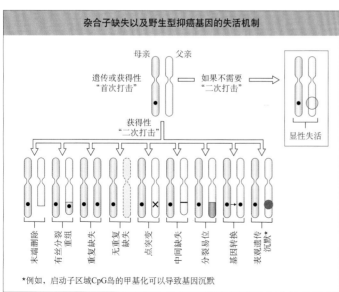

**图107.3 杂合子缺失以及野生型抑癌基因的失活机制。** 描述一个基因的两个复制均可以失活的机制（下图）。杂合子缺失（LOH）很好地解释野生型蛋白的缺失。基因异位通常激活癌基因或合成新的融合蛋白，也可能与基因微缺失相关。野生型等位基因失活存在选择性机制（右图）。某些突变可以表达截短的蛋白，后者可能发挥显性抑制效应或具有部分功能。p53蛋白就是一个例子（Adapted and redrawn from Foulkes WD. Inherited susceptibility to common cancers. N Engl J Med. 2008；359：2143-53.）

位基因可能隐性遗传，如家族性肿瘤综合征那样）都失活时，才失去这种抑制肿瘤作用。在正常细胞，抑癌基因编译的蛋白质通过与其他蛋白结合或者磷酸化而失去活性。在肿瘤细胞，通常由于基因突变、插入和（或）缺失而失活（见图107.3）。

Rb 蛋白可作为检查抑癌基因功能的经典例子。正常细胞中去磷酸化的 Rb 蛋白与促进细胞周期的转录因子（transcription factor, E2F）结合并使其失活，从而阻断细胞增殖；E2F 是细胞周期增殖的必要因子（见图107.1）。Rb 蛋白丝氨酸 / 苏氨酸的磷酸化破坏其与 E2F 的结合，释放 E2F，使细胞进入细胞周期。控制 Rb 磷酸化水平的基因（如 CDKN2A）作为抑癌基因，在肿瘤中经常通过发生突变或启动子甲基化而失活。

TP53 基因常由于点突变而失活，与经典的抑癌基因（以隐形方式作用）不同，TP53 突变体可以显性-隐性方式作用（见第 54 章及图107.3），这是由于 p53 蛋白是四聚体蛋白，一个突变等位基因和正常等位基因产物的寡聚反应可导致蛋白失活。

MicroRNA（miRNA）是调节特定 mRNA 翻译和降解的非编码 RNA（见图3.15）。miRNA 表达调节异常与癌基因的形成有关。在人类肿瘤中鉴定出一些模拟癌基因或抑癌基因作用的 miRNA。例如，miRNA-31 经鉴定是一种转移抑制因子[11]。

**表观遗传学**变化是对 DNA 或相关组蛋白进行修饰，而不发生 DNA 序列改变。表观遗传学修饰有两大主要机制，DNA 甲基化［添加一个甲基（CH3）基团］、染色体或组蛋白修饰。DNA 甲基化发生于鸟嘌呤之前的胞嘧啶，称之为二核苷酸 CpG 或 CpG 岛，这一变化发生在许多基因的启动子区域从而导致基因沉默。但是甲基化改变也可发生在非 CpG 岛区域，通常紧邻 CpG 岛。在肿瘤中，癌症基因的甲基化比功能丧失的基因突变或缺失更常见[12]。

## 凋亡

细胞增生和死亡之间的平衡对正常稳态是必需的，打破这种平衡可使细胞异常增生。细胞死亡对于胚胎发生期间的组织重塑和维护正常成人组织的稳态是很重要的。细胞死亡对于清除受损伤的细胞同样至关重要，细胞死亡的发生可通过两种不同的机制——坏死和细胞凋亡——来完成[13]。坏死无需合成新的蛋白质，通过细胞营养缺乏造成细胞膜破裂和细胞溶解来实现的。

与之相反，细胞凋亡受到调节，需要信使 RNA（mRNA）和蛋白质合成。显微镜下观察，细胞凋亡的特征表现为细胞内出现由细胞膜残余组成的凋亡小体和浓缩的核染色体。细胞凋亡相关蛋白酶半胱氨酸蛋白酶通过以下途径被激活并且影响信号传导通路：①激活将基因组 DNA 分解为 200 bp 单位的酶前体；②激活降解重要结构蛋白质如层粘连蛋白和肌动蛋白的蛋白酶（图107.4）。细胞凋亡可由几种不同的刺激诱发，这些刺激包括 DNA 损害（例如射线和化学物质）、生长因子缺失减少［例如表皮生长因子（EGF）、转化生长因子-α（TGF-α）、胰岛素样生长因子（IGF）、PDGF］和死亡促进剂［例如肿瘤坏死因子（TNF）］（见图107.4）。不同的细胞传导通路之间的冲突也可诱发细胞凋亡。

细胞凋亡经历经过一系列的分子过程可导致不可逆的细胞形态的变化和最终的细胞死亡，不依赖于诱发细胞凋亡的刺激。细胞凋亡的调节处在蛋白质的严格控制之下，这些蛋白质包括 BCL-2 和 BAX，这两种 BCL-2 蛋白质家族成员通过蛋白质亚单位之间相互交联来调节它们的相互作用。线粒体膜包含激活细胞凋亡（BAX）或抑制细胞凋亡（BCL-2）的蛋白。生存因子 BCL-2 的过度表达抑制细胞凋亡，从而保护细胞免受放射和化学药物引起的损伤。p53 蛋白激活 BAX 的转录，抑制 BCL2 转录，由此导致细胞凋亡。因此，p53 蛋白在调节 DNA 合成、DNA 修复和细胞凋亡的复杂通路中是一种关键的因素。

## 无限复制潜能

研究发现随着时间延长，细胞内突变体数目增加，这部分解释了人到老年时肿瘤危险因素增高的原因。正常培养的细胞在衰老前突变的数量大约增加 60 ～ 70 倍，然后由于突变的增加和端粒的缩短而死亡。衰老的细胞仍有活性，但不能增殖。衰老细胞中异常染色质的蓄积和端粒的缩短导致细胞凋亡的增加。

连续的细胞复制使端粒酶序列进行性缩短（每次有丝分裂有 50 ～ 100 bp 的缩短），最终失去对染色体末端的保护作用（见图67.22）。这样易使染色体末端融合，导致染色体重排，然后凋亡。癌症打破了这些正常的细胞凋亡过程，使肿瘤细胞具有无限的复制功能。维持正常细胞端粒序列的端粒酶含量在高达 90% 的肿瘤中增高，这样使细胞在分裂中维持端粒序列[14]。

肿瘤细胞增殖也包括一个具有自我更新能力的细胞亚群，称为肿瘤干细胞。这些细胞随着肿瘤增大数目增多，他们可以产生具有局部侵袭和远处转移能力的细胞称之为肿瘤增殖细胞（tumor-propagating cell, TPC）[15]。TPC 表达标记如 CD133、CD34 和 ALDH（醛脱氢酶）。在肿瘤内这类细胞可以通过肿瘤增殖细胞的对称分裂以及肿瘤细胞的上皮间质转化扩增。

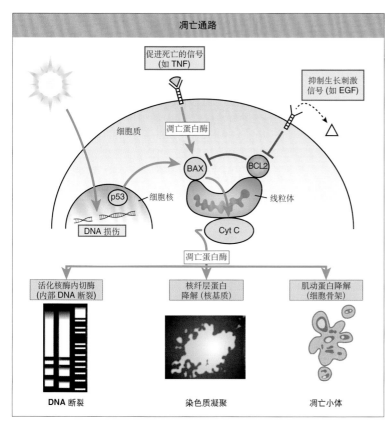

图 107.4　凋亡通路。蓝色的框中显示多种诱导方式。诱导凋亡的结果在图表的下方用绿色框显示。与最右侧条带比较，左侧两条带显示利用核酸内切酶使基因组 DNA 断裂导致 DNA 片段的不连续性以及长度缩短。Cyt, 细胞色素；EGF，表皮生长因子；TNF，肿瘤坏死因子

## 血管生成

　　为获得足够的氧气和营养，新血管的形成（血管生成）对肿瘤肿块的扩大是必需的[16]。内皮细胞在正常情况下处于静止状态，细胞增殖率低，很少发生有丝分裂（除了伤口愈合）。生长因子，例如成纤维细胞生长因子（fibroblast growth factor，FGF）、血管内皮生长因子（vascular endothelial growth factor，VEGF）以旁分泌方式刺激局部内皮细胞的增殖引起血管生成（见第 102 章）。通过蛋白酶（例如丝氨酸蛋白酶和金属蛋白酶）介导的细胞外基质的改变，周围血管的芽蕾朝着肿瘤组织迁移，由此建立新的基质-细胞接触。值得注意的是肿瘤细胞高度表达 VEGF 和 FGF。人们已经在细胞质和细胞外基质中发现一些血管生成抑制剂如血管他汀、内皮他汀、凝血酶敏感蛋白。凝血酶敏感蛋白被 p53 激活，由此 p53 蛋白功能的失活可促进血管形成。

## 侵袭 / 转移

　　由整合素、钙黏着蛋白、选择素和免疫球蛋白家族成员组成的四种膜结合受体造成细胞-细胞相互作用和细胞外糖蛋白基质的识别。这些细胞黏附分子的细胞外区域与配体结合，由此导致受体胞浆部分的构象改变。一旦与配体结合，受体的细胞内区域与细胞质内的特异蛋白质结合，改变与细胞增殖、迁移、分化和凋亡有关的各种传导通路。整合素的细胞外配体是由胶原、粘连蛋白或层粘连蛋白（见图 141.9）以及免疫球蛋白家族成员组成的基质成分（见表 102.3）。钙黏着蛋白与邻近细胞的钙黏着蛋白结合，选择素类与碳水化合物链结合。

　　组织结构的紊乱是肿瘤的一个标记，是细胞黏附受体改变的结果，这种改变带来选择性的生长优势。细胞黏附通路的破坏造成培养细胞的不依赖支持物生长。上皮细胞肿瘤的转移通常不表达上皮细胞钙黏着蛋白，由此使肿瘤细胞容易由原发部位向其他部位转移。调控区域的高甲基化和编码序列的突变均使上皮细胞钙黏着蛋白失活。另外，也可通过上皮细胞钙黏着蛋白的细胞外区域的蛋白质水解或编码钙黏着蛋白

细胞内配体 β - 连环蛋白的基因突变引起失活。

肿瘤不仅包含肿瘤细胞，而且它们具有器官特征，包含多种类型细胞、细胞外基质、血管及淋巴管[17]。肿瘤细胞与肿瘤构成细胞如成纤维细胞、巨噬细胞、内皮细胞间的信号对肿瘤的生长具有重要作用，这些信号通常被肿瘤细胞发出的信号所诱导[18]。相互释放大量生长刺激信号产生放大的回路，使肿瘤及其同源基质增长。

人类最常见的肿瘤是皮肤基底细胞癌（BCC）和鳞状细胞癌（SCC），经常被称为"非黑素性皮肤肿瘤"。尽管基底细胞癌和鳞状细胞癌有许多相似的特点，但在生物学方面这两种肿瘤的差异非常大，二者存在区别说明"非黑素性皮肤肿瘤"是一个不合适的概念术语。本章以下的内容主要讲述基底细胞癌和鳞状细胞癌在肿瘤生物学方面的异同点。Hedgehog-Patched 信号传导通路的破坏通常与基底细胞癌发展有关，在 BCC 和 SCC 中 TP53 基因通常是突变的。Patched（PTCH）和 TP53 基因常被用于解释上皮皮肤癌的一些基本特征的模型。

# p53 基因的结构和功能

## 背景

1979 年首次报道抑癌基因 TP53，但最初曾因其转化细胞的能力而被错误地分类为癌基因。野生型 p53 蛋白参与细胞内的多种活动并构成了复杂的分子机制[19]。p53 蛋白由于在包括射线照射的细胞应激反应中保护 DNA 的完整性而被认为是"基因组卫士"。通过管理调节细胞周期、DNA 修复和细胞凋亡的信号传导通路而起到保护作用。p53 通过激活靶基因诱导细胞凋亡的能力是其发挥抑癌基因功能的关键因素。除了基因组的改变，p53 蛋白还可因与其他蛋白如病毒蛋白腺病毒 E1B、人类乳头瘤病毒 E6 和 SV40 T 抗原结合而失活。

### TP53 基因和 p53 蛋白的调节

TP53 基因位于 17 号染色体长臂，含有 11 个外显子，大约 20 000 bp 碱基序列。该基因编码 393 个氨基酸组成的 53 kDa 细胞核磷酸化蛋白。已确认 4 个功能域，它们分别参与调节转录、DNA 结合、寡聚反应和自身抑制（图 107.5A）。激活域（42 个氨基酸残基）与其他蛋白质结合或磷酸化间接调节转录。例如，细胞核蛋白质 MDM2 与 p53 转录激活区结合可使野生型 p53 蛋白失活。在与 MDM2 结合后，p53 通过泛素介导的蛋白水解通路被降解。在正常细胞中含有与 MDM2 结合

的潜在的 p53 蛋白，p53 的半衰期大约为 2 分钟。

MDM2 和 p53 蛋白之间的相互作用依赖于 p53 激活域的磷酸化以及与其他蛋白质之间的相互作用。DNA 损伤所导致的丝氨酸蛋白激酶的激活使 p53 磷酸化，这种磷酸化破坏 p53 与 MDM2 的结合从而使 p53 释放出来。由此细胞内有功能的 p53 蛋白含量在不需要蛋白质合成的情况下增加的倍数最大达 100 倍。p53 蛋白是 MDM2 蛋白的转录因子，继而在 p53 和 MDM2 之间形成反馈回路。MDM2 蛋白水平的进一步调节通过与 p14 ARF 蛋白的结合来实现（见图 107.1），这两种蛋白质的结合使 MDM2 转移至细胞核，从而阻止 MDM2-p53 的相互作用。

已证明 DNA 结合域的结构是一个由三个环组成的支架。第一个环与目标 DNA 的主要序列相结合。第二个环与 DNA 的小槽结合，第三个环通过一个锌原子稳定第二个环。大部分（80% ～ 90%）检测到的 TP53 基因突变发生在序列特异性的 DNA 结合区域。这个区域有几个热点（图 107.5B，C）。

p53 蛋白与 DNA 结合需要四聚体构象（图 107.6）。寡聚反应域负责蛋白质的组装。由于正常和突变的等位基因产品可以组装在一起，这导致突变型 p53 蛋白呈阴性的表型特点（见第 54 章）。30 个氨基酸残基的自身抑制域阻断 DNA- 结合域的结合，这种阻断作用可通过磷酸化或与其他蛋白质如 TATA 框结合蛋白（TATA box-binding proteins，TBP）的结合来去除。p53 蛋白主要（但不完全）在转录水平上起作用。含有与 p53 蛋白四聚体结合的启动子的基因，通过与 p53 的相互作用增强基因的转录（表 107.2）。p53 的反式激活域也可以聚集结合其他转录所需要的转录因子。

## 细胞对 DNA 损伤的反应

p53 为细胞毒敏感性的，且化学物质、伽马射线、紫外线等造成的 DNA 不同损伤产生单链或双链 DNA 片段、环丁烷嘧啶二聚体或 6-4 光化产物，都能激活 p53（见第 86 章）。针对 DNA 损伤，p53 蛋白在细胞内迅速增加并发挥多方面、复杂的功能，包括保护 DNA 的完整性和修正细胞[19]。前者涉及细胞周期阻滞 $G_1$ 期，以便于在细胞分裂之前修复受损的 DNA。下游通路中 p53 可上调 p21，反过来依次抑制细胞周期素依赖性激酶和 Rb 蛋白磷酸化（见图 107.1）。去磷酸化的 Rb 蛋白与转录因子 E2F 结合，阻止细胞进入 S 期。细胞校对可产生针对不可逆转的基因组 DNA 损害的细胞凋亡，防止发生严重的遗传改变的细胞存活。正常皮肤日晒后常可以看到凋亡的角质形成细胞即日

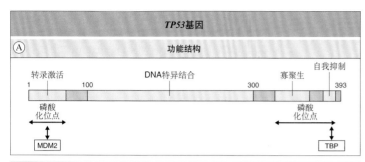

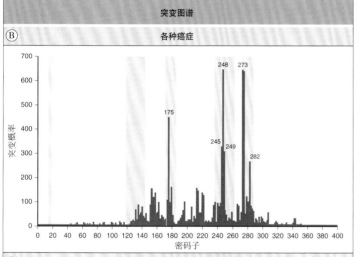

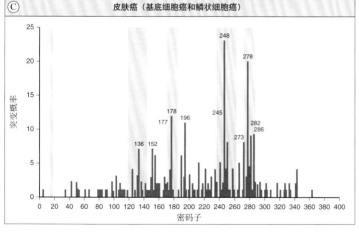

**图 107.5 TP53 基因：功能结构和突变图谱**。A. 该基因有四个功能结构域，参与反式激活，序列特异性 DNA 结合，寡聚反应和自动抑制。标记显示 MDM2 和 TBP 蛋白的结合位点。所有肿瘤中 TP53 中特异性密码子的突变频率显示如图 B，并与皮肤肿瘤（基底细胞癌＋鳞状细胞癌；C）比较。数字代表突变的热点密码子。灰色条带代表 TP53 演变的保守区域。TBP，TATA 框结合蛋白（Adapted from Hernandez-Boussard T，et al. IARC p53 mutation database. Hum Mutat. 1999；14；1-8.）

晒细胞。

## 突变的 TP53 基因

TP53 基因是人类癌症中最常见到的变异基因。大多数的 TP53 基因突变是错义突变导致氨基酸序列改变。错义突变主要发生在 DNA 结合域密码子 112 和 286 之间（见图 107.5B，C）。突变的 DNA 结合域不影响寡聚化；因此，突变型 p53 仍然可以与源于完整 TP53 等位基因的正常 p53 蛋白结合形成四聚体。但形成的异构二聚体无法与启动子序列结合。

表 107.2　转录受 p53 四聚体调节的基因举例

| 基因（蛋白质） | 功能 | 调节作用 |
|---|---|---|
| *CDKN1A*（p21） | 增殖 | 激活 |
| *GADD45A*（GADD45） | 增殖 | 激活 |
| *BAX*（Bax） | 凋亡 | 激活 |
| *THBS1*（Thrombospondin） | 血管增生 | 激活 |
| *MDM2*（MDM2） | 调节 | 抑制 |
| *BCL2*（BCL-2） | 凋亡 | 抑制 |

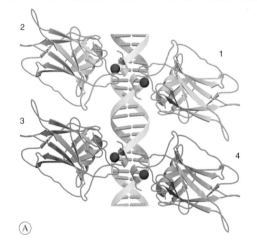

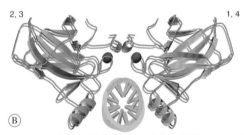

图 107.6　p53 与 DNA 结合的核心四聚体结构域。A. 20-bp 的 DNA 片段（绿色）与 p53 的四个核心结构域（分别用 1，2，3，4 标记）相互作用。核心结构域是由 1 + 2（浅蓝色）和 3 + 4（淡红色）的二聚体组成的二聚体。B. 沿 DNA 螺旋轴俯视观（Adapted from Kitayner M, Rozenberg H, Rohs R, et al. Diversity in DNA recognition by p53 revealed by crystal structures with Hoogsteen base pairs. Nat Struct Mol Biol. 2010；17：423-9.）

在突变异构体 C- 末端添加小多肽（与 C- 末端区域一致）可能破坏其与突变杂合子 DNA 结合位点的自动结合从而恢复突变的 p53 功能。这种策略可能会被用于未来的治疗。截至编辑时，阻断 p53-MDM2 相互作用的药物正处于临床试验阶段（www.clinicaltrials.gov）。

高加索人长期太阳暴露的正常皮肤中发现增殖的角质形成细胞过度表达 p53 蛋白[20]。但 p53 过表达的模式和程度与紫外线单独照射后的 p53 免疫阳性的角质形成细胞的散在分布方式截然不同（图 107.7）。最新研究表明，对光暴露与非暴露的中年皮肤进行下一代测序发现表型正常皮肤中 14% 的表皮细胞存在稳定 TP53 突变，而没有明显增长优势[21]。6% 的突变细胞编码截断的 p53 蛋白。笔者估计一个人的光暴露皮肤每年累及发生最多 35 000 次蛋白变化的 TP53 突变，表明紫外线诱导的 TP53 突变是可耐受的，不像以往认为的那么危险。

一项对正常光暴露眼睑皮肤的最新研究为皮肤耐受体细胞突变的累积提供了新的证据。每个细胞的 74 个癌症相关基因序列的每百万碱基中观察到 2 ～ 6 个突变[21a]。这一突变负荷与许多其他癌症类似。

# PATCHED 的结构和功能

## 背景

Hedgehog 信号传导通路在细胞正常发展过程中起关键作用，决定细胞增殖和细胞的命运。*patched* 和 *hedgehog* 基因最初在果蝇中发现，这一复杂的信号传导通路中的成员作为体节极性基因影响胚胎的发育。随

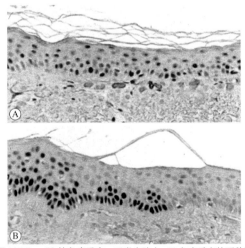

图 107.7　p53 的免疫反应。正常皮肤中 p53 免疫反应的两种不同模式显微镜下图像。A. p53 阳性散在分布表示对 DNA 损伤的正常反应（例如只暴露于 UVB 时）。B. 表皮的 p53 克隆代表带有 TP53 突变的正常角质形成细胞在形态学上呈克隆性生长。后者见于慢性日光损伤的皮肤。值得注意的是，突变型 p53 蛋白比野生型蛋白质半衰期延长（因为 MDM2/ 泛素蛋白降解途径效率降低）。这一特征用于组织的免疫组化作为 p53 变异的半定量替代标记

后，有证据证实 Hedgehog 也参与肿瘤发生[22]。当筛选遗传性基底细胞痣综合征（BCNS，Gorlin 综合征）候选基因时，发现人类 *patched* 基因的同源基因 -*PTCH1*，为和这一综合征相关的肿瘤抑制基因[23]。*PTCH1* 基因编码的蛋白质为 Hedgehog 信号传导通路的受体（图107.8）。后来的研究表明，散发的基底细胞癌中常见 *PTCH1* 基因的失活突变。PTCH1 基因完整的散发基底细胞癌中也检测到编码 Smoothened 的 *SMO* 活化突变。Hedgehog 信号通路的重要细胞内作用是由 *GLI* 基因家族编码蛋白质介导的。

人类 Hedgehog 信号传导通路很复杂，有 3 个确定的 *hedgehog* 基因［*sonic hedgehog*（*SHH*），*indian hedgehog*（*IHH*），*desert hedgehog*（*DHH*）］，2 个 *PTCH* 基因（*PTCH1*，*PTCH2*）和 3 个 *GLI* 基因（*GLI1*，*GLI2*，*GLI3*）。这三个基因家族编码的蛋白质相似，尽管它们在不同的细胞和组织中表达的量不同，而且相互作用的模式也稍有不同。在皮肤中，SHH 通路负责保持干细胞微环境以及控制皮脂腺和毛囊的发展[24]。下面章节中，将 Hedgehog，Patched，Smoothened 和 Gli 共同组合阐述这一重要通路中的相互作用和效应。

### *PTCH1* 基因

1996 年，*PTCH1* 基因被人类识别和克隆。在研究 BCNS 的关键基因时运用位置克隆确定它在染色体 9q22.3 区域内。该基因长 35 kb，包含 23 个外显子。第一个外显子有 3 个剪接变异体：1、1A 和 1B。已确认人类表皮中有不同的转录。

### *PTCH1* 蛋白产物（Patched）

人类 *PTCH1* 基因的蛋白质产物是 sonic hedgehog（SHH）的受体，它是一个有 12 个跨膜结构、2 个细胞外环和 1 个可能类固醇敏感区域的膜整合蛋白。Patched 蛋白通常与名为 Smoothened（SMO）的 7 跨膜 G 蛋白受体相结合，抑制其作用。SMO 不与 Patched 结合时持续有活性（见图 107.8）。

### Patched 的正常功能

在胚胎发育中 SHH-Patched 信号传导通路控制正常细胞的增殖、分化和细胞命运，对早期胚胎发育包括神经管、肌肉骨骼系统、造血细胞、皮肤、牙齿的形成至关重要。导致 SHH 通路中蛋白质功能失调的突变造成前脑无裂畸形，这是一种伴有严重先天畸形的类 Cyclops 表型。

抑制 SMO 的释放可调节 Patched 的功能，SMO 信号通过转录因子 Gli 传导执行（见图 107.8）。SMO 未受抑制的情况下非典型蛋白酶 C 1/λ 磷酸化并活

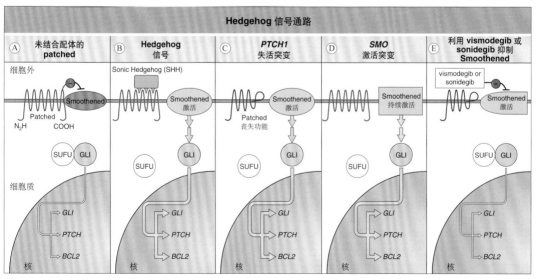

图 107.8 Hedgehog 信号通路。A. SMO（Unbound Patched silences Smoothened）信号通路。B. 随着 Hedgehog 与受体 Patched 的结合，SMO 表达减低，信号通过 GLI 传递到细胞核。C. *PTCH* 的失活突变导致 Patched 功能丧失，刺激 Hedgehog 结合，导致 GLI 以及下游靶基因的结构性激活。D. *SMO* 的激活突变导致对 GLI 以及下游靶基因产生结构性信号。*PTCH1* 正常的散发基底细胞癌中可以检测到这些突变。E Vismodegib 和 sonidegib 是 SMO 的抑制剂，被应用于治疗基底细胞痣综合征、转移性或局部进展期基底细胞癌患者（见第 108 章）。至少 50% 的进展期基底细胞癌主要通过获得 *SMO* 突变产生对 vismodegib 的抵抗

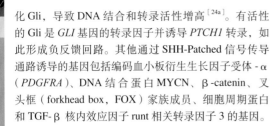

化 Gli，导致 DNA 结合和转录活性增高[24a]。有活性的 Gli 是 GLI 基因的转录因子并诱导 PTCH1 转录，如此形成负反馈回路。其他通过 SHH-Patched 信号传导通路诱导的基因包括编码血小板衍生生长因子受体-α（PDGFRA）、DNA 结合蛋白 MYCN、β-catenin、叉头框（forkhead box，FOX）家族成员、细胞周期蛋白和 TGF-β 核内效应因子 runt 相关转录因子 3 的基因。

### Patched 的调节

通过对果蝇的基因分析研究发现了参与 SHH-Patched 通路的基因和分子。从昆虫到脊椎动物，包括人类在内，虽然信号传导通路越来越复杂，但仍很保守。该 SHH-Patched 信号传导通路诱导 PTCH1 本身转录，创造一个 PTCH1 的负反馈回路。没有聚合的 Patched 蛋白通过与共受体 SMO 作用抑制信号传导。SHH 通过对抗 Patched 蛋白的抑制传导活性诱导靶基因的转录。换言之，当 SHH 与受体 Patched 结合，受抑制的 SMO 解离，诱导下游靶基因。在简图（见图 107.8B）中，分泌型 SHH 蛋白与受体蛋白 Patched 结合，在与配体结合之后，Patched 分子与其共受体 Smoothened 分子解离。

突变的 Patched 蛋白不能抑制 SMO 是 PTCH1 失活突变模拟 SHH 通路的原因（见图 107.8C）。负性自我调节的丧失导致失活的 PTCH1 mRNA 转录增加。在肿瘤形成过程中，一些证据（包括用转基因小鼠的试验）提示关键的原因是刺激细胞的增殖，而不是分化，而且这种作用是被上调的 Gli 所介导的。

### PTCH1 的突变

早期多发性基底细胞癌是罕见的常染色体显性遗传病 BCNS 的一个标志。BCNS 患者的 PTCH1 基因变异与基底细胞癌的发生密切相关。BCNS 的其他特征有骨骼异常、牙源性角化囊肿、巨头畸形和掌跖点状凹坑。大多数生殖细胞的 PTCH1 突变为平切，提示单倍体异常不足以发病。在家族性和散发的基底细胞癌中常发生 PTCH1 等位基因的失活，因此被认为是经典的抑癌基因。大部分肿瘤中，PTCH1 的失活是由一个等位基因的截断突变和另一个等位基因删除所形成的杂合性缺失（LOH）所导致的。PTCH1 两个等位基因点突变也可发生在没有发生杂合性缺失的肿瘤中。

基底细胞癌的发展需要激活 SHH 信号传导通路，而这个通路的激活必须有足够的 PTCH1 失活突变或 SMO 激活突变。在 BCNS 中常见的 SHH-Patched 通路异常，也常发生于其他肿瘤中，如髓母细胞瘤、卵巢癌和心脏纤维瘤。此外，PTCH1 基因突变也发生于散发的毛发上皮瘤、膀胱癌和食管鳞状细胞癌。突变分析表明，报告突变的 2/3 是截断或有义剪接。

### PTCH2 和 SUFU 突变

只有个别报道 PTCH2 或 SUFU 突变导致 BCNS 或非典型 BCNS。PTCH2 与 PTCH1 高度同源，但是 PTCH2 突变导致的 BCNS 只有轻微或者不完全临床表现[25-26]。如图 107.8 所示，SUFU［融合同源体（Drosophila）的抑制物］通过与 GLI 结合在 SHH-Patched 信号通路中发挥负性调节因子作用。

## 基底细胞癌的发病机制

太阳照射和特殊的解剖部位对于基底细胞癌的发病非常重要。间歇性、消遣性晒太阳与紫外线辐射的累积相比是基底细胞癌的更大危险因素[27]。基底细胞癌的发生仅限于含有皮脂腺单位的皮肤。事实上，底细胞癌常见于面部尤其是鼻子，提示含有较多目标祖细胞的特殊解剖结构对于基底细胞癌的发病尤其重要。同其他恶性肿瘤相似，基底细胞癌似乎有无限的增长能力但不同的是能够自然消退。由于不能成功体外培养肿瘤组织中的基底细胞癌细胞使基底细胞癌的肿瘤生物学研究非常困难。尽管基底细胞癌移植到裸鼠已经取得了更大的成功，但大量的长期研究还很缺乏。最近利用转基因小鼠作为模型来研究基底细胞癌，特别是阐明 SHH-Patched 信号传导中不同成分的作用已经取得了很大的成效[28]。确定基底细胞癌中的细胞来源仍需要对这一领域积极研究，建立模型将毛囊干细胞及滤泡间上皮细胞进行比较[29]。

### 肿瘤发展

也许基底细胞癌最突出的特点是几乎从不发生转移。虽然肿瘤持续暴露在能致突变的紫外线辐射下，但基底细胞癌仍然生长很多年而保持惰性。非侵袭性的基底细胞癌，如浅表性和结节性基底细胞癌，可持续生长但不发展为侵袭性基底细胞癌。侵袭性基底细胞癌，如硬斑病样基底细胞癌，也显示出不寻常的基因组稳定性，可持续局部侵袭性生长和破坏组织，但不发生转移。这也与由携带大量未修复突变的着色性干皮病患者发展而来的基底细胞癌的情况相符。目前还不清楚为什么基底细胞癌能够抵制住使细胞自主生长的获得性遗传因素的作用。

# 癌

基底细胞癌具有独特的生长特性。其持续增长依赖于特定的疏松结缔组织基质，有假说认为基底细胞癌不能转移是因为过分依赖真皮成纤维细胞生产的基质。伴和不伴同源基质的基底细胞癌自体移植实验表明，缺乏基质的基底细胞癌没有增生，而是分化成充满角质的囊肿[30]。

基底细胞癌巢周围的疏松结缔组织基质包括真皮成纤维细胞和纤细的胶原纤维。目前发现肿瘤细胞和同源基质中间充质细胞之间的相互感应可刺激上皮和基质间的相互作用，这也发生在正常发育和生长周期中的毛囊。例如，基底细胞癌基质中 PDGF 的生长因子受体表达上调，而 PDGF 配体主要在肿瘤细胞中表达。与结节性基底细胞癌相比，硬斑样或浸润性基底细胞癌基质含有更丰富的成纤维细胞。这些成纤维细胞分泌肝细胞生长因子（hepatocyte growth factor，HGF），HGF 通过与硬斑病样基底细胞癌上皮细胞表达的酪氨酸激酶受体 c-Met 结合促进上皮细胞的侵袭。基底细胞癌的侵袭性一部分可通过肿瘤的蛋白水解活性解释。基底细胞癌肿瘤细胞和基质细胞中均发现某些酶表达升高如金属蛋白酶和胶原酶，这些酶能降解真皮组织，促进肿瘤细胞播散。

显微镜下，基底细胞癌表现为多中心型肿瘤。浅表型基底细胞癌中，与基底层相连的肿瘤细胞巢出现间断的肿瘤细胞芽蕾。最近关于显微切割、基因扩增和基因测序的研究表明，基底细胞癌来源于单细胞的克隆性增生。有趣的是，基底细胞癌通常还包括亚克隆（图 107.9）。用 *TP53* 基因突变作为克隆标记，结果表明，肿瘤的不同部分有着共同的基因突变，但可存在 *TP53* 基因等位基因的第二次、第三次甚至第四次突变[31]。

虽然基底细胞癌是一种基因相当稳定的肿瘤，但仍有大量的肿瘤为非整倍体。LOH 分析显示大量基底细胞癌存在染色体 9q 等位基因缺失，但 LOH 也少数发生于其他染色体中[32]。值得注意的是，基底细胞癌最常见的基因改变是位于染色体 9q 上的 *PTCH1* 基因。三分之二的基底细胞癌显示存在 *PTCH1* 基因的 LOH 和（或）截断突变。*PTCH1* 基因完好无损的肿瘤中可检测到其他基因突变，如 SMO 激活突变（高达 20%）。数据表明，*PTCH1* 纯合子的失活和 *SMO* 的激活突变可使 Gli 持续表达显著增高，这是一个细胞发生反应的必要条件并可能足以驱动基底细胞癌的形成。基底细胞癌生长也需要基本的 SHH 信号传导通路（见

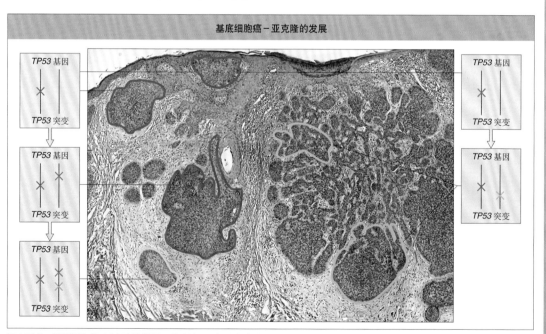

**图 107.9　基底细胞癌-亚克隆的发展**。肿瘤的不同部分发生共同的 *TP53* 突变（红色叉号标记）。尽管形态上无法区别，单个基底细胞癌的不同部分获得 *TP53* 基因的其他突变（分别用蓝色、橙色、绿色叉号标记）。框中图解 *TP53* 的两条等位基因。上方表皮角质形成细胞中 *TP53* 的正常状态用橙色轮廓线标记

图 107.8）[33]。

在基底细胞癌中 *TP53* 基因的点突变是第二个最常见的突变。*TP53* 基因突变出现在早期癌变过程中，至少有 50% 的基底细胞癌有 *TP53* 基因突变。绝大多数的 *TP53* 基因突变是错义突变，具有紫外线损伤的特征（见第 86 章）[34]。在许多基底细胞癌中，*TP53* 的两个等位基因都发生点突变，这与常见的其他实体肿瘤中一个发生点突变而另一个发生缺失（LOH）不同。基底细胞癌中 *TP53* 基因突变的致癌作用是靶细胞的扩增（如表皮 p53 克隆）并容易发生转变。

在少数散发的基底细胞癌中发现有编码 p16 和 p14ARF 的 *CDKN2A*（*INK4A*）基因突变（见上文）。与抑癌基因（如 *PTCH1*、*TP53*）相比，癌基因似乎对基底细胞癌的发展作用更轻微。在肿瘤中研究得最多的癌基因为 *ras* 基因，其在基底细胞癌中的突变率为 0～30%，并且通常发生在 *H-ras*。其他癌基因和抑癌基因的改变仅有零星报道。对冰岛人群的全基因组研究表明，基底细胞癌患者具有角蛋白 5 基因的遗传易感突变[35]。

无限复制能力对肿瘤恶性表型至关重要，同样，由于较高的端粒酶活性造成端粒保持的现象在基底细胞癌中也非常突出。有趣的是，与高度恶性肿瘤相比基底细胞癌表达相同或更高的端粒酶水平。保证完整 DNA 及时修复的基因也很重要。着色性干皮病患者，早年发生多发性基底细胞癌是由于紫外线引起的 DNA 损伤不能得到很好的修复。

### 转移

虽然基底细胞癌几乎不会转移，但有少量文献报道了基底细胞癌发生转移，发生概率估计为 1∶35 000～1∶1000。这些罕见的情况表明这是一种肿瘤细胞围神经蔓延的侵袭性肿瘤。最常见的是沿淋巴结转移，其后是肺和骨转移。基底细胞癌的诊断是基于形态学，当然不能排除存在一些低分化的鳞状细胞癌。

总之，基底细胞癌是一种常见的、局部侵袭生长的皮肤肿瘤，紫外线辐射和 *PTCH1* 基因改变是重要的致病因素。基底细胞癌呈基质依赖性增长，没有肿瘤前体，持续增长但不转移。

## 鳞状细胞癌的发病机制

太阳紫外线辐射也是皮肤鳞状细胞癌的一个主要致病因素。超长时间的紫外线辐射积累是鳞状细胞癌发病的一个重要危险因素，不像过早日光暴露与基底细胞癌的关系以及日晒伤与恶性黑色素瘤的关系那样复杂[27]。皮肤鳞状细胞癌是一种"典型的癌症"，因为它存在癌前病变，肿瘤进展并具有转移潜力。鳞状细胞癌可以发生在含有鳞状上皮细胞的任何区域，例如：口腔、食管、阴道。发生在皮肤的鳞状细胞癌和发生在其他组织的鳞状细胞癌的生物学特性不同。长期缓慢日光照射的皮肤所发生的鳞状细胞癌行为相对惰性，很少发生转移（小于 5%）。肿瘤厚度与转移具有明显相关性（2.1～6 mm 的肿瘤 4% 发生转移，> 6 mm 的肿瘤 16% 发生转移）[36]。转移的次要危险因素包括免疫抑制以及发生在唇部或耳部。发生于肛门生殖器部位的鳞状细胞癌也更具有侵袭性和更大转移风险。最新研究表明，其他高危因素包括肿瘤直径 ≥ 2 cm，组织学上分化较差，以及围神经侵袭 ≥ 0.1 mm[37]。

### 前体

目前对于皮肤鳞状细胞癌的认识是鳞状细胞癌来源于角质形成细胞的单一转化。对于恶性转变所需要的遗传事件和突变数目尚不明确。然而，皮肤鳞状细胞癌的发展过程为遗传改变导致选择性生长优势。这是个有计划的活动，分为几个阶段。一个有趣的模式（支持的研究为针对无毛小鼠的研究）是表皮 p53 克隆作为鳞状上皮细胞不典型增生的前体（图 107.10）[38]。根据一般理论，轻微的异常增生可发展为中度和重度不典型增生（原位鳞状细胞癌可见），而原位癌可发展至侵袭性鳞状细胞癌。进一步基因的改变和选择导致肿瘤的最终阶段，即局部侵袭性鳞状细胞癌发展成区域性部淋巴结和远处器官的转移。

与皮肤鳞状细胞癌有关的临床前期病变包括日光性角化病及 Bowen 病。显微镜下，日光性角化显示慢性光损伤的征象，即有日光弹性组织变性和表皮内尤其下层轻度至重度鳞状上皮细胞的不典型增生。Bowen 病显示常常有全层的鳞状细胞高度不典型增生。日光性角化病在老年白种人慢性日光暴露皮肤中常见。病变主要发生在脸上、无毛的头皮、手背、上肢、耳郭（主要是男性）。个人日光性角化病发展为侵袭性肿瘤的概率很小，可能每年不到 1/1000。而原位鳞状细胞癌进展为浸润癌的风险更高。

### 癌

太阳紫外线辐射被认为是鳞状细胞癌的主要危险因素。许多实验使用化学药物刺激小鼠模拟了肿瘤的多个阶段，产生鳞状细胞癌样肿瘤。一个典型方案是首先用单一的化合物 7,12 二甲苯［a］蒽（7,12-

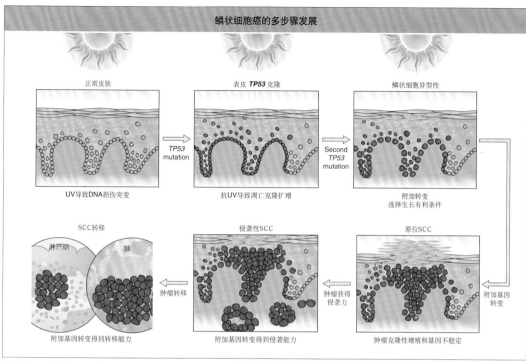

**鳞状细胞癌的多步骤发展**

正常皮肤　　　　　　表皮 **TP53** 克隆　　　　　　鳞状细胞异型性

*TP53 mutation*　　　　　Second *TP53 mutation*

UV导致DNA损伤突变　　　抗UV导致凋亡克隆扩增　　　附加转变 选择生长有利条件

SCC转移　　　　　侵袭性SCC　　　　　原位SCC

淋巴结　　肺

肿瘤转移　　　　　肿瘤获得 侵袭力　　　　　附加基因 转变

附加基因转变得到转移能力　　附加基因转变得到侵袭能力　　肿瘤克隆性增殖和基因不稳定

图 107.10　**鳞状细胞癌的多步骤发展**。正常皮肤接受紫外线照射后诱导角质形成细胞发生突变，具有 *TP53* 基因突变的角质形成细胞发生克隆性增生。影响控制细胞增殖、迁移、死亡基因的其他突变（包括 *TP53* 的二次突变）造成选择性生长优势，并导致基因的不稳定性。最终导致肿瘤细胞的转移，在区域淋巴结和内脏器官生长

dimethylbenz［a］anthracene，DMBA），导致表皮内基底细胞不可逆地激活 *H-ras* 基因突变。第二步，反复给予重复剂量的肿瘤促进剂，例如：12- 氧-烷酰佛波 醇 - 醋 酸 酯（12-O-tetradecanoylphorbol 13-acetate，TPA）诱导增殖。根据部分表观遗传学的理论，它可发展为鳞状细胞的乳头状瘤。由良性乳头状瘤转变成恶性鳞状细胞癌，则需要获得转化成肿瘤表型所需的多种染色体和基因改变。化学药物致癌模型的不足在于其与紫外线致癌不同，尤其在人散发鳞状细胞癌中 *H-ras* 不作为关键性癌基因。第二个小鼠皮肤致癌模型是在无毛，SKH-1 小鼠紫外线 B 诱导的鳞状细胞癌。这一皮肤肿瘤模型 *TP53* 突变发生较高，而 *Ras* 突变低。

侵袭性鳞状细胞癌可以有不同程度的分化。高度分化的肿瘤显示角化并常常侵入真皮，肿瘤边缘较圆润。轻微不典型鳞状上皮细胞呈乳头瘤样或条索状伸入真皮。疣状鳞状细胞癌被认为是一个特殊的高分化鳞状细胞癌，很少转移。低分化鳞状细胞癌表现出更多的未分化细胞特征，鳞状细胞表型有时只能通过角蛋白抗体的免疫组化来证明。

一般情况下，低分化癌表现出较高的恶性程度。但是，仅根据分化程度的高低并不能完全预示肿瘤的生物学行为。鳞状细胞癌同所有其他实体瘤一样，依赖于肿瘤基质支持，肿瘤的增大需要血管生成信号诱导血管形成。不像基底细胞癌的周围基质，鳞状细胞癌的基质无特异性，而且肿瘤细胞和基质细胞间的相互作用没有特征性。因此，鳞状细胞癌有可能在原发肿瘤的远隔部位生长。

*TP53* 基因异常最常见于日光性角化病、原位和侵袭性鳞状细胞癌，p53 通路的调节异常发生在鳞状细胞癌形成的早期。典型病例中，一个等位基因包含一个在二嘧啶位点具有紫外线损伤特征的错义点突变，保留的 *TP53* 等位基因被删除。利用 *TP53* 基因突变作为克隆标记的研究发现，日光性角化病与原位鳞状细胞和侵袭性鳞状细胞癌有直接关系。通过研究患者病变（如鳞状细胞癌）与毗邻各种形态的皮损（如日光性角化病）发现，共存的病变之间有遗传相关性。因此，这些共同存在的皮肤损害代表着鳞状细胞癌的不同发展阶段。

与基底细胞癌类似，在鳞状细胞癌中，*TP53* 基因

突变的作用可能是抗细胞凋亡，使含有这种基因的细胞向周边克隆性增生，取代含有正常（野生型）TP53 基因的角质形成细胞。其他常见的基因突变是 CDKN2A 位点的突变或表观遗传学沉默，最常见的机制是启动子甲基化导致基因失活。基于应用的实验技术和肿瘤检测位点的不同，癌基因 ras 的激活突变率为 10%～50%。在 50% 免疫抑制患者的鳞状细胞癌中发现癌基因 c-Myc 的扩增，通常由于发生染色体位点的扩增[39]。

基底细胞癌中 LOH 主要发生在染色体 9q，而日光性角化病和鳞状细胞癌与之不同，表现出更广泛的基因组拷贝数突变，一些染色体中发生删除或增添。一项运用高分辨率单核苷酸多态性微阵列对 60 例鳞状细胞癌的最新研究表明，位于 3p 和 9p 的 LOH 突变最为常见，肿瘤中的发生率分别为 65% 和 75%[40]。3 个肿瘤都有位于 3p14 的脆性组氨酸三联体（FHIT）基因的纯合子缺失，而且 60 例中 9 个发现位于 9p23 的酪氨酸磷酸酶受体 D（PTPRD）基因的纯合子和杂合子缺失。这项研究也表明，单亲二倍体（uniparental disomy，UPD）是鳞状细胞癌中 LOH 基因拷贝数中立的一个机制。值得注意的是，UPD 导致一个等位基因缺失，而保留的另一个定位基因随后发生复制（见第 54 章）。分化程度低的肿瘤比分化程度高的肿瘤染色体突变的数量更多[40]。

75% 的皮肤鳞状细胞癌中发现 NOTCH1 或 NOTCH2 的失活突变[41]。这些基因编码细胞内受体，参与信号通路与 Wnt/β-catenin 通路相互作用（见图 55.6）。此外，约 20% 的皮肤鳞状细胞癌发现存在 KNSTRN 的点突变[42]。后者编码一种在染色体分离中具有重要作用的着丝点蛋白 kinastrin/SKAP。

当单独应用选择性 BRAF 抑制剂，而不和 MEK 抑制剂联合用于治疗进展期恶性肿瘤时（见第 113 章），高达 30% 的患者发生鳞状细胞癌和角化棘皮瘤。如上述，RAS 家族成员基因突变发生在少数人散发的鳞状细胞癌（3%～30%）。相比之下，大多数（60%）BRAF 抑制剂相关的鳞状细胞癌有 RAS 突变[43]。有说法认为当细胞例如带有野生型 BRAF 基因的角质形成细胞暴露于 BRAF 抑制剂时，MAPK 通路异常激活从而导致鳞状细胞癌的增殖和形成。

## 总结

总之，鳞状细胞癌是慢性日光暴露皮肤的常见肿瘤，因此日光照射的累积是鳞状细胞癌的重要致病因素。鳞状细胞癌的发生经过一系列阶段，包括癌前期如日光性角化病，高危病例发生向区域淋巴结或其他部位的转移。

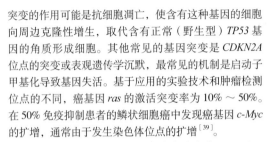

# 相关疾病

## 附属器肿瘤

肿瘤模仿皮肤附属器分化显示多种不同的表型（见第 111 章）。大多数肿瘤为良性，但也确实存在恶性表型。根据分化程度可与基底细胞癌和鳞状细胞癌区分。器官样痣，例如 Jadassohn 皮脂腺痣，表现为皮肤含有异常的毛囊皮脂腺结构。这种病变的发生通常由于 HRAS 或 KRAS 的分裂后突变，发展成其他附属器肿瘤的（如毛母细胞瘤的）风险增加，而较少发生基底细胞癌[44]。

## 角化棘皮瘤

角化棘皮瘤（keratoacanthoma）是一种具有不典型增生的高度分化的鳞状上皮肿瘤。临床上，尤其是显微镜下，角化棘皮瘤类似于鳞状细胞癌，很难明确区分高度分化的鳞状细胞癌和角化棘皮瘤。尽管如此，角化棘皮瘤的临床经过往往呈良性，皮损如果不切除可自然消退。角化棘皮瘤（与正常皮肤比较）的表达分析显示，细胞死亡和凋亡通路的基因表达上调，这可能是该病通常发生自然消退的分子基础[44a]。已报道，散发病例中存在 TP53 基因突变和（或）p53 蛋白的过表达。其他突变研究发现，角化棘皮瘤内存在鳞状细胞癌中已知的驱动基因如 NOTCH1、NOTCH2、TP53 和 PI3CA。但是消退期的角化棘皮瘤中检测不到这些驱动基因的突变[44b]。

虽然有报道称错配修复缺陷和易患癌症的 Muir-Torre 综合征患者发生的角化棘皮瘤中存在微卫星灶的不稳定和 LOH，但散发的角化棘皮瘤患者的基因型更稳定。Ferguson-Smith 综合征是一种以多发性角化棘皮瘤为特征的常染色体显性遗传病，病因是 TGFBR1 基因突变[45]。

## 着色性干皮病

着色性干皮病（xeroderma pigmentosum，XP）由核苷酸切除修复基因（nucleotide excision repair，NER）的遗传性缺陷引起一系列 DNA 修复相关综合征（见第 86 章），太阳照射诱发一系列复杂的皮肤病理学改变包括黑子、表皮异常增生、基底细胞癌、鳞状细胞癌和皮肤黑色素瘤。由于 DNA 修复缺陷，青年着色性干皮病患者中发生皮肤癌的概率至少增高 1000 倍。着色干皮病的另一种类型是由编码 DNA 聚合酶 eta（POLη）的基因突变导致的，这一基因在维持损伤 DNA 的稳定中发挥"分子夹板"作用[46]。

## Li-Fraumeni 综合征

Li-Fraumeni 综合征是一种罕见的家族性癌综合征，在胚胎时期突变的 *TP53* 基因发挥了重要作用。该综合征的特点是常染色体显性遗传模式，受影响的个体很早发生各种肿瘤，包括乳腺癌、脑瘤、骨肉瘤和白血病。这一综合征中发现较多的基因组 DNA 拷贝数突变，致使受累家族中出现不同的表型。然而，尽管在基底细胞癌和鳞状细胞癌中常观察到 *TP53* 基因突变，但皮肤癌并不是 Li-Fraumeni 综合征的常见特征。

## 基底细胞痣综合征

最常见的与基底细胞癌相关的遗传疾病是 BCNS（见上文），为常染色体显性遗传方式。患者具有广泛的发育异常，包括骨骼畸形、颅面部畸形以及巨头。早期发病的一个标志是多发性基底细胞癌，此外还包括牙源性角化囊肿、掌跖点状凹陷和大脑镰钙化。除了基底细胞癌，患者患成神经管细胞瘤、脑膜瘤、卵巢纤维瘤和卵巢癌以及心脏纤维瘤的概率增高。大多数这一综合征患者发现有生殖细胞的 *PTCH* 基因失活突变。

## Bazex 综合征

Bazex 综合征是一种罕见的伴有毛囊性皮肤萎缩和早期发生多发性基底细胞癌的遗传性皮肤病。相关基因位于 Xq24 ～ q27，不通过男性对男性遗传。它不应与副肿瘤性肢端角化症相混淆，后者也被称为 Bazex 综合征，常发生上呼吸道与消化道肿瘤（见第 53 章）。

（宋 昊译　孙建方审校）

# 参考文献

1. Kinzler KW, Vogelstein B. Life (and death) in a malignant tumour. Nature 1996;379:19–20.
2. Loeb LA, Bielas JH, Beckman RA. Cancers exhibit a mutator phenotype: clinical implications. Cancer Res 2008;68:3551–7.
3. Vogelstein B, Fearon ER, Hamilton SR, et al. Genetic alterations during colorectal-tumor development. N Engl J Med 1988;319:525–32.
4. Hanahan D, Weinberg RA. The hallmarks of cancer. Cell 2000;100:57–70.
5. Malumbres M, Barbacid M. Cell cycle, CDKs and cancer: a changing paradigm. Nat Rev Cancer 2009;9:153–66.
6. Wood LD, Parsons DW, Jones S, et al. The genomic landscapes of human breast and colorectal cancers. Science 2007;318:1108–13.
7. Beroukhim R, Mermel CH, Porter D, et al. The landscape of somatic copy-number alteration across human cancers. Nature 2010;463:893–8.
8. Bignell GR, Greenman CD, Davies H, et al. Signatures of mutation and selection in the cancer genome. Nature 2010;463:893–905.
9. Land H, Parada LF, Weinberg R. Cellular oncogenes and multistep carcinogenesis. Science 1983;222:771–8.
10. Turner N, Grose R. Fibroblast growth factor signalling: from development to cancer. Nat Rev Cancer 2010;10:116–29.
11. Dykxhoorn DM. MicroRNAs and metastasis: little RNAs go a long way. Cancer Res 2010;70:6401–6.
12. Cowin PA, Anglesio M, Etemadmoghadam D, et al. Profiling the cancer genome. Annu Rev Genomics Hum Genet 2010;11:133–59.
13. Letai AG. Diagnosing and exploiting cancer's addiction to blocks in apoptosis. Nat Rev Cancer 2008;8:121–32.
14. Murnane JP. Telomere loss as a mechanism for chromosome instability in human cancer. Cancer Res 2010;70:4255–9.
15. Alison MR, Islam S, Wright NA. Stem cells in cancer: instigators and propagators? J Cell Sci 2010;123:2357–68.
16. Lichtenberger BM, Tan PK, Niederleithner H, et al. Autocrine VEGF signaling synergizes with EGFR in tumor cells to promote epithelial cancer development. Cell 2010;140:268–79.
17. Egeblad M, Nakasone ES, Werb Z. Tumors as organs: complex tissues that interface with the entire organism. Dev Cell 2010;18:884–901.
18. Colegio OR, Chu NQ, Szabo AL, et al. Functional polarization of tumour-associated macrophages by tumour-derived lactic acid. Nature 2014;513:559–63.
19. Lane DP. p53, guardian of the genome. Nature 1992;358:15–16.
20. Jonason AS, Restifo RJ, Spinelli HM, et al. Frequent clones of p53-mutated keratinocytes in normal human skin. Proc Natl Acad Sci USA 1996;93:14025–9.

21. Ståhl PL, Stranneheim H, Asplund A, et al. Sun-induced nonsynonymous p53 mutations are extensively accumulated and tolerated in normal appearing human skin. J Invest Dermatol 2011;131:504–8.
21a. Martincorena I, Roshan A, Gerstung M, et al. Tumor evolution. High burden and pervasive positive selection of somatic mutations in normal human skin. Science 2015;348:880–6.
22. Epstein EH. Basal cell carcinomas: attack of the hedgehog. Nat Rev Cancer 2008;8:743–54.
23. Hahn H, Wicking C, Zaphiropoulos PG, et al. Mutations of the human homolog of Drosophila patched in the nevoid basal cell carcinoma syndrome. Cell 1996;85:841–51.
24. Blanpain C, Fuchs E. Epidermal homeostasis: a balancing act of stem cells in the skin. Nat Rev Mol Cell Biol 2009;10:207–17.
24a. Atwood SX, Li M, Lee A, et al. GLI activation by atypical protein kinase C ι/λ regulates the growth of basal cell carcinomas. Nature 2013;494:484–8.
25. Fan Z, Li J, Du J, et al. A missense mutation in PTCH2 underlies dominantly inherited NBCCS in a Chinese family. J Med Genet 2008;45:303–8.
26. Fujii K, Ohashi H, Suzuki M, et al. Frameshift mutation in the PTCH2 gene can cause nevoid basal cell carcinoma syndrome. Fam Cancer 2013;12:611–14.
27. Armstrong BK, Kricke A. The epidemiology of UV induced skin cancer. J Photochem Photobiol B 2001;63:8–18.
28. Fan H, Oro AE, Scott MP, Khavari PA. Induction of basal cell carcinoma features in transgenic human skin expressing Sonic Hedgehog. Nat Med 1997;3:788–92.
29. Epstein EH Jr. Mommy – where do tumors come from? J Clin Invest 2011;121:1681–3.
30. van Scott EJV, Reinertson RP. The modulating influence of stromal environment on epithelial cells studied in human autotransplants. J Invest Dermatol 1961;36:109–17.
31. Pontén F, Berg C, Ahmadian A, et al. Molecular pathology in basal cell cancer with p53 as a genetic marker. Oncogene 1997;15:1059–67.
32. Teh MT, Blaydon D, Chaplin T, et al. Genomewide single nucleotide polymorphism microarray mapping in basal cell carcinomas unveils uniparental disomy as a key somatic event. Cancer Res 2005;65:8597–603.
33. Hutchin ME, Kariapper MS, Grachtchouk M, et al. Sustained Hedgehog signaling is required for basal cell carcinoma proliferation and survival: conditional skin tumorigenesis recapitulates the hair growth cycle. Genes Dev 2005;19:214–23.
34. Brash DE, Rudolph JA, Simon JA, et al. A role for sunlight in skin cancer: UV-induced p53 mutations in squamous cell carcinoma. Proc Natl Acad Sci USA 1991;88:10124–8.
35. Stacey SN, Sulem P, Masson G, et al. New common variants affecting susceptibility to basal cell carcinoma.

Nat Genet 2009;41:909–14.
36. Brantsch KD, Meisner C, Schönfisch B, et al. Analysis of risk factors determining prognosis of cutaneous squamous-cell carcinoma: a prospective study. Lancet Oncol 2008;9:713–20.
37. Karia PS, Jambusaria-Pahlajani A, Harrington DP, et al. Evaluation of American Joint Committee on Cancer, International Union Against Cancer, and Brigham and Women's Hospital tumor staging for cutaneous squamous cell carcinoma. J Clin Oncol 2014;32:327–34.
38. Kramata P, Lu YP, Lou YR, et al. Patches of mutant p53-immunoreactive epidermal cells induced by chronic UVB irradiation harbor the same p53 mutations as squamous cell carcinomas in the skin of hairless SKH-1 mice. Cancer Res 2005;65:3577–85.
39. Pelisson I, Soler C, Chardonnet Y, et al. A possible role for human papillomaviruses and c-myc, c-Ha-ras, and p53 gene alterations in malignant cutaneous lesions from renal transplant recipients. Cancer Detect Prev 1996;20:20–30.
40. Purdie KJ, Harwood CA, Gulati A, et al. Single nucleotide polymorphism array analysis defines a specific genetic fingerprint for well-differentiated cutaneous SCCs. J Invest Dermatol 2009;129:1562–8.
41. Wang NJ, Sanborn Z, Arnett KL, et al. Loss-of-function mutations in Notch receptors in cutaneous and lung squamous cell carcinomas. Proc Natl Acad Sci USA 2011;108:17761–6.
42. Lee CS, Bhaduri A, Mah A, et al. Recurrent point mutations in the kinetochore gene KNSTRN in cutaneous squamous cell carcinoma. Nat Genet 2014;46:1060–2.
43. Su F, Viros A, Milagre C, et al. RAS mutations in cutaneous squamous-cell carcinomas in patients treated with BRAF inhibitors. N Engl J Med 2012;366:207–15.
44. Groesser L, Herschberger E, Ruetten A, et al. Postzygotic HRAS and KRAS mutations cause nevus sebaceous and Schimmelpenning syndrome. Nat Genet 2012;44:783–7.
44a. Ra SH, Su A, Li X, et al. Keratoacanthoma and squamous cell carcinoma are distinct from a molecular perspective. Mod Pathol 2015;28:799–806.
44b. Lim YH, Fisher JM, Bosenberg MW, et al. Keratoacanthoma shares driver mutations with cutaneous squamous cell carcinoma. J Invest Dermatol 2016;136:1737–41.
45. Goudie DR, D'Alessandro M, Merriman B, et al. Multiple self-healing squamous epithelioma is caused by a disease-specific spectrum of mutations in TGFBR1. Nat Genet 2011;43:365–9.
46. Silverstein TD, Johnson RE, Jain R, et al. Structural basis for the suppression of skin cancers by DNA polymerase eta. Nature 2010;465:1039–43.

# 第108章　光化性角化病、基底细胞癌和鳞状细胞癌

H. Peter Soyer, Darrell S. Rigel, Erin McMeniman

**同义名：**■ 日光性角化病（solar keratosis）和老年性角化病（senile keratosis），并不是首选的同义词，因为日光性角化病缩写是 SK，可与脂溢性角化病（seborrheic keratosis，SK）相混淆 ■ 鲍恩病（Bowen disease）：原位鳞状细胞癌（squamous cell carcinoma in site），表皮内癌（intraepidermal carcinoma）■ 基底细胞上皮瘤（basal cell epithelioma）和侵蚀性溃疡（rodent ulcer）是基底细胞癌（basal cell carcinoma）过时的同义名 ■ 基底细胞痣综合征（basal cell nevus syndrome）：痣样基底细胞癌综合征，Gorlin 综合征，Gorlin-Goltz 综合征

## 要点

■ 表皮癌，也称为非黑色素瘤性皮肤癌（non-melanoma skin cancer，NMSC），是白种人最常见的恶性肿瘤。

■ BCC 和 SCC 致病的主要危险因素是紫外线暴露，其他因素包括电离辐射、砷或有机化学制剂、人乳头瘤病毒感染、免疫抑制和遗传倾向。

■ 通过宣教和防晒等预防措施，达到降低发病率和死亡率的目的。

■ NMSC 如果被忽视或未进行正确治疗，可导致发病率显著升高，甚至死亡。

■ 外科手术是主要治疗手段，但有前途的新的治疗措施包括局部化疗和免疫调节剂，光动力治疗和针对基因缺陷的药物。

## 引言

非黑色素瘤性皮肤癌，尤其是基底细胞癌（basal cell carcinoma，BCC）和鳞状细胞癌（squamous cell carcinoma，SCC），是白种人中最常见的恶性肿瘤。肤色白皙的人，75% ~ 80% 的 NMSC 是 BCC，近 25% 是 SCC[1]。两者的发病率持续升高，导致疾病负担的加重。

## 历史

1775 年，Percivall Pott 在他的短篇论文《阴囊癌相关因素的外科观察》中提到 SCC 病因与烟囱中烟尘暴露的相关性。在工业革命期间，SCC 证实与砷、煤焦油、页岩油和焦馏油有关。在 19 世纪晚期，Paul Unna 提到其与紫外线的联系，他描述了海员长期日光暴露部位发生皮肤癌。

基底细胞痣综合征（basal cell nevus syndrome，BCNS）由颌骨囊肿、并指（趾）和肋骨畸形组成，已被 4000 多年前埃及木乃伊证实。在 19 世纪 50 年代，Lebert 首次使用"侵蚀性溃疡"这个术语来描述长期未经治疗的 BCC。几年后，Jonathan Hutchinson 发表了一篇 42 例 BCC 的综述，确定了这类有多种临床和病理表现的肿瘤是一个独立的疾病。Krompecher 首次提出 BCC 来源于表皮基底层细胞。其他理论认为该肿瘤起源于毛囊和其他附属器。

## 流行病学

非黑色素瘤性皮肤癌（NMSC）在世界范围内各种族中都有发病。在美国人口中，2012 年估计发生 NMSC 约 550 万人，其中接受治疗约 330 万例[2]。在美国人群中，皮肤癌比其他所有肿瘤总和都要多，估计 1/5 的美国人在其一生中可患皮肤癌（超过 95% 是 NMSC）[3]。

与这些肿瘤发生最重要的致病因素是皮肤类型（表 108-1）[4-10]，但其他因素也起到了重要作用。例如白人与西班牙裔美人相比，NMSC 发病率男性高出 10 倍，女性高出 5 倍[11]。

BCC 和 SCC 准确的发病率很难确定，它与诸多因素有关，如诊断的准确性和诊断标准（例如，AK 和原位 SCC 的鉴别）。此外，某些实际情况也影响了数据获得的准确性，例如，这些肿瘤不属于州立癌症中心常规报告病例，而且经常在私立医疗机构治疗。

皮肤癌发病率与每年平均紫外线照射量有关，与纬度也直接相关，因为越靠近赤道，所接受的紫外线

（From refs 3-10 and www.cdc.gov/cancer/skin/statistics/race.htm）

表 108.1　肤色对非黑色素瘤性皮肤癌（NMSC）和皮肤黑色素瘤流行病学的影响

| 特征 | 浅肤色个体 | 深肤色个体 |
| --- | --- | --- |
| NMSC 年发病率（每 10 万） | 230 | 3.4 |
| BCC：SCC | 4：1 | 1：1.1 |
| BCC 男：女 | 1.5：1 | 1.3：1 |
| SCC 男：女 | 2：1 ～ 5：1 | 1.3：1 |
| 瘢痕和慢性溃疡 SCC% | < 2 | 30 ～ 40 |
| NMSC 发病率 | 增加 | ？ |
| NMSC 死亡率 | 下降 | 下降 |
| 黑色素瘤年发病率（每 10 万） | 29 | 1 |
| 黑色素瘤年死亡率（每 10 万） | 4.3 | 0.2 |

BCC，基底细胞癌；SCC，鳞状细胞癌

照射量越大。在澳大利亚，2002 年的统计数据显示年龄到 70 岁时至少患 1 种 NMSC 的累积风险，男性是 70%，女性是 58%。另外，NMSC 发病率随年龄而增高。60 岁以上的男性患 BCC 的风险急剧上升。在 40 岁以下，NMSC 大多发生于女性，但到 80 岁时，男性发病率是女性的 2 ～ 3 倍[11]。

虽然**日光性角化病（AK）**最常见于肤色白皙的个体，但可见于所有种族。AK 很常见，估计在美国有高达 12% 的人患有此病[12]。超过 80% 的 AK 发生于紫外线累积量最多的部位：如头皮秃发区、耳郭上部、面部、手背和前臂伸侧。发病的危险因素包括皮肤表型 I 型和 II 型，紫外线累积量的显著增加，有 AK 病史的个体，年龄的增加，免疫抑制和男性[13]。AK 也是发生侵袭性鳞癌的危险因素[14]，但是转变率低而且难于评估（见下文）[15]。

SCC 人口统计学特征与 AK 相似，大多数 SCC 发生于头部、颈部和上肢[16]或小腿伸侧。在浅肤色人群，紫外线暴露的程度与 SCC 发生有关。而慢性刺激和损伤与所有人群 SCC 的发生均有关。SCC 更常见于男性（男：女 = 3：1），60 岁以后发病率明显增加[11]。SCC 发病率近几十年在全世界范围内各人群中逐渐增长，估计每年递增 3% ～ 10%，在美国，每年有 40 万以上的人诊断为侵袭性 SCC[17]。在世界各地有相似的发病趋势。

Weinstock 报道[18]，罗得岛确诊的 SCC 随年龄调整的死亡率是 0.26/100 000。SCC 相关的死亡率在白人和老人中更高。SCC 死亡率男性是女性的 3 倍[18]。耳、唇和外阴的 SCC 死亡风险更高。对于 50 岁以下的白

人，黑色素瘤占皮肤癌死亡病例的 90%，而对于 85 岁以上人群，大多数皮肤癌死亡是由于 SCC 引起[5]。

BCC 是人类最常见的皮肤癌。男性发病率普遍高于女性［(1.5 ～ 2)：1］[19]。近 30 年来，发病率估计增加了 20% ～ 80%。在美国，已观察到年轻女性 BCC 不成比例地增长。世界各地发现相似的发病率增长，在过去的 20 年，芬兰和瑞士 BCC 发病率增加了两倍，威尔士增加了 50%。

BCC 发病率也随年龄增长，诊断的平均年龄是 68 岁。在 2002 年，澳大利亚，BCC 的发病率是 884/100 000，如果使用这个数据来评估表皮细胞癌的整体发病率，那么 2011 年 BCC 的年发病率将是 1850/100 000[20]。在此地，男性 SCC 发病率是 BCC 的 1/2，女性是 1/3。

BCC 死亡非常罕见，主要发生于免疫抑制患者和 BCNS 的个体。BCC 转移病例常见于侵袭性组织类型（硬斑病型、浸润型、变异型、基底鳞癌）。神经周围浸润是侵袭性癌的信号。转移常侵犯局部淋巴结、肺、骨骼和皮肤[21]。死于 BCC 患者的平均年龄高于 SCC，随年龄调整的 BCC 死亡率估计是 0.12/100 000。白种人和男性（2 倍以上于女性）死亡的风险与年龄增加有关。

## 发病机制

见第 107 章。

## 危险因素（表 108.2）

### 环境暴露

#### 紫外线辐射

通过对移民研究，发病率和纬度的相关研究以及动物试验，证实紫外线暴露是 BCC 和皮肤 SCC 的主要原因。但是两者的 UV 暴露类型不同（表 108.2）。对于 BCC，在任何年龄段的间歇性强烈 UV 暴露和晒伤会增加疾病风险。然而，累积性的慢性长期 UV 暴露和幼年时期晒伤会增加 SCC 和 AK 的发生率[22-23]。

早年日光暴露比晚年暴露对以后的皮肤癌发生有更大的影响。例如，那些出生在如澳大利亚紫外线辐射强烈国家的人，与具有类似遗传背景（例如，英国、北欧），晚年从紫外线辐射较低的国家迁移到这些地区的人相比，发生 BCC 和 SCC 的风险更高[22, 24-25]。

#### 室内晒黑灯

几项研究已证实那些暴露于人工紫外线的人发生 BCC 和 SCC 的风险在增加。已证实有意晒黑会增加

| 表 108.2　基底细胞癌（BCC）和鳞状细胞癌（SCC）发病的危险因素 | | |
|---|:---:|:---:|
| | SCC | BCC |
| **环境风险** | | |
| 紫外线暴露 | + | + |
| 其他紫外线暴露（PUVA，晒黑床） | + | + |
| 电离辐射 | + | + |
| 化学物质，包括砷剂、矿物油、煤焦油、煤烟、麦角胺（氮芥）、多氯联苯、4-4′联吡啶、补骨脂素（联合 UVA）[33] | + | + |
| 人乳头瘤病毒 | + | （+） |
| 吸烟 | + | |
| **色素表型** | | |
| 白皙皮肤、总是晒伤，从不晒黑 | + | + |
| 雀斑 | + | + |
| 红发 | + | + |
| **遗传综合征** | | |
| 着色性干皮病 | + | + |
| 眼-皮肤白化病 | + | + |
| 疣状表皮发育不良 | + | （+） |
| 营养不良型大疱性表皮松解症（隐性遗传） | + | |
| Ferguson-Smith 综合征 | + | |
| Muir-Torre 综合征 | + * | + * |
| 基底细胞痣综合征 | | + |
| Bazex-Dupré-Christol 综合征和 Rombo 综合征 | | + |
| **易感的临床疾病** | | |
| 慢性不愈合伤口 | + | |
| 长期盘状红斑狼疮、扁平苔藓（糜烂性）或硬化性苔藓 | + | |
| 汗孔角化症（尤其是线状） | + | |
| 皮脂腺痣 | | + † |
| **免疫抑制** | | |
| 器官移植 | + | （+） |
| 其他（例如，使用氟地西泮治疗慢性淋巴细胞性白血病、伴 HPV 感染的 AIDS 患者） | + | （+） |

\* SCC（角化棘皮瘤型）和 BCC 均有典型的皮脂腺分化
† 毛发上皮瘤更为多见

SCC 的风险[26]，即使对日晒伤、日光浴和日光暴露病史等影响因素进行调整后，Karagas 等[27]证实使用晒黑设备与 2.5 倍的 SCC 和 1.5 倍的 BCC 风险比（OR值）有关。因此，许多国家已经颁布包括禁止未成年人使用的相关法规，目的在于调整室内晒黑设备。其中，澳大利亚已经完全禁止了该产业[28]。

## 医疗紫外线暴露

银屑病患者发生 NMSC 的风险已出现增加趋势。长期随访表明银屑病患者使用紫外线和煤焦油治疗（Goeckerman 疗法）未发现 NMSC 风险增加，而长期应用 PUVA 治疗则使其风险明显增加，SCC 风险为剂量依赖性（累计暴露在 100～337 次治疗之间修正后相对风险是 8.6）[29]。对于长期治疗的患者亦已观察到 BCC 风险轻度增加。除了 PUVA 的直接效应，其诱导的免疫抑制可能在其中发挥作用。

## 电离辐射

电离辐射可使 BCC 和 SCC 的风险增加 3 倍[30]。风险与射线剂量成正比。较高的分次剂量（> 12～15 Gy）是诱导肿瘤的关键，因此，在总剂量一定时，多次使用较低的分次剂量照射可降低风险。离子射线暴露后发生 BCC 和 SCC，大多数都有较长的潜伏期，甚至长达几十年，大部分出现在初次暴露的约 20 年内。

使用离子射线治疗头癣（发现有效的系统抗真菌药前）与多发的 BCC 有关。在一项研究中，2224 名儿童接受 X 线治疗头癣（与 1380 名仅给予外用药的患者对照），接受放射治疗的白种人发生头部和颈部 BCC 的相对风险是 3.6[31]。

基底细胞痣综合征（BCNS）患者对电离辐射非常的敏感，应尽可能避免（见下文）。

## 职业危险因素

户外工作人群有较高的 NMSC 风险。飞行员在高空飞行暴露于离子射线，已证实有较高的 BCC 和 SCC 发生风险[32]。其他增加 NMSC 风险的职业包括农民、海员、司机和纺织工人。

## 化学致癌物质

多种有机化学品与 NMSC 风险增高有关[33]（见表 108.2）。与皮肤癌有关的职业暴露，尤其是 SCC，大多数与杀虫剂、沥青、煤焦油和多环芳香烃暴露有关。化学制剂暴露诱发的 NMSC 通常局限，多发，常见于上肢[34]。

砷剂是一个明确的引起 SCC 的原因（见第 88章）。砷剂暴露的信号是掌跖砷角化病。已报道大量砷剂暴露可导致 BCC。从砷剂暴露到肿瘤发生，潜伏期一般是 20～40 年。

## 人乳头瘤病毒感染

人乳头瘤病毒（HPV）代表一大类感染皮肤和黏膜上皮的 DNA 肿瘤病毒，可导致过度增殖的皮损，最常见的是疣。HPV 与肛门生殖器部位的 SCC 有关，特别是在 HIV 感染的患者。患有遗传性皮肤病疣状表皮发育不良（epidermodysplasia verruciformis，EV）的个体具有更高的发生 SCC 的风险，尤其是在曝光部位。EV 或 β 型 HPV（见表 79.1）感染也可发生在普通的人群，特别是处于免疫抑制状态的实体器官移植受体[36]。在早期 SCC 的发生中，一些特殊亚型的 HPV 感染，认为与 UVR 有协同致癌作用[37]。设计 HPV 疫苗是解决这个问题的方法[38]。

## 免疫抑制

### 器官移植

实体器官移植受体的 NMSC 发病率显著增加，主要是 SCC。器官移植受体的 BCC 发病率是普通人群的 5 ~ 10 倍，而 SCC 则高出 40 ~ 250 倍。风险因素包括皮肤类型 I / II、累积日光暴露、移植年龄、免疫抑制的程度和时间。

SCC 是一个引起移植接受者致残和死亡的主要病因[39-40]。移植接受者皮肤癌的致病机制是多因素的，包括免疫力下降、免疫抑制剂的直接致癌作用、HPV 感染和紫外线暴露。移植接受者有出现多发皮损的倾向，更易于发生局部和区域性复发和转移[39]。移植后几年 AK 和 SCC 发生的概率开始增加。皮损常为多发，通常见于曝光部位。移植相关的 SCC 中，发现 HPV DNA 的概率接近 70% ~ 90%。移植接受者肿瘤中发现的 HPV 株也常见于良性皮肤疣（HPV 1 和 2 型）、疣状表皮发育不良（HPV 5 型和其他型）、高致癌性疣（HPV 16 和 18 型）和低致癌性生殖疣（HPV 6 和 11 型）。有时单个肿瘤可检测到几种 HPV 亚型。

美国肾移植患者中，5% 死于皮肤癌。在澳大利亚心脏移植患者中，27% 死于皮肤癌，其中 2/3 死于 SCC。有些研究显示使用 mTOR 抑制剂西罗莫司（雷帕霉素）的肾移植患者，相对于钙调磷酸酶抑制剂（例如环孢霉素，他克莫司），其 SCC 的发生率[41]下降。澳大利亚的一项研究中，接受雷帕霉素治疗的患者发生的 SCC 较表浅，但目前尚未得到其他研究的证实。基于目前的数据显示，那些有 SCC 病史或存在高危因素的患者更适合使用雷帕霉素治疗。不幸的是，30% ~ 50% 的肾移植患者可能不能忍受长期服用雷帕霉素[41]。

接受造血干细胞移植患者的皮肤癌发病率无显著增加（除非接受长期的伏利康唑治疗），推测是免疫抑制时间短的原因。

### 免疫抑制剂

使用免疫抑制剂，包括系统性的免疫调节制剂（生物制剂），会增加发生皮肤癌的风险[42]。发生 SCC 的风险与免疫抑制剂的使用时间有直接关系。在一项研究中，口服糖皮质激素的器官移植接受者患 SCC 的风险显著增加（OR 值为 2.31），而 BCC 风险也增加（OR 值为 1.49）[43]。同样的，炎症性肠病使用疏基嘌呤已经显示会增加 NMSC 风险[42]。

### HIV 感染

HIV 感染者患多种癌症的风险均增加，包括皮肤 SCC[44]。这些人群 HPV 相关的肛周 SCC 发病率显著增加，可能更加严重。该类患者可进行肛周细胞学监测。

## 其他危险因素，包括 BRAF 抑制剂

将近 25% 的接受选择性 BRAFV600 抑制剂（例如维莫非尼，达拉菲尼）的患者发生 SCC 或角化棘皮瘤（keratoacanthoma，KA）。主要见于有皮肤光损伤的个体，常发生在使用激酶抑制剂的数周内。幸运的是，目前常规采用的选择性 BRAF 抑制剂和 MEK 抑制剂的联合使用可明显的降低这两种药物的副作用，包括 SCC 和 KA 的发生。

其他可能的危险因素包括高海拔住所、热损伤、慢性溃疡和烟草滥用[45]。虽然动物实验显示脂肪的摄入和皮肤癌发生有关，但是随后的流行病学研究没有足够的证据证明该相关性，包括其他的一些饮食因素（例如维生素，矿物质）[36, 46-48]。

## 遗传危险因素

### 遗传易感性

目前已证实一些表型特征，如红色毛发、浅色皮肤、易晒黑肤质、雀斑等，是黑色素瘤和 NMSC 的患病危险因素[22]。色素沉着是一个多基因控制的性状，在人群可见多个基因多态性而导致的变异（见第 65 章）。编码黑素皮质素受体 1（melanocortin-1 receptor，MC1R）的关键基因表达在黑素细胞的表面。不同种族的多人群研究发现 MC1R 基因的编码区存在显著的多态性。在白种人中，常见的 9 个 MC1R 变异等位基因与红色毛发 / 浅色皮肤的表型之间存在显著相关，对应的个体则存在更高的光致癌风险[49]。基于全基因组关联研究和候选基因研究（见 54 章），目前发现了约 30 个 BCC 和至少 11 个 SCC 的易感基因位点，其中包括多个色素相关位点。

## 与 BCC 和（或）SCC 患病风险增加相关的遗传综合征

### 着色性干皮病

着色性干皮病（xeroderma pigmentosum，XP）是一组常染色体隐性遗传疾病，其特征是不能正常修复DNA 的缺陷（见第 86 章）。他们如果暴露于日光下，将显著增加 NMSC 和黑色素瘤的发病率。SCC 和 BCC 多出现在早期（平均年龄是 8 岁），受累个体 20 岁以前发生 NMSC 风险是普通人群的 4800 倍。严格的紫外线隔离可显著降低皮肤癌的发生。

### 眼-皮肤白化病

眼-皮肤白化病（oculocutaneous albinism）由一组常染色体隐性遗传性疾病，有不同程度的皮肤、眼、和毛发色素减退（见第 66 章）。在相对早期，NMSC 尤其是 SCC 与皮肤黑色素瘤发病率增加。如同 XP，严格的避光可显著减少肿瘤的发生。但是，转移性皮肤 SCC 依然是世界某些区域的一个显著的问题，如赤道附近的非洲。

### 疣状表皮发育不良

疣状表皮发育不良（epidermodysplasia verruciformis，EV）是一种罕见的通常呈隐性遗传的疾病，表现为皮肤多种 HPV 亚型的广泛种植，最常见的是 5 和 8 型（见第 79 章）。表皮 HPV 感染和 SCC 的相关性证据首先在这些患者中被报道。成年后 1/3 ~ 1/2 的 EV 患者将发生 SCC，常见于曝光部位，比普通人群发生典型 SCC 要早数十年。其侵袭性生物学行为，包括神经周围扩散、转移和死亡均有报道。

### 营养不良性大疱性表皮松解症

营养不良性大疱性表皮松解症（dystrophic epidermolysis bullosa）中显性和隐性Ⅶ型胶原突变均可引起明显的瘢痕。SCC 常发生在隐性遗传类型，此型最常引起死亡。肿瘤常发生于 30 ~ 50 岁，常表现为多发，具有复发和转移等侵袭性生物学行为。

### 基底细胞痣综合征

基底细胞痣综合征（basal cell nevus syndrome，BCNS）是一种大多由 PTCH1 基因失活突变[50]，少数为 PTCH2 基因突变引起的罕见的常染色体显性遗传疾病。此综合征的主要表现包括多发性或早期发生的 BCC、颌骨牙源性囊肿、掌跖点状凹陷、大脑镰钙化和骨骼缺陷（表 108.3，图 108.1）。该类患者可能发生一些特殊的肿瘤，比如成神经管细胞瘤、脑膜瘤、双侧卵巢纤维瘤、心脏纤维瘤。值得注意的是，成神经管细胞瘤通常出现在儿童早期，因此在儿童早期即可对 BCNS 的高危人群进行筛查[50]。

**表 108.3　基底细胞痣综合征（BCNS）的诊断标准。** 诊断 BCNS 需要两项主要标准或一项主要标准加两项次要标准。

**主要标准**

1. 2 处以上 BCC 或 20 岁以下 1 处 BCC
2. 颌骨牙源性角化囊肿（组织学证实）
3. 至少 3 个手掌或足底点状凹陷
4. 大脑镰两叶钙化
5. 肋骨裂开、融合或明显外翻
6. BCNS 患者的一级亲属

**次要标准**

1. 大头畸形（依据身高调整之后）
2. 先天畸形：唇腭裂；额骨凸出；"面部粗糙"；中度或重度肢体肥大
3. 其他骨骼异常：Sprengel 畸形 *（高肩胛畸形）；胸骨显著畸形；并指 / 趾畸形
4. 影像学异常：蝶鞍桥接；椎体畸形，如半椎体和椎体的融合或伸长；手、足外形缺陷；手、足高密度影
5. 双侧卵巢纤维瘤
6. 髓母细胞瘤

* 单侧肩胛轻度抬高

BCC，基底细胞癌（Adapted from ref. 50.）

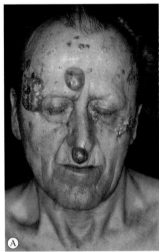

**图 108.1　基底细胞痣综合征。** A. 面部大量小的和数个大的结节性 BCC。B. 多发的掌部点状凹陷（B，Courtesy，Jeffrey P Callen，MD.）

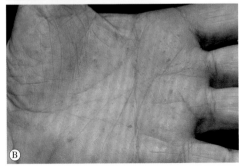

BCC 常发生于青春期后，但也可见于儿童期。一个患者的 BCC 数目可以从数个至数千个不等，大小可以由针尖大小至 5 cm 以上（见图 108.1A）。BCC 好发于面部、颈部和躯干上部的曝光部位，但也可发生在非曝光部位。跟普通人群一样，结节性 BCC 通常发生于面部，浅表型则主要见于躯干。单个的皮损可以是丘疹结节性、带蒂的、色素性、糜烂性、溃疡性，或者这些特征并存。色素性 BCC 在临床上有时会误诊为黑素细胞痣（见图 108.21）。皮肤肿瘤的临床病程在青春期前常进展缓慢，此后，像普通人群中的典型 BCC 一样，皮损增大并出现溃疡。BCNS 的个体对离子射线十分敏感，接受放射治疗成神经管细胞瘤的儿童可出现数百个肿瘤。其他皮肤的发现还包括表皮样（漏斗部）囊肿和面部粟丘疹。

**Bazex-Dupré-Christol 综合征和 Rombo 综合征**

Bazex-Dupré-Christol 综合征（Bazex-Dupré-Christol syndrome）是一种罕见的疾病，由毛囊性皮肤萎缩（常局限于手足背）、少毛症、局部少汗症、粟丘疹、表皮样囊肿和面部为主的多发性 BCC 组成。在 20 岁时可发生 BCC，组织学表现类似于毛发上皮瘤。大部分家族的遗传模式表现 X 染色体显性遗传。有时本病名会与 Bazex 综合征（副肿瘤性肢端角化症）混淆，后者与本病完全不同，其在指、趾、耳和鼻有银屑病样斑块，常与上消化道 SCC 有关。

Rombo 综合征（Rombo syndrome）有 Bazex-Dupré-Christol 综合征的许多特征。患者颊部呈蠕虫样皮肤萎缩样表现，组织病理提示有汗腺导管增生。另外患者常有毛发稀少、眼睑炎、外周（面部/指端）毛细血管扩张性红斑、粟丘疹、毛发上皮瘤和 BCC。

### 其他癌症的风险

与一般人群相比，BCC 或 SCC 患者发生另外的 BCC 和 SCC 的风险增高[51]，患皮肤黑色素瘤的风险也增加[52]。流行病学研究发现，有 BCC 或 SCC 病史的人患其他非皮肤癌和死于这些癌症的风险也同样增加[53-54, 54a]。

# 光化性角化病和鳞状细胞癌

## 临床特征

### 光化性角化病

光化性角化病（actinic keratoses，AK）最初称为日光性角化病（solar keratoses）（源于其可能的病因）和老年性角化病（源于其发病年龄）。"光化性角化病"一词要比日光性角化病准确，部分是由于脂溢性角化病也可缩写为 SK。

AK 历史上描述为"癌前病变"或"癌变前期"，因为此类皮损中不典型角质形成细胞仅局限于表皮中。直到发展为侵袭性癌之前没有转移的危险。每年每个 AK 皮损发展为侵袭性鳞癌的可能性估计是 0.075%～0.096%。另有统计数据显示，每年每个 AK 皮损发展为侵袭性鳞癌的可能性估计在 0～0.6%；后者的数据来源于有 NMSC 病史的老年人[55]。

AK 是临床最常见的皮损之一。发生于头、颈、躯干上部和四肢日光损伤部位（图 108.2A）。老年人、浅肤色类型和慢性日光暴露者容易发生。原发性损害是粗糙的红色丘疹，上附白色到黄色鳞屑。患者可主诉疼痛。AK 皮损可表现为从数毫米到数厘米不等的融合性斑片，尤其是重度日光受损个体。最早的症状是无明显鳞屑的轻度红斑（图 108.2B），然而，一些皮损缺乏可见的红斑，仅有轻微界限不清的鳞屑。诊断的线索是有日光损伤的背景，例如，色素脱失、毛细血管扩张和日光弹力变性（见第 87 章）。后期典型皮损表现为增厚、边界清楚的角化过度性红斑。典型皮损在最重的日光暴露部位呈群集性分布，如外耳、前额、眶上嵴、鼻梁、颊上部、手背、前臂伸侧、胫前区和头顶脱发处（图 108.2C）。值得注意的是，临床上 AK 可能会自发消退，但随后会再次出现在相同的位置[55]。

检查皮损时视诊与触诊最好同时进行，就不会轻易漏诊。尤其适用于那些在慢性曝光部位有明显红斑或玫瑰痤疮的患者。触痛能提醒临床医生皮损有癌变的可能性。AK 的临床亚型包括已描述的多种典型损害、肥厚型（或角化过度）、色素沉着型、苔藓样型、萎缩型、鲍恩样型和光化性唇炎。

**角化过度型** AK 视诊易于识别，表现为红斑基础上的丘疹和斑块，表面有鳞屑或结痂（图 108.2D）。红斑的范围常大于其上方的角化过度。随时间的推移，角化过度性鳞屑可以变成白色或黄棕色。患者常因皮损增厚而苦恼。有时，AK 与 SCC 鉴别困难，需要进行病理检查以确诊。偶尔，角化过度型 AK 可发展为皮角，表现为高出皮肤的角化柱状突起。这时应做活检以排除潜在恶变的可能，约 15% 的皮角基底部已发展为侵袭性 SCC[56]。

**色素沉着型** AK，有时称为浅表色素型 AK（superficial pigmented AK，SPAK），此亚型常缺乏红斑，有过度色素沉着或网状外观（图 108.3）。这种皮损有时与网状脂溢性角化病、雀斑、恶性雀斑样黑色素瘤鉴别困

图108.2　光化性角化病（AK）。A.一个白皮肤蓝眼睛，伴中重度光老化的老年女性面部多发的 AK；AK 的大小从数毫米至 1 cm 以上不等。在左前额，有一个表面轻微脱屑结痂的红色结节，是高分化 SCC。B.前额见粉色萎缩性 AK，表面少许鳞屑。C.头皮秃发区见 AK 多发，有些皮损角化过度；色素脱失区域表明以前接受过治疗，并且由于该区域皮肤受损，故其周边常见复发。D.老年女性胫前多发的大的肥厚性 AK；注意其表面厚厚的鳞屑（B，Courtesy，Iris Zalaudek，MD；D，Courtesy，Jean L Bolognia，MD.）

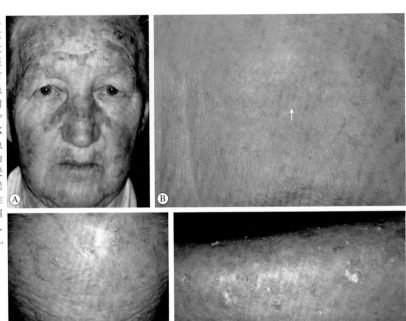

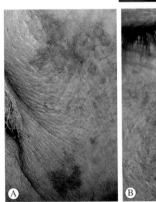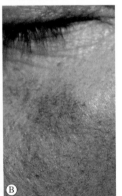

图108.3　色素沉着型光化性角化病。A，B. 色素沉着可呈网状，并伴有鳞屑但无红斑（Courtesy，Kalman Watsky，MD.）

难。皮肤镜检查可能是有用的辅助手段。临床诊断线索是位于曝光部位、光老化背景和有时可触及的角化过度。对于诊断有疑问的病例，需做活检以排除黑色素瘤的可能性。

　　苔藓样 AK 组织学特征是有致密的带状炎性浸润。临床上，皮损与典型 AK 类似，但皮损基底部周围红斑更明显。患者的瘙痒或触痛表现与已存在 AK 的苔藓样浸润相符。它可能会与扁平苔藓样角化病相混淆，

后者也可以出现在日光损伤部位，并且伴有瘙痒，呈多发性和发疹性[57]。

　　萎缩型 AK 表面改变常很轻微，但可见到粉色至红色、有轻微鳞屑的斑疹或斑片（见图108.2B），组织学检查见表皮萎缩。

　　光化性唇炎一词用来描述中度至重度光暴露个体下唇的特征性改变。光化性唇炎表现与典型的 AK 类似，为边界清楚的红斑鳞屑性丘疹或薄斑块。在其他患者中，红斑尤其是鳞屑更为弥漫，可累及整个下唇唇红部位，也可以出现黏膜白斑（图108.4）。如果临床无

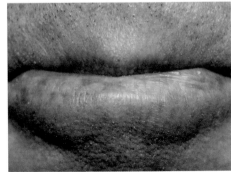

图108.4　光化性唇炎。整个下唇有红斑鳞屑，表面糜烂，有的区域有黏膜白斑（Courtesy，Kalman Watsky，MD.）

法鉴别日光性唇炎和唇部 SCC，应做活检明确。光化性唇炎发展为浸润性 SCC 的可能性要高于典型的 AK。

### 原位鳞状细胞癌

原位 SCC（SCC in situ）通常称为鲍恩病（Bowen disease）（图 108.5）。原位 SCC 最常见的表现是红斑鳞屑性斑片或轻微隆起的斑块，常发生于老年人曝光部位皮肤。但是，年轻人明显光损伤或避光部位也会发生原位 SCC。鲍恩病可以是原发，也可在 AK 基础上发生。最常见的部位分别是头和颈、四肢和躯干。皮损表面可以结痂，而在肛门生殖器黏膜处的原位 SCC 皮损可有显著的糜烂（图 108.6）。

原位 SCC 与 AK、浅表性 BCC、银屑病、钱币状湿疹在临床上有时很难鉴别（见图 108.5B，E）。通常，AK 皮损较小，浅表性 BCC 质地半透明、有轻度隆起的边缘，皮肤镜具有特征性（见第 0 章）。银屑病患者具有弥漫性光损伤时可能带来诊断的困难，因为这种患者的银屑病样丘疹和斑块在临床上与 AK 和鲍恩病

非常类似。

砷剂诱发的原位 SCC 类似于典型损害，但有明显的多发性倾向，可发生于躯干的非曝光部位。相关的病变还包括掌跖角化过度、色素沉着基础上有点滴状色素减退（见第 88 章）。

**鲍恩样丘疹病**（Bowenoid papulosis）用于在生殖器疣中发现原位 SCC 的组织学改变时使用的术语，常由 HPV-16 型或 18 型感染所致。皮肤科医生更倾向于在生殖器部位出现多发性丘疹时使用该术语，反对将所有皮损均称为原位 SCC，因为鲍恩样丘疹病的皮损罕见侵袭性发展。临床表现从阴茎的小的棕色丘疹、肛周粉红色丘疹到腹股沟沟褶皱处的粉红至褐色斑块各不相同（见第 73 和 79 章）。这种损害是真正的原位 SCC，还是仅仅是一个类似的组织学改变，仍存在争论。

其他类型原位 SCC 包括常见于深肤色个体的色素型和疣状型。色素型原位 SCC 可与色素性 AK、甚至是浅表型黑色素瘤混淆，疣状原位 SCC 临床表现可类

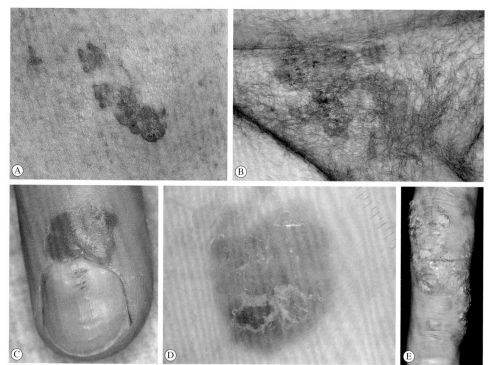

**图 108.5 原位鳞状细胞癌，鲍恩型**。A.胸部光老化背景上的鳞屑性红色斑块，呈跳跃式分布。B.在非曝光部位，耻骨区域出现大的散在分布的粉红色斑块，表面覆有鳞屑结痂。这种类型的皮损常被误诊为皮炎或银屑病，给予外用糖皮质激素治疗。C.甲皱襞近端见鲜红色、界限清楚的斑块，伴有水平方向的甲横沟。需要考虑 HPV 感染的可能。D.皮肤镜见皮损的上半部分有小的点状血管，伴有浅表鳞屑。E.手指的广泛受累，临床上被误诊为炎症性皮肤病，外用糖皮质激素药膏治疗数年（B，Courtesy Kalman Watsky，MD；D，Courtesy，Iris Zalaudek，MD.）

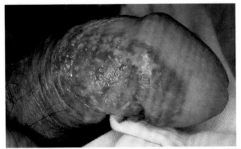

**图 108.6 原位鳞状细胞癌，Queyrat 增殖性红斑型。**大的，糜烂性红色斑块，边界清楚。皮损初发于阴茎体部

似于脂溢性角化病或疣。

### 侵袭性皮肤鳞状细胞癌

侵袭性皮肤 SCC（invasive cutaneous SCC）最常发生于日光损伤部位，常见于头皮脱发处、面部、颈部、前臂伸侧、手背和胫部（图 108.7A，B）。颜色通常从红色到肤色；很少伴有色素改变。SCC 常表现为丘疹结节样，但也可以是斑块状、乳头瘤状或是外生性生长。相关皮损改变各不相同，有的伴有明显的角化过度，其他继发改变包括结痂、糜烂和溃疡（图 108.7C，D）。

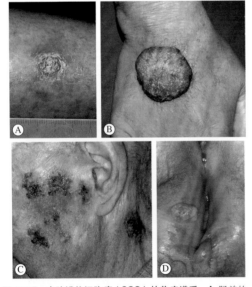

**图 108.7 皮肤鳞状细胞癌（SCC）的临床谱系。**A. 胫前的一个侵蚀性和角化性结节，在外伤部位迅速生长。B. 手背上一个大的疣样结节。C. 多发性浅表侵蚀性 SCC，与光化性损伤及先前在老年人脸颊和颈部进行治疗的部位有关。D. 外阴硬化性苔藓中出现的侵袭性、轻度增大和肥厚性斑块（A，Courtesy，Jean L Bolognia，MD.）

不同类型 SCC 的自然病程也不尽相同，从缓慢增大到快速生长，并伴有明显的压痛甚至疼痛。值得注意的是，感觉异常、麻木和疼痛可能是侵犯神经的征兆。临床鉴别诊断除肥厚型 AK 外，其他见表 108.4。

根据肿瘤体积即直径大小（＜2 cm 或≥2 cm）和浸润深度（＞2 mm）对 SCC 进行分期，日光损伤部位出现 SCC 往往是早期阶段，详见 T1/AJCC Ⅰ期（表 108.5）。具有更强侵袭性生物行为风险的解剖部位包括耳[58]，嘴唇（图 108.8）以及包括外阴和阴茎在内的黏膜部位（见图 108.7D）。侵袭性鳞状细胞癌患者的临床检查包括对区域淋巴结肿大和硬化进行触诊，然后评估肿瘤大小是否扩大。

### 角化棘皮瘤

角化棘皮瘤（keratoacanthoma，KA）常认为是 SCC

| 表 108.4 | 基底细胞癌（BCC）、鳞状细胞癌（SCC）和角化棘皮瘤（KA）的临床鉴别诊断 | | |
|---|---|---|---|
| | **BCC** | **SCC** | **KA** |
| **良、恶性肿瘤和伴假上皮瘤样增生的反应性炎症性疾病** | | | |
| 脂溢性角化病，包括炎症性或刺激性 | | ✓ | |
| 扁平苔藓样角化病 | ✓ | ✓ | |
| 寻常疣，尤其是甲周型 | | ✓ | ✓ |
| 无色素性黑色素瘤 * | ✓ | ✓ | |
| 默克尔细胞癌 | ✓ | ✓ | |
| 非典型性纤维黄瘤 | | ✓ | |
| 结节性痒疹 | | ✓ | |
| 肥厚性扁平苔藓 | | ✓ | |
| 肥厚性红斑狼疮 | | ✓ | |
| **其他** | | | |
| 囊肿，尤其是炎症型或增生型 | | ✓ | |
| 附属器癌 | ✓ | ✓ | |
| 皮肤淋巴瘤，尤其是 ALCL 模仿 SCC 的表现 | | ✓ | |
| 皮肤 ALCL 和 LyP 中角化棘皮瘤样皮损 | | ✓ | ✓ |
| DFSP，皮肤平滑肌肉瘤 | ✓ | ✓ | |
| 内脏肿瘤皮肤转移 | ✓ | ✓ | |
| 乳房及乳房外 Paget 病 | ✓ | ✓ | |
| 上皮样肉瘤 | | ✓ | |
| 疣状黑色素瘤 | | ✓ | ✓ |
| 传染性软疣 | | | ✓ |

\* BCC 和 SCC 的色素型可与黑色素瘤混淆
ALCL，间变性大细胞淋巴瘤；DFSP，隆突性皮肤纤维肉瘤；LyP，淋巴瘤样丘疹病

| 表 108.5　头颈部皮肤鳞状细胞癌（SCC）的分期 | | |
| --- | --- | --- |
| **T, N, M** | | |
| **原发肿瘤（T）** | | |
| TX | 原发肿瘤不能评估 | |
| Tis | 原位癌 | |
| T1 | 肿瘤最大直径 < 2 cm | |
| T2 | 2 cm ≤肿瘤最大直径 < 4 cm | |
| T3 | 肿瘤最大直径≥ 4 cm 或轻度骨破坏或神经周围浸润或深部浸润 * | |
| T4 | 肿瘤破坏大量骨皮质 / 骨髓（4a）；颅底破坏 / 或颅骨孔受累（4b） | |
| **区域淋巴结（临床）（cN）** | | |
| NX | 区域淋巴结不能评估 | |
| N0 | 无区域淋巴结转移 | |
| N1 | 同侧单个淋巴结转移，最大直径≤ 3 cm 且 ENE（－） | |
| N2 | 同侧单个淋巴结转移，3 cm <最大直径< 6 cm 且 ENE（－）（2a）；或同侧多个淋巴结转移，最大直径≤ 6 cm 且 ENE（－）（2b）；或双侧或对侧淋巴结转移，最大直径≤ 6 cm 且 ENE（－）（2c） | |
| N3 | 淋巴结转移，最大直径> 6 cm 且 ENE（－）（3a）；或任意部位淋巴结转移且 ENE（＋）（3b） | |
| **远处转移（M）** | | |
| M0 | 无远处转移 | |
| M1 | 远处转移 | |

| 分期 | | | |
| --- | --- | --- | --- |
| | T | N | M |
| 0 | Tis | N0 | M0 |
| I | T1 | N0 | M0 |
| II | T2 | N0 | M0 |
| III | T3 | N0 | M0 |
| | T1 | N1 | M0 |
| | T2 | N1 | M0 |
| | T3 | N1 | M0 |
| IV | T1 | N2 | M0 |
| | T2 | N2 | M0 |
| | T3 | N2 | M0 |
| | T Any | N3 | M0 |
| | T4 | N Any | M0 |
| | T Any | N Any | M1 |

\* 深部浸润指浸润超过皮下脂肪层或 > 6 mm（从邻近正常表皮的颗粒层到肿瘤基底部的垂直长度）；T3 中神经周围浸润指肿瘤细胞侵入位于真皮以下的神经鞘内，或侵入管径≥ 0.1 mm 的神经，或临床及影像学中发现神经有受累，没有颅底破坏
BWH 的 T 分期系统将 T2 分为 a 和 b 期，并认为 T1 = 0 高危因素（HRT），T2a = 1 HRT，T2b = 2 ~ 3 HRT，T3 = ≥ 4 HRT 或骨破坏；高危因素为直径≥ 2 cm，低分化，神经周围浸润≥ 0.1 mm，或浸润超过脂肪层 [114]。ENE，结外受累（Adapted from American Joint Committee on Cancer, 2017.）

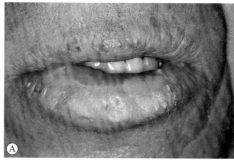

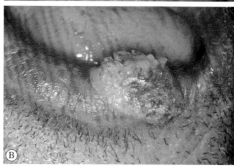

图 108.8　下唇鳞状细胞癌（SCC）。A. 下唇唇红部广泛角化过度和黏膜白斑；组织病理学表现为高分化、浸润表浅的 SCC。B. 长期吸烟者下唇唇红部的疣状糜烂性结节

的变异型，但有时认为是良性肿瘤（即假恶性肿瘤），尽管有些数据支持 KA 与"传统"SCC 不同，但确切的疾病分类仍不明确。典型表现是丘疹数周内快速增大，演变成边界清楚的中央有角栓的火山口样结节（图 108.9A，B），数月后可缓慢消退，遗留萎缩性瘢痕 [59]。大部分皮损发生于头部、颈部或四肢曝光部位，伴或不伴疼痛或触痛。

　　KA 有几种不同的临床表现，包括单发、多发、群集、边缘离心性角化棘皮瘤（图 108.9C）、巨大（图 108.9D）、甲下、掌跖、口内、多发自行消退（Ferguson-Smith）、多发不消退、发疹性（Grzybowski）。患有 Muir-Torre 综合征的患者也可发生 KA，并且可伴有皮脂腺分化（见第 63 章）。另外，多发的 KA 还与化学物质暴露 [33]、BRAF 抑制剂和 HPV 感染相关 [60]。

　　至今，最常见的是单发性 KA。其中大部分是较小的损害（5 ~ 15 mm），某些 KA（如边缘离心性角化棘皮瘤，见图 108.9D）直径可达数厘米，持续数月才消退，愈合后遗留永久性瘢痕。群集性 KA 可能比单发性 KA 消退更慢，而甲下性 KA 可能与下方的骨破坏有关。

　　Ferguson-Smith 综合征是一种常染色体显性遗传性疾病，由于编码 TGF-β 受体 1 型的 *TGFBR1* 发生突

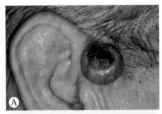

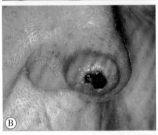

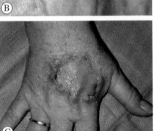

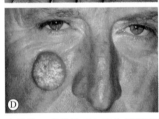

图108.9 角化棘皮瘤临床病谱。A, B.快速生长的红色火山口样结节,边缘隆起,中央角栓。C.进行性外周扩展,中央消退遗留萎缩斑是离心性周边性角化棘皮瘤的特征。D.巨大角化棘皮瘤呈黄红色,生长迅速

变导致。多发性 KA 发生于曝光部位,常在 30 岁后开始发病。典型皮损在数周到数月后消退,但罕见的转移病例也有报道。

Grzybowski 型多发性 KA 可出现数千个类似于粟粒疹或早期发疹性黄瘤的丘疹,发展迅速,可持续数月缓慢消退[59]。患者常有瘢痕、睑外翻和面具样面容。

### 疣状癌

疣状癌是一种罕见的、分化良好的 SCC 变异型,常发生于中老年。它是低度恶性肿瘤,主要具有 3 种亚型:①穿掘性上皮瘤(足跖);②生殖器巨大尖锐湿疣(也称为 Buschke-Löwenstein 肿瘤;参见第 79 章);③口腔鲜红色乳头状瘤(口腔黏膜)。值得注意的是,"穿掘性"指兔子洞穴样表现,可出现裂隙。

临床上,疣状癌表现为大的(有时是巨大),呈乳头状或疣状外观的外生性肿瘤(图 108.10A, B)。它

们通常与 HPV 感染相关,与巨大尖锐湿疣鉴别困难。疣状癌向下浸润会导致皮下组织、筋膜和骨的破坏。疣状癌可出现在瘢痕和截肢残端上(图 108.10C),与骨髓炎瘘管和慢性静脉功能不全相关。疣状癌切除之后易复发,除复发或接受照射的肿瘤出现间变性改变外,通常不转移。

某些学者认为甲下角化棘皮瘤、增生性外毛根鞘囊肿(增生性毛发瘤)和皮肤良性乳头瘤病(好发于胫前和足背)是疣状癌的亚型。

### 皮肤淋巴上皮瘤样癌

皮肤淋巴上皮瘤样癌(lymphoepithelioma-like carcinoma of the skin,LELCS)是一种少见的肿瘤,其组织病理与淋巴上皮瘤样癌(lymphoepithelioma-like carcinoma,LELC)(一种与 EBV 感染相关的未分化鼻咽癌)相似。一般认为 LELCS 具有向汗腺和毛囊分化的潜能[61]。临床上表现为发生于头颈部的丘疹或结节[62]。与 LELC 相反,在 LELCS 中未发现 EBV 基因组整合,

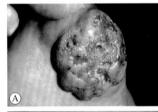

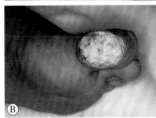

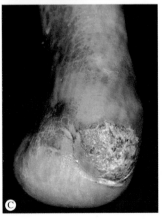

图108.10 疣状癌。A.足跖表面一长期存在的大结节,呈兔子洞穴样外观,这种肿瘤也被称为穿掘样上皮瘤。B.踇趾内侧见角化性、溃疡性斑块。C.在截肢残端,分化良好的 SCC 缓慢增长

并且极少转移。缺乏 HPV 感染的证据。一些人认为 LELCS 是皮肤 SCC 的变异型，另一些人则认为它是一种皮肤附属器癌。

组织学上，LELCS 位于真皮或皮下，仅少数病例累及上方表皮[63]。肿瘤由上皮细胞团（具有大的空泡状核和明显的核仁）和大量的炎症浸润混合组成，有时形成生发中心。然而，具有典型的鳞状细胞分化特征如角珠、角化不良细胞或细胞间桥缺乏[62]。免疫组化显示，肿瘤细胞表达 CK（角蛋白）和 EMA（上皮膜抗原）；间质淋巴细胞表达白细胞共同抗原（CD45）。组织病理学鉴别诊断包括皮肤淋巴腺瘤、皮肤淋巴细胞瘤、滤泡中心淋巴瘤和胸腺样分化癌。

## 体内成像方法

### 皮肤镜

侵袭性 SCC 的皮肤镜检查显示线状不规则血管、发夹状血管、点状血管或混合存在（多形或非典型血管模式）。通常，血管周围有白晕，后者是所有角化性肿瘤的皮肤镜标志，也见于角化棘皮瘤和脂溢性角化病（见第 0 章）。溃疡和出血性痂皮表现为红色、棕色或黑色斑点。极少色素性 SCC 可有表面鳞屑，弥漫均质性蓝色色素沉着，和（或）不规则分布的蓝灰色颗粒结构。面部 AK 呈现出所谓的"草莓图案"（毛囊孔周围假网状红斑，充满淡黄色角质栓）[64]，而在身体其他部位，常表现为表面鳞屑和点状血管。鲍恩病常表面有鳞屑和肾小球样血管。

### 反射共聚焦显微镜

反射共聚焦显微镜（reflectance confocal microscopy, RCM）是一种成像技术，在组织学上可对表皮和真皮浅层以同样的分辨率进行非侵入性水平成像。角化性肿瘤由于表面鳞屑模糊了下方的结构，使其 RCM（和皮肤镜）特征通常难以显示。但迄今为止，仍有少数出版的刊物描述了 AK 和 SCC 的 RCM 诊断特征，一项研究表明，无序的模式和（或）非典型蜂窝模式，结合在棘层 / 颗粒层水平面的圆形有核细胞，是 SCC 的重要特征。

## 病理学

### 光化性角化病

镜下可见局部表皮增厚，角质细胞有异型，核多形性，尤其是基底层细胞排列紊乱。皮损可呈棘层肥厚型，表现为表皮细胞呈芽蕾状增生进入真皮乳头，或呈萎缩型，表现为表皮突消失。角化过度和角化不全均可见到。通常不累及汗管和毛发顶端，这些结构开口上方

可出现正角化过度（图 108.11A）。这就造成了角化过度和角化不全交替出现的特征性模式，因其角质层嗜酸性柱（角化不全）和嗜碱性柱（角化过度）交替出现而被称为"旗帜征"或"红蓝征"。AK 在病理上几乎总是伴有真皮日光弹力纤维变性（图 108.11B，C）。

AK 的不典型角质形成细胞通常局限于表皮下层，与原位 SCC 的全层表皮不典型增生不同。当皮损出现局灶性全层非典型性增生，但又伴有 AK 的典型病理学特征时，诊断较困难。此时，某些病理专家可能会使用"鲍恩样 AK"这个术语。

除了萎缩型和鲍恩样型 AK 外，还有另外几种组织病理学类型，包括棘层松解型（见图 108.11B）、肥厚型（角化过度型）、色素型、苔藓样型和光化性唇炎型。在角化过度型 AK，有显著的角化过度伴角化不全。如果进一步发展，可形成皮角。色素型 AK 可出现基底层色素沉着，类似于日光性雀斑（见图 108.11C）。苔藓样型可出现真皮-表皮交界处真皮乳头致密的带状淋巴细胞浸润。光化性唇炎发生于皮肤黏膜交界处，常见于下唇部，有或无炎症反应。

### 原位鳞状细胞癌

原位 SCC（鲍恩病），定义为大部分表皮细胞全层排列紊乱、不典型增生（图 108.12）。角化不良、核异型性和细胞凋亡比 AK 更明显，有丝分裂像常见。常

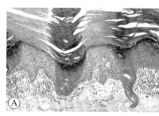
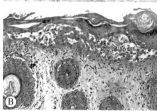
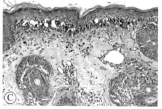

图 108.11 光化性角化病（AK）组织病理学。A. 角化过度型 AK 角质层可见粉色和蓝色交替出现；粉色角化不全柱位于棘层不典型角质形成细胞的上方，蓝色角化过度柱位于末端汗管上方。不典型表皮角质形成细胞也呈粉红色，与末端汗管正常角质形成细胞的嗜碱性形成对比。B. 棘层松解型 AK 有棘层内裂隙。C. 色素型 AK 基底层色素沉着。注意真皮内日光弹力纤维变性（B，C，Courtesy Lorenzo Cerroni, MD.）

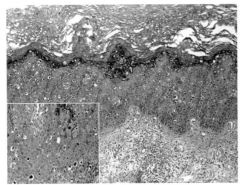

**图 108.12　鲍恩病（原位鳞状细胞癌）组织病理学。**表皮不规则增生，表皮全层见不典型增生的角质形成细胞，多形性明显。注意坏死的角质形成细胞（插图）（Courtesy Lorenzo Cerroni, MD.）

见表皮棘层肥厚。附属器表皮细胞常出现不典型增生，AK 则少见。原位 SCC 常出现弥漫性融合性角化不全，而 AK 则多见灶状角化不全。最后，与 AK 相比，原位 SCC 表皮基底层常不受累，至少局部可见被挤压的基底层细胞呈栅栏状排列。

### 侵袭性鳞状细胞癌

分化良好的 SCC 表皮改变基本与 AK 一致，呈小叶状向下增生，小叶由毛玻璃样透明的嗜酸性角质形成细胞组成，并具有不同程度的核异型和有丝分裂（图108.13A）。核仁明显，常见细胞间桥（桥粒），同时出现角珠和凋亡细胞。核的异型和细胞分化程度在分化不同的肿瘤间差异较大（图 108.13B）。粉红色细胞胞浆内富含高分子量角蛋白。在鲍恩病基础上发生的侵袭性 SCC，真皮内的肿瘤细胞通常胞浆嗜碱性，炎症浸润轻重程度可以变化很大，浸润细胞主要为淋巴细胞和浆细胞。

分化差的 SCC 表现为浸润性生长和重叠的特点，最终缺乏明显的角化，有时表现为梭形细胞肿瘤。神经周围浸润（图 108.13C），促结缔组织增生或硬化性基质改变更常见。亲神经性 SCC 表现出更强的侵袭性，局部复发率接近 50%[66]。分化差的肿瘤细胞（细胞角蛋白阳性）常需通过免疫组化来与以下疾病鉴别：梭形细胞黑色素瘤（通常 S100 阳性）、非典型纤维黄瘤（细胞角蛋白和 S100 阴性；波形蛋白和 CD10 阳性）、平滑肌肉瘤（平滑肌肌动蛋白和结蛋白阳性）和

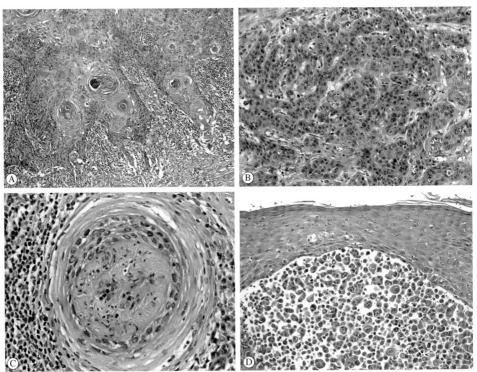

**图 108.13　鳞状细胞癌（SCC）：组织病理学改变。**A. 高分化 SCC，有大量角珠（嗜酸性角化不全性角化）。B. 低分化 SCC，上皮细胞呈条索状，核明显异形，无角化迹象。C. 低分化 SCC 围神经生长及嗜神经性。D. 棘层松解型 SCC，特征性表现为由伴棘层松解的不典型角质形成细胞聚集而成（Courtesy, Lorenzo Cerroni, MD.）

分枝杆菌性梭形细胞假瘤（Fite 染色阳性）鉴别。

SCC 有几种不同的亚型。最近有认为，棘层松解型 SCC（图 108.13D）和腺样型（假腺体）SCC 预后可能更差，但是这种说法最近受到了质疑[66a]。其他亚型包括伴皮角 SCC、鲍恩样型、透明细胞型、假血管型、促结缔组织增生型、黏液型和色素型。Marjolin 溃疡是发生于慢性伤口或瘢痕（包括烧伤瘢痕）上的 SCC。

一项关于皮肤 SCC 转移和局部复发危险因素的大型前瞻性研究报告指出，皮肤 SCC 的转移率为 4%，局部复发率为 3%[58]。垂直厚度 > 2 mm 的肿瘤发生转移的风险明显提高，厚度在 2.1 ~ 6 mm 的 SCC 转移率为 4%，厚度 > 6 mm 的转移率为 16%。其他与转移相关的危险因素包括肿瘤发生在耳部、肿瘤直径大小和免疫抑制剂的使用（表 108.6）。肿瘤的厚度和促结缔组织增生基质的存在是局部复发的危险因素。例如，在 51 例促结缔组织增生型 SCC 患者中，24% 出现局部复发，而 564 例非促结缔组织增生型 SCC 患者仅有 1% 出现局部复发。

### 角化棘皮瘤

典型 KA 有火山口样结构。肿瘤由分化良好的富含嗜酸性毛玻璃样胞浆的角质形成细胞组成，其中央充满角化物质（图 108.14）。炎性浸润以淋巴细胞、嗜酸性粒细胞为主。肿瘤内常见中性粒细胞微脓肿，并可见亲神经现象。皮损消退时，圆顶状结构变平，基底部出现纤维化。KA 的细胞异型性很小。如果出现明显的核深染或异常有丝分裂像，则要考虑诊断为侵袭性角化棘皮瘤样样 SCC。

### 疣状癌

疣状癌是一种分化良好且有独特的临床病理特征的 SCC 亚型（图 108.15）。然而，该术语并不适用于所有呈疣状增生的 SCC。疣状癌细胞异型性很小，与

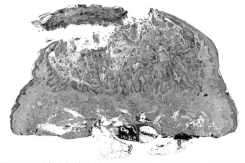

图 108.14　角化棘皮瘤的组织病理学。低倍镜下见典型的角化棘皮瘤，中央角蛋白充满火山口，两侧上皮形成"唇状"包绕（Courtesy Lorenzo Cerroni, MD. ）

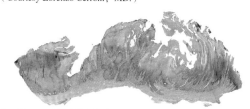

图 108.15　疣状癌的组织病理学。可见上皮明显不规则增生和显著角化过度。对于疣状癌的组织病理学诊断，皮损的大小和结构特征比细胞形态学更为重要。细胞通常没有明显的异型性，因此正确诊断需要大的活检标本（Courtesy, Lorenzo Cerroni, MD. ）

侵袭性癌边缘浸润性生长不同有个被推挤的边缘。本病可能与 HPV 感染有关，如果显微镜下不能观察到整个肿瘤的生长模式，则与巨大疣或尖锐湿疣鉴别困难，甚至无法区分。疣状癌主要的鉴别特点是皮损的巨大性和深度，以及更不规则的结构。

### 与 SCC 组织病理学相似的疾病

有许多疾病的组织病理学表现与 SCC 相似，包括刺激性脂溢性角化病、寻常疣、疣状角化不良病、倒置性毛囊角化病、结节性痒疹、肥厚性扁平苔藓、肥厚性红斑狼疮、非典型分枝杆菌感染或"深部"真菌感染、颗粒细胞瘤、假癌性增生（如愈合伤口）。组织结构模式和识别细胞及胞核的恶性特征对诊断至关重要。对于某些病例，仅依据临床表现就能区分 SCC 和这些疾病。

## 基底细胞癌

### 临床特征

BCC 是发生在日光损伤后皮肤上的肿瘤，很少累及手掌、足距或黏膜。目前至少已报道了 26 种 BCC 的亚型[67]，尽管尚无可以普遍接受的分类方法。某些作者认为，主要有四种独特的临床病理类型，即结节

| 表 108.6　侵袭性鳞状细胞癌转移的危险因素 |
| --- |
| 肿瘤厚度：> 2 mm（高危因素：肿瘤厚度 > 6 mm） |
| 直径 > 2 cm |
| 部位：耳、唇、黏膜包括舌、外阴、阴茎（围神经生长可能是这些部位的另一个危险因素） |
| 瘢痕上生长（例如烧伤、辐射） |
| 组织病理学特征：低分化或未分化，棘层松解*，鲍恩病基础上发展而来 |
| 免疫抑制 |
| * 最近提出的观点[66a] |
| （Based in part upon ref. 58 . ） |

型、浅表型、硬斑病型和纤维上皮型（也称为Pinkus纤维上皮瘤）[68]。后三种类型与结节型BCC可同时发生。虽然所有类型BCC都可出现溃疡，但结节型更易出现溃疡。即使大多数BCC是无色素的，但在这些肿瘤中可有不同程度的黑素沉着；色素型BCC常出现在肤色较深人群中[69]。当尝试对BCC进行分类时，主要棘手的原因是不同的临床病理学模式与临床亚型相互重叠。例如囊肿型、黏液性、微结节型和基底鳞癌型BCC，这些模式可见于BCC四种主要的临床病理类型中，在结节型中更常见。

### 结节型基底细胞癌

这是BCC最常见的亚型，占所有BCC的近50%。典型的皮损表现为有光泽的、珍珠状丘疹或结节，表面光滑，周围树枝状毛细血管扩张（图108.16）。皮损逐渐增大，并出现溃疡（侵蚀性、崩蚀性），其周围隆起卷曲的边缘仍是临床诊断线索。肿瘤内可出现不同程度的色素沉着（图108.17A-C）。肿瘤好发于面部，尤其是面颊、鼻部、鼻唇沟、前额和眼睑。结节型BCC可出现在任何有毛部位的皮肤，但罕见于无毛皮肤，如生殖器黏膜。

临床与非溃疡病变的鉴别诊断包括附属器肿瘤（见第111章）、纤维性丘疹、真皮内黑素细胞痣（皮肤镜下见柔和的逗号样血管）及表108.4中所列的疾病。与溃疡性病变的鉴别，见表45.3和图105.1。

### 浅表型基底细胞癌

浅表型BCC表现为边界清楚的红色斑疹/斑片或

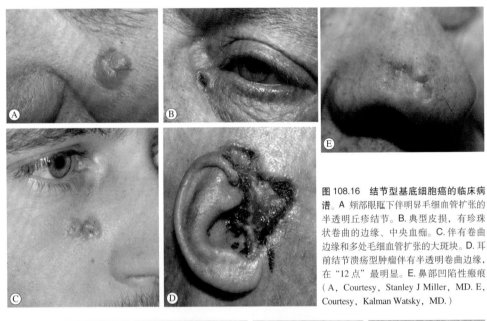

**图108.16 结节型基底细胞癌的临床病谱**。A. 颊部眼眶下伴明显毛细血管扩张的半透明丘疹结节。B. 典型皮损，有珍珠状卷曲的边缘、中央血痂。C. 伴有卷曲边缘和多处毛细血管扩张的大斑块。D. 耳前结节溃疡型肿瘤伴有半透明卷曲边缘，在"12点"最明显。E. 鼻部凹陷性瘢痕（A，Courtesy，Stanley J Miller，MD. E，Courtesy，Kalman Watsky，MD.）

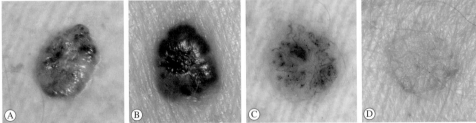

**图108.17 基底细胞癌其他亚型——色素型和纤维上皮样（Pinkus纤维上皮瘤）**。A，B. 色素结节型BCC伴有不同程度色素沉着，临床上类似皮肤黑色素瘤。然而，有光泽的半透明皮损与皮肤镜的特征性表现一致，如树枝状毛细血管扩张和多个蓝灰色卵圆形小球（C），倾向色素型BCC的诊断。D. 下背部柔软的肤色至淡粉色、无蒂斑块是纤维上皮样BCC的典型表现（A，Courtesy，Kalman Watsky，MD；C，Courtesy，Giuseppe Argenziano，MD；D，Courtesy，Oscar Colegio，MD.）

扁平的丘疹 / 斑块，直径从数毫米到数厘米不等（图108.18）。肿瘤表面还可出现鳞屑和（或）结痂，细的卷曲状边缘和数量不等的黑素沉积；在较大皮损中，自发消退部位可见特征性的萎缩和色素减退。诊断该病的平均年龄为 57 岁，比其他类型 BCC 要早[47]。在年轻人群中，浅表型 BCC 是最常见的亚型[70]。本病好发于躯干和四肢，少见于头颈部。可出现多个病灶。

浅表型 BCC 生长模式主要为水平生长，但偶尔也可向深部侵袭性生长，形成硬化、溃疡和结节。后者是常规外科治疗后有较高复发率的原因。临床鉴别诊断主要包括孤立的苔藓样角化病、鲍恩病（更多鳞屑）和炎症性疾病，如银屑病、皮炎和皮肤型红斑狼疮。

### 硬斑病样型基底细胞癌

此亚型在 BCC 中不常见，常表现为轻微隆起甚至硬化凹陷、边界不清的皮损，颜色为粉色或白色，类似于瘢痕或硬斑病的斑块（图 108.19）。皮损表面通常是光滑的，虽然在糜烂或溃疡、丘疹表面可有结痂。通常不具有珍珠状隆起边缘，可有毛细血管扩张。该肿瘤具有更强的侵袭性，伴有广泛的局部破坏。

### 纤维上皮瘤样基底细胞癌（Pinkus 纤维上皮瘤）

此型是 BCC 罕见的一种亚型，常表现为肤色

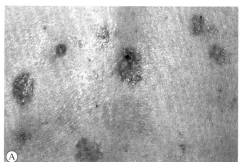

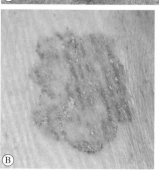

**图 108.18 浅表型基底细胞癌。** A.一个有几十年砷接触史的男性背部出现多发的红色斑片和薄斑块。B.大的、孤立的、暗红色薄斑块。卷曲边缘内散在分布细小鳞屑和小的棕色色素点。这些皮损无痒痛感

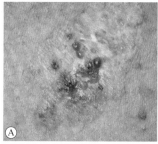

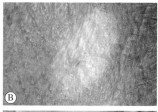

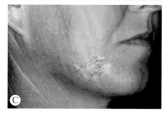

**图 108.19 硬斑病样基底细胞癌。** A. 微创手术治疗 2 年后肿瘤复发，注意瘢痕样外观及其上亮粉色、棕性丘疹。B. 类似瘢痕的椭圆形色素减退斑块（如电干燥法和刮除术后），在 6 点到 9 点之间呈淡粉色，但无半透明卷曲边缘。C. 典型的皮损，有模糊的边缘和瘢痕样外观

或粉红色斑块或有蒂的丘疹结节，表面光滑（图108.17D）。好发于躯干，尤其是腰背部。纤维上皮样 BCC 常发生在有多个浅表型 BCC 的个体中。临床鉴别诊断包括真皮内黑素细胞痣或大的纤维上皮性息肉（皮赘）。值得注意的是，一些专家认为 Pinkus 纤维上皮瘤是毛母细胞瘤的一种亚型（不是 BCC）。

### BCC 其他组织病理学亚型

#### 基底鳞状细胞癌

基底鳞状细胞癌（变异型 BCC）是一种同时具有 BCC 和 SCC 组织学特点的肿瘤。其生物学行为更像 SCC，而不是 BCC，有更强的侵袭性，易于转移，治疗后更易复发[71]。估计此型占所有表皮癌的 1%。当发生转移时，它们可能与原发肿瘤有相同的镜下改变，或类似于分化差的 SCC。此型 BCC 转移率估计＞5%。

#### 微结节型基底细胞癌

此型是依据组织病理学来命名的。表现为小的基底样细胞团块在真皮内浸润性生长。微结节型 BCC 破坏性强、可出现亚临床扩散，有高复发率。临床上，可表现为斑疹、丘疹或轻度隆起的斑块，可能与结节型 BCC 鉴别困难。

## 体内成像方法

### 皮肤镜

皮肤镜检查有利于诊断无色素型和色素型 BCC。BCC 的皮肤镜特征为明显的树枝状血管和局部微小溃疡（图 108.20）。其他高度特异性的皮肤镜检查结果包括大的蓝灰色卵圆巢、多发蓝灰色小球、叶状结构和轮辐状结构（图 108.21；见第 0 章）。正如预期那样，没有色素网[69]。也可见短小的毛细血管扩张、同心环状结构及多发聚集的蓝灰色小点[72]。

### 反射共聚焦显微镜

以下 RCM 特征（请参阅上面技术说明）已被用于描述包括亚型在内的所有 BCC（图 108.22）[73-74]：①表皮不同程度的无序结构；②沿相同轴线极化的细长单一形态核排列呈流水模式；③真皮乳头层内细胞紧密排列，具有结节 / 条索状生长模式；④肿瘤细胞核栅状排列；⑤瘤旁暗的裂隙样空间（代表瘤旁黏液性水肿）；和⑥亮的树突状细胞和噬黑素细胞（在色素型 BCC）[73]。

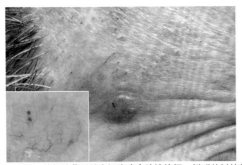

图 108.20　前额结节型基底细胞癌皮肤镜特征。鲜明的树枝状毛细血管扩张（插图）

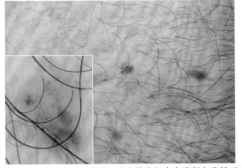

图 108.21　皮肤镜下，基底细胞痣综合征患者腹部色素性"痣样"基底细胞癌。在粉红背景上见色素球、枫树样结构及一个分支状毛细血管扩张（插图）

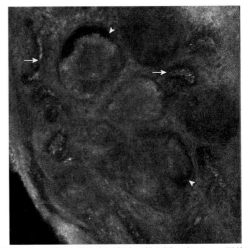

图 108.22　反射式共聚焦显微镜下的 BCC。在 85 μm 深处截取 0.5 mm×0.5 mm 的影像。箭锥指示成团的基底样细胞及肿瘤团块周围的裂隙暗区，箭矢指示扭曲扩张的血管（Courtesy, Claudia Curchin, MBBS.）

## 病理学

BCC 所有亚型都有共同的特征，基底样细胞增生，伴不同程度的纤维黏液性基质。常与表皮相连，至少局部相连（图 108.23A）。肿瘤细胞有大的、相对一致的核，缺乏胞质；细胞边界不清，桥粒不明显。凋亡细胞常见。纤维黏液样基质与肿瘤细胞岛紧密相连。BCC 特征性表现是肿瘤细胞岛周围基质收缩，镜下可见明显裂隙（图 108.23B）。虽然这种改变不是在所有病例都能见到，但出现时有助于与其他组织学相似的疾病鉴别。

在结节型 BCC，大的、圆形或椭圆形基底样细胞岛由表皮向真皮生长（图 108.23C）。可出现溃疡相关的炎性反应。其结节周围栅栏状排列明显，常见收缩间隙（图 108.23D）。结节中心的细胞核分布更散。在大的肿瘤细胞岛，中心部位可出现坏死，形成囊变。真正囊性或结节囊性 BCC 在肿瘤内可形成黏液湖（图 108.23E）。组成微结节型 BCC 的肿瘤细胞岛比结节型 BCC 更小（图 108.23F）。细胞学特点相似。

浅表型 BCC 由小的、表浅的、局部呈芽蕾状增生的基底样细胞构成，不超过真皮乳头层，有或没有收缩间隙（见图 108.23A，B）。在二维平面切片中沿表皮可见多处未受累区域，故该型亦被称作"浅表多灶型 BCC"，有证据表明这些多灶状增生的芽蕾以网状模式互相连接，所以大多数肿瘤并非真正的多局灶性发病。

角化型 BCC 或具有毛囊分化特点的 BCC 中，肿瘤细胞岛内可见小的角囊肿（缺乏颗粒层）。此类皮损向毛囊结构分化，故很难与毛发上皮瘤或其他毛囊附属器肿瘤鉴别，而上皮毛囊干细胞的免疫组化标记物 PHLD1，在毛发上皮瘤中表达强而广泛[75]。此外，该型 BCC 中栅栏状排列的瘤细胞岛与基质间存在明显的裂隙，通常这种裂隙与黏液基质（比纤维细胞性间质有特征性）是这型 BCC 的特征。

色素型 BCC 常具有结节型 BCC 的结构特征。肿瘤包含黑素细胞以及不规则分布的簇集性黑素（图 108.23G），噬黑素细胞常散布于真皮内。基底鳞状 BCC 兼具 BCC 和 SCC 两者的组织病理学特征（图 108.23H）。

硬斑病型、硬化型和浸润型 BCC 具有相似的组织病理学特征，常表现为基底样细胞呈条索状，在胶原束间穿插延伸（图 108.23I）。这些瘤岛细胞极少，并可围绕神经，常缺乏栅栏状模式以及收缩间隙。

纤维上皮瘤性 BCC（Pinkus 纤维上皮瘤）是 BCC 的一种亚型，其特征为从表皮多位点向下延伸，由两三排基底样细胞组成条索，并吻合成网状，嵌于纤维基质中（图 108.23J），而栅栏状分布与收缩间隙不明显。本型需与小汗腺汗管纤维腺瘤和网状型脂溢性角化病进行鉴别。

### 与 BCC 组织学相似的疾病

在与 BCC 相似的其他基底样细胞肿瘤中（表 108.7），附属器肿瘤（见第 111 章）最难鉴别，尤其是毛母细胞瘤。与 BCC 相比，毛母细胞瘤的裂隙位于基质中，而非直接与肿瘤团块相邻，常有类似不成熟

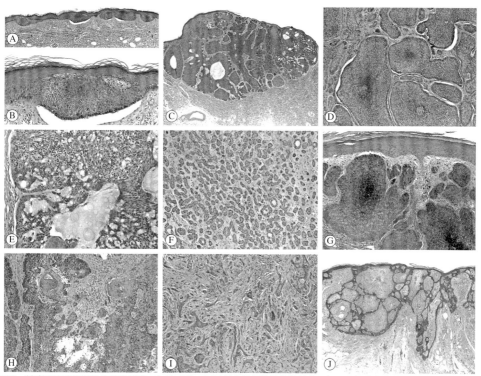

图 108.23　**基底细胞癌的组织病理学表现**。A. 浅表型，可见基底样细胞芽蕾状增生，与周围间质有收缩间隙；B. 单个基底样细胞聚集成的团块反映了浅表型 BCC 的所有形态特征（如团块周边细胞核栅栏状排列、肿瘤与其周围间质间的收缩间隙）。C. 结节型，由大的、部分融合的基底样细胞团块组成，其内形成囊腔样结构。D. 经典结节型 BCC，常可见到基底样细胞团块，周边呈栅栏状排列，有收缩间隙。E. 黏液型 BCC，指基底样细胞呈团块状聚集，内有黏蛋白沉积。F. 微结节型 BCC，可见大量基底样细胞聚集成小的结节状，密集排列。G. 色素型 BCC，可见基底样细胞聚集成团，内含褐色的黑素颗粒。H. 基底鳞状 BCC，可同时见到周边栅栏状排列的基底样细胞团块和有轻度异型核的嗜伊红细胞及角珠。I. 硬斑病型 BCC，可见大量由基底样细胞组成的条索，呈锯齿状不规则分布于纤维化的间质中。J. 纤维上皮瘤型 BCC（Pinkus 纤维上皮瘤），可见数排基底样上皮细胞索互相吻合成窗网状结构（ Courtesy，Lorenzo Cerroni，MD. ）

| 表 108.7 与基底细胞癌组织学相似的疾病 | |
|---|---|
| | **主要鉴别特征** |
| 腺样囊性癌 | 筛状，EMA 阳性 |
| 釉质瘤 | 位于口腔 |
| 基底细胞样毛囊错构瘤 | 多发性小丘疹，有阳性家族史 |
| 肛管癌 | 位于肛门部位 |
| 皮肤纤维瘤 | 病变上方表皮见基底样分化 |
| 小汗腺癌 | 小的汗腺导管 |
| 毛干基底细胞样增生 | 局部毛囊突起 |
| Merkel 细胞癌 | 胞浆点状角蛋白（CK20 阳性）和 Merkel 细胞多瘤病毒阳性 |
| 转移性乳腺癌 | 病史，单发，表达 CK7、乳球蛋白、和 GCDFP-15 |
| 微囊性附属器癌 | 微囊肿，无收缩间隙，导管分化 |
| 黏液癌 | 黏液湖中漂浮着基底样细胞岛 |
| 皮脂腺痣 | 基底细胞样分化；有时可并发毛母细胞瘤和 BCC |
| 皮脂腺癌 | 皮脂腺细胞亲脂素阳性 |
| 毛母细胞瘤 | 间质内裂隙；毛乳头间质体；PHLDA1 阳性 |
| 毛发上皮瘤及结缔组织增生性毛发上皮瘤 | 角囊肿，无收缩间隙，乳头状间质体，PHLDA1 阳性，肿瘤周围 CD34 阳性；多发者伴阳性家族史 |
| CK，角蛋白；EMA，上皮膜抗原 | |

毛囊的毛乳头间质体。与 BCC 鉴别，如上皮毛囊干细胞标记 PHLD1 呈阳性表达，则更倾向于毛母细胞瘤以及毛发上皮瘤的诊断，但也有例外。皮肤纤维瘤和皮脂腺痣产生的基底细胞样改变亦可模仿 BCC 的组织病理特点。

# 治疗

美国国立综合癌症网络（NCCN）已制定 NMSC 治疗指南。该指南并非以严格的循证医学证据为基础，而是在一系列共识上制定完成。这些共识由临床专家在查阅、解释、综述现有文献后达成。如需获取最新版本，请登录 http://www.nccn.org/professionals/physician_gls/f_guidelines.asp。

## 风险评估

诊断一个可疑的 NMSC 需要病史、体格检查和皮损活检。病史询问应包括病程、生长速度和治疗史，

也包括任何个人或家族皮肤癌病史。局部神经症状虽然罕见，但一旦出现，需考虑神经周围受累。应询问局部放射治疗病史。当前病症（如慢性淋巴细胞性白血病），用药史（如伏立康唑）及过敏史。应确定是否存在免疫抑制（如器官移植、潜在的血液系统恶性肿瘤、免疫抑制药物的使用或 HIV 感染）以及各种危险因素（表 108.2）。

体格检查应包括肿瘤的视诊和触诊，以确定准确的位置和大小，并判断其是否与其下方的组织（如肌肉、软骨或骨）相连。同时确定肿瘤的边界是否清晰，是否接受过手术或其他干预治疗（提示复发的可能），是否伴发慢性炎症或瘢痕。必须仔细检查皮损周围的皮肤以排除卫星损害，同时也必须检查周围淋巴结，对那些常常出现引流区域转移[76]和远处转移[77]的高危肿瘤患者而言，尤需如此。对所有的患者，都需要进行全面的皮肤检查，以排除其他的皮肤恶性肿瘤。

有经验的临床医生仅凭视诊即可确定诊断。但正规的皮肤活检对皮肤癌的诊断和治疗是必不可少的。可采取切除、切开、削切、碟形术以及钻孔术等活检方法（见第 146 章）。还有一种不常用的微活检技术，可以在非局麻的状态下通过弹簧加压的刮刀设备切除一块极小的皮肤样本[78]，以供分子表达谱分析[79]。

对于明显的皮肤癌，尤其是发生于老年患者的皮肤癌，可在治疗的同时作组织活检。若疑为浅表性损害（如浅表型 BCC 或原位 SCC），或计划进行浅表性治疗（如刮除法和电干燥法），采用刮削活检通常能确定诊断。对大部分病例应选择能达到皮下组织的钻孔法或者碟形术。另外，除非怀疑肿瘤浸润，否则无需在治疗前对 AK 进行活检，通过临床情况即可判断 AK 是否是需要接受治疗。

活检报告应包括 BCC 和 SCC 的组织病理亚型、SCC 的分化程度、是否存在溃疡、是否存在神经周围或血管受累。对于 SCC 需要组织学评估肿瘤的深度、肿瘤的解剖学深度以及实际镜下测量的组织学厚度（mm），均可影响 SCC 的预后[58]。

依据以上指标，可以将肿瘤分为低危组与高危组（表 108.8）。高危肿瘤，尤其是 SCC，需要更积极的治疗[80]。对于更大和更深的肿瘤，可能需要多学科合作或行术前影像学检查。前哨淋巴结活检也许能提供额外的预后信息，但是仍然需要长期的研究来确定它的敏感性、特异性及生存获益情况。完成所有评估后即可制定合理的治疗方案。由于患者存在肿瘤治疗后复发的可能，且再次罹患皮肤癌的风险增加，因而需

| 表 108.8 非黑色素瘤性皮肤癌（NMSC）复发的危险因素 | | |
|---|---|---|
| | 低危 | 高危 |
| **临床危险因素** | | |
| 部位/大小 | L 区 < 20 mm | L 区 ≥ 20 mm |
| | M 区 < 10 mm | M 区 ≥ 10 mm |
| | H 区 < 6 mm | H 区 ≥ 6 mm |
| 界限 | 清楚 | 不清 |
| 原发/复发 | 原发 | 复发 |
| 肿瘤部位放射治疗史 | 无 | 有 |
| 肿瘤部位慢性炎症（限 SCC） | 无 | 有 |
| 肿瘤生长迅速（限 SCC） | 无 | 有 |
| 神经症状：疼痛，感觉异常，麻木（限 SCC） | 无 | 有 |
| 免疫抑制 | 无 | 有 |
| **病理危险因素** | | |
| 神经周围侵犯 | 无 | 有 |
| 亚型（限 BCC） | 结节型、浅表型 | 微结节型、浸润型、硬化型 |
| 分化程度（限 SCC） | 高分化 | 中或低分化 |
| 促结缔组织增生性（限 SCC） | 无 | 有 |
| 腺样\腺鳞样或促结缔组织增生性（限 SCC） | 无 | 有 |
| 肿瘤深度（限 SCC） | < 2 mm | ≥ 2 mm（见正文） |

L 区：复发低风险区域：躯干、四肢
M 区：复发中风险区域：颊、前额、颈部、头皮
H 区：复发高风险区域：面部"面具部位"（面中部、眼睑、眉、眶周、鼻、唇、颏部、下颌、耳前和耳后皮肤/皱褶、耳、太阳穴）、生殖器、手和足。
BCC，基底细胞癌；SCC，鳞状细胞癌（Adapted from Miller SJ. The National Comprehensive Cancer Network guidelines of care for nonmelanoma skin cancers. Dermatol Surg. 2000；26：289-92 and Brantsch KD, Meisner C, Schonfisch B, et al. Analysis of risk factors determining prognosis of cutaneous squamous-cell carcinoma：a prospective study. Lancet Oncol. 2008；9：713-20.）

要终生随访。

## 外科和创伤性治疗

### 标准切除手术

标准外科切除术对大部分原发性 BCC 有效。而对于那些可能手术边缘遗留病灶或复发风险较高的病人，以及那些要求最大限度保留正常组织的病人，仍然推荐莫氏显微外科手术（见下文）。对 98% 的直径小于 2 cm 的非硬斑病型 BCC，推荐切除 4 mm 的边缘。但是对于面部皮损，仅窄切缘切除往往不能完全有效地去除肿瘤[81]。对于高危型 BCC，肿瘤直径大于 2 cm、

分化差、侵袭脂肪层、位于 H 区的，容易合并亚临床扩散的，推荐切除 6 mm 的边缘。对于未完全清除的皮损，尤其是位于 H 区或浸润较深，需要再次切除或行莫氏显微外科手术[82]。也可根据病人的年龄、合并症以及意愿，考虑是否行放射治疗（见下文）。

### 刮除联合电干燥法

刮除联合电干燥法是皮肤科医生常用的治疗 BCC 的手段。若选择合适的皮损（如浸润未达真皮深部的类型），治愈率可高达 97% ~ 98%[83]。在终毛覆盖的部位，肿瘤细胞沿毛囊下延浸润常导致切除不净。刮除联合电干燥法可用于治疗小的原位 SCC 和分化好的直径小于 1 cm 的 SCC。Honeycutt 等人对 281 例 SCC 患者进行了为期 4 年的随访观察，仅有两名皮损直径大于 2 cm 的患者复发，治愈率为 99%[84]。

### 单用刮除术

Barlow 等[85] 报道 302 例经活检证实的 BCC，由同一研究者行刮除术治疗，5 年治愈率为 96%，只有轻微的并发症（色素减退、瘢痕）。如果肿瘤浸润深度超过削刮标本边界的 50%，则复发风险增高。部分临床医生会在刮除术后联合使用外用药物，如咪喹莫特。

### 莫氏显微外科手术

莫氏（Mohs）显微外科手术的优点在于经组织病理证实完全清除肿瘤细胞，且能最大限度地保留正常组织（见第 150 章），它虽然比由外科中心或医院手术室完成的手术切除术，以及放射治疗有更高的性价比，但也比常用的标准切除术更为昂贵。Rowe 及其同事报道以莫氏手术治疗 BCC，其 5 年复发率仅为 1%[86]，优于其他治疗方法 [包括切除术（10%）、刮除和干燥法（7.7%）、放射治疗（8.7%）、冷冻疗法（7.5%）]。这些数据在各种研究中随着医师及皮损类型的不同而不同。虽然无法直接比较不同的研究，但是莫氏手术对所有的肿瘤类型都有最佳的治愈率。在一项相似的治疗复发性 BCC 的研究中，莫氏手术显示长期的复发率是 5.6%，同样优于其他治疗方法，这些方法包括切除术（17.4%）、放射治疗（9.8%）、刮除和电干燥法（40%）。莫氏手术可作为硬斑病型、复发性、边界模糊、残存 BCC（表 108.8）以及高危型（原发或复发 SCC）等 NMSC 类型的首选治疗手段，同样适用于旨在彻底扫清边缘肿瘤细胞并尽量保留正常组织的情况。

### 放射治疗

如果存在手术禁忌证，放射治疗（见第 139 章）可作为 BCC 或 SCC 的首选治疗方案。可根据功效、

美容效果以及患者意愿，选择患者进行放疗，但是鉴于长期放疗造成的后遗症，一般选择 60 岁以上的患者。放疗具有避免侵入性操作的优势，适用于那些不能耐受或不愿进行手术的人，但它无法控制边缘，对部分患者美容效果差，治疗周期更长，且未来罹患皮肤癌的风险更高。相对于手术瘢痕随时间缓解，放射治疗引起的瘢痕常逐渐加重。虽然尚未经对照试验证实其有效性，但放疗常作为侵袭性或高危 SCC 手术后的辅助治疗手段，尤其是证实有神经周围受累时[87]。疣状癌分化良好，罕见转移，常不采取放射治疗，因为放射疗法可能使细胞转化从而导致预后更差。而 BCNS（见上文）与硬斑病型 BCC 对放疗抵抗，同样不适用该疗法。

### 冷冻治疗

冷冻治疗（见第 138 章）是 AK 的主要治疗手段，但也用于治疗 BCC 和 SCC。冷冻治疗操作快捷（尤其对于 AK 患者），同时也是那些希望避免侵入性手术患者的首选。并发症包括肥厚性瘢痕和炎症后色素改变。纤维瘢痕组织可能掩盖其下方复发的癌灶，造成肿瘤广泛浸润。

### 光动力治疗

光动力治疗是多发性 AK 和多发性、小的表浅皮肤癌最常用的治疗手段（见第 135 章）。但由于肿瘤复发率高[88-89]，因此仅将光动力治疗作为退而求其次的保守疗法。

### 激光治疗

激光治疗较少用于 BCC 和 SCC，目前欠缺文献报道，据一项包含 3 例 BCNS 患者的研究表明，二氧化碳激光可有效治疗小的、低危型 BCC[90]。

### 药物治疗

非手术治疗主要用于治疗 AK 和浅表型 NMSC。外用 5- 氟尿嘧啶已被用于治疗 AK、浅表型 BCC 和部分原位 SCC[91]。副作用常仅限于局部皮肤反应（见第 129 章）。外用双氯芬酸作为一种非甾体类抗炎药（NSAID），也可有效治疗 AK（表 108.9）[92]。

咪喹莫特乳膏（见第 128 章）已被用于治疗 AK 和低危性 NMSC[93]。咪喹莫特是 Toll 样受体 -7（Toll-like

### 表 108.9 AK 的常用治疗方法

**局部 / 皮损−靶向治疗 \***

| 皮损−靶向治疗 | 评估 |
| --- | --- |
| 液氮冷冻疗法 | - 无需切开或麻醉<br>- 10 ～ 14 天愈合周期<br>- 存在色素减退的风险 |
| 刮除术（＞刮除术＋电干燥术） | - 需局部麻醉<br>- 存在色素减退及瘢痕的风险（仅刮除术时风险较小） |
| 磨削术 | - 需局部麻醉<br>- 存在色素减退及瘢痕的风险 |

**局部外用治疗 \*\*, †**
以下为 FDA 推荐剂量，如患者出现明显的烧灼感或糜烂红斑时，应暂停或停用

| 外用制剂 | 剂量 | 评估 |
| --- | --- | --- |
| 5- 氟尿嘧啶 | - 0.5% 乳膏—每晚 1 次 ×4 周<br>- 1% 或 5% 乳膏—每天 2 次 ×2 ～ 4 周<br>- 2% 或 5% 溶液—每天 2 次 ×2 ～ 4 周<br>- 当皮损位于四肢伸侧时，可先外用维甲酸治疗 1 ～ 2 周，或化学制剂封包 | - 可发生严重的光敏现象<br>- 当发生明显炎症或浅表糜烂时，证明达到最佳治疗结果<br>- 停止治疗后 2 周内开始愈合<br>- 溶液适用于头皮等有毛部位 |
| 咪喹莫特 | - 2.5% 或 3.75% 乳膏—每晚 1 次 ×2 周，然后间隔 2 周，再使用 2 周是一个疗程<br>- 5% 乳膏—每周 2 次 ×16 周<br>- 推荐治疗区域为 25 cm² | - 可导致流感样症状<br>- 不推荐用于免疫力低下人群<br>- 可导致治疗区域色素减退 |
| 双氯芬酸 | - 3% 凝胶—每天 2 次 ×90 天<br>- 用量不能超过 8 g/d | - 不能用于对 NSAIDS 类药物过敏患者<br>- 即使副作用较小，但若用药时间过长，患者依从性将会降低 |
| 丁烯酸酯 | - 0.015% 凝胶—每晚 1 次 ×3 天（头面部）<br>- 0.05% 凝胶—每晚 1 次 ×2 天（躯干四肢） | - 起效迅速，患者在应用 24 h 内出现红斑和烧灼感<br>- 10 ～ 14 天内愈合<br>- 据称不会造成色素减退 |

| 表 108.9　AK 的常用治疗方法（续表） | |
|---|---|
| **程序化治疗** ***, † | |
| 程序 | 评估 |
| 光动力治疗（PDT，比如 5-ALA ＋蓝光） | • 疼痛<br>• 治疗后避光 48 h<br>• 恢复期相对较快，1 ～ 2 周 |
| 化学剥脱（比如三氯醋酸） | • 可能需要局部麻醉<br>• 可能导致严重刺激及暂时性变色<br>• 一般 7 天恢复 |
| 激光磨削术（比如铒：YAG 点阵剥脱激光） | • 需局部麻醉<br>• 恢复期长短依设备而定<br>• 可能导致色素减退 |

\* 适用于单发的或数量有限的 AK
\*\* 适用于多发的或较大的 AK 皮损；目前没有较好的局部外用与方案化治疗的比较研究，个别研究表明两者有效率相似
† 临床中常采用联合或序贯疗法（先用液氮处理较厚的皮损，再用咪喹莫特或者 5- 氟尿嘧啶涂抹于整个前额）
ALA, 5- 氨基乙酰丙酸。光动力 PDT 详见第 135 章

receptor 7，TLR-7）激动剂，诱导分泌干扰素 - α 和其他细胞因子，促进 Th1 型细胞免疫。它对结节型 BCC 的治愈率为 53% ～ 75%，对浅表型 BCC 有更高的治愈率，其主要的优势在于具有更好的美容效果[94]。副作用常仅限于局部皮肤反应。外用 5% 咪喹莫特乳膏也可有效治疗皮肤原位 SCC，在 3 ～ 6 个月内，皮损清除率为 73 ～ 88%[95]。

皮损内注射干扰素 α -2b 可用于治疗 BCC，作为手术或创伤性治疗的替代疗法。Tucker 等报道在一项平均随访期为 10.5 年的研究中，BCC 的临床治愈率为 95/98（51 例结节型和 44 例浅表型）[96]。该疗法主要的优点是有较好的美容效果，但需要 9 次治疗（每周 3 次，连续 3 周）。而相比于 BCC 和其他侵袭性 SCC，皮损内注射 5- 氟尿嘧啶或氨甲蝶呤更常用于治疗 KA。

目前有一种新型疗法，将 Hedgehog 信号通路抑制剂用于那些已不适合传统治疗的晚期或转移性 BCC 患者。*PTCH1* 的失活突变或者 *SMO* 的激活突变，均可激动 Hedgehog-Patched 信号通路，从而导致 BCC（图 107-8）。维莫德吉最早在 2009 年用于局部晚期或转移性 BCC 的治疗[97]，它通过结合 Smoothened 蛋白，抑制 Hedgehog 信号通路，进而发挥抗肿瘤的作用。在这项包含 33 例局部晚期或转移性 BCC 患者的 I 期临床试验中，2 例获得完全缓解，16 例获得部分缓解。同时，新发 BCC 的数量减少，且现存 BCC 的体积变小。进一步研究发现，转移性 BCC 的总反应率为 30%，而局部晚期 BCC 为 43%[98]。另一种抑制剂索尼吉布具有与维莫德吉类似的机制和作用。两者的副作用（见表 108.10）[99]可导致高达 55% 的患者治疗中断。近来开始尝试间断给药疗法[99a]。

## 联合治疗

联合治疗可以在提高治愈率的同时，降低副作用、提升美容效果。外用 5- 氟尿嘧啶乳膏和 5% 咪喹莫特乳膏均可在行莫氏手术前预处理 BCC，以减小手术切口[100]。咪喹莫特乳膏也可联合 5- 氟尿嘧啶乳膏用于治疗移植受者的原位 SCC。据报道，BCC 患者经刮除术后外用 5% 咪喹莫特乳膏，每周 5 次，连续 6 周，美容效果极佳。

## 转移性 NMSC

头颈部皮肤 SCC 最常转移至腮腺和颈部淋巴结，转移的发生与低存活率相关[101]。常需积极进行局部手术、淋巴结清扫和术后放疗。转移性 SCC 的化疗常由肿瘤科医生制定，目前可使用 EGFR 抑制剂。抗 PD-1 单克隆抗体（如，帕博利珠单抗，纳武单抗）也被使用[101a]。对于转移性 BCC，也可考虑使用维莫德吉与索尼吉布（见

| 表 108.10　维莫德吉与索尼吉布的副作用 | |
|---|---|
| **常见** | |
| • 味觉障碍 *（＞40% 患者） | • 恶心，食欲减退，体重减轻 |
| • 肌肉痉挛 | • 腹泻 |
| • 脱发 | • 疲劳 |
| **罕见** | |
| • SCC，包括 BCC 向 SCC 转变 | • 角化棘皮瘤 |
| • 咳嗽 | • 闭经 |
| • 充血性心力衰竭 | • 低钠血症 |
| • 肺炎 | • 关节痛 |
| • 血栓栓塞 | • 瘙痒 |

\* 由于成人舌上皮细胞更新的改变
BCC，基底细胞癌；SCC，鳞状细胞癌。两者均可致畸甚至导致胎儿死亡

上文）。在一例转移性基底鳞状细胞癌的病人中发现，编码血管内皮生长因子受体 2（vascular endothelial growth factor receptor-2，VEGFR-2）的 *KDR* 基因发生突变，使用酪氨酸激酶抑制剂帕唑帕尼，取得临床疗效[101b]。

## 预防治疗

维 A 酸已被用于皮肤癌的预防，包括实体移植受者、多发性 KA 患者、多发性 NMSC 患者及痣样基底细胞癌综合征患者。研究者常用阿维 A 酸（acitretin），因其不良反应较异维 A 酸轻。低剂量维 A 酸治疗 [0.2～0.4 mg/（kg·d）] 可降低 SCC 的发病率[102]。治疗期间应监测三酰甘油（甘油三酯）水平和肝功能[103]。

低剂量口服卡培他滨是 5-FU 的前体，它新近被用于防止移植受者发生 SCC 的化学预防。

## 减少高危 SCC 的免疫抑制剂的使用

减少或停止免疫抑制药物治疗可以减少未来皮肤癌的数量并改善皮肤癌患者的预后[104]。这种措施可能对那些有多发性皮损和有转移的病例有帮助。任何免疫抑制剂（包括西罗莫司）治疗方案的改变都必须咨询主诊医生。

## 预防和早期诊断

减少 UV 暴露是主要的预防措施，它在降低皮肤癌发病率方面有积极作用。坚持使用防晒霜可降低 SCC 发病率，但在具有免疫能力和免疫缺陷的器官移植受体患者发生的 BCC 上收效甚微[105]。另外，作为副作用，防晒霜可降低维生素 $D_3$ 前体的合成，而维生素 D 可以降低非皮肤来源恶性肿瘤的风险[106]，因此如何维持日晒，从而使维生素 D 的合成与皮肤的损伤达到平衡，成为争议的焦点。Marks[107] 注意到常规戴 10 cm 帽沿的帽子可使一生中 NMSC 发病率降低 40%，然而仅有不到半数的户外体育比赛观众戴帽子[108]。

口服烟酰胺有希望预防 AK。在一项二期双盲随机对照研究中发现，与安慰剂相比，给予烟酰胺 500 mg 每天 2 次共 4 个月，能减少 35% 的 AK 患者[109]。另外，口服烟酰胺可显著降低新发的 NMSC 的数量，治疗组发生 NMSC 的比值比为 0.14 [CI 0.03～0.73][109]。与安慰剂相比，外用 1% 烟酰胺具有一定的治疗 AK 的作用，但并不持久[110]。

目前已评估的其他的化学预防剂有二氟甲基鸟氨酸、甲状腺素T4内切酶、多酚类抗氧化剂（如绿茶和葡萄籽中提取的表没食子儿茶素没食子酸酯）、西利马林、异黄酮染料木素、NSAID、姜黄素、番茄红素、维生素 E、β-胡萝卜素和硒[111]。未发现 NSAID 可显著降低 BCC 和 SCC 的数量[112]。

因为仅有不到 20% 的医学生接受过皮肤癌检查训练[113]，所以需要开展更多的医学专业培训，以提高 NMSC 的诊断技能。

[宋琳毅（苏州大学附属第一医院）译
曾学思校　孙建方审]

## 参考文献

1. Staples MP, Elwood M, Burton RC, et al. Non-melanoma skin cancer in Australia: the 2002 national survey and trends since 1985. Med J Aust 2006;184:6–10.
2. Rogers HW, Weinstock MA, Feldman SR, Coldiron BM. Incidence estimate of nonmelanoma skin cancer (keratinocyte carcinomas) in the U.S population, 2012. JAMA Dermatol 2015;151:1081–6.
3. Rigel DS, Friedman RJ, Kopf AW. Lifetime risk for development of skin cancer in the U.S. population: current estimate is now 1 in 5. J Am Acad Dermatol 1996;35:1012–13.
4. Hannuksela-Svahn A, Pukkala E, Karvonen J. Basal cell skin carcinoma and other nonmelanoma skin cancers in Finland from 1956 through 1995. Arch Dermatol 1999;135:781–6.
5. Weinstock MA. Death from skin cancer among the elderly: epidemiological patterns. Arch Dermatol 1997;133:1207–9.
6. Stern RS. The mysteries of geographic variability in nonmelanoma skin cancer incidence. Arch Dermatol 1999;135:843–4.
7. Halder RM, Bridgeman-Shah S. Skin cancer in African Americans. Cancer 1995;75:667–73.
8. Alam M, Ratner D. Cutaneous squamous-cell carcinoma. N Engl J Med 2001;344:975–83.
9. Bang KM, Halder RM, White JE, et al. Skin cancer in black Americans: a review of 126 cases. J Natl Med Assoc 1987;79:51–8.
10. Kwa RE, Campana K, Moy RL. Biology of cutaneous squamous cell carcinoma. J Am Acad Dermatol 1992;26:1–26.
11. Harris RB, Griffith K, Moon TE. Trends in the incidence of nonmelanoma skin cancers in southeastern Arizona, 1985–1996. J Am Acad Dermatol 2001;45:528–36.
12. Bickers DR, Lim HW, Margolis D, et al. The burden of skin diseases: 2004 a joint project of the American Academy of Dermatology Association and the Society for Investigative Dermatology. J Am Acad Dermatol 2006;55:490–500.
13. Green A. Epidemiology of actinic keratosis. Curr Probl Dermatol 2015;46:1–7.
14. Chen GJ, Feldman SR, Williford PM, et al. Clinical diagnosis of actinic keratosis identifies an elderly population at high risk of developing skin cancer. Dermatol Surg 2005;31:43–7.
15. Werner RN, Sammain A, Erdmann R, et al. The natural history of actinic keratosis. Br J Dermatol 2013;169:502–18.
16. Lebwohl M. Actinic keratosis: epidemiology and progression to squamous cell carcinoma. Br J Dermatol 2003;149(Suppl. 66):31–3.
17. Karia PS, Han J, Schmults CD. Cutaneous squamous cell carcinoma: estimated incidence of disease, nodal metastasis, and deaths from disease in the United States, 2012. J Am Acad Dermatol 2013;68:957–66.
18. Weinstock MA. Controversies in the public health approach to keratinocyte carcinomas. Br J Dermatol 2006;154(Suppl. 1):3–4.
19. Scrivener Y, Grosshans E, Cribier B. Variations of basal cell carcinomas according to gender, age, location and histopathological subtype. Br J Dermatol 2002;147:41–7.
20. Perera E, Gnaneswaran N, Staines C, et al. Incidence and prevalence of non-melanoma skin cancer in Australia: a systematic review. Australas J Dermatol 2015;56:258–67.
21. Buchanan L, De'Ambrosis B, DeAmbrosis K, et al. Defining incidental perineural invasion: the need for a national registry. Australas J Dermatol 2014;55:107–10.
22. Almahroos M, Kurban AK. Ultraviolet carcinogenesis in nonmelanoma skin cancer. Part I: incidence rates in relation to geographic locations and migrant populations. Skinmed 2004;3:29–35.
23. Zanetti R, Rosso S, Martinez C, et al. Comparison of risk patterns in carcinoma and melanoma of the skin in men: a multi-centre case-case-control study. Br J Cancer 2006;94:743–51.
24. Kricker A, Armstrong BK, English DR, Heenan PJ. Pigmentary and cutaneous risk factors for non-melanocytic skin cancer – a case-control study. Int J Cancer 1991;48:650–62.
25. Dallas R, English DR, Armstrong BK, et al. Demographic characteristics, pigmentary and cutaneous risk factors for squamous cell carcinoma of the skin: a case-control study. Int J Cancer 1998;76:628–34.
26. Hemminki K, Zhang H, Czene K. Time trends and familial risks in squamous cell carcinoma of the skin. Arch Dermatol 2003;139:885–9.
27. Karagas MR, Stannard VA, Mott LA, et al. Use of tanning devices and risk of basal cell and squamous cell skin cancers. J Natl Cancer Inst 2002;94:224–6.
28. Cancer Council Australia. National cancer control policy. Position statement – solariums. http://wiki.cancer.org.au/policy/Position_statement_-_Solariums#_ga=1.93483485.1759043209.1481485431.

29. Stern RS, Liebman EJ, Vakeva L. Oral psoralen and ultraviolet-A light (PUVA) treatment of psoriasis and persistent risk of nonmelanoma skin cancer. PUVA Follow-up Study. J Natl Cancer Inst 1998;90:1278–84.
30. Lichter MD, Karagas MR, Mott LA, et al. Therapeutic ionizing radiation and the incidence of basal cell carcinoma and squamous cell carcinoma. The New Hampshire Skin Cancer Study Group. Arch Dermatol 2000;136:1007–11.
31. Shore RE, Moseson M, Xue X, et al. Skin cancer after X-ray treatment for scalp ringworm. Radiat Res 2002;157:410–18.
32. Ott C, Huber S. The clinical significance of cosmic radiation in aviation. Praxis (Bern 1994) 2006;95:99–106.
33. Yuspa SH. Cutaneous chemical carcinogenesis. J Am Acad Dermatol 1986;15:1031–44.
34. Lei U, Masmas TN, Frentz G. Occupational non-melanoma skin cancer. Acta Derm Venereol 2001;81:415–17.
35. Wong SS, Tan KC, Goh CL. Cutaneous manifestations of chronic arsenicism: review of seventeen cases. J Am Acad Dermatol 1998;38:179–85.
36. Cancer Council Australia/Australian Cancer Network. Basal cell carcinoma, squamous cell carcinoma (and related lesions) – a guide to clinical management in Australia. Sydney: Cancer Council Australia/Australian Cancer Network, 2008.
37. Nindl I, Gottschling M, Stockfleth E. Human papillomaviruses and non-melanoma skin cancer: basic virology and clinical manifestations. Dis Markers 2007;23:247–59.
38. Trimble CL, Frazer IH. Development of therapeutic HPV vaccines. Lancet Oncol 2009;10:975–80.
39. Berg D, Otley CC. Skin cancer in organ transplant recipients: epidemiology, pathogenesis, and management. J Am Acad Dermatol 2002;47:1–17.
40. Comeau S, Jensen L, Cockfield SM, et al. Non-melanoma skin cancer incidence and risk factors after kidney transplantation: a Canadian experience. Transplantation 2008;86:535–41.
41. Carroll R. Chapman. Can the risk of skin cancer after transplantation be reduced by mTOR inhibitors? Am J Kidney Dis 2013;61:698–700.
42. Peyrin-Biroulet L, Khosrotehrani K, Carrat F, et al. Increased risk for nonmelanoma skin cancers in patients who receive thiopurines for inflammatory bowel disease. Gastroenterology 2011;141:1621–8.
43. Karagas MR, Cushing GL Jr, Greenberg ER, et al. Non-melanoma skin cancers and glucocorticoid therapy. Br J Cancer 2001;85:683–6.
44. Clifford GM, Polesel J, Rickenbach M, et al. Cancer risk in the Swiss HIV Cohort Study: associations with immunodeficiency, smoking, and highly active antiretroviral therapy. J Natl Cancer Inst 2005;97:425–32.
45. Freiman A, Bird G, Metelitsa AI, et al. Cutaneous effects of smoking. J Cutan Med Surg 2004;8:415–23.
46. Granger RH, Blizzard L, Fryer JL, Dwyer T. Association between dietary fat and skin cancer in an Australian population using case-control and cohort study designs. BMC Cancer 2006;6:141.
47. McNaughton SA, Marks GC, Green AC. Role of dietary factors in the development of basal cell cancer and squamous cell cancer of the skin. Cancer Epidemiol Biomarkers Prev 2005;14:1596–607.
48. Ibiebele TI, van der Pols JC, Hughes MC, et al. Dietary fat intake and risk of skin cancer: a prospective study in Australian adults. Int J Cancer 2009;125:1678–84.
49. Sturm RA. Skin colour and skin cancer – MC1R, the genetic link. Melanoma Res 2002;12:405–16.
50. Kimonis VE, Goldstein AM, Pastakia B, et al. Clinical manifestations in 105 persons with nevoid basal cell carcinoma syndrome. Am J Med Genet 1997;69:299–308.
51. Marcil I, Stern RS. Risk of developing a subsequent nonmelanoma skin cancer in patients with a history of nonmelanoma skin cancer: a critical review of the literature and meta-analysis. Arch Dermatol 2000;136:1524–30.
52. Marghoob AA, Slade J, Salopek TG, et al. Basal cell and squamous cell carcinomas are important risk factors for cutaneous malignant melanoma. Screening implications. Cancer 1995;75:707–14.
53. Nugent Z, Demers AA, Wiseman MC, et al. Risk of second primary cancer and death following a diagnosis of nonmelanoma skin cancer. Cancer Epidemiol Biomarkers Prev 2005;14:2584–90.
54. Chen J, Ruczinski I, Jorgensen TJ, et al. Nonmelanoma skin cancer and risk for subsequent malignancy. J Natl Cancer Inst 2008;100:1215–22.
54a. Barton V, Armeson K, Hampras S, et al. Nonmelanoma skin cancer and risk of all-cause and cancer-related mortality: a systematic review. Arch Dermatol Res 2017;309:243–51.
55. Siegel JA, Korgavkar K, Weinstock MA. Current perspective on actinic keratosis: a review. Br J Dermatol 2017;177:350–8.
56. Yu RH, Pryce DW, MacFarlane AQ, Stewart TW. A histopathological study of 643 cutaneous horns. Br J Dermatol 1991;24:449–52.
57. Pitney L, Weedon D, Pitney M. Multiple lichen planus-like keratoses: Lichenoid drug eruption simulant and under-recognised cause of pruritic eruptions in the elderly. Australas J Dermatol 2016;57:54–6.
58. Brantsch KD, Meisner C, Schonfisch B, et al. Analysis of risk factors determining prognosis of cutaneous squamous-cell carcinoma: a prospective study. Lancet Oncol 2008;9:713–20.
59. Schwartz RA. Keratoacanthoma. J Am Acad Dermatol 1994;30:1–19.
60. Norgauer J, Rohwedder A. Human papillomavirus and Grzybowski's generalized eruptive keratoacanthomas. J Am Acad Dermatol 2003;49:771–2.
61. Wick MR, Swanson PE, LeBoit PE, et al. Lymphoepithelioma-like carcinoma of the skin with adnexal differentiation. J Cutan Pathol 1991;18:93–102.
62. Lind AC, Breer WA, Wick MR. Lymphoepithelioma-like carcinoma of the skin with apparent origin in the epidermis – a pattern or an entity? A case report. Cancer 1999;85:884–90.
63. Lopez V, Martin JM, Santonja N, et al. Lymphoepitelioma-like carcinoma of the skin: report of three cases. J Cutan Pathol 2011;38:54–8.
64. Zalaudek I, Giacomel J, Argenziano G, et al. Dermoscopy of facial nonpigmented actinic keratosis. Br J Dermatol 2006;155:951–6.
65. Rishpon A, Kim N, Scope A, et al. Reflectance confocal microscopy criteria for squamous cell carcinomas and actinic keratoses. Arch Dermatol 2009;145:766–72.
66. Rowe DE, Carroll RJ, Day CL Jr. Prognostic factors for local recurrence, metastasis, and survival rates in squamous cell carcinoma of the skin, ear, and lip. Implications for treatment modality selection. J Am Acad Dermatol 1992;26:976–90.
66a. Ogawa T, Kiuru M, Konia TH, Fung MA. Acantholytic squamous cell carcinoma is usually associated with hair follicles, not acantholytic actinic keratosis, and is not "high risk": Diagnosis, management, and clinical outcomes in a series of 115 cases. J Am Acad Dermatol 2017;76:327–33.
67. Wade TR, Ackerman AB. The many faces of basal-cell carcinoma. J Dermatol Surg Oncol 1978;4:23–8.
68. Ackerman AB, Reddy VB, Soyer HP. Neoplasms with follicular differentiation. New York: Ardor Scribendi; 2001.
69. Menzies SW. Pigmented basal cell carcinoma. In: Soyer HP, Argenziano G, Hofmann-Wellenhof R, Johr R, editors. Melanocytic lesions of the skin. Berlin: Springer; 2007. p. 179–285.
70. McCormack CJ, Kelly JW, Dorevitch AP. Differences in age and body site distribution of the histological subtypes of basal cell carcinoma. A possible indicator of differing causes. Arch Dermatol 1997;133:593–6.
71. Costantino D, Lowe L, Brown DL. Basosquamous carcinoma – an under-recognized, high-risk cutaneous neoplasm: case study and review of the literature. J Plast Reconstr Aesthet Surg 2006;59:424–8.
72. Altamura D, Menzies SW, Argenziano G, et al. Dermatoscopy of basal cell carcinoma: morphologic variability of global and local features and accuracy of diagnosis. J Am Acad Dermatol 2010;62:67–75.
73. Agero AL, Busam KJ, Benvenuto-Andrade C, et al. Reflectance confocal microscopy of pigmented basal cell carcinoma. J Am Acad Dermatol 2006;54:638–43.
74. Gonzalez S, Tannous Z. Real-time, in vivo confocal reflectance microscopy of basal cell carcinoma. J Am Acad Dermatol 2002;47:869–74.
75. Yeh I, McCalmont TH, LeBoit PE. Differential expression of PHLDA1 (TDAG51) in basal cell carcinoma and trichoepithelioma. Br J Dermatol 2012;165:1106–10.
76. Carucci JA, Martinez JC, Zeitouni NC, et al. In-transit metastasis from primary cutaneous squamous cell carcinoma in organ transplant recipients and nonimmunosuppressed patients: clinical characteristics, management, and outcome in a series of 21 patients. Dermatol Surg 2004;30:651–5.
77. Martinez JC, Otley CC, Stasko T, et al. Defining the clinical course of metastatic skin cancer in organ transplant recipients: a multicenter collaborative study. Arch Dermatol 2003;139:301–6.
78. Lin LL, Prow TW, Raphael AP, et al. Microbiopsy engineered for minimally invasive and suture-free sub-millimetre skin sampling. F1000Res 2013;2:120.
79. Prow TW, Lin LL, Soyer HP. The opportunity for microbiopsies for skin cancer. Future Oncol 2013;9:1241–3.
80. Stasko T, Brown MD, Carucci JA, et al. Guidelines for the management of squamous cell carcinoma in organ transplant recipients. Dermatol Surg 2004;30:642–50.
81. Kimyai-Asadi A, Alam M, Goldberg LH, et al. Efficacy of narrow-margin excision of well-demarcated primary facial basal cell carcinomas. J Am Acad Dermatol 2005;53:464–8.
82. Telfer NR, Colver GB, Morton CA. British Association of Dermatologists. Guidelines for the management of basal cell carcinoma. Br J Dermatol 2008;159:35–48.
83. Spiller WF, Spiller RF. Treatment of basal cell epithelioma by curettage and electrodesiccation. J Am Acad Dermatol 1984;11:808–14.
84. Honeycutt WM, Jansen GT. Treatment of squamous cell carcinoma of the skin. Arch Dermatol 1973;108:670–2.
85. Barlow JO, Zalla MJ, Kyle A, et al. Treatment of basal cell carcinoma with curettage alone. J Am Acad Dermatol 2006;54:1039–45.
86. Rowe DE, Carroll RJ, Day CL Jr. Mohs surgery is the treatment of choice for recurrent (previously treated) basal cell carcinoma. J Dermatol Surg Oncol 1989;15:424–31.
87. Barrett TL, Greenway HT Jr, Massullo V, Carlson C. Treatment of basal cell carcinoma and squamous cell carcinoma with perineural invasion. Adv Dermatol 1993;8:277–304.
88. Marmur ES, Schmults CD, Goldberg DJ. A review of laser and photodynamic therapy for the treatment of nonmelanoma skin cancer. Dermatol Surg 2004;30:264–71.
89. Rhodes LE, de Rie M, Enstrom Y, et al. Photodynamic therapy using topical methyl aminolevulinate vs surgery for nodular basal cell carcinoma: results of a multicenter randomized prospective trial. Arch Dermatol 2004;140:17–23.
90. Nouri K, Chang A, Trent JT, Jimenez GP. Ultrapulse CO2 used for the successful treatment of basal cell carcinomas found in patients with basal cell nevus syndrome. Dermatol Surg 2002;28:287–90.
91. Jorizzo JL, Carney PS, Ko WT, et al. Fluorouracil 5% and 0.5% creams for the treatment of actinic keratosis: equivalent efficacy with a lower concentration and more convenient dosing schedule. Cutis 2004;74:18–23.
92. Nelson C, Rigel D, Smith S, et al. Phase IV, open-label assessment of the treatment of actinic keratosis with 3.0% diclofenac sodium topical gel (Solaraze). J Drugs Dermatol 2004;3:401–7.
93. Saldanha G, Fletcher A, Slater DN. Basal cell carcinoma: a dermatopathological and molecular biological update. Br J Dermatol 2003;148:195–202.
94. Peris K, Campione E, Micantonio T, et al. Imiquimod treatment of superficial and nodular basal cell carcinoma: 12-week open-label trial. Dermatol Surg 2005;31:318–23.
95. Love WE, Bernhard JD, Bordeaux JS. Topical imiquimod or fluorouracil therapy for basal and squamous cell carcinoma: a systematic review. Arch Dermatol 2009;145:1431–8.
96. Tucker SB, Polasek JW, Perri AJ, Goldsmith EA. Long-term follow-up of basal cell carcinomas treated with perilesional interferon alfa 2b as monotherapy. J Am Acad Dermatol 2006;54:1033–8.
97. Von Hoff DD, LoRusso PM, Rudin CM, et al. Inhibition of the hedgehog pathway in advanced basal-cell carcinoma. N Engl J Med 2009;361:1164–72.
98. Sekulic A, Migden MR, Oro AE, et al. Efficacy and safety of vismodegib in advanced basal-cell carcinoma. N Engl J Med 2012;366:2171–9.
99. Proctor A, Thompson L, O'Bryant C. Vismodegib: an inhibitor of the hedgehog signaling pathway in the treatment of basal cell carcinoma. Ann Pharmacother 2014;48:99–106.
99a. Dréno B, Kunstfeld R, Hauschild A, et al. Two intermittent vismodegib dosing regimens in patients with multiple basal-cell carcinomas (MIKIE): a randomised, regimen-controlled, double-blind, phase 2 trial. Lancet Oncol 2017;18:401–12.
100. Ceilley RI, Del Rosso JQ. Current modalities and new

advances in the treatment of basal cell carcinoma. Int J Dermatol 2006;45:489–98.

101. Moore BA, Weber RS, Prieto V, et al. Lymph node metastases from cutaneous squamous cell carcinoma of the head and neck. Laryngoscope 2005;115: 1561–7.

101a. Deinlein T, Lax SF, Schwarz T, et al. Rapid response of metastatic cutaneous squamous cell carcinoma to pembrolizumab in a patient with xeroderma pigmentosum: case report and review of the literature. Eur J Cancer 2017;83:99–102.

101b. Knepper TC, Freeman ML, Gibney GT, et al. Clinical response to pazopanib in a patient with KDR-mutated metastatic basal cell carcinoma. JAMA Dermatol 2017;153:607–9.

102. Harwood CA, Leedham-Green M, Leigh IM, Proby CM. Low-dose retinoids in the prevention of cutaneous squamous cell carcinomas in organ transplant recipients: a 16-year retrospective study. Arch Dermatol 2005;141:456–64.

103. Neuhaus IM, Tope WD. Practical retinoid chemoprophylaxis in solid organ transplant recipients.

Dermatol Ther 2005;18:28–33.

104. Otley CC, Maragh SL. Reduction of immunosuppression for transplant-associated skin cancer: rationale and evidence of efficacy. Dermatol Surg 2005;31:163–8.

105. Ulrich C, Jurgensen JS, Degen A, et al. Prevention of non-melanoma skin cancer in organ transplant patients by regular use of a sunscreen: a 24 months, prospective, case-control study. Br J Dermatol 2009;161(Suppl. 3):78–84.

106. Grant WB, Garland CF, Gorham ED. An estimate of cancer mortality rate reductions in Europe and the US with 1,000 IU of oral vitamin D per day. Recent Results Cancer Res 2007;174:225–34.

107. Marks R. Photoprotection and prevention of melanoma. Eur J Dermatol 1999;9:406–12.

108. Rigel AS, Lebwohl MG. Hat-wearing patterns in persons attending baseball games. J Am Acad Dermatol 2006;54:918–19.

109. Surjana D, Halliday G, Martin A, et al. Oral nicotinamide reduces actinic keratoses in phase II double blinded randomised controlled trials. J Invest

Dermatol 2012;132:1497–500.

110. Moloney F, Vestergaard M, Radojkovic B, Damian D. Randomised double blinded placebo controlled study to assess the effect of topical 1% nicotinamide on actinic keratoses. Br J Dermatol 2010;162:1138–9.

111. Wright TI, Spencer JM, Flowers FP. Chemoprevention of nonmelanoma skin cancer. J Am Acad Dermatol 2006;54:933–46.

112. Grau MV, Baron JA, Langholz B, et al. Effect of NSAIDs on the recurrence of nonmelanoma skin cancer. Int J Cancer 2006;119:682–6.

113. Moore MM, Geller AC, Zhang Z, et al. Skin cancer examination teaching in US medical education. Arch Dermatol 2006;142:439–44.

114. Karia PS, Jambusaria-Pahlajani A, Harrington DP, et al. Evaluation of American Joint Committee on Cancer, International Union Against Cancer, and Brigham and Women's Hospital tumor staging for cutaneous squamous cell carcinoma. J Clin Oncol 2014;32:327–34. AJCC Cancer Staging Manual. 8th ed. Springer; 2017. p. 178–9.

# 第 109 章　良性表皮肿瘤和增生

Luis Requena、Celia Requena、Clay J. Cockerell

本章中的大多数疾病可以根据图 109.1 中的方法进一步分类。

## 日光性黑子

**同义名：** ■ 老年性黑子（lentigo senilis）■ 肝斑（liver spot）■ 老年性雀斑（senile freckle）

### 要点

- 紫外线暴露部位的棕褐色至黑色斑疹。
- 组织学上，除了基底层色素增加，通常有表皮突呈棒状或芽蕾状延伸。
- 日光性黑子和斑状脂溢性角化病是一个连续的病谱。

### 流行病学

在 60 岁以上的高加索人中，90% 的人都有日光性黑子，并且随着年龄的增长，发病率也会增加。年轻人和亚洲人在急性或慢性日晒后，也可出现日光性黑子，但这种情况较少发生。遗传模式的黑子病更倾向于肤色较浅的非裔美国人，包括具有美国印第安人（印第安人）的血统。

### 发病机制

日光性黑子是由于长期暴露于紫外线，引起反应性表皮增生，伴不同程度的黑素细胞增殖和角质形成细胞中黑素积累而形成的。与脂溢性角化病相似，日光性黑子中已检测到激活的 *FLFR3* 和 *PIK3CA* 体细胞突变（表 109.1）[1]。与雀斑一样，日光性黑子的发生发展也与黑皮质素 -1 受体基因中的变型有关[2]。

### 临床特征

日光性黑子是一种界限清楚、圆形、椭圆形或不规则形状的斑，颜色从棕褐色到深棕色或黑色不等。颜色较浅的皮损通常色泽均匀，而颜色较深的则倾向于呈现斑驳的外观。日光性黑子通常多发，直径从 3 mm 到 2 cm 不等，可以融合。发生于曝光部位，主要是手和前臂、面部、躯干上部和胫前（图 109.2A）。

通过侧向照明，可以见到网状色素图案，用 Wood 灯照射可突显肉眼可见的和不明显的病变。日光性黑子的皮肤镜特征可包括：弥漫性淡褐色无结构区域、边缘清晰和（或）呈虫蛀状、指纹和网状图案，其中的细线有时较短并中断[3]。其中一种称为黑素沉着或"墨点"的日光性黑子的特殊亚型，其特征是墨黑色和星状轮廓。通过皮肤镜检查，可以看到黑色分支图案。

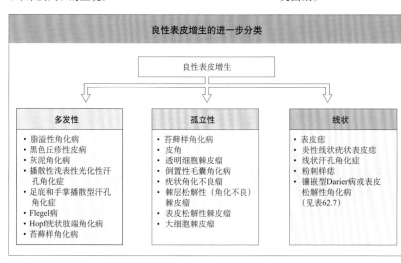

**良性表皮增生的进一步分类**

良性表皮增生

| 多发性 | 孤立性 | 线状 |
| --- | --- | --- |
| · 脂溢性角化病<br>· 黑色丘疹性皮病<br>· 灰泥角化病<br>· 播散性浅表性光化性汗孔角化症<br>· 足底和手掌播散型汗孔角化症<br>· Flegel病<br>· Hopf疣状肢端角化病<br>· 苔藓样角化病 | · 苔藓样角化病<br>· 皮角<br>· 透明细胞棘皮瘤<br>· 倒置性毛囊角化病<br>· 疣状角化不良瘤<br>· 棘层松解性（角化不良）棘皮瘤<br>· 表皮松解性棘皮瘤<br>· 大细胞棘皮瘤 | · 表皮痣<br>· 炎性线状疣状表皮痣<br>· 线状汗孔角化症<br>· 粉刺样痣<br>· 镶嵌型Darier病或表皮松解性角化病<br>（见表62.7） |

图 109.1　**良性表皮增生的进一步分类**。虽然有时使用孤立性苔藓样角化病这个病名，但随着病情进展，可能会发展出多个病灶，特别是那些具有 I 型或 II 型皮肤光反应类型和显著光化性损伤者

## 表 109.1　良性表皮肿瘤的体细胞激活突变

| 肿瘤 | （多个）基因 |
| --- | --- |
| 日光性黑子 | FGFR3*, PIK3CA** |
| PUVA 黑子 | BRAF |
| 脂溢性角化病 | FGFR3, PIK3CA |
| 苔藓样角化病 | FGFR3, PIK3CA, HRAS > KRAS |
| 黑色丘疹性皮肤病 | FGFR3 |
| 灰泥角化病 | PIK3CA |
| 表皮痣伴角化过度、棘层增厚和乳头状瘤病（但无表皮松解性角化过度），也被称为"寻常"或疣状表皮痣或角质形成细胞痣。 | FGFR3, PIK3CA, HRAS > NRAS > KRAS |
| 色素减退基础上的痤疮样痣（Munro 痤疮痣） | FGFR2 |
| 粉刺样痣 | NEK9 |

皮脂腺痣和表皮痣伴表皮松解性角化过度、棘层松解性角化不良，或相关过度生长综合征的基因见表 62.7

\* 该基因的生殖系突变导致与黑棘皮病相关的骨骼发育不良综合征
\*\* 该基因中的生殖系突变通常是致命的，但偶尔也会导致类似于 Cordon 综合征的表型
† 与良性黑子、黑溢性角化病或光线性角化病有关；后者可有 RAS 突变 磷脂酰肌醇 -4,5- 二磷酸 -3- 激酶在 FGFR3 下游发挥作用。FGFR3, 成纤维细胞生长因子受体 3；NEK9, NIMA 相关激酶 9；PIK3CA, 磷脂酰肌醇 -4,5- 二磷酸 -3- 激酶, 催化亚单位 α

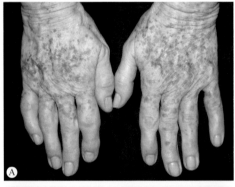
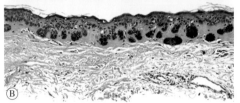

图 109.2　日光性黑子。A. 老年妇女手背的多个圆形至不规则形状的褐色斑疹。B. 表皮突棒状延伸，表皮突之间的表皮变薄。基底层色素增多，但黑素细胞数目正常或稍有增加（B, Courtesy, Lorenzo Cerroni, MD.）

虽然停止紫外线照射后，日光性黑子可能会略微消退，但它们通常会持续存在。已证明，日光性黑子是皮肤黑色素瘤发展的独立危险因素。由于组织学上存在重叠，提示苔藓样角化病和网状脂溢性角化病均可由日光性黑子演变而来。

### 相关疾病和特殊类型

PUVA（补骨脂素＋UVA）黑子其定义明确，这种色素沉着斑通常出现于长期接受 PUVA 光化学疗法的个体（见第 134 章）[1]。这些黑子可出现在暴露于 UVA 光的任何部位，并且在停止 UVA 治疗后持续数年。与日光性黑子相比，PUVA 黑子通常表现为更深的棕色和更明显的星状外观，临床特征可能提示皮肤黑色素瘤。组织学上，PUVA 黑子表现为黑素细胞的黑子样增生，细胞体积较大，常有轻度细胞学异型性[4]，常有 BRAF 突变[4a]。大量日光性黑子也可见于着色性干皮病患者，通常是初发皮肤表现（见第 87 章）。

### 病理学

表皮突常呈棒状或芽蕾状延伸（图 109.2B），并且分枝或融合，形成网状结构。表皮突之间的表皮可变薄。基底层色素沉着增加，尤其是在表皮突的基底样细胞中色素增加更明显。皮损处角质形成细胞比周围正常的角质形成细胞更大。在一些（但不是全部）病例中，黑素细胞数量略有增加。日光性黑子组织切片进行多巴染色，示黑素细胞黑素生成增加，而且这些细胞和正常皮肤的黑素细胞相比，树枝状突起数量更多、更长、更粗。真皮浅层通常有噬黑素细胞，偶尔也会有轻度的血管周围淋巴细胞浸润。日光性弹力变性也很显著。电子显微镜研究显示，皮损处角质形成细胞中有大量的黑素小体复合体，其体积似乎比周围正常皮肤中的大。

### 鉴别诊断

日光性黑子的鉴别诊断包括雀斑、斑状脂溢性角化病、色素性光线性角化病、恶性雀斑、单纯性黑子、交界痣和大细胞棘皮瘤。表 112.1 概述了日光性黑子和雀斑之间的异同。从日光性黑子到斑状脂溢性角化病本质上是一个连续病谱。表面角化并有角质囊肿是脂溢性角化病的表现。色素性光线性角化病表面粗糙更易出现鳞屑。恶性雀斑样痣与日光性黑子相比，色素分布更不均匀，边界更不规则，皮肤镜下可见菱形结构和灰点，尤其是面部。单纯性黑子通常比日光性黑子小，颜色更深，并且它们出现于童年，与紫外线暴露的关系较小（见第 112 章）。

## 治疗

虽然日光性黑子是良性病变，仅仅涉及美容问题，但该迹象表明患者有慢性紫外线暴露史，提示应对患者进行皮肤癌监测。外用漂白剂（如氢醌）无效[5]。冷冻治疗和激光手术疗效相似，但必须谨慎使用，防止治疗后色素脱失。预防措施包括使用防晒霜、物理防晒和减少日晒[4]。

# 脂溢性角化病

## 要点

■ 常见的良性疾病，通常发生在 40 岁以上人群。

■ 皮损可发生于除口腔黏膜、手掌和足底之外的任何部位。

■ 棕褐色至黑色，呈斑片、丘疹或疣状病变；常有蜡状"黏着性"外观。

■ 可出现刺激表现或炎症。

■ 临床表现有较大差异，可以模拟黑素细胞肿瘤。

## 引言

脂溢性角化病（seborrheic keratosis，SK）是一种临床常见的良性皮肤肿瘤，在老年人中普遍存在。本病只发生于有毛的皮肤，而极少发生于口腔黏膜表面、手掌及足底。SK 好发于面颈部、四肢、躯干（尤其是上背部）及乳房下区域（女性）。

尽管 SK 临床诊断不难，但其临床及组织学多样性多有报道。部分病例单靠肉眼观察很难做出诊断，因此需要通过组织病理检查确诊，尤其当皮损近期发生变化或局部有炎症时。当怀疑黑色素瘤时，较大的黑色皮损需要进行皮肤活检。但是随着皮肤镜的出现，这种情况发生的频率降低了。

## 历史

最早描述 SK 的具体时间已无从考究。1927 年，Frudenthal 描述了该病的临床和组织学特点。

## 流行病学

有报道称 SK 有明显的家族倾向，并推测本病可能是一种具有不完全外显率的常染色体显性遗传病。尽管本病临床常见，但是鲜有对于其发病率、性别或种族倾向及地区分布的统计报道。几乎所有的关于本病的流行病学研究都是与其他疾病同时进行的。本病在白种人群中更常见，男女发病率相同[6]。本病少见于 40 岁以下人群，随病程延长会继续发展。

## 发病机制

虽然 SK 在衣服遮盖部位也可出现，但是日光照射可能与该病的发生有关。热带地区的居民具有更高的发病率且发病年龄更早，也支持这个观点。一项澳大利亚的研究发现与非光曝露部位相比，光曝露部位（比如头颈部）发病率更高。同时发现与英国研究人群相比，澳大利亚研究人群发病率更高且发病年龄更早[7]。

在 SK 中观察到表皮生长因子受体分布的改变。基于对雄激素受体多态性分析，发现研究的半数以上的皮损显示克隆起源，提示可能是肿瘤性而非简单的增生[8]。最近，在 SK 发现两个基因——FGFR3 和 PIK3CA，发生了体细胞激活突变。前者编码成纤维细胞生长因子受体 3[9]，后者蛋白产物是磷脂酰肌醇 -3-激酶的 α 亚基[10]（见表 109.1）。这两种蛋白的活性增强导致 AKT 活性增加[10a]。

在刺激性 SK 中，鳞状细胞分化区域内的细胞凋亡被认为是刺激的原因之一[11]。虽然临床上 SK 经常呈疣状，但是除了外生殖器部位的皮损，其他部位的皮损却很少检测到人类乳头状瘤病毒（human papillomavirus，HPV）。SK 和尖锐湿疣在临床和组织病理方面表现可以相似，因此生殖器部位的 SK 很可能就是尖锐湿疣[12]。

## 临床特征

虽偶有单发，但 SK 通常表现为多发的边界清楚的深色皮损。皮损可为斑片、丘疹甚至斑块，取决于发展的不同阶段（图 109.3）。甚至在同一皮损内颜色差别也可很大。皮损颜色一般为淡褐色，但有时也可表现为蜡黄色或棕黑色。典型的 SK 通常初起损害为斑疹，后可演变为丘疹或疣状。角栓、"黏着性"外观和（或）上覆鳞屑，这些特征有助于区分 SK 和黑素细胞肿瘤。需注意角栓偶可见于复合痣和皮内痣。

皮损大小不一，通常直径为 1 cm 左右，但偶尔可超过 5 cm。皮损可由于摩擦或外伤，罕因继发细菌感染，出现炎症或刺激症状。尽管一般无自觉症状，但刺激或炎症性皮损可出现触痛、瘙痒，伴红肿、结痂，极少出现脓疱。有时炎症反映了潜在的疾病，例如银屑病。

尽管"自发性消退"偶有发生，但在 SK 中并不常见，即使炎症反应后也不一定消退。创伤可使皮损碎裂，这可以解释 SK"脱落"的报告。在以下情况时，皮损可能消退后又突然大量出现：包括妊娠[13]、炎症性皮肤病（尤其是红皮病）[14]、恶性肿瘤（下一部分）[15]。

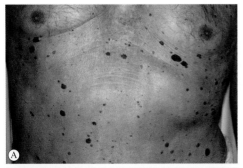

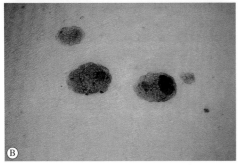

**图 109.3 脂溢性角化病**。A、躯干前部多发性脂溢性角化病，大小和颜色不一；B，表面呈乳头瘤状伴假性角囊肿的色素沉着性丘疹或斑块，边界清楚。注意其"黏着性"外观

## 脂溢性角化病与恶性肿瘤

早在 1932 年就有脂溢性角化病皮损内或周围出现恶性肿瘤的报道[16]。侵袭性和原位鳞状细胞癌（squamous cell carcinoma，SCC）、皮肤黑色素瘤、基底细胞癌（basal cell carcinoma，BCC）和角化棘皮瘤都有报道。尽管本病中出现的多种类型的细胞可能发展为各自的肿瘤，但邻近皮肤发生的恶性肿瘤可能是偶然的同时发生。理论上讲，基底样细胞可发展成基底细胞癌，棘细胞可发展为鳞状细胞癌，黑素细胞最终发展为黑色素瘤[16]。尽管一项前瞻性研究在4310 例临床诊断为 SK 的患者的组织学上只发现 60 例（1.4%）原位 SCC[19]，但基底细胞癌是最常见的与SK 相关的肿瘤[16-18]。另有研究发现 4.6% 的 SCC 患者临床诊断为 SK，其中部分 SK 的特征与 SCC 有关。当两种不同的肿瘤在同一部位发生时，"碰撞"理论可以解释这种现象发生的可能原因，尤其是在大多数人群中两种皮损有相关性[17]。也有人认为 BCC 和 SK 都是起源于毛囊漏斗部的细胞，该部位的细胞可以演变为两种肿瘤中的任何一种，在部分病例中可同时发生。

Leser-Trélat 征是一种罕见的内脏恶性肿瘤的皮肤表征，特别是胃或结肠腺癌、乳腺癌和淋巴瘤。它被认为是副肿瘤性皮肤综合征，其特征是在内脏恶性肿瘤检查出来之前、期间或之后发生 SK 的数目和（或）大小突然和显著增加[20-22]。超过 40% 的病例伴有瘙痒，大部分病变位于背部，其次是四肢、面部和腹部[23-24]。恶性黑棘皮病是另一副肿瘤性综合征，在约20% 的病例中恶性黑棘皮病可与 Leser-Trélat 征同时或紧随其后出现[23]。

Leser-Trélat 征最早于 1900 年报道。考虑到肿瘤和SK 在老年人群中的发病率都较高[24]，将其作为诊断内脏恶性肿瘤标志的可靠性受到挑战。它的定义也不严格，因为没有标准界定诊断本病征所需皮损的数目。仅有的几个研究 SK 及其与内脏恶性肿瘤的报道大多缺乏说服力。一项回顾性研究显示 1752 例诊断为 SK中，有 62 例在诊断 SK 前或后的一年内确诊患恶性肿瘤。在这 62 例患者当中，有 6 人表现与 Leser-Trélat征相符合。然而，在年龄和性别匹配的对照组也得出了类似的结论[25]。

Leser-Trélat 征的发病机制尚不清楚，但一般认为可能与肿瘤分泌的生长因子有关，后者导致上皮增生[23]，如恶性黑棘皮病。为了证明此征是一种副肿瘤过程，皮肤表现需与恶性肿瘤同时发生，当原发肿瘤切除或有效治疗后此征消失，当肿瘤复发或转移时再次出现，即符合 Curth 假设（见第 53 章）。

## 病理学

本病至少有 6 种组织学类型：棘层肥厚型、角化过度型、网状型、刺激型、克隆型、黑色棘皮瘤型。同一皮损中可同时出现不同的组织学特征而呈现不同的外观。可有不同程度的角化过度、棘层肥厚以及乳头瘤样增生。假性角囊肿是高度特征性的表现，但不是恒定出现。这是由于表皮凹陷的横断面形成的。一般而言，本病的基底与正常表皮基底平齐。特征性的棘层肥厚是由于大量良性鳞状和基底样的角质形成细胞聚集而形成的，典型现为不规则的向外向上突起，绝大多数皮损基底部边界清楚，称为"线样"征。标志性的乳头瘤样增生和角化过度形成"教堂塔尖"样的外观，顶部有潴留的角质物。

多数 SK 中出现的鳞状细胞与正常外观表皮中的鳞状细胞一样，但是部分皮损中可能含有基底样细胞，体积较小，外观一致，有大的椭圆形的细胞核。当有轻度的表皮间水肿时，易见到细胞间桥。绝大多数 SK没有细胞异型性。当有轻度的角质形成细胞异型性和有丝分裂像出现时，可能与局部刺激和炎症有关。绝大多数的病例中真皮不出现显著的乳头状。

**棘层肥厚型 SK** 是最常见的组织学类型。通常表现为表面平坦、圆顶状外观的丘疹。当显著增厚的表皮含有大量基底样细胞时，常见轻度角化过度和乳头瘤样增生（图 109.4A）。一些皮损中乳头可狭窄，而一些皮损中乳头可由相互编织的上皮细胞呈网状环绕结缔组织岛构成。内陷的假性角囊肿在此型中最常见。同时在此类型中，黑素颗粒常增多，起初黑素由邻近的黑色细胞传递到角质形成细胞中，并在细胞中聚集。深色皮损中基底样细胞含有大量的黑素。

**角化过度型 SK**，也称为指状、锯齿状或乳头瘤样 SK，其形态跟棘层肥厚型 SK 几乎相反。此型中棘层肥厚但角化过度和乳头瘤样增生更常见（图 109.4B），与基底细胞相比，鳞状细胞更占优势。一般无大量色素沉着，且假性角囊肿较棘层肥厚型 SK 少见。角化过度型 SK 中常可见类似"教堂塔尖状"表皮突起，这也常见于疣状肢端角化症。

**网状或腺样型 SK** 的特征性组织学特点为纤细的上皮细胞条索，以交错的方式从表皮向真皮内延伸（图 109.4C）。细胞条索由双层或更多的基底样细胞构成，可有色素沉着。假性角囊肿虽然不如在棘层肥厚型中常见，但亦可见到。通常，在病灶的侧缘可见日光性黑子，支持网状型 SK 从日光性黑子演变而来的观点。

在**炎症型或刺激型 SK** 的真皮中常可见淋巴样细胞浸润（图 109.4D）。后者可在血管周围，也可弥散分布或呈苔藓样浸润。常出现棘细胞水肿，亦可见角质形成细胞凋亡。鳞状涡亦常见，由漩涡状排列的嗜酸性角质形成细胞构成。此型 SK 常缺失大多数类型 SK 中常见的边界清楚的平齐基底。

**克隆型 SK** 被一些人认为是刺激性 SK 的变型。克隆型或巢式 SK 的特征在于在上皮内有边界清楚的细胞巢，其内细胞排列疏松（图 109.4E）。细胞巢主要由大小不一的角质形成细胞组成，这些细胞通常比相邻细胞苍白，形态一致。巢内也可以含有黑素细胞。

有一个罕见的 SK 亚型，基底层含有许多透明细胞，组织学上可以模仿原位黑色素瘤[26-27]。然而，这些透明细胞免疫组化 Melan-A/MART-1 和 S100 阴性。

## 鉴别诊断

尽管多种疾病皮损与本病类似，大多数 SK 在临床上易于诊断。黑色丘疹性皮病、灰泥角化病以及倒置性毛囊角化病常被视为 SK 的变异型，将在本章中分别讨论。临床需与本病鉴别的疾病包括日光性黑子、寻常疣、尖锐湿疣、鲍恩（Bowen）病、鳞状细胞癌、黑素细胞痣、黑色素瘤、软垂疣和毛囊漏斗部肿瘤等。

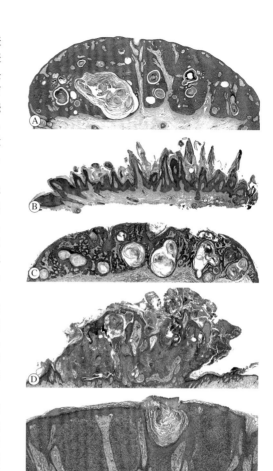

**图 109.4　脂溢性角化病——组织学亚型谱。** A，棘层肥厚型脂溢性角化病，小叶状增生伴明显的角囊肿。B，乳头瘤状或角化过度型，伴有乳头瘤状增生和角化过度形成的教堂塔尖样。C，网状或腺样型，具有精细的、花边状的相互连接的上皮和散布的假性角囊肿。D，刺激型脂溢性角化病。外生性病变伴有乳头瘤状增生、角化过度、出血性结痂和真皮炎症。当 SK 出现轻度角质形成细胞非典型性和有丝分裂象，通常与刺激和炎症有关。E，克隆型，有 Borst-Jadassohn 现象，其特点是表皮内有界限分明的角质形成细胞巢（C，D，Courtesy，Lorenzo Cerroni，MD.）

临床上鉴别斑状 SK、日光性黑子及黑素细胞肿瘤如黑色素瘤等疾病有时是不可能的。日光性黑子既无角化过度也无隆起，部分可视为网状型 SK 的初始阶段。随病程进展，当色素性基底样细胞构成的芽蕾状增生进一步加重，棘层肥厚更明显，日光性黑子即演变成 SK。皮肤镜检查可有效鉴别两者（见第 0 章）。

一项对 20 例疣状黑色素瘤的回顾性研究发现鉴别

良性与恶性肿瘤非常困难。有趣的是，50% 的疣状黑色素瘤患者临床诊断为 SK，而组织学诊断为良性痣的病例占 10%。上述病例中可见多种组织学变化包括角化过度、假上皮瘤样增生、不对称、外生性乳头瘤样增生等[28]。

棘层肥厚型 SK 和刺激型 SK 需与小汗腺汗孔瘤相鉴别。SK 有时可有"汗孔样"分化。临床上，汗孔瘤表现为肤色、棕色、粉红或有时表现为红色丘疹或带蒂和分叶状结节。组织学上，汗孔瘤由同源的嗜碱性小细胞构成，伴纤细的纤维血管间质和狭窄的管腔，管腔衬以嗜伊红、PAS 反应阳性而耐淀粉酶的护膜（见第 111 章）。

刺激型 SK 与原位 SCC（Bowen 病）及 SCC 的鉴别需进行组织病理学检查。当出现异型性时，刺激型 SK 易被误诊为皮肤癌。尽管鳞状涡在两种肿瘤中都可大量存在，但在刺激型 SK 中不应存在真皮受累的证据。Bowen 病中可见大量具有异型性的角质形成细胞，胞浆空泡化，核浓缩，有丝分裂像多见，并可见角化不全。附属器上皮也可受累。

克隆型 SK 的 Borst-Jadassohn 模式也可见于部分 Bowen 病。通常，具有克隆或成巢模式的 Bowen 病单个角质形成细胞的异型性更明显。

**黑色棘皮瘤**（melanoacanthoma）最早由 Bloch 报道，并将其命名为"非痣样黑素细胞上皮瘤，1 型"[29]。目前大多数学者习惯称之为高度色素沉着性 SK。在此型，黑素细胞分布在整个病变中，尽管角质形成细胞也含有黑素，但主要的色素存于黑素细胞中，其中很多黑素细胞有长的树突[30]。尽管黑素细胞显而易见，但其数目并无明显增多。引起黑色棘皮瘤中明显色素沉着的原因可能是黑素向角质形成细胞传送的过程受阻导致大量黑素颗粒在黑素细胞中聚集。

口腔黑色棘皮瘤或黑棘皮病最早报道于 1979 年，其皮损与黑色棘皮瘤型 SK 外观极其相似，但组织学上前者仅有轻微的上皮细胞增生所以容易区分。其组织学特点与色素较重的单纯黑子非常相似，可见上皮基底层细胞中树突状黑素细胞增生[31]。

寻常疣和尖锐湿疣是由 HPV 引起的表皮增殖性疾病。两者临床上可与 SK 相似，但不同的是前者主要发生于年轻的群体。寻常疣表现为表面粗糙的丘疹，可见由于真皮乳头顶端的毛细血管袢扩张或栓塞引起红点或黑点。寻常疣好发于肢端部位，而尖锐湿疣好发于生殖器部位，罕见于颊黏膜。有报道称组织学上具有 SK 特征的肛周生殖器部位的皮损内发现有 HPV[32]（见上文）。表皮浅层的核周空泡形成和核固缩等凹空细胞改变在某些寻常疣中可能不出现，但如出现有助于诊断。SK 的皮损较多向水平方向发展，而非呈垂直方向

进展，常伴假性角囊肿而无凹空细胞。

毛囊漏斗部肿瘤可通过表浅的不同程度的板层状上皮增生与 SK 鉴别。即由基底样细胞或苍白细胞组成，包括大量细长的表皮连接而成，但没有像 SK 中那种程度的角化过度。网状型 SK 具有类似的外观，但无板状生长。肤色的 SK，尤其位于皱褶部位者，易被误诊为软垂疣，后者通常有蒂，体积较小且表面较光滑。

其他组织学上具有乳头瘤状表皮增生的疾病，但在临床表现上就很容易鉴别。其中一些包括黑棘皮病、表皮痣及融合性网状乳头瘤病。表皮痣皮损一般沿 Blaschko 线在四肢呈线状排列，在躯干呈漩涡状排列。尽管表皮痣的组织学可见棘层肥厚和角化过度，但一般无多数 SK 中可见的假性角囊肿。同 SK 常见于成人不同，表皮痣一般于出生时即存在或生后很快出现。

同角化过度型 SK 相似的是，Hopf 疣状肢端角化症可见表皮呈"教堂塔尖"状[33]，但后者是一种常染色体显性遗传病，皮损常局限于肢体远端（见第 59 章）。裂纹状棘皮瘤临床上可类似于大的 SK，但组织学分析显示是由于摩擦引起的不规则表皮增生。

## 治疗

无症状的 SK 治疗主要是出于美容原因。症状性 SK 一般通过局部破坏、刮除或削除术使之去除。最常用的局部破坏术为冷冻疗法。其他治疗包括电灼术或激光气化疗法（如铒：YAG 激光）。AKT 活性抑制剂已被证明在培养的完整脂溢性角化病中能诱导细胞凋亡，这可能代表未来的局部治疗方向[10a]。

# 苔藓样角化病

**同义名：**■ 扁平苔藓样角化病（lichen planus-like keratoses，LPLK）■ 单发型扁平苔藓（solitary lichen planus）■ 良性苔藓样角化病（benign lichenoid keratosis，BLK）

## 要点

■ 粉红至红棕色鳞屑性丘疹，位于曝光部位，最常见于前臂或上胸部。
■ 组织学基本与扁平苔藓相同，但可通过临床表现鉴别。
■ 可能是日光性黑子、脂溢性角化病或光线性角化病的炎症阶段。

## 历史

1966 年，两个独立的研究组报道了组织学与扁平苔藓相同的皮损，但与扁平苔藓不同的是，本病表现为单发无症状的皮损。这两个研究组将本病命名为单发型扁平苔藓和单发型扁平苔藓样角化病。

## 流行病学

85% 的苔藓样角化病（lichenoid keratosis，LK）患者起病时间在 35 ～ 65 岁[34]。女性发病率是男性的 2 倍，绝大多数发生于白种人。有时，浅肤色和有显著光损伤的患者发生多发性脂溢性角化病。

## 发病机制

本病认为是良性（日光性）黑子、脂溢性角化病或光线性角化病的炎症阶段。约 50% 的 LK 皮损中检测出 FGFR3、PIK3CA 和 RAS 突变，为这一关系提供了支持（见表 109.1）[35]。因部分皮损与"癌前病变"光线性角化病有关，术语"苔藓样角化病"优于"良性苔藓样角化病"。当皮损中出现明显角质形成细胞异型性或其他典型的光线性角化病的特征时，应称为苔藓样光线性角化病，当苔藓样浸润与其他脂溢性角化病的特征同时出现时，称为刺激型脂溢性角化病。

本病表皮中有数量增多的朗格汉斯细胞。由此推测淋巴细胞苔藓样浸润可能是继发于未确定的表皮抗原的刺激。其机制与扁平苔藓的机制类似。

## 临床特征

本病临床常表现为单发粉红色至红棕色的丘疹常伴鳞屑，直径 0.3 ～ 1.5 cm 不等（图 109.5A）。有经验的医生常能在活检前疑诊本病。本病皮损与 Bowen 病或 BCC 最相似，因此常进行活检。通常无症状，尽管有时患者诉轻度瘙痒或刺痛[36]。最常见的部位是前臂和上胸部，其次是胫前（女性）和其他慢性曝光部位。皮肤镜检查结果包括浅褐色假网状结构，这是由于残留的日光性黑子和与其重叠的粉红色区域造成的，后者与苔藓样炎症有关。早期消退阶段可见环状颗粒状结构和灰色假网，晚期消退阶段可见到蓝灰色细点状结构。蓝灰点或小球，代表噬黑素细胞，也被认为是 LK 的典型表现。

## 病理学

病理主要为淋巴细胞呈苔藓样浸润，散在组织细胞（图 109.5B）。有时可见嗜酸性粒细胞和浆细胞。界面皮炎的其他表现也可见到，包括基底层空泡变性、色素失禁和胶样小体。当色素失禁明显时，临床上皮

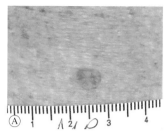

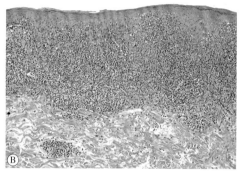

图 109.5　苔藓样角化病。A. 发生于白皙皮肤上的粉红色平顶丘疹。B. 表皮下方苔藓样浸润，形成少量的 Civatte 小体。局灶性致密角化过度，表皮内较多淋巴细胞移入。由于基底层经常模糊不清，因此需要仔细寻找黑素细胞病变，包括恶性雀斑（A，Courtesy，Jean L Bolognia，MD. B，Courtesy，Lorenzo Cerroni，MD.）

损常出现色素沉着，故有时称为色素性苔藓样角化病。同典型的扁平苔藓不同的是，本病有时可见角化不全。有时表皮同炎症浸润的真皮直接分离，形成表皮下水疱或裂隙。没有基底细胞增生，角质形成细胞异型性也很轻微或无。皮损周围常出现日光性黑子或斑状 SK 的改变。

有时，LK 的组织病理学可出现 Pautrier 样微脓肿、淋巴细胞沿基底层排列以及亲表皮性浸润，类似 MF 的表现。还有萎缩性亚型，有时皮损可类似红斑狼疮的组织学表现[37]。

本病可自行消退，组织学上，可能与其他退行性肿瘤混淆，尤其是黑色素瘤。退行性 LK 真皮乳头常出现疏松的纤维，其内散在淋巴细胞和噬色素细胞。典型的退行性黑色素瘤可见致密的噬色素细胞带，伴淋巴细胞浸润和血管扩张；表皮常变薄，表皮突消失。在未完全退变的皮损中，仍可根据组织学线索确诊，退变晚期时常难以鉴别。同时建议仔细寻找浅表性 BCC 线索。

## 鉴别诊断

临床常需鉴别的疾病包括鲍恩（Bowen）病、光

线性角化病、BCC、刺激性脂溢性角化病、黑色素瘤（包括无色素性）及黑素细胞痣。皮损出现炎症或色素沉着时常导致医生疑诊为非典型黑素细胞痣或黑色素瘤[34]。即使黑素细胞肿瘤不在临床鉴别诊断中，病理医生必须注意确保苔藓样浸润不会掩盖原位黑色素瘤，甚至是累及真皮浅层的黑色素瘤，因为后者可能会出现显著的炎症。多发性 LK 可能被误诊为苔藓样药疹，并且可能是老年瘙痒的原因[37a]。

其他易于与本病混淆的带状（苔藓样）炎症反应模式的疾病包括扁平苔藓、"苔藓样"红斑狼疮、苔藓样固定型药疹。常可依据临床表现进行鉴别。尽管扁平苔藓组织学与本病极为相似，但前者组织学表现颗粒层楔形增厚更多见，而角化不全少见。临床上，绝大多数的 LK 患者表现为单发皮损。

## 治疗

一旦确诊本病，无需进一步治疗。残余皮损可用其他治疗方法清除。

# 黑色丘疹性皮肤病

## 要点

- 在肤色较深的非洲人群中最常见。
- 面部多发的黑色丘疹。
- 可能是脂溢性角化病的一种变异型。
- 冷冻治疗可能导致色素脱失，如需治疗，最好选择剪刀剪除、刮除术或电灼术。

## 引言

黑色丘疹性皮肤病（dermatosis papulosa nigra，DPN）的特征性皮损是多发性、色素沉着、丝状无蒂、表面光滑的丘疹，直径为 1 ~ 5 mm，典型的皮损常发生于肤色较深人群的面部（图 109.6）。

## 历史

基于对中美洲和牙买加人群的观察，Castellani 于 1925 年首先报道本病。

## 流行病学

DPN 有明显的家族聚集性，家族发病率在研究人群中从 10% 至 77% 不等。这种差别可能是由于取样引起的，因为浅肤色的非裔美国人较少受累[38]。除了非洲人群的遗传性，在菲律宾人、越南人、欧洲及墨西哥人群中也有类似的报道[38]。本病罕见于儿童。女性

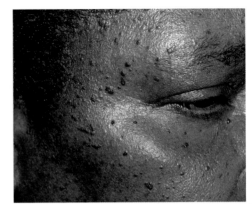

**图 109.6　黑色丘疹性皮肤病**。多发性色素沉着性丘疹，面颊是典型的部位

发病率是男性的 2 倍。DPN 与其他系统性疾病或综合征无相关性。

## 发病机制

本病病因不明。其发病年龄较 SK 更早，但其他的情况大致相似，可能是 SK 的一种变异型。也有人认为该病可能是多发性软垂疣的一种变异型。然而，在两个 DPN 样本中检测到 FGFR3 突变，支持其与 SK 相关联（见表 109.1）[39]。

## 临床特征

黑色丘疹常对称性分布于颧部及额部，也可出现于颈部、胸部及背部。该病常于青春期发病，随年龄增长，皮损逐渐增多增大，常于 60 岁时达到最高峰。

## 病理学

与棘层肥厚型脂溢性角化病相似，该病典型的病理变化包括棘层肥厚、乳头瘤样增生、角化过度。但假性角囊肿在本病少见。

## 鉴别诊断

本病常需与原发性多发性脂溢性角化病和软垂疣相鉴别。临床上有时还需与疣、黑素细胞痣、附属器肿瘤（如毛发上皮瘤、纤维毛囊瘤、外毛根鞘瘤、基底样毛囊错构瘤、汗管瘤）、及血管纤维瘤相鉴别（见图 111.5）。

## 治疗

尽管个别皮损可能对人有影响，但 DPN 治疗一般是出于美容目的。治疗上应避免选用可能引起色素减退的疗法，所以最好尽早治疗。剪刀剪除、刮除术和

电灼术是最常用的治疗手段。因黑素细胞对冷冻的反应性较角质形成细胞更敏感，所以色素减退是冷冻治疗最常见的并发症。

# 灰泥角化病

**要点**
- 灰白色丘疹。
- 主要发生于老年人的下肢，尤其是踝关节。
- 皮损呈黏着性，刮除后，出血很少。
- 可能是 SK 的一种变异型。

## 引言

灰泥角化病（stucco keratosis）皮损表现为散在、质硬不透明的灰白色丘疹，后者可能是由局灶性角质物质聚集引起。皮损一般对称性分布在膝关节以下，特别是踝部和足背。

## 历史

1958 年，Kocsard 第一个描述了灰泥角化病，8 年后他提出了灰泥角化病这个名称，以反映其"黏着性"外观。尽管早期对灰泥角化病的描述提到了真皮上部的弹力纤维的变化，但这已被证明是日光性弹力纤维组织变性。

## 流行病学

灰泥角化病的发病没有家族倾向。在寒冷的冬季更常见，在较低湿度和皮肤干燥的情况下更明显。主要累及中年到老年人群，通常第一次观察到病变是在40 岁以后。男性发病率是女性的 4 倍。尽管本病发生与种族之间关系的报道很少，但绝大多数患者为白种人。与其他疾病或综合征无相关性。

## 发病机制

组织化学研究提示局部获得性角化异常，五例灰泥角化病中有三例检测到 *PIK3CA* 突变[39]。有研究报道运用 PCR 技术，在一例灰泥角化病患者的多数皮损中发现多种型别 HPV。不过该研究的意义尚不明确。因为 HPV DNA 据称在至少 20% 的正常皮肤标本中也可检测到[40]。超微结构检查未发现病毒颗粒[41]。

日光曝露可能是本病的诱因之一，因为大多数患者皮损出现日光性损害。但也可能是患者固有老化或光老化的反映。热和石油制品（如焦油）也是可能的诱因，但这些理论都不能解释疾病的分布模式。

## 临床特征

老年人下肢出现的灰白色丘疹，一般数十个，有时数百个（图 109.7）。好发于踝部和足背，但可以蔓延到大腿。偶见于前臂。病变通常很小，从 1 ~ 4 mm，很少见到较大的斑块。皮损可以用指甲刮掉或弹离皮肤表面，可遗留领圈样的干燥鳞屑。若有出血，通常较轻微。有时，皮损可表现为棕色、粉红色或深黄色斑片。

## 病理学

表皮明显正角化过度，乳头瘤样增生，呈"教堂塔尖样"改变。通常伴有棘层肥厚，但比 SK 程度轻。颗粒层可增厚。一般无角囊肿，也无细胞异型。

## 鉴别诊断

本病易与 SK、Hopf 疣状肢端角化症、扁平疣、或疣状表皮发育不良混淆。SK 通常皮损更大，且皮损色素更深，表面呈油脂感，而灰泥角化病皮损较小，且表面干燥粗糙。组织病理学上，本病与角化过度型 SK 和疣状肢端角化病相似。三种疾病都表现为乳头瘤样增生，指状突起，出现类似的"教堂塔尖样"改变。如下所述，疣状肢端角化病好发于手背（及足背）。

## 治疗

同 SK 一样，有症状性皮损是需要去除的，但治疗通常都是出于美容的目的。刮除术或局部冷冻或电灼术是临床常选用的治疗方法。外用含尿素、乳酸、或维 A 酸的乳膏虽不能使皮损消退，但能软化皮损。

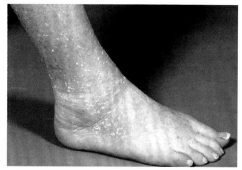

**图 109.7 灰泥角化病。** 多发性灰白色角化性丘疹，主要分布在踝关节和足背

# 汗孔角化病

## 要点

- 至少有六种汗孔角化病的变异型。
- 原型，Mibelli 汗孔角化病，表现为婴幼儿或儿童期出现的斑块，常位于肢体。
- 播散性浅表性光线性汗孔角化病（disseminated superficial actinic porokeratosis，DSAP）是最常见的类型，表现为多发性薄丘疹，好发于四肢慢性曝光部位皮肤。
- 线状汗孔角化病起病于婴幼儿或儿童，沿Blaschko 线分布。
- 斑点状汗孔角化病表现为青春期或青春期后手掌或足底出现的 1～2 mm 的丘疹。
- 掌跖播散型汗孔角化病（porokeratosis palmaris et plantaris disseminata，PPPD）是斑点状汗孔角化病的一种变异型，其他部位也可出现类似损害。
- 疣状汗孔角化病（porokeratosis ptychotropica）是一种罕见的变异型，好发于臀裂和臀部。
- 某些类型汗孔角化病表现为常染色体显性遗传的方式（如播散性浅表性光线性汗孔角化病）。
- 特征性表现为线状隆起的角化性边缘，其所对应的组织学改变是圆锥形板层结构，即一细小的角化不全柱。
- 可能演变为鳞状细胞癌，但较罕见。

## 引言

汗孔角化病（porokeratosis）表现为角化性丘疹或斑块，由于其离心性线状隆起的边缘而呈环状外观。本病被错误地命名为汗孔角化病，因为角化不全柱即圆锥形板层于最早报道时被描述为发生在汗孔，然而汗孔却是一种固定的不能向外周扩展的结构。目前至少有六种类型的汗孔角化病已被认可（表 109.2）。有报道在同一患者[42]及家族里多名成员[43]身上发现一种以上类型的汗孔角化病皮损。

## 历史

1893 年，Mibelli 第一次描述了经典的汗孔角化病：可发生于皮肤或黏膜任何部位的单发或多发的散在性斑块，通常于婴儿或儿童期发病。同年，Respighi 报道了 1 例位置浅表、播散性分布的汗孔角化病，而 Chernosky 于约 70 年后对播散性浅表性光线性汗孔角化病（DSAP）做了定义。在 20 世纪 70 年代，掌跖播

**表 109.2  汗孔角化病的临床变异型**

| 变异型 | 临床特征 |
|---|---|
| Mibelli 汗孔角化病 | 在婴儿期或儿童期出现的斑块，通常在肢体远端；直径多为几厘米 |
| 播散性浅表性光线性汗孔角化病（DSAP） | 粉红色到褐色丘疹和斑块，周边有鳞屑；发生于曝光部位，尤其是前臂伸侧和胫前；直径通常从几毫米到 1 cm；部分患者呈常染色体显性遗传 |
| 线状汗孔角化病 | 沿着 Blaschko 线的条纹；婴儿期或儿童期出现；有发生鳞状细胞癌的风险 |
| 斑点状汗孔角化病 | 掌跖部丘疹，直径 1～2 mm；在青春期或成年期出现 |
| 掌跖播散型汗孔角化病（PPPD） | 掌跖部丘疹，并累及躯干、四肢、甚至黏膜；在儿童期或青春期发病 |
| 疣状汗孔角化病 | 臀间裂和臀部的红色至褐色丘疹或斑块；病灶周围有散在的丘疹 |
| 发疹性播散性汗孔角化病 | 突然发生大量泛发的炎症性角化性皮损；大约 30% 的患者可能是相关恶性肿瘤的征兆 |

类似于汗孔角化病的病变也见于 CDAGS 综合征：颅缝早闭，锁骨发育不全、囟门延迟关闭、肛门异常、泌尿生殖系统畸形和皮疹[65]

散型汗孔角化病（PPPD）和斑点状汗孔角化病被描述。臀裂疣状汗孔角化病（porokeratosis ptychotropica）是最近才被认识的汗孔角化病类型。

## 流行病学

本病可表现为一种常染色体显性遗传病，包括 DSAP 和 PPPD，有些病例表现为散发。Mibelli 汗孔角化病男孩发病率高于女孩，但播散性浅表性光线性汗孔角化病在女性成年人中更常见。PPPD 是一种常染色体显性遗传病，男性发病率是女性的两倍，可能与环境因素有关。鉴于其与日晒的关系，DSAP 在白种人中更常见，黑种人罕见。线性汗孔角化病曾有发生于单卵双生的双胞胎的报道[44]，也有与其他类型并发的家族性报道（见下文）[45]。

## 发病机制

尽管本病是一种角化异常疾病，但是确切的病因尚不清楚。汗孔角化病有多个遗传位点[46]，包括 12q24（POLOK2；PPPD），12q24（PORKO3；DSAP1；*MVK* 突变），15q25～q26（PORKO4；DSAP2）[47]，1p31（POLOK5；DSAP3）[48]，18p11（PAROK6；DSAP4），16q24（POROK7；DSAP；*MVD* 突变），20q13（POLOK8；DSAP；*SLC17A9* 突变）和 1q22（PORO K9；DSAP；*FDPS* 突变）。值得注意的是，POROK1 最初与 Mibelli 汗孔角化病相关，但现在包括其他变型，例如线状汗孔角化病，并且它与编码磷酸羟戊酸

激酶的 *PMVK* 突变有关。*MVK* 编码甲羟戊酸激酶，在钙诱导的角质形成细胞分化和增殖中起作用，*SLC17A9* 编码囊泡核苷酸转运蛋白[49-50]。关于其他两个基因：*SSH1*[51] 和 *SART3*[52] 仍有争论。

Reed 提出的一个较老的假说认为，汗孔角化病的皮损是由于突变的角质形成细胞克隆扩增形成。Reed 观点认为：本病组织学上特征性的圆锥形板层是正常表皮与细胞突变克隆之间的界限。圆锥形板层下或皮损中央区的真皮淋巴细胞浸润被认为由免疫反应引起。皮损中角质形成细胞 DNA 倍性异常的发现也支持本观点。诱发因素比如紫外线照射[53]或由于 AIDS[54]/ 器官移植[55]引起的免疫抑制，可诱发具有遗传易感性的角质形成细胞异常克隆的个体发生本病。另外一种较不被接受的观点认为真皮淋巴细胞浸润可能针对未识别的表皮抗原，并且此炎症细胞释放调节因子，这些调节因子可刺激表皮细胞进行有丝分裂[56]。

## 临床特征

经典的 Mibelli **汗孔角化病**是一种罕见的类型，常起病于婴儿或儿童，表现为无症状、棕色至肤色的角化性小丘疹，丘疹渐增大，数年后可形成直径数厘米的斑块。皮损有隆起、边界清楚、表面角化、有线状的边缘伴有纵沟（图 109.8A）。中央可有色素沉着、色素减退、萎缩和（或）少汗。皮损可发生于身体的任何部位，包括黏膜[57]，但四肢是最常受累的部位。皮损可多发，但一般部位较局限，且单侧分布。

**播散性浅表性光线性汗孔角化病**（DSAP），又称**播散性浅表性汗孔角化病**，实际上较 Mibelli 汗孔角化病更为常见。皮损常于 30 ～ 40 岁出现，表现为无症状或轻度瘙痒的角化性小丘疹，直径 3 ～ 10 mm 不等。皮损颜色通常为肤色、棕褐色至粉红色或红色。随病情进展，皮损呈放射性扩展，中央陈旧性皮损萎缩，而外围形成边界清楚、略隆起、有纵沟的角化边缘（图 109.8B、C、D）。

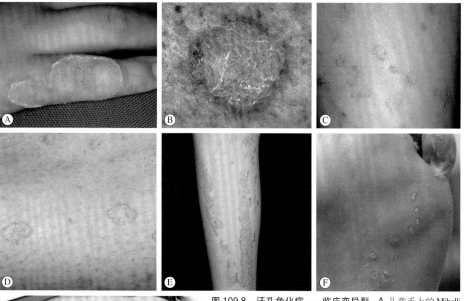

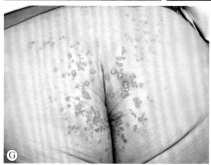

图 109.8　汗孔角化病——临床变异型。A. 儿童手上的 Mibelli 汗孔角化病。B. 肾移植患者的光线性汗孔角化病，光损伤明显。注意狭窄、隆起的边缘。C、D. 多发性播散性浅表性光线性汗孔角化病（DSAP）皮损，周边有明显的角化性边缘；病变可由浅褐色至粉红色。E. 下肢有几条线状汗孔角化病。F. 斑点状汗孔角化病患者足底表面多发性角化性丘疹。G. 疣状臀裂汗孔角化病，位于臀裂和臀部的粉红色至褐色丘疹（B，C，D，Courtesy，Jean L Bolognia，MD. F，Courtesy，Kalman Watsky，MD；G，Courtesy，César Cosme Álvarez Cuesta，MD.）

皮损较其他类型的汗孔角化病分布更为广泛。播散性浅表性汗孔角化病常对称性出现于双侧肢体，不累及掌跖和黏膜。而 DSAP 仅发生于日光曝露部位，最常累及胫前和前臂伸侧。

皮损分布可以更广泛，包括上臂、躯干上部和大腿，但非曝光部位仍然不累及。如同特发性滴状色素减少症不累及面部，这种皮损分布具有特征性。绝大多数的 DSAP 患者皮损于夏季更明显并出现红斑[58]。此外，有银屑病患者接受 UVB 或 PUVA 治疗后形成本病的报道。DSAP 可与光线性角化病混淆，或与后者并发，但与光线性角化病不同的是，本病通常仅累及腿部而面部罕见，而光线性角化病累及下肢的同时亦出现面部皮损[59]。偶尔，DSAP 报道与丙型肝炎感染或系统性红斑狼疮有关。

**线状汗孔角化病**在婴儿期或儿童期出现，它由一个或多个类似于经典型汗孔角化病的斑块组成；斑块沿 Blaschko 线分布，最常见于四肢（图 109.8E）。部分病例可并发 DSAP 和线状汗孔角化病，后者表现为杂合性缺失，即 2 型嵌合体（见图 62.2）。

*PPPD* 不常见，皮损与 Mibelli 汗孔角化病类似，但皮损更小且边缘角化较轻。可无症状或仅有轻度瘙痒，通常于儿童期或青春期发生。顾名思义，皮损常初发于掌跖部位，但可发生于包括黏膜在内的任何部位。

由于皮损太小，**斑点状汗孔角化病**是临床上最难诊断的类型。出现于青春期或成年期，好发于手掌和（或）足跖，表现为小的"种子状"角化性丘疹，具有外围隆起的边缘[60]（图 109.8F）。在临床上，它可能类似于点状角化病、毛囊角化病、Cowden 综合征和砷角化病，但组织学上存在的圆锥形板层缩小了鉴别诊断范围。这是因为两个发生于掌跖的疾病也有角化不全柱——棘状皮肤瘤（spiny keratoderma）和汗孔角化性小汗腺孔和真皮导管（porokeratotic eccrine ostial and dermal duct，PEODD）痣，前者皮损表现类似于老式八音盒的中轴。这两个病是容易鉴别的。

**疣状汗孔角化病**是一种罕见的变异型，表现为发生在臀裂和臀部的瘙痒性、红色至褐色丘疹和斑块（图 109.8G）[61]。病灶中间可能聚集融合。组织学上，可见多个，而不是单一的圆锥形板层。

汗孔角化病皮损演变为 SCC 的报道见于除点状汗孔角化病和疣状汗孔角化病的其他所有类型。老年患者、病程较长者以及线状汗孔角化病的皮损都有较高的恶变率。DSAP 的恶性转化率最低[62]。SCC 的皮损常表现为汗孔角化病皮损周围出现的丘疹或斑块，导致皮损不对称。

免疫抑制状态的患者可以出现多发性汗孔角化病

皮损，并且可以长得比较大（见图 109.8B）[54-55]。

罕见的临床变异型包括网状型[63]和毛囊型[64]。CDAGS（颅缝早闭，锁骨发育不全，囟门延迟关闭，肛门异常，泌尿生殖系统畸形和皮疹）综合征是一种非常罕见的常染色体隐性遗传病，患者在脸部和四肢出现红色斑块，组织学上与汗孔角化病相似（见表 109.2）[65]。

## 病理学

圆锥形板层是组织学诊断汗孔角化病的必要条件，尽管也可见于其他疾病如寻常疣和光线性角化病。圆锥形板层是由角化不全的角质形成细胞密集堆积形成的细圆柱状为特征，从表皮凹陷向上延伸穿过角质层，常突起至临近皮肤的表面之上（图 109.9）。圆锥形板层以下的颗粒层明显变薄或消失，但皮损的其他部位厚度正常。板层下的棘层可见角化不良和核周水肿核固缩的角质形成细胞。板层的表浅部分被拖尾于皮损的中间部位，像行进中的火车释出的烟雾一样，这是由于表皮细胞的克隆呈离心性进展所致。圆锥形板层与临床上看到的过度角化的边缘相对应。活检时所取组织应包括这一部分以确诊。有时，除外周部分，皮损多处均可发现圆锥形板层。

除了经典的 Mibelli 汗孔角化病，其他类型中圆锥形板层内陷不甚明显。与 DSAP 边缘隆起不明显相一致的是 DSAP 中的圆锥形板层不突起到临近角质层表面。汗孔角化病皮损的中央表皮可正常、出现增生或萎缩，伴表皮突消失。真皮内浸润的淋巴细胞可在血管周围、局限在板层下或在皮损中央呈苔藓样浸润。

## 鉴别诊断

本病易与其他环状皮损（见表 19.1）和光线性角化病混淆，但皮肤镜有助于检测到纵沟状角化性边缘。

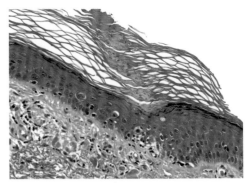

**图 109.9　汗孔角化病——组织学特征。**圆锥形板层为角化不全细胞堆积形成的细圆柱，是汗孔角化病的典型组织学特征。注意颗粒层消失，圆锥形板层下方真表皮交界液化变性

线性汗孔角化病可能与其他线状皮损混淆，比如炎症性线状表皮痣、色素失禁症（第Ⅱ期）、线状扁平苔藓（见第 62 章），但这些疾病都没有圆锥形板层。圆锥形板层可见于光线性角化病，但后者总是会出现局部皮细胞异型性。寻常疣病理上常出现角化不全柱，有时与圆锥形板层很相像，但常有凹空细胞及其他疣的组织病理学特征。汗孔角化性小汗腺孔和真皮导管痣是不同于汗孔角化病的独立疾病（见第 111 章）。

## 治疗

冷冻治疗[58]、外用 5- 氟尿嘧啶（5-fluorouracil, 5-FU）[59]、外用维 A 酸联合 5-FU、外用米喹莫特、外用他克莫司[66]、光动力治疗、削除术、刮除术、根据情况做线性切除术[67]、皮肤磨削术[68]等治疗方法在治疗本病上都有不同程度的疗效。异常克隆的角质形成细胞必须全部清除以免皮损复发。本病皮损较光线性角化病和脂溢性角化病皮损更难清除。对于泛发性或顽固性皮损，口服阿维 A 可能有效，但是停药后可能复发[69]。光保护应予推荐，特别是对于 DSAP 和线性汗孔角化病患者。

# FLEGEL 病

**同义名：** ■ 持久性豆状角化过度症（hyperkeratosis lenticularis perstans）

## 要点

■ 极罕见的疾病，可能属于常染色体显性遗传病。
■ 对称性分布的多发性盘状外观的角化丘疹。
■ 好发于成人足背和肢体远侧。

## 引言

1958 年，Flegel 描述了这种罕见疾病，为无症状、呈盘状外观的角化丘疹，最常累及成人的肢体远端。持久性豆状角化过度症与其盘状或晶体状外观（豆状）的丘疹和持久性存在的特征（持久性）有关。

## 流行病学

尽管表现为散发，本病可能是一种常染色体显性遗传病。皮损通常直到中晚年才变得明显，但也有 13 岁初发的报道[70-71]。尚无种族差异报道。

## 发病机制

电子显微镜检查发现本病膜被（板层）颗粒（Odland

体）缺失或改变[72]。膜被颗粒内的脂质产物影响角质层脱落，如果缺失或异常，即可形成角化过度。

## 临床特征

本病特征性皮损表现为大量对称分布的红棕色角化性丘疹（图 109.10A）。皮损最常累及足背和远端腿部和臂部，包括手掌和足跖。也有累及耳郭和口腔黏膜的报道。单个皮损一般较小，典型皮损直径 1 ~ 5 mm，掌跖部位的皮损常表现为细小的凹坑。皮损有黏着性鳞屑，尤其在外周边缘部位更明显。刮除这些鳞屑会导致出血。虽然大部分病损无症状，但有时患者会感到瘙痒。据报道本病可能与内分泌疾病如糖尿病和甲状腺功能亢进症有关[73]。

## 病理学

与周围正常表皮的网篮状角质层不同的是，丘疹部位由散在的正性角化过度区组成（图 109.10B）。常伴灶性角化不全和颗粒层变薄。通常皮损棘层萎缩变薄形成明显中间凹陷，侧缘呈锯齿状。真皮乳头内可见淋巴细胞沿扩张的血管呈苔藓样浸润[74]。在有些 Flegel 病中曾描述了染色质浓集和类似于 Sézary 细胞的细胞核皱褶[75]。

## 鉴别诊断

灰泥角化病表现为足背和腿部出现的灰白色丘疹，

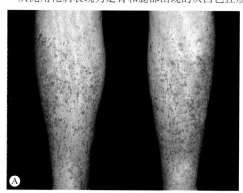

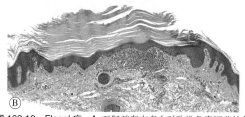

图 109.10　Flegel 病。A. 双胫前存在多个对称性色素沉着的角化性丘疹。B. 表皮变薄扁平，其上明显角化过度，真皮乳头层苔藓样炎症细胞浸润

但组织病理可见乳头瘤样增生而无表皮萎缩。除非受到刺激，皮损一般无炎症。穿通性疾病中央的角质栓更为显著，而非盘状角化过度，且伴结缔组织经表皮排出（见第96章）。除穿通性环状肉芽肿外，发生于手掌或足底的穿通性疾病罕见。播散性浅表性光化性汗孔角化病通常发生于腿部，病理出现圆锥形板层，相应的，皮损具有角化性边缘。虽然，此病的真皮变化可能与其他苔藓样疾病重叠，（见第11章）但通过临床表现可鉴别。若不结合临床，伴有淋巴细胞异型者可误诊为皮肤T细胞淋巴瘤。

## 治疗

本病治疗棘手，因为除局部破坏性治疗外，其他所有方法疗效均不满意。局部5-FU乳膏的应用是中度有效，尽管存在药物的刺激性引起耐受性欠佳。口服维甲酸或PUVA联合口服维甲酸或钙泊三烯（钙泊三醇）治疗无效或疗效不一致。

# 疣状肢端角化病

### 要点

- 手背或足背大量肤色疣状小丘疹。
- 罕见的常染色体显性角化异常病，常伴发毛囊角化病（darier disease）。
- "教堂塔尖样"角化过度，乳头瘤样增生，棘层肥厚。

## 临床特征

Hopf疣状肢端角化病（acrokeratosis verruciformis）是一种罕见的常染色体显性遗传病，常发病于儿童早期，皮损表现为手背或足背多发的肤色疣状小丘疹，前臂和腿的伸侧也可见到（见图59.14）。常见于毛囊角化病患者，且患者手掌、足底及指甲可有充满角质的小凹陷。因为毛囊角化病和疣状肢端角化症这两种疾病均可由 ATP2A2 基因突变引起，故可出现类似表现（见图59.1）。

## 病理学

角化过度，乳头瘤样增生，棘层肥厚，常伴有色素沉着。角化过度可很显著，常见前面章节所述的角化过度型脂溢性角化病和灰泥角化病中提到的"教堂塔尖样"结构。

## 鉴别诊断

本病组织学特点与脂溢性角化病类似，包括角化过度、乳头瘤样增生、棘层肥厚，伴有不同程度的色素沉着。区分两种疾病需通过临床病理相结合来进行。

## 治疗

治疗同SK及灰泥角化病所述。

# 皮角

**同义名：** ■ 皮角（cornu cutaneum）

### 要点

- 用于描述临床表现为白色至黄色、坚实、角化性圆锥状的皮损；基底可为丘疹、斑块或结节。
- 最常见于日光曝露部位，源于角化过度型光线性角化病。
- 20%的病例可发生原位或侵袭性SCC。
- 其他常见诱因包括寻常疣和脂溢性角化病。

## 临床特征

皮角（cutaneous horn）是一个临床术语，用于描述表现为白色至黄色、质地坚实、角化性圆锥状的皮损（图109.11A），基底可为丘疹、斑块或结节，直径数毫米到数厘米。其组织学基础是角蛋白在异常的棘层上方垂直、延长成圆柱状异常聚集。本病可发生于身体的任何部位，但日光曝露部位最常累及。通常男性发病率高于女性。浅肤色人和老年人尤其好发[76]。

## 病理学

本病病理特点包括角化过度、角化不全伴不同程度的棘层肥厚（图109.11B），通常可见光线性角化病中的异型的角质形成细胞。20%的皮角发生于原位或侵袭性SCC[76]。其他可以形成皮角的疾病包括寻常疣和脂溢性角化病；其次是其他的上皮肿瘤，包括毛囊上皮来源的肿瘤，尤其是毛根鞘瘤。

## 治疗

削除术和局部破坏是最常采用的治疗方法。削除必须达到足够的深度，以便病理医师评价皮角下方的真皮，是否为侵袭性SCC。可以行椭圆切除术，特别当基底为结节状或较坚硬时。光线性角化病和SCC的治疗见第108章中所述。单独冷冻治疗可能会失败，因为治疗不能到达皮损基底部，除非先将皮角削除。

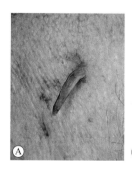

图 109.11　皮角。A. 该皮角起源于光线性角化病。B. 显著角化过度伴其下表皮增生

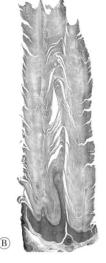

# 透明细胞棘皮瘤

**同义名：** ■ Degos 棘皮瘤（Degos acanthoma）

## 要点

- 少见，通常表现为腿部单发丘疹或斑块。
- 皮损呈白色或红色，散在，周围可有"薄饼样"鳞屑。
- 银屑病样组织病理表现，病变区域边界清楚，其内角质形成细胞透明淡染，PAS 染色阳性。

## 引言

1962 年 Degos 首先描述透明细胞棘皮瘤（clear cell acanthoma）。本病是一种少见的出现于腿部的红色丘疹或斑块，有经验的医生会考虑到本病，但通常需行活检来确诊。

## 流行病学

本病无性别发病差异，通常中年发病，50～60 岁为发病高峰。尚未见儿童时期发病的报道，亦未见种族发病的相关报道。家族倾向罕见，尽管曾有报道一法国家系中出现多名播散型本病病例[77]。

## 发病机制

本病病因尚不清楚。曾认为与粗制煤焦油和紫外线有关，但没有证据表明它与环境创伤、药物、有毒物质或病毒有关。考虑到其透明细胞质丰富，最初认

为其表现出外泌汗腺分化，但免疫组织化学和超微结构发现更符合向外毛根鞘分化或毛囊上皮的特性[78-79]。本病可能是脂溢性角化病的一种变异，含有大量含糖原的角质形成细胞[80]。

也有人推测本病可能是一种局限型、非特异性、反应性炎症性皮肤病。包括银屑病在内的多种良性增生性皮肤病的细胞角蛋白染色类型与本病相似。另外，本病与银屑病在组织病理学的相似性提示二者在角质形成细胞成熟方面有共同的异常[81]。但是，外伤不能引起透明细胞棘皮瘤，也没有同形反应，提示本病不是一种简单的局限性银屑病的变异型。

## 临床特征

透明细胞棘皮瘤表现为无症状红色圆形丘疹或斑块，同脂溢性角化病相似，呈"黏着性"外观（图109.12A）[82]。常见"薄饼样"鳞屑，尤其在皮损边缘[83]。绝大多数的病例表现为腿部单发性丘疹，但面部、前臂、躯干、腹股沟也可出现。有时表面轻度糜烂，有浆液性渗出。皮损表面常有明显血管形成，如同化脓性肉芽肿，但红斑在按压时可褪色。皮肤镜检查，真皮乳头内的环状血管呈线状排列的红点。

本病通常进展缓慢，绝大多数病程在 2～10 年。直径在 0.3～2 cm 不等，但少见的较大皮损也有报道，曾有直径达 6 cm 的病例。多发皮损罕见，目前英文文

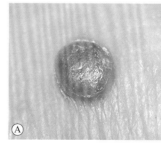

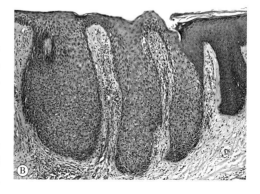

图 109.12　透明细胞棘皮瘤。A. 一深红色丘疹，边界清晰，有光泽，表面有薄饼样领圈状鳞屑。B. 表皮增生由大的苍白色角质形成细胞组成。注意到与正常皮肤的过度界限分明（B, Courtesy, Lorenzo Cerroni, MD.）

献中仅有 26 例报道，其中有的数量较少，有的数量较多且分布广泛[84]。播散型透明细胞棘皮瘤可分为散在型（＜12 个皮损）或发疹型（＞30 个皮损）[85]。个别病例达大约 400 个皮损[84]。另有发疹型透明细胞棘皮瘤有自然消退者[86]。

囊性、色素性及息肉状透明细胞棘皮瘤也有报道，但并不常见。本病也可继发于其他的皮肤病，如表皮痣、外伤后和蚊虫叮咬后。原位 SCC 与本病相关的文献很少。

### 病理学

皮损处有一个边界清楚的表皮增厚区域，由增大的苍白色角质形成细胞构成，呈规则的银屑病样增生（图 109.12B）。中性粒细胞从真皮乳头移入棘层，在上覆痂中聚集。颗粒层减少，表皮突延长。PAS 染色使苍白的角质形成细胞胞浆呈红色，其染色阳性不耐淀粉酶，提示该物质为糖原。电子显微镜检查也提示胞浆内含有大量糖原沉积。真皮内毛细血管扩张，血管周围有稀疏淋巴细胞浸润。

### 鉴别诊断

透明细胞棘皮瘤临床上可能与化脓性肉芽肿、外伤性血管瘤、炎症性脂溢性角化病或寻常疣、BCC、SCC、无色素性黑色素瘤和银屑病相混淆；皮肤镜有助于明确诊断。其他透明细胞肿瘤有时引起病理学上的混淆，尽管透明细胞棘皮瘤中的银屑病样增生有助于鉴别。毛根鞘瘤通常好发于面部，由苍白的角质形成细胞组成的呈内生性生长的小叶构成，无银屑病的其他特征。皮脂腺肿瘤的皮脂腺细胞中多房性胞浆含有脂质而非糖原，且上皮膜抗原或脂肪分子相关蛋白（adiphophilin）染色阳性。

### 治疗

削除术或刮除术联合电灼疗法是常用的治疗方法。绝大多数皮损不再复发。

## 倒置性毛囊角化病

> ### 要点
> - 无症状的白褐色至粉红色坚实丘疹。
> - 一般单发，最常见于中老年人面颈部。
> - 是刺激性脂溢性角化病的内生性的良性变异型。
> - 组织病理学上，常见鳞状涡和炎症。

### 历史

1955 年，Helwig 首次报道了倒置性毛囊角化病（inverted follicular keratosis，IFK）的特征。

### 流行病学

本病最多见于中老年白种人。男性发病率是女性的两倍。

### 发病机制

尽管本病病因不明，1963 年，Duperrat 和 Mascaro 推测本病可能源于毛囊漏斗部。

### 临床特征

典型的皮损表现为无症状的白褐色至粉红色坚实丘疹。85% 的皮损出现在面部，尤其是面颊部和上唇。头颈部的其他部位也可受累。皮损直径一般小于 1 cm，但极少数病例可达 8 cm。皮损一般固定且持续存在，部分皮损可消退。

### 病理学

基底样或鳞状分化的嗜伊红角质形成细胞向内生长，呈球茎状增生（图 109.13）。增生的角质形成细胞围绕在一个或多个毛囊漏斗部周围，并开口于表皮。可有炎性细胞浸润。常见鳞状漩涡。

### 鉴别诊断

本病在临床上需与寻常疣、脂溢性角化病、毛根鞘瘤及其他毛囊附属器肿瘤，以及 BCC 和 SCC 鉴别。毛根鞘瘤可见大量透明细胞，基底细胞排列呈栅栏状，基底膜增厚。少数情况下在倒置性毛囊角化病中可见到有丝分裂像，但不存在 SCC 中常见的明显

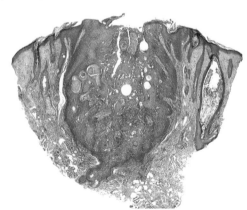

**图 109.13　倒置性毛囊角化病**。可见具有明显鳞状漩涡的角质形成细胞呈内生性增生

细胞异型性。

# 疣状角化不良瘤

## 引言

疣状角化不良瘤（warty dyskeratoma）常见于头颈部，是一种少见的孤立性丘疹或结节，组织学上有粉刺样栓塞和棘层松解伴角化不良。

## 历史

1954 年，Helwig 提出了"孤立性毛囊角化病"的术语，3 年后，本病被命名为疣状角化不良瘤，以描述皮损的单发疣状特性。

## 流行病学

本病少见，且无遗传倾向。男性更常见，发病年龄通常在 50 到 70 岁不等。白种人更易受累[87]。

## 发病机制

本病中出现的棘层松解性角化不良的发生机制尚不清楚，尽管有报道称是由于角质形成细胞的异常黏附性引起。目前毛囊角化病的发病相关基因已经确定，其异常的蛋白产物可能与包括本病在内的相关疾病的发生有关。

## 临床特征

本病表现为单发性（罕有多发），疣状，肤色或红棕色丘疹或结节，常伴结痂，中央孔含角质栓。皮损生长缓慢，常局限于头皮、前额、颞部、面颊、鼻部和耳后区。皮损也可见于甲板下和口腔，尤其是硬腭和牙槽嵴。典型的皮损直径在数毫米到 2 cm 不等。

绝大多数皮损无症状，部分患者诉瘙痒或烧灼感。有时可有出血和恶臭角质物排出。本病曾有报道与其他疾病并发，包括疣状黄瘤、光线性角化病、SCC、BCC 以及附属器瘤。未见本病恶变的报道[87]。

## 病理学

本病皮损局限，常累及至少一个扩张的毛囊皮脂腺单位。本病病理同毛囊角化病极为相似，中央呈杯状凹陷，边缘上皮细胞出现棘层松解，个别细胞出现

坏死，可见圆体和谷粒（图 109.14）。火山口样凹陷中央充满角质碎屑。仅由单层基底细胞构成的绒毛状乳头常从凹陷增生的基底向上伸至腔隙内。

## 鉴别诊断

本病易与其他上皮肿瘤和增生性疾病混淆，比如寻常疣、表皮包涵囊肿、脂溢性角化病、增生性光线性角化病和 SCC。组织学上，需要与其他出现基底上部棘层松解性角化不良的疾病鉴别，包括毛囊角化病、Grover 病、Hailey-Hailey 病、棘层松解性棘皮瘤、家族性角化不良性黑头粉刺、棘层松解性光线性角化病和棘层松解性 SCC。这些疾病大多临床表现各异。

## 治疗

本病为良性病变，所以治疗取决于临床情况。常通过活检以排除恶变的可能。

# 棘层松解性（角化不良）棘皮瘤

棘层松解性（角化不良）棘皮瘤［acantholytic（dyskeratotic）acanthoma］通常表现为成人躯干上的

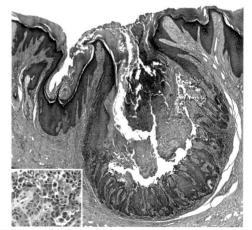

**图 109.14　疣状角化不良瘤。**杯状凹陷，中央角质栓。壁的下部有多个绒毛。上皮显示棘层松解和角化不良（插图）（Courtesy, Lorenzo Cerroni，MD.）

孤立丘疹，常需活检以排除 BCC。有时，生殖器部位有多个皮损。组织学表现为棘层松解伴或不伴角化不良。与疣状角化瘤不同，该病既不存在杯状结构，也不与毛囊相关。与棘层松解性光线性角化病相反，该病无角质形成细胞非典型性。

## 表皮松解性棘皮瘤

### 要点

- 成人出现的离散的角化丘疹，组织学可见表皮松解性角化过度。
- 两种类型：单发型和播散型。

### 流行病学

表皮松解性棘皮瘤（epidermolytic acanthoma）可发生于成人的任何年龄段。无特殊种族或性别发病倾向。尚无家族性发病的报道。

### 发病机制

因本病临床和组织学特点与疣相似，所以最早推测本病由病毒引起，但皮损中未发现 HPV DNA 存在[88]。基因突变和外源性因素比如紫外线照射，其他病毒[89]和外伤[90]都可能是获得性表皮松解性角化过度症的病因。其他理论还包括角质形成细胞的代谢活性增强或角蛋白基因的表达异常[91]。

### 临床特征

1970 年首次有单发型的报道，而本病播散型最早于 1973 年报道。两型均表现为色素加深的角化性丘疹，与寻常疣或脂溢性角化病相似（图 109.15A）。皮损直径通常为 1 cm 或更小。单发型皮损可出现在身体的任何部位。皮损散在，而呈簇分布时仍归为单发型。播散型好发于躯干，尤其是背部[92]。也有发生于生殖器的报道，需与尖锐湿疣进行鉴别[93]。皮损通常无症状，但有时可瘙痒。

### 病理学

表皮松解性角化过度具有以下四个特点（图 109.15B）：

- 颗粒层及棘层细胞核周有大小不一的空晕；
- 细胞边界不清，由网状淡染物质组成；
- 明显增厚的颗粒层内大小不一形状不规则的嗜碱性透明角质颗粒数量增多；
- 致密的角化过度。

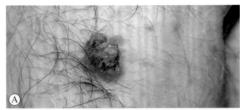

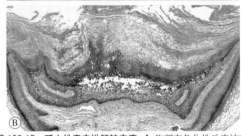

图 109.15 孤立性表皮松解棘皮瘤。A. 胸部有角化性丘疹结节。B. 明显角化过度，下方表皮内表皮松解性角化过度

基底层正常。本病出现乳头瘤样增生较其他类型表皮松解性角化过度症更常见。真皮浅层常见轻度血管周围淋巴细胞浸润。

### 鉴别诊断

临床上与寻常疣和 SK 类似。因无特征性临床表现，所以通常活检后才能确诊。表皮松解性角化过度是几种疾病共有的组织学表现，包括表皮松解性鱼鳞病（先天性大疱性鱼鳞病样红皮病）、某些类型表皮痣和掌跖角化病，有时可见于正常皮肤和某些疾病的皮损，如毛囊囊肿、SK、不典型痣、光线性角化病和皮角等[92]。

### 治疗

皮损为良性，故无需治疗。局部破坏术、削除术或线性切除术均可治愈，但浅表切除可能会复发。

## 大细胞棘皮瘤

### 要点

- 呈肤色、色素沉着或色素减退的丘疹或斑块。
- 位于老年人的日光曝露部位。
- 可能是日光性黑子或脂溢性角化病的一种变异型。

### 引言

大细胞棘皮瘤（large cell acanthoma）是一种良性的角化性疾病，通常无症状而易被忽视[94]。一些皮肤病理学专家经常诊断此病，但也有人不认为这是一种独立的疾病。

## 历史

1967 年，Pinkus 在一次良性表皮肿瘤的演讲中首次提到本病并命名为大细胞棘皮瘤[95]。

## 流行病学

本病多见于中老年人的日光曝露部位，确诊年龄从 30 岁到 90 岁不等，平均年龄为 65 岁左右。女性发病率略高，且大多数患者为白种人[95]。

## 发病机制

本病发病机制尚不明确。基因学研究发现有低水平的细胞非整倍性，该表现通常与恶性相关。然而，大细胞棘皮瘤一般被认为是临床良性的。有研究者认为本病可能是鲍恩（Bowen）病的一种变异型[96]。也有人认为本病可能是日光性黑子演变为网状脂溢性角化病或扁平苔藓样角化病的过渡期[97-98]。

## 临床特征

本病特征性皮损表现为单发的肤色、色素沉着或色素减退的丘疹或斑块，边界清楚（图 109.16A）。好发于面颈部（包括眼睑），也可发生于面部以外[96]。散发于四肢的多发性皮损罕见。

因为本病无自觉症状，易被忽视，所以确诊时间差异非常大，为 3 个月至 15 年不等[94]。

## 病理学

皮损病变界限清楚，瘤细胞大小一致，胞浆丰富，细胞和胞核较大（图 109.16B）。可见轻度的细胞异型

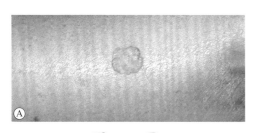

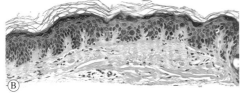

图 109.16　**大细胞棘皮瘤**。A. 边界清晰、薄、粉红-棕色斑块。B. 表皮轻度增生，灶状增大的角质形成细胞聚集

性。有不同程度角化过度，表皮突延长，乳头瘤样增生和基底层色素沉着。部分皮损角化过度轻微，表皮突变平，真皮乳头较小[96]。

## 鉴别诊断

本病常需与日光性黑子、脂溢性角化病、光线性角化病、鲍恩（Bowen）病和黑色素瘤相鉴别。

## 治疗

可选用刮除术或单纯切除术以及局部破坏术。

# 表皮痣

**同义名：** ■疣状痣（nevus verrucosus）■疣状痣（verrucous nevus）■角质形成细胞痣（Keratinocytic nevus）

## 要点

- 通常于出生后一年内出现"痣"，即表皮和真皮乳头的错构瘤。
- 最常见的皮损表现为沿 Blaschko 线呈线状排列的有色素沉着的乳头瘤样丘疹或斑块。
- 在单侧痣（单侧）和高起性鱼鳞病（双侧）中，皮损多发，呈条纹和漩涡状排列。
- 表皮痣综合征患者常伴其他异常，尤其是骨骼肌和中枢神经系统。

## 引言

在皮肤病学中，"痣（nevus）"有三种定义：①先天性皮损（胎记）或出生后早期出现的皮损；②黑素细胞良性肿瘤；或③错构瘤。后者是一种良性畸形，受累部位（如表皮、结缔组织、附属器等）正常组织结构过多或缺乏。大多数的错构瘤，主要是一种成分的异常。

## 流行病学

本病发病率约为 1∶1000。尽管家族性病例也有报道[99-100]，但绝大多数属于散发。男女发病率相等。

## 发病机制

一般认为本病起源于胚胎表皮基底层的多能干细胞。基因嵌合现象曾被认为是引起大多数表皮痣的原因（见第 62 章），目前发现只有那些组织学上与表皮松解性角化过度（症）或棘层松解性角化不良相关的

痣与基因镶嵌有关（比如局限于受累表皮的 *KRT1* 或 *KRT10* 与 *ATP2A2* 突变）。2006 年，在"普通"或角质形成细胞表皮痣（即表现为棘层肥厚、乳头瘤样增生、角化过度的表皮痣）中发现，编码"成纤维细胞生长因子受体 3（*FGFR3*）的基因发生嵌合式激活突变[101]。值得注意的是，类似的 *FGFR3* 生殖系突变导致黑棘皮症相关的骨骼发育不良综合征。与 SK 一样，在表皮痣中也检测到 *PIK3CA* 的激活突变（见表 62.7）[10]。最后，在角质形成细胞表皮痣中观察到嵌合性 RAS 突变（*HRAS* > *NRAS* > *KRAS*）[102-103]。可见表 109.1 总结。

尽管经典的皮损称为"表皮"痣（epidermal nevus），但错构病变至少也累及真皮的一部分，尤其是真皮乳头。所以当治疗单纯破坏表皮时不能清除皮损，除非切除或破坏真皮上部，否则皮损肯定复发。

## 临床特征

一项对 131 名表皮痣患者的调查发现，发病年龄从出生至 14 岁不等，80% 的病例于 1 岁以内起病[104]。有时成年期皮损会变得更明显[105]。本病多数表现为线状皮损，有时可见多发单侧或双侧线状斑块（见第 62 章）。多数皮损由局限性色素性乳头瘤样丘疹或斑块构成，常无自觉症状（图 109.17）。最初期的皮损可为斑疹样，易与线状漩涡状痣样黑素过度病混淆。色素减少性表皮痣罕见。一旦形成，皮损增厚，表面疣状更明显，尤其在关节和皱褶部位（如颈部）。皮损最

常见于躯干、四肢或颈部[104]，大小及分布不定。皮损沿 Blaschko 线分布，可在正中线上突然中止。

疣状痣是用于描述表面呈疣状局限性皮损的术语。单侧痣，首先由 von Baerensprung 在 1863 年报道，为大面积的单侧斑块，是疣状痣的一个亚型，常累及躯干。高起鱼鳞病（系统性表皮痣）是泛发性双侧表皮痣的一种变异型，也主要累及躯干[106]。

表皮痣综合征是 1968 年由 Solomon 和 Esterly 提出的概念，当表皮痣与其他发育异常并发时即可诊断（见第 62 章）。常见的发育异常累及神经系统或肌肉骨骼系统。一项包含 119 名表皮痣患者的研究发现，除皮肤表现外，33% 的病例有一种器官系统异常，6% 有 2 种，5% 有 3 种，5% 有 5 种或更多。一些过度生长综合征可出现表皮痣，包括变形综合征、CLOVES 综合征和 PTEN 错构瘤综合征（见第 62 章和 104 章）。

## 病理学

本病至少有 10 种组织学类型，同一皮损中至少有一种以上的类型出现[107-108]。实际上，不管哪种类型，其特征性的组织学变化均为表皮过度增生、角化过度、棘层肥厚、乳头瘤样增生，伴有不同程度的角化不全（图 109.18）。其他表现，如表皮松解性角化过度、局灶性皮肤棘层松解性角化不良等，都可能是突出特征。炎症性线状疣状表皮痣（inflammatory linear verrucous epidermal nevus，ILVEN）在临床及组织病理学特征上

图 109.17 **表皮痣**。A. 单一细线状斑块中可见明显的乳头状瘤；这是最常见的临床表现。B. 较大的疣状色素性斑块。C. 多个疣状色素沉着性斑块沿着 Blaschko 线排列。注意皮损不超过中线（A，Courtesy, Julie V Schaffer, MD；B，Courtesy, Kalman Watsky, MD；C，Courtesy, Kathryn Schwarzenberger, MD.）

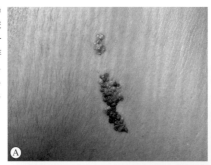
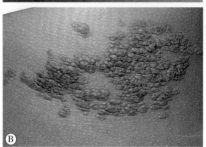
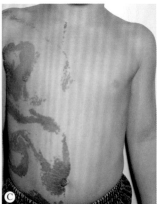

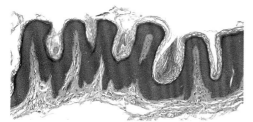

**图 109.18　表皮痣——最常见的组织学类型。**表皮增生伴乳头状瘤和角化过度

均与银屑病类似（见以后章节）。

　　BCC、SCC 和角化棘皮瘤等肿瘤很少与表皮痣相关。这种恶性改变在表皮痣中比在皮脂腺痣中少见。本病若发生恶性变，常见于青春期前[109]。表皮痣或皮脂腺痣基础上出现的 BCC 实际上可能是毛母细胞瘤，表现出其错构瘤的性质[110-112]。

### 鉴别诊断

　　皮脂腺痣，通常发生于头部，而不是躯干或四肢，可认为是表皮痣的一种亚型，合并了皮脂或顶泌汗腺（大汗腺）的错构瘤成分（见第 111 章）。器官样痣结合了表皮痣和皮脂腺痣的特点，根据解剖部位不同（比如头颈部与躯干部不同）临床表现各异。线状苔藓是一种获得性疾病，乳头瘤样增生和棘层肥厚较轻，而角化不良和棘细胞间水肿更明显，且皮损不会持久存在。其他类型沿 Blaschko 线分布的痣样病变常与本病混淆，取决于表皮增生的类型和程度。此类疾病包括汗孔角化性小汗腺孔和真皮导管痣、线状扁平苔藓、X 连锁显性遗传斑点状软骨发育不全。较小的皮损应与脂溢性角化病、寻常疣和银屑病皮损相鉴别，尤其是有 Koebner 现象发生时。组织学上还需与乳头角化过度症进行鉴别。

### 治疗

　　对于本病患儿，尤其是多发或泛发病例，应与儿科医生一起进行患儿系统性异常的彻底评价（见第 62 章）。全皮层厚度手术切除可治愈本病，但如果仅切除表皮层（比如刮除术或削除术）时，常复发。较大范围手术切除时可诱发肥厚性瘢痕或瘢痕疙瘩[113]。外用疗法中如外用糖皮质激素、维 A 酸类、煤焦油、蒽林、5-FU 和鬼臼树脂都有应用，但疗效有限。据报道口服维 A 酸尽管不能完全消除皮损，但在减轻系统性表皮痣厚度方面有一定疗效。也可使用激光磨削术，如若有效，必然导致瘢痕和真皮乳头纤维增生。因此出于美观考虑，患者往往难以接受此疗法，可局

部试用。

# 炎性线状疣状表皮痣

**同义名：**■ 皮炎性表皮痣（dermatitic epidermal nevus）

### 要点

■ 线状银屑病样丘疹或斑块，常累及一侧肢体。
■ 75% 的患者 5 岁前发病。
■ 女孩发病率是男孩的 4 倍。
■ 尽管尝试治疗，皮损常持续数年。
■ 组织学表现为银屑病样增生伴不同程度的角化不全和正型角化。

### 引言

　　炎性线状疣状表皮痣（inflammatory linear verrucous epidermal nevus，ILVEN）是一种相对罕见的儿童时期发病的疾病，皮损表现为线状、银屑病样斑块。

### 历史

　　1971 年，Altman 和 Mehregan 第一次描述本病[114]。

### 发病机制

　　本病确切的病因尚不清楚。因为其组织学与银屑病有几分相似，一些人认为两种疾病有共同的发病机制[115]。外皮蛋白，一种成熟鳞状上皮的结构成分，在本病皮损正型角化上皮中表达增加，而在角化不全区域下的角质形成细胞中极少表达。但在银屑病中，外皮蛋白在除基底层的表皮全层中均有表达[116]。因为本病与银屑病有相似性，有人推测本病可能是由于角质形成细胞生长克隆性失调引起[115]。最近，在一个 ILVEN 的病例中检测到 GJA1 的后合子突变，提示 ILVEN 可能是进行性可变性红斑角化病的镶嵌形式[116a]。

### 临床特征

　　本病皮损呈银屑病样外观，可伴有明显瘙痒。鳞屑性红色丘疹融合形成线状斑块，尽管有时躯干可受累，但通常见于一侧肢体（图 109.19A）。皮损绝大多数单侧分布。据报道，左腿较右腿更易受累[114]。75% 的病例发病年龄在 5 岁以内。成人期发病的病例也有报道[117]，但较罕见，可有家族倾向[100]。本病男女发病率长期比例为 1：4。大多数皮损于成年后自

发消退[118]。另有本病与关节炎相关性的报道[119]。

## 病理学

本病银屑病样的组织病理学变化与其银屑病样外观有关。表皮突延长，宽大的角化不全区与凹陷的角化过度区交替出现，角化不全区域下方颗粒层消失，角化过度区域下方颗粒层增厚（图109.19B）。表皮呈乳头瘤样增生伴海绵形成，常见淋巴细胞和中性粒细胞移入，偶可见 Munro 微脓肿。

## 鉴别诊断

目前炎症性表皮痣至少有3种亚型，包括苔藓样表皮痣、表皮痣与银屑病重叠和先天性偏侧发育不良伴鱼鳞病样痣及肢体缺陷（congenital hemidysplasia with ichthyosiform nevus and limb defects，CHILD）综合征（见第56章）。苔藓样表皮痣表现为典型的疣状斑块，淋巴细胞呈苔藓样浸润真皮。本病实质上是否为线状扁平苔藓的变异型存在争议。发病年龄、皮损分布、随病程进展无新发皮损、治疗抵抗和缺少家族史均为 ILVEN 的特征。线状（痣样）银屑病患者其他

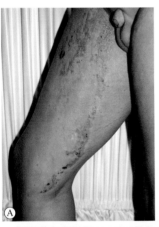

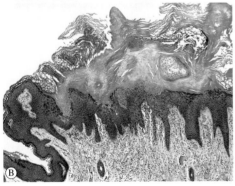

**图109.19 炎性线状疣状表皮痣（ILVEN）。A.** 右大腿内侧的线状鳞屑性红色斑块。部分皮损呈银屑病样外观。**B.** 表皮增生，宽大的角化不全与正角化过度交替出现

部位可有或新发典型银屑病斑块。

有学者推测 ILVEN 可能是 CHILD 综合征的顿挫型，因为本病患者鲜有同侧骨骼系统异常。尽管 CHILD 综合征典型的皮损表现为累及一半躯体、好发于皮肤皱褶部位（有自愈倾向）的大片鱼鳞病样红斑，但部分病例有沿 Blaschko 线分布的类似于 ILVEN 皮损的线状角化斑块。组织学上，CHILD 综合征与本病的不同在于前者具有疣状黄瘤的特性，真皮乳头延长，真皮乳头层上部有大量泡沫细胞[120]，超微结构发现角质层下层细胞内有空泡。

## 治疗

同其他表皮痣一样，本病难以治愈。对银屑病有效的疗法对本病仅部分有效[119]，手术切除有效但会遗留瘢痕。脉冲染料激光在部分病例有较好疗效，其作用机制可能是破坏供应表皮的真皮乳头小血管[121]。联合外用维A酸和5-FU乳膏也有一定疗效，但需持续治疗才能取得稳定的长期效果[122]。外用合成维生素 $D_3$ 衍生物，如卡泊三醇也有一定疗效[123-124]。有报道称 TNF 抑制剂可改善症状。

本病并发关节炎，尽管罕见，但可明显致畸。早期诊断是必要的。治疗同关节病型银屑病[119]。

# 粉刺样痣

**同义名：** ■ 粉刺痣（comedo nevus）■ 粉刺痣（comedonal nevus）

### 要点

- 良性错构瘤，常于10岁以前发病。
- 大量群集的呈线状排列的粉刺，最常累及面部、躯干或颈部。
- 组织学上可见表皮凹陷，内含角质栓和未成形的毛干。

## 引言

粉刺样痣（nevus comedonicus）是罕见的毛囊皮脂腺单位的错构瘤，最终形成大量扩张的充满角质的黑头粉刺。

## 历史

1895年，Kofmann 第一次描述了粉刺样痣的特征。1914年，White 将本病命名为"痣性毛囊角化病"，他

认为黑头粉刺样皮损不是真正的黑头粉刺，因为大多数本病中皮脂腺不发育或缺失。

## 流行病学

大约一半的患者在出生时皮损即很明显，其余起病于儿童，通常在 10 岁前发病。成年发病的病例罕见，常与刺激或外伤有关。本病无种族或性别倾向。尽管多数病例散发，但也有家族性发病的报道[125]。

## 发病机制

一般认为，本病是由于毛囊皮脂腺单位中胚层部分的生长失调引起。上皮组织内陷聚集了松软的角质物形成粉刺样角质栓，而不能形成成熟终毛和皮脂腺。1998 年，有研究发现一例痤疮样痣，即 Munro 痤疮痣皮损中存在 FGFR2 突变，而邻近正常皮损无突变，提示本病可能由基因镶嵌引起（见表 62.7）。最近，在经典粉刺样痣患者的皮损中确定了 NIMA 相关激酶 9 基因（NEK9）的镶嵌激活突变[126a]。

## 临床特征

皮损通常表现为单发的局限性皮损（图 109.20A）或呈线状排列的簇集性扩张的毛囊口，内含坚实深色角质物。正中线分界处有时可见多发性线状斑块。皮损大小不一，直径从几厘米到蔓延及半侧躯体不等。最常累及部位为面部，其次是躯干、颈部和上肢。本病也可发生于无毛区，比如手掌、足底及龟头。当皮损出现在肘关节及膝关节，可呈疣状外观。炎性丘疹或囊肿可与粉刺同时出现。青春期激素水平升高可加重病情。发展为 SCC 或角化棘皮瘤相当罕见。

## 病理学

由群集的未发育的毛囊结构构成，表现为扩张的毛囊口，内含角质碎屑而无毛干（图 109.20B）。毛囊上皮有时可见表皮松解性角化过度。

## 鉴别诊断

多种皮肤疾患可表现为黑头粉刺，需与本病鉴别。**婴儿痤疮**典型表现为 3～24 个月的婴儿面部出现皮损。但后者粉刺、脓疱和丘疹不呈线状排列，且有自限性。**氯痤疮**通常是由于暴露于毒素后引起的黑头粉刺样皮损，常位于双侧面部和耳后。

**家族性角化不良**性黑头粉刺是一种罕见的常染色体显性遗传病，常起病于儿童时期或青春期，皮损广泛散布于躯干及肢端而非线状排列。组织学上，粉刺壁可见棘层松解性角化不良。

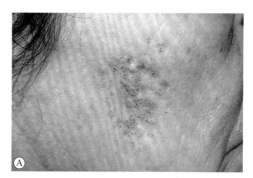

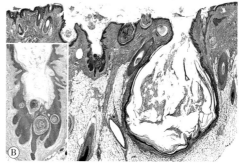

图 109.20　**粉刺样痣**。A. 右脸颊局限性区域内多个粉刺。B. 扩张的漏斗部充满正角化性角蛋白。偶尔，粉刺壁显示上皮增生（插入）（A，Courtesy，Lorenzo Cerroni，MD.）

**扩张孔痣**临床表现与本病相似，但组织病理表现为扩张的毛囊性囊肿。汗孔角化性小汗腺孔及真皮导管痣也可能与本病混淆，尤其是皮损累及手掌或足底时。前者皮损由内含角化不全碎屑的扩张小汗腺导管构成，典型者角质形成细胞胞浆呈空泡化，且颗粒层消失。

## 治疗

同其他表皮痣一样，本病治疗仍是个问题。局限性皮损可手术切除，但较大者难以切除。人工粉刺挤除术、皮肤磨削术和外用角质剥脱剂（如水杨酸、维A 酸和乳酸铵制剂[127]）可能有效，但不能治愈。因为需要长期治疗，不推荐使用异维 A 酸，但其可能对阻止囊肿形成有效。继发感染时需使用抗生素。

# 黑棘皮病

黑棘皮病（acanthosis nigricans）在第 53 章已详细阐述。组织学上，本病易与脂溢性角化病、表皮痣或融合性网状乳头瘤病混淆。需结合临床表现。

# 乳头和乳晕痣样角化过度病

本病少见，病因不明，女性多见。通常双侧，也可单侧。两侧乳晕皮肤渐进性弥漫性增厚，色素沉着，通常在青春期后开始。组织病理学上，有不规则的基底细胞样棘层增厚，表皮突延长，交织，正型角化过度，基底层色素沉着，类似于脂溢性角化病。怀孕期间痣样角化过度可能变得更加明显，也可能发生在接受激素治疗的男性。虽然没有一致有效的治疗方法，但有局部外用维甲酸、冷冻治疗或射频剥脱改善病情的病例报告。

# 融合性网状乳头瘤病

**同义名：** ■ Gougerot 和 Carteaud 融合性网状乳头瘤病

## 要点

- 常于青春期发病。
- 多发棕色疣状丘疹或斑片呈融合和（或）网状分布，最常累及胸中部和上腹部。
- 约 50% 的患者口服米诺环素有效。

## 历史

Gougerot 和 Carteaud 融合性网状乳头瘤病（confluent and reticulated papillomatosis，CARP）最早报道于 1927 年。

## 流行病学

通常于青春期发病。年轻女性发病率是男性的 2.5 倍，黑种人发病率是白种人的 2 倍。尽管有家族性发病的报道，但本病发生一般为散发[128]。

## 发病机制

因为本病发生与肥胖、月经不规律、糖尿病以及垂体和甲状腺疾病相关，所以部分学者认为本病发生可能与内分泌失调有关，尤其是胰岛素抵抗。此外，本病临床表现与黑棘皮病类似。然而，大多数患者其他方面都是正常的。另有推测本病是一种角化异常性疾病，理由是部分患者外用或系统性使用维A酸药物有效[129]。也有人认为本病发生可能与宿主对马拉色菌的异常反应有关，因为该微生物有时以酵母（较少情况下为菌丝）形态遍布受累区域皮肤，外用硫化硒有时有效[130]。但大多病例没有马拉色菌增殖的证据。

## 临床特征

本病皮损初发时表现为 1 ～ 2 mm 丘疹，最常累

及两乳间，其次是肩胛间或上腹部。皮损迅速增大至 4 ～ 5 mm，演变为棕色、角化性疣状丘疹或斑片。丘疹中央融合，外周呈网状（图 109.21）。颈部、躯干上部及其他屈侧部位也可受累。尚未见口腔受累的报道。皮损无症状或少数有轻度瘙痒。

## 病理学

本病常出现角化过度、棘层肥厚及乳头瘤样增生。浅层血管周围稀疏的淋巴细胞浸润。本病特征性病理变化表现为棒状和球茎状表皮突向真皮乳头内轻度突出其基底层含色素（"脏脚"）。

## 鉴别诊断

本病临床上易于与黑棘皮病、花斑癣和毛囊角化病混淆。黑棘皮病斑块更厚，质地更软，多累及间擦部位；也缺乏 CARP 的网状表现。黑棘皮病最常见与体重增加相关，减肥后皮损消失；部分作者将其称之为假性黑棘皮病。因为有棕色鳞屑以及与马拉色菌相关，花斑癣需与本病鉴别，前者皮损不呈网状，也不呈乳头瘤样。有时，潴留性角化过度，也被称为陆地样皮病（terra frima-forme），可能与 CARP 混淆，但前者可以很容易地用酒精擦子除去。

组织学上，本病可能与脂溢性角化病、表皮痣、黑棘皮病或其他乳头瘤样上皮增生性疾病混淆，除非提供适当的临床信息。

## 治疗

本病治疗棘手，因为其可能对治疗无反应或停药后复发。经长期观察，尚无一例病例彻底治愈。尚无单一药物能在长期控制方面取得一致疗效。使用各种口服抗生素

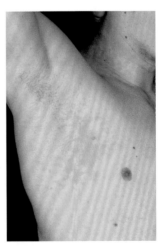

**图 109.21　融合性网状乳头瘤病（CARP）。** 胸部和颈部多个细小的色素沉着性丘疹，中央融合，边缘呈网状（Courtesy，Lorenzo Cerroni，MD.）

（例如四环素类药物）和口服维甲酸（如异维 A 酸、阿维 A）[129, 131] 以及局部水杨酸、氢醌、他克莫司[132]、抗真菌药物（例如硫化硒）[130] 和 5-FU，可获得暂时性改善。据报道，口服米诺环素在 50% 的患者中是有效的，部分没有复发，而其他人经历无病间期长达 18 个月[133]。在维持疾病于稳定期方面，口服维 A 酸类药物不比口服抗生素效果好。考虑到前者的高血脂和致畸性等副作用，一般作为二线或三线药物使用。

# 透明细胞丘疹病

## 要点

- 非常罕见，主要见于亚洲儿童。
- 色素减退性斑疹和丘疹沿乳线排列。
- 透明大细胞沿着基底层和在马尔皮基层内散在分布。

## 流行病学

透明细胞丘疹病（clear cell papulosis，CCP）是一种极为罕见的疾病，主要见于中国和其他亚洲儿童。

## 发病机制

CCP 的发病机制尚不清楚。皮损沿着所谓的乳线排列，以及皮损中出现透明细胞，提示本病与 Toker 细胞的组织发生关系。一些作者认为这是对应于乳房外 paget 病的良性疾病[135]。

## 临床特征

CCP 的特点是多发、无症状、白色斑疹或丘疹，直径 2～10 mm，好发于胸前、腹部和腰部。病变通常沿乳线排列。在罕见的情况下，面部也可能累及。

## 病理学

CCP 病变是轻度棘层增厚，表皮角质形成细胞排列稍有紊乱。许多透明细胞主要沿着表皮的基底层散在分布，但在基底层以上也有。这些透明细胞比相邻的角质形成细胞大，并且由于细胞质中有丰富的黏蛋白而出现空泡化，后者可能被 PAS、黏蛋白卡红、阿新蓝或胶体铁所染色。免疫组化显示，CCP 的透明细胞表达癌胚抗原（CEA）、细胞角蛋白（CK7+、AE1/AE3+、CaM5.2+）、上皮膜抗原（epithelial membrane antigen，EMA）和囊泡病液体蛋白 15（GCDFP-15）阳性，但对 CD1a、S100 蛋白和 HMB45[134] 的表达均为阴性。

## 鉴别诊断

临床上，CCP 应与色素减退型花斑癣、慢性苔藓样糠疹、滴状硬化性苔藓、无色素性扁平疣和结节性硬化症的彩纸样病变相鉴别（见表 66.5）。组织学上，CCP 需要区别于乳房外 paget 病和 paget 样角化不良。乳房外 paget 病的肿瘤细胞比 CCP 更不典型、异形性更明显。paget 样角化不良是一种角化症，其特征是在表皮内散布透明、苍白的嗜酸性角质形成细胞，这是偶然的组织病理学发现，没有任何临床意义。

## 治疗

CCP 是良性的过程，不需要治疗。大多数患者至少可以有部分消退[136]。

## 致谢

感谢 Raymond Barnhill 对本章节中日光性黑子部分做出的贡献。

[陈 佳（上海市皮肤病医院）译 曾学思校 孙建方审]

# 参考文献

1. Hafner C, Stoehr R, van Oers JM, et al. FGFR3 and PIK3CA mutations are involved in the molecular pathogenesis of solar lentigo. Br J Dermatol 2009;160:546–51.

2. Bastiaens M, ter Huurne J, Gruis N, et al. The melanocortin-1-receptor gene is the major freckle gene. Hum Mol Genet 2001;10:1701–8.

3. Wang SQ, Rabinovitz H, Oliviero MC. Dermoscopic patterns of solar lentigines and seborrheic keratosis. In: Marghoob AA, Braun B, Kopf AW, editors. Atlas of Dermoscopy. London: Taylor & Francis; 2005. p. 60–71.

4. Rhodes AR, Harrist TJ, Momtaz TK. The PUVA-induced pigmented macule: a lentiginous proliferation of large, sometimes cytologically atypical, melanocytes. J Am Acad Dermatol 1983;9:47–58.

4a. Lassacher A, Worda M, Kaddu S, et al. T1799A BRAF mutation is common in PUVA lentigines. J Invest Dermatol 2006;126:1915–17.

5. Todd MM, Rallis TM, Gerwels JW, et al. A comparison of three lasers and liquid nitrogen in the treatment of solar lentigines. Arch Dermatol 2000;136:841–6.

6. Verhagen ARHB, Koten JW, Chaddah VK, Patel RI. Skin diseases in Kenya: a clinical and histopathological study of 3,168 patients. Arch Dermatol 1968;98:577–86.

7. Yeatman J, Kilkenny M, Marks R. The prevalence of seborrhoeic keratoses in an Australian population: does exposure to sunlight play a part in their frequency? Br J Dermatol 1997;137:411–14.

8. Nakamura H, Hirota S, Adachi S, et al. Clonal nature of seborrheic keratosis demonstrated by using the polymorphism of the human androgen receptor locus as a marker. J Invest Dermatol 2001;116:506–10.

9. Hafner C, Hartmann A, van Oers JMM, et al. FGFR3 mutations in seborrheic keratoses are already present in flat lesions and associated with age and localization. Mod Pathol 2007;20:895–903.

10. Hafner C, López-Knowles E, Luis NM, et al. Oncogenic PIK3CA mutations occur in epidermal nevi and seborrheic keratoses with a characteristic mutation pattern. Proc Natl Acad Sci USA 2007;104:13450–4.

10a. Neel VA, Todorova K, Wang J, et al. Sustained Akt activity is required to maintain cell viability in seborrheic keratosis, a benign epithelial tumor. J Invest Dermatol 2016;136:696–705.

11. Pesce C, Scalora S. Apoptosis in the areas of squamous differentiation of irritated seborrheic keratosis. J Cutan Pathol 2000;27:121–3.

12. Leonardi C, Zhu W, Kinsey W, Penneys N. Seborrheic keratoses from the genital region may contain human papillomavirus DNA. Arch Dermatol 1991;127:1203–6.

13. Garcia R, Bishop M. The rapid onset of seborrheic keratosis of the breast during pregnancy. J Assoc Mil Dermatol 1977;3:13–14.

14. Schwengle L, Rampen F. Eruptive seborrheic keratoses associated with erythrodermic pityriasis rubra pilaris: possible role of retinoid therapy. Acta Derm Venereol 1988;68:443–5.

15. Winkelmann R. Superficial spreading (and disappearing) seborrheic keratosis. Cutis 1999;63:235–7.

16. Díaz-Cascajo C, Reichel M, Sanchez J. Malignant neoplasms associated with seborrheic keratoses. An analysis of 54 cases. Am J Dermatopathol

1996;18:278–82.
17. Rao B, Freeman R, Poulos E, et al. The relationship between basal cell epithelioma and seborrheic keratosis. A study of 60 cases. J Dermatol Surg Oncol 1994;20:761–4.
18. Zabel R, Vinson R, McCollough M. Malignant melanoma arising in a seborrheic keratosis. J Am Acad Dermatol 2000;42:831–3.
19. Sloan J, Jaworsky C. Clinical misdiagnosis of squamous cell carcinoma in situ as seborrheic keratosis. A prospective study. J Dermatol Surg Oncol 1993;19:413–16.
20. Vielhauer V, Herzinger T, Korting HC. The sign of Leser-Trélat: a paraneoplastic cutaneous syndrome that facilitates early diagnosis of occult cancer. Eur J Med Res 2000;5:512–16.
21. Heaphy MR Jr, Millns JL, Schroeter AL. The sign of Leser-Trélat in a case of adenocarcinoma of the lung. J Am Acad Dermatol 2000;43:386–90.
22. Grob JJ, Rava MC, Gouvernet J, et al. The relation between seborrheic keratoses and malignant solid tumours. A case-control study. Acta Derm Venereol 1991;71:166–9.
23. Yeh J, Munn S, Plunkett T, et al. Coexistence of acanthosis nigricans and the sign of Leser-Trélat in a patient with gastric adenocarcinoma: a case report and literature review. J Am Acad Dermatol 2000;42:357–62.
24. Schwartz R. Sign of Leser-Trélat. J Am Acad Dermatol 1996;35:88–95.
25. Lindelof B, Sigurgeirsson B, Melander S. Seborrheic keratoses and cancer. J Am Acad Dermatol 1992;26:947–50.
26. Neuhaus IM, LeBoit PE, McCalmont TM. Seborrheic keratosis with basal clear cells: a distinctive microscopic mimic of melanoma in situ. J Am Acad Dermatol 2006;54:132–5.
27. Haspeslagh M, De Schepper S, De Wispelaere I, Degryse N. Seborrheic keratosis with basal clear cells: a peculiar microscopic mimic of melanoma in situ. J Cutan Pathol 2013;40:768–9.
28. Blessing K, Evans AT, al-Nafussi A. Verrucous naevoid and keratotic malignant melanoma: a clinico-pathological study of 20 cases. Histopathology 1993;23:453–8.
29. Mishima Y, Pinkus H. Benign mixed tumor of melanocytes and malpighian cells. Arch Dermatol 1960;81:539–50.
30. Simón P, Requena L, Sánchez Yus E. How rare is melanoacanthoma? Arch Dermatol 1991;127:583–4.
31. Tomich C, Zunt S. Melanoacanthosis (melanoacanthoma) of the oral mucosa. J Dermatol Surg Oncol 1990;16:231–6.
32. Li J, Ackerman AB. "Seborrheic keratoses" that contain human papillomavirus are condylomata acuminata. Am J Dermatopathol 1994;16:398–405.
33. Schueller W. Acrokeratosis verruciformis of Hopf. Arch Dermatol 1972;106:81–3.
34. Berger TG, Graham JH, Goette DK. Lichenoid benign keratosis. J Am Acad Dermatol 1984;11:635–8.
35. Groesser L, Herschberger E, Landthaler M, Hafner C. FGFR3, PIK3CA and RAS mutations in benign lichenoid keratosis. Br J Dermatol 2012;166:784–8.
36. Prieto VG, Casal M, McNutt NS. Lichen planus-like keratosis: a clinical and histologic reexamination. Am J Surg Pathol 1993;17:259–63.
37. Morgan MB, Stevens GL, Switlyk S. Benign lichenoid keratosis. A clinical and pathologic reappraisal of 1040 cases. Am J Dermatopathol 2005;27:387–92.
37a. Pitney L, Weedon D, Pitney M. Multiple lichen planus-like keratoses: Lichenoid drug eruption simulant and under-recognised cause of pruritic eruptions in the elderly. Australas J Dermatol 2016;57:54–6.
38. Grimes P, Arora S, Minus H, Kenney J. Dermatosis papulosa nigra. Cutis 1983;32:385–6, 392.
39. Hafner C, Landthaler M, Mentzel T, Vogt T. FGFR3 and PIK3CA mutations in stucco keratosis and dermatosis papulosa nigra. Br J Dermatol 2010;162:508–12.
40. Astori G, Lavergne D, Benton C, et al. Human papillomaviruses are commonly found in normal skin of immunocompetent hosts. J Invest Dermatol 1998;110:752–5.
41. Shall L, Marks R. Stucco keratoses. A clinico-pathological study. Acta Derm Venereol 1991;71:258–61.
42. Dover JS, Phillips TJ, Burns DA. Disseminated superficial actinic porokeratosis: coexistence with other porokeratotic variants. Arch Dermatol 1986;122:887–9.
43. Lucker GP, Steiflen PM. The coexistence of linear and giant porokeratosis associated with Bowen's disease. Dermatology 1994;189:78–80.
44. Guillot P. Porokeratose de Mibelli lineaire chez des jumelles monozygotes. Ann Dermatol Venereol 1991;118:519–24.
45. Commens CA, Shumack SP. Linear porokeratosis in two families with disseminated superficial actinic porokeratosis. Pediatr Dermatol 1987;4:209–14.
46. Porokeratosis 1, multiple types; POROK1. Online Mendelian Inheritance in Man 11-20-2015. <http://omim.org/entry/175800>.
47. Xia K, Deng H, Xia JH, et al. A novel locus (DSAP2) for disseminated superficial actinic porokeratosis maps to chromosome 15q25.1-26.1. Br J Dermatol 2002;147:650–4.
48. Liu P, Zhang S, Yao Q, et al. Identification of a genetic locus for autosomal dominant disseminated superficial actinic porokeratosis on chromosome 1p31.3-p31.1. Hum Genet 2008;123:507–13.
49. Zhang SQ, Jiang T, Li M, et al. Exome sequencing identifies MVK mutations in disseminated superficial actinic porokeratosis. Nat Genet 2012;44:1156–60.
50. Cui H, Li L, Wang W, et al. Exome sequencing identifies SCL17A9 pathogenic gene in two Chinese pedigrees with disseminated superficial actinic porokeratosis. J Med Genet 2014;51:699–704.
51. Zhang Z, Niu Z, Yuan W, et al. Fine mapping and identification of a candidate gene *SSH1* in disseminated superficial actinic porokeratosis. Hum Mutat 2004;24:438.
52. Zhang ZH, Niu ZM, Yuan WT, et al. A mutation in *SART3* gene in Chinese pedigree with disseminated superficial actinic porokeratosis. Br J Dermatol 2005;52:658–63.
53. Cockerell CJ. Induction of disseminated superficial actinic porokeratosis by phototherapy for psoriasis. J Am Acad Dermatol 1991;24:301–2.
54. Kanitakis J. Disseminated superficial porokeratosis in a patient with AIDS. Br J Dermatol 1994;131:284–9.
55. Fields LL. Rapid development of disseminated superficial porokeratosis after transplant induction therapy. Bone Marrow Transplant 1995;15:993–5.
56. Raychaudhuri SP, Smoller BR. Porokeratosis in immunosuppressed and nonimmunosuppressed patients. Int J Dermatol 1992;31:781–2.
57. Hernandez-Bel P, Sanmartín-Jimenez O, Sorni-Bróker G, Guillén-Barona C. Labial porokeratosis. Am J Dermatopathol 2010;32:638–9.
58. Shumack SP, Commens CA. Disseminated superficial actinic porokeratosis: a clinical study. J Am Acad Dermatol 1989;20:1015–22.
59. McDonald SG, Peterka ES. Porokeratosis (Mibelli): treatment with topical 5-fluorouracil. J Am Acad Dermatol 1983;8:107–10.
60. Rahbari H, Cordero A, Mehregan A. Punctate porokeratosis. A clinical variant of porokeratosis of Mibelli. J Cutan Pathol 1977;4:338–41.
61. Yeo J, Winhoven S, Tallon B. Porokeratosis ptychotropica: a rare and evolving variant of porokeratosis. J Cutan Pathol 2013;40:1042–7.
62. Sasson M, Krain A. Porokeratosis and cutaneous malignancy: a review. Dermatol Surg 1996;22:339–42.
63. Helfman RJ, Poulos EG. Reticulated porokeratosis: a unique variant of porokeratosis. Arch Dermatol 1985;121:1542–3.
64. de Almeida HL Jr, Guarenti MIM, de Castro LAS, Rocha NM. Follicular involvement in porokeratosis. J Eur Acad Dermatol Venereol 2007;21:109–11.
65. Mendoza-Londono R, Lammer E, Watson R, et al. Characterization of a new syndrome that associates craniosynostosis, delayed fontanel closure, parietal foramina, imperforate anus, and skin eruption: CDAGS. Am J Hum Genet 2005;77:161–8.
66. Parks AC, Conner KJ, Armstrong CA. Long-term clearance of linear porokeratosis with tacrolimus 0.1% ointment. JAMA Dermatol 2014;150:194–6.
67. Rabbin PE, Baldwin HE. Treatment of porokeratosis of Mibelli with $CO_2$ laser vaporization versus surgical excision with split-thickness skin graft: a comparison. J Dermatol Surg Oncol 1993;19:199–202.
68. Spencer JM, Katz BE. Successful treatment of porokeratosis of Mibelli with diamond fraise abrasion. Arch Dermatol 1992;128:1187–8.
69. Goldman GD, Milstone LM. Generalized linear porokeratosis treated with etretinate. Arch Dermatol 1995;131:496–7.
70. Bean S. Hyperkeratosis lenticularis perstans: a clinical, histopathologic, and genetic study. Arch Dermatol 1969;99:705–9.
71. Miranda-Romero A, Sanchez Sambucety P, Bajo del Pozo C, et al. Unilateral hyperkeratosis lenticularis perstans (Flegel's disease). J Am Acad Dermatol 1998;39:655–7.
72. Jang K, Choi J, Sung K, et al. Hyperkeratosis lenticularis perstans (Flegel's disease): histologic, immunohistochemical, and ultrastructural features in a case. Am J Dermatopathol 1999;21:395–8.
73. Pearson LH, Smith JG, Chalker DK. Hyperkeratosis lenticularis perstans (Flegel's disease): case report and literature review. J Am Acad Dermatol 1987;16:190–5.
74. Ando K, Hattori H, Yamauchi Y. Histopathological differences between early and old lesions of hyperkeratosis lenticularis perstans (Flegel's disease). Am J Dermatopathol 2006;28:122–6.
75. Langer K, Zonzits E, Konrad K. Hyperkeratosis lenticularis perstans (Flegel's disease). J Am Acad Dermatol 1992;27:812–16.
76. Korkut T, Tan NB, Oztan Y. Giant cutaneous horn: a patient report. Ann Plast Surg 1997;39:654–5.
77. Balus L, Cainelli T, Cristiani R, et al. Multiple familial clear cell acanthoma. Ann Dermatol Venereol 1984;111:665–6.
78. Hashimoto T, Inamoto N, Nakamura K, et al. Involucrin expression in skin appendage tumours. Br J Dermatol 1987;117:325–32.
79. Akiyama M, Hayakawa K, Watanabe Y, et al. Lectin-binding sites in clear cell acanthoma. J Cutan Pathol 1990;17:197–201.
80. Kwittken J. Clear cell acanthoma: a metabolic variant of seborrheic keratosis. Mt Sinai J Med 1980;47:49–51.
81. Finch TM, Tan CY. Clear cell acanthoma developing on a psoriatic plaque: further evidence of an inflammatory aetiology? Br J Dermatol 2000;142:842–4.
82. Degos R, Civatte J. Clear-cell acanthoma. Experience of 8 years. Br J Dermatol 1970;83:248–54.
83. Fine R, Chernosky M. Clinical recognition of clear-cell acanthoma (Degos'). Arch Dermatol 1969;100:559–63.
84. Innocenzi D, Barduagni F, Cerio R, et al. Disseminated eruptive clear cell acanthoma – a case report with review of the literature. Clin Exp Dermatol 1994;19:249–53.
85. Naeyaert J, de Bersaques J, Geerts M, et al. Multiple clear cell acanthomas. A clinical, histological, and ultrastructural report. Arch Dermatol 1987;123:1670–3.
86. García-Gavín J, González-Vilas D, Montero I, et al. Disseminated eruptive clear cell acanthoma with spontaneous regression: further evidence of an inflammatory origin? Am J Dermatopathol 2011;33:599–602.
87. Tanay A, Mehregan A. Warty dyskeratoma. Dermatologica 1969;138:155–64.
88. Leonardi C, Zhu W, Kinsey W, et al. Epidermolytic acanthoma does not contain human papillomavirus DNA. J Cutan Pathol 1991;18:103–5.
89. Metzler G, Sonnichsen K. Disseminated epidermolytic acanthoma. Hautarzt 1997;48:740–2.
90. Banky JP, Turner RJ, Hollowood K. Multiple scrotal epidermolytic acanthomas; secondary to trauma? Clin Exp Dermatol 2004;29:489–91.
91. Hirone T, Fukushiro R. Disseminated epidermolytic acanthoma. Acta Derm Venereol 1973;53:393–402.
92. Knipper JE, Hud JA, Cockerell CJ. Disseminated epidermolytic acanthoma. Am J Dermatopathol 1993;15:70–2.
93. Bogale SR, Chan CS, McIntire H, Hsu S. Epidermolytic acanthoma of the scrotum: A rare mimicker of condyloma acuminatum. Dermatol Online J 2011; 17:6.
94. Sanchez Yus E, de Diego V, Urrutia S. Large cell acanthoma. A cytologic variant of Bowen's disease? Am J Dermatopathol 1988;10:197–208.
95. Pinkus H. Epidermal mosaic in benign and precancerous neoplasia (with special reference to large-cell acanthoma). Acta Dermatol (Kyoto) 1970;65:75–81.
96. Sanchez Yus E, del Rio E, Requena L. Large-cell acanthoma is a distinctive condition. Am J Dermatopathol 1992;14:140–8.
97. Roewert H, Ackerman A. Large-cell acanthoma is a solar lentigo. Am J Dermatopathol 1992;14:122–32.
98. Fraga GR, Amin SM. Large cell acanthoma: a variant of solar lentigo with cellular hypertrophy. J Cutan Pathol 2014;41:733–9.
99. Meschia JF, Junkins E, Hofman KJ. Familial systematized epidermal nevus syndrome. Am J Med Genet 1992;44:664–7.
100. Goldman K, Don P. Adult onset of inflammatory linear verrucous epidermal nevus in a mother and her daughter. Dermatology 1994;189:170–2.
101. Hafner C, van Oers JMM, Vogt T, et al. Mosaicism of activating *FGFR3* mutations in human skin causes

epidermal nevi. J Clin Invest 2006;116:2201–6.

102. Bourdeaut F, Hérault A, Gentien D, et al. Mosaicism for oncogenic G12D KRAS mutation associated with epidermal nevus, polycystic kidneys and rhabdomyosarcoma. J Med Genet 2010;47: 859–62.

103. Toll A, Gantner S, et al. Keratinocytic epidermal nevi are associated with mosaic RAS mutations. J Med Genet 2012;49:249–53.

104. Rogers M, McCrossin I, Commens C. Epidermal nevi and the epidermal nevus syndrome. A review of 131 cases. J Am Acad Dermatol 1989;20:476–88.

105. Adams B, Mutasim D. Adult onset verrucous epidermal nevus. J Am Acad Dermatol 1999;41:824–6.

106. Loff H, Bardenstein D, Levine M. Systematized epidermal nevi: case report and review of clinical manifestations. Ophthal Plast Reconstr Surg 1994;10:262–6.

107. Su W. Histopathologic varieties of epidermal nevus. A study of 160 cases. Am J Dermatopathol 1982;4:161–70.

108. Submoke S, Piamphongsant T. Clinico-histopathological study of epidermal naevi. Australas J Dermatol 1983;24:130–6.

109. Solomon L, Esterly N. Epidermal and other congenital organoid nevi. Curr Probl Pediatr 1975;6:1–56.

110. Willis D, Rapini RP, Chernosky ME. Linear basal cell nevus. Cutis 1990;46:493–4.

111. Levin A, Amazon K, Rywlin A. A squamous cell carcinoma that developed in an epidermal nevus. Report of a case and a review of the literature. Am J Dermatopathol 1984;6:51–5.

112. Braunstein B, Mackel S, Cooper P. Keratoacanthoma arising in a linear epidermal nevus. Arch Dermatol 1982;118:362–3.

113. Dellon AL, Luethke R, Wong L, Barnett N. Epidermal nevus: surgical treatment by partial-thickness skin excision. Ann Plast Surg 1992;28:292–6.

114. Altman J, Mehregan A. Inflammatory linear verrucose epidermal nevus. Arch Dermatol 1971;104:385–9.

115. Welch M, Smith K, Skelton H, et al. Immunohistochemical features in inflammatory linear verrucous epidermal nevi suggest a distinctive pattern of clonal dysregulation of growth. Military Medical Consortium for the Advancement of Retroviral Research. J Am Acad Dermatol 1993;29:242–8.

116. Ito M, Shimizu N, Fujiwara H, et al. Histopathogenesis of inflammatory linear verrucose epidermal naevus: histochemistry, immunohistochemistry and ultrastructure. Arch Dermatol Res 1991;283:491–9.

116a. Umegaki-Arao N, Sasaki T, Fujita H, et al. Inflammatory Linear Verrucous Epidermal Nevus with a Postzygotic GJA1 Mutation Is a Mosaic Erythrokeratodermia Variabilis et Progressiva. J Invest Dermatol 2017;137:967–70.

117. Kawaguchi H, Takeuchi M, Ono H, et al. Adult onset of inflammatory linear verrucous epidermal nevus. J Dermatol 1999;26:599–602.

118. Morag C, Metzker A. Inflammatory linear verrucous epidermal nevus: report of seven new cases and review of the literature. Pediatr Dermatol 1985;3:15–18.

119. Al-Enezi S, Huber A, Krafchik B, et al. Inflammatory linear verrucous epidermal nevus and arthritis: a new association. J Pediatr 2001;138:602–4.

120. Happle R. How many epidermal nevus syndromes exist? A clinicogenetic classification. J Am Acad Dermatol 1991;25:550–6.

121. Altster T. Inflammatory linear verrucous epidermal nevus: successful treatment with the 585 nm flashlamp-pumped pulsed dye laser. J Am Acad Dermatol 1994;31:513–14.

122. Kim J, Chang M, Shwayder T. Topical tretinoin and 5-fluorouracil in the treatment of linear verrucous epidermal nevus. J Am Acad Dermatol 2000;43:129–32.

123. Gatti S, Carrozzo AM, Orlandi A, et al. Treatment of inflammatory linear verrucous epidermal naevus with calcipotriol. Br J Dermatol 1995;132:837–9.

124. Mitsuhashi Y, Katagiri Y, Kondo S. Treatment of inflammatory linear verrucous epidermal naevus with

topical vitamin D3. Br J Dermatol 1997;136:134–5.

125. Patrizi A, Neri I, Fiorentini C, Marzaduri S. Nevus comedonicus syndrome: a new pediatric case. Pediatr Dermatol 1998;15:304–6.

126. Munro CS, Wilkie AO. Epidermal mosaicism producing localised acne: somatic mutation in FGFR2. Lancet 1998;352:704–5.

126a. Levinsohn JL, Sugarman JL, Yale Center for Mendelian Genomics, et al. Somatic mutations in NEK9 cause nevus comedonicus. Am J Hum Genet 2016;98:1030–7.

127. Inoue Y, Miyamoto Y, Ono T. Two cases of nevus comedonicus: successful treatment of keratin plugs with a pore strip. J Am Acad Dermatol 2000;43:927–9.

128. Henning JP, de Wit RFE. Familial occurrence of confluent and reticulated papillomatosis. Arch Dermatol 1981;117:809–10.

129. Buynzeel-Koomen CAFM, de Wit RFE. Confluent and reticulated papillomatosis successfully treated with aromatic etretinate. Arch Dermatol 1984;120:1236–7.

130. Nordby AC, Mitchell AJ. Confluent and reticulated papillomatosis responsive to selenium sulfide. Int J Dermatol 1986;25:194–9.

131. Lee MP, Stiller MJ, McClain SA, et al. Confluent and reticulated papillomatosis: response to high-dose oral isotretinoin therapy and reassessment of epidemiologic data. J Am Acad Dermatol 1994;31:327–31.

132. Tirado-Sánchez A, Ponce-Olivera RM. Tacrolimus in confluent and reticulated papillomatosis of Gougerot Carteaud. Int J Dermatol 2013;52:513–14.

133. Chang SN, Kim SC, Lee SH, Lee WS. Minocycline treatment for confluent and reticulated papillomatosis. Cutis 1996;57:454–7.

134. Kuo T-T, Chan H-L, Hsueh S. Clear cell papulosis of the skin. Am J Surg Pathol 1987;11:827–34.

135. Yu Y, Sukhatme S, Loo DS. Clear cell papulosis: a connection of clear cells to Toker cells or Paget disease. Arch Dermatol 2009;145:1066–8.

136. Tseng FW, Kuo TT, Lu PH, et al. Long-term follow-up study of clear cell papulosis. J Am Acad Dermatol 2010;63:266–73.

# 第 110 章　囊肿

*Mary Seabury Stone*

## 要点

- 本章描述了多种不同类型的皮肤囊肿。
- 皮肤囊肿表现为局限性真皮或皮下丘疹或结节。
- 囊壁的组织学特征和解剖学位置决定了囊肿的类型。
- 囊壁可为复层鳞状上皮或非复层鳞状上皮构成；无上皮性囊壁的囊性结构最好归为假性囊肿。
- 需要治疗时，囊肿的主要治疗手段是手术切除。

## 引言

囊肿（cyst）是常见的皮肤病。因医学、美容的考虑，或者由于囊肿的机械刺激或炎症所致的不适，囊肿患者可能求医。由于许多真皮或皮下肿瘤也可形成囊肿样结节，故确诊囊肿需要进行组织学检查。囊肿可以根据解剖部位（实际上，囊肿可发生于身体的任何器官）、胚胎起源或组织学特征来进行分类。由组织学特征决定确切诊断，本章中将根据组织学特征来介绍皮肤囊肿。

真性囊肿有一上皮性的囊壁，囊壁可由复层鳞状上皮或其他类型的上皮构成。有些"假性囊肿"则根本无上皮性囊壁。基于是否有囊壁和其构成，皮肤囊肿可分为 3 种主要类型（表 110.1，图 110.1）。许多非皮肤科医生将表皮样囊肿或毛发囊肿称为"皮脂腺囊肿（sebaceous cyst）"，错误地认为许多有上皮性囊壁的囊肿中含水的白色角化物来源于皮脂腺。唯一的真性皮脂腺囊肿是脂囊瘤（steatocystoma）。由于容易引起混淆，"皮脂腺囊肿"最好避免使用。

## 具有复层鳞状上皮囊壁的囊肿

### 表皮样囊肿

**同义名：** ■ 漏斗部囊肿（infundibular cyst） ■ 表皮囊肿（epidermal cyst） ■ 表皮包涵囊肿（epidermal inclusion cyst）

表皮样囊肿（epidermoid cyst）是最常见的皮肤囊肿，可发生于皮肤的任何部位，以面部和躯干上部

**表 110.1　皮肤囊肿的三种主要类型**

| 分类 | 类型 | 常见部位 |
|---|---|---|
| 复层鳞状上皮 | 表皮样（漏斗部）囊肿 | 面部，躯干上部 |
| | 粟丘疹 | 面部 |
| | 外毛根鞘囊肿 | 头皮 |
| | 增生性外毛根鞘囊肿 | 头皮（老年女性） |
| | 增生性表皮样（漏斗部）囊肿 | 骨盆部（肛门生殖器部位） |
| | 毳毛囊肿 | 躯干（胸部） |
| | 脂囊瘤 | 躯干、腋部、腹股沟区 |
| | 皮肤角质囊肿 | 无特定部位 |
| | 色素性毛囊囊肿 | 面部（男性） |
| | 皮样囊肿 | 面部，沿胚胎融合面，如眉毛侧面（婴儿） |
| | 疣状囊肿 | 面部，躯干上部（HPV 感染性表皮样囊肿） |
| | 耳孔囊肿 | 耳周 |
| | 藏毛囊肿 | 上臀裂、骶尾坐骨区 |
| 非复层鳞状上皮 | 汗囊瘤 | |
| | ● 外泌汗腺 | 面部（下眼睑、颊部） |
| | ● 顶泌汗腺 | 面部（眼睑边缘） |
| | 支气管源性囊肿 | 胸骨上切迹（婴儿期） |
| | 甲状舌骨囊肿 | 颈前中线 |
| | 鳃裂囊肿 | 颈侧、耳前、腭部（青少年及年青人） |
| | 皮肤纤毛囊肿 | 下肢（年轻女性） |
| | 女阴纤毛囊肿 | 大阴唇 |
| | 中缝囊肿 | 阴茎龟头腹侧 |
| | 脐肠系膜管囊肿 | 脐部、脐周 |
| 上皮缺如（假性囊肿） | 黏液囊肿 | 口腔黏膜（下唇） |
| | 指黏液囊肿（假性囊肿） | 手指远端背侧（偶尔脚趾） |
| | 腱鞘囊肿 | 腕部 |
| | 耳郭假性囊肿 | 耳部梨状窝（成年男性） |
| | 皮肤化生性滑液囊肿（假性囊肿） | 手术创伤部位 |

最常见。皮损为界限清楚的肤色到黄色的真皮结节，可见一个孔样结构，代表了囊肿所起源的毛囊（图 110.2）。囊肿直径从数毫米至数厘米不等。表浅的微小表皮样囊肿称为粟丘疹（见下文）。表皮样囊肿起源于毛囊漏斗部（别名为漏斗部囊肿，图 110.3）。它们可以是原发性，也可起源于破坏的毛囊结构或外伤植入性上皮（别名为表皮"包涵"囊肿）。

由于毛囊破坏在许多表皮样囊肿发病机制中的重要

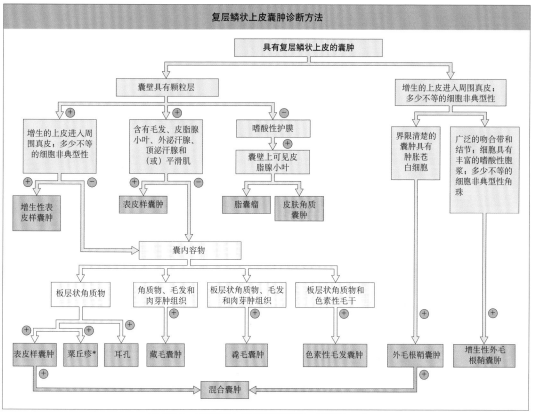

复层鳞状上皮囊肿诊断方法

具有复层鳞状上皮的囊肿

图 110.1 复层鳞状上皮囊肿诊断方法。* 直径 1 ～ 2 mm

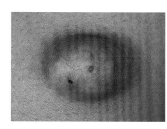

图 110.2 表皮样囊肿。
典型临床表现：淡黄色，
显示有两个小孔

性，多发性表皮样囊肿可见于有明显寻常痤疮病史的患者。多发性囊肿也可见于 Gardner 综合征（家族性腺样息肉病）和痣样基底细胞癌综合征的个体[1-2]。使用非选择性（例如 Sorafenib）和选择性（例如 Vemurafenib）BRAF 抑制剂的患者常在面部发生多发性表皮样囊肿或粟丘疹[3]。阴囊的多发性囊肿（图 110.4）可通过异常钙化而出现阴囊钙质沉着[4]。

未出现炎症的表皮样囊肿通常无症状，但是，施加压力时可挤出难闻气味的囊内容物。囊壁破裂可导致剧烈的疼痛性炎症反应，这是患者就医的常见原因

（图 110.5）。表皮样囊肿内发生基底细胞癌（BCC）或鳞状细胞癌（SCC）是非常罕见的。

### 病理学

组织学显示充满层化角质物的囊腔，囊壁由含颗粒层的复层鳞状上皮构成（图 110.6）。囊肿周围急性和慢性肉芽肿性炎症及不同程度的纤维化，这时既往曾发生囊肿破裂的证据。在 Gardner 综合征的患者中，一些囊肿显示特有的组织学特征，即由毛母质瘤样影细胞形成的柱状突起伸入囊腔内[1]。囊肿上皮感染人乳头瘤病毒导致棘层不规则肥厚，使囊壁呈疣状外观（疣状囊肿）。

### 治疗

如需治疗，手术切除可治愈囊肿，可以通过单纯切除或切开并通过手术切口挤出囊内容物和囊壁而完成。如果未能去除完整的囊壁，囊肿可能复发。囊肿不发炎时，首选手术切除。发炎的表皮样囊肿可能需要切开引流，有时则需要抗生素治疗。损害内注射曲安西龙（triamcinolone）有助于加速炎症消退。

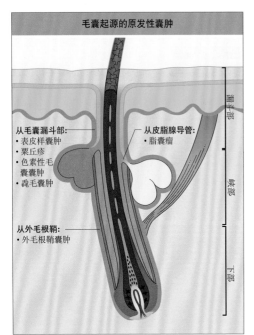

毛囊起源的原发性囊肿

从毛囊漏斗部:
- 表皮样囊肿
- 粟丘疹
- 色素性毛囊囊肿
- 毳毛囊肿

从皮脂腺导管:
- 脂囊瘤

从外毛根鞘:
- 外毛根鞘囊肿

漏斗部

峡部

下部

**图 110.3 毛囊起源的原发性囊肿。** 从毛囊皮脂腺单位衍生的囊肿的解剖学起源（Adapted from Requena L，Sanchez Yus E. Follicular hybrid cysts. An expanded spectrum. Am J Dermatopathol. 1991；13：228-33.）

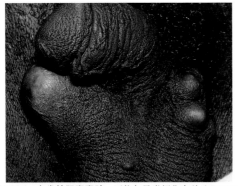

**图 110.4 多发性阴囊囊肿。** 可能与异常钙化有关（Courtesy，Joyce Rico，MD.）

## Winer 扩张孔

临床表现为单发的扩张粉刺，主要发生于成年人面部。

### 病理学

可见一扩张的毛囊开口，其内充满角质碎屑，囊壁由含有颗粒层的鳞状上皮构成，呈指状突起深入周围真皮内。

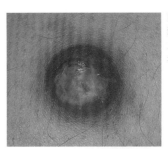

**图 110.5 发炎的表皮样囊肿。** 由于囊肿破裂而发生的炎症和疼痛是患者就医的常见原因

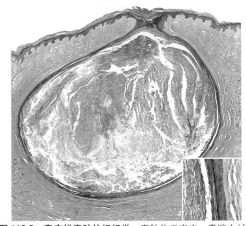

**图 110.6 表皮样囊肿的组织学。** 囊肿位于真皮，囊壁内衬表皮，囊内可见板层状角质物。囊壁显示具有颗粒层的表皮性角化（插图）

### 鉴别诊断

虽然丘疹更常见，但毛鞘棘皮瘤、毛发上皮瘤和大孔基底细胞癌均可见一明显的孔。

### 治疗

如需治疗，手术切除即可治愈。

## 毛鞘棘皮瘤

表现为一个具有中央粉刺样开口的丘疹（在第111 章讨论）。虽然不是真性囊肿，但有些毛鞘棘皮瘤可具有部分囊性结构。

### 治疗

如需治疗，手术切除即可治愈。

## 粟丘疹

粟丘疹（milia）是小的浅表囊肿，极为常见，可发生于任何年龄。粟丘疹可起源于毛囊漏斗部或者汗腺导管，在口腔可能来源于小涎腺导管或者陷入胚胎融合板的上皮。粟丘疹表现为 1～2 mm 大小、白色至黄色表皮下坚实丘疹（图 110.7）。

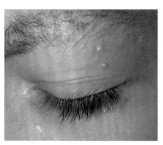

图 110.7　**粟丘疹**。面部小的（1～2 mm）、白色半球型丘疹

40%～50% 的婴儿有粟丘疹，常见于面部。新生儿粟丘疹多数在出生后 4 周内自行消退。新生儿粟丘疹也可见于硬腭（Bohn 结节）或齿龈边缘（Epstein 珍珠疹），可自行消退。粟丘疹可作为一个原发病变而出现，尤其在面部；也可作为继发性表现在水疱形成过程中（例如迟发性皮肤卟啉症，获得性大疱性表皮松解症）或在外伤、美容操作所致的表浅损伤之后发生。粟丘疹也可发生于局部应用糖皮质激素而诱发的萎缩区域内[5]和毛囊性蕈样肉芽肿。

斑块粟丘疹（milia en plaque）特征性的表现为水肿性斑块内多发性粟丘疹，最常发生于耳后区。婴儿泛发粟丘疹可能是口-面-指综合征 1 型（一种发生在男性的致死性 X 连锁疾病）一个表现，除了粟丘疹，该综合征还表现为面部及头颅畸形、唇及腭裂、分叶舌、智力迟钝和多囊肾及沿头顶 Blaschko 线分布的脱发。粟丘疹也可见于许多其他综合征中，包括基底细胞癌相关综合征、Rombo 综合征和 Bazex-Dupré-Christol 综合征，以及伴丘疹性损害的先天性无毛症、Loeys-Dietz 综合征、基底细胞样毛囊错构瘤综合征、Basan 综合征和 Brooke-Spiegler 综合征亚型（Rasmussen 综合征）。

### 病理学

粟丘疹的组织学特征是小的表皮样囊肿，囊壁为含颗粒层的复层鳞状上皮，囊内为板层状角蛋白性内容物。

### 治疗

粟丘疹可以通过用针、手术刀或柳叶刀刺破其上方表皮并挤出粟丘疹而去除。也可以借助于粉刺挤压器。激光和电干燥法也可作为治疗选择。对于面部多发粟丘疹，局部外用维 A 酸疗法有助于减少数量，并对皮损清除有所帮助。

## 外毛根鞘囊肿

**同义名：**■ 毛发囊肿（trichilemmal cyst，Pilar cyst）■ 粉瘤（wen）■ 峡部-退行期囊肿（isthmus-catagen cyst）

外毛根鞘囊肿（tricholemmal cyst）在临床上不能与表皮样囊肿相鉴别，但其发生率比表皮样囊肿少四至五倍。90% 的外毛根鞘囊肿位于头皮（图 110.8A）。皮损可单发，但常为多发。外毛根鞘囊肿可以为常染色体显性遗传。

### 病理学

外毛根鞘囊肿的囊壁显示了与毛囊峡部和退行期及休止期毛囊的外毛根鞘相似的角化（因此又称为毛囊峡部-退行期囊肿）。囊壁为复层鳞状上皮细胞，但细胞间桥不可见，邻近囊腔的细胞肿胀且苍白，并显示突然的角化而没有颗粒层（图 110.9）。囊内容物由均质的嗜酸性致密物质组成，可有钙化。如果既往发生过破裂，可在囊肿周围见到异物巨细胞。

### 治疗

治疗可行手术切除。与表皮样囊肿相比，外毛根鞘囊肿更容易通过手术切口被"剥离"而不破裂，因

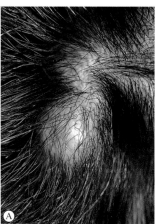

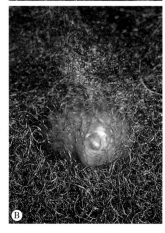

图 110.8　**外毛根鞘囊肿和增生性外毛根鞘囊肿**。A. 外毛根鞘囊肿是一个边界清楚，可活动的具有光滑表面的真皮中囊内结节。B. 一个老年女性患者的增生性外毛根鞘囊肿表现为扩张的囊性结节。两种类型的囊肿均好发于头部

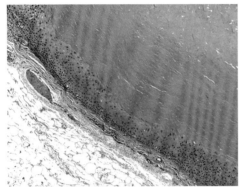

图 110.9　外毛根鞘囊肿组织病理。囊壁为肿胀的角质形成细胞，骤然角化而无颗粒层形成；均质性的角蛋白充填于囊内（Courtesy，Luis Requena，MD.）

此，两者常在手术时就可确诊。

## 增生性外毛根鞘囊肿

**同义名：**■增生性外毛根鞘瘤（proliferating trichil-emmal cyst，proliferating tricholemmal tumor）■增生性毛发肿瘤（proliferating pilar tumor）■增生性毛囊囊性肿瘤（proliferating follicular cystic neoplasm）

增生性外毛根鞘囊肿（proliferating tricholemmal cyst）典型表现为头皮一个缓慢生长的结节（见图 110.8B）。90% 发生在头皮，且 85% 发生于中位年龄为 63 岁的女性[6]。皮损直径从数毫米至 25 cm 不等。本病一般呈良性生长模式，虽然有时可见局限性侵袭性生长、复发和转移的病例[6-7]。在增生性外毛根鞘囊肿内发生梭形细胞癌极为罕见[8]。发生远处转移也很少见，但是，已有 30 余例报道[9]。

### 病理学

增生性外毛根鞘囊肿组织学特征为鳞状上皮组成的宽吻合条带和结节（图 110.10）。其上皮由富含嗜酸性胞浆的细胞增生构成，细胞发生骤然角化形成的致密均匀角蛋白充填于囊内。本病可有角珠形成的表皮样角化区域和异物巨细胞反应。四分之一的病例显示其与表皮相连[5]。细胞学的不典型性程度不一。大多数肿瘤界限清楚，挤压性边缘，包绕以压缩致密的胶原。缺乏向周围基质浸润性生长、骤然的外毛根鞘角化有助于本病与 SCC 鉴别。如存在明显的不典型细胞和浸润性边缘，则是具有侵袭性行为的特征[10]。

### 治疗

采用完整的手术切除。

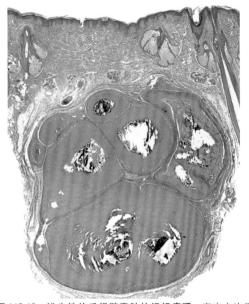

图 110.10　增生性外毛根鞘囊肿的组织病理。真皮内边界清楚的鳞状上皮结节。在中央部分可见突然角化（Courtesy，Lorenzo Cerroni，MD.）

## 增生性表皮样囊肿

**同义名：**■增生性上皮囊肿（proliferating epithelial cyst）■增生性漏斗部囊肿（proliferating infundibular cyst）

增生性表皮样囊肿（proliferating epidermoid cyst）在 1995 年首次详细描述[6]。与增生性外毛根鞘囊肿不同，本病在男性中更常见，且只有 20% 的患者皮肤发生于头皮。其大小为 0.4 ～ 15 cm 不等。在 Sau 等随访的 30 例患者中，20% 患者复发，有的复发多次，且有 1 例患者死于难治性局部病变，但没有发生转移的患者[6]。

### 病理学

几乎一半的病例与表皮相连，通常具有狭窄的开口或与扩张的毛囊相连。多数肿瘤显示典型表皮样肿的囊壁。此外，也可见伴有鳞状涡形成的鳞状上皮增生区、有颗粒层形成和疏松的板层状角蛋白产生。病变常常向外周增生突入真皮，而不同于增生性外毛根鞘囊肿所见的向心性增生。不同病变中，细胞的多少和其不典型性变异很大，并可见明显的、具有浸润性生长模式的肿瘤性病变。

## 治疗

完整的手术切除。

## 毳毛囊肿

1977 年由 Esterly、Fretzin 和 Pinkus 描述的毳毛囊肿（vellus hair cysts），常常表现为多发、微小的、圆顶状、肤色至黑褐色的丘疹（图 110.11）[11]。常位于躯干，常染色体显性遗传。多发性损害即"发疹性"毳毛囊肿。偶尔，本病为单发。尽管有些皮损可因囊内容物经表皮排出而消退，但多数皮损持续存在。毳毛囊肿也可发生红肿。除了引起美容方面的担忧外，总体而言是无症状的。

本病也可合并多发性脂囊瘤，此两种囊肿有报道见于先天性厚甲症（最常见为 PC-17 型，见第 58 章）。由于脂囊瘤起源于皮脂腺导管，而毳毛囊肿起源于毛囊漏斗部，因此当一个囊肿起源于皮脂腺导管和毛囊上皮的交界处，可同时出现两种囊肿的组织学特征。

## 病理学

组织学上，可见一小的囊性结构，囊壁为具有表皮样（漏斗部）角化的复层鳞状上皮。囊肿含有疏松的板层状角蛋白和大量毳毛（图 110.12）。可见毛囊和囊肿的下部相连。

用显微镜检查挤出的内容物，发现毳毛可以诊断。

## 治疗

毳毛囊肿可用多种方法治疗，包括切开引流、注射器针吸、穿刺后用镊子辅助取出、局部外用维 A 酸或乳酸以及激光等。

## 脂囊瘤

脂囊瘤（steatocystoma）可为单发（单发性脂囊瘤）或多发（多发性脂囊瘤）。其直径常常数毫米至 1 cm，为真皮内囊肿，如刺破可排出油性液体。脂囊瘤好发于

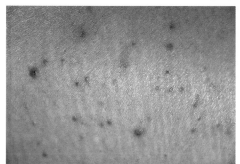

图 110.11　**发疹性毳毛囊肿**。年轻女性股部可见色素性小丘疹，其中一些发炎

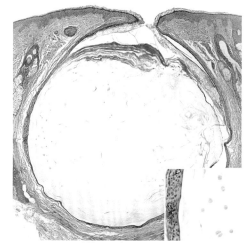

图 110.12　**毳毛囊肿的组织病理**。囊壁为表皮样角化，囊腔内有板层状角蛋白和较多的毳毛（插图）

胸部（图 110.13A，B）、腋部和腹股沟区、发生于面部及肢端的变异型不常见，先天性线状排列的皮损很罕见。脂囊瘤常持续存在，除影响美容外，通常无症状。

多发性脂囊瘤以常染色体显性方式遗传，由 *KPT17* 基因突变而致。本病可与发疹性毳毛囊肿和先天性厚甲症 2 型并发（最常见 PC-17 型）（见图 58.11）[12-13]。

## 病理学

活检标本显示真皮内囊肿，囊壁为薄的无颗粒层的复层鳞状上皮。上皮常被覆薄的、不规则、起皱的嗜酸性护膜（图 110.13C）。小的皮脂腺小叶可位于囊壁内或与囊壁直接相连。具有典型的嗜酸性护膜，但是缺乏皮脂腺相连的囊肿称为皮肤角质囊肿或皮脂腺导管囊肿。

## 治疗

可予以切除或切开去除囊壁。

## 皮肤角质囊肿

**同义名：** ■ 皮脂腺导管囊肿（sebaceous duct cyst）
■ 峡部–生长期囊肿（isthmic-anagen cyst）

有皮肤角质囊肿（cutaneous keratocyst）原发于痣样基底细胞癌综合征的报道。临床表现与表皮样囊肿相似，但无好发部位。

## 病理学

囊壁由无颗粒层的复层鳞状上皮以及类似脂囊瘤的嗜酸性性护膜构成。然而，并没有皮脂腺小叶相连[14]。

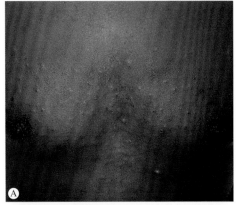

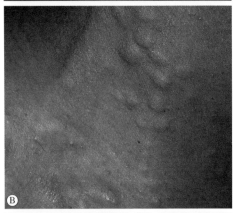

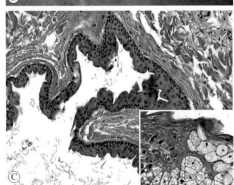

图 110.13　多发性脂囊瘤。A, B. 躯干较多囊性丘疹和颈部多发的囊性结节。C. 脂囊瘤组织病理学囊壁的特征为一波浪状、薄的缺少颗粒层的复层鳞状上皮，内衬嗜酸性护膜。需要在囊壁内或囊壁上发现小的皮脂腺小叶（插图）（C, Courtesy, Lorenzo Cerroni, MD.）

## 毛囊混合囊肿

**同义名：** ■ 混合囊肿（hybrid cyst）

毛囊混合囊肿（follicular hybrid cyst）临床无特征性，但代表了复层鳞状上皮囊肿的一种组织学变型，囊壁可见表皮样囊肿角化向外毛根鞘或毛母质角化移行的改变[15-16]。本病最初由 Brownstein 报道[16]。具有表皮样囊肿和角质囊肿特征的混合囊肿与痣样基底细胞癌综合征有关[17]。

## 色素性毛囊囊肿

本病由 Mehregan 和 Medenica 报道[18]，皮损为单发，主要位于男性面部。本病常深黑色，临床上易与色素痣混淆。

组织学上，这些囊肿与表皮有小孔样连接，囊壁由含有颗粒层的复层鳞状上皮构成，囊内含色素性毛干。根据临床表现、与表皮相连、色素性毛干而非毳毛毛干，可将本病与毳毛囊肿相鉴别。

## 皮样囊肿

典型的皮肤皮样囊肿（dermoid cyst）见于婴儿，沿胚胎融合面分布的界限清楚的皮下结节（见第64章），直径通常为 1～4 cm。最常见的部位为眼周。

### 病理学

组织学上，皮样囊肿囊壁由含颗粒层的复层鳞状上皮构成，囊内含有正常皮肤结构如毛发、皮脂腺小叶、外泌汗腺、顶泌汗腺和（或）平滑肌。

### 治疗

治疗可予以手术切除。然而，由于鉴别诊断包括神经异位症，必要时在手术前进行影像学检查，以除外囊肿与中枢神经系统相连的情况（见第64章）。

## 耳孔

**同义名：** ■ 耳前囊肿（preauricular cyst）■ 先天性耳瘘（congenital auricular fistula）■ 耳前瘘管（preauricular fistula）

耳孔（ear pit）是先天性缺陷，表现为耳前区域的真性囊性结节或内陷（图 110.14）。在发育过程中，耳朵通过6个小结节融合而成，在前2个鳃弓上每侧有3个小结节。耳前囊肿反映了具有上皮残留的、有缺陷的胚胎融合。本病相当常见，在正常人群中发生率约为 0.5～1%，可通过常染色体显性方式遗传[19]。耳孔通常为单侧发生且位于右耳。继发感染伴触痛及流脓可促使患者就医。

尽管耳孔通常不伴有其他显著异常，但在鳃耳综合

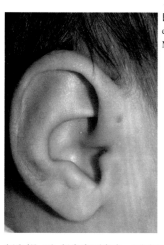

图 110.14　耳孔（Courtesy，Julie V Schaffer，MD.）

征和鳃-耳-肾发育不良中，耳孔可伴发耳聋或出现耳聋合并肾异常的情况。耳孔还见于其他伴有主要形态异常的先天性综合征，包括 Treacher Collins 综合征、半侧面部肢体发育不良（Goldenhar 综合征）和猫眼综合征[20]。

### 病理学

耳前孔或囊肿囊壁由含颗粒层的复层鳞状上皮构成。

### 治疗

如需去除囊肿，单纯切除即可将其治愈。尽管多数耳孔是在新生儿时偶然被发现，体格检查以除外相关综合征，并评价听力丧失程度仍是必要的。皮损继发感染时需要抗生素治疗。

## 藏毛囊肿

> **同义名：** ■ 藏毛窦（pilonidal sinus）■ 藏毛病（pilonidal disease）■ 理发师指间藏毛窦（当位于指蹼时）[ Barber's interdigital pilonidal sinus（when located in the interdigital spaces）]

藏毛囊肿（pilonidal cyst）典型表现为一个炎性、疼痛性、囊性肿胀，位于上臀裂或骶尾部区，但也可以见于其他部位。最常见于白种人和多毛男性[21]。藏毛囊肿常发生在 20 岁左右。

藏毛囊肿和藏毛窦的病因学有许多争议之处。一些学者认为藏毛囊肿是先天性的，本质上是皮样囊肿；然而大部分学者认为多数藏毛囊肿是获得性的，代表了机体对滞留毛发的异物反应。藏毛囊肿也可以是由聚合性痤疮、化脓性汗腺炎、分割性蜂窝织炎（头皮脓肿穿掘性毛囊周围炎）和藏毛囊肿组成的"毛囊闭锁四联征（follicular inclusion tetrad）"的一部分（见第

38 章）。理发师和犬护理师的指间持续存在的外源性毛发可激发包裹性的表皮增生，从而引发藏毛囊肿。

### 病理学

组织学表现为表皮为囊壁的囊肿或窦道。囊腔内有毛发和角蛋白碎片，囊腔被肉芽组织和混合性炎症反应所包绕。

### 治疗

治疗可采取手术。

## 具有非复层鳞状上皮囊壁的囊肿

### 汗囊瘤

> **同义名：** ■ 囊腺瘤（cystadenoma）■ 泌汗性囊肿（sudoriferous cyst）■ 莫氏腺囊肿（Moll gland cyst）

汗囊瘤（hidrocystoma）典型表现为面部半透明的、肤色至淡蓝色的囊肿，也可发生于其他部位。根据组织学特征，汗囊瘤在传统上分为顶泌汗腺汗囊瘤与外泌汗腺汗囊瘤，皮损可单发（Smith 型）或多发（Robinson 型）。汗囊瘤可与多种外胚层发育不良的综合征有关，包括 Schöpf-Schulz-Passarge 综合征。

顶泌汗腺汗囊瘤通常单发（图 110.15）；而外泌汗腺汗囊瘤可单发或多发，偶尔数目可相当多（图 110.16）。外泌汗腺汗囊瘤可因遇热或在夏季时变大，而在气温凉爽时变小。通常认为外泌汗腺汗囊瘤是因汗腺滞留所致外泌汗腺导管囊性扩张而形成；而顶泌汗腺汗囊瘤认为是顶泌汗腺螺管的腺瘤[22]。顶泌汗腺汗囊瘤有时称为囊腺瘤，其组织学上具有明显乳头状突起的病变[23]。沿下眼睑边缘发生的病变也称为莫氏腺囊肿（Moll gland cyst）。

### 病理学

组织学上，**顶泌汗腺**汗囊瘤是单房或多房的真皮囊肿，囊壁为两层上皮细胞，这些细胞有球茎状突起（"鼻状"）和断头分泌（图 110.17）。具有相似内衬的乳头状突起可延伸至囊腔内。**外泌汗腺**汗囊瘤则表现为单房性囊肿，内含清亮液体，衬以 2 层立方形至扁平的上皮（图 110.18）。有一种汗囊瘤的亚型，光镜下表现为外泌汗腺汗囊瘤样，但表达人乳脂蛋白 1，因此认为来源于顶泌汗腺[22]。

### 治疗

本病可单纯切除，包括使用 Gradle 剪刀或电灼术。多发外泌汗腺汗囊瘤也可每日外用 1% 阿托品水溶液

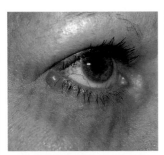

图 110.15 顶泌汗腺汗囊瘤。下眼睑外眦附近单个淡蓝色半透明丘疹

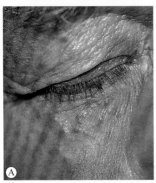

图 110.16 外泌汗腺汗囊瘤。下眼睑（A）或面颊部（B）可见数个小的半透明或淡蓝色丘疹

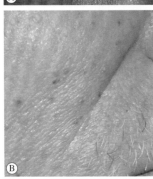

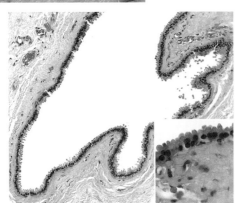

图 110.17 顶泌汗腺汗囊瘤组织病理学。单房囊肿，其囊壁显示典型的顶泌汗腺断头分泌（插图）

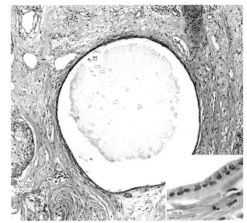

图 110.18 外泌汗腺汗囊瘤的组织病理学。囊壁由两层扁平上皮构成（插图）

治疗，但停止治疗数天后可再发[24]。有文献报道使用A 型肉毒素注射可使皮损变平[25]。

## 支气管源性囊肿

皮肤支气管源性囊肿（bronchogenic cyst）多见于胸骨上切迹，偶尔可见于颈前或下颌部（图 64.2）。可通过瘘管与表皮相连。偶见囊肿带蒂[26]。本病通常单发，出生时即可见。恶性转化极为罕见。支气管源性囊肿是在气管支气管树的胚胎发育中残留的呼吸道上皮。

### 病理学

支气管源性囊肿内衬假复层纤毛柱状上皮，杯状细胞散在。囊壁常含有平滑肌和黏液腺，偶尔有软骨。

### 治疗

采用手术切除。

## 甲状舌管囊肿

甲状舌管囊肿（thyroglossal duct cyst）表现为儿童或年轻人颈前区中线的囊性结节（见图 64.2）。在发育过程中，甲状腺从咽底向颈前下降所形成的管称为甲状舌管。甲状舌管囊肿起源于甲状舌管的残留。囊肿常通过管道和舌骨相连，导致囊肿随吞咽而移动，这是本病特征性改变。偶尔，甲状腺癌可发生于本病[27]。

### 病理学

组织学上，甲状舌管囊肿以立方形、柱状或复层鳞状上皮构成囊壁，可含有一些纤毛柱状细胞。特有的组织学特征是存在甲状腺滤泡，表现为囊壁中矮立方形细胞围绕均质粉红色物质（图 110.19）。

## 治疗

手术切除囊肿和残留的管道。

## 鳃裂囊肿

**同义名：** ■ 淋巴上皮囊肿（lymphoepithelial cyst）
■ 颈外侧囊肿（lateral cervical cyst）

鳃裂囊肿（branchial cleft cyst）发生于耳前区、下颌或胸锁乳突肌前缘（见图64.2）。其起源尚有争议，主要有两种理论：

- 起源于鳃裂残留物。
- 是颈部淋巴结内发生的胚胎上皮或扁桃体上皮的囊性变[28]。

本病多见于20～30岁人群。囊肿感染是就医的常见原因。

### 病理学

组织学上，鳃裂囊肿内衬复层鳞状上皮或假复层纤毛柱状上皮，周围被淋巴样组织包绕。

### 治疗

在用CT或MRI明确病变范围后，手术切除囊肿或其相关管道[29]。

## 皮肤纤毛囊肿和女阴纤毛囊肿

**同义名：** ■ 皮肤苗勒氏管囊肿（cutaneous müllerian cyst）■ 皮肤纤毛囊腺瘤（cutaneous ciliated cystadenoma）■ 女阴副中肾黏液囊肿（paramesonephric mucinous cyst of the vulva）

皮肤纤毛囊肿（cutaneous ciliated cyst）少见，最常发生于年轻女性的下肢，少数发生在男性。皮肤纤毛囊肿直径通常数厘米，一旦破裂，可流出清亮至琥珀色的液体。本病的组织学起源尚有争议。多数作者认为其起源于米勒（müllerian）管（也称为苗勒氏管囊肿）。然而，少数的男性病例以及本病偶可发生于头部，故有学者认为其发生于外泌汗腺纤毛化生[30]。

女阴纤毛囊肿是由于米勒管异位，最常见于大阴唇，其直径通常为1～3 cm。

### 病理学

组织学上，本病是单房性或多房性的。囊壁由单纯立方形至柱状纤毛上皮组成，常有乳头状突起深入囊腔内（图110.20）。

### 治疗

手术切除可治疗本病。

## 中缝囊肿

中缝囊肿（median raphe cyst）为单发性，通常直径只有数毫米，尽管也可呈线状扩展至数厘米。囊肿发生于年轻男性的阴茎腹侧，常见于龟头或龟头邻近部位。这些囊肿认为由异常尿道上皮发育而来，但并不与尿道相连[31]。

### 病理学

组织学上，中缝囊肿内衬复层柱状上皮（1～4层细胞的厚度），囊肿不与其上的表皮相连。偶尔，含黏液的细胞也可见于囊壁。含有纤毛的囊壁极为罕见[32]。

### 治疗

手术切除可治愈本病。

## 脐肠系膜管囊肿

**同义名：** ■ 卵黄管囊肿（vitelline cyst）■ 脐肠系膜管残留（omphalomesenteric duct remnant）

脐肠系膜管囊肿（omphalomesenteric duct cyst）是脐肠系膜管闭合过程中的一种发育缺陷。脐肠系膜管是胚胎时期中肠和卵黄囊之间的连接，通常在妊娠第6周

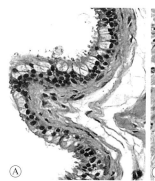
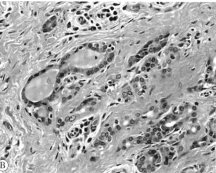

**图110.19 甲状舌管囊肿的组织病理学。** A. 囊壁为纤毛柱状上皮；部分细胞有透明胞质。B. 甲状腺滤泡存在于囊肿周围组织中；注意管腔内均质胶状物

Ⓐ Ⓑ

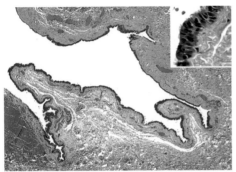

图 110.20 外阴纤毛囊肿的组织病理学。囊壁由柱状纤毛上皮组成（插图）

消退并不再和肠连接[33]。脐肠系膜管的残留物可出现在肠与脐之间任何位置。这种不完全闭合导致的缺陷谱包括 Merckel 憩室、脐-肠瘘、脐部窦道和脐肠系膜管囊肿（内在或外在的）。后者可表现为脐息肉（图 110.21A）。

## 病理学

本病组织学上表现为异位的胃肠道黏膜（图110.21B），须与胃肠道腺癌的脐转移相鉴别。

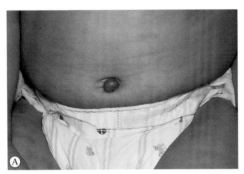

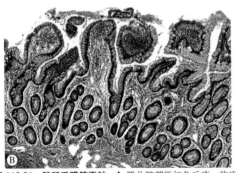

图 110.21 脐肠系膜管囊肿。A. 婴儿脐部粉红色丘疹，临床鉴别诊断包括脐部（化脓性）肉芽肿和脐尿管囊肿 / 残留。B. 组织病理，可见异位的胃肠上皮，注意绒毛和杯状细胞（B，Courtesy，Luis Requena，MD.）

## 鉴别诊断

对于初次月经后的女性患者，应和皮肤子宫内膜异位症相鉴别。

## 治疗

脐肠系膜管囊肿的处理包括在手术切除前进行适当的放射学检查，以除外脐肠系膜管囊肿与胃肠道相通。

## 脐尿管囊肿

脐尿管是将胎儿膀胱与脐相连的管道，通常在发育过程中闭合形成纤维条索。婴儿期持续性脐尿管可表现为脐部尿液渗漏。脐尿管囊肿（urachal cyst）是由于不完全的脐尿管残留所致。本病很罕见，常由于继发感染而表现为脐部痛性肿块。大多数患者可通过超声来诊断[34]。

## 病理学

囊壁特征性内衬由立方或柱状细胞构成的尿路上皮。

## 治疗

建议切除以预防继发感染和继发腺癌[34]。

# 无上皮性囊壁的囊肿

## 黏液囊肿

> **同义名：** ■ 口腔黏膜黏液囊肿（mucous cyst of oral mucosa）■ 舌下囊肿（ranula）（位于口底时）

黏液囊肿（mucocele）常常发生于下唇黏膜，但也可发生于口底、颊黏膜和舌。圆顶、黏膜色至淡蓝色、半透明丘疹或结节，直径数毫米至大于 1 cm 不等（图 110.22）。微小唾液腺导管破裂导致黏液物质积聚，出现反应性炎症和周围肉芽组织的形成。

本病的一种变异型，即表浅黏液囊肿（superficial mucocele），表现为直径为数毫米的、清亮的张力性水疱，常见于磨牙后垫、颊后部黏膜和软腭。病变短暂

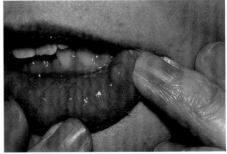

图 110.22 黏液囊肿。下唇黏膜上有一个淡蓝色半透明丘疹

存在，无症状并可复发，临床上可与免疫性大疱病或病毒性疾病相混淆。

### 病理学

　　本病表现为结缔组织中的一个或几个腔隙，其中含有黏液样物质而无上皮性囊壁，裂隙可被慢性炎症、含黏蛋白的巨噬细胞和肉芽组织所包绕。病变周围可见唾液腺导管，相邻的微小唾液腺也可显示慢性炎症和纤维化。黏液物质为唾液黏蛋白，后者含有中性或酸性黏多糖，PAS（耐淀粉酶）和阿新蓝或胶体铁染色均阳性。

　　组织学上，表浅黏液囊肿表现为充满黏蛋白的表皮下囊泡，周围有稀疏至中等程度的混合性炎症浸润。可见唾液腺管开口于囊泡或与囊泡直接相邻。

### 治疗

　　黏液囊肿可自行消退。如其未自行消退，可选择的治疗包括手术切除、开窗减压术、电干燥术、损害内注射皮质类固醇激素或冷冻。

## 肢端黏液囊肿（假性囊肿）

> **同义名：** ■皮肤黏液囊肿（cutaneous myxoid cyst）

　　肢端黏液囊肿（digital mucous cyst）（假性囊肿）常见于手指末节背侧。趾部的损害并不常见。特征性的甲板纵行凹陷可见于囊肿的远侧（图 110.23）。囊肿肤色至淡蓝色，当刺破后可排出清亮凝胶状物质。本病病因学存在争议，一些学者称囊肿为退行性变，而其他学者认为囊肿是远端指间关节间隙的延伸。常能发现连接囊肿和相邻关节间隙的蒂[35]。

### 病理学

　　组织学上，在真皮内可见无上皮内衬的裂隙（图110.24）。裂隙及其周围疏松结缔组织含有丰富的酸性黏多糖，阿新蓝或胶体铁染色可显示。

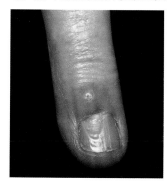

图 110.23　**肢端黏液囊肿**。手指末节背侧一个半透明丘疹，引起甲板下陷

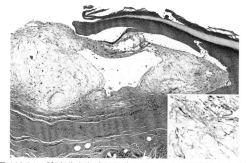

图 110.24　**肢端黏液囊肿组织病理学**。表皮下囊腔被富含黏液的真皮包绕（插图）。注意肢端明显的皮肤透明层（Courtesy，Lorenzo Cerroni，MD.）

### 治疗

　　损害内注射糖皮质激素、硬化剂或反复的穿刺和引流可使囊肿消退[36]。手术切除治愈率更高。

## 腱鞘囊肿

> **同义名：** ■腱鞘囊肿（ganglion cyst）■滑膜囊肿（synovial cyst）

　　腱鞘囊肿（ganglion）是柔软的囊性包块，其直径可达 4 cm，常见于腕关节背侧，也可见于腕和手指的掌侧面、足背或膝（图 110.25A）。偶见于肘侧或肩前部。女性更常见，可引起活动时不适、灵活性受损或对美容的担忧。囊性腱鞘囊肿增生症很罕见，表现为婴儿期或青春期出现的多发皮损。

　　腱鞘囊肿常附着于腱鞘或关节囊，但通常并不与关节间隙相通[37-38]。腱鞘囊肿内的黏液认为是由局部成纤维细胞所产生。

### 病理学

　　黏液样变见于结缔组织，最终形成囊性腔隙。这些腔隙聚合成一个明显的囊肿样腔隙，囊壁为纤维组织（图 110.25B），或滑膜组织。

### 治疗

　　早期损害可行数周的压迫治疗[37]。其他治疗包括抽吸囊液，并于损害内注射糖皮质激素或手术切除。即使手术切除，也常有复发。

## 耳郭假性囊肿

> **同义名：** ■软骨内假性囊肿（endochondral pseudoocyst）■囊性软骨软化（cystic chondromalacia）■软骨内囊肿（intracartilaginous cyst）

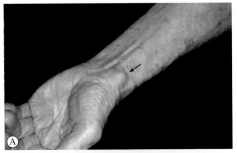

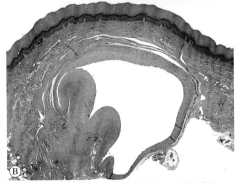

图 110.25　腱鞘（囊肿）-临床表现和组织学特征。A.腕关节（这是最常见的病变部位）肤色、可压缩皮下结节（箭头）；B.肢端皮肤囊腔被纤维组织包绕（A，Courtesy，Jean L Bolognia，MD；B，Courtesy，Lorenzo Cerroni，MD.）

　　耳郭假性囊肿（pseudocyst of the auricle）通常发生于中年男性耳的舟状窝，累及单侧耳，表现为无痛性的肿胀（图 110.26），往往在几周内出现。本病病因尚不清楚，有学者认为可能是慢性创伤和发育缺陷引起。

### 病理学

　　活检标本显示在耳郭软骨内有一含有清亮液体的空腔（无上皮内衬）。纤维组织和肉芽组织同样可见于空腔内。软骨性内衬的空腔可显示退行性变。软骨无炎症，这是与复发性多软骨炎的一个鉴别特征，后者

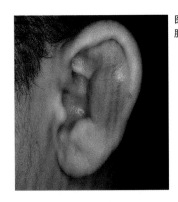

图 110.26　耳郭假性囊肿。耳部红色坚实结节

临床上需要与本病鉴别。

### 治疗

　　治疗选择包括抽吸（加或不加用损害内糖皮质激素注射）、切开引流并破坏囊腔。采用这些治疗后均应继续加压包扎[38]。

## 皮肤化生性滑膜囊肿（假性囊肿）

　　皮肤化生性滑膜囊肿（cutaneous metaplastic synovial cyst）典型表现为单发的、触痛性皮下结节，也有多发性病变的报道[39, 39a]。本病主要发生于既往有创伤的部位，特别是既往手术处。术前诊断经常误诊为缝线肉芽肿（suture granuloma）。

### 病理学

　　囊腔见于真皮内，无上皮内衬。囊腔可通过瘘管与其上的表皮相通。有与增生性滑膜类似的长短不一的细胞绒毛结构突入囊腔内。这些绒毛被纤维素渗出物所覆盖。绒毛的基底往往与周围瘢痕组织融合在一起。

### 治疗

　　手术切除即可治愈。

（王小坡译　陈　浩校　孙建方审）

## 参考文献

1. Cooper PH, Fechner RE. Pilomatricoma-like changes in the epidermal cysts of Gardner's syndrome. J Am Acad Dermatol 1983;8:639–44.
2. Gorlin RJ. Nevoid basal cell carcinoma syndrome. Dermatol Clin 1995;13:113–25.
3. Boussemart L, Routier E, Mateus C, et al. Prospective study of cutaneous side-effects associated with the BRAF inhibitor vemurafenib: a study of 42 patients. Ann Oncol 2013;24:1691–7.
4. Shah V, Shet T. Scrotal calcinosis results from calcification of cysts derived from hair follicles: a series of 20 cases evaluating the spectrum of changes resulting in scrotal calcinosis. Am J Dermatopathol 2007;29:172–5.
5. Langley RG, Walsh NM, Ross JB. Multiple eruptive milia:

report of a case, review of the literature, and a classification. J Am Acad Dermatol 1997;37:353–6.
6. Sau P, Graham JH, Helwig EB. Proliferating epithelial cysts. Clinicopathological analysis of 96 cases. J Cutan Pathol 1995;22:394–406.
7. Satyaprakash AK, Sheehan DJ, Sangueza OP. Proliferating trichilemmal tumor: a review of the literature. Dermatol Surg 2007;33:1102–8.
8. Mori O, Hachisuka H, Sasai Y. Proliferating trichilemmal cyst with spindle cell carcinoma. Am J Dermatopathol 1990;12:479–84.
9. Lopez-Rios F, Rodriguez-Peralto JL, Aguilar A, et al. Proliferating trichilemmal cyst with focal invasion: report of a case and a review of the literature. Am J Dermatopathol 2000;22:183–7.

10. Ye J, Nappi O, Swanson PE, et al. Proliferating pilar tumors: a clinicopathologic study of 76 cases with a proposal for definition of benign and malignant variants. Am J Clin Pathol 2004;122:566–74.
11. Esterly NB, Fretzin DF, Pinkus H. Eruptive vellus hair cysts. Arch Dermatol 1977;113:500–3.
12. Sharma VM, Stein SL. A novel mutation in K6b in pachyonychia congenita type 2. J Invest Dermatol 2007;127:2060–2.
13. McLean WH, Rugg EL, Lunny DP, et al. Keratin 16 and keratin 17 mutations cause pachyonychia congenita. Nat Genet 1995;9:273–8.
14. Cassarino DS, Linden KG, Barr RJ. Cutaneous keratocyst arising independently of the nevoid basal cell carcinoma syndrome. Am J Dermatopathol

2005;27:177–8.

15. Requena L, Sanchez Yus E. Follicular hybrid cysts. An expanded spectrum. Am J Dermatopathol 1991;13:228–33.

16. Brownstein MH. Hybrid cyst: a combined epidermoid and trichilemmal cyst. J Am Acad Dermatol 1983;9:872–5.

17. Tirado M, Stander S, Metze D. Histologic and immunohistochemical characteristics of cutaneous cysts in Goltz-Gorlin syndrome: Clues for differentiation of nonsyndromic cysts. Am J Dermatopathol 2014;36:892–8.

18. Mehregan AH, Medenica M. Pigmented follicular cysts. J Cutan Pathol 1982;9:423–7.

19. Scheinfeld NS, Silverberg NB, Weinberg JM. Nozad V. The preauricular sinus: a review of its clinical presentation, treatment, and associations. Pediatr Dermatol 2004;21:191–6.

20. McKusick VA, editor. OMIM™ Online Mendelian Inheritance in Man. National Center for Biotechnology Information <www.ncbi.nlm.nih.gov/Omim/>.

21. da Silva JH. Pilonidal cyst: cause and treatment. Dis Colon Rectum 2000;43:1146–56.

22. de Viragh PA, Szeimies RM, Eckert F. Apocrine cystadenoma, apocrine hidrocystoma, and eccrine hidrocystoma: three distinct tumors defined by expression of keratins and human milk fat globulin 1. J Cutan Pathol 1997;24:249–55.

23. Sugiyama A, Sugiura M, Piris A, et al. Apocrine cystadenoma and apocrine hidrocystoma: examination of 21 cases with emphasis on nomenclature according to proliferative features. J Cutan Pathol 2007;34:912–17.

24. Sanz-Sanchez T, Dauden E, Perez-Casas A, et al. Efficacy and safety of topical atropine in treatment of multiple eccrine hidrocystomas. Arch Dermatol 2001;137:670–1.

25. Woolery-Lloyd H, Rajpara V, Nijhawan RI. Treatment for multiple periorbital eccrine hidrocystomas: botulinum toxin A. J Drugs Dermatol 2009;8:71–3.

26. Miller OF III, Tyler W. Cutaneous bronchogenic cyst with papilloma and sinus presentation. J Am Acad Dermatol 1984;11:367–71.

27. Dedivitis RA, Guimaraes AV. Papillary thyroid carcinoma in thyroglossal duct cyst. Int Surg 2000;85:198–201.

28. Golledge J, Ellis H. The aetiology of lateral cervical (branchial) cysts: past and present theories. J Laryngol Otol 1994;108:653–9.

29. Thaller SR, Bauer BS. Cysts and cyst-like lesions of the skin and subcutaneous tissue. Clin Plast Surg 1987;14:327–40.

30. Reserva JL, Carrigg AB, Schnebelen AM, et al. Cutaneous ciliated cyst of the scalp: a case report of a cutaneous ciliated eccrine cyst and a brief review of the literature. Am J Dermatopathol 2014;3:679–82.

31. Asarch RG, Golitz E, Sausker WF, Kreye GM. Median raphe cysts of the penis. Arch Dermatol 1979;115:1084–6.

32. Fernandez Acenera MF, Garcia-Gonzales J. Median raphe cyst with ciliated cells: report of a case. Am J Dermatopathol 2003;251:175–6.

33. Larralde de Luna M, Cicioni V, Herrera A, et al. Umbilical polyps. Pediatr Dermatol 1987;4:341–3.

34. Ekwueme KC, Parr NJ. Infected urachal cyst in an adult: a case report and review of the literature. Cases J 2009;2:6422.

35. de Berker D, Lawrence C. Ganglion of the distal interphalangeal joint (myxoid cyst): therapy by identification and repair of the leak of joint fluid. Arch Dermatol 2001;137:607–10.

36. Park SE, Park EJ, Kim SS, et al. Treatment of digital mucous cysts with intralesional sodium tetradecyl sulfate injection. Dermatol Surg 2014;40:1249–54.

37. Soren A. Clinical and pathologic characteristics and treatment of ganglia. Contemp Orthop 1995;31:34–8.

38. Secor CP, Farrell HA, Haydon RC III. Auricular endochondral pseudocysts: diagnosis and management. Plast Reconstr Surg 1999;103:1451–7.

39. Singh SR, Ma AS, Dixon A. Multiple cutaneous metaplastic synovial cysts. J Am Acad Dermatol 1999;41:330–2.

39a. Fukuyama M, Sato Y, Hayakawa J, Ohyama M. Cutaneous metaplastic synovial cyst: case report and literature review from the dermatological point of view. Keio J Med 2017;66:9–13.

## 第111章　附属器肿瘤

Timothy H. McCalmont, Laura B. Pincus

### 要点

- 不同的作者对附属器肿瘤的命名和分类有显著的不同。
- 附属器肿瘤可以向毛囊皮脂腺-顶泌汗腺单位或外泌汗腺分化。
- 由于毛囊、皮脂腺和顶泌汗腺有共同的胚胎起源，肿瘤常常出现毛囊、皮脂腺和顶泌汗腺分化的不同组合。
- 许多传统上归为外泌汗腺的肿瘤，目前认为可能是顶泌汗腺肿瘤。

附属器肿瘤的分类一直令人困惑，主要问题是缺乏合理的分类方法。过去，广义上肿瘤起源和分类的结论是根据特异性并不可靠的免疫组织化学得出的，因此对于肿瘤起源、分类和推论常常是矛盾的[1-2]。

在考虑附属器肿瘤时，需要记住的重要原则是：外泌汗腺结构的发育与毛囊皮脂腺-顶泌汗腺单位是截然不同的。外泌汗腺在胎儿发育的头几个月由胚胎表皮原基直接发育形成[3]。毛囊也直接起源于表皮原基，但毛囊发育的基质细胞与外泌汗腺不同，这些基质细胞是毛乳头的前体，与发育的毛囊一起下降到真皮（见第2章和图2.4）。之后，皮脂腺、顶泌汗腺及其导管从发育中的毛囊的侧面突起形成次级结构。

这些个体发生的联系反映了我们在临床疾病中反复观察到的联系[1]。正如人们根据人体发生学所预期的，毛囊、皮脂腺和顶泌汗腺分化常共同存在，而外泌汗腺和毛囊皮脂腺分化不太可能同时存在。

肿瘤的分化（图111.1）和附属器结构的分布可以提供符合逻辑的分类。附属器肿瘤在解剖学上的分布有显著的差异，其中有些差异对肿瘤的谱系分化提供了线索。螺旋腺瘤常发生于富有顶泌汗腺的皮肤区域，很少发生于肢端，基于这种分布，把螺旋腺瘤归类于外泌汗腺肿瘤是荒谬的。相反，汗孔瘤好发于肢端，提示其属于外泌汗腺谱系[4]。

最后，镜下结构和形态学在判断谱系分类中起作用。某些谱系分化具有特征性，其分类毫无疑问。具有粗大空泡状胞浆和圆珠状核的细胞提示皮脂腺分化。毛球的基底样细胞并伴有类似毛乳头的间质细胞提示

毛分化。毛母质或外毛根鞘分化也意味着毛分化谱系。相比之下，尽管在管腔内面断头分泌提示顶泌汗腺分化，但外泌汗腺或顶泌汗腺分化没有特征性差异。

## 向毛囊分化的增生和肿瘤

### 毛囊和毛囊皮脂腺-顶泌汗腺错构瘤

错构瘤是一种良性增生，由在正常位置但比例异常的细胞成分构成。先天性错构瘤被称为痣，如皮脂腺痣。错构瘤也可以是获得性的，临床表现为肿瘤样皮损，但并不是真正的肿瘤。

毛囊皮脂腺-顶泌汗腺单位的增生常呈错构瘤样。毛囊皮脂腺-顶泌汗腺单位包括毛囊上皮、毛囊间质、皮脂腺和顶泌汗腺成分，因此，显微镜下见到多种成分并不奇怪。我们认为有些毛囊性增生是肿瘤，如毛母细胞瘤，因为它们有构成肿瘤所必需的基质。但是毛囊错构瘤和毛源性肿瘤的区别有时是模糊的。

### 毛囊痣

#### 引言

毛囊痣（hair follicle nevi）是真正的错构瘤，通常是先天性的。毛发和周围的毛囊形态或者大小异常，或者数量增多。

#### 临床特征

毛囊痣，也称为毳毛错构瘤，表现为单个小丘疹，表面均匀伸出纤细的毛发。通常发生于面部，常在耳附近[5]。**副耳屏**与毛囊痣的特征重叠，过去这两个病被认为是一种病[6]。**毛痣**是以非毳毛毛发紧密排列为特征的错构瘤。

#### 病理学

显微镜下，毛囊痣表现为圆顶状，形态正常的毳毛增多。形态结构类似正常皮肤。副耳屏除了与毛囊痣有相同的表现外，还特异性表现为深部有透明软骨，如果能发现透明软骨可明确诊断副耳屏。毛痣的特征是终毛密集分布。

#### 治疗

无需治疗。影响美观的可以考虑切除。对于小孩的毛囊痣或副耳屏，可告诉父母皮损的**相对体积**会逐

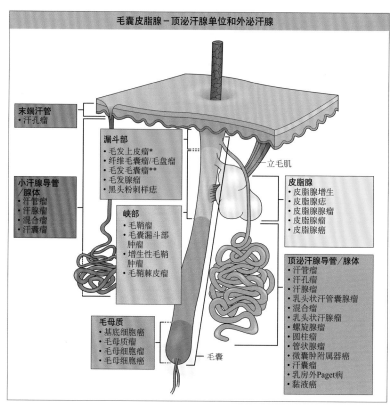

图 111.1　毛囊皮脂腺－顶泌汗腺单位和外泌汗腺结构及向毛囊、皮脂腺、顶泌汗腺和外泌汗腺分化的附属器肿瘤示例。*显示生发细胞分化，**向全毛囊分化（Courtesy, Christine, Ko, MD.）

**毛囊皮脂腺－顶泌汗腺单位和外泌汗腺**

末端汗管
• 汗孔瘤

小汗腺导管/腺体
• 汗管瘤
• 汗腺瘤
• 混合瘤
• 汗囊瘤

漏斗部
• 毛发上皮瘤*
• 纤维毛囊瘤/毛盘瘤
• 毛发毛囊瘤**
• 毛发腺瘤
• 黑头粉刺样痣

峡部
• 毛鞘瘤
• 毛囊漏斗部肿瘤
• 增生性毛鞘肿瘤
• 毛鞘棘皮瘤

毛母质
• 基底细胞癌
• 毛母质瘤
• 毛母细胞瘤
• 毛母细胞癌

立毛肌

毛囊

皮脂腺
• 皮脂腺增生
• 皮脂腺痣
• 皮脂腺腺瘤
• 皮脂腺瘤
• 皮脂腺癌

顶泌汗腺导管/腺体
• 汗管瘤
• 汗孔瘤
• 汗腺瘤
• 乳头状汗管囊腺瘤
• 混合瘤
• 乳头状汗腺瘤
• 螺旋腺瘤
• 圆柱瘤
• 管状腺瘤
• 微囊肿附属器癌
• 汗囊瘤
• 乳房外Paget病
• 黏液癌

渐减小，因为孩子的生长速度远超过皮损。

## 毛囊瘤

### 引言

毛囊瘤（trichofolliculoma）不是真正的肿瘤。这个术语指一组毛囊错构瘤，从中央扩张的毛囊漏斗部呈放射状伸出正常的毛囊结构。

### 临床特征

毛囊瘤表现为单个丘疹或结节，发生于面部、头皮或躯干上部。许多病例在临床上无特征性。有时可见到中央毛囊开口或凹陷，其中穿出小簇浅色的毛发（图 111.2）。少数情况下，临床表现为大的结节或囊肿，或在少见部位呈多发性皮损。

### 病理学

毛囊瘤的典型结构是由伴有漏斗部角化的囊腔和腔内正角化物构成。有时，在囊腔内可见毛干的横断面。从中央的囊壁上呈放射状伸出相对发育良好或偶尔奇形怪状的毳毛毛囊（图 111.3）。这些毛囊通常有毛球和毛乳头，有内毛根鞘、外毛根鞘和峡部分化。

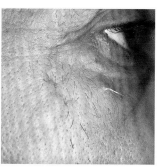

图 111.2　**毛囊瘤**。束状毳毛从肤色丘疹扩张的中央孔中穿出

以上这些结构，包括中央囊腔和周围放射状毛囊，均被富含血管的纤维性（血管纤维瘤样）基质包绕。

显微镜下，这些放射状毛囊在不同的切面上可有相当大的变化，有时需要深切组织蜡块才能诊断。如果放射状毛囊伴有皮脂腺结构，这种错构瘤称为**皮脂腺毛囊瘤**[7]。这种诊断上的修饰并没有任何临床意义。

**毛囊皮脂腺囊性错构瘤**指一组不同于毛囊瘤的结节和囊性损害[8-10]。毛囊皮脂腺囊性错构瘤病理上表现为中央漏斗部囊肿，从囊壁放射状伸出毛囊和皮脂

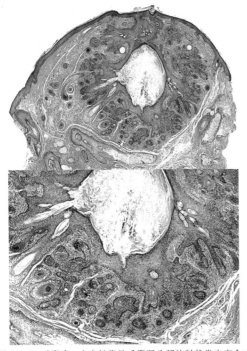

图 111.3　毛囊瘤。中央扩张的毛囊漏斗部放射状发出完全成形的或几乎完全成形的毛囊（Courtesy, Luis Requena, MD.）

腺成分，周围包绕纤维性或黏液性基质，并且常见脂肪细胞。与其说毛囊皮脂腺囊性错构瘤是一个独立疾病，倒不如说它更像是一个大的囊性皮脂腺毛囊瘤[8]。

**毛鞘棘皮瘤**的特征是囊性扩张的毛囊结构开口于表皮，很像毛囊瘤，但是从囊壁放射状伸出的细胞小叶仅形成毛囊峡部和外毛根鞘，而不是完整的毛囊结构。另外，毛鞘棘皮瘤与毛囊瘤不同，它没有纤维性基质。

### 治疗

毛囊瘤是良性的，无需治疗。如果活检证实是毛囊瘤，不需要进一步治疗。

### 纤维毛囊瘤、毛囊周围纤维瘤和毛盘瘤
#### 引言

纤维毛囊瘤（fibrofolliculoma）是一种附属器错构瘤，包括毛囊上皮和间叶成分。尽管毛囊周围纤维瘤（perifollicular fibroma）和毛盘瘤（trichodiscoma）作为独立的疾病来描述，但它们更可能属于纤维毛囊瘤谱系中仅有间叶成分增生的一端。有的作者认为毛囊周围纤维瘤与血管纤维瘤相关。

#### 临床特征

纤维毛囊瘤（图 111.4A，B）、毛囊周围纤维瘤和毛盘瘤临床没有特征性，都表现为小的、肤色至色

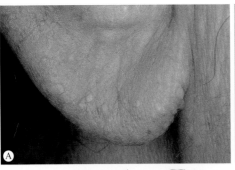

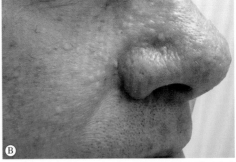

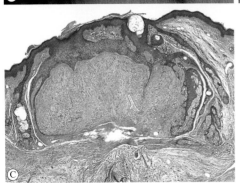

图 111.4　与 Birt-Hogg-Dubé 综合征相关的纤维毛囊瘤临床和病理表现。A. 耳部多发的、小的肤色至白色丘疹；B. 面颊多发的光滑丘疹，肤色至相对色素减少，背景皮肤没有毛细血管扩张；C. 从毛囊皮脂腺结构放射状伸出基底样细胞索，形成棒球手套状，包绕纤细的纤维基质（B, Courtesy, Barry Goldberg, MD.）

素减退的丘疹，位于头、颈或躯干上部。丘疹常常多发。皮损多发时，高度提示 Birt-Hogg-Dubé 综合征（图 111.5），这是一种常染色体显性遗传病，典型表现为多发性纤维毛囊瘤、毛盘瘤和软垂疣样皮损。主要

的系统表现为肾肿瘤（大多是嗜酸细胞瘤、肾嫌色细胞癌或杂合的嫌色嗜酸细胞瘤）、肺囊肿和自发性气胸（表 111.1）。曾有报告患者发生结肠息肉和结缔组织痣，还有报告发生多发性原发皮肤的黑色素瘤[11]。但

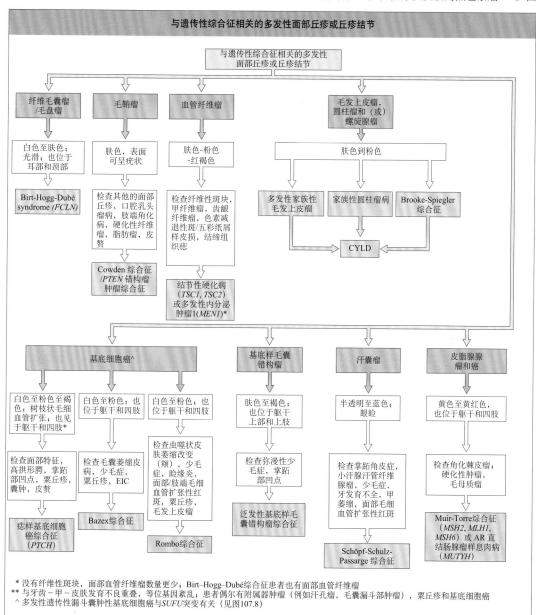

**图 111.5 与遗传性综合征相关的多发性面部丘疹或丘疹结节。** Gardner 综合征患者可发生多发性表皮样囊肿（有时有灶性毛母质分化）和头颈部骨瘤。多发性汗管瘤多见于 Down 综合征患者。面部和耳郭多发性丘疹也见于家族性多发性盘状纤维瘤患者，但是没有系统表现（FNIP1 突变）。AR，常染色体隐性遗传；EIC，表皮样囊肿

| 表 111.1　　Birt-Hogg-Dubé 综合征（BHDS）患者评估 |
| --- |
| **如果患者有 BHDS，或者具有以下的一条，怀疑有 BHDS，则建议做分子基因学检测（FLCN）** |
| • 面部或躯干丘疹 ≥ 5 个，其中至少 1 个病理诊断为纤维毛囊瘤 |
| • 面部丘疹经组织病理诊断为血管纤维瘤（排除结节性硬化症或 MEN1 患者） |
| • 多发性和双侧肾嫌色细胞肿瘤、嗜酸细胞肾肿瘤、和（或）混合性肾肿瘤 |
| • 单发的肾嫌色细胞肿瘤、嗜酸细胞肾肿瘤、和（或）混合性肾肿瘤，并且有肾肿瘤家族史（任一细胞型） |
| • AD 原发性自发性气胸家族史，但无吸烟史或 COPD |
| **肺和肾的影像学检查** |
| • 肺：胸部高分辨率扫描发现囊肿 |
| • 肾：肾 MRI 扫描（优先）或腹部／盆腔 CT 扫描发现肿瘤 |
| **监测和建议** |
| • 皮肤：全身皮肤检查 |
| • 肺：戒烟并谨慎应用全身麻醉以降低发生气胸的风险 |
| • 肾：每年肾 MRI 扫描（优先）或腹部／盆腔 CT 扫描，但如果没有肾肿瘤家族史并且 2～3 年每年扫描阴性，可以每 2 年检查一次 |
| 　　– 定期影像监测肿瘤直径 < 3 cm |
| 　　– 手术切除肿瘤直径 > 3 cm |
| AD，常染色体显性遗传；COPD，慢性阻塞性肺病；CT，计算机断层扫描；MEN1，多发性内分泌肿瘤 1 型［Adapted from Toro JR. Birt-Hogg-Dubésyndrome-GeneReviews®-NCBI Bookshelf; 2014(www.ncbi.nlm.nih.gov)］ |

是尚不明确患者发生黑色素瘤的风险是否比一般人群增多。Birt-Hogg-Dubé 综合征的发生是由于编码卵泡刺激素的肿瘤抑制基因 *FLCN* 杂合突变，而卵泡刺激素是一种参与细胞间黏附的蛋白（见表 111.1）。

面部和耳郭的多发性丘疹也见于家族性多发性盘状纤维瘤患者，但是该病没有系统表现，也没有 *FLCN* 基因突变。曾检测到 *FNIP1* 基因突变，其编码卵巢滤泡激素相互作用蛋白。

### 病理学

在低倍镜下，纤维毛囊瘤表现为从毛囊皮脂腺结构的峡部呈放射状伸出细的毛囊上皮细胞索（图 111.4C）。通常这些细胞索由基底样细胞构成，有时可见到小簇成熟的皮脂腺细胞。有的病例中上皮成分呈"棒球手套"状，被血管纤维性基质包绕。

**毛囊周围纤维瘤** 几乎都由基质成分构成，这些基质与纤维毛囊瘤和血管纤维瘤的基质相同。病变由梭形和星状细胞构成，以毛囊为中心，分布于增粗的胶原束和成比例的细小薄壁血管之间。尽管没有纤维毛囊瘤的上皮成分明显，有时也可见到毛囊上皮增生。Pinkus 认为毛盘瘤是一种向**"毛盘"**分化的独特增生，但可能并没有毛盘这种结构。最近认为**毛盘瘤**是一种

纤维毛囊瘤或毛囊周围纤维瘤，伴有黏液基质而不是纤维性基质。最后，所谓的神经毛囊错构瘤现在认为是一种毛盘瘤。

### 治疗

纤维性毛囊瘤、毛囊周围纤维瘤和毛盘瘤都是良性的，不需要手术治疗。浅表电干燥术、激光烧蚀、皮肤磨削术可用于去除多发性损害。局部应用雷帕霉素对 Birt-Hogg-Dubé 综合征的纤维毛囊瘤没有美观效果，不像治疗结节性硬化症的血管纤维瘤一样有效[12]。

## 皮脂腺痣

### 引言

过去称为**器官样痣**，通常认为是一种皮脂腺损害，既往常列在皮脂腺肿瘤章节的第一个疾病。实际上，皮脂腺痣（nevus sebaceus）是一种包括毛囊、皮脂腺、顶泌汗腺成分的畸形[13]伴有表皮增生，并非肿瘤。

### 临床特征

皮脂腺痣是一种经典的**痣**或先天性畸形。出生时，皮损仅轻度隆起，隐约可见。皮脂腺痣常发生于头皮或面部，偶尔发生于颈部，躯干少见。皮损呈线状，沿 Blaschko 线分布，皮损较小时这种特点不易辨认。发生于头皮时，痣上没有或几乎没有毛发生长，婴儿的毛发在皮损周围正常生长。在儿童期，皮损轻度增厚，呈黄色或桔色（图 111.6）。在青春期，皮损进行性增厚，表面变成鹅卵石样或疣状。当皮损更广泛时，要考虑可能有 Schimmelpenning 综合征或色素角化性斑痣性错构瘤病（见表 62.7）。

一项 65 例皮脂腺痣的研究中，检测到 *HRAS*（95%）和 *KRAS*（5%）合子后体细胞突变[14]。Schimmelpenning 综合征患者中也检测到 *HRAS* 和 *KRAS* 的嵌合体。更常见的突变表现为激活 MAPK 和 PI3K-Akt 途径（见

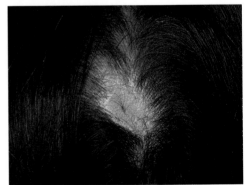

**图 111.6　皮脂腺痣。**头皮卵圆形黄色——粉色疣状斑块。注意有脱发

113 章）。在皮脂腺痣上发生的乳头状汗管囊腺瘤或毛母细胞瘤与皮脂腺痣一样有 *HRAS* 突变[15]。

皮脂腺痣可继发于多种附属器肿瘤，通常为良性，但偶尔为恶性[16-18]。过去几代的皮肤科医生学习到的知识是，10% 或更多的病变随时间延长继发肿瘤，但得出这个数值的证据不足。绝大多数继发的肿瘤表现为良性毛囊生发细胞性（毛母细胞瘤样）病灶，实际上继发基底细胞癌（BCC）的发生率 < 1%[16-17]。组织学证实乳头状汗管囊腺瘤（乳头状汗管腺瘤）是过去最常见的继发肿瘤（图 111.7），但最近的分析显示毛母细胞瘤更多见[16-17]。其他常见的继发肿瘤包括毛鞘瘤、结缔组织增生性毛鞘瘤、皮脂腺腺瘤、顶泌汗腺腺瘤和汗孔瘤。只有很少病例会在皮脂腺痣上继发皮脂腺癌或顶泌汗腺癌。只有长期或被忽视的皮损可能发生恶变，并导致死亡。

在皮脂腺痣皮损内发生结节而且皮肤镜下显示大的灰蓝色卵圆形巢时，需要评估这些病灶的模式。如果整个皮损是一个灰蓝色巢（对称模式），毛母细胞瘤的可能性大，而不对称模式可能是 BCC。

### 病理学

皮脂腺痣主要是单个毛囊皮脂腺单位的畸形。婴儿皮脂腺痣在显微镜下难以辨认，尤其在活检标本仅见皮损。畸形的毛囊单位很小，因此与正常的差异不明显。在儿童期，从头皮上切除的标本，皮损处小的畸形毛囊与边缘的正常终毛已有显著的区别。标本足够深时，可见到小的顶泌汗腺。表皮增厚，逐渐变成乳头状，类似表皮痣的皮损。

在青少年时期，皮脂腺痣的表皮病理改变与表皮痣相同，显示棘层肥厚，真皮乳头纤维增生。在表真皮交界处可见增大的皮脂腺（图 111.8）。还可见到毛

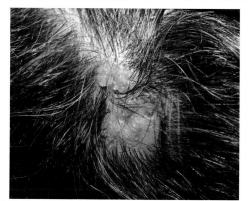

**图 111.7 皮脂腺痣上的乳头状汗管囊腺瘤**。黄色–褐色疣状斑块上侵蚀的粉色分叶状丘疹结节（Courtesy，Kalman Watsky，MD.）

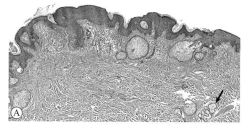

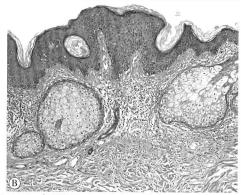

**图 111.8 皮脂腺痣**。A. 表皮乳头状增生，很像表皮痣。伴有附属器畸形，有扩大的皮脂腺小叶。注意皮脂腺（箭头）。B. 粗大的空泡状胞浆是皮脂腺的特征

囊生发细胞像芽蕾状从交界处伸出。下方毛囊单位依然小而扭曲，但皮脂腺小叶显著增大。在真皮网状层，伴有较多分泌物的扩大的顶泌汗腺结构也并不少见。病理表现保持稳定直到成年期。

有的患者经过一段时间发展为显著的疣状表皮增生，很像寻常疣。过去认为是人类乳头瘤病毒感染所致[19]。常继发其他肿瘤，其中毛母细胞瘤、毛鞘瘤和汗管囊腺瘤经常见到[16-17]。由于皮脂腺痣和汗管囊腺瘤有紧密的相关性，所以一旦病理诊断汗管囊腺瘤，一定要仔细查找同一标本中是否存在皮脂腺痣。

### 治疗

既往人们普遍认为皮脂腺痣常常发生恶变，因此采取全部切除皮损的方式来避免这种风险。实际上，继发恶性肿瘤的风险很低[16]。但是继发良性肿瘤（如汗管囊腺瘤、毛母细胞瘤）的风险相对较高。另外，皮脂腺痣随着年龄增大逐渐呈疣状而变得明显，因此通常在青春期全部切除，但不是必需的。临床上将头皮的皮损完全切除可能很困难。对于面部皮损，可以考虑在儿童期尚未发展到疣状损害之前切除。切除边缘可以窄一些。削除法或激光烧蚀通常达不到治疗效果。

## 混合瘤（软骨样汗管瘤）

### 引言

皮肤混合瘤（mixed tumor）也称为软骨样汗管瘤（chondroid syringoma），是一种向毛囊皮脂腺–顶泌汗腺分化的获得性错构瘤，过去一直列在附属器腺瘤中。尽管本文保持了这一传统分类，但是作者个人认为混合瘤最好归类为错构瘤。混合瘤的基质总是很丰富，通常在常规切片中占一半面积，上皮成分常混杂[20]。皮肤混合瘤与唾液腺混合瘤（多形性腺瘤）相似，尽管这种对照有一定意义，但重要的是，应该注意唾液腺的多形性腺瘤在生物学意义上是一种真正的肿瘤，切除不完整时可局部复发，与恶性肿瘤的生物学行为一样；相反，软骨样汗管瘤表现为隋性过程，缺乏增殖能力，去除后很少复发。

有的作者认为软骨样汗管瘤和皮肤肌上皮瘤是一个谱系的两端，依据是有的软骨样汗管瘤有特别多的肌上皮细胞[21]。另外，有的作者认为皮肤和唾液腺的混合瘤与肌上皮肿瘤相关，因为两者都有多形性腺瘤基因1（PLAG1）基因重排，导致锌指转录因子PLAG1过度表达[22]。

### 临床特征

混合瘤的临床表现无特征性（图111.9）。皮损为丘疹结节，常被误诊为囊肿。头、颈部好发，躯干、腋窝和生殖器也可发生。

### 病理学

混合瘤的病理表现为真皮网状层或皮下脂肪层境界清楚的结节，由上皮样结构和周围包绕的丰富基质两种成分构成[20]，基质中胶原成分显著，也可见到黏液和脂肪细胞。尽管称为软骨样汗管瘤，但只有不到一半的病例有透明软骨基质。

混合瘤的上皮成分有两种基本模式。大多数表现为大的相互交织并且呈分枝管状排列的模式，这些管状结构由两层细胞构成：管腔面断头分泌的柱状细胞和外周

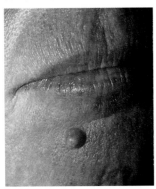

图 111.9　软骨样汗管瘤（混合瘤）。下颏无明显特征的结节（Courtesy, Ronald P Rapini，MD.）

的立方形细胞，这种结构称为顶泌汗腺混合瘤[23]（图111.10）。另一种比较少见的模式是混合瘤的上皮成分包含许多小的圆形有护膜的导管（图111.11），这种类型称为外泌汗腺混合瘤。当然，很可能所有的混合瘤都是毛囊皮脂腺–顶泌汗腺谱系的错构瘤，所以上皮成分的结构可以不同。

顶泌汗腺混合瘤的上皮成分通常也包含毛囊和皮脂腺成分[20, 24]。毛囊分化的结构可有小簇的毛囊生发细胞、外毛根鞘细胞小叶、峡部和漏斗部角囊肿以及毛母细胞团块。小簇的皮脂腺细胞也可见到。

软骨样汗管瘤中的肌上皮细胞数量各异。少数肿瘤只含有肌上皮细胞成分，归类为皮肤肌上皮瘤（见下文）。

### 治疗

混合瘤是良性的、惰性的。多数皮损可以简单摘除治疗，持久存在/复发的风险很小。与唾液腺混合

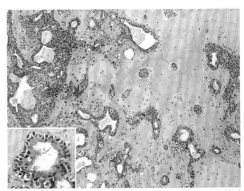

图 111.10　伴明显顶泌汗腺分化的混合瘤（软骨样汗管瘤）。在透明基质中可见成簇扩张的分枝状管状结构，这些小管内衬柱状细胞，腔内含分泌物，具有明显的向顶泌汗腺分化的"断头"模式（内图）

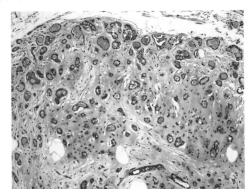

图 111.11　伴导管分化混合瘤（软骨样汗管瘤）。通常这种模式称为"外泌汗腺"混合瘤，在透明软骨样的丰富基质中可见小的汗管瘤样导管

瘤相反，无需扩大切除。

## 向毛囊生发部分化的肿瘤和增生

### 毛发上皮瘤／毛母细胞瘤

#### 引言

毛发上皮瘤和毛母细胞瘤指主要向毛囊生发部分化的良性肿瘤[25]。**毛发上皮瘤**的命名较早，是指多发性家族性毛发上皮瘤（囊性腺样上皮瘤）的单发性皮损，因此本章节仍沿用临床上使用的毛发上皮瘤这一名称。**毛母细胞瘤**是近期才命名的，最初是特指向毛球分化的肿瘤。尽管毛发上皮瘤的名称依然在使用，但**毛母细胞瘤**的定义逐渐演变为向毛囊生发部分化的所有良性增生[25]。在许多皮肤病理专家的词典中，毛发上皮瘤是毛母细胞瘤的一种变异型。

不同作者对毛囊生发部肿瘤谱系中的细微变异进行了描述，依此命名了许多名称例如毛囊生发部肿瘤、毛母细胞性纤维瘤和淋巴腺瘤（釉质细胞样毛母细胞瘤）[25]。为方便讨论，这些变异型均列在毛母细胞瘤的大谱中。

#### 临床特征

典型的毛发上皮瘤通常表现为面部或躯干上部的肤色丘疹或结节，好发于鼻部（图 111.12）。囊性腺样上皮瘤或 Brooke 病的多发性皮损，常在面中部最密集。Brooke 病患者有圆柱瘤基因（*CYLD*）异常，它的蛋白产物有肿瘤抑制功能，*CYLD* 编码的家族去泛素化酶阻碍核因子（NF）-κB 和 c-Jun N 端激酶（JNK）途径[26]，CYLD 蛋白的泛素（Ub）特异性蛋白酶（USP）区错义突变产生氨基酸替代物。Brooke 病影响美观，并且有继发 BCC 的风险[27]。患者也可能发生圆柱瘤和螺旋腺瘤（图 111.5）。以前认为毛母细胞瘤的皮损通常比毛发上皮瘤更大而深在。

#### 病理学

所有毛发上皮瘤和毛母细胞瘤都具有良性肿瘤共

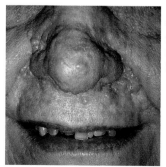

**图 111.12 多发性家族性毛发上皮瘤**。面中部大量肤色丘疹和结节，患者有肿瘤抑制基因 *CYLD* 的失活突变

同的结构特征，即相对对称、境界清楚、没有明显细胞异型性。另外，毛发上皮瘤和毛母细胞瘤均有显著的毛囊生发细胞与周围包绕的不同程度的纤维细胞性基质[25, 28]。在传统的毛发上皮瘤中，纤维细胞性基质明显，在切片中占病变中细胞成分的一半。在一些模拟 BCC 的病变中，毛囊生发细胞排列成小或大的结节，其间仅有极少的硬化性基质。粗大的纤维性基质通常紧密地包绕着毛囊生发细胞[28]，这是与 BCC 不同的模式，BCC 的基底样细胞和基质成分之间形成裂隙可以作为诊断线索。

传统的毛发上皮瘤，毛囊生发细胞通常呈小簇状或呈网状、筛状条索（图 111.13）。常见明显的向毛球分化的病灶，类似毛球和毛乳头的结构，这些结构过去称为**乳头间质体**[28-29]。传统的毛发上皮瘤通常不仅只向毛囊生发部分化，同时也明显向漏斗部或峡部分化，表现为小的角化性囊腔，周围有淡红染的角质形成细胞。

在毛母细胞瘤中，不论是小或大的结节，毛囊生

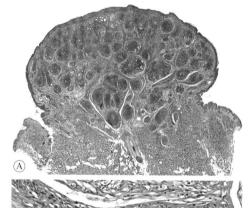

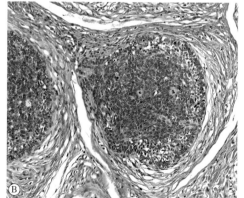

**图 111.13 毛发上皮瘤（毛母细胞瘤）**。A. 圆顶状丘疹，主要由毛囊生发细胞构成。B. 成簇的毛囊生发细胞，注意基质成分之间的裂隙，与 BCC 肿瘤细胞与基质之间形成的特征性裂隙不同

发细胞是主要成分，乳头间质体可能不明显，并且缺乏向毛囊上部的分化。**毛母细胞性纤维瘤**指有明显纤维性基质的小结节状毛母细胞瘤，纤维性基质常超过病变切面的一半以上[30]。在毛母细胞纤维瘤中乳头间质体可能很显著。仔细观察，偶尔可发现其他类型的分化，例如见到小簇成熟的皮脂腺细胞，显示伴有皮脂腺分化，也可见到（顶泌汗腺）导管分化。

　　毛母细胞瘤常需要与 BCC 鉴别诊断，最好是根据显微镜下病理改变进行鉴别。既往也有研究免疫组化染色在鉴别诊断中的作用，如 CK20 和 PHLDA1（pleckstrin homology-like domain, family A, member 1）蛋白，一种毛囊干细胞标记。如果 CK20 阳性的 Merkel 细胞定殖于基底样细胞团块中，倾向于毛发上皮瘤／毛母细胞瘤的诊断，而不是 BCC[31]；PHLDA1 蛋白仅在结缔组织增生性毛发上皮瘤中阳性，硬斑性 BCC 阴性[32]。但是之后的研究发现尽管硬斑病型 BCC 不表达 PHLDA1，但相当数量的微结节型 BCC 可以表达[33]，因此这种标记在考虑诊断硬斑型 BCC 时最有用。

### 治疗

　　毛母细胞瘤是一种良性肿瘤，没有必要手术切除。多发性面部毛发上皮瘤会影响美观，所以许多患者希望得到治疗。长期随访是必要的，以确保没有继发 BCC[27]。因为皮损数量多，传统的手术切除是不可行的。其他的治疗方法，包括激光或电离子烧蚀有一定的效果[34]。

### 结缔组织增生性毛母细胞瘤（结缔组织增生性毛发上皮瘤）

### 引言

　　结缔组织增生性毛发上皮瘤，过去称为硬化性上皮样错构瘤，是毛母细胞瘤的一种变异型，特点是有显著的基质硬化（结缔组织增生）[35]，缺乏经验者很容易将它误诊为硬斑病型 BCC。

### 临床特征

　　结缔组织增生性毛发上皮瘤常表现为坚实的肤色至红色中心凹陷的环状斑块。典型的皮损常位于女性的面颊[35]。多数皮损直径不超过 1 cm。几乎所有的结缔组织增生性毛发上皮瘤都是单发的，多发性皮损罕见。

### 病理学

　　结缔组织增生性毛发上皮瘤由基底样细胞条索构成，通常有两层细胞，穿插排列在粗大的胶原束间（图 111.14）[25, 35]。病变界限相对清楚，常局限于真皮网状层的上 2/3，但部分活检标本难以评估。可见峡

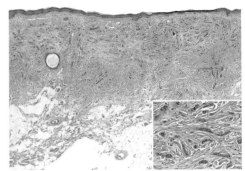

**图 111.14　结缔组织增生性毛发上皮瘤。**在真皮网状层中上部，基底样（毛囊生发性）细胞条索穿插排列于硬化性基质中。非常类似传统的毛发上皮瘤，有角囊肿，显示毛囊上部角化。可见小的钙化灶。高倍镜下细胞条索和硬化性基质（内图）（Courtesy, Lorenzo Cerroni, MD.）

部和漏斗部角化性小囊肿，如果病变以囊肿结构为主，称为毛发腺瘤。角囊肿破裂可引起肉芽肿反应，也可见到继发性小钙化灶[25, 35]。

### 治疗

　　结缔组织增生性毛发上皮瘤是良性的。如果活检标本小或不完整，会造成诊断困难，难以与硬斑病型 BCC 和微囊肿附属器癌鉴别，这时有必要再次切除或再取材。PHLDA1（见上小节）阴性有助于诊断硬斑病型 BCC。

## 向毛母质分化的肿瘤和增生

### 毛母质瘤

### 引言

　　毛母质瘤（钙化上皮瘤）是一种具有毛母质角化的良性肿瘤或囊肿。研究表明：毛母细胞性肿瘤，包括毛母质瘤通常有 *CTNNB1* 基因突变，该基因编码 β-连环蛋白，β-连环蛋白可影响细胞分化增殖的关键信号通路[36]。毛母质瘤也常显示有三染色体 18[37]。

### 临床特征

　　毛母质瘤通常表现为单发的肤色或淡蓝色结节（图 111.15）。多发性皮损少见。多发皮损有时与肌强直性营养不良、Turner 综合征、Gardner 综合征（囊性时）有关。典型的皮损坚硬，说明有继发钙化，并伴有纤维化、肉芽肿性炎症。有的皮损"坚硬如石"，触之如石板。牵拉表面的皮肤可见到棱角（"帐篷征"）。尽管毛母质瘤可发生于任何有毛皮肤，但头和躯干上部最多见[38]。大多数毛母质瘤发生于儿童和青少年期，但任何年龄均可发生。毛母质瘤临床和显微镜下都与 BCC 相似，特别是在成年之后。偶尔可见毛母质

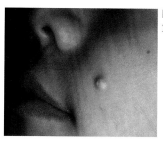

图111.15 **毛母质瘤**。儿童颊部坚实结节

瘤表面皮肤松垂。

### 病理学

组织学上，毛母质瘤早期常表现为中央毛母质角化的囊肿。囊壁由基底样毛母质细胞构成，这些细胞突然转变为中央嗜酸性、仅能辨别出细胞核轮廓的角化的毛母质细胞（图111.16）。有时可见到提示这种角化的粉红色的毛透明颗粒。中央无核的角化细胞通常称为**鬼细胞**或**影细胞**。

充分发展的毛母质瘤通常失去了囊状结构，而由实性的基底样毛母质细胞和毛母质角化细胞以不同比例构成。角化的毛母质细胞产生明显的纤维化和继发性肉芽肿性炎症，长期存在的皮损中更显著。毛母质细胞与人的其他组织一样有很强的增殖能力，可显示大量核分裂象。具有高度核分裂指数的毛母质瘤称为**增生性毛母质瘤**。有时，这种病变被误称为毛母质癌[39]。毛母质瘤晚期，基底样毛母质细胞可消失。退化期毛母质瘤有时仅有少数影细胞，隐藏于大量纤维性肉芽肿反应中。晚期皮损也可继发钙化和骨化。

### 治疗

毛母质瘤是良性的。通常仅需切除治疗。切除不完全可能复发。如果发现多次复发，应该全部切除皮损（边缘干净）以排除毛母质癌。

## 毛母质癌
### 引言

毛母质癌是一种少见的恶性肿瘤，具有毛母质角化，类似毛母质瘤[40]。毛母质癌常有 CTNNB1（编码β-连环蛋白）基因突变[36]，说明毛母质癌和毛母质瘤有部分相同的发病机制。尽管没有明确的临床证据，但是理论上传统的毛母质瘤可能发展为毛母质癌。

### 临床特征

毛母质癌通常发生于成人。位于头、颈部，常见于耳后区。尽管尚未证实毛母质癌的病因是否与紫外线照射有关，但许多毛母质癌发生于严重日晒伤的皮肤。儿童或青少年不大可能发生毛母质癌，这样的诊断需要重新评估，更可能是毛母质瘤。

### 病理学

毛母质癌与毛母质瘤一样，由基底样毛母质细胞和无核的毛母质角化细胞构成。与毛母质瘤不同的是，毛母质癌细胞通常显示核多形性。可有明显的侵袭性生长方式，界限不清，手术切除的标本更明显。也可有明显的鳞状角化，使这部分区域看起来像鳞状细胞癌（SCC）。

病理上，毛母质癌应与向毛母质分化的 BCC 相鉴别[41]。后者除了有小灶性毛母质角化外，其余大部分为典型的 BCC 表现，临床生物学行为也与典型的 BCC 相同。

### 治疗

毛母质癌是一种低度恶性的附属器癌，有可能转

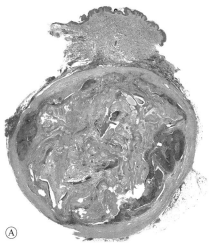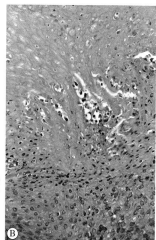

图111.16 **毛母质瘤**。A.低倍镜下界限非常清楚，衬以上皮样细胞的囊状结节。部分区域被基底样毛母质细胞包绕，中央是无核的角化性毛母质细胞（影细胞）。B.从毛母质细胞（下方）向中央无核的"影细胞"（上方）转化（Courtesy, Lorenzo Cerroni, MD.）

移，但发生转移的风险较低[40]。标准的治疗方法是完全切除，边缘切净。

## 向毛鞘分化的肿瘤和增生

### 毛鞘瘤

#### 引言

毛鞘瘤（tricholemmoma）是向外毛根鞘分化的良性附属器肿瘤[42]。有人根据常规组织病理学，断言毛鞘瘤只是一种病毒疣[25]。但是用分子学方法在皮损内未检测到乳头瘤病毒的 DNA，因此不太可能是病毒引起[43]。

#### 临床特征

毛鞘瘤表现为单发或多发性丘疹，通常与周围皮肤颜色相同（图 63.3）[42, 44]。个别皮损可表现为角化过度或表面呈疣状。大多分布于面中部，包括鼻或上唇，但任何有毛皮肤均可受累。毛鞘瘤也可发生于生殖器，皮损多发时像尖锐湿疣。毛鞘瘤可继发于皮脂腺痣，这种情况下，结缔组织增生性毛鞘瘤尤其常见[45]。

多发性毛鞘瘤典型的发病部位在面部或生殖器。多发性毛鞘瘤是 Cowden 综合征的常见表现（63 章图 111.5）[42, 46]。除了毛鞘瘤外，Cowden 综合征的表现还包括硬化性纤维瘤、肢端角化病，以及乳腺、甲状腺或胃肠道的腺癌[47]。免疫组化检测到毛鞘瘤中 PTEN 表达缺失，提示患者有 Cowden 综合征[48]。

#### 病理学

显微镜下，毛鞘瘤表现为小的界限清楚的分叶状增生，由苍白的含糖原的外毛根鞘细胞构成。肿瘤常与表皮广泛相连（图 111.17）[42, 44, 46]。表面常呈乳头状，表现为伴有颗粒层增厚的疣状增生，因此浅表的活检标本看起来像疣的模式。鳞状涡并不少见。在小

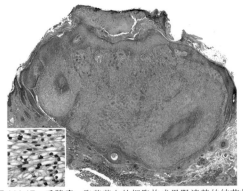

**图 111.17　毛鞘瘤。** 胞浆苍白的细胞构成界限清楚的结节状增生，与表皮广泛相连，表面结痂，肿瘤内灶性坏死。有时被误诊为浅表性癌。细胞含糖原，显示外毛根鞘分化（内图）（Courtesy, Lorenzo Cerroni, MD.）

叶的周边是呈栅栏状排列的小的紧密的基底样角质细胞，并与耐淀粉酶 PAS 阳性的增厚的基底膜相邻。免疫组化 CD34 也可显示外毛根鞘分化。

在结缔组织增生性毛鞘瘤中，中央不规则的外毛根鞘细胞小团块呈侵袭性生长模式，并被硬化性基质包绕，有时像恶性肿瘤的结构[45, 49]。大多数情况下，结缔组织增生性毛鞘瘤团块与传统的毛鞘瘤伴发或被包绕，而传统的毛鞘瘤区域是准确诊断的依据，但是部分切除或浅表的活检标本可能由于结构不完整而导致误诊。

#### 治疗

毛鞘瘤是良性附属器肿瘤，增生能力有限。活检确诊后，无需进一步治疗。如果患者要求，可采用烧蚀、冷冻、电离子、削切、刮除和手术切除治疗。

### 毛鞘癌

毛鞘癌（tricholemmal carcinoma）是与毛鞘瘤相对应的恶性肿瘤，是由部分含有糖原的透明细胞构成的侵袭性病变，这些透明细胞类似外毛根鞘细胞。透明细胞区周围有显著增厚的 PAS 阳性的基底膜，这个特征具有相当大的诊断价值。免疫组化 CD34 阳性也具有一定的诊断价值。许多毛鞘癌伴有角化，因此有较多重叠特征的病变既往被归类为透明细胞 SCC。

#### 治疗

毛鞘癌是具有有限转移潜能的恶性肿瘤。最好像对 SCC 一样来治疗。

## 向毛囊浅表（漏斗部和峡部）分化的肿瘤和增生

### 毛囊漏斗部肿瘤（漏斗瘤；峡部瘤）

#### 引言

这种良性病变通常被称为**毛囊漏斗部肿瘤**（tumor of follicular infundibulum, TFI）或**漏斗瘤**（infundiboloma），而峡部瘤称为向毛囊峡部分化的增生更恰当。

#### 临床特征

TFI 典型的临床表现是轻微的斑片，稍高起的丘疹或斑块[50-51]。皮损呈肤色，有时轻度色素减退，可有轻度萎缩[50]。许多病例是在皮肤肿瘤切除的标本中偶然发现的，说明 TFI 的临床皮损很不特异。TFI 可多发（图 111.18A），呈网状模式；由于临床和病理改变轻微，患者可能不认可这种诊断[50-52]。多发萎缩性皮损临床表现类似播散性浅表性汗孔角化病或多发性日光性角化病。TFI 少见于 Cowden 综合征。

#### 病理学

TFI 由盘状增生的嗜酸性峡部角质形成细胞构成，在真皮浅层呈网状排列，与表皮和毛囊结构广泛间

断地连接[50]。多数细胞有胞浆，与生长期毛囊峡部的角质细胞或峡部（毛发）囊肿的细胞（图111.18B）相似。角质细胞比表皮细胞淡染，有时可见散在的角化不良细胞。有的病变显示苍白的毛鞘细胞团块和增厚的基底膜，偶尔见到TFI和毛鞘瘤混合表现。另外，从TFI下面可伸出小芽蕾状的毛囊生发细胞。

极少数情况下，在TFI中可见到小簇的皮脂腺细胞[53]，也曾有报告见到皮脂腺或顶泌汗腺导管[52]。

### 治疗

TFI是良性的附属器增生，几乎无增生能力。如果患者要求治疗，可采用冷冻、削切或电离子去除。对于多发性皮损，可以考虑用浅层激光烧蚀[50]。

## 毛发腺瘤（Nikolowski 毛发腺瘤）

### 引言

毛发腺瘤（trichoadenoma）的命名是不对的，因为毛囊结构中没有腺样分化，在毛囊病谱中就没有腺瘤。毛发腺瘤是良性的毛囊肿瘤，由大量向毛囊漏斗部和峡部分化的小囊肿构成，周围伴有硬化性基质[54]。

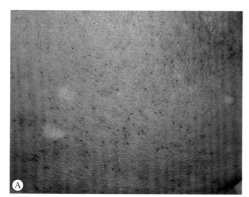

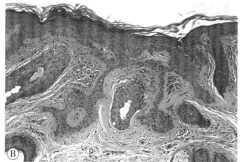

**图111.18 毛囊漏斗部肿瘤。**A.颊部多发的色素减退性略高起皮面的丘疹。B.显微镜下病变轻微，类似网状脂溢性角化病。淡染的嗜酸性角质细胞形成的条索与表皮多处相连，与存在的毛囊结构也互相连接

### 临床特征

毛发腺瘤临床表现无特异性，表现为肤色丘疹或小斑块。

### 病理学

毛发腺瘤通常位于真皮浅层。向漏斗部或峡部角化的角囊肿是主要的构成成分（图111.19）[54]。硬化性基质常伴随着基底样细胞细胞，这种模式与结缔组织增生性毛发上皮瘤相似。显微镜下毛发腺瘤与结缔组织增生性毛发上皮瘤的表现重叠程度非常显著，纯粹的毛发腺瘤可能代表组织病理学分类的谱系中的一端。

### 治疗

毛发腺瘤是良性的附属器肿瘤，几乎无增殖能力。除非患者要求去除，一般无需进一步治疗。

## 增生性毛鞘瘤（增生性毛囊囊性肿瘤）

### 引言

几十年来被称为**增生性毛鞘瘤**（proliferating pilar tumor，PPT）或**增生性毛鞘囊肿**的疾病，Ackerman认为命名为**增生性毛囊囊性肿瘤**（proliferating follicular-cystic neoplasm，PFCN）更恰当[25]。这种疾病表现为一组结节性或囊性肿瘤，显微镜下显示突然角化，类似毛囊峡部或退行期毛囊角化[55]。过去人们认为PPT在显微镜下表现类似SCC，但是一般是良性病程，尽管偶尔发生局部破坏性行为[55]。

最近，这种观念受到质疑，有人提议PFCN是同一标题下的良性和恶性肿瘤的混合类型[25]。建议进一步将良性PFCN命名为**增生性毛囊囊性棘皮瘤**（proliferating follicular-cystic acanthoma，PFCA），而恶性PFCN应命名为**增生性毛囊囊性癌**（proliferating

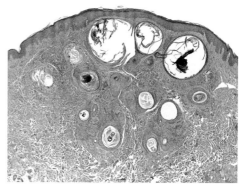

**图111.19 毛发腺瘤。**病变由小的角囊肿构成。也可见几个基底样细胞小叶，角囊肿和基底细胞小叶都被硬化性基质包绕，类似结缔组织增生性毛发上皮瘤的模式（Courtesy，Lorenzo Cerroni，MD.）

follicular-cystic carcinoma，PFCC）。因为部分 PFCN 具有癌的特征，包括临床表现为局部破坏行为，显微镜下细胞核异型和分子多倍畸形的特征，而这种提议似乎对临床诊断实用[56-57]。

### 临床特征

PPT 表现为结节，通常大小约几个厘米，曾有报告直径超过 20 cm。皮损可发生于男性，但大部分发生于女性。大约 90% 的病例发生于头皮，可能与头部毛囊密度大有关。典型的临床表现为老年女性头皮结节。皮损通常界限清楚，但可能是多结节性的。界限清楚、边界光滑，手术切除时皮损通常容易与周围组织剥离。

### 病理学

PPT 由大的和（或）深在的结节构成，位于真皮或皮下组织[55]。由于皮损大，实验室常接到零碎的活检标本。低倍镜下，实性和囊性两种结构模式都很明显，囊性区显示峡部（毛发）囊肿模式（图 111.20）。肿瘤的角质形成细胞大部分为峡部角化细胞，胞浆嗜酸性，中央突然角化成致密的角质，几乎无颗粒细胞层。极少数情况下，可见到提示毛母质细胞角化的影细胞。可有灶性坏死和钙化。

在不同皮损和同一皮损内不同区域，细胞异型程度是不同的。肿瘤细胞通常有增大的泡状核、核仁明显、一定程度的核深染，常有核分裂象，但无明显间变。部分 PPT 病例表现为低度恶性肿瘤的特征：有显著的细胞异型、广泛坏死、界限不清或大量的核分裂象，这时应诊断为 PFCC[56]。

### 治疗

如上所述，部分 PPT 表现为恶性。如果皮损全部或几乎全部去除，切缘界限清楚，无明显细胞异型，应称为 PFCA，无需再手术。如果皮损界限不清，有明显的细胞异型或坏死，或者只是部分活检，那就应该

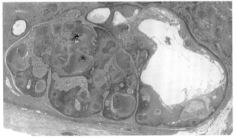

图 111.20　增生性毛囊囊性肿瘤。这种复杂的多囊肿性肿瘤表现为突然角化，类似毛囊峡部的角化模式（增生性毛鞘囊肿）。很难确定病变是良性还是恶性，但是病变界限很清楚，没有细胞异型（Courtesy，Lorenzo Cerroni，MD.）

考虑 PFCC，有必要完全切除皮损。

# 向皮脂腺分化的肿瘤和增生

## 皮脂腺增生

### 引言

皮脂腺增生（sebaceous gland hyperplasia，SGH）不是真正的肿瘤，而是皮脂腺的良性扩大。

### 临床特征

SGH 相对常见，表现为一个或多个淡黄色丘疹，偶尔有毛细血管扩张，通常位于面中部或上部，有时位于躯干上部（图 111.21）。临床皮损通常显示与毛囊漏斗部开口一致的中央脐凹。**珠状线**是 SGH 的独特表现，即在锁骨附近或颈部增生的皮脂腺呈线状排列[58]。偶尔需要活检排除 BCC，但是皮肤镜呈现花冠状血管，而不是树枝状血管，这点可辅助诊断（见第 0 章）。

### 病理学

SGH 的皮脂腺形态正常，边缘是一薄层皮脂腺生发细胞，包绕腺体的其余部分，即成熟的皮脂腺细胞。扩大的皮脂腺小叶通常环绕在中央的毛囊漏斗部周围。

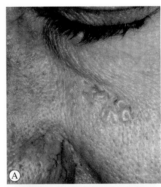
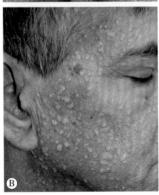

图 111.21　皮脂腺增生。A. 肤色至黄色丘疹，中央脐凹。B. 接受实体器官移植者长期应用环孢素，发生大量皮脂腺增生皮损（B，Courtesy，Oscar Colegio，MD，PhD.）

## 治疗

如果患者要求治疗，可以采用削切、光电外科破坏、冷冻或激光烧蚀去除皮损[59]。长期局部外用维甲酸有效。皮损广泛或影响美观的患者可以短期口服异维A酸治疗。

### 皮脂腺腺瘤、皮脂腺瘤和皮脂腺上皮瘤

#### 引言

**皮脂腺瘤**（adenoma）是腺样分化的良性肿瘤，凡是主要向皮脂腺分化的良性增生均可归于此类。通常，皮脂腺腺瘤（sebaceous adenoma）指成熟皮脂腺细胞占优势的浅表的良性皮脂腺肿瘤，而皮脂腺上皮瘤（sebaceous epithelioma）和皮脂腺瘤指皮脂腺生发细胞占优势的皮脂腺肿瘤。Troy 和 Ackerman[60]创造了皮脂腺瘤这一术语来替代描述这一组良性皮脂腺增生，它们的位置通常比浅表的皮脂腺腺瘤更深，显微镜下可见垂直生长方式。

皮脂腺上皮瘤这个名称已经过时，由于不同的作者所指的诊断不同，这个名称令人困惑。对部分人来说，皮脂腺上皮瘤指低度恶性的皮脂腺癌或向皮脂腺分化的BCC。另外，有人用这个术语来表示皮脂腺瘤或不确定潜能的皮脂腺增生。我们认为应该放弃使用皮脂腺上皮瘤这个名称。

本章中，**皮脂腺腺瘤**是广义的，包括传统的皮脂腺腺瘤和皮脂腺瘤。

#### 临床特征

皮脂腺腺瘤临床表现为丘疹或结节，通常直径小于 1 cm，分布于头或颈部，有时位于躯干上部。皮损一般没有临床特征性，除非呈淡黄色，但通常不明显。浅表皮脂腺腺瘤通常为相对较小的丘疹，而皮脂腺瘤表现为深在的结节[60-61]。多发性皮脂腺肿瘤，特别是呈囊性时，可能是 Muir-Torre 综合征（Muir-Torre syndrome，MTS；见表 63.5）的一种表现，Muir-Torre 综合征的其他特征表现还有多发性角化棘皮瘤和内脏恶性肿瘤，尤其是结肠腺癌[62-63]。

#### 病理学

传统的**皮脂腺腺瘤**通常可见与表皮相连，相对较小，界限清楚。基底样皮脂腺生发细胞和成熟的皮脂腺细胞所占的比例不同，但皮脂腺细胞通常占优势。皮脂腺生发细胞组成薄的多层细胞，位于每个小叶的外周。皮脂腺生发细胞中可见到核分裂象，但不显著。除非有创伤，坏死常不明显。如果有显著的坏死，无论是单个细胞或**片状坏死**，要注意恶性肿瘤的可能性。

**皮脂腺瘤**通常位置更深，常累及真皮深部网状层，有时累及浅表皮下脂肪[60]。手术全部切除的皮损界限非常清楚，**部分**活检的标本可能难以充分评估。皮脂腺生发细胞在皮脂腺瘤中占优势，可能只有灶状皮脂腺细胞分化，显微镜下的模式类似大的结节状毛母细胞瘤（图 111.22）。当只有灶性皮脂腺分化时，上皮膜抗原（epithelial membrane antigen，EMA）或脂肪分化相关蛋白免疫过氧化物酶试验可作为辅助诊断。EMA标记正常皮脂腺中的成熟皮脂腺细胞，而脂肪分化相关蛋白免疫过氧化物酶标记多泡状的含脂质的细胞。

用免疫组化法检测 MTS 相关基因，例如 MSH2、MSH6、MHL1 和 PMS2，其编码的错义修复蛋白表达缺失，据报道是一种有效的筛选 MTS 的技术[64]。然而，需要注意的是即使免疫组化检测出表达缺失，也不一定就说明种系突变。散发肿瘤偶尔也有基因突变[65]。另外，实际上含有编码特定蛋白基因的种系变异患者，其肿瘤内有时可检测到蛋白表达，这通常是因为尽管这种蛋白没有功能，但仍可与试验中的抗体发生反应[64]。由于以上原因，尽管检测错义修复蛋白表达丢失是 MTS 最有用的筛选方法，但是并不能依据这个结果做诊断，所以评估有 MTS 的风险后需要考虑进一步做确诊性基因学检查（见表 63.5）。

#### 治疗

一旦明确病理诊断，无需进一步治疗。浅表或部分活检的皮损常常难以判断边缘。这样的病变应当全部切除，以排除向皮脂腺分化的 BCC 或者皮脂腺癌的可能性。MTS 中位置深在的皮损倾向于迅速生长。

### 皮脂腺癌

#### 引言

皮脂腺癌（sebaceous carcinoma）指向皮脂腺分化的

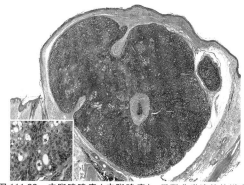

**图 111.22　皮脂腺腺瘤（皮脂腺瘤）**。界限非常清楚的增生，由基底样皮脂生发细胞和散在分布的含粗大泡状胞浆的成熟皮脂腺细胞组成（插图）

腺癌。根据传统分类，分为眼型和眼外型。最初，人们认为眼周的皮脂腺癌预后更差，但最近的数据表明眼周皮脂腺癌与其他部位的皮脂腺癌总体的生存率相似[66]。

### 临床特征

皮脂腺癌的临床表现无特征性。典型的临床皮损包括红色结节或斑块，可溃疡或结痂，偶尔呈淡黄色。最常见的皮损是红斑或珍珠状外观，与其他非黑色素瘤的皮肤肿瘤无法区别。眼部皮损在早期常被误诊为睑缘炎或眼周玫瑰痤疮。

皮脂腺癌通常发生于眼周，但也可发生于头颈部其他部位，躯干部不常见。躯干部的肿瘤常表现为结节，这样的皮损如果浅表活检可能会误诊[66]。Muir-Torre综合征（Muir-Torre syndrome，MTS）患者可发生皮脂腺癌，但是单独发生的皮脂腺癌不能诊断该综合征[62]。任何少见的皮脂腺肿瘤都需要考虑到MTS的可能性（见表63.5）。

### 病理学

像许多恶性肿瘤一样，皮脂腺癌表现为结构不对称，境界不清，有的区域呈侵袭性生长模式。结节状皮脂腺癌中，细胞排列成大的巢状或分叶状。侵袭性皮脂腺癌中，见到锯齿状细胞巢和条索结构。皮脂腺癌可累及表皮或结膜，呈Paget样扩散模式，尤其是在眼部的皮损[67-68]。这种现象容易与Bowen病或黑色素瘤混淆。

皮脂腺癌中向皮脂腺分化的程度变化很大，细胞核异型的程度差异也很大（图111.23）。有些肿瘤有明显的皮脂腺分化，而另一些主要为皮脂腺母细胞或未分化的细胞。

脂质染色，例如油红O或苏丹黑，可以标记细胞浆内脂质，过去曾用来证实皮脂腺分化。但是这些染色很少在常规的临床工作中应用，因为这些染色要求用冰

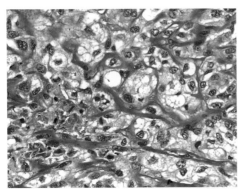

**图111.23 皮脂腺癌。**高倍镜下，这些细胞核不典型，有丰富的粗大泡状胞浆，有许多核固缩的坏死性细胞

冻组织切片。免疫组化染色EMA和脂肪分化相关蛋白是证实皮脂腺分化的最有用的辅助实验。有皮脂腺分化时，这两种染色均可以见到粗大空泡状胞浆呈阳性。

火山口状或囊状的皮脂腺肿瘤，临床和显微镜下的模式类似角化棘皮瘤，这样的皮损非常少见，可能是低度恶性肿瘤[62]。角化棘皮瘤样的皮脂腺肿瘤可能仅见于MTS。

### 治疗

皮脂腺癌是具有明显转移潜能的附属器恶性肿瘤，尽管转移能力差异很大。主要的治疗方法仍然是外科切除，包括用Mohs显微外科。尽管过去认为该病转移的风险高，特别是眼部的肿瘤，但是过去的数据可能有偏差，因为报告中包括了晚期病例。对于眼部广泛的病变，特别是眼结膜受累时，治疗需要摘除眼球。尽管尚需要更多的研究来证实，但是浅表皮脂腺癌和具有侵袭模式的皮脂腺癌的转移潜能可能是有限的。

# 向顶泌汗腺（或外泌汗腺）分化的肿瘤和增生

在大多数的教材中，具有腺样和导管样分化的附属器肿瘤曾被严格的分为小汗腺和顶泌汗腺肿瘤。这种区别通常是基于免疫组织化学，而这种不严谨的方法现在已经不适用了。基于传统的光学显微镜下形态来判断来源，是有用但不够精确的方法，至少对区别外泌汗腺和顶泌汗腺是如此。

几位作者认为解决这个问题的办法是将外泌汗腺和顶泌汗腺的肿瘤归为一组，因为认识到事实是不可能区分某个病变是顶泌汗腺还是外泌汗腺谱系，例如汗管瘤。本章节仍将保留传统的外泌汗腺分类，但是将标注二者重叠的部分。例如汗管瘤、汗孔瘤和汗腺瘤，既可以是顶泌汗腺也可以是外泌汗腺谱系，这些将在顶泌汗腺病变中讨论。

## 向顶泌汗腺（或外泌汗腺）导管和管状分化的良性肿瘤和增生

### 汗管瘤

#### 引言

汗管瘤（syringoma）是主要向导管（汗管）分化的良性附属器肿瘤。过去，汗管瘤被认为属于外泌汗腺谱系[69-70]。现在的观点是汗管瘤既可以是顶泌汗腺谱系，也可以是外泌汗腺谱系，除非有其他背景，否则不可能判断出汗管瘤的来源[1-2]。

## 临床特征

汗管瘤临床表现为小的坚实的肤色丘疹。通常多发（图111.24），可呈发疹性[71]。去除皮损治疗的女性常多于男性，但不清楚这是否代表真正的性别差异。亚洲人的发病率以及与Down综合征相关的汗管瘤均增高。透明细胞汗管瘤与糖尿病有关。

汗管瘤可发生于身体的任何部位，但好发生于眼周区域，特别是眼睑[71a]。有时皮损累及躯干上部（好发于腹侧面）或生殖器[71-72]。发疹性汗管瘤最常累及躯干，但也可累及四肢，包括掌跖。肢端汗管瘤少见，因为光滑（无毛）皮肤的腺体只有外泌汗腺，所以肢端汗管瘤最明确是外泌汗腺来源[73]。

瘢痕性脱发的活检标本中可能发现汗管瘤样病灶，最初认为是真正的汗管瘤参与发病机制[74]，之后的研究倾向于这些病灶是对瘢痕性脱发的炎症和瘢痕的反应性改变，也就是说，这些病灶只是旁观者[75]。非瘢痕性脱发中偶尔也可以见到汗管瘤样改变。

## 病理学

低倍镜下，汗管瘤病灶小，境界清楚，通常局限于真皮浅层。周围的基质是硬化性的。增生的上皮成分由胞浆苍白或淡红染的细胞构成，形成大小相对一致的巢状和管状结构。由于切片的切面不同，汗管瘤的细胞巢形状各异，有的细胞巢类似逗号或蝌蚪状（图111.25）。管状区域显示导管状分化，中央管腔衬以致密的嗜酸性护膜。在一个切面内通常一半或更多的细胞巢显示中央导管分化。

尽管有时可以见到浅表角化，但汗管瘤通常缺乏角化，一般也没有毛分化的证据。如果见到毛分化或角化，强烈提示可能是其他需要鉴别诊断的疾病。浅表角化，境界不清，向真皮深部网状层或（皮下脂肪）延伸，这些表现倾向于微囊肿附属器癌的诊断，而不是汗管瘤。基底样细胞条索、局灶性浅表角化和局灶性钙化可能是结缔组织增生性毛发上皮瘤，而不是汗管瘤。如果仅有角囊肿，缺乏真正的导管分化，最可能的诊断是毛发腺瘤。

## 治疗

汗管瘤是良性附属器肿瘤，几乎没有增殖能力。一旦确诊，无需进一步手术切除，除非临床病理考虑附属器癌。可以谨慎地采用三氯醋酸、冷冻、环钻或电离子治疗汗管瘤，效果不一。汗管瘤的多发性皮损常发生在眼睑，这种部位治疗困难。泛发性皮损影响美观，治疗具有挑战性。激光烧蚀可能是最好的选择[76]。

## 汗孔瘤

### 引言

**汗孔瘤**（poroma）指一组具有汗孔（末端导管）分化的良性附属器肿瘤。与汗管瘤一样，过去人们普遍认为汗孔瘤属于外泌汗腺谱系，依据是不可靠的免疫组织化学[69-70]。在皮肤病学词汇中，**外泌汗腺**和**汗孔瘤**似乎密不可分，因此一提起汗孔瘤，常常反射性的指外泌汗腺[2]。但是汗孔瘤既可以是外泌汗腺谱系，也可以是顶泌汗腺谱系[77-79]。两者的比例近似。

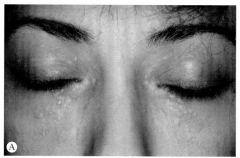

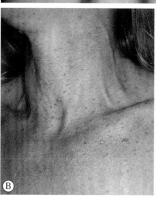

图111.24 **汗管瘤**。A.眼睑群集的肤色小丘疹。B.颈部和上胸部多发的肤色至粉色光滑丘疹。皮损好发于躯干腹侧，称为*en demi-cuirasse*分布模式（B, Courtesy, Jean L Bolognia, MD.）

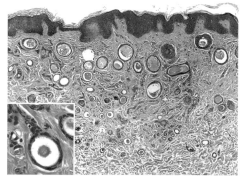

图111.25 **汗管瘤**。浅表附属器肿瘤，由胞浆苍白嵌在硬化性基质中的细胞巢构成。许多细胞巢呈导管分化，中心有致密的嗜酸性护膜。A.蝌蚪形（插图）

有些作者采用"**肢端汗管瘤**"代替"汗孔瘤"这一术语，另一些作者认为"肢端汗管瘤"是广义的，包括汗孔瘤和汗腺瘤。

### 临床特征

汗孔瘤通常表现为单发的丘疹、斑块或结节（图111.26）[4]。当掌跖部位出现固着的血管性斑块，周围包绕薄的锯齿状沟槽时，有经验的皮肤科医生很可能会考虑到汗孔瘤。皮损可发生于其他任何部位，但很难识别其特征性。头皮是另一个常见部位，伴或不伴有皮脂腺痣[16]。在皮脂腺痣基础上继发的汗孔瘤很可能是顶泌汗腺汗孔瘤。汗孔瘤偶尔有色素沉着。汗孔瘤通常有明显的血管性基质，临床常表现为化脓性肉芽肿的模式，尤其是位于肢端的汗孔瘤。少数情况下，多发性汗孔瘤发生于肢端或广泛分布，临床上称为汗孔瘤病。汗孔瘤病可能发生于化学治疗和（或）放射治疗之后。

### 病理学

所有类型汗孔瘤的基本特征都是界限清楚，由致密的立方形角质细胞构成，细胞核小而形态一致，胞浆少且呈嗜酸性。汗孔瘤可以全部在表皮内，传统上称为单纯性汗腺棘皮瘤；可以与表皮广泛连接（邻近表皮的汗孔瘤，图111.27）；可全部（或近乎全部）在真皮内（真皮内汗孔瘤，图111.28），传统上称为真皮导管瘤[3]。表皮内汗孔瘤相关的基质可以很少。

在不同的肿瘤个体中，导管分化的程度差异很大。有些汗孔瘤显示大量汗管样细胞形成小的有护膜的导管结构。而有些汗孔瘤，很难找到导管，表现类似脂溢性角化病。癌胚抗原（carcinoembryonic antigen，CEA）免疫染色可以标记顶泌汗腺和外泌汗腺导管的管腔面，可以用来证实导管分化。汗孔瘤偶尔有管状结构（不是导管）病灶，中央无护膜。如果这些管状病灶在管腔面衬以顶浆分泌的柱状细胞，则初步诊断为顶泌汗腺汗孔瘤。

有时，汗孔瘤呈现显著的透明细胞改变。这种病

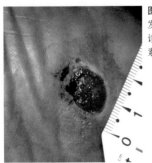

图111.26　**汗孔瘤**。跖部单发的侵蚀性红斑块，鉴别诊断常包括无色素性黑色素瘤和化脓性肉芽肿

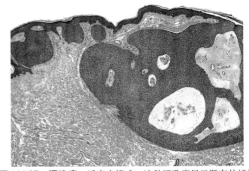

图111.27　**汗孔瘤**。近表皮模式。这种汗孔瘤显示既有外泌汗腺又有顶泌汗腺汗孔瘤的模式。由小的致密的汗孔样细胞构成相互交织的条索，之间的间质富含血管

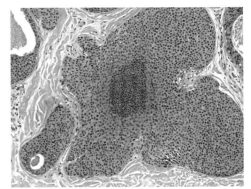

图111.28　**汗孔瘤**。真皮内模式。低倍镜下，病变呈界限清楚的真皮结节。高倍镜下显示病灶边缘有明显的导管分化，也可见中央大片坏死灶，坏死在汗管瘤常见，但在其他良性肿瘤中少见

变中的细胞核小而周围的胞浆丰富苍白。大片坏死是恶性肿瘤的指征，但这一原则对汗孔瘤是个例外。奇怪的是，汗孔瘤常呈现小簇细胞聚集坏死。在恶性肿瘤中，坏死通常是增长迅速的结果（生长超过了灌注的能力），但是这不能解释汗孔瘤中的坏死现象，汗孔瘤中的细胞增殖力是低的。汗孔瘤偶尔出现小灶性皮脂腺分化，通常在病变底部出现成簇的成熟皮脂腺细胞[77, 80]。

### 治疗

汗孔瘤是良性附属器肿瘤，因此治疗不是必需的。浅表病变可以用削切法或电离子去除。浅表或更深的病变都可以手术切除。

## 汗腺瘤

### 引言

汗腺瘤（hidradenoma）是一种良性附属器肿瘤，与汗孔瘤密切相关，但是通常特征性的表现为含有丰富胞浆的细胞，没有全部在表皮内的，也不常见与表皮

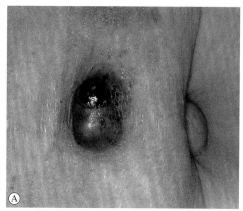

广泛相连。如上所述，有些作者用**肢端汗管瘤**这个广义的名称指代汗腺瘤和汗孔瘤。尽管汗腺瘤常被分类于外泌汗腺肿瘤，实际上汗腺瘤既有外泌汗腺来源，又有顶泌汗腺来源[69-70]。目前大多数的汗腺瘤被认为是顶泌汗腺谱系[1, 81]。在汗腺瘤的亚型中，可检测到 t（11；19）易位，产生 *CRTC1/MAML2* 融合基因[82, 82a]。

### 临床特征

汗腺瘤没有明显的临床特征。皮损表现为单发的皮肤或皮下结节。有时可见囊性变或浆液渗出。

### 病理学

汗腺瘤大多位于真皮内，低倍镜下呈结节状，境界非常清楚。有些汗腺瘤与表皮多灶性连接，很像汗孔瘤。尽管汗腺瘤的基质常为硬化性并含有扩张的血管，但通常没有汗孔瘤中肉芽组织样特征性的基质。如果结缔组织增生性基质非常显著，则称为**结缔组织增生性汗腺瘤**。汗腺瘤的细胞大，胞浆丰富，细胞核大小一致，一般来说，比汗孔瘤的细胞核大。常见明显的透明细胞变（透明细胞汗腺瘤）、囊性变性（实性－囊性汗腺瘤）[83]（图 111.29）。尽管程度轻微，但仔细观察可发现导管分化。有些病变有管状结构，管腔面衬以呈顶浆分泌模式的柱状细胞，这样的病变毫无疑问是顶泌汗腺汗腺瘤。见到既有汗腺瘤又有汗孔瘤特征的病变也不奇怪，这种具有某些汗腺瘤特征的汗孔瘤变异型可称为汗孔样汗腺瘤[84]。

### 治疗

汗腺瘤是良性附属器肿瘤。完整切除即可治愈。汗腺瘤扩展到局部淋巴结的报告少见；也可能是汗腺瘤原发于淋巴结内[85]。

## 向顶泌汗腺分化的良性肿瘤

### 顶泌汗腺腺瘤

#### 引言

向顶泌汗腺分化的良性肿瘤，包括汗孔瘤和汗腺瘤，均可以归属于顶泌汗腺腺瘤（apocrine adenoma）这一类。实际上，只有显著腺样分化的腺瘤归于这一类别。这类增生通常具有丰富的顶泌汗腺上皮和显著的断头分泌，即部分细胞浆在管腔面断掉。顶泌汗腺腺瘤在显微镜下可表现为管状或乳头状或两种模式组合。这一类疾病包括**管状腺瘤**、**乳头状腺瘤**、**乳头状汗管囊腺瘤**和**乳头状汗腺瘤**。乳头状汗腺瘤在语义上容易与传统的汗腺瘤混淆。乳头状汗腺瘤（Papillary hidradenoma 或 hidradenoma papilliferum）是顶泌汗腺腺瘤，通常表现为分叶状，由衬以顶泌汗腺上皮的乳头结构构成。而

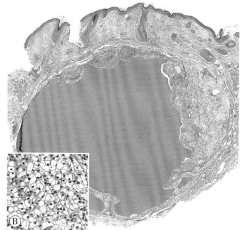

**图 111.29　汗腺瘤。** A. 腹部单发的紫红色结节伴严重的渗出。B. 汗腺瘤的实性囊性变异型，有明显囊性结构的境界清楚的结节。细胞核小而一致，胞浆丰富，常苍白或呈明显透明细胞变（插图）（B，Courtesy, Lorenzo Cerroni, MD.）

传统的汗腺瘤（肢端汗管瘤）主要表现为实性结构。

具有明显顶泌汗腺分化的管状、乳头状或管状乳头状腺瘤可发生于乳房的实质或分泌组织。与乳头相连的顶泌汗腺腺瘤常表现为管状乳头状模式，称为**糜烂性腺瘤病**[86-87]。除了管状乳头状模式外，乳头的顶泌汗腺腺瘤还可表现为小灶性实性和筛状结构，通常没有坏死。因为病变通常是单发的，而且常常没有糜烂，所以糜烂性腺瘤病的命名有些争议，本章中用**乳头腺瘤**这一术语可能更合适。乳头腺瘤和导管状腺瘤有时难以区别，对于鉴别困难的病例，应当请有经验的乳腺病理学家会诊。

### 临床特征

管状或乳头状腺瘤的临床表现没有特征性。皮损

表现为光滑的丘疹或结节，需要活检诊断。

乳头状汗管囊腺瘤表现为丘疹或斑块，几乎都位于头或颈部。皮损表面常结痂，有血性浆液（图111.30）；这说明汗管囊腺瘤的乳头与表皮是延续的，使分泌物可以排出。大多数头皮的乳头状汗管囊腺瘤与皮脂腺痣相关（图111.7）[16, 88]。散发的乳头状汗管囊腺瘤可有 BRAF V600E 突变或 HRAS（或少于 KRAS）激活突变，而在皮脂腺痣基础上发生的乳头状汗管囊腺瘤

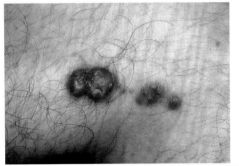

图111.30　乳头状汗管囊腺瘤。群集的丘疹和结节，表面痂屑。需要考虑可能与皮脂腺痣相关

与相关的皮脂腺瘤具有相同的 HRAS 突变[15]。

乳头状汗腺瘤通常表现为光滑的皮内或皮下结节，通常直径小于1 cm。大多数乳头状汗腺瘤发生于女性外阴，也有发生于乳房、腋窝、腹股沟或肛周的报告[89]。

**病理学**

低倍镜下，管状和乳头状腺瘤通常境界清楚，位于真皮、皮下脂肪浅层或两者均有。管状模式的腺瘤主要由大小不一的圆形腺腔构成，管腔内衬一层或数层立方形细胞，这些细胞胞浆苍白，细胞核小。多数区域有小的管腔，有些有柱状顶泌汗腺细胞。乳头状腺瘤明显呈簇状，腔面细胞为顶泌汗腺细胞。同时管状和乳头状结构的腺瘤并不少见。

乳头状汗管囊腺瘤的特征是广泛的乳头状突起，这些结构与表面的鳞状上皮相连（图111.31A，B）。汗管囊腺瘤仅有少数呈囊状。乳头状突起衬以两层细胞，基底立方形细胞和顶端柱状顶泌汗腺细胞，乳头突起的中心总是有致密的淋巴细胞和浆细胞浸润（图111.31C）。顶泌汗腺来源的肿瘤常伴有浆细胞浸润，因此皮损中见到浆细胞并不足以确诊汗管囊腺瘤。

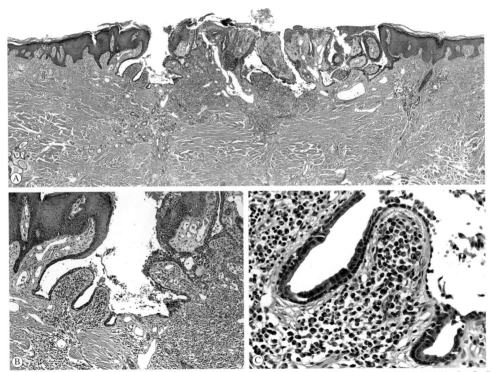

图111.31　乳头状汗管囊腺瘤。A.肿瘤表面侵蚀状，由扩张的导管构成多个乳头状突出，周围有致密的炎症浸润。B，C.乳头内衬柱状细胞，常有明显的顶泌汗腺分化，乳头的核心常充满淋巴细胞，特征性的有许多浆细胞（Courtesy, Lorenzo Cerroni, MD.）

低倍镜下，乳头状汗腺瘤由真皮内界限清楚的结节构成，通常不与表皮相连，也没有明显的浆细胞浸润。管状和乳头状两种结构通常都可见到，还可见到广泛延长的叶状结构，中央伴有纤细的纤维性基质（图 111.32）。管状和叶状结构通常衬以两层细胞，基底立方形肌上皮细胞和顶端的顶泌汗腺细胞，顶端的细胞常见显著的顶浆分泌。至少有部分基底层细胞是真正的肌上皮细胞，具有收缩功能。免疫组化染色肌动蛋白丝可以标记肌上皮层，有时在鉴别腺癌时具有诊断价值，因为腺癌没有完整的肌上皮层。

### 治疗

顶泌汗腺腺瘤是良性的，完整手术切除即可治愈。

## 未分化的顶泌汗腺肿瘤

大多数附属器肿瘤含有灶性特征分化，这些分化可能不成熟，但是可以判断其代表的正常结构。例如，毛母细胞瘤大部分是未分化的，但仍可见灶性乳头间质体，提示生发细胞来源。与此不同，螺旋腺瘤和圆柱瘤这两种紧密相关的疾病，要么完全缺乏分化，要么难以判断分化所代表的正常结构。螺旋腺瘤和圆柱瘤偶尔呈现断头分泌模式的管状病灶，提示顶泌分泌谱系，但是大多数肿瘤呈现无法识别的分化。

### 螺旋腺瘤

#### 定义

**螺旋腺瘤**（spiradenoma）是良性附属器肿瘤，过去认为是外泌汗腺谱系，重新评估提示是顶泌汗腺谱系[1, 69-70]。螺旋腺瘤与圆柱瘤伴发，或者两者和毛发上皮瘤/毛母细胞瘤伴发（图 111.5），都不少见。对这种伴发现象最简单的解释是螺旋腺瘤和圆柱瘤都属于毛囊皮脂腺-顶泌汗腺谱系[90]。由于 CYLD 基因突变所致的 Brooke-Spiegler 综合征中，螺旋腺瘤、圆柱瘤两种病和毛发上皮瘤伴发，再次提示它们有亲缘关系，属于同一谱系。螺旋腺瘤从不发生于光滑（无毛）皮肤，如果螺旋腺瘤真是外泌汗腺来源，发生于掌跖部位应该是常见的，而不该是例外。

### 临床特征

螺旋腺瘤通常表现为皮肤或皮下的丘疹或结节，几乎见于任何部位。特别的皮损直径可达数厘米。有时，螺旋腺瘤是疼痛的。临床皮损无特征性，尽管有经验的皮肤科医生根据皮损为淡蓝色、疼痛性结节，可能会考虑到这个疾病，明确诊断必须依靠活检。螺旋腺瘤可多发，并与圆柱瘤和毛发上皮瘤伴发，这时应考虑到 Brooke-Spiegler 综合征。

### 病理学

低倍镜下，螺旋腺瘤呈多结节状，相对大的结节位于真皮和皮下组织。尽管结节可能分布不对称，但每个结节界限非常清楚。结节由未分化的基底样细胞构成，偶尔可见到管状顶泌汗腺病灶。仔细观察，单个结节呈现小梁状内部结构，致密的基底样细胞位于小梁边缘，胞浆少而苍白的较大细胞位于小梁中央（图 111.33）。小梁区域内常有散在的淋巴细胞。一些大的（巨大的）螺旋腺瘤可有继发改变，出现变性的囊性区或显著的血管扩张。在螺旋腺瘤内，偶尔可见到致密的嗜酸性基底膜样物质，呈 PAS 阳性的小滴状或呈带状，而这样的结构在圆柱瘤更多见。

### 治疗

螺旋腺瘤是良性附属器肿瘤。尽管螺旋腺瘤有基底样外观，但几乎没有增殖能力，简单摘除或手术切

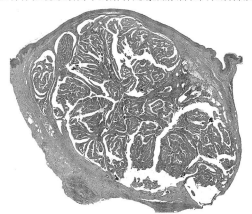

**图 111.32 乳头状汗腺瘤**。界限清楚的真皮内结节，由相互连接、树枝状腺样和乳头样结构构成（Courtesy, Lorenzo Cerroni, MD.）

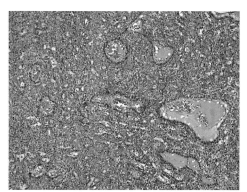

**图 111.33 螺旋腺瘤**。基底样细胞部分呈小梁状，大部分呈粘着性群集，伴有导管分化。注意大的管腔内嗜酸性分泌物（Courtesy, Lorenzo Cerroni, MD.）

除后很少复发。

## 圆柱瘤

### 引言

圆柱瘤（cylindroma）是一种良性附属器肿瘤，与螺旋腺瘤密切相关。

### 临床特征

圆柱瘤可单发或多发，临床无特征性，需要活检才能确诊。单发性皮损常发生于头、颈部，特别是头皮（图111.34）。也可以发生于躯干或生殖器。头皮多发性圆柱瘤可融合形成巨大的拼接状斑块，过去戏称为头巾瘤[91-92]。见到多发性圆柱瘤应立即考虑到Brooke-Spiegler综合征或多发性圆柱瘤病（两者均为常染色体显性遗传），多数病例与 *CYLD* 突变有关。

### 病理学

低倍镜下，圆柱瘤由界限非常清楚的结节构成，位于真皮和（或）皮下脂肪。这些结节由彼此邻近的基底样细胞巢构成，排列成复杂的形状，像锯齿状七巧板。每个细胞巢周围都包绕着一圈强嗜酸性PAS阳性基底膜样物质，相同成分的微粒常散在分布于小细胞巢的中央（图111.35）。导管和顶泌汗腺管状分化的病灶有时可见，但不显著。

### 治疗

圆柱瘤是良性附属器增生。尽管有基底样外观，但几乎没有增殖能力，完整切除后很少复发。

## 顶泌汗腺谱系恶性肿瘤

### 引言

向管状和导管状分化的附属器癌（附属器腺癌）相对少见，因为少见，导致诊断、分类和治疗常有困

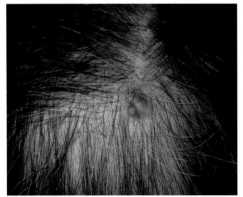

**图111.34　圆柱瘤。** 头皮上许多肿块聚集在一起称为头巾瘤，单发性皮损通常表现为光滑的红色结节

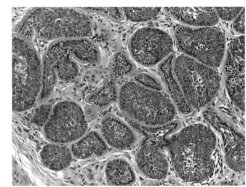

**图111.35　圆柱瘤。** 基底样细胞巢呈锯齿状七巧板样结构。许多细胞巢周围包绕着致密的环状嗜酸性基底膜物质

惑。附属器癌可以开端即是恶性的，或者在相关的良性附属器肿瘤基础上发生。在语义上，与良性肿瘤相关的恶性肿瘤命名是有问题的，因为过去的命名只是在良性肿瘤的名称上简单的加上形容词**恶性**，产生了自相矛盾的命名。今后，正确的命名应该是诸如汗孔癌、螺旋腺癌，而自相矛盾的名称恶性汗孔瘤、恶性螺旋腺瘤应该避免[2]。

对某些类型的附属器癌，例如螺旋腺癌或圆柱癌，在良性肿瘤的基础上发生的腺癌，常缺乏明确的分化结构，特异性的诊断只能依靠残留的良性病变来识别。没有螺旋腺瘤的螺旋腺癌只能认为是低分化腺癌。有些附属器腺癌，例如汗孔癌，开端即是恶性或在原先肿瘤上发展为恶性的，表现为特征性的分化。

### 临床特征

一般来说，附属器腺癌的临床表现没有特征性。在良性肿瘤上发生的腺癌，常有既往长期稳定的斑块或结节皮损上近期快速（或爆发性）增长的病史（图111.36）。溃疡和出血是常见的现象。附属器腺癌表现为斑块或结节，需要活检病理检查确诊。

目前对**微囊肿性附属器癌**（microcystic adnexal carcinoma，MAC）认识最多的可能是，它是一种低度恶性的附属器癌（也称为硬化性汗腺导管癌），曾有几个大的系列病例研究[93]。典型的MAC发生于年轻人或中年人，最常见于女性，偶尔发生于儿童，皮损经过数年缓慢扩大，常被误诊（图111.37）[93]。最常见的部位是唇，有趣的是，美国最大的系列研究发现皮损主要发生于左侧，提示紫外线暴露（由于驾驶）可能促进癌的发生，很像非黑色素瘤性皮肤肿瘤的常见类型。

### 病理学

所有类型的附属器腺癌都有恶性肿瘤的共同结构

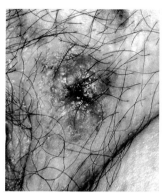

图 111.36 汗孔癌。恶性附属器肿瘤，常生长迅速，有糜烂或溃疡

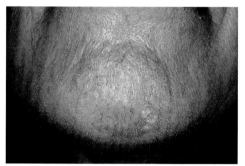

图 111.37 微囊肿性附属器癌。表现为缓慢扩大坚实的斑块，临床不明显

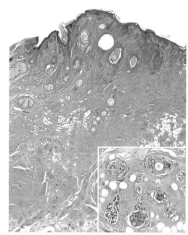

图 111.38 微囊肿性附属器癌。浸润深，表现为双相模式，既有导管分化，又有浅表毛囊角化。内图高倍镜下显示明显的导管分化，无细胞异型，有时误诊为良性病变（Courtesy，Lorenzo Cerroni，MD.）

特征，例如不对称、界限不清、侵袭性生长。细胞异型程度有相当大的差异，这些肿瘤目前没有分级的标准。部分腺癌可能出现明显的细胞间变，而另一些，例如 MAC 或汗管样汗腺癌，核异型性很轻微。

**汗管样汗腺癌**是向远端导管分化的少见的恶性肿瘤[94,95]。汗管样汗腺癌可以是顶泌汗腺或外泌汗腺谱系或显微镜下难以判定谱系。汗管样汗腺癌的特征是在低倍镜下界限不清，呈侵袭性生长模式，苍白细胞形成小细胞巢和小管结构，中央有护膜性导管。核异型性通常为中等程度，浅表活检时，因为不能看到边界，可能会误诊为汗管瘤。汗管样汗腺癌仅观察到从开端就是恶性的。

MAC 与汗管样汗腺癌密切相关，MAC 特征性地呈双相或多相分化。其导管成分与汗管样汗腺癌一样，但伴有毛囊和（有时）皮脂腺分化（图 111.38）[93,96,96a]。MAC 中的毛囊成分主要由显著的小囊性（微囊性）病灶构成，具有毛囊漏斗和峡部角化，与结缔组织增生性毛发上皮瘤或毛发腺瘤中浅表毛囊性角化相似。也可见到类似外毛根鞘的区域。常见向真皮网状层广泛浸润和神经周围侵犯的肿瘤细胞。尽管结缔组织增

性毛发上皮瘤和 MAC 有相互重叠的表现，两者都有特征性的浅表毛囊角化，但是毛囊生发（基底样）细胞是毛发上皮瘤的标志性特征，而 MAC 即使有，也很少见。

**汗孔癌**可从开端即为恶性，或者与汗孔瘤有关[97]。与汗孔瘤一样，汗孔癌可以是顶泌汗腺或者外泌汗腺谱系，一般来说，不可能确定某个肿瘤准确的来源。有些汗孔癌几乎没有细胞异型，因此必须密切关注其他的恶性表现，小的或部分活检可能导致误诊。然而，细胞异型程度差异很大[95,98]。汗孔癌由嗜酸性或苍白的立方形细胞巢构成，位于真皮或侵入下方更深的组织，导管分化通常显著（图 111.39）。汗孔癌可表现为表皮内生长，有些病例可见表皮内呈湿疹样癌或巢状模式[95,98]。

**汗腺癌**可从头即为恶性或在汗腺瘤基础上发生。汗腺癌可以是顶泌汗腺谱系或外泌汗腺谱系。在较早的病例报告中，汗腺癌有显著的透明细胞改变，非常类似透明细胞汗腺瘤。

**螺旋腺癌和圆柱癌**通常表现为低分化癌，更常见在螺旋腺瘤或圆柱瘤基础上发生，也可开端即为恶性[99-100]。两者都非常少见，可能较晚就医，因为在长期稳定的皮损上进展而来，患者可能会延迟就医。

**腺样囊性癌**是一种相对未分化的附属器癌，与微结节性 BCC 类似，但是特征性的表现为筛孔状（网状）腺样分化，缺少黏液性基质。原发性皮肤腺样囊性癌过去被误诊为转移性病变。尽管最初认为是小汗

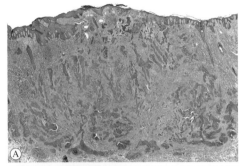

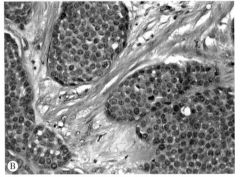

图 111.39　汗孔癌。A.不规则形状的肿瘤细胞巢和条索向深部浸润。B.最大的细胞巢显示导管分化（Courtesy, Lorenzo Cerroni, MD.）

腺癌，但现在大多数作者认为该病属于顶泌汗腺谱系。腺样囊性癌倾向局部侵袭，大多数病例数年或几十年局限于皮肤，但也有个别报导淋巴结和实质性器官转移[101]。曾有报导 CD117 阳性与腺样囊性癌相关，对诊断提供参考价值。

　　**原发性皮肤筛孔样癌**部分界限清楚，由相互连接的实性群集的嗜碱性上皮样细胞构成，细胞间有圆形空隙，形成滤网或筛状模式。典型表现为管腔内搭桥。原发性皮肤筛孔样癌有些类似腺样囊性癌，常需要与后者鉴别。倾向于诊断腺样囊性癌而不是筛孔状癌的最可靠的病理学表现包括界限不清，侵袭性生长模式，在囊性区域见到嗜碱性黏液物质，缺乏管腔内搭桥。

　　**黏液样癌**是另一种附属器癌，表现为小簇上皮样细胞漂浮于大片黏液中。上皮细胞有时呈筛孔状。某些病例中可有相关的原位成分。最近的观点认为，**乳房外 paget 病**可能是顶泌汗腺癌的扩展，此病在第73章中具体讨论。

*治疗*

　　一般来说，大多数的附属器癌是低度恶性癌，可局部侵袭，但转移风险小。许多发生转移性播散的附

属器癌皮损很大或发展到晚期才诊断。手术切除，包括 Mohs 显微外科切除，仍是主要的治疗方法。对更多具有不同组织病理学表现的病变进行细致的病理学分类至关重要，这样才能评估自然病程并且提出正确的治疗和手术方案。

# 向外泌汗腺分化的肿瘤和增生

### 小汗腺痣（错构瘤）

　　有外泌汗腺腺体成分的痣或畸形非常少见。这些病变的临床表现无特征性。据称有些病变保留了外泌汗腺的功能，临床证据是有黏液排出或局部多汗症。

　　显微镜下，很难判断外泌汗腺数量正常还是增多，特别是部分活检。小汗腺痣中，外泌汗腺的绝对数量增加，体积也增大。周围基质可以全部是纤维性或者可包括脂肪细胞。当基质中小血管腔也增多时，称为**小汗腺血管错构瘤**（图 39.5）。尾骨区皮赘样皮损，称为**尾骨息肉状小汗腺痣**。

　　所谓汗孔角化性小汗腺孔和真皮导管痣可能根本不是小汗腺痣。此病变通常是先天性的，表现为手或足部的丘疹或斑块，伴有指状角化（图 111.40）。灶性角化过度与棘皮样肢端汗管病的层板状角化是一致的。汗孔角化性痣中，外泌汗腺腺体的质和量都是正常的，提示这些病变不应该归类于附属器瘤。从疾病的命名上看，这些病变更适合归在表皮痣的谱系中。曾有报告汗孔角化性小汗腺孔和真皮导管痣患者有体细胞嵌合体的 *GJB2* 基因突变，其编码联接蛋白 26（见 58 章）。

*治疗*

　　小汗腺痣（eccrine nevi）是良性的，无需治疗。选择治疗可以完全切除。

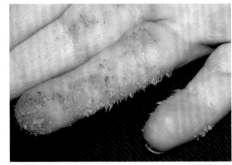

图 111.40　汗孔角化性小汗腺孔和真皮导管痣。在扩张的外泌汗腺口上显著角化过度性棘刺，与组织病理上的板层状角化一致。注意几个皮疹呈线状排列（Courtesy, Julie V Schaffer, MD.）

**汗管瘤，汗孔瘤，汗腺瘤，附属器腺癌**（见上文）

**汗管纤维腺瘤**

汗管纤维腺瘤少见，通常位于四肢。可与 Clouston 综合征或 Schöpf-Schulz-Passarge 综合征相关。典型表现为上皮样细胞细索形成的不规则网从表皮向下延伸。导管状结构常见。在慢性郁积性皮炎的部分病例或者外伤和慢性溃疡的部位可见到相似的模式。因此有些作者认为汗管纤维性腺瘤是反应性的而不是真正的肿瘤。

**乳头状腺瘤和腺癌**

**引言**

乳头状腺瘤的概念最初是在**侵袭性指端乳头腺瘤**下提出的[102-104]。这种肿瘤少见，常发生于指、趾、掌跖，这些肢端部位提示该病部分或大多数是外泌汗腺谱系。乳头状腺瘤被认为是侵袭性的，因为如果切除不完全，肿瘤容易局部复发，有些病变侵蚀骨或侵犯邻近的软组织[103]。有些最初归类于侵袭性乳头状腺瘤的病变发生转移[104]，因此，这个谱系包括腺瘤和腺癌。这也表明所有肢端乳头状病变都表现为腺癌，但是生物学上不太可能。

**临床特征**

乳头状腺瘤/腺癌表现为单发性结节，见于成人的各个年龄。皮损直径可达数厘米。男性好发。皮损可深在，可侵犯骨上方或下方的骨。好发的转移性路径是血源性的，可发生肺转移。

**病理学**

乳头状腺癌是细胞性的，表现为实性和乳头区的

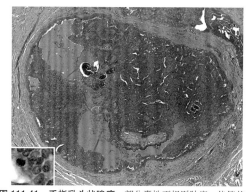

**图 111.41 手指乳头状腺癌。**部分囊性不规则肿瘤，伴管状或乳头状病灶，常见核分裂象（内图）（Courtesy Lorenzo Cerroni, MD.）

组合；偶尔为囊性（图 111.41）[103]。偶尔可见到筛状结构。大部分为筛状或管状结构的肿瘤，称为管状乳头状癌。不论病变的结构如何，构成的细胞有深染的核和相对少的胞浆，核分裂象通常多见。可见到个别细胞坏死或大片坏死。周围基质常硬化。在明显恶性的病变中，可见到血管受累或骨侵蚀。

**治疗**

根据显微镜下模式，难以预测临床病程。对乳头状腺癌，完全手术切除仍是标准的治疗。因为乳头状腺瘤的诊断模糊，也应该完全切除。

（陈声利译　张　韡校　孙建方审）

# 参考文献

1. McCalmont TH. A call for logic in the classification of adnexal neoplasms. Am J Dermatopathol 1996;18:103–9.
2. McCalmont TH. Batman and adnexal tumors. J Cutan Pathol 2010;37:401–2.
3. Montagna W. Embryology and anatomy of the cutaneous adnexa. J Cutan Pathol 1984;11:350–1.
4. Hyman AB, Brownstein MH. Eccrine poroma. An analysis of forty-five new cases. Dermatologica 1969;138:29–38.
5. Labandeira J, Peteiro C, Toribio J. Hair follicle nevus: case report and review. Am J Dermatopathol 1996;18:90–3.
6. Ban M, Kamiya H, Yamada T, Kitajima Y. Hair follicle nevi and accessory tragi: variable quantity of adipose tissue in connective tissue framework. Pediatr Dermatol 1997;14:433–6.
7. Plewig G. Sebaceous trichofolliculoma. J Cutan Pathol 1980;7:394–403.
8. Schulz T, Hartschuh W. Follicule-sebaceous cystic hamartoma is a trichofolliculoma at its very late stage. J Cutan Pathol 1998;25:354–64.
9. Kimura T, Miyazawa H, Aoyagi T, Ackerman AB. Folliculosebaceous cystic hamartoma. A distinctive malformation of the skin. Am J Dermatopathol 1991;13:213–20.
10. Bolognia JL, Longley BJ. Genital variant of folliculosebaceous cystic hamartoma. Dermatology 1998;197:258–60.

11. Cocciolone RA, Crotty KA, Andrews L, et al. Multiple desmoplastic melanomas in Birt-Hogg-Dubé syndrome and a proposed signaling link between folliculin, the mTOR pathway, and melanoma susceptibility. Arch Dermatol 2010;146:1316–18.
12. Gijezen LM, Vernooij M, Martens H, et al. Topical rapamycin as a treatment for fibrofolliculomas in Birt-Hogg-Dubé syndrome: a double-blind placebo-controlled randomized split-face trial. PLoS ONE 2014;9:e99071.
13. Prioleau PG, Santa Cruz DJ. Sebaceous gland neoplasia. J Cutan Pathol 1984;11:396–414.
14. Groesser L, Herschberger E, Ruetten A, et al. Postzygotic HRAS and KRAS mutations cause nevus sebaceous and Schimmelpenning syndrome. Nat Genet 2012;44:783–7.
15. Shen AS, Peterhof E, Kind P, et al. Activating mutations in the RAS/mitogen-activated protein kinase signaling pathway in sporadic trichoblastoma and syringocystadenoma papilliferum. Hum Pathol 2015;46:272–6.
16. Jaqueti G, Requena L, Sanchez Yus E. Trichoblastoma is the most common neoplasm developed in nevus sebaceus of Jadassohn: a clinicopathologic study of a series of 155 cases. Am J Dermatopathol 2000;22:108–18.
17. Cribier B, Scrivener Y, Grosshans E. Tumors arising in nevus sebaceus: a study of 596 cases. J Am Acad Dermatol 2000;42:263–8.

18. Alessi E, Wong SN, Advani HH, Ackerman AB. Nevus sebaceus is associated with unusual neoplasms. An atlas. Am J Dermatopathol 1988;10:116–27.
19. Carlson JA, Cribier B, Nuovo G, Rohwedder A. Epidermodysplasia verruciformis-associated and genital-mucosal high-risk human papillomavirus DNA are prevalent in nevus sebaceus of Jadassohn. J Am Acad Dermatol 2008;59:279–94.
20. Akasaka T, Onodera H, Matsuta M. Cutaneous mixed tumor containing ossification, hair matrix, and sebaceous ductal differentiation. J Dermatol 1997;24:125–31.
21. Naujokas A, Charli-Joseph Y, Ruben BS, et al. SOX-10 expression in cutaneous myoepitheliomas and mixed tumors. J Cutan Pathol 2014;41:353–63.
22. Antonescu CR, Zhang L, Shao SY, et al. Frequent PLAG1 gene rearrangements in skin and soft tissue myoepithelioma with ductal differentiation. Genes Chromosomes Cancer 2013;52:675–82.
23. Hassab-el-Naby HM, Tarn S, White WL, Ackerman AB. Mixed tumors of the skin. A histological and immunohistochemical study. Am J Dermatopathol 1989;11:413–28.
24. Gianotti R, Coggi A, Alessi E. Cutaneous apocrine mixed tumor: derived from the apocrine duct of the folliculo-sebaceous-apocrine unit? Am J Dermatopathol 1998;20:53–5.
25. Ackerman AB, Reddy VB, Soyer HP. Neoplasms with

Follicular Differentiation. 2nd ed. New York: Ardor Scribendi; 2001. p. 1109.
26. Blake PW, Toro JR. Update of cylindromatosis gene (*CYLD*) mutations in Brooke-Spiegler syndrome: novel insights into the role of deubiquitination in cell signaling. Hum Mutat 2009;30:1025–36.
27. Pincus LB, McCalmont TH, Neuhaus IM, et al. Basal cell carcinomas arising within multiple trichoepitheliomas. J Cutan Pathol 2008;35:59–64.
28. Bettencourt MS, Prieto VG, Shea CR. Trichoepithelioma: a 19-year clinicopathologic re-evaluation. J Cutan Pathol 1999;26:398–404.
29. Brooke JD, Fitzpatrick JE, Golitz LE. Papillary mesenchymal bodies: a histologic finding useful in differentiating trichoepitheliomas from basal cell carcinomas. J Am Acad Dermatol 1989;21:523–8.
30. Requena L, Renedo G, Sarasa J, et al. Trichoblastic fibroma. J Cutan Pathol 1990;17:381–4.
31. Collina G, Eusebi V, Capella C, Rosai J. Merkel cell differentiation in trichoblastoma. Virchows Arch 1998;433:291–6.
32. Sellheyer K, Krahl D. PHLDA1 (TDAG51) is a follicular stem cell marker and differentiates between morpheaform basal cell carcinoma and desmoplastic trichoepithelioma. Br J Dermatol 2011;164:141–7.
33. Yeh I, McCalmont TH, LeBoit PE. Differential expression of PHLDA1 (TDAG51) in basal cell carcinoma and trichoepithelioma. Br J Dermatol 2012;167:1106–10.
34. Sajben FP, Ross EV. The use of the 1.0 mm handpiece in high energy, pulsed $CO_2$ laser destruction of facial adnexal tumors. Dermatol Surg 1999;25:41–4.
35. Brownstein MH, Shapiro L. Desmoplastic trichoepithelioma. Cancer 1977;40:2979–86.
36. Lazar AJ, Calonje E, Grayson W, et al. Pilomatrix carcinomas contain mutations in *CTNNB1*, the gene encoding beta-catenin. J Cutan Pathol 2005;32:148–57.
37. Agoston AT, Liang CW, Richkind KE, et al. Trisomy 18 is a consistent cytogenetic feature in pilomatricoma. Mod Pathol 2010;23:1147–50.
38. Danielson-Cohen A, Lin SJ, Hughes CA, et al. Head and neck pilomatrixoma in children. Arch Otolaryngol Head Neck Surg 2001;127:1481–3.
39. Kaddu S, Soyer HP, Wolf IH, Kerl H. Proliferating pilomatricoma. A histopathologic simulator of matrical carcinoma. J Cutan Pathol 1997;24:228–34.
40. Hardisson D, Linaves MD, Cuevas-Santos J, Contreas F. Pilomatrix carcinoma: a clinicopathologic study of six cases and review of the literature. Am J Dermatopathol 2001;23:394–401.
41. Aloi FG, Molinero A, Pippione M. Basal cell carcinoma with matrical differentiation. Matrical carcinoma. Am J Dermatopathol 1988;10:509–13.
42. Brownstein MH. Trichilemmoma. Benign follicular tumor or viral wart? Am J Dermatopathol 1980;2:229–31.
43. Leonardi CL, Zhu WY, Kinsey WH, Penneys NS. Trichilemmomas are not associated with human papillomavirus DNA. J Cutan Pathol 1991;18:193–7.
44. Brownstein MH, Shapiro L. Trichilemmoma. Analysis of 40 new cases. Arch Dermatol 1973;107:866–9.
45. Roson E, Gomez Centeno P, Sanchez Aguilar D, et al. Desmoplastic trichilemmoma arising within a nevus sebaceus. Am J Dermatopathol 1998;20:495–7.
46. Brownstein MH, Mehregan AH, Bikowski JB, et al. The dermatopathology of Cowden's syndrome. Br J Dermatol 1979;100:667–73.
47. Requena L, Gutierrez J, Sanchez Yus E. Multiple sclerotic fibromas of the skin. A cutaneous marker of Cowden's disease. J Cutan Pathol 1992;19:346–51.
48. Al-Zaid T, Ditelberg JS, Prieto VG, et al. Trichilemmomas show loss of PTEN in Cowden syndrome but only rarely in sporadic tumors. J Cutan Pathol 2012;39:493–9.
49. Hunt SJ, Kilzer B, Santa Cruz DJ. Desmoplastic trichilemmoma: histologic variant resembling invasive carcinoma. J Cutan Pathol 1990;17:45–52.
50. Vin-Christian K, Grekin R, McCalmont T. Hypopigmented papules of the cheeks, neck, and shoulders. Arch Dermatol 1999;135:463–4, 466–7.
51. Kolenik SA 3rd, Bolognia JL, Castiglione FM Jr, Longley BJ. Multiple tumors of the follicular infundibulum. Int J Dermatol 1996;35:282–4.
52. Horn TD, Vennos EM, Bernstein BD, Cooper PH. Multiple tumors of follicular infundibulum with sweat duct differentiation. J Cutan Pathol 1995;22:281–7.
53. Mahalingam M, Bhawan J, Finn R, Stefanato CM. Tumor of the follicular infundibulum with sebaceous differentiation. J Cutan Pathol 2001;28:314–17.
54. Rahbari H, Mehregan A, Pinkus A. Trichoadenoma of Nikolowski. J Cutan Pathol 1977;4:90–8.
55. Brownstein MH, Arluk DJ. Proliferating trichilemmal cyst: a simulant of squamous cell carcinoma. Cancer 1981;48:1207–14.
56. Sethi S, Singh UR. Proliferating trichilemmal cyst: report of two cases, one benign and the other malignant. J Dermatol 2002;29:214–20.
57. Sleater J, Beers B, Stefan M, et al. Proliferating trichilemmal cyst. Report of four cases, two with nondiploid DNA content and increased proliferation index. Am J Dermatopathol 1993;15:423–8.
58. Finan MC, Apgar JT. Juxta-clavicular beaded lines: a subepidermal proliferation of sebaceous gland elements. J Cutan Pathol 1991;18:464–8.
59. Bader RS, Scarborough DA. Surgical pearl: intralesional electrodesiccation of sebaceous hyperplasia. J Am Acad Dermatol 2000;42:127–8.
60. Troy JL, Ackerman AB. Sebaceoma. A distinctive benign neoplasm of adnexal epithelium differentiating toward sebaceous cells. Am J Dermatopathol 1984;6:7–13.
61. Misago N, Narisawa Y. Rippled-pattern sebaceoma. Am J Dermatopathol 2001;23:437–43.
62. Rutten A, Burgdorf W, Hugel H, et al. Cystic sebaceous tumors as marker lesions for the Muir-Torre syndrome: a histopathologic and molecular genetic study. Am J Dermatopathol 1999;21:405–13.
63. Misago N, Narisawa Y. Sebaceous neoplasms in Muir-Torre syndrome. Am J Dermatopathol 2000;22:155–61.
64. Mathiak M, Rütten A, Mangold E, et al. Loss of DNA mismatch repair proteins in skin tumors from patients with Muir-Torre syndrome and MSH2 or MLH1 germline mutations: establishment of immunohistochemical analysis as a screening test. Am J Surg Pathol 2002;26:338–43.
65. Morales-Burgos A, Sánchez JL, Figueroa LD, et al. MSH-2 and MLH-1 protein expression in Muir Torre syndrome-related and sporadic sebaceous neoplasms. P R Health Sci J 2008;27:322–7.
66. Dasgupta T, Wilson LD, Yu JB. A retrospective review of 1349 cases of sebaceous carcinoma. Cancer 2009;115:158–65.
67. Kohler S, Rouse RV, Smoller BR. The differential diagnosis of pagetoid cells in the epidermis. Mod Pathol 1998;11:79–92.
68. Nguyen GK, Mielke BW. Extraocular sebaceous carcinoma with intraepidermal (pagetoid) spread. Am J Dermatopathol 1987;9:364–5.
69. Hashimoto K, Lever WF. Histogenesis of skin appendage tumors. Arch Dermatol 1969;100:356–69.
70. Hashimoto K, Lever WF. Skin appendage tumors. Arch Dermatol 1970;101:252–3.
71. Soler-Carrillo J, Estrach T, Mascaro JM. Eruptive syringoma: 27 new cases and review of the literature. J Eur Acad Dermatol Venereol 2001;15:242–6.
71a. Ciarloni L, Frouin E, Bodin F, Cribier B. Syringoma: a clinicopathological study of 244 cases. Ann Dermatol Venereol 2016;143:521–8.
72. Di Lernia V, Bisighini G. Localized vulvar syringomas. Pediatr Dermatol 1996;13:80–1.
73. Garcia C, Krunic AL, Grichnik J, et al. Multiple acral syringomata with uniform involvement of the hands and feet. Cutis 1997;59:213–14, 216.
74. Shelley WB, Wood MG. Occult syringomas of scalp associated with progressive hair loss. Arch Dermatol 1980;116:843–4.
75. Mehregan AH, Mehregan DA. Syringoma-like sweat duct proliferation in scalp alopecias. J Cutan Pathol 1990;17:355–7.
76. Goyal S, Martins CR. Multiple syringomas on the abdomen, thighs, and groin. Cutis 2000;66:259–62.
77. Harvell JD, Kerschmann RL, LeBoit PE. Eccrine or apocrine poroma? Six poromas with divergent adnexal differentiation. Am J Dermatopathol 1996;18:1–9.
78. Azma A, Tawfik O, Casparian JM. Apocrine poroma of the breast. Breast J 2001;7:195–8.
79. Kamiya H, Oyama Z, Kitajima Y. Apocrine' poroma: review of the literature and case report. J Cutan Pathol 2001;28:101–4.
80. Lee NH, Lee SH, Ahn SK. Apocrine poroma with sebaceous differentiation. Am J Dermatopathol 2000;22:261–3.
81. Gianotti R, Alessi E. Clear cell hidradenoma associated with the folliculo-sebaceous-apocrine unit. Histologic study of five cases. Am J Dermatopathol 1997;19:351–7.
82. Winnes M, Mölne L, Suurküla M, et al. Frequent fusion of the CRTC1 and MAML2 genes in clear cell variants of cutaneous hidradenomas. Genes Chromosomes Cancer 2007;46:559–63.
82a. Kyrpychova L, Kacerovska D, Vanecek T, et al. Cutaneous hidradenoma: a study of 21 neoplasms revealing neither correlation between the cellular composition and CRTC1-MAML2 fusions nor presence of CRTC3-MAML2 fusions. Ann Diagn Pathol 2016;23:8–13.
83. Wolff K, Winkelmann RK, Decker RH. Solid-cystic hidradenoma: an enzyme histochemical, biochemical, and electron microscopic study. Acta Dermatol Kyoto Engl Ed 1968;63:309–22.
84. Requena L, Sanchez M. Poroid hidradenoma: a light microscopic and immunohistochemical study. Cutis 1992;50:43–6.
85. Tingaud C, Szablewski V, Frouin E, et al. Lymph node location of a clear cell hidradenoma: report of a patient and review of literature. J Cutan Pathol 2016;43:702–6.
86. Brownstein MH, Phelps RG, Magnin PH. Papillary adenoma of the nipple: analysis of fifteen new cases. J Am Acad Dermatol 1985;12:707–15.
87. Diaz NM, Palmer JO, Wick MR. Erosive adenomatosis of the nipple: histology, immunohistology, and differential diagnosis. Mod Pathol 1992;5:179–84.
88. Koga T, Kubota Y, Nakayama J. Syringocystadenoma papilliferum without an antecedent naevus sebaceous. Acta Derm Venereol 1999;79:237.
89. Vang R, Cohen PR. Ectopic hidradenoma papilliferum: a case report and review of the literature. J Am Acad Dermatol 1999;41:115–18.
90. Goette DK, McConnell MA, Fowler VR. Cylindroma and eccrine spiradenoma coexistent in the same lesion. Arch Dermatol 1982;118:273–4.
91. Nerad JA, Folberg R. Multiple cylindromas. The 'turban tumor. Arch Ophthalmol 1987;105:1137.
92. Reingold IM, Keasbey LE, Graham JH. Multicentric dermal-type cylindromas of the parotid glands in a patient with florid turban tumor. Cancer 1977;40:1702–10.
93. Chiller K, Passaro D, Scheuller M, et al. Microcystic adnexal carcinoma: forty-eight cases, their treatment, and their outcome. Arch Dermatol 2000;136:1355–9.
94. Hoppenreijs VP, Reuser TT, Mooy CM, et al. Syringomatous carcinoma of the eyelid and orbit: a clinical and histopathological challenge. Br J Ophthalmol 1997;81:668–72.
95. Urso C, Bondi R, Paglierani M, et al. Carcinomas of sweat glands: report of 60 cases. Arch Pathol Lab Med 2001;125:498–505.
96. Nickoloff BJ, Fleischmann HE, Carmel J, et al. Microcystic adnexal carcinoma. Immunohistologic observations suggesting dual (pilar and eccrine) differentiation. Arch Dermatol 1986;122:290–4.
96a. van der Horst MPJ, Brenn T. Update on malignant sweat gland tumors. Surg Pathol Clin 2017;10:383–97.
97. Spencer DM, Bigler LR, Hearne DW, et al. Pedal papule. Eccrine porocarcinoma (EPC) in association with poroma. Arch Dermatol 1995;131(211):214.
98. Robson A, Greene J, Ansari N, et al. Eccrine porocarcinoma (malignant eccrine poroma): a clinicopathologic study of 69 cases. Am J Surg Pathol 2001;25:710–20.
99. Granter SR, Seeger K, Calonje E, et al. Malignant eccrine spiradenoma (spiradenocarcinoma): a clinicopathologic study of 12 cases. Am J Dermatopathol 2000;22:97–103.
100. Durani BK, Kurzen H, Jaeckel A, et al. Malignant transformation of multiple dermal cylindromas. Br J Dermatol 2001;145:653–6.
101. Kato N, Yasukawa K, Onozuka T. Primary cutaneous adenoid cystic carcinoma with lymph node metastasis. Am J Dermatopathol 1998;20:571–7.
102. Smith KJ, Skelton HG, Holland TT. Recent advances and controversies concerning adnexal neoplasms. Dermatol Clin 1992;10:117–60.
103. Kao GF, Helwig EB, Graham JH. Aggressive digital papillary adenoma and adenocarcinoma. A clinicopathological study of 57 patients, with histochemical, immunopathological, and ultrastructural observations. J Cutan Pathol 1987;14:129–46.
104. Duke WH, Sherrod TT, Lupton GP. Aggressive digital papillary adenocarcinoma (aggressive digital papillary adenoma and adenocarcinoma revisited). Am J Surg Pathol 2000;24:775–84.

# 第112章　黑色素细胞良性肿瘤

*Samuel J. Balin*，*Raymond L. Barnhill*

## 雀斑

**同义名：**■ 雀斑（freckles）

### 要点

■ 小的边界清楚的色素沉着斑，仅见于浅肤色患者的光暴露部位。

### 流行病学与发病机制

雀斑（ephelide）常见于金发或红发患者[1-4]。一般出生时没有，多于生后 3 年内出现。日晒诱发的黑色素合成增加及从黑色素细胞转移至角质形成细胞的完全黑素体数量增加导致了雀斑的色素沉着。编码促黑细胞激素 -1 受体的基因变异在红发和雀斑的发生中发挥作用（见第 65 章）[5]。

### 临床特征

雀斑只发生在光暴露部位，主要包括面颊、手臂伸侧、胸背上部，不长在黏膜部位。皮损边界清楚，呈圆形、椭圆形或不规则形状。直径 1 ～ 3 mm，也可稍大。由于日晒强度不同，颜色从浅棕色至深棕色均可见，但颜色不会深过黑子和交界痣。皮损数目及累及范围可逐渐扩大，并可相互融合。随着年龄增长，皮损又可逐渐减少。

雀斑是良性病变，没有恶变倾向[2]。雀斑不会直接导致恶性黑色素瘤，但提示有紫外线损伤及紫外线引起恶性肿瘤的风险存在[3]。在对英国 195 例恶性黑色素瘤患者的调查中发现，面部及前臂雀斑的多少与恶性黑色素瘤的相关性较色素痣的多少与恶性黑色素瘤的相关性更为明确。当排除色素痣、日晒伤、皮肤类型等影响因素后，长有较多雀斑的患者恶性黑色素瘤发生率是没长雀斑患者的 6 倍。一些雀斑可以表现为日光性黑子的亚型[3]。

### 病理学

表皮结构正常，但角质形成细胞内黑色素增加，特别是在基底细胞层[4]。偶尔真皮乳头层可见噬黑色素细胞。皮损处黑色素细胞数量较邻近正常皮肤无明显变化，但黑色素细胞体积增大，树枝状突起增多，多巴染色增强，提示黑色素细胞功能增强。

### 鉴别诊断

雀斑须与单纯性黑子、日光性黑子、咖啡斑和交界痣鉴别。通常雀斑颜色较黑子浅，分布于光暴露部位，伴随日晒强度变化。而单纯性黑子可以发生于任何部位，并持续存在。表 112.1 对雀斑和日光性黑子进行了比较。咖啡斑通常单发，皮损较雀斑大。

### 治疗

由于雀斑与紫外线照射有关，应减少日晒，并注意使用防晒霜、帽子、衣物等防晒。外用维 A 酸类药物和氢醌可减轻病变，但很难达到临床满意效果。染料脉冲激光或冷冻治疗同样有效。须注意的是，当这些破坏性疗法导致色素沉着异常时，会给患者带来更大的困扰。

## 咖啡斑

### 要点

■ 边界清楚，平均直径 2 ～ 5 cm（成人中），颜色均匀的淡褐色至深褐色斑片。

■ 通常发生于婴儿期或儿童早期。

■ 见于 10% ～ 20% 的正常人，也可作为潜在遗传性皮肤病的一个标志，尤其皮损多发时。

### 流行病学

咖啡斑（café-au-lait macules，CALM）可以单发，也可多发。多发性咖啡斑提示遗传性综合征可能，例如 I 型神经纤维瘤病（NF1）等[6]（见表 61.4）。单发性咖啡斑见于 10% ～ 20% 的正常人群，近 1% 的正常儿童可以有 1 ～ 3 个咖啡斑，特别多见于非洲裔美国人中。皮损可见于出生时，儿童早期更明显，随着身体增长，皮损会等比例增大。

### 发病机制

皮损处黑色素细胞产生较多成熟的黑色素小体，角质形成细胞内黑色素小体增多。确切机制尚不清楚。

| 表 112.1 | 雀斑与日光性黑子的临床特征比较 | |
|---|---|---|
| | **雀斑** | **日光性黑子（见第 109 章）** |
| **流行病学** | | |
| 发病年龄 | 儿童早期 | 20～30 岁（Ⅰ型和Ⅱ型） |
| 肤色 | 浅色 | 浅色至深色 |
| 头发颜色 | 红色或棕色 | 任何颜色 |
| 皮肤光型 | 多为Ⅰ型和Ⅱ型 | 多为Ⅰ型和Ⅱ型，也可为Ⅲ型和Ⅳ型 |
| **病史** | | |
| 促发因素 | 短期高强度日光暴露致潜在黑色素细胞变为永久性的雀斑 | 长期反复日光暴露致黑色素细胞聚集成簇，过多产生黑色素 |
| 持续时间 | 避光后可减淡 | 持续终身 |
| 季节关系 | 夏季加重，冬季及年龄增长后可减淡 | 夏季可加重，但冬季不会减淡 |
| 遗传 | 可能为 AD，MC1R 变异型为 AR | 无相关证据 |
| **皮疹特征** | | |
| 皮疹类型 | 斑疹 | 斑疹 |
| 大小 | 1～5 mm | 5～15 mm 或更大 |
| 颜色 | 浅色或中度棕色 | 中度或深棕色 |
| 形状 | 椭圆形或不规则 | 椭圆形或不规则 |
| 边界 | 平滑或不规则 | 平滑或不规则 |
| 范围 | 好发于面部、前臂和后背，很少发生于手背 | 长期日光暴露部位，特别是面部、上臂（包括手背）和躯干上部 |
| **电镜特征** | | |
| | 均匀的色素沉着，虫蚀状边缘 | 弥漫的亮棕色无结构区，边缘清楚或呈虫蚀状，指纹征，伴有短细线的网状模式 |

Ⅰ、Ⅱ、Ⅲ、Ⅳ代表皮肤光型（见第 134 章）。AD，常染色体显性遗传；AR，常染色体隐性遗传；MC1R，促黑细胞激素 -1 受体

在Ⅰ型神经纤维瘤病中，皮损处黑色素细胞存在双等位基因 *NF1* 失活；在 McCune-Albright 综合征中，存在编码 Gsα 的基因突变（见第 61 和 65 章）。

## 临床特征

病名咖啡斑是指其皮损颜色是咖啡和牛奶均匀的混合色，从浅棕色至深棕色均可见。咖啡斑通常是椭圆形斑片，边界清楚并规则（"典型"咖啡斑，图 112.1A）[7]。除了黏膜，咖啡斑可位于全身任何部位。在成人中其大小通常为 2～5 cm，但也可以小于 2 mm（类似雀斑），或大于 20 cm（图 112.1B）。咖啡斑伴随身体增长成比例增大，当身体停止增长后，皮损也保持稳定。皮肤镜下表现为均匀的棕色斑块伴毛囊周围色素减退，也可见到隐约的网状结构。

相较于神经纤维瘤病，McCune-Albright 综合征

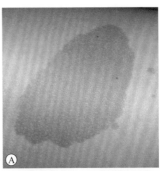

图 112.1 咖啡斑。A. Ⅰ型神经纤维瘤病患者典型的边界清楚规则的咖啡斑。B. 皮损呈大的褐色地图状斑片，位于躯干下部，该患者不伴 McCune-Albright 综合征（A, Courtesy, Julie V Schaffer, MD.）

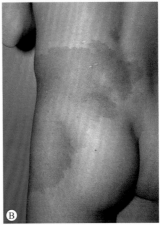

中的咖啡斑数目更少，面积较大，颜色较深，并且沿 Blaschko 线呈线状或片状分布[8]。常分布于额部、项颈部、臀部及骶尾部，单侧发病，多累及有骨损害的肢体一侧或附近。其与神经纤维瘤病中的咖啡斑在临床和组织学上难以区别。如果出现成片的雀斑（泛发，超出腋窝），可能提示Ⅰ型神经纤维瘤病相关的咖啡斑。

## 病理学

光镜下表皮结构正常，但在基底层角质形成细胞中黑色素轻度增加。附属器上皮细胞中黑色素未见增加，真皮噬黑色素现象少见。通过表皮多巴染色发现，在大多数神经纤维瘤病患者的咖啡斑及邻近正常皮肤中，黑色素细胞密度较正常皮肤明显增加。正常人中单发性咖啡斑黑色素细胞密度反而低于周围皮肤。神经纤维瘤病的咖啡斑中可找到巨大黑色素颗粒（巨大色素颗粒由含有不同数量黑素体的自噬体融合形成），但偶尔也见于单发性咖啡斑、色素痣、Becker 痣、先天性痣、发育不良痣，甚至正常皮肤。电镜下，黑色素小体散在分布于黑色素细胞内，电子密度均匀，成熟的黑色素小体呈椭圆形[9]。

## 鉴别诊断

咖啡斑中表现为色素沉着的斑片还须与线状痣样黑色素过度沉着病（linear nevoid hyperpigmentation, LNH）、尚未出现斑点的斑痣早期、不伴多毛的 Becker 痣、肥大细胞瘤、节段型神经纤维瘤病及炎症后色素沉着鉴别。小片状皮损还须与色素痣鉴别，而大片状皮损易与不高起的先天性色素痣相混淆。LEOPARD 综合征（Noonan 综合征伴多发性雀斑）和 Carney 综合征咖啡样斑片颜色较咖啡斑深。

## 治疗

咖啡斑不会发生恶变。局部药物（如氢醌）外用及避光并不能达到治疗效果。不同类型的激光有一定效果[10]。激光治疗的风险包括一过性色素沉着斑或色素减退斑、轻度瘢痕、永久性色素沉着、治疗不彻底以及复发。通常需要 1 ～ 14 次治疗，治疗效果难以预测。例如，一项研究中采用 Q 开关红宝石激光治疗 12 例咖啡斑，50% 在随后 6 个月的随访中发生了色素沉着。对倍频 Nd：YAG 激光的反应也不尽相同。

# Becker 痣

**同义名：** ■ Becker 痣（Becker's nevus）■ Becker 色素性错构瘤（Becker's pigmentary hamartoma）■ 痣样黑色素瘤（nevoid melanosis）

## 要点

- 单侧性色素沉着斑或稍高起斑块，伴多毛。
- 多见于男性患者肩部。
- 出现于青春期。

## 流行病学

Becker 痣（Becker melanosis）见于各个种族[11]，通常是获得性的，也有部分病例是先天性的。皮损通常出现于 20 ～ 30 岁，男性的发病率高于女性 6 倍。有家族发病的报道。在一项调查中，19 302 名 17 ～ 26 岁部队新兵中 Becker 痣的发病率为 0.5%。

## 发病机制

确切发病机制尚不清楚，通常认为 Becker 痣是起源于外胚层及中胚层的错构瘤。雄性激素受体增加以及雄性激素敏感性增加可能与 Becker 痣发病相关。后者可以解释其常发生于青春期及青春期后，也可解释多毛、真皮增厚、痤疮及皮脂腺肥大等临床及组织学表现，以及皮损局部常见平滑肌增生[12]。近期有报道 β - 肌动蛋白的合子后突变和 Becker 痣及 Becker 痣综合征（见下文）相关[12a]。

## 临床特征

Becker 痣通常出现在 20 ～ 30 岁，有时出现在强烈的日光曝晒后。病变多为单侧性，累及胸背部的上 1/4 象限（图 112.2A、B），也可累及面部、颈部、躯干下部、四肢及臀部（图 112.2C）[11]。Becker 痣多为单个皮损，偶尔也有多发性皮损的报道。Becker 痣直径可从数厘米到大于 15 cm，通常呈团块状，也有皮损呈线状排列的报道。

皮损颜色从浅褐色至深褐色不等，边界清楚但多不规则，病变中央可以轻度增厚、起皱。皮损在色素加深后出现多毛，毛发逐渐变粗，颜色变深，有时多毛并不明显，可通过与病变对侧相比发现多毛。多毛与色素加深部分可不完全重叠。皮损形成后，一般会在一两年内缓慢增大，随后保持稳定。皮损颜色可以随时间部分变淡，但多毛会持续存在。

Becker 痣一般无自觉症状，但部分患者有瘙痒。

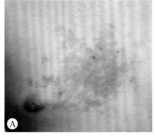
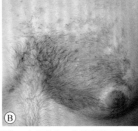
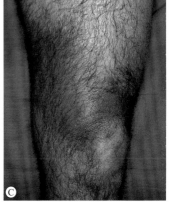

图 112.2　Becker 痣。A. 上胸部单侧分布色素沉着性斑片，中央融合，边缘断续不规则。这位青春期前男孩的痤疮样皮疹局限于此处。B. 单侧片状分布的色素沉着斑伴有多毛，该患者存在平滑肌错构瘤。C. 腿部片状褐色斑片，当皮损位于躯干以外时，须与鉴别咖啡斑或先天性色素痣鉴别（A，Courtesy, Julie V Schaffer, MD；B, Courtesy, Edward Cowen, MD；C, Courtesy, Jean L Bolognia, MD.）

触诊质地稍韧可能提示存在平滑肌错构瘤。某些患者存在毛周丘疹就是立毛肌增生所致。有文献报道粉刺样皮损仅局限于色素沉着部位。

Becker 痣是良性病变，尚无恶变报道。相对于外胚层及中胚层增生，Becker 痣偶尔会合并某些先天性发育异常。这些发育异常可以包括同侧胸部、乳晕、乳头及上肢发育不良，同侧上肢短小，腰部脊柱裂，胸部脊柱隆凸，漏斗胸以及同侧足部肥大。副阴囊及多乳头症也有报道。伴有发育异常的 Becker 痣（Becker 痣综合征）患者男女比例出现颠倒，为 2 : 5，而不伴发育异常的 Becker 痣患者男女比例为 6 : 1[13]。

### 病理学

表现为不同程度的角化过度、棘层肥厚、轻微乳头瘤样改变[11]。表皮突规则延长，毛囊皮脂腺增生。角质形成细胞中黑色素小体增加，而黑色素细胞数目正常或轻度增加，不呈巢状分布。真皮乳头可以出现噬色素现象。常伴有真皮内平滑肌错构瘤，但有时也不会出现。

### 鉴别诊断

Becker 痣首要与咖啡斑、先天性色素痣、丛状神经纤维瘤、先天性平滑肌错构瘤等鉴别。后者皮损相对较小，但有学者认为 Becker 痣和先天性平滑肌错构瘤分别是同一病谱的两极表现（见第 117 章）。先天性色素痣、丛状神经纤维瘤、先天性平滑肌错构瘤均可表现为表皮色素沉着及多毛。皮肤镜下，Becker 痣与先天性色素痣相比较少存在局部增厚的色素网、色素小球或均匀一致的色素沉着。多发性咖啡斑及腋窝部位雀斑可帮助诊断神经纤维瘤病。咖啡斑不会像 Becker 痣那样皮肤起皱。偶尔需要组织病理学检查来帮助诊断，特别是当皮损位于特殊部位，以及伴有平滑肌错构瘤时。

### 治疗

须检查 Becker 痣患者是否存在软组织及骨骼的发育异常（见上文）。可以采用电疗、蜡疗、遮盖及激光治疗。色素沉着性损害可以采用 Q 开关红宝石激光及倍频 Nd : YAG 激光治疗，但是需较高频率[14]。多毛同样可以选择激光治疗（见第 137 章）。

## 日光性黑子

**同义名：** ■ 老年性黑子（lentigo senilis）■ 肝斑（liver spot）■ 老年斑（old age spot）■ 老年性雀斑（senile freckle）

**要点**

■ 紫外线照射引起的浅棕色至深棕色或黑色斑片。

日光性黑子（solar lentigine）是由慢性紫外线照射引起表皮增生并伴有不同程度黑色素细胞增生导致的良性病变。尚无存在基因突变的报道。在 60 岁以上高加索人中日光性黑子发生率超过 90%（图 112.3 和 P1），也可见于亚洲人，尤其是面部。日光性黑子须与色素性日光性角化病、色素性 Bowen 病、恶性雀斑样痣及良性色素性疾病，如单纯性雀斑样痣、雀斑、小的咖啡斑、交界痣相鉴别。本病已在 109 章详细讨论。

## 单纯性黑子及黏膜色素损害

**同义名：**

■ 单纯性黑子（lentigo simplex）● 单纯性黑子（simple lentigo）● 黑子病（lentiginosis）

■ 黏膜色素损害：● 黏膜黑斑（mucosal melanotic macule）● 黑子病（lentiginosis）● 黑变病（melanosis）

■ 解剖学分型：口腔黑斑片（oral melanotic macules）● 唇黑斑（labial melanotic macules）● 外阴黑变病（genital lentiginosis）● 肛周生殖器黑变病（anogenital lentiginosis）

**要点**

■ 为褐色斑，较日光性黑子发病早，与日光照射相关性小或不相关。

### 流行病学

单纯性黑子（lentigo simplex）在儿童及成人中的

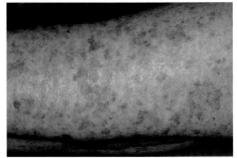

**图 112.3 日光性黑子。** 表现为大量浅褐色斑片，部分边界不规则，位于长期光暴露部位

发病率尚不清楚。该病发生于所有种族中，男女比例相当。单发性损害可于出生时发生，并多见于肤色较黑的新生儿。在儿童期或青春期数目逐渐增多。有时可呈现爆发性增多，伴或不伴有诱发因素，此时被称为黑子病。对纵行黑甲甲母质活检显示单纯性黑子是最常见的组织学改变（见第71章）。在肤色较黑的人种中，单纯性黑子是肢端最常见的色素性损害。

**口腔黑子**最初见于40岁以上成人。有人认为女性更多见，也有人提出男女比例相当。最常见于唇红缘，其次为齿龈、口腔黏膜及上腭。高加索人中有30%在发生口腔恶性黑色素瘤之前曾有数月至数年的口腔黑子病史。日本人中2/3的口腔恶性黑色素瘤由口腔黑子发展而来。**唇部黑子**常发生于20～40岁，多见于白人女性。

女性**外阴的黑子及色素沉着斑**的发病率要高于现有的报道。例如，106名16～42岁女性中15%有外阴"痣"。100例随机活检标本显示，3例表现为外阴黑子，全部为老年女性。大部分皮损位于小阴唇，也可发生于大阴唇、阴道口、宫颈、尿道口及会阴部。女阴的黑子及色素沉着斑一般是良性病变，异型性并不常见，未见发展为黑色素瘤的报道[14a]。

在一项10 000例17～25岁男性的调查中，14%显示有外阴部位"色素痣"[15]。由于没有进行临床及组织学检查，难以确定发生阴茎部位黑子或色素沉着斑的比例。文献中阴茎黑子或色素沉着斑的发病年龄从15岁到75岁不等。皮损位于龟头和阴茎，也可见于肛周。

**结膜黑子**的发病率尚不清楚，但该部位原发性获得性黑子常为黑色素瘤的前驱期病变，结膜黑色素瘤的发生与其存在明显的相关性。偶尔单纯性黑子可以发生于黑色素瘤切除后瘢痕处，由于基底黑素增加表现为色素条纹，多见于有大量日光性黑子的患者。

## 发病机制

皮损处表皮基底层黑色素细胞数目增多，产生更多的黑色素小体。单纯性雀斑样痣的病因尚不清楚，部分与综合征相关的黑子病与遗传因素相关（见第55章）。一些阴茎损害可发生于外伤、刺激或PUVA治疗。女性中激素被认为起着一定作用。肢端黑子常见于肤色较深的患者，因此认为可能与遗传因素相关。

## 临床特征

单纯性黑子呈浅棕色至黑色、颜色均匀的斑，发生于任何部位，包括黏膜及掌跖部位，不具有分布在曝光部位的趋势。皮损呈圆形或椭圆形，边界清楚，一般直径小于5 mm，更常小于3 mm。黏膜部位皮损通常形状不规则，边界模糊，由于色素脱失显得色素不均（图112.4）。后者直径可达数厘米，很像早期黑色素瘤。皮肤镜下，黏膜黑子具有指纹样结构伴有细的平行的色素线条及宽的轨道样色素沉着，其中可见小点或小球样结构。

单纯性黑子可以单发或多发。泛发性黑子可无基础疾病，可于出生时、儿童期或成人期出现，也可是遗传异常疾病的一个表现（表112.2）。

相对于皮肤损害，黏膜部位的单纯性黑子在数月至数年内逐渐扩大，伴或不伴色素改变。肢端或外阴黑子与黑色素瘤之间的关系还须深入研究。

### 特殊类型及相关综合征

多发性黑子病可与其他系统性表现相关或不相关。**LEOPARD综合征**又称为Noonan综合征并多发性黑子病（Noonan syndrome with multiple lentigines）。字母LEOPARD代表的是多发性黑子、心脏传导异常、远视、肺动脉狭窄、生殖器异常、身高发育迟缓、耳聋（表112.2）。多发性黑子于出生时或婴儿早期出现，并随年龄增加而增多。皮损泛发，日光暴露及非日光暴露部位均可见，并可累及生殖器及掌跖。

**Carney综合征**是常染色体显性遗传病，其特征性改变为多发性黑子与多发性肿瘤，包括皮肤、心脏及胸部黏液瘤，砂粒体性黑色素神经鞘瘤，皮肤及黏膜部位蓝痣，垂体生长素腺瘤，睾丸支持细胞肿瘤。Carney综合征曾被称为NAME综合征（包括色素痣、动脉黏液瘤、黏液性神经纤维瘤、雀斑）以及LAMB综合征（雀斑、动脉黏液瘤、黏膜皮肤黏液瘤、蓝痣）。

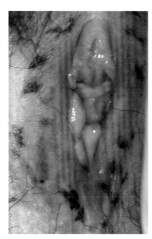

**图112.4 外阴黑子。**取7点位置皮损最具有非典型性部位活检显示细胞无异型性，10年后随访发现部分皮损消退（Courtesy, Jean L Bolognia, MD.）

表 112.2 伴有多发性黑子的疾病

| 疾病 | 说明 | 疾病 | 说明 |
|---|---|---|---|
| **泛发性** | | **局限性** | |
| LEOPARD 综合征（又称 Noonan 综合征伴多发性雀斑） | • 常染色体显性遗传，基因突变 *PTPN11 > RAF1 > BRAF*<br>• 黑子出现于婴儿期及儿童早期<br>• 咖啡色斑<br>• 心电图改变（传导异常、肥大性心肌病），先天性眶距增宽症，肺动脉瓣狭窄，生殖器异常，生长迟缓及耳聋 | **头颈部（包括口腔黏膜）± 肢端** | |
| | | Peutz-Jeghers 综合征 | • 常染色体显性遗传，*STK11* 基因突变<br>• 黑子常位于口周[†]、口周黏膜[‡]及双手、纵行黑甲<br>• 多发性错构瘤性胃肠道息肉<br>• 胰腺癌，卵巢恶性腺瘤，睾丸肿瘤 |
| 泛发性黑子病 | • 常染色体显性遗传，基因定位于 4q21.1 ～ q22.3<br>• 咖啡斑 | Bandler 综合征 * | • 常染色体显性遗传<br>• 黑子分布与 Peutz-Jeghers 综合征相似<br>• 小的胃肠道血管瘤引起出血，较息肉更为常见 |
| 耳聋合并黑子 * | • ? LEOPARD 综合征的不全型 | | |
| Carney 综合征（NAME/LAMB 综合征） | • 常染色体显性遗传，*PRKAR1A* 基因突变（第二个突变点定位于 2p16）<br>• 雀斑，皮肤黏膜黏液瘤，蓝痣（包括上皮型）<br>• 砂粒体性黑色素神经鞘瘤<br>• 动脉黏液瘤<br>• 乳腺黏液样纤维瘤<br>• 色素性结节状肾上腺皮质病，睾丸、甲状腺及垂体肿瘤 | Laugier-Hunziker 综合征 | • 黑子分布情况类似于 Peutz-Jeghers 综合征，包括口唇、口腔黏膜及手指<br>• 纵行黑甲及外阴黑变病 |
| | | Cantú 综合征（角化过度-色素沉着综合征） | • 常染色体显性遗传<br>• 点状的掌跖角化<br>• 多发性直径约 1 mm 的小斑点，位于面部、前臂及手足 |
| 夹层动脉瘤合并黑子 | • ? 遗传模式尚不清楚<br>• 儿童期出现皮肤黑子<br>• 主动脉、颈内动脉、椎动脉夹层动脉瘤 | Cowden 病 | • 常染色体显性遗传，*PTEN* 基因突变<br>• 口周及肢端色素沉着斑（见表 63.3） |
| 胃皮肤综合征 * | • 常染色体显性遗传，详见表 61.4 | 面中部黑子 | • 常染色体显性遗传<br>• 黑子主要位于鼻部、面颊，其次为前额、眼睑及唇，呈蝶形分布<br>• 出现于婴儿期，于儿童期增多<br>• 可能与神经精神及骨组织异常相关 |
| Tay 综合征 * | • ? 常染色体隐性遗传<br>• 生长迟缓，智力低下，三角形脸，肝硬化，"三叉戟"样指<br>• 咖啡斑，早生白发，白癜风 | | |
| Pipkin 综合征 * | • 常染色体显性遗传<br>• 眼球震颤，斜视 | 遗传性黑子 | • 常染色体显性遗传<br>• 浅棕色皮肤的非洲裔美国人<br>• 儿童早期出现色素性斑<br>• 常位于面中部及口唇，其次为臀部、肘部及手足<br>• 极少累及口腔黏膜 |
| | | Cronkhite-Canada 综合征 | • 通常累及老年男性<br>• 黑子位于口腔黏膜、面部及手足<br>• 泛发性非瘢痕性秃发，甲营养不良，肠道息肉 |
| | | **生殖器部位** | |
| | | Bannayan-Riley-Ruvalcaba 综合征 | • 常染色体显性遗传，*PTEN* 基因突变<br>• 色素性斑，更常位于阴茎（见表 63.3） |

| 表 112.2 伴有多发性黑子的疾病（续表） | | | |
|---|---|---|---|
| 疾病 | 说明 | 疾病 | 说明 |
| | | **光暴露部位** | |
| | | 着色性干皮病 | • 常染色体隐性遗传，修复 UV 导致 DNA 损伤的基因突变<br>• 黑子常位于长期暴露部位，但也位于其他部位<br>• 多发性皮肤肿瘤 |
| | | **节段性** | |
| | | 部分单侧着色斑病 | • 多发性黑子呈节段性分布<br>• 咖啡斑位于相同部位 |

\* 至今仅见于一个家系。
† 会消失。
‡ 持续存在。

LEOPARD，黑子 / 心电图异常 / 眼距增宽 / 肺动脉狭窄 / 生殖器异常 / 生长迟缓 / 耳聋综合征；NAME，色素痣 / 动脉黏液瘤 / 黏液性神经纤维瘤 / 雀斑综合征；LAMB，多发性黑子 / 动脉黏液瘤 / 黏液皮肤黏液瘤 / 蓝痣综合征。
Adapted from Bolognia JL. Disorders of hypopigmentation and hyperpigmentation. In：Harper J，Oranje A，Prose N（eds）. Textbook of Pediatric Dermatology，2nd edn. Oxford：Blackwell Science，2006；997-1040

**色素沉着-息肉综合征（Peutz-Jeghers 综合征）**
为常染色体显性遗传病，特征性表现为出生或儿童期出现皮肤黏膜黑子伴胃肠息肉。皮损常累及口周及眶周。黏膜损害可累及上腭、舌头、颊黏膜及结膜。主要与 Laugier-Hunziker 综合征鉴别，后者主要表现为肢端黏膜雀斑样痣伴纵行黑甲，但无内脏受累表现（图 112.5）。

局部单侧性黑子病，即节段性黑子病，表现为单侧聚集的雀斑样痣，为黑色素细胞发育异常导致。通常见于儿童，边界清楚，一般直径为 2 ～ 10 mm，呈波纹状排列，与斑痣不同的是无黑素增多的背景。发生于面部时可有眼受累，可伴发咖啡斑。此类黑子病可能与节段性神经纤维瘤病 I 型（NF1）相关。

## 病理学

单纯性黑子表现为伸长的表皮突基底层内黑色素细胞增多。基底层内黑色素小体增多，有时表皮上部，甚至角质层内也经常可见到黑色素小体。真皮浅层常见噬色素现象及轻度炎细胞浸润。

包括口唇在内的黏膜损害表现为棘层肥厚，可有或无表皮突延长（图 112.6）。常见轻度黑色素细胞增生，但也可缺失。唇黑斑内可观察到角化过度、毛细血管扩张、成纤维细胞活跃、黑色素细胞增生肥大。文献报道某些肢端及黏膜损害可表现出黑色素细胞的异型性。电镜检查时在黑色素细胞、角质形成细胞及噬色素细胞中可发现巨大的黑色素小体。病理表现不特异，也可见于其他色素性疾病（见上文）。

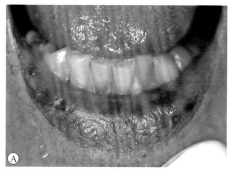
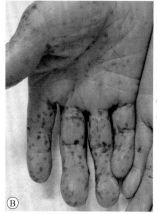

图 112.5 Laugier-Hunziker 综合征患者口唇及肢端黑子。A. 下唇多发性色素沉着斑。少数损害位于舌头。Peutz-Jeghers 综合征可见相似的临床表现。B. 手掌多发性黑子（B，Courtesy，Drs Tello Flores and Sánchez Félix.）

## 鉴别诊断

单发性单纯性黑子须与交界痣、不高起的复合痣、日光性黑子及雀斑鉴别。有时还须与皮肤黑色素瘤、色素性梭形细胞痣、皮肤出血鉴别。

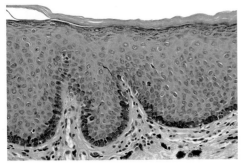

**图 112.6 口唇黑子组织学改变。**色素沉着的表皮突较普通黑子增宽；可见黑色素细胞树突、基底层色素沉着、嗜色素细胞（Courtesy，Lorenzo Cerroni，MD.）

尽管单纯性黑子可发展为交界痣，但在侧光观察下皮损不具有形状不规则的特点。单纯性黑子通常较色素痣小，但有时仍需组织学检查进行鉴别，单纯性黑子缺乏黑色素细胞巢。单纯性黑子通常不同于日光性黑子，表现为皮损较小、对称、色素均匀，并不分布于日光暴露部位。然而，在某些病例中也难以鉴别。

## 治疗

一般来说，对于良性损害无须治疗。肢端及黏膜损害临床表现出异型性时，须进行活检确定病理异型性。泛发性及局限性黑子病均须排除系统性疾病（表 112.2）。

# 真皮黑色素细胞增多症

**同义名：** ■ 先天性真皮黑色素细胞增多症（congenital dermal melanocytosis）● 蒙古斑（mongolian spot）

## 要点

- 出生时腰骶部蓝色或蓝灰色斑片。
- 亚洲人更常见。
- 常在儿童期消退。
- 真皮深部稀疏分布黑色素细胞。

## 流行病学

真皮黑色素细胞增多症（dermal melanocytosis）常于出生时或出生后数周出现，很少于儿童早期过后出现[16-17]。男女发病率相等。真皮黑色素细胞增多症多于儿童早期消退，但也可持续存在，针对 9996 名 18 ～ 22 岁日本男性的调查显示，4% 存在真皮黑色素细胞增多症。该病可发生于所有种族，研究显示该病会出现于

100% 的马来群岛人，90% ～ 100% 的蒙古人、日本人、中国人和韩国人，87% 的玻利维亚印第安人，65% 的巴西黑人，17% 玻利维亚白人，但仅有 1.5% 的巴西白人。种族发病差异提示遗传因素影响了真皮内黑色素细胞生存（见第 65 章）。不分种族，组织学上符合真皮黑色素细胞增多症的情况可见于 100% 的新生儿[16]。

## 发病机制

由于黑色素细胞位于真皮中部至深部，导致真皮黑色素细胞增多症中皮损颜色呈蓝色。在 10 周胚胎内，黑色素细胞可位于真皮内，随后黑色素细胞会迁移至表皮或凋亡，部分黑色素细胞继续位于头皮、肢端伸侧及骶尾部的真皮内。骶尾部是最常见的发病部位。丁铎尔现象（Tyndall phenomenon）导致皮损呈蓝色，即真皮黑色素在长波段光照射下较周围皮肤反射率低。长波段光（如红、桔、黄光）不会被反射，而短波段光（如黄和紫光）会被反射[17]。

## 临床特征

最常见的发病部位为骶尾部、腰部及臀部，其次为背部（图 112.7）。皮损为单发或多发性斑片，呈圆形、椭圆形或方形，多累及小于 5% 的体表面积。皮损直径从数厘米至超过 20 cm 不等，颜色从浅蓝色至深蓝色，再到蓝灰色。骶尾部位以外皮损多持续存在，持续存在的与成人发病的真皮黑色素细胞增多症、伊藤痣及斑片状蓝痣间存在交叉。大面积的真皮黑色素细胞增多症可能提示色素血管性斑痣性错构瘤病的 II 型及 V 型（见第 104 章）。当咖啡斑及卫星状先天性色素痣存在于真皮黑色素细胞增多症的皮损内时，可能在

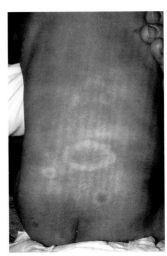

**图 112.7 儿童真皮黑色素细胞增多症（蒙古斑）伴发 I 型神经纤维瘤病。**在咖啡斑边缘缺失了特征性的蓝色色素异常

每个病变边缘存在真皮黑色素细胞的缺乏（图 112.7）。

## 病理学

两极黑色素细胞散在分布于真皮中部或中下部，多巴染色阳性，沿胶原间隙与表皮平行分布，而不会破坏皮肤的正常结构。偶尔，持续存在的真皮黑色素细胞增多症组织学改变为蓝痣，表现为黑色素细胞累及皮下组织、肌肉及筋膜。电镜检查可发现真皮黑色素细胞增多症中的黑色素细胞内可见完全成熟的黑色素小体，很难见到黑色素颗粒前体。

## 鉴别诊断

先天性真皮黑色素细胞增多症须与太田痣、伊藤痣（如有面部受累）及斑片状蓝痣鉴别，后者又被称为真皮黑色素细胞错构瘤、获得性真皮黑色素细胞增多症及获得性线状真皮黑色素细胞增多症。尚须与静脉畸形畸形、新生儿深部血管瘤以及挫伤鉴别。真皮黑色素细胞增多症特殊的临床表现使其易于与上述疾病区分，但也有儿童虐待误诊的报道。

## 治疗

持续性皮损可用遮瑕膏或激光治疗（见太田痣）。

# 太田痣及相关疾病

### 同义名：

■ 太田痣（nevus of Ota）：● 眼上腭部褐青色痣（nevus fuscoceruleus ophthalmomaxillaris）● 眼真皮黑色素细胞增多症（oculodermal melanocytosis）● 先天性眼黑变病（congenital melanosis bulbi）● 眼黏膜真皮黑色素细胞增多症（oculomucodermal melanocytosis）

■ 伊藤痣（nevus of Ito）：● 肩峰三角肌蓝褐痣（nevus fuscoceruleus acromiodeltoideus）

■ 太田痣样斑（nevus of Ota-like macules）：● Hori痣（Hori's nevus）

## 太田痣

### 要点

■ 面部单侧或双侧蓝褐色斑片。

■ 亚洲人及黑人常见。

■ 组织学改变黑色素细胞多于先天性真皮黑色素细胞增多症，少于蓝痣。

## 流行病学

太田痣（nevus of Ota）常见于深肤色个体，特别是亚洲人及黑人，但也有报道见于白人[18]。全部已报道病例中 80% 为女性，这个数字可能错误地误导人们认为化妆品与此相关。全部日本皮肤病患者中 0.4% ～ 0.8% 为太田痣患者。太田痣有两个发病高峰期，50% ～ 60% 出现于 1 岁以内的婴儿期，且大部分于出生时出现，而 40% ～ 50% 出现于青春期左右。1 ～ 11 岁及 20 岁后发病并不常见。尽管有家族性发病的报道，但一般不认为该病具有遗传性。

## 发病机制

太田痣中的蓝色、蓝灰色是由于真皮内黑色素细胞产生黑色素所致。太田痣较先天性真皮黑色素细胞增多症中黑色素细胞分布更为密集提示错构瘤的存在。认为女性患者中激素水平发挥一定作用。高达 15% 的病例携带 GNAQ 或 GNA11 基因体细胞激活突变，而这一突变发生于 65% ～ 75% 的蓝痣（主要为 GNAQ 突变）以及 80% ～ 85% 的原发性葡萄膜黑色素瘤。这些基因负责编码 G 蛋白 α 亚基，与内皮素受体 B 相互作用（见第 65 章）。在小鼠体内，Gnaq 的生殖细胞突变导致了真皮色素沉着。值得注意的是，BAP1 突变见于进展为黑色素瘤的病例，提示了其在恶性转化中的作用。

## 临床特征

太田痣通常由针尖至数毫米大小斑点融合而成。单个斑点可呈圆形、椭圆形或不规则形，而整个皮损边界不规则并常色素不均。整个皮损可从数厘米至单侧大面积受累，偶尔双侧均受累（图 112.8A）。颜色可以从浅棕褐色至灰色、蓝色、黑色和紫红色。

太田痣常单侧受累，最常分布于三叉神经的前两支。累及范围常包括眶周、鬓角、前额、颊部、耳垂、耳前后、鼻部及结膜。2/3 的患者会累及同侧巩膜，是太田痣的典型特征，较少的也可累及角膜、虹膜、眼底、眼球后脂肪、骨膜、视网膜及视神经。也可伴发虹膜乳头形成及青光眼（约见于 10% 的患者）[20]，但视力多不受影响。其他常受累部位包括鼓膜（55%）、鼻黏膜（30%）、咽部（25%）及上腭（20%）。偶尔，外耳道、下颌、口唇、颈部及胸部也可受累。在 5% ～ 15% 的患者中，皮损是双侧。

太田痣范围随时间扩大，可持续终生。颜色深浅可发生变化，特别与激素水平周期变化有关，例如月经期、青春期或绝经期。

由太田痣引起的葡萄膜黑色素瘤并不常见，在高加索人中估计每 400 人中存在 1 个恶变，在亚洲人中

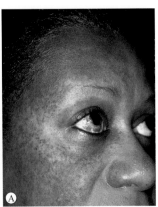

图112.8 太田痣（眶周真皮黑色素细胞增多症）的临床及病理特征。A.面部单侧性蓝灰色的色素斑，呈斑点状或融合，同样可以累及巩膜。B.真皮网状层散在细长或树枝状富含色素的黑素细胞（B，Courtesy，Lorenzo Cerroni，MD.）

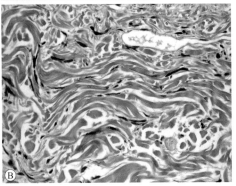

更少。在2016年，文献中报道了11例由太田痣发展来的黑色素瘤[21-22]。发生于高加索人中的典型表现为新发的皮下结节，不符合恶性黑色素瘤的"ABCD"标准。其他肿瘤如不典型或边界性细胞性蓝痣也有描述[21]。有病例报道太田痣发展为葡萄膜、眼眶、虹膜、视交叉及脑膜原发性黑色素瘤。太田痣与神经黑色素增多症或脑膜黑色素细胞瘤相关。

### 相关疾病

伊藤痣（nevus of Ito）不同于太田痣，主要在于受累部位不同，前者皮损沿神经区域位于锁骨上、肩胛及三角肌区。临床及组织学表现与太田痣相同。皮损色素不均，可呈蓝色和棕色。伊藤痣可为单独皮损，也可与单侧或双侧太田痣相关。太田痣很少恶变。获得性双侧太田痣样斑又称为Hori痣，表现为颧部蓝灰色至灰褐色斑片，较少累及部位为额部、上眼睑及鼻部。该病主要见于20～70岁中国及日本女性。与太田痣不同的是，眼部及口腔黏膜不会受累，易被误诊为黄褐斑。斑片状蓝痣又称为成人获得性真皮黑色素细胞增多症，表现为弥漫性的灰蓝色，其上可见深色斑片。发病年龄及受累部位不尽相同，某些皮损可呈

线状分布。

### 病理学

太田痣非浸润性皮损表现为黑色素细胞沿胶原束间分布（图112.8B）。相对于真皮黑色素细胞增多症，黑色素细胞数目更多，并位于真皮网状层的上1/3。偶尔黑色素细胞会位于真皮乳头层，甚至皮下脂肪层。

可观察到表皮下方及基底层黑色素细胞内色素颗粒增多。黑色素细胞多巴染色程度不尽相同，如含色素颗粒较少的黑色素细胞多巴染色为强阳性，而含色素颗粒较多的黑色素细胞常为阴性，提示促黑色素生成酶已被耗尽。黑色素细胞主要聚积在血管、汗腺、皮脂腺周围，偶尔位于血管或汗腺导管。皮损高起或浸润部位更多树突样黑色素细胞聚集类似蓝痣的组织学改变。

### 鉴别诊断

须鉴别的疾病包括先天性真皮黑色素细胞增多症（蒙古斑）、成人发生的黑色素细胞增多症、蓝痣（斑片状或斑块状类型的）、黄褐斑、部分单侧着色斑病累及面部时、斑痣发展为蓝痣、血管畸形及瘀斑。先天性真皮黑色素细胞增多症不同于太田痣及其他真皮黑色素细胞增多症在于皮损位于腰骶部，并于儿童期自然消退。

### 治疗

太田痣及颧部褐青色痣采用Q开关红宝石激光、翠绿宝石激光及Nd：YAG激光治疗效果佳[23]。虽然太田痣发生恶变的机会较小，由于大多数相关恶性黑色素瘤多原发于眼部，当太田痣累及眼部时仍须密切监测。当出现可疑病损，特别是新的皮下结节时，必须行活检。伴发的任何神经症状都须进一步检查。

## 黑色素细胞痣

皮肤病学中，"痣"这个词通常用于描述一种错构瘤（例如表皮痣、皮脂腺痣）或黑色素细胞的增生。本章的后半部分主要讲述各种类型的黑色素细胞痣，包括相关的遗传突变（表112.3），以及可以发展为多发黑色素细胞痣的遗传综合征（表112.4）。

## 蓝痣及其变异型

同义名：■ Jadassohn-Tièche蓝痣（blue nevus of Jadassohn-Tièche）■ 真皮黑色素细胞瘤（dermal melanocytoma）■ bleu痣（nevus bleu）■ 蓝色神经痣（blue neuronevus）

表 112.3　与色素痣发育相关基因。Spitz 痣也存在激酶融合，ROS1、NTRK1、ALK > BRAF、RET > MET

| 基因 | 色素痣类型 |
|---|---|
| BRAF | 普通获得性色素痣（65% ~ 80%） |
| NRAS | 先天性色素痣（约 80%）；少许普通获得性色素痣，先天性色素痣伴低磷血症（个别报道） |
| HRAS | Spitz 痣 *, **（约 15%），深部穿通性痣（6%），斑痣 / 斑状雀斑样痣（在一个研究中显示 100%）；角化色素性斑痣性错构瘤病 |
| GNAQ | 蓝痣（50% ~ 85%，不同研究结果不一）；色素血管性斑痣性错构瘤病 |
| GNA11 | 蓝痣（7% ~ 10%）；色素血管性斑痣性错构瘤病 |
| BAP1 | 不典型上皮型细胞痣 / 肿瘤（呈息肉状并合并含有大的 spitz 样细胞的皮内痣） |
| PTEN | 着色性干皮病患者的痣（约 60%） |
| PRKAR1A | 上皮样蓝痣（Carney 综合征中第二个等位基因发生突变），色素上皮样黑色素细胞瘤 |

* 存在 HRAS 时，染色体 11p 的拷贝数也增加。
** 斑痣基础上可发生 Spitz 痣，需要与聚合性 Spitz 痣鉴别

表 112.4　与多发性获得性色素痣相关的遗传综合征

家族性非典型痣和黑色素瘤综合征 *

BAP1 癌症综合征——非典型上皮型痣 / 肿瘤，葡萄膜黑素瘤，间皮瘤

Carney 综合征（NAME/LAMB 综合征）—见表 112.2

Turner 综合征——蹼颈、先天性淋巴水肿（女性中一条 X 染色体的部分或全部缺失所引起）

Noonan 综合征（多种基因突变，包括 PTPN11、RAF1、KRAS、SOS1）多于其他 RAS 疾病（如 LEOPARD 综合征、心面皮肤综合征、Costello 综合征，详见第 55 章）

EEC 综合征——缺指（趾）畸形、外胚叶发育不全、唇裂 / 腭裂（TP63 突变）

Goeminne 综合征——斜颈、瘢痕疙瘩、隐睾、肾发育不良

Kuskokwim 综合征——先天性关节挛缩、骨骼畸形（FKBP10 突变）

Mulvihill Smith 综合征——身材矮小伴色素痣

发鼻指（趾）综合征 II 型，即 Langer-Giedion 综合征

毛发-牙齿-甲发育不良

*OMIM 指对皮肤黑色素瘤易感。
Adapted from ref 98

## 要点

■ 蓝色至蓝黑色坚实丘疹或结节，常出现于儿童期或青春期。

■ 病理表现为真皮内聚集的树突状黑色素细胞，充满黑色素颗粒。

## 流行病学

　　蓝痣（blue nevus）常为后天性，一般出现于儿童期及青春期，但 1/4 的病例可出现于中年人。先天性普通蓝痣较为少见，但约 25% 的细胞型蓝痣是先天性。

## 发病机制

　　蓝痣是真皮黑色素细胞形成的良性肿瘤[24-25]。一般来说，真皮内黑色素细胞会在妊娠后期消失，但头皮、骶尾、肢端伸侧会残留部分黑色素细胞，这些部位最常发生蓝痣。丁铎尔现象（Tyndall phenomenon）导致皮损呈蓝色。文献报道，50% ~ 85% 的皮损携带 GNA11 和 GNAQ 基因（主要为后者）激活突变，从而导致内源性负责编码 G 蛋白 α 亚基的内源性 GTP 酶被抑制，G 蛋白与 GTP 连接导致持续激活状态[19]。

## 临床特征

### 普通蓝痣

　　普通蓝痣边界清楚，为半球形丘疹，呈蓝色、蓝灰色或蓝黑色（图 112.9A ~ C）。其直径通常为 0.5 ~ 1 cm，更大的少见。病变可发生于任何部位，50% 会发生于手足伸侧，也常发生于面部及头皮。也有发生于其他部位蓝痣的报道，如口腔及外阴黏膜、宫颈、前列腺、精索、淋巴结等。随着时间发展，部分普通蓝痣中央可出现色素减退，色素减退型蓝痣也有报道。

　　皮损多单发，也可多发或聚集，或高出皮面形成斑痣或斑块状蓝痣。有报道皮损呈同心圆靶状。皮肤镜下，蓝痣呈均匀的蓝灰色至蓝黑色（见第 0 章）。

### 细胞型蓝痣

　　细胞型蓝痣呈蓝色至蓝灰色或黑色结节或斑块，直径常为 1 ~ 3 cm，有时更大（图 112.10）[24-25]。皮损表面光滑，有时不规则。最常累及的部位为臀部、骶尾部及头皮，其次为面部和足部。有报道先天性细胞型蓝痣可伴有卫星灶，也有良性或恶性细胞型蓝痣起源于先天性黑色素细胞痣。普通蓝痣和细胞型蓝痣的比例至少为 5 : 1。

### 上皮型蓝痣

　　上皮型蓝痣首先作为 Carney 综合征的一个特征被报道（表 112.2），但也可单独发生[26]。最常见于躯干及四肢，偶见于生殖道黏膜。组织学上，可能很难与

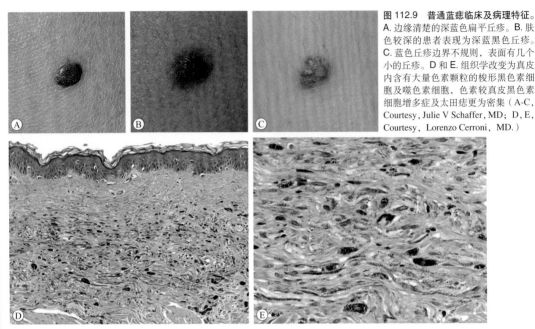

图 112.9 普通蓝痣临床及病理特征。A.边缘清楚的深蓝色扁平丘疹。B.肤色较深的患者表现为深蓝黑色丘疹。C.蓝色丘疹边界不规则，表面有几个小的丘疹。D和E.组织学改变为真皮内含有大量色素颗粒的梭形黑色素细胞及噬黑色素细胞，色素较真皮黑色素增多症及太田痣更为密集（A-C，Courtesy, Julie V Schaffer, MD; D, E, Courtesy, Lorenzo Cerroni, MD.）

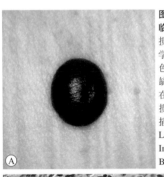

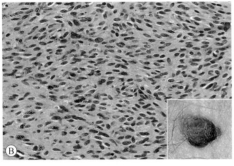

图 112.10 细胞型蓝痣临床及病理特征。A.皮损为黑色结节。B.组织学上真皮内肥大的梭形黑色素细胞，呈束状分布，缺乏黑色素颗粒。可见散在嗜色素细胞。临床上皮损常为深蓝色斑块（见插图）（A, B, Courtesy, Lorenzo Cerroni, MD; Inset, Courtesy, Jean L Bolognia, MD.）

色素性上皮型黑色素细胞瘤区分。

## 色素性上皮型黑色素细胞瘤

　　该病存在争议，曾被称为"动物型""噬黑色型""色素合成型"黑色素细胞瘤，可能属于细胞型

蓝痣。色素合成型黑色素细胞瘤以显著的黑素合成为特点，和动物体内某些黑色素瘤相似[27]。皮损可能具有低级别的局部转移能力，但极少发生其他部位的转移；几乎不会恶化或致死。一项研究中显示，8例来源于 Carney 综合征（伴有 PRKAR1A 突变）的细胞型蓝痣均表现出蛋白激酶 A 调节亚基 1α（PRKAR1A 的产物）的表达缺失，而 34 个散发性上皮型黑色素细胞瘤中的 28 个（82%）存在表达缺失，提示两者具有一定关系[28]。

## 恶性蓝痣（皮肤黑色素瘤起源于蓝痣或具有蓝痣的特征）

　　恶性蓝痣是皮肤黑色素瘤中的少见类型，常起源于细胞型蓝痣[29]。皮损进行性增大，直径多在数厘米，外观呈多发性结节或斑块状。头皮为好发部位，淋巴结为最常转移的部位。恶性蓝痣可发生于良性细胞型蓝痣、太田痣、伊藤痣或新的皮损基础上。

## 病理学

　　普通蓝痣由伸长的、呈树枝状的黑色素细胞组成（图 112.9D、E）。黑色素细胞长轴与表皮平行，聚集于真皮中上部。偶尔，黑色素细胞会延伸至皮下组织或接近皮表。多数黑色素细胞充满成熟黑色素颗粒，并常分布至树枝状突起内，并遮盖细胞核。并可见不同数量的噬黑色素细胞及胶原增生。色素减退型黑色

素颗粒较少。

**细胞型蓝痣**与普通蓝痣相似，可见含较多色素颗粒的树枝状黑色素细胞，分布呈巢状和束状，梭形细胞胞质多淡染，色素颗粒很少或缺乏（图112.10B）。梭形细胞呈交织状朝多个方向伸展，可以类似神经纤维瘤的席纹状分布。电镜显示细胞型蓝痣中梭形细胞包含黑色素化缺乏的黑色素小体。研究发现这些细胞会产生黑色素并输送至树枝状突起。

细胞型蓝痣中真皮下组织常见圆形细胞形成细胞岛。部分细胞具有不典型性，细胞核呈异型性，伴多核巨细胞，较少出现有丝分裂及炎细胞浸润。最后，尽管普通蓝痣与细胞型蓝痣有典型组织病理差异，有些皮损可见到二者重叠的特征。

偶尔，细胞型蓝痣的淋巴结引流区域可见不典型细胞，这些细胞在淋巴窦或皮质区呈小的分散分布，并位于外围，常为被动转运或由神经嵴迁移而来。这种"良性转移"见于5%已报道的细胞型蓝痣。

相较于普通的细胞型蓝痣，**不典型细胞型蓝痣**具有如下特征：皮损较大（如大于1 cm或2 cm）、不对称、溃疡、浸润、细胞学异型性、有分裂象及坏死[30]。这些皮损可发生淋巴结转移并发展为黑色素瘤。由于这些损害生物学行为难以预测，须密切监测。

**上皮型蓝痣**和**色素性上皮型黑色素细胞瘤**表现为真皮内（有时位于交界处）大的上皮样黑色素细胞聚集，这些细胞常包含粗大的黑素颗粒及显著的核仁。这些细胞常与富含黑素的梭形细胞及树突状细胞混合在一起。可有细胞学异型及真皮内有丝分裂象。

**复合型蓝痣**病理学改变将在本章后面讨论。

### 鉴别诊断

普通蓝痣须与文身，复合痣，血管病变包括静脉湖、血管角皮瘤及硬化性血管瘤，原发性及转移性黑色素瘤，发育不良痣，色素性梭形细胞痣，非典型痣，皮肤纤维瘤，结节性色素性基底细胞癌，血管球瘤鉴别。对于细胞型蓝痣，尤其是伴有卫星灶者，须要排除恶性蓝痣；皮损位于面部时，须与太田痣鉴别。蓝痣还须与皮肤神经错构瘤（包括增生的痣细胞、施万细胞、色素性树突状细胞及梭形细胞）鉴别。

组织学上，上皮型蓝痣和色素性上皮型黑色素细胞瘤须与原发性、转移性黑色素瘤肿瘤，及由于肿瘤转移导致色素消退的黑色素瘤鉴别。细胞型蓝痣，尤其是伴有不典型增生者须与恶性蓝痣鉴别。少数情况下，黑色素瘤的皮肤转移灶可能与蓝痣很像。

### 治疗

当蓝痣直径小于1 cm，临床表现稳定，没有非典型性，并位于典型部位则无须去除。当出现新发皮损、多发性结节或斑块状损害，或皮损发生变化时可通过组织学检查评价。不典型的细胞型蓝痣及色素性上皮型黑色素细胞瘤须彻底切除，以阻止其复发、误诊为恶性蓝痣以及导致恶变。典型的细胞型蓝痣的诊断方法多样，但结果不一致时（例如头皮上的病变），可以考虑切除。

## 普通获得性黑色素细胞痣

**同义名：** ■ 痣细胞痣（nevocellular nevus）■ 色素痣（mole）

### 要点

- 交界痣为棕色至黑色斑片，病理上痣细胞巢位于表皮与真皮交界处。
- 皮内痣为皮色或浅棕色丘疹，病理上痣细胞巢位于真皮内。
- 复合痣为棕色丘疹，具有交界痣和皮内痣共同的组织学改变。

### 流行病学

色素痣的发病率与年龄、种族遗传环境因素相关。一些色素痣出现于儿童早期，在20～29岁数量达到最多，随后随年龄增加而逐渐消退[31]。在青春期色素痣会快速增加。在苏格兰进行的一项研究显示10岁以内女性平均有三个色素痣，男性有两个色素痣。一般来说，在20～29岁时色素痣数目最多，女性和男性平均分别会有33个和22个色素痣。随后色素痣数目会逐渐减少，在60～69岁女性和男性平均分别会有6个和4个色素痣。

高加索人一般较黑肤色人种（例如非洲裔美国人及亚洲人）有更多色素痣。在白种人中色素痣发病率较高，Ⅱ型皮肤的人最多发。掌跖、甲床及黏膜部位色素痣发病率与种族相关，这些部位的色素痣在黑人及亚洲人中较白种人更为常见。乌干达非洲人中肢端色素痣平均为11个，非洲裔美国人为2～8个。

遗传因素可能在色素痣发病中发挥着某种作用，如家族中可以表现为色素痣高发，特别是在家族性黑色素瘤中更高发。虽然推测在黑色素瘤高发家族中非典型痣具有常染色体显性遗传特性，色素痣的遗传模式是相当复杂的。环境因素如日光照射会影响色素痣发生，臀外侧痣的数目多于臀内侧，背部多于臀部。然而，遗传因素似乎直接决定了个人发生色素痣的潜力，最终表现受到日晒影响。此外，个人可能遗传到不同的痣发生能力[31]，例如同卵双胞胎痣数目相关性（$r = 0.94$）明显高于异卵双胞胎（$r = 0.60$）[32]。

## 发病机制

色素痣的细胞被认为来源于从神经嵴进入表皮的神经嵴干细胞。推测表皮内发生轻度变化的黑色素细胞或痣细胞发生增生，形成了交界痣。随后这些痣细胞迁移至真皮内，形成复合痣，当表皮内无残留的痣细胞时最终形成了皮内痣。色素痣可以被看做基底层黑色素细胞的错构瘤或良性增生。值得注意的是，某些正常表现的皮肤可能存在亚临床表现的痣细胞巢。

导致色素痣形成的可能因素尚不清楚，一般认为遗传因素在早期起作用，环境因素尤其是紫外线暴露也发挥作用（表112.5）。与黑色素瘤相似，发生在间歇性日光暴露部位的获得性色素痣常检测到 *BRAF* 突变，少许可检测到 *NRAS* 突变[33]。在色素痣内，*BRAF* 突变无意义。

## 临床特征

色素痣通常边界清楚，圆形或卵圆形，直径 $2 \sim 6$ mm。色素痣多在全身规则并对称分布。尽管很多色素痣轻度不对称，其边界常规则并界限清楚。交界痣为斑片状损害，切线光源观察下会发现皮纹轻度加深。交界痣可以特征性地呈现均匀的中度至深度棕色（图112.11A）。皮肤镜下，交界痣皮损表现为均匀的色素网络，在边缘逐渐变细（表0.12、0.13）（图P2）。复合痣可有不同程度的高起皮肤，呈棕色，较交界痣更浅（图112.11C）。皮肤镜下发现复合痣由较多圆形至椭圆形小球构成，有时形成鹅卵石样模式（见第0章）。与复合痣相比，皮内痣通常更高起，颜色更浅呈棕色或肤色（图112.11E）。皮肤镜下皮内痣主要由小球或球状体结构组成。此外，还可见苍白色至白色无结构区域，以及细的线条或逗点状血管（图P3）。

三型色素痣的临床及皮肤镜表现会有重叠。皮内痣（以及少数复合痣）会呈乳头状瘤样伴有假角囊肿改变。色素痣，尤其是获得性"先天样"色素痣包含比周围皮肤更粗糙及颜色更深的毛发。掌跖部位色素痣常呈斑片或轻度高起，并具有规则、界限清楚的边界，呈均匀或线状棕色皮损（见下文）。甲床部位的色素痣会呈均匀的棕褐色至深褐色纵向线条，具有规则清晰的边

| 表 112.5 | 色素痣形成和（或）生长的诱因 |
| --- | --- |

**日晒**

- 日晒导致多发性或严重的晒伤 *
- 于假日中的间断性曝晒等
- 慢性中度日晒（如居住于低纬度地区）
- 新生儿光疗

**水疱形成（除严重日晒伤以外的情况）**

- 中毒性表皮坏死 /Stevens-Johnson 综合征 *
- 大疱性表皮松解症－交界性（特别是泛发性萎缩性良性）＞隐性营养不良性＞隐性单纯性 *
- 芥子气导致的大疱形成 *

**瘢痕形成**

- 硬化萎缩性苔藓 †

**系统性免疫抑制**

- 化疗，特别是儿童恶性血液系统疾病 *、†、‡
- 异基因骨髓移植 ‡
- 实体脏器移植，特别是肾 *、‡ 同时使用巯唑嘌呤
- 人类免疫缺陷病毒（HIV）感染 / 艾滋病 *
- 慢性粒细胞白血病 *
- 抗肿瘤坏死因子治疗 *、‡
- 环孢素、硫唑嘌呤 *

**激素水平升高**

- 怀孕 *、§
- 生长激素（可促进色素痣体积增大，不会增加数目）
- Addison 病 *
- 甲状腺激素
- α - 黑素细胞刺激素类似物（阿法诺肽）*

**其他**

- 索拉非尼，维莫非尼，舒尼替尼，依那可尼，拉多替尼，瑞格拉尼布，尼洛替尼 *
- 儿童异位性皮炎（不同研究中尚存争议）
- 术后发热 *
- 癫痫或脑电图异常 *

\* 有报道发生发疹性色素痣。
† 非典型性色素痣数目增加。
‡ 免疫力相对低下可能发挥一定作用，色素痣体积及数目增多尚不明确见于全部妊娠妇女。妊娠期黑色素瘤呈明显增大。

Adapted from Schaffer JV, Bolognia JL. The biology of melanocytic nevi. In: Nordlund JJ, Boissy RE, Hearing VJ, et al. (eds). The Pigmentary System: Physiology and Pathophysiology, 2nd edn. Oxford: Blackwell Publishing, 2006: 1092-125

界，又称为纵行黑甲（图 112.12，见第 71 章）。

色素痣的重要性在于与黑色素瘤的相关性。很大比例黑色素瘤皮损发生前相同部位为长期存在的色素痣。组织学检查发现约 1/3 黑色素瘤与色素痣残留有关（但是由于恶性雀斑样痣和雀斑痣黑色素瘤的发病率增加，但是与色素痣极少相关，这一数字可能低于 1/3）。色素痣数目增多提示黑色素瘤风险增加（见第 113 章）。

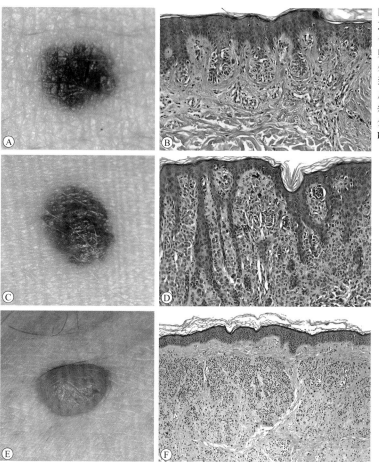

**图 112.11 获得性黑色素细胞痣临床及病理特征。** A 和 B. 交界痣——深棕色色斑片，边缘颜色较浅；小的、规则的痣细胞巢分布于真皮-表皮连接处。C 和 D. 复合痣—对称的浅褐色到棕褐色丘疹；真皮-表皮连接及真皮内均可见痣细胞巢。E 和 F. 皮内痣—质软的粉红色丘疹；痣细胞巢仅分布于真皮内（B, D, F, Courtesy, Lorenzo Cerroni, MD.）

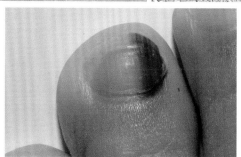

**图 112.12 甲母质良性色素痣导致的线状黑甲。**存在假哈钦森征（Courtesy, Julie V Schaffer, MD.）

## 与大疱性表皮松解症相关色素痣

大疱性表皮松解症痣也称为 EB 痣，是特殊类型的色素痣，通常发生于隐性遗传的各类 EB 患者先前的大疱或糜烂部位（见第 32 章）[34]。EB 痣直径较大

（可达 3 cm）、非对称、边界不规则、颜色较深、可见小卫星灶。反复基底膜破坏促使局部痣细胞增殖，散在的痣细胞进入 EB 水疱中，并在疱底进行增殖。尽管没有 EB 痣进展为黑色素瘤的报道，但是 EB 患者中偶尔可发生黑色素瘤，因此需要长时间的随访观察。

## 与硬化性苔藓相关色素痣

少数情况下，生殖器硬化性苔藓部位可发生色素痣[35]。皮损表现为深棕色至黑色，边界不规则，直径可大于 6 mm。因此经常被认为是黑色素瘤，病理上较难鉴别。

## 病理学

色素痣为表皮、真皮内或两部位同时存在痣细胞的聚集（图 112.11B、D 和 F）。真皮-表皮连接处的痣细胞可呈圆形、椭圆形或梭形，并聚集成巢，除了较少见的无色素变异型，细胞通常富含色素。真皮浅

层痣细胞一般呈上皮样外观，胞质呈双染性并包含颗粒状黑色素。细胞核内为均匀的染色质，并可见轻度团块样聚集。真皮深层的痣细胞胞质减少，从而类似淋巴细胞。痣细胞可被结缔组织分隔转变成梭形外观，类似于成纤维细胞或施万细胞。

**EB 痣**可被看做是复发痣或持续存在色素痣的变异（见下文）。因此他们常表现为不对称，整体结构及交界处细胞巢变异大。可见 Paget 样黑色素细胞增生及细胞异型，伴有纤维化、淋巴细胞浸润、嗜色素细胞。

发生在**硬化性苔藓的色素痣**，常伴有轻微至明显生殖器部位硬化性苔藓的病理特征。不规则的、融合的交界处痣细胞巢伴有细胞异型。硬化性苔藓的改变可能表示色素痣的退化，硬化性苔藓炎症较多时，影响色素痣的诊断。生殖器部位的痣直径常小于 5 mm，结构对称，边缘规则，细胞巢主要集中在真皮-表皮连接处，细胞异型性较小，真皮痣细胞巢规则，缺乏有丝分裂相，病变局限在硬化性苔藓部位，根据以上特点可与黑色素瘤鉴别。

### 鉴别诊断

色素痣须与所有色素性及正常肤色皮损鉴别（见第 0 章）。高起的色素痣须与脂溢性角化病鉴别，通常不具备脂溢性角化病的疣状外观、角囊肿形成及皮肤镜下的脑回状结构。皮肤纤维瘤区别色素痣之处在于质地硬、捏会出现特征性浅凹、常见于下肢及皮肤镜下中央呈白色斑片。正常肤色或轻度色素沉着的有蒂的皮内痣很难与神经纤维瘤及纤维上皮息肉鉴别。良性的色素痣可通过皮损较小，对称性，颜色均匀，边界清楚及规则与非典型色素痣及黑色素瘤相区别。此外，红色、蓝色、灰色及黑色并不是常见获得性色素痣的颜色，须警惕发生不典型变化。

### 治疗

出现以下迹象时应去除色素痣：①皮损发生变化，如增大、颜色改变；②临床表现呈现非典型性，可能发展为黑色素瘤；③美容要求；④发生在反复刺激部位。除了以上情况，色素痣常规是不须去除的。

## 生殖器及其他特殊部位黑色素细胞痣

### 要点
■ 这些色素痣在组织学上常呈非典型性，与黑色素瘤的鉴别较为困难。

### 临床特征

发生于生殖器部位的色素痣，特别是女阴部位，与非生殖器部位发生的色素痣差异明显[36-38]。类似色素痣还可见于其他部位，如阴囊、会阴、脐部或腋窝[38]。一般，14 ～ 40 岁有月经的妇女会出现此种外观损害[36]。这类色素痣并不常见，在切除色素痣中所占比例不到10%，这一数字可能会有选择偏倚。最近一项对 36 个发生于外阴的生殖器色素痣的研究显示这类色素痣皮损可以是高起的，但超过一半皮损临床上是平的。这类色素痣皮损常较非生殖器部位的色素痣大，直径为 2 ～ 24 mm，平均直径 5.9 mm，常具有清楚规则的边界，并常呈红褐色[37]。

### 病理学

这些色素痣通常总体对称，皮内痣缺乏表皮内黑色素细胞的横向增生，病变边界清楚[36-38]。很多具有类似蘑菇样的息肉状形态，具有相当明显的交界损害，其下为皮内痣成分。最重要的特征是皮损结构及细胞形态类似于非典型性色素痣。

### 鉴别诊断

该病主要须与黑色素瘤、Spitz 痣、伴发生殖器硬化性苔藓的痣（见上文）鉴别。女阴黑色素瘤见于老年女性，平均年龄约为 65 岁。

## 肢端黑色素细胞痣

**同义名：**■ 肢端痣（acral nevus）■ 伴有表皮内细胞上移的肢端黑色素细胞痣（melanocytic acral nevus with intraepidermal ascent of cells，MANIAC）

### 要点
■ 约 1/3 的肢端色素痣具有表皮内黑色素细胞向上移行以及其他类似黑色素瘤的结构改变。

### 临床特征

肢端色素痣常呈斑片状或轻度高起。颜色呈均匀棕色或棕黑色，常伴有线状纹路。掌跖部位特殊解剖结构决定了肢端色素痣的皮损特征。掌跖部位皮肤具有平行的皮嵴和皮沟，外泌汗腺导管在皮嵴部位穿出表皮（图112.13）。良性色素痣中痣细胞巢分布于皮沟周围。良性色素痣可呈三种主要的皮肤镜模式：平行皮纹状（图112.14）、网格状（图 P4）及条纹状（表 112.6）[39]。

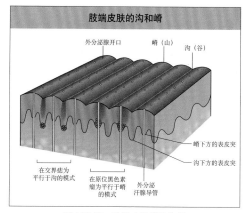

**图 112.13 肢端皮肤的沟和嵴**

肢端皮肤的沟和嵴

外分泌腺开口　嵴(山)　沟(谷)

嵴下方的表皮突

沟下方的表皮突

在交界痣为平行于沟的模式

在原位黑素瘤为平行于嵴的模式

外分泌汗腺导管

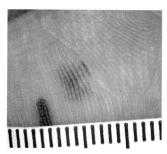

图 112.14 **肢端黑素细胞痣**。明显的平行皮纹模式和排列成网格状的点。表皮嵴间可见外分泌腺导管开口，尤其在蓝墨水区域（Courtesy, Jean L Bolognia, MD.）

### 病理学

　　肢端痣通常为相对较小（< 5 ～ 6 mm），边界清楚，对称的复合痣。有时可见真皮-表皮连接处的痣细胞巢增大，但通常呈规则的圆形或椭圆形外观。雀斑样黑色素细胞增生及表皮内黑色素细胞向上移行是肢端色素痣的常见特点[40]。上述后者特点不要被过度解读为恶性表现，除非同时还具有结构紊乱和细胞异型性。肢端色素痣的真皮成分通常为黑色素细胞构成的圆形痣细胞巢。

## Spitz 梭形和上皮细胞痣

**同义名**：■ Spitz 幼年黑色素瘤（spitz's juvenile melanoma）■ 良性幼年黑色素瘤（benign juvenile melanoma）

### 要点

■ 儿童或年轻人中出现的红色或色素性丘疹或结节。
■ 典型的上皮样和（或）梭形黑色素细胞。
■ 组织学改变类似黑色素瘤。

| 表 112.6 　肢端痣——常见皮肤镜模式 | |
|---|---|
| 模式 | 皮肤镜特征 |
| 平行于皮纹（最常见） | 平行的色素条纹沿皮沟分布（皮肤表面沟状标志，图 112.13 和 112.14） |
| 网格状 | 色素条纹垂直于平行的皮沟排列（图 P4） |
| 条纹状 | 密集的平行分布色素条纹，常与皮肤表面标志垂直 |

### 流行病学

　　Spitz 痣在正常人群中的发病率尚无确切统计[41]。在全部手术切除的黑色素细胞性损害中，1% 组织学特征为 Spitz 痣。在澳大利亚进行的一项统计中，每十万人中 1.4 例患 Spitz 痣，25.4 例患黑色素瘤。Spitz 痣大多为获得性的，约 7% 为先天性的。Spitz 痣见于任何年龄，超过 40 ～ 50 岁后并不常见。一项研究显示，33% 患者的患病年龄在 10 ～ 20 岁，31% 超过 20 岁[42]。男性与女性发病率相当。

### 发病机制

　　没有明确致病因素可解释 Spitz 痣的组织学改变（关于染色体 11p 见下文）。泛发性的 Spitz 痣与人类免疫缺陷病毒（HIV）感染、Addison 病、化疗、怀孕、青春期及创伤相关。获得性痣常有相同的诱因（见表 112.5）。怀孕及青春期发生的 Spitz 痣提示激素作用下激活了痣细胞。很多 Spitz 痣并无明确的诱因。到目前为止，相对于普通的色素痣（如皮内痣），Spitz 痣中并未发现 *BRAF* 突变。

### 临床特征

　　Spitz 痣直径从 2 mm 至 > 2 mm 不等，平均直径 8 mm[41]。大多数皮损边界清楚，呈半球形的丘疹或结节，颜色呈粉红色、褐色至深褐色或黑色（图 112.15）。通常颜色均匀一致，边界清楚。皮损表面光滑，部分呈疣状，也有平坦的、息肉状及带蒂状的报道。偶尔伴发糜烂及鳞屑结痂，部分因为硬化触之坚硬，与皮肤纤维瘤类似（即促结缔组织增生的）[42]。毛细血管扩张也常可见。

　　尽管 Spitz 痣可发生于任何部位，但以下肢、头颈部最为常见，尤其多见于儿童。大多数病例皮损在短期内发病，也有小部分患者皮损持续多年。多发性 Spitz 痣可聚集或散在分布[43]。**散在性 Spitz 痣**可多达数百个，突然发生，累及除掌跖及黏膜以外的所有部位。这些皮损可形态多样，累及成人，在数年内可自然消退。目前尚无多发性 Spitz 痣发生恶变的报道。散

图 112.15 Spitz 痣。A. 红色、对称、半球状丘疹，发生于儿童大腿。B. 棕褐色、对称、半球状丘疹，边缘较薄，发生于青少年。C. 发生于儿童的暗黑色 Spitz 痣，表面较平坦（A、C，Courtesy，Julie V Schaffer，MD；B，Courtesy，Lorenzo Cerroni，MD.）

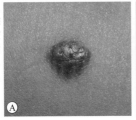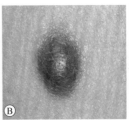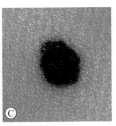

在多发 Spitz 痣与癫痫相关。

**聚集性** Spitz 痣数目多少不等，皮损呈局限性或节段性分布，可发生于正常皮肤（图 112.16）。曾有人将咖啡斑样的褐色背景上出现的皮损称为聚集性 Spitz 痣，更恰当的名称应为 Spitz 痣伴发斑痣（斑点状雀斑样痣）。较大的先天性色素痣内单个或大量梭形细胞与上皮样细胞增生是典型 Spitz 痣的表现。

有些学者认为**色素性梭形细胞痣**（见下文）是 Spitz 痣的亚型。

**非典型性** Spitz 痣具有不同于传统 Spitz 痣的单个或多个（通常一系列）特征[44]。包括皮损较大（直径大于 5～10 mm），不对称，累及真皮或皮下组织等较深部位，溃疡，常见真皮内有丝分裂象（每平方毫米多于 2～3 个有丝分裂象），皮损深在，呈明显的 Paget 样扩散，真皮内黑色素细胞高度聚集，缺乏成熟现象。关于儿童和青少年非典型性 Spitz 痣的分级可检索参考文献 45。有研究利用比较基因组杂交和荧光原位杂交技术发现 Spitz 痣亚组中染色体 11p 拷贝数增多，有时伴有 HRAS 的突变（HRAS 位于染色体 11p 上）[46]。非典型性 Spitz 痣中也发现其他染色体异常（如 1p 的增加）[47]。然而，需要更多研究识别这些遗传学改变与 Spitz 痣生物学行为之间的关系。

有报道**恶性或转移性** Spitz 痣为极少数非典型性 Spitz 痣皮损伴淋巴结转移，但不会进一步进展。由于这类病例较少，尚无研究证实其生物学行为以及与普

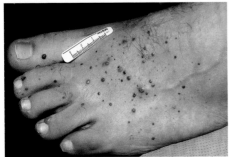

图 112.16 **簇集性** Spitz 痣。簇集性分布的丘疹位于正常色素性皮肤

通黑色素瘤间的差别。

起初在两个家族中发现**伴有 BAP1 突变的黑色素细胞痣或肿瘤**（"Wiesner 痣"），患者发生大量粉红色痣，组织学上有上皮样和异型性特征。发现这些患者中编码泛素蛋白羧基端水解酶的 BAP1 存在失活性的胚系突变[48]。随后，偶发具有类似组织学模式的非典型上皮样细胞瘤的病例也被发现 BAP1 缺失或发生失活突变[49]。

特别的是，这些痣通常具有双相结构，可见与普通色痣成分相关的较大上皮样黑色素细胞在真皮内聚集成结节状。除了这种"组合"的模式，与典型 Spitz 痣不同的是，可见到上皮样细胞淋巴样浸润。这些上皮样细胞具有丰富的双嗜性胞质，多形性、泡状核以及增大的核仁[49]。尽管有 BAP1 胚系突变的个体进展为眼底和（或）皮肤黑色素瘤的风险增加，但目前仍没有足够数据预测非典型上皮样细胞肿瘤或具有 BAP1 突变的偶发非典型痣的临床行为。

## 病理学

Spitz 痣组织学表现为大的上皮样细胞、梭形细胞或两者同时呈巢分布，常从表皮延伸至真皮网状层，呈倒楔形分布。紧密并列的痣细胞巢与增生的表皮共同构成"下雨样"（raining-down）外观（图 112.17）。常见单核细胞及多核巨细胞。这些细胞分布至下方真皮内，呈单个细胞、巢状或丛状分布。通常，浸润在真皮胶原中的这些细胞会变得成熟，也就是细胞及细胞核体积逐渐变小。单个细胞胞质丰富，可染为浅蓝色或粉色，细胞核呈开放的染色质模式，可见均一的核仁。即使最陈旧的皮损也偶尔会见到细胞形态异常、坏死细胞及有丝分裂象。Spitz 痣常见表皮内嗜酸性小体（Kamino 小体），但偶尔也见于其他黑色素细胞肿瘤，包括皮肤黑色素瘤。

## 鉴别诊断

Spitz 痣须与很多疾病鉴别，包括其他黑色素细胞痣（特别是皮内痣）、血管瘤、化脓性肉芽肿、疣、传染性软疣、幼年和成人黄色肉芽肿、皮肤纤维瘤、肥

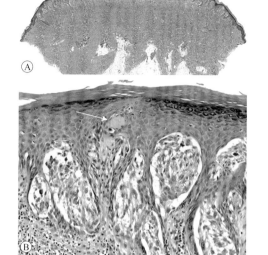

**图 112.17** Spitz 痣的组织学特征。A. 半球状的、境界清楚、对称增殖的梭形和上皮样黑素细胞位于真皮－表皮连接和真皮乳头内，也有正常表皮增生。B. 梭形及上皮样黑素细胞聚集成巢，痣细胞巢及增生的表皮之间存在裂隙。标记为"Kamino 小体"（箭头处）（Courtesy，Lorenzo Cerroni，MD.）

大细胞瘤及附属器肿瘤。基本的诊断问题是 Spitz 痣与皮肤黑色素瘤的组织学鉴别。两者间病理鉴别在目前是比较困难的，依赖于病理学家的临床经验，其临床及组织病理学的鉴别要点见表 112.7。

## 治疗

由于 Spitz 痣通常诊断困难，对皮损进行组织学整体评价是必需的。由于切除不干净可导致 5% ～ 15% 的复发率，因此建议所有的 Spitz 痣均应超出皮损边缘完整切除。也有些临床学家，包括小儿皮肤科医生，认为当皮损出现临床或病理不典型性，或成人的 Spitz 痣才须完全切除。显著非典型性或组织学有争议的 Spitz 痣切除边界建议 1 cm。具有非典型性 Spitz 痣患者每 6 ～ 12 个月须进行随访。尽管存在争议，当异型性显著，并且 Breslow 厚度≥ 1 mm 时，可考虑进行前哨淋巴结活检，具体问题具体分析。大量证据表明，目前未有病例进展超过前哨淋巴结，因此 Spitz 痣无须像转移性黑色素瘤那样进行前哨淋巴结活检[44]。总之，对不典型及不明确的 Spitz 痣进行更多的研究，认识并预测其生物学行为是有必要的。

**表 112.7　Spitz 痣与黑色素瘤的比较**

| 指标 | Spitz 痣 | 黑色素瘤 |
| --- | --- | --- |
| 年龄 | 年幼，常发生于青春期前，倾向于良性经过 | 极少见于青春期前儿童，发病年龄超出 Spitz 痣> 30 年 |
| 皮损部位 | 可发生于任何部位，好发于下肢，尤其是儿童头颈部 | 男性常见于躯干（背部），女性常见于四肢末端，特别是间歇性的日晒皮肤，但也可见于任何部位 |
| 皮损大小 | 常小于 5 ～ 6 mm，通常小于 10 mm | 常大于 6 mm，但早期皮损可以更小，皮损较大时倾向于考虑为黑色素瘤 |
| 对称性 | 常对称 | 进行性不对称进展提示黑色素瘤 |
| 皮损形态 | 半球形，斑状，真皮内楔形分布 | 表现多样且复杂（也有例外） |
| 界限 | 边界常清楚，伴周围的交界性痣细胞巢 | 边界常不清楚，边缘呈单细胞分布模式 |
| 表皮特征 | 常规增生；表皮内常见大量较大的嗜酸性小体 | 不规则的表皮模式，表皮内嗜酸性小体少见，较小 |
| 成熟度 | 伴随病变变深，细胞密度减少；沿胶原间隙间细胞巢及细胞规则散在分布；痣细胞巢逐渐变小，在病变底部变为单个细胞；细胞及胞核体积也同样变小；Spitz 痣可能缺乏成熟现象 | 很少或不伴成熟现象；病变深部黑色素细胞仍会相互融合，细胞不规则杂乱分布 |
| Paget 样改变 | 较黑色素瘤少见，规则分布，常局于病变中央的表皮内，细胞巢比单个细胞更为常见 | 常见，不规则，黑色素瘤细胞常浸润至表皮颗粒层，细胞密度高 |
| 水平层面改变 | 病变的各个水平层面可见细胞形态单一 | 细胞形态各异 |
| 真皮有丝分裂象 | 数目有限，表浅，异常核分裂少见 | 数目多，位置较深，常见异常核分裂 |
| 细胞形态 | 丰富的毛玻璃样或不透明胞质，多角形或长梭形，偶尔呈树突状 | 胞质多少不等；呈颗粒状或不透明；上皮样细胞胞质丰富，梭形细胞胞质少 |
| 胞核形态 | 胞核较大；染色质疏松一致；核仁突出，但均匀一致；可见肾形、分叶状、多核及巨大异型核 | 多形性；核质比例高；核深染，常见多个核仁；核膜增厚 |

# 色素性梭形细胞痣

**同义名：** ■ 色素性梭形细胞肿瘤（pigmented spindle cell tumor of Reed）■ 色素性亚型 Spitz 痣（pigmented variant of Spitz nevus）

## 要点

■ 为深褐色到黑色的斑片或丘疹，直径常小于 6 mm。
■ 见于儿童或年轻人。
■ 不同于 Spitz 痣的梭形细胞。

## 流行病学

色素性梭形细胞痣发生率较其他类型的梭形及上皮样细胞痣低[50-51]。一些患者皮损出现于出生时，平均诊断年龄为 25 岁（一项调查显示年龄从 3 岁到 66 岁）。女性更为常见。色素性梭形细胞痣最常累及四肢（一项研究表明占 70%），其中大腿最为常见。约 20% 的色素性梭形细胞痣位于躯干，约 10% 发生于头颈部。

## 发病机制

同其他色素痣相同，色素性梭形细胞痣同样来源于神经嵴，但其主要表现为梭形细胞的原因尚不清楚。

## 临床特征

色素性梭形细胞痣皮损常平坦或稍高起，边界清楚，平均直径为 3 mm（直径从 1.5 mm 到 10 mm 不等）。颜色为深棕色或黑色，并且颜色均匀。最常见的皮肤镜下形态包括：皮损为黑色的无结构区域几乎达到周围边缘；中央为黑色的无结构区域周围具有对称的伪足或放射状线条（星芒状结构），和（或）周围球状结构（图 0.38）。不规则色素并不常见，但可见于非典型色素性梭形细胞痣。这类皮损常有近期发展或变化的情况。研究显示皮损平均存在 6 个月，有些持续时间更长。患者常无黑色素瘤或非典型痣的家族史。

该病的自然病程并不清楚。正如前面提到的，大多数色素性梭形细胞痣持续时间较短，通常少于 1 年。存在先天性色素性梭形细胞痣，但较为少见。由于存在非典型性色素性梭形细胞痣，以及皮肤黑色素瘤中可残留色素性梭形细胞痣提示极少数可发展为皮肤黑色素瘤。在对 15 例色素性梭形细胞痣患者切除病变后进行了长期随访（平均 8.8 年），并未提示复发。以我们的临床经验，这类皮损几乎从不复发。因此，除非病变未切除彻底。一旦复发高度提示非典型性，并可

能发展为皮肤黑色素瘤。

## 病理学

色素性梭形细胞痣表现为边界清楚的陈旧性损害（图 112.18）。皮损常轻微隆起，局限于表皮，可累及真皮乳头。典型表现为一致细长的梭形细胞聚集分布呈丛状（图 112.18）。痣细胞常含有细小的颗粒状黑色素颗粒。核形态单一，含有疏松的染色质，小的不明显的核仁。表皮内的丛状损害周围可见裂隙。真皮乳头层常见大量的噬色素细胞。有时可见痣细胞向上浸润至表皮，但浸润通常只局限于表皮的下半部。非典型性病变表现为单个细胞沿表皮基底层向外围增生，可形成表皮全层 Paget 样扩散，有时可见不同程度的细胞异型性。

## 鉴别诊断

色素性梭形细胞痣须与早期黑色素瘤、非典型痣、蓝痣、血管角皮瘤、色素性基底细胞癌等鉴别。色素性梭形细胞痣皮损通常边界规则，清楚，颜色均匀。非典型类型表现为边界及颜色不规则。尽管色素性梭形细胞痣在皮肤镜下有特征性表现，但诊断必须依赖于组织学检查。必须强调的是，典型的色素性梭形细胞痣的临床组病变具有特征性，常为短期内形成或发生变化的、小的、边界清楚的黑色损害，并多见于二十余岁女性的腿部。当全身缺乏其他色素性损害时，色素性梭形细胞痣常表现得更为突出。

## 治疗

色素性梭形细胞痣的治疗须完全切除。由于复发性损害的病理学改变难以与黑色素瘤鉴别，全部切除可以预防复发。当损害表现为明显的非典型性时建议扩大切除，例如我们主张切除范围距离边缘 5～10 mm，

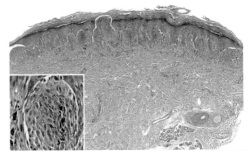

**图 112.18　色素性梭形细胞痣的组织学特征。** 交界区黑素细胞明显增殖，表现为境界清楚、对称、整体呈片状结构。数个细胞巢呈垂直结构，部分贯穿表皮。插图：黑素细胞呈梭形，色素多（Courtesy，Lorenzo Cerroni，MD.）

并应每 6 ～ 12 个月随访一次。

### 其他有梭形细胞的黑色细胞痣

深部穿通性痣既往被病理学家认为是细胞型蓝痣的一种类型，其特征为大量多形性梭形细胞及多少不等的上皮样细胞排列成楔形[52]，向真皮深部网状层及皮下脂肪垂直延伸。这些痣没有典型蓝痣的 *GNAQ* 或 *GNA11* 突变，很大程度上可以排除诊断。

丛状梭形细胞痣通常易与皮肤黑色素瘤相混淆[53]。淡染的梭形细胞与上皮样细胞混合呈簇状、丛状排列。皮损通常是混合的，2/3 的病例表现为"复合性"，即同时具有传统的痣细胞成分。与深部穿通性痣相比，其不一定具备楔形结构且痣细胞未延伸至深层。存在不典型性与恶性类型。

# 非典型（发育不良）黑色素细胞痣

**同义名：**■ 非典型痣（atypical nevus, atypical mole）■ Clark 痣（Clark's nevus）■ "发育不良"黑色素细胞痣（'dysplastic' melanocytic nevus）■ 伴有结构异常的痣（nevus with architectural disorder）■ B-K 痣（B-K mole）■ FAMM（家族性非典型痣和黑色素瘤综合征）痣［The mole of FAMM（familial atypical mole and melanoma syndrome）］

1992 年 1 月召开的美国国立卫生研究院共识发展会议建议临床术语非典型（atypical mole）及组织学名词"伴有结构异常的痣（nevus with architectural disorder）"替换发育不良黑色素细胞痣（dysplastic melanocytic nevus）。

### 要点

■ 一种有争议的临床命名，包括具有不对称、不规则边缘和颜色改变等形态学变化的多种痣。
■ 也是一个有争议的病理命名，用于描述具有某种结构改变和（或）细胞非典型性的痣。
■ 与黑色素瘤的关系复杂。

### 历史

40 年前有人描述了有黑色素瘤家族史的非典型或"发育不良"黑色素细胞痣，其后，无黑色素瘤家族史的病例也有报道，该类皮损仍是一个争议的话题[33, 54-63]。主要因为这些损害的本质仍无定论，没有明确的诊断标准，从而无法正确理解其生物学意义，特别是尚无

单发损害和"发育不良痣综合征"的相关诊断标准，如临床上多少个不典型黑色素细胞痣才能诊断"发育不良痣综合征"？ 每个单独皮损诊断的最低的形态学标准是什么？ 最初研究认为，组织病理是诊断家族性不典型黑色素细胞痣（发育不良痣）的金标准，然而现已证实非典型黑色素细胞痣（发育不良痣）的组织病理改变缺乏特异性（见下文）。

许多研究发现，如果不考虑组织学，黑色素瘤的风险与普通痣的数量（全身皮肤＞ 50 个或 100 个）以及非典型痣的发生及数量直接相关。非典型痣通过皮损的大小（如＞ 5 mm、6 mm 或 10 mm）、不规则或边界不清、颜色的变异、斑疹成分等来定义（表 112.8 和 112.9）[54-60]。从组织病理上看，不典型痣发生黑色素瘤的风险增加似乎是合乎逻辑的，但是，迄今仅有限的资料可证实这种关联，而且研究显示临床上的非典型黑色素细胞痣和组织病理学上的非典型黑色素细胞痣相关性差，因此，不能认为所谓的"发育不良"痣是独特的临床病理病种。目前，患者黑色素瘤风险评估主要是根据痣的大体形态学参数，如皮肤上痣的总数、临床上非典型黑色素细胞痣数量，同时结合黑色素瘤个人或家族史等（见第 113 章）。

非典型黑色素细胞痣包括多种痣：

● 具有非典型临床表现的痣，简称为"非典型痣"；一般而言，这些非典型痣临床表现与黑色素瘤相似，不仅包括"不典型"或"发育不良"痣，也包括一些先天性和复合黑色素细胞痣，以及 Spitz 痣和色素性梭形细胞痣。
● 具有异常组织病理学特征的痣。
● 同时具有异常临床及组织病理特征的痣。
● 具有可疑或意义不明的组织病理学特征的痣。

后一群痣在本质上可能是反应性或增生性的，而非肿瘤性的[54-63]。

### 流行病学

由于对非典型黑色素细胞痣的定义尚未达成统一，

**表 112.8　黑色素细胞痣的表型**

| | 普通模式 | 非典型模式 |
|---|---|---|
| 数量 | 没有或少量（＜ 25 个）痣 | 许多（＞ 50 个）痣 |
| 大小 | ＜ 5 mm | 大小不等：小到大，常有数个＞ 5 mm |
| 颜色 | 颜色均匀一致 | 数个至许多痣颜色不规则或不均匀，有红斑 |
| 边界 | 界限清楚 | 边缘不规则或界限不清楚 |

表 112.9　与非典型黑色素细胞痣相关的黑色素瘤风险：黑色素瘤患者与对照组的比较[54-60]

| 研究者 | 国家 | 定义 | 黑色素瘤患者（%） | 对照组（%） | 相对危险度 |
|---|---|---|---|---|---|
| Roush 等，Nordlund 等 | 澳大利亚 | > 5 mm，边缘不规则和色素不均匀 | 34 | 7 | 7.7 |
| MacKie 等 | 苏格兰 | > 5 mm，色素不均匀或炎症 | 38 | 20 | 2.1 ～ 4.5* |
| Holly 等 | 美国 | 6 项标准中至少符合 3 项：界线不清，边缘不规则，色素不均匀，> 5 mm，红斑，边缘明显 | 55 | 17 | 3.8 ～ 6.3† |
| Halpern 等 | 美国 | > 4 mm，有斑点成分，多种颜色，边界不规则或不清楚 | 39 | 7 | 8.8 |
| Garbe 等 | 德国 | 5 项标准中至少符合 3 项：> 5 mm，边缘不规则，边界不清楚，颜色变化，斑点和丘疹成分 | 45 | 5 | 7 |

* 相对危险度：1 ～ 2 个非典型痣为 2.1，3 个或更多非典型痣为 4.5。
† 相对危险度：1 ～ 5 个非典型痣为 3.8，6 个或更多非典型痣为 6.3

意见，其发病率的统计差异较大，大多数人估计人群发病率在 10% 左右，但也有人估计在美国人群中发病率高达 50%。

　　非典型黑色素细胞痣可以是单发或多发。与有非典型痣和（或）黑色素瘤家族史患者相比，在一般没有黑色素瘤家族史的人群中，非典型黑色素细胞痣可以"散发"。两种临床背景中，这些痣的出现都提示患黑色素瘤的风险增加[61]。最近有证据表明组织学上中度至重度异型的"发育不良"痣提示进展为黑色素瘤的风险增加[63]。

　　散发性非典型黑色素细胞痣可出现于任何年龄，而有非典型黑色素细胞痣和（或）黑色素瘤家族史的患者，不典型损害常出现于 20 岁前。普通获得性痣倾向于青春期发生，与之不同，非典型黑色素细胞痣可于 60 岁迟发，甚至以发疹的形式出现。研究发现有黑色素瘤家族史的患者经常有非典型黑色素细胞痣发展为黑色素瘤的组织学连续性，但在散发性环境中个别的非典型黑色素细胞痣发展为黑色素瘤者少见。

## 临床特征

　　非典型黑色素细胞痣位于普通痣到黑色素瘤连续谱的中间位置，在两端与他们重叠。没有哪个单一的特征能确诊非典型黑色素细胞痣，其确诊需要一系列临床特征，皮肤镜的结果也是必需的（图 112.19 和 P9）。尽管如此，损害的异常临床表现越明显，组织学上证实为非典型的可能性也越大，但仍有很多例外。

　　在非典型黑色素细胞痣中常见以下大体形态学特征：

- **不对称**：非典型黑色素细胞痣常缺乏镜像对称，越不对称，越有可能出现非典型性。
- **大小**：非典型黑色素细胞痣可为任何大小，但

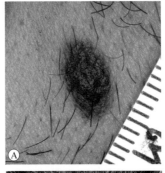

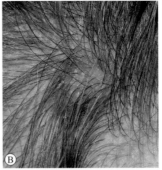

图 112.19　**非典型黑色素细胞痣。** A. 尽管该煎蛋样痣至少有 7 mm 大小，其形状对称并不需要切除。B. "日蚀"状痣，表现为黄褐色中心和棕色边缘，通常见于儿童头皮，这些患者常出现大量黑色素细胞痣。皮肤镜可见良性黑素细胞痣表现（A，Courtesy，Jean L Bolognia，MD；B，Courtesy，Julie V Schaffer，MD。）

一般最大直径在 3 ～ 15 mm，通常大小和非典型性之间呈正相关。

- **界限**：非典型性黑色素细胞痣表现为边缘不规则和界限欠清楚，但没有典型的黑色素瘤的锯齿状或扇形边界。
- **颜色**：非典型黑色素细胞痣常有多种颜色。常色素均匀，有两种或三种颜色，如棕褐色、褐色和暗褐色（图 112.20A），也可局部为粉红色、灰色、黑褐色或皮色。一些非典型黑色素

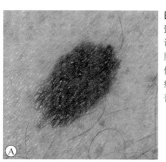

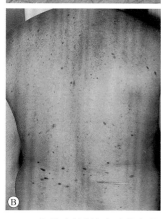

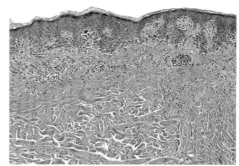

图 112.20 **非典型黑色素细胞痣。**A. 不同棕色调的不对称的不对称的不对称的不对称的大量普通痣

**图 112.20** **非典型黑色素细胞痣。**A. 不同棕色调的不对称的损害,与皮肤黑色素瘤临床表现相似。B. 除了较多非典型痣,患者可同时有大量普通痣

**图 112.21** **非典型黑色素细胞痣的组织学特征。**可见真皮-表皮连接处融合的黑素细胞巢,表皮下部散在孤立的黑素细胞( Courtesy, Lorenzo Cerroni, MD. )

"肩带"现象 )。

表皮内成分的异常特别重要,结构或组织的异常有两种形式,常不同程度地同时出现。**第一种形式**是雀斑样黑色素细胞增生,几乎总是伴有表皮突的伸长,总体上,基底层黑色素细胞集中在表皮突的底部并且基底层黑色素细胞所占的比例变化很大,可从一个黑色素细胞对应一到两个角质形成细胞,到黑色素细胞替代基底层全部角质形成细胞,呈融合、集簇或多层状分布。

**第二种形式**,包括黑色素细胞巢不规则地排列于表皮突之间,与普通痣相比更加不规则。痣细胞巢大小、形状不一,常为长形,一般其长轴平行于真皮-表皮连接,所含细胞数不等。相邻的黑色素细胞巢常融合或"桥接",这些巢内常见细胞黏聚不良,而普通痣的交界痣细胞巢内痣细胞呈黏聚状。非典型黑色素细胞痣表皮内黑色素细胞密度常较普通痣更高,此特征有助于诊断。

具有这两种模式的非典型黑色素细胞痣常具有黑色素细胞非典型性,但程度不等,而且是非连续性的,非典型性呈谱性表现,从只有少部分细胞核非典型性至大多数细胞呈非典型性,细胞非典型性常与特定损害的结构异常程度相关。核的多形性(如大小、形状及着色不一)是非典型性黑色素细胞痣细胞核的最特征性变化,尽管如此,也可出现核的增大和深染,由于细胞质的收缩,这些细胞常出现核周空晕,此为组织处理过程中形成的人工现象。已有人提出细胞非典型性甚至结构异常程度的分级标准,但目前尚未达成共识。

非典型性黑色素细胞痣也可有非典型上皮样黑色素细胞增生,这些细胞与一些类型的黑色素瘤中的上皮样黑色素细胞相似,其特点为交界部痣细胞巢中的

细胞痣的颜色相当均匀并呈红斑样外观。

非典型黑色素细胞痣最常见于躯干,明显好发(尽管相对少见)于头皮和身体的遮盖部位(如女性的乳房和男性的游泳裤区域)。数量可为一个至数百个(图 112.20B)。当有多个大的皮损时,皮损之间差异很明显,患者常有临床与组织学的"典型"皮损。当皮损多发时,有时局部呈线状、簇集状或图案样排列。

绝大多数非典型黑色素细胞痣在临床上是稳定的,然而,有确切的证据显示,一些皮损最终发展为皮肤黑色素瘤。有许多研究资料显示 DNA 含量改变,细胞遗传学改变,免疫组化示黑色素细胞相关抗原表达的增加,均与组织学异型性程度相关。尽管后一种发现表明非典型黑色素细胞痣向黑色素瘤发展,但非典型黑色素细胞痣并不是黑色素瘤的前兆,它们的存在可以被看做是"整个皮肤处于危险之中"的表型标记。

## 病理学

典型的非典型黑色素细胞痣有几个显著的结构特征(图 112.21)。与普通痣相比一般较大(直径常 > 5 mm),界限更加不清,更不对称、更平(特别是在损害边缘),常有异质性。在非典型黑色素细胞痣真皮-表皮连接处的痣细胞巢常延伸超过真皮痣细胞侧缘(即

细胞主要呈明显的上皮样外观，细胞核呈圆形，胞质内可见细小的黑色素颗粒，这样的细胞也可沿真皮-表皮连接处单个排列，偶然呈 Paget 样分布。在正常表皮或增生的表皮内可出现上皮样细胞增生，正常的表皮突模式仍存在。从细胞学角度来说，黑色素细胞增大且有不同程度的核增大、多形性、着色过度，偶可见明显的核仁。当这些细胞成巢，部分出现黏聚不良，但总体上充满细胞巢。这些表皮内模式的混杂是很常见的。

非典型性黑色素细胞痣的真皮成分可由典型痣细胞构成，像获得性痣一样，也可由非典型细胞组成。除了上述的不正常的增生表现外，其他常见的改变，特别是与宿主反应相关的表现，与中等大小痣的特征一样，在真皮乳头出现两种形式的胶原变化，最常见的是在伸长的表皮突周围有密集的无细胞的胶原，称为同心性嗜酸性纤维化；另一少见的模式为表皮突底端有纤细的层状或板层状的胶原，成纤维细胞沿板层状的胶原纤维呈线状排列，这种形式称为板层状纤维增生。两种胶原化模式同时出现并不少见。

非典型黑色素细胞痣常见淋巴细胞浸润，多分布于血管周围，带状浸润不常见。最后，在非典型黑色素细胞痣的整个真皮乳头常有显著的血管增多，这是由已有的血管扩张和过度生长造成的，而非明显的血管增生。非典型黑色素细胞痣的组织病理诊断标准仍在制定中，如前所述，组织病理学相关的很多问题仍没有解决。

### 鉴别诊断

4～15 mm 的色素性损害须与黑色素细胞性和角质形成细胞性损害鉴别。须要鉴别的黑色素细胞增生性损害主要是普通获得性痣、先天性小痣和皮肤黑色素瘤。非典型痣颜色不均匀，着色不规则，可有粉红色、黄褐色、褐色甚至黑色晕，形状不规则（与黑色素瘤相同）。其他痣样损害则对称和（或）颜色均匀，当颜色不均匀时，表现为有规律的色素变化模式。

皮肤镜对非典型黑色素细胞痣的评估有重要作用（图 P5）。尽管非典型黑色素细胞痣在临床上可与黑色素瘤相似，但大多数在皮肤镜下表现为良性模式（图 P9）。用于评价黑色素细胞痣的特征包括颜色、对称性和组织结构。良性色素痣通常颜色种类很少，颜色的分布和结构均对称。组织结构是指皮损的结构分布。良性病变常结构对称，并且颜色少于三种（淡褐色、深褐色和黑色），最常表现为网状、小球状和均一的良性模式（见图 0.38）。另外，可有网状-均一、网状-小球形和小球形-均一的亚模式（图 P9）[62]。

特别要注意的是，一些非典型黑色素细胞痣在皮肤镜下可表现为"恶性"模式。这些损害可呈多种颜色、非对称性分布并且组织结构紊乱，即色素及结构分布的不均匀。建议对这类损害进行活检。

最后，还有些不典型黑色素细胞痣，表现为不确定的黑色素细胞皮肤镜模式，和临床及病理特征一样，非典型黑色素细胞痣在皮肤镜下的特征也呈连续的谱性表现，这些损害应严密观察或进行活检。

扁平苔藓样角化病、色素性脂溢性角化病、日光性雀斑样痣、色素性日光性角化病、色素性 Bowen 病和基底细胞癌也可表现为粉红、黄褐色、褐色或深褐色。

### 治疗

如医学的任何领域一样，医生首要的是不能伤害患者，此准则特别适用于非典型黑色素细胞痣的患者，要避免过度治疗、手术和随访。应考虑干预是否能潜在地降低黑色素瘤的死亡率。治疗主要依据以下几个因素：①患者有一个或几个还是大量的痣；②是否有黑色素瘤的个人史；③是否有非典型黑色素细胞痣和（或）黑色素瘤家族史。不同类型的患者发生黑色素瘤的风险明显不同。黑色素瘤风险是连续的，随着痣、临床非典型痣、个人和家族中出现非典型痣和黑色素瘤的数量递增，风险亦增加。

不仅风险人群，任何疑似黑色素瘤的色素性损害以及发生持续且显著变化的损害，都应该沿边缘外侧 2 mm 完整切除，并送组织病理检查。一些作者建议，对浅表损害，只要能去除损害的底部，可采用"深"刮切术（蝶形手术），此方法较钻孔活检能更全面评价损害的结构，减少取样造成的误诊。随防多发非典型黑色素细胞痣患者时，应寻找与患者其他痣（基础痣）显著不同的损害，并仔细检查这些损害。应谨记在年轻个体可不断出现新痣，已有的痣可随时间增大和变化，对于这些正常的痣，没有必要去除；临床上的不典型痣，并不是必须切除来证实或排除是否在组织学上为非典型黑色素细胞痣。对这样的患者应定期随访，进行全身皮肤和皮肤镜检查，并进行基线照相，临床医生常首选数码皮肤镜。随访检查的频率应个体化，参考危险因素确定，如痣的数量、临床不典型性、损害的稳定性和黑色素瘤的个人及家族史。

对于临床可疑患者的皮损建议采取窄的手术切缘，如果皮损有"重度"细胞非典型性，因为其表现常与原位恶性黑色素瘤重叠，建议重新切除。对有轻度异型的非典型黑色素细胞痣，对残余的痣是否要重新切除仍有争议。对于任何黑色素细胞损害都必须清楚，损害是否取样充分，临床上是否考虑损害有不典型性。一般来说，如果皮损只是"轻度"不典型，只要临床上没有见到有残余痣，就没有必要重新切除；如果损害是"中度"不典型，决定是否重新切除则比较困难。有研究表明，皮肤科医生对于活检边缘活跃的中度不典型皮损也应重新切除[64]。尽管有这种倾向，但现有的数据并不完全支持对所有中度非典型的痣进行再切除。有独立的回顾性研究分析了中度发育不良痣再切除的效用，发现切除这些痣很少会导致诊断的改变。一项对127例进行了再切除的发育不良痣的研究表明，仅有2例导致了明显的临床诊断的改变，且这两病例开始时都被诊断为"中至重度"发育不良；52例"中度"发育不良痣的诊断皆未改变[65]。在一项更大的针对1809例轻度、中度不典型痣的研究中，765例发现有活动性边缘，其中495例进行了再切除。在这495例中仅有一例导致了临床诊断的显著变化[66]。因此，现有数据并不完全支持对即使存在活动性边缘的中度不典型痣进行再切除。

不幸的是，由于病理学家缺乏统一的评分系统，关于是否要重新切除发育不良痣仍存在困惑[67-68]。通常皮肤科医生在做此临床决策时会谨慎行事。因此，即使临床上没有明显残余皮损，是否考虑重新切除取决于几个因素：最初临床关注程度，皮损位置（患者容易或不容易看到），痣的大小（与活检相比），患者随访的依从性和意愿，患者黑色素瘤的个人及家族史，皮损颜色（倾向于无黑色素的皮损对于评估是否残留更加困难）。

总之，对多发性非典型痣，特别是有黑色素瘤个人或家族史的患者，根据临床情况3～12个月随访一次，应进行身体图表或临床照相对痣进行记录，并作出恰当的判断，定期更新资料。一些作者发现对最不典型或随访困难的痣单独照相特别有帮助。另外一些工具如皮肤镜和（或）数码显像仪，有助于协助诊断。

最后，非典型黑色素细胞痣的患者应被看做有非典型黑色素细胞痣和（或）黑色素瘤家族史，对其一级血缘关系的家族成员进行检查，并记录和评价，潜在地减少他们自身发生黑色素瘤的风险。

# 先天性黑色素细胞痣

**同义名：**
- 先天性痣细胞痣（congenital nevomelanocytic nevus）
- 不同类型（根据大小）：● 小型先天性黑色素细胞痣（small congenital melanocytic nevus）● 中型先天性黑色素细胞痣（medium-sized congenital melanocytic nevus）● 大型先天性黑色素细胞痣（large congenital melanocytic nevus）● 巨型先天性黑色素细胞痣（giant congenital melanocytic nevus）
- 大或巨大型先天性黑色素细胞痣（large or giant congenital melanocytic nevus）● 泳裤痣（bathing-trunk nevus）● 外衣痣（garment nevus）

## 要点
- 小的先天性痣直径小于 1.5 cm（成人）。
- 中等大小先天性痣直径为 1.5 ～ 20 cm（成人）。
- 大或巨大先天性痣，直径为 20 ～ 40 cm 和大于 40 cm（成人），发展成为黑色素瘤的风险较普通痣显著升高。
- 神经皮肤黑变病常发生于有大量中等大小先天性痣，以及有大或巨大先天性痣的患者，尤其当皮损位于背部中轴，同时伴有卫星灶时。

## 引言

先天性黑色素细胞痣是出生时即有的黑色素细胞痣[69-79]。包括表皮内、真皮内或两者都有的良性黑色素细胞增生。皮损在出生后或生后两年内出现的情况罕见，这些生后出现的皮损与先天性黑色素细胞痣无明显不同，因此被称为迟发型先天性痣。一些先天性黑色素细胞痣只有几毫米大小，临床上与一般获得性痣无区别。大体而言，先天性黑色素细胞痣被分为小型、中型、大型或巨大型。小型先天性痣指皮损的最大直径＜ 1.5 cm，中型先天性痣指皮损的最大直径为 1.5 ～ 20 cm，大型先天性痣指皮损的最大直径为 20 ～ 40 cm，巨型先天性痣最大直径＞ 40 cm[80]。在新生儿，头皮皮损≥ 9 cm 或躯干皮损≥ 6 cm 属大或巨大型先天性痣，常覆盖身体的大片部位包括手臂、头皮甚至背侧从头皮到足部的全部皮肤。一些作者根据皮损切除的难易程度来区别小型、中型和大/巨大型先天性痣。他们认为小型先天性痣常能通过简单的切除法去除，中型先天性痣常须要分次切除以利于缝合。大/巨大痣常无法切除或须要多次分步切除和（或）组织扩张来去除。

神经皮肤黑变病是一种罕见的先天性综合征，其特点为：①皮损表现为一个大/巨大（＞20 cm）先天性黑色素细胞痣，或多发的（＞3 个）小型先天性黑色素细胞痣（或同时存在两种皮损），并发脑膜黑素沉着症或黑色素瘤；②脑膜有组织学良性的皮损，皮肤没有黑色素瘤；③皮肤有组织学良性的皮损，脑膜没有黑色素瘤[75-78]。

## 流行病学

对先天性痣的发病率没有准确的统计，因为相对小的先天性黑色素细胞痣和获得性痣的区别不好界定，而且先天性黑色素细胞痣的组织学模式变化很大。如果根据组织学界定，先天性黑色素细胞痣的发病率仅有 0.6%；如果根据临床标准，发病率可达 2.5%。巨大型先天性痣很罕见，估计发病率为 0.005%（20 000 人中有 1 例）。巨大型先天性痣患者常伴有多个小痣（卫星痣），卫星痣数目越多，发生神经皮肤黑变病的风险越大（见下文）。偶有报道家族聚集性发生先天性痣的病例。

## 发病机制

先天性黑色素细胞痣的发病机制尚不明确。一项对 32 例先天性痣的研究未发现其存在 BRAF 突变，但 81%（26/32）发生 NRAS 突变[81]。黑色素细胞起源于神经嵴干细胞，然后迁移至皮肤，在怀孕后的前 40 天出现于胎儿的皮肤。由于眼睑在胎儿 6 个月时张开，临床可见到眼睑先天性痣在上下睑分裂，据此表明先天性黑色素细胞痣是在胎儿 40 天到 6 个月之间形成的。具有大/巨大型先天性痣和（或）多发的卫星灶的患者，应警惕系统性疾病（表 112.22），因为痣细胞可以在除了皮肤和中枢神经系统外的其他部位存在，如腹膜后腔。

## 临床特征

小型和中型的先天性黑色素细胞痣常是圆形或椭圆形，并且比较规则（图 P6），常为出生时微隆起的黄褐色皮损。可伴或不伴多毛症（图 112.23A），毛囊周围有色素减退或色素沉着。一些皮损有皱褶或鹅卵石样表面（图 112.23B）。皮损开始微隆起，随年龄增长变得更加明显，颜色变黑常呈疣状外观。皮损包括卫星灶在最初一年左右变黑，之后随年龄增长颜色变淡。并且先天性痣可以表现为晕状外观（见下文），偶尔先天性痣也可以不形成晕状而完全退化。先天性痣是一种错构瘤，皮损不对称、颜色多变，可以发展为丘疹和结节（如增殖性结节），并且随时间发生变化。某些部位的皮损建议进行组织学检查（表 112.10）。在先天性痣的区域内可出现神经再生，并发展为的质软、可压缩的斑块或结节（图 112.24）。

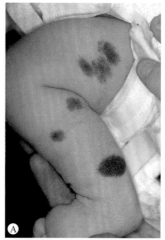

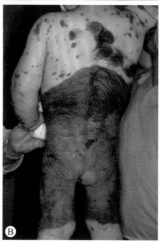

图 112.22　与神经皮肤黑变病相关的先天性黑色素细胞痣。A. 多发中型痣，患者有 25～30 个这样的皮损，这种表现常与神经皮肤黑变病相关。B. 位于身体中轴部位的巨大先天性痣，伴有很多卫星痣，一些皮损上有多毛症。该患者死于难治性腹水，原因是黑素细胞通过脑室腹腔分流从大脑迁移至腹膜后腔。肛周皮损由于神经化而更软呈海绵状（Courtesy，Jean L Bolognia，MD.）

先天性痣的皮肤镜下可包括如下结构：小球状、弥漫性色素沉着（无结构性）、粟丘疹样囊肿、多毛症、菌丝样结构和毛囊周围色素改变。先天性痣可有重叠的皮肤镜模式，最常见的模式是网状、球状、网状-球状（见图 P6）、弥漫棕色色素和多种组分。这种多种组分的模式常和黑色素瘤难以区别，须要监测或活检。

卫星性先天性黑色素细胞痣数目不一，常伴发巨大型先天性黑色素细胞痣（图 112.22B）。研究发现至少 80% 巨大型先天性黑色素细胞痣的患者伴有卫星性先天性黑色素细胞痣。这种卫星性皮损类似小或中型先天性黑色素细胞痣。须要注意的是，一些有大量中等大小先天性黑色痣的患者并不伴巨大型先天性黑色素细胞痣（图 112.22A），这些患者出现神经皮肤黑变病的风险最大（一项研究中高达 70%）。

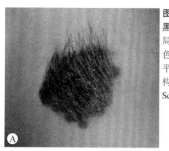

图 112.23　中型先天性黑色素细胞痣。A. 多毛症，局部色素稍不均匀。B. 颜色更加不均匀，表面不平，反映了先天性痣的错构本质（Courtesy, Julie V Schaffer, MD.）

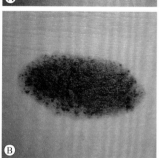

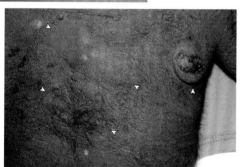

图 112.24　巨型先天性痣中数个神经化区域。箭头标出沼泽样的斑块或结节边缘。该现象易于与普通皮肤痣中痣细胞的神经元分化相区分，有时表现类似施万细胞的特征

## 神经皮肤黑变病（黑色素细胞增多症）

对 33 例患有神经皮肤黑变病合并大 / 巨大型先天性黑色素细胞痣（> 20 cm）患者的研究发现，所有痣位于背部中轴［包括头部、颈部、背部和（或）臀部］，其中 31 例患者有卫星痣。在另一项研究中发现，80% 患者的先天性巨大痣累及背部中轴，55% 患者有超过 20 个卫星痣。神经皮肤黑变病可分为有症状和无症状型（经 MRI 证实）（图 112.25）。有症状的神经皮肤黑变病患者表现有颅内压增高的症状和体征，这种颅内压增高往往与脑积水或占位效应有关，往往愈后差。通过 MRI 可发现神经皮肤黑变病的几个影像学表现：① 多发性明显强化团块；② 强化显示弥漫性脑脊

<table>
<tr><td colspan="1">表 112.10　巨型先天性痣（GCMN）患儿的处理</td></tr>
</table>

**手术切除与长期临床检查**

- 考虑手术切除［分期和（或）组织扩张］，患者至少 6 个月大，以避免全麻的最高危险期
- 如果不需切除或部分切除，则终生需每 6 ~ 12 个月进行一次检查（包括触诊）及基线拍照
- 对于增大的坚实丘疹结节和新出现的硬结、溃疡行组织活检 *

**头部、脊柱 MRI 检测神经皮肤黑变病 †（NCM）和其他中枢神经系统异常 ‡**

- NCM 的危险因素
  - 大量卫星痣（≥ 20）§
  - 巨型 / 服装痣（> 40 cm，与成人大小一致）
  - 背部中轴部位（部分研究）
- 若无危险因素，且无神经系统症状，则无必要行 MRI
- 如有至少一个危险因素但无症状，应在 4 ~ 6 个月大之前行 MRI 保证最高敏感度
- 无症状的中危患者（即 < 20 个卫星灶，成人 20 ~ 40 cm 大小的痣），个体化评估是否需 MRI
- 有症状的 NCM 患者应行 MRI
- 关于长期评估见图 112.25

*出生时或出生 1 周内出现在易身体受伤部位的溃疡可能是由于皮肤未成熟所致，可在数周后自愈。
†也与皮肤黑素细胞增多症有关。
‡需检测肾功能与相关泌尿生殖器畸形。
§有大量卫星痣而无巨型先天性痣的患者 NCM 风险最高

膜增厚；③ T1 加权图像显示局灶性增强信号。出现前两种影像学改变提示愈后不良。许多颅内、脊椎内的异常（如 Dandy-Walker 畸形，广泛蛛网膜囊肿）与神经皮肤黑色素细胞增多症相关[82]。

## 黑色素瘤

尽管不同大小的先天性黑色素细胞痣都可以与黑色素瘤有关，但以往这种痣恶变为黑色素瘤的风险被夸大了，因为有时会将痣内的非典型黑色素细胞增生误诊为黑色素瘤。癌变的潜在风险可能与先天性黑色素细胞痣的大小有关，即皮损越大，风险越高。目前认为小型先天性黑色素细胞痣发生黑色素瘤的风险较低，可能不高于获得性痣。对 227 例患者的 230 个中型先天性黑色素细胞痣的前瞻性研究表明，随访 6.7 年，无一例出现黑色素瘤。同样的，对 265 例患有中型先天性黑色素细胞痣的患者进行纵向队列观察，也无一例出现黑色素瘤。因此最近的研究表明，总体而言，中型（和小型）先天性黑色素细胞痣与出现黑色素瘤的潜在风险升高无相关性。

另一方面，某些研究表明，出现实质性黑色素瘤的风险与大或巨大型先天性黑色素细胞痣有关。上述队列研究中，Swerdlow 等评估 > 20 cm 的大 / 巨大型

图 112.25 大量中型先天性色痣或一个大/巨型先天性痣伴大量卫星痣患者的处理流程。* 这些患者中相对高的比例伴发 NCM。CMN，先天性黑色素细胞痣；NCM，神经皮肤黑变病

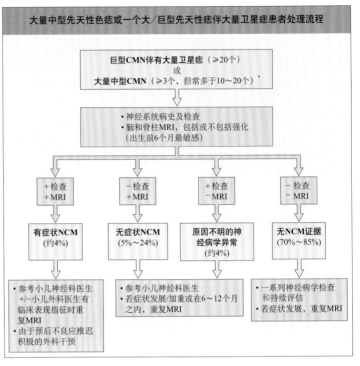

先天性黑色素细胞痣患者出现黑色素瘤的标化患病率为 1224[69]。对 92 名患者 120 个大型/巨大型先天性黑色素细胞痣的前瞻性研究表明在平均随访 5.4 年后，有 3 位患者在皮肤外部位出现了皮肤外部位的黑色素瘤（脑、中枢神经系统、腹膜后腔）[72]。近来有作者评估累计 5 年内出现黑色素瘤的概率可能为 4.5%，标化患病率为 239，具有显著性意义。

对世界范围内的文献进行综述[73]，在 289 例大/巨大型先天性黑色素细胞痣患者中，34 例患者（12%）在他们的痣内出现了原发皮肤黑色素瘤；所有出现黑色素瘤的患者，他们的先天性黑色素细胞痣均位于躯体的中轴部位，即头颈和（或）躯干，没有一例黑色素瘤与肢端的或卫星性先天性黑色素细胞痣有关。诊断黑色素瘤的年龄中位数是 4.6 岁（患者年龄范围从出生到 52 岁，平均年龄是 13.2 岁）。21 例患者出现原发性中枢神经系统黑色素瘤；这些患者均有神经皮肤黑变病和发生在躯干中轴部位的大/巨大型先天性黑色素细胞痣，诊断黑色素瘤的年龄中位数是 3 岁（患者年龄范围从出生 1 个月到 50 岁，平均年龄是 11.6岁）。另有 10 例患者出现转移性黑色素瘤而原发部位不明确，这 10 位患者均有身体中轴部位的先天性黑色素细胞痣。最近一项对 1008 例大/巨大型或大量中型

先天性黑色素细胞痣患者的研究发现发生黑色素瘤的风险明显低于以前的报道：2.9% 发生皮肤黑色素瘤，其中 0.8% 死亡[79]。更近的研究对 14 项研究进行了全面的回顾，结果显示先天性黑色素细胞痣患者发展为黑色素瘤的总体风险为 0.7%（在所有类型的先天性黑色素细胞痣中），大型和巨型先天性痣的风险分别为 2.5% 和 3.1%[83]。

当皮肤黑色素瘤发生在一个相对小的先天性黑色素细胞痣内，其最常见的发生位置在真皮-表皮连接处，基本类似于其他常见的黑色素瘤。然而，在较大的先天性黑色素细胞痣内出现的皮肤黑色素瘤可深入至真皮内部、皮下脂肪或更深部位，表现为明显的结节[84]。极少数情况，在这些损害内发生其他恶性肿瘤，包括横纹肌肉瘤、恶性周围神经鞘瘤、纤维肉瘤、平滑肌肉瘤、骨肉瘤和脂肪肉瘤等。

软脑膜黑色素瘤可以发生在神经皮肤黑变病患者中，常侵及额叶和颞叶，可以预见，这些肿瘤愈后很差。

**其他相关的异常**

有大/巨型先天性痣的患者可出现尿路异常，痣阻塞腔口部位（例如肛周），也可出现痣细胞浸润淋巴结及母体胎盘。

## 病理学

与局限于真皮乳头和真皮网状层上部的普通获得性痣相比，先天性痣可以累及真皮网状层下部、皮下脂肪、筋膜或更深的部位（图 112.26）。特征性病理表现为单细胞排列的痣细胞弥漫分布于真皮网状层的中部或下部，甚至皮下组织间隔，尤其有助于诊断的是痣细胞围绕血管壁周围排列呈袖套状，以及位于血管壁、附属器（如毛囊、汗腺）和皮神经内，尤其是在真皮网状层的下半部。痣细胞也可见于真皮下层毛囊的毛乳头和上皮、皮脂腺、立毛肌、小汗腺导管内。随真皮位置的加深，细胞成分减少（或成熟）。先天性黑色素细胞痣少数情况见显著的神经分化，提示存在外周神经鞘肿瘤，如神经纤维瘤，也可见类似 Meissner 小体、Verocay 小体、神经原管等结构。

神经皮肤黑变病的定义为脑脊膜良性"黑变细胞"（该名称避免了更确切的命名，如黑色素细胞或成黑色素细胞）的增生，这种黑变病可累及脑回和脑实质、脑桥和脊髓的腹侧面，以及上颈椎和腰骶部脊髓。

## 鉴别诊断

尽管大/巨大型先天性黑色素细胞痣很容易诊断，但有时可与丛状神经纤维瘤混淆，因为后者也可出现色素沉着和多毛症。小型先天性痣的鉴别诊断包括先天性平滑肌错构瘤、不典型痣和黑色素瘤。对中型先天性痣，还须与 Becker 黑变病鉴别，当然，先天性痣内临床不典型区域（如变黑、结节）可能存在黑色素

瘤。黑色素瘤和增生的结节之间的区别是很困难的，但是后者往往与相关的先天性内痣混合在一起并且只有轻微的异型性，偶见核分裂象。

神经皮肤黑变病和脑膜黑色素细胞瘤也与太田痣和色素血管性斑痣性错构瘤相关。

## 治疗

对先天性黑色素细胞痣的治疗要考虑以下两个因素：进展为黑色素瘤的危险性和对美容的影响。是否去除一个先天性痣要考虑个体情况：恶变的危险性、患者年龄、解剖学位置（接近重要结构）、神经皮肤黑变病的存在与否、预期美容效果和手术的复杂性。由于发生黑色素瘤的概率小，常规对表面均一的小型和中型先天性痣进行切除不再合适。外科切除皮损的做法已转变为对皮损进行基础拍照、患者教育及年度检查随访。

对大/巨大型先天性痣的治疗还存在一些问题，因为这种皮损出生后就有可能恶变，若要切除这种巨痣，多数专家推荐暂缓手术至少到患者 6 个月大，以减少全身麻醉的风险（表 112.10）。由于有症状的神经皮肤黑变病患者的预后很差，应推迟对这类患者大/巨大型先天性痣皮损的分次切除。对大/巨大型先天性痣以及多个卫星痣（尤其≥20 个）或大量中型先天性痣的新生患儿，应考虑行中枢神经系统 MRI 检查以筛查神经皮肤黑变病。对无症状的神经皮肤黑变病患者，建议重复扫描和个体化治疗（图 112.25）。

以往，有时会采用皮肤磨削术治疗色素较少和轻微隆起的先天性痣。最近，尤其是在欧洲，在新生儿头几周进行反复的刮除（在新生儿这个时期，真皮上部有解离面）可达到类似的效果。这种治疗的缺点是在较大皮损会有瘢痕形成和愈合缓慢。激光（如 Q 开关红宝石，Q 开关翠绿宝石）也用于治疗先天性痣，但由于痣细胞的持续存在，色素的复发是一个问题[85]。

如上所述，大型先天性痣内出现黑色素瘤可侵及真皮或皮下结构并难以早期发现，小型先天性痣内出现的皮肤黑色素瘤常从表皮开始且容易发现。

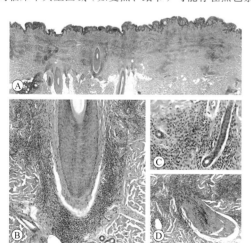

图 112.26　先天性黑素细胞痣的组织学特征。A. 扫视可见融合的痣细胞延伸至皮肤真皮网状层深部，下行至附属器结构。黑素细胞围绕一个毛囊（B），沿小汗腺腺管延伸（C），包绕并浸润立毛肌（D）（Courtesy，Lorenzo Cerroni，MD.）

# 斑痣

**同义名：** ■ 斑点雀斑样痣（speckled lentiginous nevus）
■ 带状雀斑样痣（zosteriform lentiginous nevus）

## 流行病学

对于斑痣是先天性的还是获得性的尚存在争议。斑痣最初表现为均匀的棕褐色，类似咖啡斑的斑片，临床上难以诊断。一些证据提示斑痣为先天性的色素痣的一种类型[86]。有研究发现斑痣可见于 2% 的白种人。男女发病无差异。

## 发病机制

斑痣通常呈椭圆，但有时呈块状结构或沿Blaschko 线分布（见第 62 章），后者常被称为带斑点的带状雀斑样痣，他们的结构提示皮损产生于胚胎发生时。这种类型的痣提示其为局部"区域缺陷"，可把斑痣比作一个黑色素细胞的花园，其中可同时或先后形成任何类型的色素痣。最近，在 8 例斑痣患者中全部检测到了 *HRAS* 的激活突变[87]。

## 临床特征

皮损最常累及躯干及肢端。黄褐色斑点区域直径多为 1 ~ 4 cm（图 112.27A、B），但也可 > 20 cm 并累及整个肢体或半侧躯干（图 112.27C）[86]。更深的斑点呈 1 ~ 6 mm 不等的斑疹或丘疹状，偶可见类似小型或中型先天性痣的较大皮损（图 112.27D）。

斑痣持续时间并不确定，通过连续照相可发现斑点逐渐发展。有报道斑痣中可出现黑色素瘤[88]。偶尔斑痣中邻近于黑色素瘤的部位可发现黑色素细胞的异型性。与普通先天性痣相同，黑色素瘤的风险与皮损大小有关[88]，同时也与斑点的类型有相关性。

斑疹样斑痣，主要表现为斑疹样斑点，见于spilorosea 型斑痣型错构瘤（spilorosea 型斑痣型错构瘤：Ⅲ型色素血管性斑痣性错构瘤；见第 104 章），丘疹型则见于色素角化型斑痣性错构瘤。后者也可见器官样痣，同时具有表皮痣和皮脂腺痣的特征。合并同侧感觉障碍、肌无力及多汗症的斑点雀斑样痣患者，称为"斑点雀斑样痣综合征"。

## 病理学

斑痣的褐色斑点或斑片组织学改变为伸长表皮突内雀斑样黑色素细胞增生。色素加深的斑点样损害同样表现为雀斑样黑色素细胞增生或交界痣，而丘疹样损害可为复合痣、皮内痣、蓝痣、Spitz 痣和（或）不典型痣。组织学上也可见先天性色素痣的特征。

## 鉴别诊断

主要与群集分布的色素痣（交界痣、复合痣 > Spitz 痣、蓝痣）和局部单侧分布的雀斑样痣鉴别（表112.27E）。但是他们都不分布于棕褐色斑片上，且群集分布的痣种类较少。Wood 灯有时可帮助鉴别。

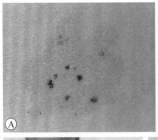
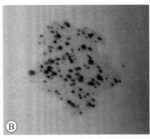
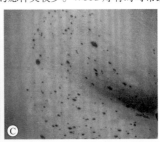
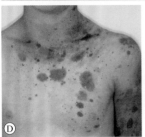
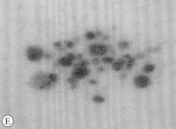

**图 112.27 斑痣（斑点雀斑样痣）的不同临床表现及与簇集性色痣比较。** A 和 B. 数个多发性深褐色斑疹及丘疹分布于黄褐色斑片之上。C. 躯干侧面大片皮损，可见大小不等的深褐色至黑色的痣，有时黄褐色背景较淡，开始不易分辨。D. 斑点可类似小型或中型先天性色痣大小或更大。较大的皮损出生即有，较小的皮损随时间逐渐出现。E. 簇集性黑色素细胞痣——聚集分布的褐色斑痣及丘疹，缺乏色素沉着背景（参见图112.16）（B-E，Courtesy，Jean L Bolognia，MD.）

## 治疗

由于有斑痣发展为黑色素瘤的报道，因此建议对斑痣患者定期观察（如拍照是有益的）。有不典型特征或可疑变化的色素性皮损应该进行组织学评估。

# 晕痣

**同义名：** ■ 离心性获得性白斑病（leukoderma acquisitum centrifugum）■ Sutton 痣（Sutton's nevus）■ 痣周白癜风（perinevoid vitiligo）

### 要点

■ 色素痣周围的白色晕。
■ 最常见于青少年的躯干，伴色素痣数目增多。
■ 色素痣内可见淋巴细胞浸润。

## 流行病学

晕痣通常见于 20 岁以下的年轻人，尽管平均发病年龄为 15 岁，皮损有可能出现于 1 ～ 50 岁[89]。在 20 岁以下的人群中晕痣的总患病率可能不到 1%。男女间发病率无差异，患者通常全身色素痣数目明显增多。约 20% 的晕痣患者伴发白癜风，且他们的痣与不典型性相关性更小。

## 发病机制

晕痣中色素脱失的可能形成机制包括：①痣细胞发育不良导致抗原表达异常，进而诱导免疫反应；②针对非特异性变化痣细胞的细胞免疫和（或）抗体介导的体液免疫，同时可能对远隔部位痣细胞发生交叉反应。第一种机制认为晕痣具有非典型性，但还未被组织学证实。第二种观点认为晕痣是宿主针对物理、化学或其他因素影响下发生非特异性改变的痣细胞的反应，类似于白癜风中的机制。第二种观点更为大家认可。

晕痣中痣细胞被破坏的机制尚不清楚，但与体液免疫及细胞免疫异常有关。有消退期晕痣的个体（但无其他类型普通色痣）存在针对黑色素瘤细胞的抗体。从晕痣及黑色素瘤患者中分离的淋巴细胞对体外培养的黑色素瘤细胞具有细胞毒性作用。尚不清楚上述现象在晕痣的发生中是否发挥重要作用，还是仅仅是种伴随现象。活动期晕痣中央色素痣伴有密集的单个核细胞浸润，而周围的色素脱失斑则很少或没有炎症细胞浸润。色素脱失区域黑色素细胞破坏可能是由于细胞毒性因子的扩散所致。

## 临床特征

晕痣皮损中央为平的或高起的黑色素痣，颜色为深褐色至粉红色。色素痣表面可伴有脱屑或结痂。色素痣周边为边界清楚的环状色素减退或色素脱失的晕（图 112.28A）。色素脱失斑形成数周到数月之前偶尔会出现红斑。典型晕痣中央色素痣的最长直径通常为 3 ～ 6 mm，边界规则清楚，颜色均匀。皮肤镜下，儿童和青少年的晕痣常可见球状和（或）均质的典型良性痣的结构表现[90]。白晕多对称，宽度可为数毫米至数厘米（少见），但也可不对称（图 112.28B）。Wood 灯下周围的晕会更明显。皮肤镜下，白晕呈白色无结构区域（图 P7）。局部头发、眉毛、睫毛的变白提示该处发生晕痣。

晕痣常位于上背部，但可见于任何部位。25% ～ 50% 晕痣患者皮损数目超过两个。很少情况下，短时间内发生多个晕痣。晕痣的后续变化不尽相同。中央色素痣很少持续存在（且白晕复色），色素痣通常经过数月至数年的时间消退，留有白斑。中央色素痣首先可变得形状不规则或呈粉红色。大多数患者皮损部位色素会恢复正常，这一过程需数年到数十年时间。

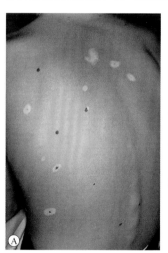

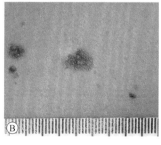

图 112.28 晕痣。A. 4 个阶段：第一阶段（中央褐色色素痣），第二阶段（中央粉红色色素痣），第三阶段（色素脱失斑），第四阶段早期（部分皮肤复色）晕痣。多发性晕痣多见于有大量色痣的儿童与青年。B. 良性复合痣伴不对称的白晕（B, Courtesy, Jean L Bolognia, MD.）

研究证实，晕痣与白癜风、黑色素瘤及发育不良痣相关。多发性晕痣提示可能存在眼睛或皮肤其他部位的黑色素瘤，特别是在老年患者中。偶可见晕痣发生于黑色素瘤经过免疫治疗或应用其他药物（如伊马替尼、托珠单抗）后。

## 病理学

晕痣可以为交界痣、复合痣或皮内痣。充分发展的晕痣，中央色素痣可见边界清、密集呈带状的单个核细胞浸润，几乎均为淋巴细胞和组织细胞，常浸润于真皮乳头及痣细胞巢内。由于炎症浸润过重，不行特殊染色时痣细胞很难与周围淋巴样细胞鉴别。有时尚可见消退期的痣细胞。

## 鉴别诊断

主要与伴有晕的普通获得性黑色素细胞痣鉴别：①其他伴有晕的黑色素细胞增殖性疾病，如先天性色素痣、不典型痣、蓝痣、Spitz 痣、原发性黑色素瘤或转移性黑色素瘤。②伴有晕的非黑色素细胞性疾病，如皮肤纤维瘤、脂溢性角化病、扁平疣、传染性软疣、基底细胞癌、扁平苔藓、银屑病和结节病。相对于晕痣中对称的晕，黑色素瘤的晕常不对称、不规则，但不对称的晕并不等同于恶性（图 112.28B）。中央黑色素细胞痣的临床表现决定是否需要活检，但较伴有晕的原位黑色素瘤，晕痣在成年人中更为常见。

## 治疗

晕痣须依据临床表现采取个体化治疗。对所有的患者须询问是否有皮肤黑色素瘤、不典型痣及白癜风的病史或家族史。每个晕痣均须仔细观察是否具有不典型痣或黑色素瘤特征。须对患者进行全面的皮肤检查以确定是否存在其他晕痣、不典型痣、黑色素瘤或白癜风。如果没有发现皮损不典型性须对患者进行定期皮肤检查。一般来说，当临床表现具有不典型性时须进行组织学检查。呈良性临床表现的晕痣无须切除。40 岁以上的成人新发晕痣时须仔细检查排除眼部及皮肤黑色素瘤。

# 联合痣

**同义名：**■ 双相黑色素细胞痣（biphasic melanocytic nevus）■ 异质性表型黑色素细胞痣（melanocytic nevus with phenotypic heterogeneity）■ 变种：● 克隆痣（clonal nevus）● 倒 A 型痣（inverted type A nevus）

**要点**

■ 通常直径 < 5 ～ 6 mm。
■ 当蓝痣与普通痣结合，常呈现灰蓝色。
■ 另一个临床表现为普通痣内出现深棕色或黑色点。
■ 组织学呈现 2 种或更多不同类型痣的成分。

## 引言与流行病学

联合黑色素细胞痣是指在一个黑色素细胞瘤中同时出现至少两种不同痣的成分[91-95]。联合痣中普通痣、蓝痣、Spitz 痣之间的任何结合都有可能看到，最常见复合痣和蓝痣的结合。有时在普通痣的真皮内可见离散的增大、含色素颗粒的多边形 / 上皮样的黑色素细胞和（或）梭形黑色素细胞，伴有嗜黑色素细胞。联合痣在所有黑色素细胞痣的活检样本中的发生率约为 1%。

## 临床特征

临床表现与痣成分的类型直接相关。联合痣可发生于任意部位，好发于头颈部（尤其含有蓝痣成分时），然后是躯干。最常见的表现为光滑的、蓝灰色、蓝棕色至蓝黑色的丘疹或结节。也可见均匀的黄褐色、褐色陈旧的痣中出现离散的深褐色或黑色的点（图112.29）。一些临床医生称后者为克隆痣。

## 病理学

病理表现因痣种类的不同而变化。最常见复合痣或皮内痣与真皮内含色素的上皮样或梭形细胞结合，或覆盖更加离散的含色素颗粒的梭形或上皮样细胞成分（图 112.30）。

## 鉴别诊断与治疗

在黑色素细胞皮损内出现 2 种或更多成分在临床和病理上都增加了黑色素瘤的可能性，包括在原有痣

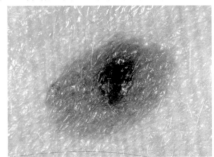

**图 112.29　联合痣的一种表现。**颜色均一的浅棕色痣中可见深褐色至黑色丘疹。鉴别诊断包括在原有痣中进展成黑色素瘤的可能。一些临床医生称具有这种临床表现及图 112.30 中的组织病理学特征的痣为克隆痣（Courtesy，Lorenzo Cerroni，MD.）

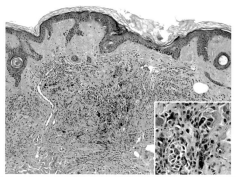

图112.30 联合痣的组织病理特征。该皮内痣内可见含色素的上皮样真皮黑素细胞和嗜黑素细胞灶性聚集。细胞呈良性外观（插图）。应仔细检查灶状聚集的色素细胞以排除黑色素瘤（Courtesy, Lorenzo Cerroni, MD.）

中出现的皮损。临床鉴别诊断主要包括蓝痣、色素性Spitz痣、色素性梭形细胞痣、丛状梭形细胞痣、色素性基底细胞癌、良性血管肿瘤、含铁血黄素性皮肤纤维瘤以及转移性黑色素瘤。须进行仔细的病理检查除外黑色素瘤。如果皮损存在充分怀疑，应行活检。

# 复发性痣

同义名：■持久性黑色素细胞痣（persistent melanocytic nevus）■假性黑色素瘤（pseudomelanoma）

## 要点
- 手术切除后的复发性痣非常常见。
- 含有大量色素颗粒的黑色素细胞在表皮内增生，并向上移行，可以类似黑色素瘤的组织学改变。

## 流行病学

对175例患者的研究[96]发现，复发性痣患者多为相对年轻的女性，表明大部分切除的痣来自女性，且在年轻人中更普遍。复发性痣皮损常位于躯干，其次为头部及颈部。大部分复发性痣出现在皮损切除后，比例为10%～30%。一项研究表明约50%在手术后6个月内复发[96]。

## 发病机制

复发性痣反映了表皮内残留的黑色素细胞增生，可能起源于邻近的汗腺导管、毛囊或表皮内黑色素细胞。营养因子刺激黑色素细胞的迁移、增殖，并与伤口愈合及瘢痕形成的机制相关。

## 临床特征

皮损表现为既往色痣手术切除瘢痕内境界清楚的色素沉着。皮损表现为手术切除伤口周围的色素沉着（图112.31A）。大多数病例中，皮损呈斑点状，并存

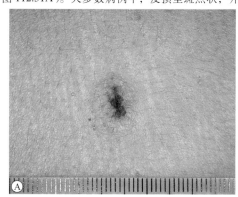

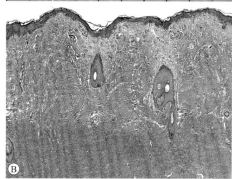

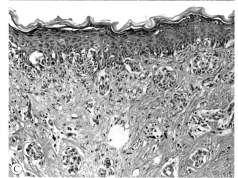

图112.31 复发痣的临床与组织病理特征。A.环状瘢痕中央见不规则的深褐色色素；色素表明表皮内黑色素细胞增生。要注意的是复发的范围不超过瘢痕本身，这时应观察而不需重复活检。B.组织结构上，真皮瘢痕之上可见真皮-表皮连接处及真皮浅层不规则的黑素细胞增生，更深处可见残留的皮内痣。C.高倍镜可见黑素细胞巢及单个的黑素细胞沿真皮-表皮连接平面及基底上层分布。黑素细胞为增大的多边形细胞，并可见轻度的核异型性（A, Courtesy, Jean L Bolognia, MD；B, C, Courtesy, Lorenzo Cerroni, MD.）

在多样的不规则边界及色素模式，可见斑点状及毛囊周围分布。大多数复发性痣直径从 2 mm 至 5 mm 不等。持久存在的色素痣的皮肤镜表现有时很难与黑色素瘤鉴别。一般来说，复发性痣的色素不会延伸至白色瘢痕以外（图 P8）。大多数复发性痣可稳定存在数年，然后消退。复发性痣并不会增加黑色素瘤发生的风险。

## 病理学

对应临床特征，皮损组织学上可表现为局限于真皮内瘢痕部位的表皮内黑色素细胞增生（图 112.31 B、C）。表皮内黑色素细胞超出真皮内瘢痕应该高度怀疑黑色素瘤。表皮突可消失，黑色素细胞呈不同程度的雀斑样或成巢性增生，细胞内常包含大量黑色素颗粒及大小一致的细胞核。偶尔可见轻度细胞异形型。表皮内可见黑色素细胞向上迁移。通常真皮瘢痕下方可见残留的痣细胞（图 112.31B）。

## 鉴别诊断

复发性痣的鉴别诊断包括雀斑样黑色素细胞增生

及基底部色素沉着引起的色素条纹，二者均可发生于手术切除瘢痕处（包括黑色素瘤的手术瘢痕）。此外还须与外伤性痣、复发性非典型性色素痣及复发性黑色素瘤鉴别。复发性痣通常局限于手术切除瘢痕处，于术后 6 个月内出现，组织学无特殊改变。复发性非典型性色素痣与普通复发痣比较，表皮内黑色素细胞增生更加杂乱，细胞异型性更明显。提示黑色素瘤的临床特征包括色素不均匀、不断增大、超出手术瘢痕的范围，以及发生间隔较长（＞6 个月）。

## 治疗

既往的手术治疗是诊断的必需条件。阅读既往切片，观察是否具有组织学上的异型性。上述临床特征指示是否需要再次活检，组织学特征指导是否需要再次切除。

（宋 昊译 孙建方审校）

# 参考文献

1. Bataille V, Snieder H, MacGregor AJ, Spector T. Genetics of risk factors for melanoma: an adult twin study of nevi and freckles. J Natl Cancer Inst 2000;92:457–63.
2. Bliss JM, Ford D, Swerdlow AJ, et al. Risk of cutaneous melanoma associated with pigmentation characteristics and freckling: systematic overview of 10 case-control studies. Int J Cancer 1995;62:367–76.
3. Rhodes AR, Albert LS, Barnhill RL, Weinstock MA. Sun-induced freckles in children and young adults: a correlation of clinical and histopathologic features. Cancer 1991;67:1990–2001.
4. Breathnach AS. Melanocyte distribution in forearm epidermis of freckled human subjects. J Invest Dermatol 1957;29:253–61.
5. Bastiaens M, ter Huurne J, Gruis N, et al. The melanocortin-1-receptor gene is the major freckle gene. Hum Mol Genet 2001;10:1701–8.
6. Landau M, Krafchik BR. The diagnostic value of café-au-lait macules. J Am Acad Dermatol 1999;40:877–90.
7. Korf BR. Diagnostic outcome in children with multiple café au lait spots. Pediatrics 1992;90:924–7.
8. Rieger E, Kofler R, Borkenstein M, et al. Melanotic macules following Blaschko's lines in McCune-Albright syndrome. Br J Dermatol 1994;130:215–20.
9. Jimbow K, Szabo G, Fitzpatrick TB. Ultrastructure of giant pigment granules (macromelanosomes) in the cutaneous pigmented macules of neurofibromatosis. J Invest Dermatol 1973;61:300–9.
10. Carpo GB, Grevelink JM, Grevelink SV. Laser treatment of pigmented lesions in children. Semin Cutan Med Surg 1999;18:233–43.
11. Cohen PR. Becker's nevus. Am Fam Physician 1988;37:221–6.
12. Danari R, Konig A, Salhi A, et al. Becker's nevus syndrome revisited. J Am Acad Dermatol 2004;51:965–9.
12a. Cai ED, Sun BK, Chiang A, et al. Postzygotic mutations in beta-actin are associated with Becker's nevus and Becker's nevus syndrome. J Invest Dermatol 2017;137:1795–8.
13. Glinick SE, Alper JC, Bogaars H, Brown JA. Becker's melanosis: associated abnormalities. J Am Acad Dermatol 1983;9:509–14.
14. Tse Y, Levine VJ, McClain SA, Ashinoff R. The removal of cutaneous pigmented lesions with the Q-switched ruby laser and the Q-switched Nd: YAG laser: a comparative study. J Dermatol Surg Oncol 1994;20:795–800.

14a. Haugh AM, Merkel EA, Zhang B, et al. A clinical, histologic, and follow-up study of genital melanosis in men and women. J Am Acad Dermatol 2017;76:836–40.
15. Barnhill RL, Albert LS, Shama SK, et al. Genital lentiginosis: a clinical and histopathologic study. J Am Acad Dermatol 1990;22:453–6.
16. Cordova A. The Mongolian spot. Clin Pediatr 1981;20:714–19.
17. Gilchrest BA, Fitzpatrick TB, Anderson RR, Parrish JA. Localization of melanin pigmentation in the skin with Wood's lamp. Br J Dermatol 1977;96:245–8.
18. Hidano A, Kajima H, Ikeda S, et al. Natural history of nevus of Ota. Arch Dermatol 1967;95:187–95.
19. Van Raamsdonk CD, Griewank KG, Crosby MB, et al. Mutations in GNA11 in uveal melanoma. N Engl J Med 2010;363:2191–9.
20. Teekhasaenee C, Ritch R, Rutnin U, Leelawongs N. Ocular findings in oculodermal melanocytosis. Arch Ophthalmol 1990;108:1114–20.
21. Gerami P, Pouryazdanparast P, Venmula S, Bastian BC. Molecular analysis of a case of nevus of Ota showing progressive evolution to a melanoma with intermediate stages resembling cellular blue nevus. Am J Dermatopathol 2010;32:301–5.
22. Tse JY, Walls BE, Pomerantz H, et al. Melanoma arising in a nevus of Ito: novel genetic mutations and a review of the literature on cutaneous malignant transformation of dermal melanocytosis. J Cutan Pathol 2016;43:57–63.
23. Chan HH, Leung RS, Ying SY, et al. A retrospective analysis of complications in the treatment of nevus of Ota with the Q-switched alexandrite and Q-switched Nd: YAG lasers. Dermatol Surg 2000;26:1000–6.
24. Dorsey CS, Montgomery H. Blue nevus and its distinction from Mongolian spot and the nevus of Ota. J Invest Dermatol 1954;22:225–36.
25. Rodriguez HA, Ackerman LV. Cellular blue nevus. Clinicopathologic study of forty-five cases. Cancer 1968;21:393–405.
26. Carney JA, Ferreiro JA. The epithelioid blue nevus: a multicentric familial tumor with important associations, including cardiac myxoma and psammomatous melanotic schwannoma. Am J Surg Pathol 1996;20:259–72.
27. Zembowicz A, Carney JA, Mihm MC. Pigmented epithelioid melanocytoma: a low-grade melanocytic tumor with metastatic potential indistinguishable from animal-type melanoma and epithelioid blue nevus. Am

J Surg Pathol 2004;28:31–40.
28. Zembowicz A, Knoepp SM, Bei T, et al. Loss of expression of protein kinase A regulatory subunit 1 alpha in pigmented epithelioid melanocytoma but not in melanoma or other melanocytic lesions. Am J Surg Pathol 2007;31:1764–75.
29. Goldenhersh MA, Savin RC, Barnhill RL, Stenn KS. Malignant blue nevus. J Am Acad Dermatol 1988;19:712–22.
30. Barnhill RL, Argenyi Z, Berwick M, et al. Atypical cellular blue nevi (cellular blue nevi with atypical features): lack of consensus for diagnosis and distinction from cellular blue nevi and malignant melanoma ("malignant blue nevus. Am J Surg Pathol 2008;32:36–44.
31. Whiteman DC, Pavan WJ, Bastian BC. The melanomas: a synthesis of epidemiological, clinical, histopathological, genetic, and biological aspects, supporting distinct subtypes, causal pathways, and cells of origin. Pigment Cell Melanoma Res 2011;24:879–97.
32. Zhu G, Duffy DL, Eldridge A, et al. A major quantitative-trait locus for mole density is linked to the familial melanoma gene CDKN2A: a maximum-likelihood combined linkage and association analysis in twins and their sibs. Am J Hum Genet 1999;65:483–92.
33. Elder DE. Dysplastic naevi: an update. Histopathology 2010;56:112–20.
34. Lanschuetzer CM, Laimer M, Nischler E, Hintner H. Epidermolysis bullosa nevi. Dermatol Clin 2010;28:179–83.
35. Carlson JA, Mu XC, Slominski A, et al. Melanocytic proliferations associated with lichen sclerosus. Arch Dermatol 2002;138:77–87.
36. Clark WH Jr, Hood AF, Tucker MA, Jampel RM. Atypical melanocytic nevi of the genital type with a discussion of reciprocal parenchymal-stromal interactions in the biology of neoplasia. Hum Pathol 1998;29:S1–24.
37. Rongioletti F, Ball RA, Marcus R, Barnhill RL. Histopathological features of flexural melanocytic nevi: a study of 40 cases. J Cutan Pathol 2000;27:215–17.
38. Gleason BC, Hirsch MS, Nucci MR, et al. Atypical genital nevi. A clinicopathologic analysis of 56 cases. Am J Surg Pathol 2008;32:51–7.
39. Grin CM, Saida T. Pigmented nevi of the palms and soles. In: Marghoob AA, Braun B, Kopf AW, editors. Atlas of Dermoscopy. London: Taylor & Francis; 2005. p. 271–9.
40. Boyd AS, Rapini RP. Acral melanocytic neoplasms: a

histologic analysis of 158 lesions. J Am Acad Dermatol 1994;31:740–5.

41. Weedon D, Little J. Spindle and epithelioid cell nevi in children and adults. A review of 211 cases of the Spitz nevus. Cancer 1977;40:217–25.

42. Barr R, Morales R, Graham J. Desmoplastic nevus. A distinct histologic variant of mixed spindle and epithelioid cell nevus. Cancer 1980;46:557–64.

43. Dawe RS, Wainwright NJ, Evans AT, Lowe JG. Multiple widespread eruptive Spitz naevi. Br J Dermatol 1998;138:872–4.

44. Ludgate MW, Fullen DR, Lee J, et al. The atypical Spitz tumor of uncertain biologic potential. a series of 67 patients from a single institution. Cancer 2009;115:631–41.

45. Spatz A, Calonje E, Handfield-Jones S, Barnhill RL. Spitz tumors in children: a grading system for risk stratification. Arch Dermatol 1999;135:282–9.

46. Bastian BC, Wesselmann U, Pinkel D, Leboit PE. Molecular cytogenetic analysis of Spitz tumors shows clear differences to melanoma. J Invest Dermatol 1999;113:1065–9.

47. Raskin L, Ludgate M, Iyer RK, et al. Copy number variations and clinical outcome in atypical spitz tumors. Am J Surg Pathol 2011;35:243–52.

48. Wiesner T, Obernauf AC, Murali R, et al. Germline muations in BAP1 predispose to melanocytic tumors. Nature Genet 2011;43:1018–21.

49. Wiesner T, Murali R, Fried I, et al. A distinct subset of Atypical Spitz Tumors is characterized by BRAF mutation and loss of BAP1 expression. Am J Surg Pathol 2012;36:818–30.

50. Barnhill RL, Mihm MC Jr. The pigmented spindle cell naevus and its variants: distinction from melanoma. Br J Dermatol 1989;121:717–25.

51. Barnhill RL, Mihm MC Jr, Magro CM. Plexiform pigmented spindle cell naevus: a distinctive variant of plexiform melanocytic naevus. Histopathology 1991;18:243–7.

52. Hung T, Yang A, Mihm MC, Barnhill RL. The plexiform spindle cell nevus nevi and atypical variants: report of 128 cases. Hum Pathol 2014;45:2369–78.

53. Hung T, Yang A, Mihm MC, Barnhill RL. The plexiform spindle cell nevus nevi and atypical variants: report of 128 cases. Hum Pathol 2014;45:2369–78.

54. Roush GC, Nordlund JJ, Forget B, et al. Independence of dysplastic nevi from total nevi in determining risk for nonfamilial melanoma. Prev Med 1988;17:273–9.

55. Nordlund JJ, Kirkwood J, Forget BM, et al. Demographic study of clinically atypical (dysplastic) nevi in patients with melanoma and comparison subjects. Cancer Res 1985;45:1855–61.

56. MacKie RM, Freudenberger T, Aitchison TC. Personal risk-factor chart for cutaneous melanoma. Lancet 1989;2:487–90.

57. Holly EA, Kelly JW, Shpall SN, Chiu SH. Number of melanocytic nevi as a major risk factor for malignant melanoma. J Am Acad Dermatol 1987;17:459–68.

58. Halpern AC, Guerry D 4th, Elder DE, et al. Dysplastic nevi as risk markers of sporadic (nonfamilial) melanoma. A case-control study. Arch Dermatol 1991;127:995–9.

59. Garbe C, Buttner P, Weiss J, et al. Risk factors for developing cutaneous melanoma and criteria for identifying persons at risk: multicenter case-control study of the central malignant melanoma registry of the German Dermatological Society. J Invest Dermatol 1994;102:695–9.

60. Garbe C, Buttner P, Weiss J, et al. Associated factors in the prevalence of more than 50 common melanocytic nevi, atypical melanocytic nevi, and actinic lentigines: multicenter case-control study of the central malignant melanoma registry of the German Dermatological Society. J Invest Dermatol 1994;102:700–5.

61. Tucker MA, Halpern A, Holly EA, et al. Clinically recognized dysplastic nevi. A central risk factor for cutaneous melanoma. JAMA 1997;277:1439–44.

62. Hoffman-Wellenhof R, Blum A, Wolf IH, et al. Dermoscopic classification of atypical melanocytic nevi. Arch Dermatol 1992;137:1575–80.

63. Shors AR, Kim S, White E, et al. Dysplastic naevi with moderate to severe histological dysplasia: a risk factor for melanoma. Br J Dermatol 2006;155:988–93.

64. Duffy KL, Mann DJ, Petronic-Rosic V, Shea CR. Clinical decision making based on histopathologic grading and margin status of dysplastic nevi. Arch Dermatol 2012;148:259–60.

65. Reddy KK, Farber MJ, Bhawan J, et al. Atypical (dysplastic) nevi outcomes of surgical excision and association with melanoma. JAMA Dermatol 2013;149:928–34.

66. Strazzula L, Vedak P, Hoang MP, et al. The utility of re-excising mildly and moderately dysplastic nevi: A retrospective analysis. J Am Acad Dermatol 2014;71:1071–6.

67. Piepkorn MW, Barnhill RL, Elder DE, et al. The MPATH-Dx reporting schema for melanocytic proliferations and melanoma. J Am Acad Dermatol 2014;70:131–41.

68. Lott JP, Elmore JG, Zhao GA, et al. International Melanoma Pathology Study Group. Evaluation of the Melanocytic Pathology Assessment Tool and Hierarchy for Diagnosis (MPATH-Dx) classification scheme for diagnosis of cutaneous melanocytic neoplasms: Results from the International Melanoma Pathology Study Group. J Am Acad Dermatol 2016;75:356–63.

69. Swerdlow AJ, English JSC, Qiao Z. The risk of melanoma in patients with congenital nevi: a cohort study. J Am Acad Dermatol 1995;32:595–9.

70. Barnhill RL, Fleischli M. Pathology of congenital melanocytic nevi in infants less than a year of age. J Am Acad Dermatol 1995;33:780–5.

71. Sahin S, Levin L, Kopf AW, et al. Risk of melanoma in medium-sized congenital melanocytic nevi: a follow-up study. J Am Acad Dermatol 1998;39:428–33.

72. Marghoob AA, Schoenbach SP, Kopf AW, et al. Large congenital melanocytic nevi and the risk for the development of malignant melanoma. A prospective study. Arch Dermatol 1996;132:170–5.

73. DeDavid M, Orlow SJ, Provost N, et al. A study of large congenital melanocytic nevi and associated malignant melanomas: review of cases in the New York University Registry and the world literature. J Am Acad Dermatol 1997;36:409–15.

74. Dawson HA, Atherton DJ, Mayou B. A prospective study of congenital melanocytic naevi: progress report and evaluation after 6 years. Br J Dermatol 1996;134:617–23.

75. DeDavid M, Seth JO, Provost N, et al. Neurocutaneous melanosis: clinical features of large congenital melanocytic nevi in patients with manifest central nervous system melanosis. J Am Acad Dermatol 1996;35:529–38.

76. Kadonaga JN, Frieden IJ. Neurocutaneous melanosis: definition and review of the literature. J Am Acad Dermatol 1991;24:747–55.

77. Agero ALC, Benvenuto-Andrade C, Dusza SW, et al. Asymptomatic neurocutaneous melanocytosis in patients with large congenital melanocytic nevi: a study of cases from an Internet-based registry. J Am Acad Dermatol 2005;53:959–65.

78. Lovett A, Maari C, Decarie JC, et al. Large congenital melanocytic nevi and neurocutaneous melanocytosis: one pediatric center's experience. J Am Acad Dermatol 2009;61:766–74.

79. Bett BJ. Large or multiple congenital melanocytic nevi: occurrence of cutaneous melanoma in 1008 persons. J Am Acad Dermatol 2005;52:793–7.

80. Krengel S, Scope A, Dusza SW, et al. New recommendations for the categorization of cutaneous features of congenital melanocytic nevi. J Am Acad Dermatol 2013;68:441–51.

81. Bauer J, Curtin JA, Pinkel D, Bastian BC. Congenital melanocytic nevi frequently harbor NRAS mutations but no BRAF mutations. J Invest Dermatol 2007;127:179–82.

82. Ramaswamy V, Delaney H, Haque S, et al. Spectrum of central nervous system abnormalities in neurocutaneous melanocytosis. Dev Med Child Neurol 2012;54:563–8.

83. Krengel S, Hauschild A, Schäfer T. Melanoma risk in congenital melanocytic naevi: a systematic review. Br J Dermatol 2006;155:1–8.

84. Egan CL, Oliveria S, Elenitsas R, et al. Cutaneous melanoma risk and phenotypic changes in large congenital nevi: A follow-up study of 46 patients. J Am Acad Dermatol 1998;39:923–32.

85. Kishi K, Okabe K, Ninomiya R, et al. Early serial Q-switched ruby laser therapy for medium-sized to giant congenital melanocytic nevi. Br J Dermatol 2009;161:345–52.

86. Schaffer JV, Orlow SJ, Lazova R, Bolognia JL. Speckled lentiginous nevus: within the spectrum of congenital melanocytic nevi. Arch Dermatol 2001;137:172–8.

87. Sarin KY, McNiff JM, Kwok S, et al. Activating HRAS mutation in nevus spilus. J Invest Dermatol 2014;134:1766–8.

88. Abecassis S, Spatz A, Cazeneuve C, et al. Melanoma within naevus spilus: 5 cases. Ann Dermatol Venerol 2006;133:323–8.

89. Wayte DM, Helwig EB. Halo nevi. Cancer 1968;22:69–90.

90. Kolm I, Di Stefani A, Hofmann-Wellenhof R, et al. Dermoscopy patterns of halo nevi. Arch Dermatol 2006;142:1627–32.

91. Fletcher V, Sagebiel RW. The combined nevus: mixed patterns of benign melanocytic lesions must be differentiated from malignant melanomas. In: Ackerman AB, editor. Pathology of Malignant Melanoma. New York: Masson; 1981. p. 273–83.

92. Rogers GS, Advani H, Ackerman AB. A combined variant of Spitz's nevi. How to differentiate them from malignant melanomas. Am J Dermatopathol 1985;7:61–78.

93. Pulitzer DR, Martin PC, Cohen AP, Reed RJ. Histologic classification of the combined nevus. Analysis of the variable expression of melanocytic nevi. Am J Surg Pathol 1991;15:1111–22.

94. Scolyer RA, Zhuang L, Palmer AA, et al. Combined naevus: a benign lesion frequently misdiagnosed both clinically and pathologically as melanoma. Pathology 2004;36:419–27.

95. Barnhill RL, Cerroni L, Cook M, et al. State of the art, nomenclature, and points of consensus and controversy concerning benign melanocytic lesions: outcome of an international workshop. Adv Anat Pathol 2010;17:73–90.

96. Park HK, Leonard DD, Arrington JH 3rd, Lund HZ. Recurrent melanocytic nevi: clinical and histologic review of 175 cases. J Am Acad Dermatol 1987;17:285–92.

97. Blum A, Hofmann-Wellenhof R, Marghoob AA, et al. Recurrent melanocytic nevi and melanomas in dermoscopy: results of a multicenter study of the International Dermoscopy Society. JAMA Dermatol 2014;150:138–45.

98. Marghoob AA, Orlow SJ, Kopf AW. Syndromes associated with melanocytic nevi. J Am Acad Dermatol 1993;29:373–88.

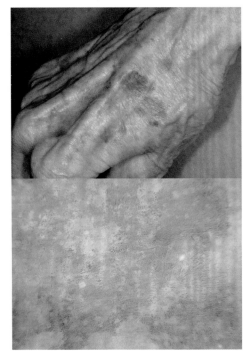

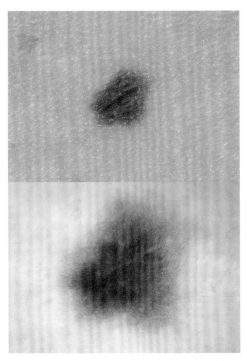

**图 P1 日光性黑子。**日光暴露部位边界清楚、整齐的褐色斑。皮肤镜显示虫蚀边界、指纹和伴有短小断裂细纹的网状模式

**图 P2 交界痣。**临床上中心色深的一个褐色斑。皮肤镜显示一个均一的色素网络

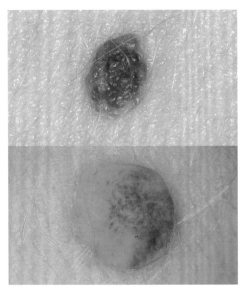

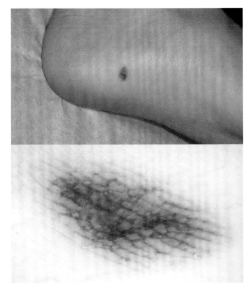

**图 P3 皮内痣。**一个淡褐色、柔软、隆起的丘疹。皮肤镜显示局部球样结构、白色无结构区和细小逗点状血管

**图 P4 肢端黑素细胞痣。**足跖的一个褐色斑。皮肤镜显示网格状模式

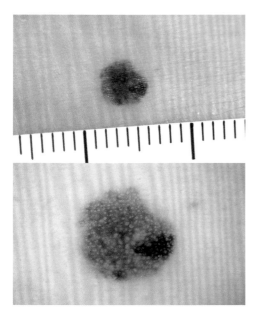

图 P5　临床上非典型黑色素细胞痣。皮肤镜下呈网状杂乱分布，这种模式见于不确定的损害

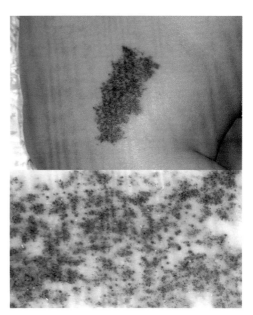

图 P6　中型先天性黑色素细胞痣。皮肤镜表现为小球状模式伴有菌丝样结构

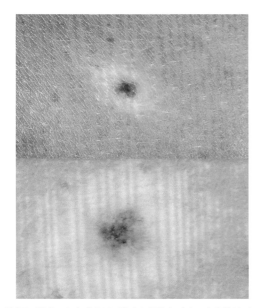

图 P7　晕痣。色素减退晕围绕中心深棕色丘疹。皮肤镜显示一个对称白色无结构区域围绕残余的痣网络

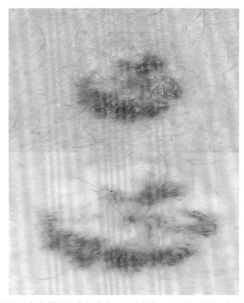

图 P8　复发性黑色素细胞痣。瘢痕部位一个褐色丘疹。皮肤镜显示瘢痕范围内的非对称性色素沉着

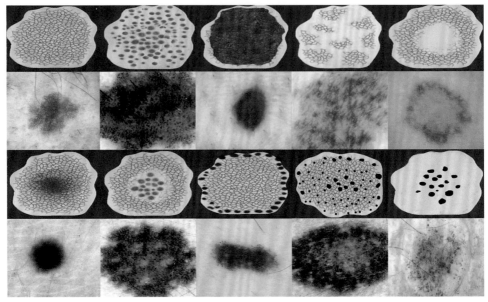

图 P9　非典型黑色素细胞痣表现为良性黑色素细胞痣的常见皮肤镜模式（Courtesy, the AAD dermoscopy group.）

# 第113章　黑色素瘤

*Claus Garbe*、*Jurgen Bauer*

## 要点

■ 黑色素瘤是黑色素细胞来源的一种恶性肿瘤，由于它具有潜在的转移特性，有超过90%的皮肤肿瘤死亡都是由黑色素瘤引起。

■ 黑色素瘤的发病率在过去40年增加了5～7倍，而致死率从20世纪90年代开始保持稳定。

■ 原位黑色素瘤及早期转移性黑色素瘤外观不明显，使用皮肤镜能提高诊断的准确性。

■ 早期黑色素瘤通过外科切除可治愈。

■ 对于已发生转移的黑色素瘤，口服突变信号通路的抑制剂（例如，BRAF和MEK抑制剂）以及基因位点抑制剂（例如，抗CTLA-4、PD-1和PD-L1抗体）有望突破治疗。

## 引言

黑色素瘤（melanoma）是黑色素细胞来源的恶性肿瘤，大多数起源于皮肤，也可以起源于黏膜（如口腔、结膜、外阴）、眼葡萄膜以及软脑膜。

近40年来，全世界白种人的皮肤黑色素瘤发病率逐年上升[1]。20世纪70和80年代，美国和欧洲的死亡率略有上升，但20世纪90年代，许多国家的死亡率趋于稳定，主要是由于早期发现更微小的皮肤黑色素瘤病灶。黑色素瘤也是青年人中最常见的癌症之一[2]。因此它代表了一个重大的公共卫生问题，尤其是生存年限方面。

## 分子学发病机制

癌症通常通过逐步的进化过程发展，肿瘤进展涉及遗传不稳定性和具有有利突变的细胞的选择性生长，其他因素包括遗传倾向、致突变环境事件和抗肿瘤宿主反应。肿瘤还有几个特点，包括自给自足的生长信号、对抗生长信号不敏感、规避细胞凋亡、无限复制潜力、持续血管生成以及组织侵袭和转移。如图107.2和107.3所示，这组属性通过点突变、缺失和易位以及表观遗传机制（如microRNA表达和启动子甲基化的

分子机制）来造成癌基因的活化或抑癌基因失活。遗传畸变的全基因组分析已经彻底改变了我们对信号通路复杂的相互作用机制的理解[3-4]。

在黑色素瘤中，启动致癌事件经常影响参与促分裂原活化蛋白激酶（MAPK）和磷酸肌醇3-激酶（PI3K）信号通路的基因，如BRAF、NRAS和KIT（图113.1和113.2）。虽然这些改变最初可能会导致衰老，但是继发的遗传改变，包括编码细胞周期蛋白D1的CCND1的扩增，编码p16和p14^{ARF}的CDKN2A的缺失或突变，以及（或）编码p53的TP53的突变，最终导致恶性肿瘤的发生[5]。在肿瘤发生早期，遗传不稳定性占优势（例如通过端粒削减），但随着时间的推移，黑色素瘤重新获得端粒酶的表达并获得无限的复制潜能[6]。

如今，黑色素瘤可以根据分子学进行分类[5, 7]，为靶向治疗提供理论依据（见下文）。如图113.1所示，身体不同部位和受到不同程度紫外线辐射（UVR）损伤部位的黑色素瘤突变致癌基因的发生频率有所不同。例如，当在阳光暴露较少的皮肤（其组织学上不具有慢性日光损伤改变）内发生黑色素瘤时，具有BRAF突变的可能性更大，这些黑色素瘤也携带较低的突变负担并包含较少的UV标记突变。相比之下，长

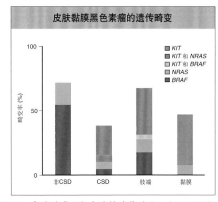

图 113.1　**皮肤黏膜黑色素瘤的遗传畸变。**在BRAF基因突变的黑色素瘤中，至少80%在密码子600处谷氨酸（E）替换为缬氨酸（V），即V600E。CSD，有慢性日光损伤的皮肤，如明显日光性弹力纤维变性；非CSD，没有慢性日光损伤的皮肤（From Curtin JA，Busam K，Pinkel D，Bastian BC. J Clin Oncol. 2006；24：4340-6.）

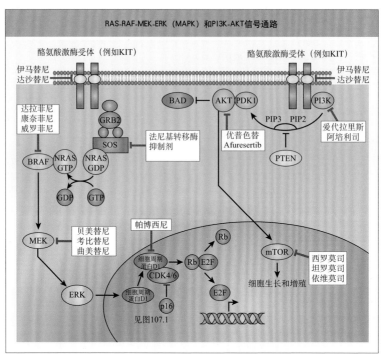

**图 113.2　RAS-RAF-MEK-ERK（MAPK）和 PI3K-AKT 信号通路。** 促分裂原活化蛋白激酶（MAPK）通路（橙色）也称为 MAP 激酶通路，由与酪氨酸激酶受体结合的生长因子激活。通过 NRAS 的 GTP 酶活性及 BRAF、MEK 和 ERK 的激酶活性将刺激传递至细胞核，导致细胞生长、增殖和迁移的基因的转录增加。在皮肤黑色素瘤和黑色素细胞痣中，约 80% 的 *NRAS* 或 *BRAF* 发生突变，因此，这一通路在黑色素瘤的形成中具有重要作用。PI3K-AKT 通路是调节细胞存活、生长和凋亡的另一个重要途径（绿色）。该通路的关键抑制剂是 PTEN，在皮肤黑色素瘤中，可通过突变、缺失或启动子甲基化而使 PTEN 基因失活，导致 PI3K-AKT 信号通路的活性增加。法尼基转移酶抑制剂的代表药物有替匹法尼和氯那法尼。BAD，BCL-2 相关的细胞死亡激动剂；CDK，细胞周期蛋白依赖性激酶；E2F，控制细胞周期蛋白转录的转录因子；ERK，细胞外信号调节酶；GDP，鸟苷 -5′- 二磷酸；GRB2，生长因子受体结合蛋白 2，为含有一个 Src 同源 2（SH2）结构域和两个 SH3 结构域的衔接蛋白；GTP，鸟苷 -5′- 三磷酸；MEK，MAPK 激酶；mTOR，哺乳动物雷帕霉素（又名西罗莫司）靶点；p16，*CDKN2A* 的蛋白质产物；PDK1，磷酸肌醇依赖性激酶 -1；PI3K，磷酸肌醇 3 激酶；PIP2，磷脂酰肌醇 4,5- 二磷酸酯；PIP3,3,4,5- 三磷酸磷脂酰肌醇；PTEN，磷酸酶和张力蛋白同源物；Rb，视网膜母细胞瘤蛋白；SOS，鸟嘌呤核苷酸交换因子

期暴露在阳光下的皮肤黑色素瘤不太可能具有 *BRAF* 突变，而是包含了更高的整体突变负担以及更高比例的紫外线标记突变[8]。目前认为慢性光损伤部位的黑色素瘤与 UVB 直接诱导嘧啶二聚体相关，而日光暴露少的部位的黑色素瘤则与 UVA 的间接致突变作用以及自由基形成相关[5]。此外，DNA 拷贝数变化的模式在不同的身体部位也不同。

## 黑色素瘤中的分子信号通路

黑色素瘤中的遗传畸变常常影响在正常黑色素细胞生物学中发挥重要作用的信号通路。如前所述，这些通路中功能障碍特定位点的发现开启了靶向治疗新纪元，例如，靶向药物威罗菲尼（vemurafenib）的使用，是由于 *BRAF* 体细胞突变导致谷氨酸（E）在密码子 600 处取代缬氨酸（V）（即 V600E）并随后激活促分裂原活化蛋白激酶（MAPK）通路。

### MAPK 信号通路

MAPK 通路调节细胞增殖、生长和迁移。通过该通路，生长因子（促分裂原）与受体酪氨酸激酶（RTKs）（如细胞表面的 KIT 受体）之间的相互作用最终导致转录因子激活和核内基因表达的改变（见图 113.2）。配体结合后，RTK 二聚化并通过细胞内酪氨酸残基的自磷酸化而被激活。酪氨酸残基的磷酸化产生衔接蛋白（例如 GRB2、SOS）的结合位点，并启动需要 NRAS 的 GTP 酶活性及 BRAF、MEK 和 ERK

的激酶活性的信号级联反应。磷酸化的 ERK 激活细胞核周期蛋白 D1，细胞周期蛋白 D1 和细胞周期依赖性激酶 4 和 6（CDK4/6）之间形成复合物，使视网膜母细胞瘤肿瘤抑制蛋白（Rb）磷酸化，导致 E2F 从 Rb-E2F 复合物释放。E2F 代表了一系列在调节细胞周期进程中起重要作用的转录因子（见图 107.1）。p16 是一种重要的肿瘤抑制因子，由 CDKN2A 编码。通过与 CDK4/6 结合，p16 阻止细胞周期蛋白 D1-CDK4/6 复合物的形成，并因此阻止 Rb 激活和 E2F 释放。

MAPK 通路在黑色素瘤中的关键作用表现在编码其组分的基因突变频率高，特别是 BRAF 和 NRAS 基因。就 RTK 而言，30%～40% 的肢端和黏膜黑色素瘤以及慢性光暴露部位皮肤的黑色素瘤具有激活突变或 KIT9 拷贝数扩增。此外，激活突变存在于 NRAS（占全部黑色素瘤的 15%～20%）[7] 和 BRAF（50%～60%）[10]（见图 113.1）中，值得注意的是，黑色素瘤中 MAPK 通路的激活也可以通过 CDKN2A 的遗传突变（见于家族性黑色素瘤）[11]，以及获得性的 CDKN2A 失活突变和缺失来诱导。

## PI3K 信号通路

磷酸肌醇 3 激酶（PI3Ks）是调节细胞生长、增殖、分化、运动和存活的酶（见图 113.2）。PI3K 被 RTK 激活并将 PIP2（磷脂酰肌醇 4,5- 二磷酸）磷酸化为 PIP3（磷脂酰肌醇 -3,4,5- 三磷酸），PIP3 成为第二信使，通过磷酸化激活 AKT。重要的是，通过将 PIP3 转换回 PIP2，PTEN 可以抑制 AKT 激活[12]。活化的磷酸化 AKT 将 BAD 磷酸化来抑制凋亡，导致促凋亡功能的丧失，通过增加存活基因的转录提高存活率，并通过 mTOR 加速细胞生长（图 113.2）。

PI3K 信号通路通过多种机制在大部分黑色素瘤中被激活，激活事件包括通过突变、缺失或启动子甲基化来编码抑制剂 PTEN 的基因失活[13]，激活 NRAS[7] 的突变和 AKT13 过表达，而通过激活编码 PI3K 亚基的基因的突变而直接激活 PI3K 通路很少发生[14]。

## WNT 信号通路

作为一个整体，WNT 信号蛋白参与分化、迁移、增殖和干细胞维持等细胞过程（见图 55.6）。由于 WNT 信号通路受到严格调控，其在黑色素瘤中的作用是复杂的。在黑色素瘤中，稳定 β- 连环蛋白和增加细胞内 β- 连环蛋白的突变已经被证实，但 β- 连环蛋白和 APC 突变在黑色素瘤中罕见[15-16]。研究还发现，黑色素瘤细胞中 β- 连环蛋白的基因沉默减缓其生长，但促进小鼠肺转移的形成，因此，β- 连环蛋白信号通路在黑色素

瘤中的作用很有争议[17]。总之，WNT 信号通路通过激活增殖和细胞迁移来促进肿瘤生长，但也可以通过诱导细胞分化并作为肿瘤抑制因子来抑制肿瘤生长[18]。

## MC1R-MITF 信号通路

促黑素 1 受体（MC1R）是一种被促黑素激活的 G 蛋白偶联受体（ACTH，α-MSH；见表 65.4）。MC1R 是参与调节皮肤和毛发颜色的关键受体之一[19]，当与其配体结合时，MC1R 激活腺苷酸环化酶并形成第二信使 cAMP（见图 65.4），cAMP 激活蛋白激酶 A（PKA），PKA 激活 cAMP 应答元件结合蛋白 CREB（一种增强小眼畸形相关转录因子 MITF 表达的转录因子[20]）。MITF 是一种转录因子，调节许多编码黑素生物合成途径的酶（例如酪氨酸酶、酪氨酸酶相关蛋白）的黑色素细胞谱系特异性基因以及其他基因（如 CDK2、CDKN2A 和 BCL2）的表达。MITF 信号通路也与 MAPK 和 WNT 信号通路紧密相连并受其调节（见图 65.4）[21]。

MC1R 变异体与红发 / 白皮肤表型有关，但不管哪种表型，MC1R 变异体都是皮肤黑色素瘤发生的危险因素（见图 65.14）[22]，此外，MITF 被证实是黑色素瘤扩增中的致癌基因[23]。然而，MITF 也可以通过诱导细胞周期阻滞成为抗增殖转录因子。突变致癌 BRAF 可调节 MITF 表达，以确保其蛋白质水平与黑色素瘤细胞的增殖和存活相匹配[24]。

充分了解黑色素瘤发生的分子机制，将有助于改良黑色素瘤危险因素评估、预防、诊断与分子靶向治疗的开发。

# 宿主对黑色素瘤的免疫反应

临床上可观察到黑色素瘤完全或不完全消退（图 113.3）、伴发白癜风样色素脱失及晕痣，以及使用免疫抑制剂的患者黑色素瘤发生率更高，这些现象说明黑色素瘤是一种免疫源性肿瘤。能被自体 T 细胞和抗体所识别的黑色素瘤抗原包括：①突变的肿瘤抗原［例如突变的 p16（CDKN2A）］；②癌 / 睾丸家族所共有的肿瘤特异性抗原（例如 MAGE-1、MAGE-3、NY-ESO-1）；③细胞类型特异性分化抗原（例如酪氨酸激酶、PMEL17/gp100、MART-1/Melan-A）。这些蛋白质经过加工处理后，以 MHC/ 肽链复合物的形式呈现在黑色素瘤细胞表面。CD8+ 细胞毒性 T 细胞识别这些抗原，如果被适当地激活，可以杀伤肿瘤细胞。除 CD8+ T 细胞外，CD4+ 辅助性 T 细胞和抗体也起到了重要作用。

黑色素瘤特异性 CD8+ T 细胞的激活取决于负载

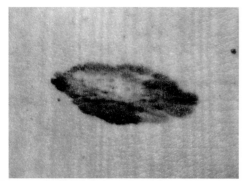

**图 113.3　消退的黑色素瘤。**一个不对称、不规则的黑色素细胞皮损。中央的脱色区域是由于肿瘤的消退，组织病理学上可见纤维化

肿瘤抗原的树突状细胞向引流淋巴结的迁移。在此处，抗原递呈细胞上的 B7 与 T 细胞上的 CD28 结合产生共刺激信号，在该信号的作用下，黑色素瘤抗原被呈递到 CD8$^+$ T 细胞（参见第 4 章）。细胞毒性 T 淋巴细胞相关抗原 -4（CTLA-4）是一种抑制性 CD28 同系物，在 T 细胞活化后上调，并通过去除共刺激信号来抑制T 细胞活化。程序性细胞死亡蛋白 1（PD-1）是 CD28家族的另一种免疫抑制受体（见图 128.9）。PD-1 与其配体 PD-L1 和 PD-L2 的相互作用可促进肿瘤抗原特异性 T 细胞的凋亡，减少调节性 T 细胞的凋亡。最近，基于阻断 CTLA-4、PD-1 和 PD-L1 的免疫治疗已被引入黑色素瘤的治疗中（见下文）。

　　在包括黑色素瘤在内的进展期肿瘤中，可以发现各种免疫逃逸机制，如肿瘤特异性抗原、MHC Ⅰ类分子的缺失，免疫抑制性细胞因子 [ 如白细胞介素 -10（IL-10）和 TGF-β ] 的分泌。黑色素瘤特异性免疫应答的下调，可能还涉及天然存在的 CD4$^+$/CD25$^+$ 调节性 T 细胞、可诱导 IL-10 产生的调节 T 细胞、通过细胞表面 CTLA-4 传递的负性信号，或 PD-L125 的异常表达[25]。对黑色素瘤特异性宿主免疫反应和免疫逃逸机制的认识改进了检查点抑制剂形式的免疫疗法，并有希望由此研发出其他更有效的疗法，包括疫苗。

## 流行病学

　　在过去的几十年里，皮肤黑色素瘤的发病率显著升高（图 113.4A），主要发生在高加索人群中。在非洲、亚洲和西班牙的深肤色人群中，其发生率仍然较低[26]。

　　黑色素瘤发病率的年增长率取决于人口，但总体上估计为 3%～7%。该估计值预计每 10～20 年增加

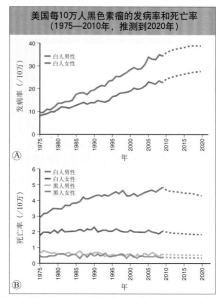

**图 113.4　美国每 10 万人黑色素瘤的发病率和死亡率（1975—2010 年，推测到 2020 年）。**A. 和 B. 虽然在过去 40 年间，白人男性和女性的发病人数显著增加，但白人男性的死亡率有所上升（Data from www.cdc.gov/cancer/dcpc/research/articles/cancer_2020_incidence.htm or figures.htm.）

1 倍，使皮肤黑色素瘤成为白种人中增加最快的癌症。例如，在美国康涅狄格州，黑色素瘤的整体发病率在60 年内（1950—2007 年）大幅上升，其中男性上升超过 17 倍（从 1.9 人 /10 万人增至 33.5 人 /10 万人），女性上升超过 9 倍（从 2.6 人 /10 万人增至 25.3 人 /10 万人）[27]。来自几个国家的队列研究表明，至少在未来20 年内，黑色素瘤的发病率将继续呈增加趋势。

　　基于监测、流行病学及最终结果（surveillance Epidemiology and End Results，SEER）数据库的数据，2016 年，在美国估计有 76 380 人被诊断为黑色素瘤，有 10 130 人死于黑色素瘤（seer.cancer.gov）。在欧洲，斯堪的纳维亚地区的黑色素瘤发病率最高，地中海地区最低。对于这种南北差异的一种解释是，地中海地区的人群拥有较暗的皮肤光型（Ⅲ～Ⅳ型）。在世界范围内，澳大利亚和新西兰的黑色素瘤发病率最高。2016 年，澳大利亚每 10 万人中有 39 人（女性）至 60人（男性）罹患黑色素瘤。在澳大利亚境内，赤道北部地区（如昆士兰）发病率最高[28]。

　　在大多数欧洲国家及北美，黑色素瘤的死亡率在整个 20 世纪 80 年代都有所升高（图 113.4B），澳大利亚和新西兰在 20 世纪 90 年代初达到顶峰。随后，趋

势不再统一，在几个欧洲国家中，死亡率在中年人中仍在上升，在妇女和青年人中相对稳定；男性的死亡率保持相对稳定[29]。

垂直肿瘤厚度（Breslow 厚度）是原发性皮肤黑色素瘤最重要的局部预后因素。对于过去几十年肿瘤的平均厚度逐渐变薄的一种解释是，黑色素瘤在较早期阶段得到了更有效的检测[30-31]。在德国，自 20 世纪 80 年代以来，诊断出更薄的黑色素瘤成为一种趋势，肿瘤的中位厚度从 1.81 mm（20 世纪 80 年代）降至 0.53 mm（2000 年）。原位和 Clark 二级黑色素瘤的百分比也有所增加[30]。尽管发病率有所增加，但更薄的黑色素瘤的诊断应使死亡率稳定或降低。

初次诊断时的肿瘤厚度与年龄也有关[32]。一般来说，在年龄较大的群体中，厚度 ≤ 1.0 mm 的黑色素瘤的数量要少得多。由此推测，厚黑色素瘤的百分比随年龄增长而升高，到 80 岁时在两性中都将达到 20%[33]。

# 危险因素

从公共卫生和临床护理角度来看，识别黑色素瘤发展的危险因素很重要（表 113.1）。高危人群的识别提高了公共卫生工作的效率和效能。个体风险评估影响着临床决策，包括进行组织活检的门槛、预防咨询和监督。危险因素可分为三类：①基因因素；②基因-环境相互作用的表型因素；③环境因素。

## 基因因素

种系基因突变和多态性可使个体易感黑色素瘤。从与家族聚集性黑色素瘤有关的罕见高外显率基因，到与皮肤白皙个体的相对易感性有关的非常常见的色素沉着基因[34]，黑色素瘤涉及的基因范围很广。

与家族性黑色素瘤相关的主要高外显率易感基因位点是 CDKN2A。大约 2% 的皮肤黑色素瘤可以归因于 CDKN2A 位点的致病性种系突变[35]。该基因位点编码两种不同的蛋白质产物——p16 和 p14^ARF，其中后者通过一个替代阅读框架产生，随后 ARF.p16 和 p14^ARF 分别通过视网膜母细胞瘤蛋白（retinoblastoma protein，Rb）和 p53 途径对细胞周期进程发挥调节作用[36-37]（见图 107.1）。在约 20% 的家族性黑色素瘤中可观察到种系 CDKN2A 的突变（图 113.5）。CDKN2A 突变的外显率由包括 MC1R 在内的其他基因的种系变异体调节。在一些家族中，种系 CDKN2A 突变携带者胰腺癌的发生风险升高[38]。

尽管对 CDKN2A 突变的分析已经商业化并得到

| 表 113.1　黑色素瘤发生的危险因素 |
|---|
| **基因因素** |
| • 黑色素瘤家族史 |
| • 浅肤色皮肤 |
| • 容易晒伤，不易晒黑 |
| • 红色头发 |
| • DNA 修复缺陷（例如着色性干皮病） |
| **环境因素** |
| • 间歇性强烈日光暴露 |
| • 长期日晒 |
| • 居住于赤道附近 |
| • PUVA（可能） |
| • 使用日晒床，尤其 35 岁以下 |
| • 医源性或获得性免疫抑制 |
| **基因 / 环境相互作用的表型表达** |
| • 黑色素细胞痣和日光性黑子：<br>　－ 获得性黑色素细胞痣（melanocytic nevi，MN）总数增加<br>　　> 100 MN，相对风险增加 8 ～ 10 倍<br>　－ 非典型型黑色素细胞痣（atypical melanocytic nevi，AMN）<br>　　> 5AMN，相对风险增加 4 ～ 6 倍<br>　－ 多个日光性黑子（solar lentigines，SL）<br>　　多个 SL，相对风险增加 3 ～ 4 倍<br>　计算相对风险（relative risks，RR）应使用乘法：例如，一个人 > 100 MN + > 5AMN +多个 SL 的相对风险约为 $10 \times 5 \times 3 = 150$ 倍 |
| • 黑色素瘤个人史 |

一定倡导，但国际黑色素瘤遗传学协会建议，目前 CDKN2A 突变的基因检测仅作为研究协议的一部分进行[39]。但是，其他专家建议，有三个或三个以上原发性侵袭性黑色素瘤的个体，或至少有一名侵袭性黑色素瘤患者，且一级或二级亲属中有两名或两名以上侵袭性黑色素瘤或胰腺癌患者（在同一方家庭）的家庭，是进行遗传咨询和可能的基因检测的合适人群[35]。图 113.5 描述了一些突变时也会导致家族性黑色素瘤的不常见的基因（如 CDK4、BAP1）。此外，该图也强调，遗传基础未知的家庭也占有较高比例，这一点应告知考虑进行基因检测的患者[40]。

在与黑色素瘤发病风险相关的色素沉着基因中，促黑素受体 1（melanocortin 1 receptor，MC1R）基因的特异性种系变异体与黑色素瘤发病风险的相关程度超过了临床上明显的皮肤表型[41]。易感基因 MC1R 与 BRAF 突变型黑色素瘤发生风险之间也密切相关。具有 MC1R 变异的个体发生任何类型皮肤黑色素瘤的风险为 1.5 ～ 3 倍，而有两种 MC1R 种系变异的患者发生 BRAF 突变型黑色素瘤的风险高达 17 倍[42-43]。除 MC1R 外，酪氨酸酶（tyrosinase，TYR）基因、酪氨酸

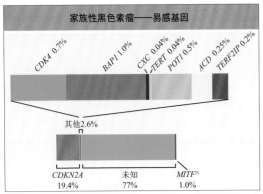

**图 113.5 家族性黑色素瘤易感基因。**约 20% 的家族性黑色素瘤家族观察到种系 *CDKN2A* 突变。注意遗传基础未知的家庭也占有重要比例，这一点应与考虑进行基因检测的患者讨论。*CDKN2A*（p16）、*CDKN2A*（p14）、*MITF* 和 *POT1* 突变的患者也可能会分别发展为胰腺癌、神经肿瘤、肾细胞癌和神经胶质瘤，而 *BAP1* 突变的患者可能发展为葡萄膜黑色素瘤、间皮瘤、肾细胞癌、胆管癌和基底细胞癌（早期）。ACD *，肾上腺皮质发育不良蛋白同系物；BAP1，BRCA1 相关蛋白 1；CDK4，细胞周期蛋白依赖性激酶 4；CXC，CXC 基序趋化因子；MITF，小眼畸形相关转录因子；POT1 *，端粒保护蛋白 1；TERF2IP*，端粒重复结合因子 2 相互作用蛋白；TERT，端粒酶逆转录酶（启动子突变）。* 端粒蛋白复合体成分（见图 67.22）。^ 人口归因分数（Adapted from Potrony M，Badenas C，Aguilaera P，et al. Update in genetic susceptibility in melanoma. Ann Transl Med. 2015；3：210.）

酶相关蛋白 1（tyrosinase-related protein 1，*TYRP1*）基因和 *SLC45A2* 基因的单核苷酸多态性与黑色素瘤发病风险显著相关（见第 65 章）[44]。

## 反映基因 / 环境相互作用的表型危险因素

一些同时反映遗传易感性和环境暴露的因素，如黑色素细胞痣、非典型黑色素细胞痣、雀斑和日光性黑子，是最强有力的黑色素瘤的表型危险因素。黑色素细胞痣数量增加、非典型黑色素细胞痣或日光性黑子的存在都是黑色素瘤的独立危险因素。获得性黑色素细胞痣作为一种危险因素具有双重作用：①它们是紫外线辐射和 DNA 损伤的指标；②它们可以是黑色素瘤的前体。然而，良性黑色素细胞痣的残余仅见于少数黑色素瘤[45-46]。根据流行病学资料，个体的黑色素细胞痣恶化风险估计为：数百个非典型痣中有一个黑色素瘤，数千个普通黑色素细胞痣中有一个黑色素瘤[47-48]。因此，临床上预防性地去除非可疑黑色素细胞痣是不合理的。

### 普通黑色素细胞痣

尽管研究对象来自不同地区且皮肤光型不同，但多项研究结果一致表明，普通黑色素细胞痣的数量越多，黑色素瘤的发病风险越大，两者几乎呈线性正相关（图 113.6）。此外，浅肤色人群的黑色素细胞痣数量比深肤色人群多。对于普通黑色素细胞痣数目大于 50 的人群，黑色素瘤的相对发病风险在 6.9（西班牙南部）至 53.9（苏格兰）之间[49-50]。尽管如此，普通黑色素细胞痣的数量和黑色素瘤的发病风险之间的剂量依赖关系适用于所有高加索人群。

痣的增多和黑色素瘤发病风险的相关性在浅表扩散型黑色素瘤和结节型黑色素瘤中最明显，而恶性雀斑样痣黑色素瘤与皮肤类型和头发颜色高度相关[50-51]。

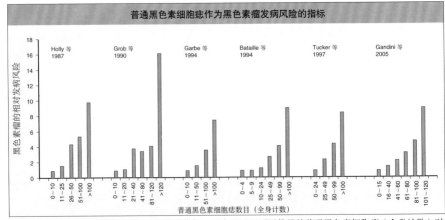

**图 113.6 普通黑色素细胞痣作为黑色素瘤发病风险的指标。**图中显示了不同数量的普通黑色素细胞痣（全身计数）对应的黑色素瘤的相对发病风险，这些数据来自五项流行病学研究和一项荟萃分析（Gandini 等）。黑色素瘤的发病风险几乎与普通黑色素细胞痣的数量呈线性正相关，说明普通痣是一项有价值的风险指标

这表明长期或间歇性暴露于日光的皮肤中黑色素瘤的形成还涉及其他的遗传易感因素和分子机制（见图113.1）。位于特殊解剖部位的黑色素瘤与该部位而非其他部位的痣的数目更为密切相关[49-50]，突出了除遗传易感性外，紫外线辐射的局部致突变作用的重要作用。

### 非典型黑色素细胞痣

自1978年BK-mole综合征被初次报道以来[52]，对于非典型黑色素细胞痣以及非典型痣综合征的多种定义已有发表。一般来说，非典型黑色素细胞痣的诊断应至少满足以下标准中的三条：①皮损直径≥5 mm；②界限不清；③边缘不规则；④皮损内色素分布不均；⑤丘疹和斑疹同时存在[53]。非典型痣综合征这一特殊亚群进展为黑色素瘤的相对风险高达500倍[54]。然而，无非典型痣综合征的"正常"个体常被诊断为散发性非典型黑色素细胞痣。对风险评估的差异，一种可能的解释是，研究者对临床上"非典型"黑色素细胞痣的定义不同。

几项研究发现，临床上非典型痣与除家族性黑色素瘤以外的黑色素瘤风险增加有关（图113.7）。若非典型黑色素细胞痣数目≥10，发生黑色素瘤的相对风险最高达32倍[55]。来自不同地区的多项研究的一致结果支持非典型黑色素细胞痣为散发性黑色素瘤的独立风险标志物。

与普通黑色素细胞痣不同，在一些研究中，非典型黑色素细胞痣数目达到5个或5个以上，黑色素瘤的发病风险即达到较高水平，随后，即使数目增加，

发病风险也并没有显著增加[53]。这一发现表明，非典型痣综合征的诊断应至少有5个非典型黑色素细胞痣。在家族性黑色素瘤患者中，非典型黑色素细胞痣是黑色素瘤风险显著升高的指标[56-57]。

### 雀斑和日光性黑子

据报道，雀斑是独立于普通黑色素细胞痣数量的一项危险因素。雀斑和普通黑色素细胞痣的独立性表明这些皮肤表现代表了不同的主体特征，两者都与阳光照射有关[58]。其他研究发现，日光性黑子是发生黑色素瘤的危险因素，与普通黑色素细胞痣的数量无关[53]。

### 环境因素

#### 紫外线辐射

大家普遍认为，发生黑色素瘤的总风险是由遗传因素与紫外线辐射的相互作用决定的。大约80%的皮肤黑色素瘤发生于间歇性光暴露部位，间歇性光暴露和晒伤史已被确定为流行病学中的危险因素[1, 59]。

几十年来，日光在黑色素瘤发病中的作用一直存在争议，部分原因是日光在其中的致癌作用不如在其他肿瘤（如皮肤鳞状细胞癌）中清楚[60-61]。并且，黑色素瘤显然是一种多因素疾病，对于日光照射采取全或无的观念是一种错误的过度简化。也就是说，下列临床和流行病学特征使大家对日光在黑色素瘤发病中的作用产生怀疑：

● 除恶性雀斑样痣黑色素瘤外，黑色素瘤的解剖学分布与光暴露累积量最大的部位并不像皮肤

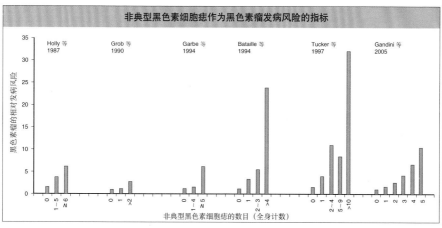

图 113.7　**非典型黑色素细胞痣作为黑色素瘤发病风险的指标**。图中显示了不同数量的非典型黑色素细胞痣（全身计数）对应的黑色素瘤的相对发病风险，这些数据来自5项流行病学研究和1项meta分析（Gandini 等）。相对少的非典型黑色素细胞痣即与黑色素瘤风险升高有关。这种风险独立于全身黑色素细胞痣数目以外，并且与全身痣的数目相对应的风险有累加的效应。换句话说，个人发生黑色素瘤的风险是全身痣的数目相对应的风险乘以非典型痣的数目相对应的风险（见表113.1）

鳞状细胞癌中那样紧密匹配。

- 黑色素瘤最常见于中年人，而非光暴露累积量更多的老年人。
- 在大多数报道的病例对照研究中，成年时期光暴露累积量更多，或近几年有晒伤史都不会增加黑色素瘤风险。

表明日光有致病作用的最初迹象，是观察到居住地离赤道最近的白种人黑色素瘤发病率增加。最为突出的是，与欧洲相比，澳大利亚的黑色素瘤发病率和死亡率都高出 5～10 倍[62]。此外，病例对照研究表明，黑色素瘤的风险与黑色素细胞痣的数量及儿童期发生晒伤密切相关[58, 63-64]。有趣的是，儿童期和青春期发生晒伤会显著提高黑色素瘤的发生风险，但在成人期的晒伤不会进一步提高风险。这与之前的发现，即黑色素瘤的发病风险主要在儿童期获得结果一致。

黑色素细胞痣的总数已被确定为皮肤黑色素瘤最重要的危险因素，随着黑色素细胞痣的数量增多，黑色素瘤风险几乎呈线性增加（见图 113.6）。因此，为了更深入地研究日光照射和痣之间的关系，研究者在幼儿中进行了流行病学调查。当暴露于强烈的紫外线辐射（UVR）时，澳大利亚儿童早期即有黑色素细胞痣出现且数量较多[65]；值得注意的是，与发生晒伤相比，日照持续时间是更强的危险因素。在一项纳入 1812 名德国托儿所儿童的研究中，痣的数量与阳光充足的假期的周数和家庭户外活动相关性更大，这些都是中等强度的日光暴露[66-67]。这些发现表明，中度日光暴露足以诱发儿童的黑色素细胞痣，而晒伤不是必需条件。

凋亡是黑色素瘤和非黑色素瘤皮肤癌的流行病学差异的一个可能原因[68]。暴露于 UVR 后，受损最严重的角质形成细胞发生细胞凋亡（晒伤细胞），受损较少的角质形成细胞上调其 DNA 修复能力并进行几乎完美的 DNA 修复。因此，老年人更易发生非黑色素瘤皮肤癌。相反，黑色素细胞不容易发生细胞凋亡。其功能是向存活细胞提供保护性黑色素，因此即使有损伤，其分布也局限于表皮。另外，部分 UVR 引起的突变被认为能促进黑色素细胞增殖，发生交界性痣。随后，黑色素瘤可能出现在间歇性日光暴露的解剖部位，黑色素瘤的发生部位反映了黑色素细胞痣的分布模式[69-70]。这个假设也可以解释为什么黑色素瘤倾向于发生在年龄较小的人群（即中年人）中。

UVB 和 UVA 辐射都被认为与皮肤黑色素瘤的发病相关，其中 UVB 为更强的危险因素。支持 UVB 作为致病因素的数据有：①动物研究显示，UVB 在易感小鼠和异种移植的表达黑色素细胞生长因子的人类皮肤中可诱导黑色素瘤发生[71-72]；②在 UVB 最强的赤道地区，皮肤黑色素瘤发病率较高。表明 UVA 在黑色素瘤发病中的作用的数据有：①动物研究显示，UVA 可促进黑色素瘤（鱼）和黑色素细胞的增生（负鼠）[73-74]；②流行病学研究显示，使用日晒床的人群黑色素瘤发病率增加，接受 PUVA 治疗的患者也有可能。2009 年，世界卫生组织（WHO）国际癌症研究机构（IARC）将日晒床归类为人类致癌物。值得注意的是，35 岁前使用日晒床与黑色素瘤形成的相关性具有统计学意义。

**日光防护**

关于防晒，公众有一个重大的误解，认为避免晒伤和使用防晒霜就足够预防皮肤癌。目前能确定亚红斑量的 UVB 即可导致 DNA 突变。长期照射 10%～20% 最小红斑量的 UVB 可诱发小鼠皮肤的 DNA 损伤，停止照射后，这种损害仍会在真皮和表皮内持续数周[75]。因此，反复低剂量的 UVB 暴露会导致皮肤癌。

研究表明，规律使用防晒霜可以减少光线性角化病和鳞状细胞癌的发生，但直到过去 10 年，其防止黑色素瘤的相关证据一直存在争议（见第 132 章）。在 2010 年，澳大利亚的一项随机防晒试验发现，1621 名规律应用 SPF15＋防晒霜 5 年以上的成人，新的原发性皮肤黑色素瘤的发病率降低，甚至在完成该试验 10 年后依然有效。尽管日光暴露被认为在皮肤黑色素瘤的发展中起重要作用，但儿童规律使用防晒霜是否有益仍不明确[76]。

应鼓励采取额外的防晒措施，包括遮挡太阳的物理手段（例如，不透明的衣服、帽子）和减少 UVR 暴露（例如遮盖物覆盖，上午 10：00 至下午 4：00 限制户外活动）。

# 原发性黑色素瘤的分型

直到 20 世纪 60 年代，黑色素瘤一直被认为是一个黑色大结节，可发生转移并导致死亡。因此，识别早期黑色素瘤是一项重大进步。原发性皮肤黑色素瘤分为四大亚型（生长模式）[77]（表 113.2）。这些不同的生长模式描绘了黑色素瘤早期阶段的特点，但并不能预测预后。

## 浅表扩散型黑色素瘤

浅表扩散型黑色素瘤（superficial spreading melanoma, SSM）是浅肤色人群中最常见的皮肤黑色素瘤（图 113.8），通常发病年龄在 40～60 岁。占所有黑色素

表 113.2　原发性皮肤黑色素瘤的不同分型

| 临床–组织病理亚型 | 缩写 | 百分比 | 中位年龄 |
|---|---|---|---|
| 浅表扩散型黑色素瘤 | SSM | 57.4% | 51 岁 |
| 结节型黑色素瘤 | NM | 21.4% | 56 岁 |
| 恶性雀斑样痣黑色素瘤 | LMM | 8.8% | 68 岁 |
| 肢端雀斑样痣黑色素瘤 | ALM | 4% | 63 岁 |
| 不可分类的黑色素瘤 | UCM | 3.5% | 54 岁 |
| 其他 | | 5% | 54 岁 |

Data from the German Central Malignant Melanoma Registry（N = 30 015）

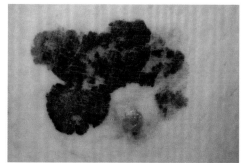

图 113.8　长期存在的浅表扩散型黑色素瘤。注意不对称、边界不规则、颜色不均匀、瘢痕样退化区和下方的粉色丘疹（表明为垂直生长阶段）

瘤的 60% ～ 70%，可发生在任何部位，最常见于男性的躯干和女性的腿部。起初为无症状的棕褐色至黑色斑，颜色不均匀，边界不规则且有凹痕（图 113.9）。SSM 可直接发生，也可在先前存在的色素痣上形成（图 113.10）。在原位黑色素瘤阶段，斑疹通常边界不规则且色素沉着不均匀（图 113.11）。SSM 的直径常

≤ 5 mm（图 113.12）。开始为典型的局限于表皮或真皮乳头的缓慢水平状（放射状）生长，随后出现快速的垂直向生长，临床表现为出现丘疹或结节。在超过 2/3 的肿瘤中，可以观察到部分皮损的消退（颜色变灰、色素减退或色素脱失），反映了宿主免疫系统与进展期肿瘤的相互作用。尽管单个色素痣进展为黑色素瘤的可能性非常低（见上文），但约有一半的 SSM 在先前存在的色素痣上形成[78]。

### 结节型黑色素瘤

　　结节型黑色素瘤（nodular melanoma，NM）是浅肤色人群中第二常见的黑色素瘤，大部分患者发病年龄为 50 余岁。其占所有黑色素瘤的 15% ～ 30%，可以发生在身体的任何部位，但最常见于躯干、头部和颈部。NM 在男性比女性更为多见。通常表现为一个蓝色至黑色（有时为粉红色至红色）的结节，可能出现溃疡或出血，在数月内发展迅速（图 113.13）。NM 在青春期前的儿童中罕见，通常是无色素的。NM 被认为是自然发生的处于垂直生长阶段的肿瘤，没有在其他组织学亚型中出现的水平生长。常常在进展期被诊断，预后较差。NM 的发病率在近数十年来比较稳定[79]。

### 恶性雀斑样痣黑色素瘤

　　恶性雀斑样痣黑色素瘤（lentigo maligna melanoma，LMM）占皮肤黑色素瘤的一小部分（最多 10%）。尽管诊断时的年龄多为 60 余岁，但 LMM 常常发生在有日光暴露显著累积的年轻患者。其主要发生于慢性日光暴露的皮肤，最常见于面部，特别好发于鼻部和面颊。通常为缓慢增长的、不对称的、褐色至黑色的不均匀斑疹，颜色不均一且具有不规则的锯齿状边界

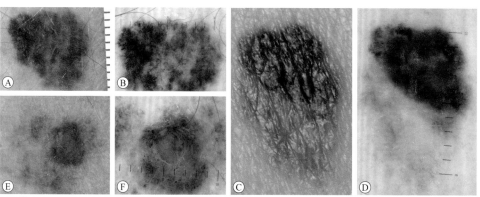

图 113.9　浅表扩散型黑色素瘤。临床上，所有皮损均表现出不对称性，主要在于颜色不均匀及边界不规则。A、C 和 E 中皮损的厚度分别为 < 0.5 mm、0.58 mm 和 1.60 mm。B、D 和 F 通过皮肤镜检查，发现其存在不对称性、非典型的色素网络、不规则的斑片和多种颜色；在 D 和 F 中表面有蓝白幕

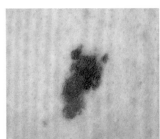

图 113.10　在一个混合痣上生成的浅表扩散型黑色素瘤。请注意边界不规则和色素不均匀

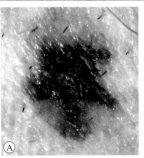

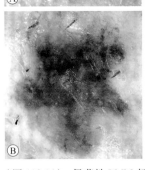

图 113.11　原位黑色素瘤。A. 注意不对称性、边界不规则、颜色不均一和红斑（"小红帽"标志）。B. 皮肤镜检查发现，在这一不对称的皮损内有一个扩大的网络、一些点和一些小球

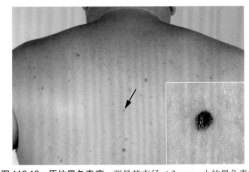

图 113.12　原位黑色素瘤。测量其直径＜3 mm。小的黑色素瘤很容易被忽视，尤其是在颜色不是那么深的情况下。这一皮损是该患者所有的痣中的"丑小鸭"。皮肤镜检查有助于早期诊断

黑色素细胞增生在组织学上很难鉴别（见图 150.6）。

　　恶性雀斑可在皮肤镜检查中显示出特征（图 113.15B、D）。在面部皮肤中，色素过度沉着的毛囊开口（"圆中圆"）是不规则的色素点在毛囊周围缓慢过度生长形成（环形颗粒状）[81]。也可见菱形结构（见表 0.15）。

### 肢端雀斑样痣黑色素瘤

　　肢端雀斑样痣黑色素瘤（acral lentiginous melanoma, ALM）是一种相对罕见的皮肤黑色素瘤，诊断时的年龄多在 60 多岁。其通常发生于手掌、足底或者甲周。ALM 约占所有黑色素瘤的 5%，不同种族之间的发病率相似。由于肤色较深的非洲人和亚洲人通常不会发生日光照射相关黑色素瘤，ALM 在确诊的黑色素瘤中占相当高的比例，在黑人中高达 70%，在亚洲人中高达 45%[82]。

　　ALM 通常呈现为不对称、褐色至黑色的不均匀斑疹，具有不规则的锯齿状边界（图 113.16）。相当一部分 ALM 在晚期才得以诊断，这可能是由于临床上很难

（图 113.14）。侵袭性 LMM 起源于恶性雀斑（日光损伤皮肤内的原位黑色素瘤，图 113.15A、C）这一前驱损害。据估计，5% 的恶性雀斑可以发展为侵袭性黑色素瘤[80]。由于恶性雀斑通常出现在严重日光损伤的皮肤中，所以恶性雀斑和严重日光损伤皮肤中的非典型

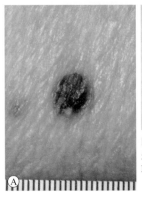

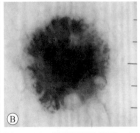

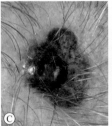

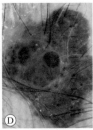

图 113.13　结节型黑色素瘤。A. 一处深色的丘疹，直径约 3 mm，Breslow 厚度为 0.95 mm。B. 通过皮肤镜检查，可见一个蓝色的非典型色素网和条纹。C. 头皮上的具有偏心结节的深色斑块，Breslow 厚度为 2.75 mm。D. 通过皮肤镜检查，可以看到多种颜色，包括蓝灰色

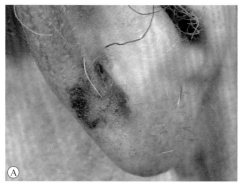

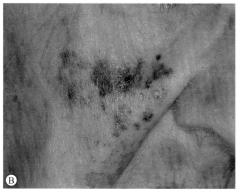

**图113.14　恶性雀斑样痣黑色素瘤。** A. 耳垂上不对称的色素沉着皮损，边界不规则，色素显著不均匀，Breslow 厚度为 0.45 mm。B. 较大的三角形褐色斑片，其中有多个深棕色、黑色、蓝灰色丘疹和斑块，Breslow 厚度为 1.1 mm（B, Courtesy, Kalman Watsky, MD.）

区分 ALM 与良性损害及损伤性皮肤改变，另一方面，肢端位置手术引起的相关毁损使活检不易被患者接受。ALM 的误诊发生于约 1/3 的患者，导致正确诊断的建立滞后[83]。

　　甲母质黑色素瘤表现为长轴走向的黑甲（图113.17），或为延伸到甲下皮或超过侧面的色素沉着，或为近端甲皱褶（Hutchinson 征）（见第 71 章）。在浅肤色人群中，所有的甲色素沉着带都应该考虑到黑色素瘤的可能，尤其是颜色特别深的色素带、颜色不均匀的色素带和（或）宽度 ≥ 3 mm 的色素带。

　　ALM 是一种遗传学上独特的黑色素瘤亚型，与其他类型的皮肤黑色素瘤明显不同。它比其他类型包含更多不同的基因突变，可以激活外显子 11、13 和 17 中的 *KIT* 突变，从而导致肿瘤对 KIT 抑制药物（例如伊马替尼，见图 113.1 和 113.2）敏感[7, 84]。

# 其他黑色素瘤变异型

　　以下是特殊表现的黑色素瘤，有些根据临床特征定义，有些根据组织学表现定义。

## 无黑色素性黑色素瘤

　　幸运的是，绝大多数黑色素瘤是有色素的，有利于视觉诊断。临床上缺乏明显色素的黑色素瘤叫作无黑色素性黑色素瘤（amelanotic melanomas）（图113.18）。上面讨论的四种组织病理学亚型的黑色素瘤都可以表现为无黑色素变异型，给临床诊断造成困难。无黑色素性 SSM、NM 及 LMM 通常在临床怀疑基底细胞癌的时候进行活检。无黑色素性 ALM 特别具有挑战性，可能被误诊为疣或鳞状细胞癌。无黑色素性黑色素瘤与含有色素的黑色素瘤在治疗和预后方面没有差别。

## 具有 Spitz 痣特征的黑色素瘤（Spitz 痣样黑色素瘤）

　　这一变异型黑色素瘤具有 Spitz 痣的组织学特征，表现为真皮内对称的、由上皮样黑色素细胞构成的结节，但向真皮深层扩展时没有成熟现象。其他提示黑色素瘤诊断的重要组织学线索是真皮内成片的不典型黑色素细胞，并在损害的基底部有分裂象（见表 112.7）。虽然有一些方法（例如，免疫组织化学、FISH、CGH 分析）可以用于区分 Spitz 痣样黑色素瘤和良性 Spitz 痣，但要明确部分皮损的组织学诊断仍然充满挑战[85]。

## 结缔组织增生性黑色素瘤

　　此型黑色素瘤是根据组织病理学定义的，典型临床损害由皮色、红色或蓝灰色结节或斑片组成，通常位于日光暴露部位。其可直接形成，但更常见于恶性雀斑、ALM 或黏膜的放射性生长期黑色素瘤的边缘处。确定诊断必须有深部组织样本（图 113.19），因为肿瘤的浅表部分有时变化很轻微或不具有诊断价值，可能被误诊为纤维化的瘢痕或其他梭形细胞肿瘤。该型的淋巴结转移不常见，但高度浸润，也就是具有侵袭性，不完全切除常复发。尽管这些肿瘤确实具有远处转移的潜在可能，但传统的 T 分期往往会高估这些肿瘤转移的可能性，因为其在诊断时通常很深[86]。

## 透明细胞肉瘤：软组织黑色素瘤

　　透明细胞肉瘤（clear cell sarcoma）主要发生于青年人肢端，通常起源于肌腱和腱膜，由成巢或束状的

图 113.15 **恶性雀斑样痣**。A、C 一处早期恶性雀斑样痣，表现为浅棕色斑块，伴有轻微的不均匀的色素沉着，更晚期的病变有明显的不均匀的色素沉着。B、D 通过皮肤镜检查，毛囊开口周围可以看到环状色素沉着，简称为"圆中圆"。B 更细致地展示了这一表现，在 D 中可看到少量菱形结构

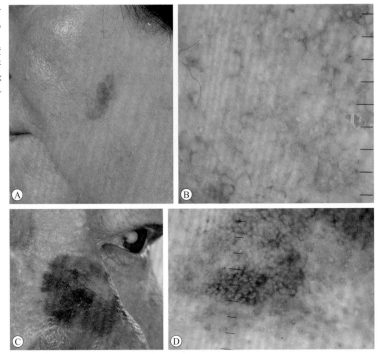

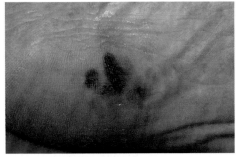

图 113.16 **肢端雀斑样痣黑色素瘤**。足底表面不规则色素沉着皮损。皮肤镜检查可见不规则的弥漫性色素沉着和平行嵴纹（见图 112.13）

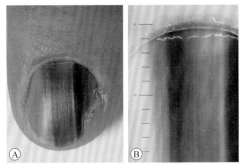

图 113.17 **甲母质黑色素瘤**。A、B 在临床观察及皮肤镜下，指甲的纵向色素沉着是不均匀的。组织学上，Breslow 厚度为 0.7 mm

卵圆形至梭形细胞构成，具有泡状核与嗜碱性核仁，细胞质嗜酸性或透明。经常可以看到多核巨细胞和黑色素。尽管其临床及组织学表现独特，但免疫组织化学研究、电镜观察到黑色素小体和基因分析等多种证据均支持透明细胞肉瘤是黑色素瘤的一个亚型[87-88]。透明细胞肉瘤的发病机制与其他黑色素瘤亚型不同，其经常发生一个特征性的相互易位［t（12；22）（q13；q12）］，导致 EWS 和 ATF1 基因融合[87]。这些皮损的临床过程类似于其他软组织肉瘤，局部和远处转移的可能性很大。

## 恶性蓝痣

恶性蓝痣（malignant blue nevus）是一种罕见的真皮黑色素细胞肿瘤，大部分位于头部，尤其是头皮（图 113.20）。其表现为蓝黑色深在的结节，直径通常 > 1 cm。组织学上，良性细胞型蓝痣的成分中夹杂由不典型梭形细胞、双极树突状黑色素细胞及噬黑色素细胞等构成的结节状区域，包括有丝分裂象和坏死。其临床特征是高复发率及转移率。相关的细胞型蓝痣可能在 GNAQ 中有突变，在 GNA11 中突变较少见（见表 112.3），在恶性部分内可检测到 BAP1、SF3B1 和 EIFA1X 的突变。

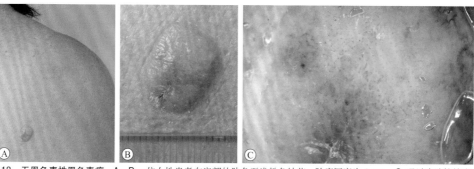

图 113.18 无黑色素性黑色素瘤。A、B 一位女性患者右肩部的肤色至浅粉色结节,肿瘤厚度为 4 mm。C.通过皮肤镜检查,一些色素球有助于医生将肿瘤诊断为黑色素细胞病变。点状和线状不规则血管提示黑色素瘤

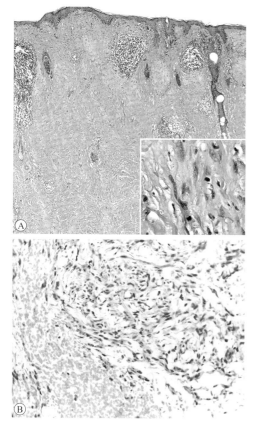

图 113.19 结缔组织增生性黑色素瘤的组织病理学特征。A. 成纤维细胞基质中松散的梭形细胞(插图)。在表皮和毛囊上皮中,有原位黑色素瘤的改变,有不典型黑色素细胞增生。注意淋巴样浸润。B. 注意真皮内 S100 阳性梭形细胞(Courtesy,Lorenzo Cerroni,MD.)

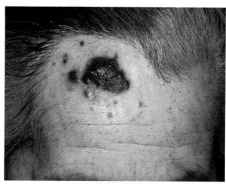

图 113.20 与细胞型蓝痣相关的黑色素瘤(恶性蓝痣)。出现卫星转移灶(Courtesy,Helmut Kerl,MD.)

## 眼黑色素瘤

原发性眼黑色素瘤相对少见(占所有黑色素瘤的 5%),可以分为结膜黑色素瘤和葡萄膜黑色素瘤(虹膜、脉络膜、睫状体黑色素瘤)。葡萄膜黑色素瘤经常(高达 85%)存在 *GNA11* 或 *GNAQ* 位点的体细胞活化突变。这些基因编码 q 类 G 蛋白 α- 亚基的组成部分。异三聚体 G 蛋白参与 G 蛋白偶联受体(G-protein-coupled receptors,GPCRs)和下游效应子之间的信号转导过程(见图 65.15)[89]。如前所述,在蓝痣中可检测到 *GNAQ*(比 GNA11 更常见)突变,但在皮肤黑色素瘤中未检测到。影响眼黑色素瘤患者预后的染色体改变包括单体 3、8q 和 6p 的突变。单体 3 突变导致患者的 5 年生存率从约 100% 降至低于 50%,若染色体 3 和 8 同时出现异常,预后更差[90]。然而,由于肿瘤异质性和技术故障导致的取样误差,通过细针穿刺活检进行染色体研究存在局限性。

目前,基于 15- 基因表达谱(gene expression profile,GEP),葡萄膜黑色素瘤可以分为 1 级(低转移风险)和 2 级(高转移风险)[91]。1 级葡萄膜黑色素瘤的 GEP

与正常葡萄膜黑色素细胞类似，超过 95% 的患者在 4 年内未发生转移。而 2 级葡萄膜黑色素瘤的 GEP 与原始神经 / 外胚层干细胞类似，4 年内未发生转移的患者少于 20%。BAP1 突变与 2 级葡萄膜黑色素瘤相关[92a]。

葡萄膜黑色素瘤的治疗也已转为保眼治疗，不会显著影响患者的生存。放疗已取代眼球摘除术作为标准治疗。

### 黏膜黑色素瘤

黏膜黑色素瘤（mucosal melanomas）非常罕见，可以发生在口腔、鼻咽部、喉部、阴道及肛门。它倾向于发生在皮肤黏膜交界处鳞状上皮和柱状上皮的移行部位，所占比例不足全部黑色素瘤的 1%。据报道，35% 的黏膜黑色素瘤是无色素的，使临床诊断更加复杂[93]。因此，这种肿瘤常在局部侵袭阶段才被诊断出来，预后不良。与 ALM 相似，黏膜黑色素瘤是一种遗传学上独特的黑色素瘤亚型。它们比其他皮肤黑色素瘤具有更多且不同的 DNA 拷贝数变化，并且可以发生活化的 KIT 突变，导致肿瘤对 KIT 抑制药物（例如伊马替尼，参见图 113.1 和 113.2）敏感[7, 84]。

## 黑色素瘤和妊娠

在妊娠期间，刺激黑色素细胞的激素及生长因子水平升高，使某些患者出现色素加深。超过 10% 的女性在妊娠前 3 个月发生色素痣颜色加深[94]。然而，妊娠期间的激素变化与黑色素瘤的发生或已有黑色素瘤的预后变差之间的关系尚未得到证实[95]。在黑色素瘤孕妇中，胎盘转移非常少见，文献报道中只有少数病例有此类转移[96]。根据疾病发展阶段和当前的建议（见下文），选择手术切除和前哨淋巴结组织活检（如果患者选择）。在更晚期的阶段，需要和患者充分交代免疫治疗和靶向治疗的利弊。

妊娠患者可以行超声和磁共振成像检查，但应避免 CT 扫描。对于有黑色素瘤高风险的女性，在诊断为黑色素瘤后应等待 2 年再怀孕，因为 2/3 的复发发生在这段时间内。最后，尚未有研究表明激素类避孕药会对黑色素瘤的发生产生不利影响[97]。

## 儿童黑色素瘤

儿童黑色素瘤（childhood melanoma）非常罕见。约有 2% 的黑色素瘤发生于小于 20 岁的青年患者，小于 14 岁的患者仅占 0.3%[98]。儿童黑色素瘤的风险因

素与成年人相似。极罕见的着色性干皮病及巨大先天性痣对青春期前黑色素瘤的发病率影响甚微。

在 70 名儿童黑色素瘤患者，特别是青春期前儿童中，发现常常缺乏常规诊断标准。因此，提出了替代 ABCD 标准：A——无色素；B——出血、肿块；C——颜色均匀；D——原位改变，任意直径[99]。组织病理学上，儿童黑色素瘤和成人相似，但据报道，这一年龄组中 Spitz 痣样黑色素瘤更多见[100]。如上所述，区分黑色素瘤和不典型 Spitz 痣、深穿透性痣仍然非常具有挑战性，并且这种不确定性可能导致儿童期黑色素瘤的过度诊断[101-102]。整体存活率和预后似乎是病期依赖性的，与成人黑色素瘤相似[103]。治疗上遵循与成人相同的原则。

## 诊断

早期诊断是提高黑色素瘤患者生存率的关键。皮肤黑色素瘤的临床诊断仍然依靠视诊和皮肤镜检查。色素沉着的皮损在数月或数年内有颜色、形状或大小的变化是黑色素瘤最敏感的体征，并且可由患者自己检查或通过连续筛查加皮肤镜检查发现。对于高危患者，后者可以辅以皮肤镜图像存储和皮损或全身摄像[104]。

公共宣传活动强调了黑色素瘤的 ABCD 表现：不对称（asymmetry）、边界不规则（border irregularity）、颜色不均匀（color variegation）和直径（diameter）> 5 mm。但是，ABCD 原则与良性非典型黑色素细胞痣的定义有重叠。此外，研究发现，患者通过新的色素沉着皮损或先前存在的皮损的尺寸增大、颜色变化来识别黑色素瘤，而不是通过 ABCD 特征[105]。因此，近来又增加了"E"代表进展（evolving），来强调上述变化的重要性。

皮肤科医生似乎下意识地依赖于认知（总体模式）和比较（"丑小鸭"征）进行诊断，而不是形态学标准方法（ABCD）[106]。其中一个诊断线索是所谓的"丑小鸭"征，其侧重于一个单独的突出病灶和周围良性痣之间的形态差异[107]。该征象在观察者间有较好的重复性[108]。

另外两个有用的临床线索是"小红帽"征和"EFG"规则。前者代表围绕皮肤黑色素瘤的红斑或炎症；"EFG"代表凸起、坚实或不断生长的病变，有助于准确诊断无黑色素性或结节型黑色素瘤。

值得注意的是，并非所有的皮肤黑色素瘤都有这些典型的临床表现。黑色素瘤的临床诊断精确性不超过 75%，若由专家使用皮肤镜，诊断精确性可能增加至 90%。然而，尽管有这些诊断方法，仍有

10%～25% 的黑色素瘤被漏诊。"无特征的黑色素瘤"是指早期难以诊断的黑色素瘤，可部分解释这一统计数字[109]。有时，患者首先发现这些无特征的皮肤黑色素瘤，但很少有患者对这种单个皮损产生警惕。因此，建议根据以下原则对皮肤癌患者进行管理，这一原则被称为"Garbe 规则"：如果患者担心单个皮损，不要忽视他们的怀疑，并且降低活检的门槛。

## 鉴别诊断

无论是临床还是病理，均有很多疾病与黑色素瘤类似。注意到这些类似疾病，在防止黑色素瘤的误诊或过度诊断方面具有巨大的实际意义[110]。表 113.3 和 113.4 列出了数种可以"模仿"黑色素瘤的黑色素细胞或非黑色素细胞病变。罕见的发生于真皮而未及表皮

的原发性黑色素瘤可能被误诊为黑色素瘤皮肤转移。

## 皮肤镜

皮肤镜也称为皮肤表面显微镜或表皮透皮显微镜（epiluminescence microscopy，ELM），其在识别色素性皮损和黑色素瘤方面是一种非常有用的非侵入性检查工具（见图 113.9、113.11、113.13 和 113.15）。皮肤镜的使用可大大提高临床诊断的敏感性，并且通过这一诊断方法，黑色素瘤的正确诊断率提高近 50%[111]。

经典的皮肤镜检查是通过一个液体界面（超声接触凝胶或消毒喷雾）及手持透镜或装有透镜的相机，并配

**表 113.3　类似黑色素瘤的黑色素细胞损害**

| 黑色素细胞损害 | 临床类似 | 病理类似 |
|---|---|---|
| • 肢端痣 | √ | √ |
| • 古老的痣 | | √ |
| • 不典型（发育不良、Clark）痣 | √ | √ |
| • 不典型 Spitz 痣及其变异型 | √ | √ |
| • 黑痣（色素加深痣） | √ | |
| • 蓝痣及其变异型 | √ | √ |
| • 混合痣 | √ | |
| • 先天性痣 | √ | √（当出生后迅速进行组织活检时） |
| • 深穿透性痣 | | √ |
| • 晕痣 | √ | |
| • 日光损伤皮肤的黑色素细胞增生 | √ | √ |
| • 纵向黑甲 | √ | √ |
| • 良性肿瘤上的黑色素细胞增生 | | √ |
| • 黏膜黑变病 | √ | |
| • 暴露于紫外线辐射的痣 | | √ |
| • 生殖部位的痣和雀斑 | √ | √ |
| • 其他"特殊部位"的痣，如乳腺、皱褶部位、耳周 | √ | √ |
| • 大疱性表皮松解症或硬化性苔藓患者的痣 | √ | √ |
| • 黑色素瘤瘢痕上的色素纹 | √ | √ |
| • 先天性痣的增生性结节 | √ | √ |
| • 复发性痣 | √ | √ |
| • 网状（墨水点）雀斑 | √ | |
| • Spitz 痣 | √ | √ |

一些作者提出，免疫组化证明 5- 羟甲基胞嘧啶的缺失可用于区分黑色素瘤和黑色素细胞痣。

**表 113.4　类似黑色素瘤的非黑色素细胞疾病**

**与浅表扩散型黑色素瘤类似**
- 脂溢性角化病
- 栓塞的血管瘤、血管角皮瘤
- 色素性基底细胞癌
- 色素性光线性角化病
- 乳房外 Paget 病
- Bowen 病，包括色素变异

**与结节型黑色素瘤类似**
- 脂溢性角化病
- 化脓性肉芽肿
- 皮肤纤维瘤
- 栓塞的血管瘤、血管角皮瘤
- 色素性基底细胞癌
- 色素性汗孔瘤及色素性汗孔癌
- 色素性毛母质瘤
- 色素性隆凸性皮肤纤维肉瘤（Bednar 肿瘤）

**与恶性雀斑样痣黑色素瘤类似**
- 黄斑脂溢性角化病
- 光线性角化病，包括色素变异
- 色素性基底细胞癌

**与掌跖部位肢端雀斑样痣黑色素瘤类似**
- 黑踵（损伤导致的角质层出血）
- 跖疣
- 营养性溃疡
- 足跖胼胝
- 掌黑癣

**与甲下肢端雀斑样痣黑色素瘤类似**
- 甲下血肿
- Bowen 病
- 疣
- 甲沟炎
- 药物性指甲色素沉着

**与无黑色素性黑色素瘤类似**
- 浅表型基底细胞癌
- Bowen 病
- 良性苔藓样角化病
- 化脓性肉芽肿

上数字成像系统等直接与皮肤接触完成。通过液体界面可以消除表面反射，很好地观察到表皮、真皮—表皮连接及真皮浅层的形态学特征。另一种皮肤镜利用偏振光，在不使用液体界面或不与皮肤直接接触的条件下，消除了表面反射。这些仪器的放大倍数为 6～100 倍，最常用的皮肤镜可实现 10 倍放大，足够对色素性皮损进行常规诊断。

色素性皮损的皮肤镜评价需要两步法来判断。首先，观察者要确定所观察的皮损是否为黑色素细胞来源。如果损害是黑色素细胞来源，其必须有至少一项如下皮肤镜结构/特征：网状、条纹状、聚集小球状、均匀的蓝色或平行模式（肢端损害）。如果损害不具有上述任何一项黑色素细胞特征，须要进一步观察是否具有与其他疾病（如脂溢性角化病、皮肤纤维瘤或色素性基底细胞瘤）一致的皮肤镜特征（见第 0 章）。但是，如果一处损害没有任何黑色素细胞损害的特征，也没有任何非黑色素细胞肿瘤的特征，则被默认为是

黑色素细胞来源。

一旦损害被认为是黑色素细胞来源，则进行两步法的第二步，即区分良性痣和黑色素瘤。目前有很多种方法，包括模式分析、ABCD 原则、Menzies 方法及 7 条法等，这些可以辅助临床医生决定哪处损害需要活检（见表 0.17～0.20）[81]。

主要的黑色素瘤皮肤镜诊断标准分为整体特征、模式及局部特征。黑色素瘤的整体特征包括皮肤镜表现不对称，并存在多种颜色。皮肤镜下看到的模式包括网状、球状、网-球状、均匀的、网状均匀的及星爆（starburst）状。在黑色素瘤中，最常见的模式是多成分模式（三种或更多的皮肤镜下结构呈不对称分布）、不对称的星爆状模式及非特异性模式（不符合任何一个已知的良性模式）。最后，以下任何一种局部特征的存在都应引起对黑色素瘤的怀疑：不典型网状、条纹状、不典型点状或小球状、不规则血管、退行性结构及蓝白幕（表 113.5）。

| 表 113.5 皮肤镜标准及其相关的组织病理学特征 | | |
|---|---|---|
| 分类 | 形态学定义 | 相关的组织病理学改变 | 诊断 |
| 色素网 | 在较黑的背景下褐色的网状线条 | 色素皮突 | 黑色素细胞损害 |
| 典型网 | 褐色，规则的筛网状和窄小的网状 | 规则伸长的皮突 | 良性黑色素细胞损害 |
| 不典型网 | 黑色、棕色或灰色网伴不规则网格及厚线 | 不规则、增宽的皮突 | 黑色素瘤 |
| 点/小球 | 黑色、褐色和（或）灰色，大小不一的圆形至卵圆形结构，规则或不规则地散布于皮损中 | 角质层、表皮、真皮-表皮连接或真皮乳头层的色素聚集 | 如规则：良性黑色素细胞损害 如不规则：黑色素瘤 |
| 条纹状 | 在边缘与色素网线有不明确融合的不规则线状结构 | 融合的黑色素细胞结合巢 | 黑色素瘤 |
| 蓝白幕 | 不规则融合的蓝灰色至蓝白色弥漫性色素沉着 | 棘层肥厚伴点状颗粒层增厚的表皮，在真皮色素较重的黑色素细胞束之上 | 黑色素瘤 |
| 斑点 | 黑色、褐色和（或）灰色的区域，有规则或不规则的形状/分布 | 整个表皮和（或）真皮浅层的色素增加 | 如规则：良性黑色素细胞损害 如不规则：黑色素瘤 |
| 退行性结构 | 白色（瘢痕样）区域，蓝色（胡椒样）区域，或两者并存 | 增厚的真皮乳头伴有纤维化，和（或）数目不定的嗜黑色素细胞 | 黑色素瘤 |
| 粟丘疹样囊肿 | 黄白色圆点 | 表皮内角质小球，也称为假角质样囊肿 | 脂溢性角化病（偶见于乳头瘤状黑色素细胞痣） |
| 粉刺样开口 | 黄褐色，圆形至卵圆形甚至不规则形状，有明显环状结构 | 位于扩张毛囊开口的角质栓 | 脂溢性角化病 |
| 叶状区域 | 灰褐色到黑灰色斑，外观似叶子 | 位于真皮乳头的色素沉着的基底样细胞实体聚集 | 基底细胞癌 |
| 蓝红色裂隙 | 边缘清晰的圆形至卵圆形区域，呈红色、淡蓝色或红黑色 | 真皮上部扩张的血管空间 | 血管损害 |
| 血管结构 | 逗号样血管 | | 良性黑色素细胞损害 |
| | 分枝样血管 | | 基底细胞癌 |
| | 发夹样血管 | | 脂溢性角化病 |
| | 点状或不规则血管 | | 黑色素瘤 |

With permission from Argenziano & Soyer, Lancet Oncol. 2001; 2: 443-9. © 2001 Elsevier.

在过去的几年里，皮肤镜得到进一步完善，以识别难以诊断的黑色素瘤，如 ALM 和甲下黑色素瘤[112-114]。此外，补充了早期结节型黑色素瘤和无色素性黑色素瘤的诊断线索，因为这些黑色素瘤不具有黑色素瘤的典型特征（见上文）[115]。值得注意的是，并非所有的黑色素瘤都能在皮肤镜下被清楚地辨认出来，且存在"无特征"的黑色素瘤[109]。

### 图像辅助评价

在高危患者中，特别是那些有复杂的色素性损害的患者，在确认新的及变化性损害时，基线图像是一个很有用的辅助手段。数码图像及计算机图像的应用使这一方法更实用。获得可供比较的基线图像，包括皮肤镜图像，使得那些没有明显黑色素瘤特征但正在增长或改变的黑色素瘤可能被注意到，同时，避免了切除那些临床更引人注意但稳定的不典型痣。

### 反射共聚焦显微镜

反射共聚焦显微镜（reflectance confocal microscopy，RCM）是一种无创的体内皮肤成像方法。表皮及真皮乳头层的结构尤其可以实现高分辨率可视化。这种技术已用于分析皮肤肿瘤，包括黑色素瘤（图 113.21）。

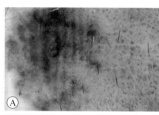
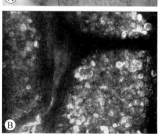
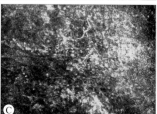

图 113.21 复合黑色素细胞痣中出现的黑色素瘤——皮肤镜和反射共聚焦显微镜（reflectance confocal microscopy，RCM）。A. 通过皮肤镜检查，痣具有规则的鹅卵石结构（右），而黑色素瘤具有不典型的色素网络及不典型点状和小球状的混乱结构（左）。B. RCM 显示痣中有反射性黑色素细胞呈巢状规则排列。C. 在黑色素瘤中，表皮结构紊乱，具有大的圆形孤立性不典型折光（paget 样）细胞以及明亮的不典型树突状细胞（Courtesy，Anthony Rossi，MD，and Ashfaq Marghoob，MD.）

## 病理学

病理学仍然是黑色素瘤诊断的金标准。尽管有免疫组化和分子生物学技术，大部分黑色素瘤可根据表 113.6 中列出的规则与黑色素细胞痣区分开，一些黑色素细胞损害仍然在诊断上具有挑战性。病理学家对薄的和原位黑色素瘤的诊断标准存在很大的争议[116]。

有人提出黑色素瘤进展有两个阶段[117]。第一阶段是辐射状（水平）生长阶段（radial growth phase，RGP），特征为间变的黑色素细胞在表皮内离心性扩展，单个细胞或小细胞巢可浸润真皮乳头层。第二阶段是垂直增长阶段（vertical growth phase，VGP），特征是真皮内存在由不典型黑色素细胞构成的巢/结节，这些细胞通常大于表皮内的肿瘤细胞且（或）这些细胞形态显著不同。据推测，即使浸润至真皮，RGP 也缺乏转移潜能，而 VGP 和转移的能力直接相关。上述提到的几种主要的黑色素瘤组织学类型，其 RGP 阶段的有尤及表现是不同的。

典型的黑色素瘤是不对称的，没有明显的边界，

| 表 113.6 黑色素瘤组织病理学诊断标准 |
| --- |
| **结构模式** |
| ● 不对称 |
| ● 表皮内黑色素细胞成分边界不清 |
| ● 肿瘤基底轮廓凹凸不平（痣样黑色素瘤除外） |
| ● 没有黑色素细胞成熟现象，且向下侵入真皮 |
| ● 表皮内黑色素细胞巢之间距离不等 |
| ● 黑色素细胞巢大小及形态不同 |
| ● 一些黑色素细胞巢融合 |
| ● 真皮-表皮连接以上出现散在黑色素细胞 |
| ● 黑色素细胞排列成固定的单元，主要在表皮内细胞巢上 |
| ● 一些巢中黑色素细胞不聚集 |
| ● 黑色素细胞向下延伸到附属器上皮 |
| ● 真皮内黑色素细胞束 |
| ● 损害基底部的巢偶尔可以很大 |
| **细胞形态** |
| ● 不典型黑色素细胞（有多形态核） |
| ● 分裂象 |
| ● 坏死黑色素细胞 |
| **其他特征** |
| ● 退行的表现 |
| ● 光线性角化病 |
| ● 肿瘤细胞内"灰尘"黑色素 |
| ● 黑色素分布不是一个统一的模式 |
| ● 损害基底部有浆细胞 |

Adapted from Ackerman A, Cerroni L, Kerl H. Pitfalls in Histopathologic Diagnosis of Malignant Melanoma. Philadelphia: Lea & Febiger, 1994.

其特征是表皮内巢状黑色素细胞，彼此之间距离不等，大小和形态不同，可以出现融合（图113.22）[77]。表皮内的黑色素细胞多呈单个分布，很少呈巢状。一些单个的黑色素细胞及黑色素细胞巢上移至真皮–表皮连接之上，可以延伸进入表皮上部，甚至是角质层。这些特点可确立原位黑色素瘤的诊断（图113.23）。组织学不对称的特点之一是观察到这些表皮内改变远离侵袭入真皮的成分。在毛囊皮脂腺单位及汗腺导管上有类似的发现。在真皮内，黑色素细胞核并不随着肿瘤位置加深而变小（缺乏成熟现象）。与之伴行的是，黑色素细胞巢也不会变小。

在结节型黑色素瘤中，肿瘤在真皮内垂直延伸，较少累及表皮（图113.24）。总体而言，肿瘤可能表现为结节状、息肉状或乳头状。

恶性雀斑样痣黑色素瘤与经典黑色素瘤的不同之处在于其发生于日光损伤的皮肤，很少出现Paget样的表皮内扩展。肿瘤细胞表现为雀斑样分布，即表皮内的黑色素细胞多呈单个分布，很少呈巢状。不典型黑色素细胞可见于附属器上皮，特别是沿着毛囊外毛根鞘分布（图113.25）。侵袭性成分通常由梭形细胞构成。还可以看到结缔组织增生的间质改变及肿瘤细胞的嗜神经性。同时伴有表皮萎缩和真皮上层的日光性弹性组织溶解的特征。

ALM通常在增厚表皮的基底层内有不典型黑色

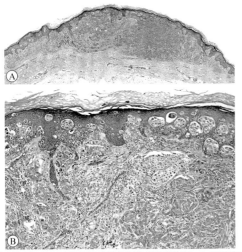

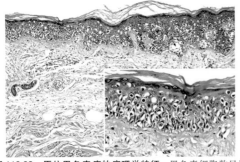

图113.22 典型皮肤黑色素瘤的组织病理学特征。A. 不对称的黑色素细胞瘤，黑色素细胞和色素分布均不对称。B. Paget样黑色素细胞排列成独立的单位和巢，大小和形状不同，散布于整个表皮。间变的黑色素细胞延伸入真皮。在真皮深层缺乏成熟现象（Courtesy, Lorenzo Cerroni, MD.）

图113.23 原位黑色素瘤的病理学特征。黑色素细胞数目增多，有不典型核，不仅位于基底层，还在表皮各层出现。注意单个细胞较细胞巢多（Courtesy, Lorenzo Cerroni, MD.）

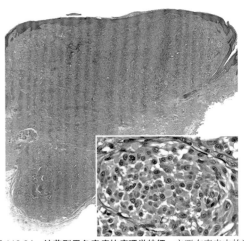

图113.24 结节型黑色素瘤的病理学特征。主要在真皮内的边界相对清楚的肿瘤。不典型黑色素细胞巢融合延伸入整个真皮层，并进入浅表皮下脂肪层。注意不典型上皮样黑色素细胞和一处有丝分裂象（插图）（Courtesy, Lorenzo Cerroni, MD.）

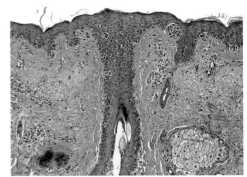

图113.25 恶性雀斑样痣的病理学特征（日光暴露部位原位黑色素瘤）。表皮内不典型黑色素细胞增生，以单个细胞为主，细胞巢较少。注意不典型黑色素细胞延伸至毛囊上皮和真皮内日光性弹性组织变性（Courtesy, Lorenzo Cerroni, MD.）

素细胞的增生，即单个的黑色素瘤细胞呈雀斑样分布（图113.26）。不典型黑色素细胞在表皮的全层内可以是单个排列，也可形成不规则的巢状（"paget样扩展"），主要为单个细胞。在角质层中，数个黑色素细胞和黑色素颗粒通常以弥散模式分布。值得注意的是，手掌、足跖及甲下黑色素瘤的黑色素细胞表现为显著的树突状。

## 镜下分期

原发性黑色素瘤的病理学特征中，Breslow厚度或肿瘤厚度（侵袭的深度）是存活率最重要的预后指标。黑色素瘤厚度以毫米为单位，采用目镜测微计，从表皮的颗粒细胞层的顶部（或溃疡的基底）测量至肿瘤的最深浸润点（图113.27）。除了肿瘤厚度，还应该注意一些其他的组织学特征（表113.7）[118]。肿瘤厚度和溃疡是目前的分期系统中T分期的重要决定因素。溃疡的定义是：在直接镜检下，大部分原发肿瘤之上的表皮缺如。

## 免疫组织病理学

免疫组化染色有助于诊断困难的原发黑色素瘤的判断以及来源不明的转移性肿瘤的判断（见表0.13）。但是，皮肤黑色素瘤的诊断总是基于常规HE组织学做出，免疫组化模式本身并不能单独做出良恶性判断。目前有多种黑色素瘤相关抗原用于组化标记。其中，黑色素细胞分化标记，如PMEL17/gp100（HMB45）、酪氨酸酶、MART-1/Melan-A都有助于确定黑色素细胞起源、肿瘤细胞的范围以及在前哨淋巴结活检中分辨黑色素瘤的微小转移灶。然而，黑色素小体转移至角质形成细胞可导致角质形成细胞中的酪氨酸酶和PMEL17/gp100

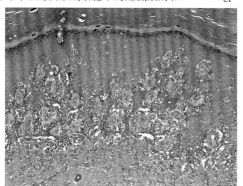

图113.26 肢端雀斑样痣黑色素瘤的病理学特征。增生的表皮内有不规则的、有时融合的不典型黑色素细胞巢。一些黑色素细胞是深染的，并且也存在于角质层中。注意肢端皮肤典型的角质层增厚（Courtesy，Lorenzo Cerroni，MD.）

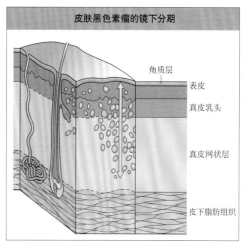

皮肤黑色素瘤的镜下分期

角质层
表皮
真皮乳头
真皮网状层
皮下脂肪组织

图113.27 皮肤黑色素瘤的镜下分期：Breslow厚度。Breslow厚度的测量方法：从表皮的颗粒层垂直量到肿瘤最深处

| 表113.7 皮肤黑色素瘤的组织病理学报告 |
|---|
| **必写项目** |
| 恶性黑色素瘤的诊断<br>肿瘤厚度（Breslow厚度）<br>溃疡（如果存在）<br>边界 |
| **可写项目** |
| 黑色素瘤的组织病理学亚型<br>消退，肿瘤浸润淋巴细胞，存在浆细胞<br>侵袭血管<br>镜下卫星灶<br>相关的痣<br>有丝分裂率 |

（HMB45）染色呈阳性，而转录因子MITF阳性仅出现于黑色素细胞，检测MITF的表达有助于区分日光性黑子和恶性雀斑样痣，而检测另一种黑色素细胞转录因子SOX10可以帮助诊断结缔组织增生性黑色素瘤。

S100（一种钙结合蛋白）染色对于诊断黑色素胞和黑色素瘤具有较高的灵敏度，但这种蛋白质也由朗格汉斯细胞、其他树突细胞、小汗腺、施万细胞、软骨细胞和脂肪组织表达。值得注意的是，S100是鉴定黑色素瘤梭形成分最可靠的标记。另一方面，识别黑色素小体特异性糖蛋白PMEL17/gp100的HMB45在黑色素细胞和痣细胞中具有高度特异性，但由于染色模式不均匀和灵敏度不高，其使用受到限制。总之，使用这些抗体组提高了灵敏度和特异性，但在诊断上仍不够完美[119]。

## 分子学分析

一些皮肤黑色素瘤在诊断上很困难，此外，通过组织病理学来区分非典型 Spitz 痣和 Spitz 痣样黑色素瘤或深穿透性痣和黑色素瘤也较为困难，有人认为这些病变可被称为恶性潜能不确定的黑色素细胞肿瘤（MELTUMP），在这种情况下，比较基因组杂交、荧光原位杂交或基因表达谱可能会帮助诊断（表 113.8）[85]。

比较基因组杂交（comparative genomic hybridization，CGH）是一种评估肿瘤组织中 DNA 拷贝数变化的全基因组分析[120]，将荧光标记的肿瘤 DNA 和来自健康

供体的 DNA 杂交到中期染色体上或寡核苷酸阵列（阵列 CGH）上（图 113.28），从相对荧光拷贝数可以计算出肿瘤内部的基因扩增或缺失（见第 3 章）。基因序列的寡核苷酸位点可以比对人类基因组内的相应位置，良性黑色素细胞痣的 CGH 分析通常不显示克隆扩大的染色体突变，而在绝大多数黑色素瘤中，都能找到染色体或整个染色体特定片段的扩增或缺失。此外，还有 20% 的 Spitz 痣在染色体 11p 的位置显示拷贝数增加，而在黑色素瘤中未发现该畸变。CGH 可作为上述诊断困难的黑色素细胞瘤的辅助诊断手段[121]。

| 表 113.8 黑色素瘤的鉴别诊断——可使用的分子学诊断 | | | |
|---|---|---|---|
| 测试方法 | 检测内容 | 优点 | 缺点 |
| 比较基因组杂交（CGH，图 113.28） | 染色体增加和缺失（DNA 拷贝数变化） | 未知基因组畸变时对染色体增加或缺失的全基因组筛查 | • 不能检测到突变（单核苷酸变化）、小的增加或缺失、平衡易位和多倍体<br>• 样本中肿瘤细胞百分比低可导致假阴性结果 |
| 荧光原位杂交（FISH，图 3.8） | 缺失<br>扩增<br>易位 | 对每个细胞核进行单独评估，即使肿瘤细胞百分比低也可以进行分析，不会有假阴性结果的风险 | • 检测不到突变或小拷贝数突变<br>• 仅可分析有限数量的染色体位点（通常 4～6 个）<br>• 须预先知道基因组畸变情况来确立探针<br>• 观察者重复性差 |
| 基因表达谱（GEP） | 选定基因（通常为 20～30 个）的基因表达水平 | • 可预测皮肤黑色素瘤转移的风险 *<br>• 可区分良性黑色素细胞痣和皮肤黑色素瘤 | • 评估基因表达水平，但不提供潜在的基因组畸变信息<br>• 在所选择的明确的良性或恶性病变中，灵敏度和特异性似乎为 80%～90%，但对于不明确的病变的诊断价值仍不确定 |

\* 目前用于预测葡萄膜黑色素瘤的转移风险。

这些测试已用于帮助诊断不明确和（或）有争议的黑色素细胞肿瘤以及预后（主要是黑色素瘤的基因表达谱分析）

**图 113.28 比较基因组杂交（CGH）作为确定黑色素细胞瘤中拷贝数变化的工具。** 从肿瘤和健康对照组中分离总基因组 DNA 样品，并用荧光染料标记，将测试 DNA 和对照 DNA 的混合物杂交到寡核苷酸的全基因组微列上。肿瘤和对照 DNA 结合到互补的寡核苷酸上，它们的荧光强度比例大约与肿瘤和对照基因组中的相应 DNA 序列相同。拷贝数比率可以对应到基因位点上

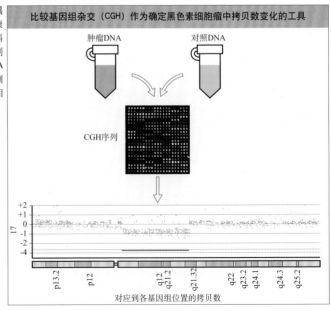

荧光原位杂交（fluorescence in situ hybridization，FISH）检测通过识别染色体位点来帮助区分良性和恶性黑色素细胞肿瘤，这些位点在黑色素瘤中拷贝数发生改变。靶向6p25、6q23、8q24、11q13、CEP6（6号染色体的着丝粒）和9p21/CEP9的各种组合的FISH分析能够区分良性痣和黑色素瘤[122-124]，并具有高灵敏度和高特异性，但这种方法的缺点是检测到扩增和缺失的染色体数量有限。

在基因表达谱（gene expression profiling，GEP）中，通常使用一组探针来检测特定基因组的表达，其可检测的基因数目可以从2个到30个以上。一个诊断小组检测了23个基因，包括参与肿瘤免疫的基因，报道其具有90%的灵敏度和91%的特异性[125]。尽管将来有望鉴定其他表达有争议的基因，但目前已经描述了具有中间遗传特征的病变[126]。与葡萄膜黑色素瘤一样（见上文），GEP技术已用于皮肤黑色素瘤转移风险的预测，将肿瘤分为低风险（1级）和高风险（2级）。在前哨淋巴结活检阴性的患者中，原发肿瘤的GEP检测可以鉴别具有转移风险的病变。

新一代测序也已用于描述多种肿瘤（包括黑色素瘤）的基因组群（见第3章）[126a]，该方法能够在单个研究中分析数百个基因，并可能指向新的治疗靶点。

## 分期

前述分期系统把黑色素瘤分为局部、区域性或远处转移，和生存率直接相关。目前的肿瘤分期系统（TNM）由美国癌症联合委员会（AJCC）于2000年引入，分别于2009年和2017年进行了修订（表113.9）[127-128]。

影响分期中T的两个主要因素是：① Breslow厚度；②溃疡的形成。N反映了肿瘤的区域淋巴转移范围和部位，影响预后的重要因素是：①转移淋巴结的数量；②淋巴结受累是临床隐匿的还是可检测的；③卫星灶、在途和微卫星灶转移的有无。M是指发生远处转移，其基于两个重要特征：①远处转移的解剖部位；②血清乳酸脱氢酶（LDH）水平。肿瘤的T、N、M分类构成AJCC分期系统，一共分为四个阶段（表113.10），以此来确定治疗方案并预测生存率（图113.29）。

0期表示原位黑色素瘤。Ⅰ期和Ⅱ期代表局部病灶，但应当区分出低危的ⅠA期患者（Breslow厚度<0.8 mm，无溃疡）和高危的Ⅱ期患者（溃疡>1 mm）。Ⅲ期代表区域淋巴结和（或）淋巴结内转移。Ⅳ期代表远处转移。

| 表 113.9　AJCC 黑色素瘤 TNM 分类——2017 | | |
| --- | --- | --- |
| **原发肿瘤（T）的定义** | | |
| T | 厚度 | 溃疡位置 |
| $T_X$（原发肿瘤厚度不能评估^） | NA | NA |
| $T_0$（没有原发肿瘤的证据^^） | NA | NA |
| $T_{is}$（原位黑色素瘤） | NA | NA |
| $T_1$ | ≤ 1.0 mm | 无溃疡或不明确是否有溃疡 |
| $T_{1a}$ | < 0.8 mm | 无溃疡 |
| $T_{1b}$ | < 0.8 mm<br>0.8 ~ 1.0 mm | 无溃疡<br>有或无溃疡 |
| $T_2$ | > 1.0 ~ 2.0 mm | 无溃疡或不明确是否有溃疡 |
| $T_{2a}$ | > 1.0 ~ 2.0 mm | 无溃疡 |
| $T_{2b}$ | > 1.0 ~ 2.0 mm | 有溃疡 |
| $T_3$ | > 2.0 ~ 4.0 mm | 无溃疡或不明确是否有溃疡 |
| $T_{3a}$ | > 2.0 ~ 4.0 mm | 无溃疡 |
| $T_{3b}$ | > 2.0 ~ 4.0 mm | 有溃疡 |
| $T_4$ | > 4.0 mm | 无溃疡或不明确是否有溃疡 |
| $T_{4a}$ | > 4.0 mm | 无溃疡 |
| $T_{4b}$ | > 4.0 mm | 有溃疡 |

**表 113.9　AJCC 黑色素瘤 TNM 分类——2017（续表）**

**区域淋巴结（N）的定义**

| N | 区域淋巴结和（或）淋巴结转移程度 | |
|---|---|---|
| | 肿瘤累及区域淋巴结的数目 | 在途、卫星灶和（或）微卫星灶转移的存在 * |
| $N_X$ | 无法评估区域淋巴结转移 ^^^ | 无 |
| $N_0$ | 无区域淋巴结转移 | 无 |
| $N_1$ | 1 个淋巴结受累，或在途、卫星灶和（或）微卫星灶转移而无淋巴结受累 | |
| $N_{1a}$ | 1 个临床隐匿淋巴结转移（即通过 SLN 活组织检查检测） | 无 |
| $N_{1b}$ | 1 个临床可检测淋巴结转移 | 无 |
| $N_{1c}$ | 没有区域淋巴结转移 | 有 |
| $N_2$ | 2 或 3 个淋巴结转移，或在途、卫星灶和（或）微卫星灶转移及 1 个淋巴结受累 | |
| $N_{2a}$ | 2 或 3 个临床隐匿淋巴结转移（即通过 SLN 活组织检查检测） | 无 |
| $N_{2b}$ | 2 或 3 个淋巴结转移，其中至少一个临床可检测 | 无 |
| $N_{2c}$ | 1 个临床隐匿或临床可检测淋巴结转移 | 有 |
| $N_3$ | 4 个或以上淋巴结转移，或在途、卫星灶和（或）微卫星灶转移及 2 个或以上淋巴结受累，或任何数量的淋巴结融合合并或不合并在途、卫星灶和（或）微卫星灶转移 | |
| $N_{3a}$ | 4 个或以上临床隐匿淋巴结转移（即通过 SLN 活组织检查检测） | 无 |
| $N_{3b}$ | 4 个或以上，其中至少有一个是临床可检测，或存在任何数量的淋巴结融合 | 无 |
| $N_{3c}$ | 2 个或以上临床隐匿或临床可检测淋巴结和（或）任何数量的融合淋巴结 | 有 |

**远处转移（M）的定义**

| M | M 标准 | |
|---|---|---|
| | 位置 | 乳酸脱氢酶水平 ** |
| $M_0$ | 无远处转移 | NA |
| $M_1$ | 有远处转移证据 | |
| $M_{1a}$ | 远处转移至皮肤、软组织，包括肌肉和（或）非区域淋巴结 | 未测或不明确 |
| $M_{1a}$ (0) | | 正常 |
| $M_{1a}$ (1) | | 升高 |
| $M_{1b}$ | 肺转移，有或无 $M_{1a}$ 转移部位 | 未测或不明确 |
| $M_{1b}$ (0) | | 正常 |
| $M_{1b}$ (1) | | 升高 |
| $M_{1c}$ | 其他非中枢神经系统的内脏转移，有或无 $M_{1a}$、$M_{1b}$ 转移部位 | 未测或不明确 |
| $M_{1c}$ (0) | | 正常 |
| $M_{1c}$ (1) | | 升高 |
| $M_{1d}$ | 中枢神经系统转移，有或无 $M_{1a}$、$M_{1b}$、$M_{1c}$ 转移部位 | 未测或不明确 |
| $M_{1d}$ (0) | | 正常 |
| $M_{1d}$ (1) | | 升高 |

^ 例如，通过刮宫诊断。

^^ 例如，未知的原发性或完全消退的黑色素瘤。

^^^ 例如，未行 SLN 活检或区域淋巴结先前因其他原因被移除；T1 黑色素瘤例外，其不需要病理 N 分类，使用 cN。

* 在途转移灶距离原发肿瘤 > 2 cm，但不超出区域淋巴结，而卫星病灶位于原发灶 2 cm 以内。卫星病灶可以在临床上或镜下检测到，后者被称为微卫星灶转移。

** M 后缀：（0）——LDH 未升高；（1）——LDH 升高。如果没有记录或未指定 LDH，则不使用后缀。

淋巴结的组织学评估必须包括至少一种免疫组织化学标志物（例如，HMB45、MART-1/Melan-A）。NA，不适用；SLN，前哨淋巴结；LDH，乳酸脱氢酶（Adapted from：AJCC Cancer Staging Manual. American Joint Committee on Cancer, 8th edn. Springer, 2017：563-85.）

**表 113.10　皮肤黑色素瘤的 AJCC 分期——2017**

| | 生存率（%）* | 临床分期† | | | 病理学分期‡ | | |
| --- | --- | --- | --- | --- | --- | --- | --- |
| | | T | N | M | T | N | M |
| 0 | | $T_{is}$ | $N_0$ | $M_0$ | $T_{is}$ | $N_0$ | $M_0$ |
| Ⅰ A | 97 | $T_{1a}$ | $N_0$ | $M_0$ | $T_{1a}$ | $N_0$ | $M_0$ |
| | | | | | $T_{1b}$ | | |
| Ⅰ B | 93 | $T_{1b}$ | $N_0$ | $M_0$ | $T_{2a}$ | $N_0$ | $M_0$ |
| | | $T_{2a}$ | | | | | |
| Ⅱ A | 82 | $T_{2b}$ | $N_0$ | $M_0$ | $T_{2b}$ | $N_0$ | $M_0$ |
| | 79 | $T_{3a}$ | | | $T_{3a}$ | | |
| Ⅱ B | 68 | $T_{3b}$ | $N_0$ | $M_0$ | $T_{3b}$ | $N_0$ | $M_0$ |
| | 71 | $T_{4a}$ | | | $T_{4a}$ | | |
| Ⅱ C | 53 | $T_{4b}$ | $N_0$ | $M_0$ | $T_{4b}$ | $N_0$ | $M_0$ |
| Ⅲ § | | 任何 T，$T_{is}$ | $\geqslant N_1$ | $M_0$ | | | $M_0$ |
| Ⅲ B | | | | | $T_0$ | $N_{1b}$、$N_{1c}$ | $M_0$ |
| Ⅲ C | | | | | $T_0$ | $N_{2b}$、$N_{2c}$、$N_{3b}$ 或 $N_{3c}$ | $M_0$ |
| Ⅲ A | 78 | | | | $T_{1a/b} \sim T_{2a}$ | $N_{1a}$ 或 $N_{2a}$ | $M_0$ |
| Ⅲ B | 59 | | | | $T_{1a/b} \sim T_{2a}$ | $N_{1b/c}$ 或 $N_{2b}$ | $M_0$ |
| | | | | | $T_{2b}/T_{3a}$ | $N_{1a} \sim N_{2b}$ | $M_0$ |
| Ⅲ C | 40 | | | | $T_{1a} \sim T_{3a}$ | $N_{2c}$ 或 $N_{3a/b/c}$ | $M_0$ |
| | | | | | $T_{3b}/T_{4a}$ | 任何 $N \geqslant N_1$ | $M_0$ |
| | | | | | $T_{4b}$ | $N_{1a} \sim N_{2c}$ | $M_0$ |
| Ⅲ D | | | | | $T_{4b}$ | $N_{3a/b/c}$ | $M_0$ |
| Ⅳ | 9 ~ 27¶ | 任何 T | 任何 N | M1 | 任何 T，$T_{is}$ | 任何 N | $M_1$ |

\* 5 年生存率（%），改编自 Balch 等[127]，基于 2009 年 AJCC 黑色素瘤 TNM 分类和靶向治疗或免疫治疗出现之前。
† 临床分期包括原发性黑色素瘤镜下分期和转移的临床/放射学评估。按照惯例，应该在原发性黑色素瘤完全切除后使用，并对局部和远处转移进行临床评估。
‡ 病理学分期包括原发性黑色素瘤的镜下分期和部分或完全淋巴结清扫术后区域淋巴结的病理信息。病理分期 0 或Ⅰ A 期患者例外。
§ 临床分期没有Ⅲ期组亚组。
¶ 与正常血清 LDH 水平相关的高生存率和高 LDH 水平相关的低生存率。
Adapted from AJCC Cancer Staging Manual. American Joint Committee on Cancer, 8 th edn. Springer，2017：563-85。

# 预后

　　黑色素瘤患者的预后依赖于诊断时的分期，局部原发性黑色素瘤及没有淋巴结和远处转移（Ⅰ期或者Ⅱ期）的黑色素瘤患者预后通常好。Ⅰ A 期黑色素瘤患者 10 年生存率＞95%，而 Breslow 厚度＞4 mm 和有溃疡（T4b）的黑色素瘤患者的 10 年生存率约为 50%。此外，Ⅰ/Ⅱ期黑色素瘤中具有预后意义的临床变量包括性别、年龄和解剖部位[129]（表 113.11）。例如，Ⅰ/Ⅱ期女性患者的生存率往往高于男性，发生于躯干、头部或颈部的黑色素瘤比肢端黑色素瘤预后要差。

　　Ⅲ期黑色素瘤患者在发生远处转移的风险和黑色素瘤特异性死亡率方面具有异质性，患者 5 年生存率变化较大，无溃疡及有单个淋巴结微转移（$T_{1 \sim 4}N_{1a}M_0$）的患者生存率约为 70%，而有溃疡及 4 个或更多淋巴结转移（至少其中之一是临床可检测的，$T_{1 \sim 4}N_{3b}M_0$）的黑色素瘤患者约为 40%。该组的主要预后因素是转移性淋巴结的数量和肿瘤载量。肿瘤载量可通过淋巴结转移是临床隐匿的（微转移，被前哨淋巴结活检诊断）还是临床可触及的（宏转移）来反映。

　　在Ⅳ期黑色素瘤患者中，重要的预后因素是远处转移的位置，内脏转移比非内脏（如皮肤、皮下及远端淋巴结）转移预后差。在分子靶向治疗和免疫治疗出现之前，Ⅳ期患者的中位生存时间为 9 个月，当血清 LDH 水平异常升高时，预计的 5 年生存率为 10%。最初的转移部位、远处转移前的无疾病间隔以及远处转移前的疾病阶段是影响生存率的主要因素。

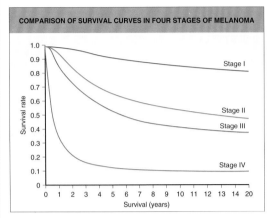

**Fig. 113.29 Comparison of survival curves in four stages of melanoma.** Based upon 2009 AJCC melanoma TNM classification and prior to advent of targeted therapy or immunotherapy. *Redrawn from Balch CM. Melanoma of the skin. In: Edge SB, Byrd DR, Compton CC, et al. (eds). AJCC Cancer Staging Manual, 7th edn. New York: Springer Verlag, 2009.*

由于授权限制，本图片保留英文

| 表 113.11 | 黑色素瘤——多变量分析中生存率的主要独立预后因素 |
|---|---|
| **预后因素** | **评论** |
| 肿瘤厚度 | ≤1 mm，风险低；>1 mm，风险较高 |
| 溃疡 | 有溃疡时预后较差 |
| 有丝分裂率 | ≥1/mm² 时预后较差 |
| 年龄 | 年龄较大时预后较差 |
| 性别 | 男性预后较差（仅限于局部疾病） |
| 解剖部位 | 躯干、头部和颈部比四肢预后差 |
| 受累淋巴结数量 | 界点：1个、2或3个、4个或更多淋巴结（见表113.9） |
| 区域淋巴结肿瘤载量 | 与临床隐匿（显微镜下）淋巴结转移相比，临床可检测（可触及的）淋巴结转移预后较差 |
| 远处转移的部位 | 与非内脏转移（皮肤、皮下、远处淋巴结）相比，内脏转移预后较差 |

# 可疑黑色素瘤患者的评估

## 病史

　　详细询问病史，尤其是发生黑色素瘤的危险因素（见上文），例如，个人和家族黑色素瘤病史，Ⅰ/Ⅱ型皮肤光型，持久的晒黑床使用和PUVA治疗，儿童时期的日照史，好发生皮肤肿瘤的遗传病综合征（如着色性干皮病）以及特发性或获得性免疫抑制（如器官移植、HIV感染）。尤其要记录可疑病变的

详细病史。这一病变是否在出生时即有？这一病变是在之前存在的痣上发展来的吗？是否有颜色改变或发生溃疡？有瘙痒或出血吗？这种改变是何时发生的？是否有体重降低、疲乏、头痛或咳嗽等系统性症状？如果有黑色素瘤或不典型黑色素细胞痣存在，家族内其他的成员也应该检查。具备这些危险因素的所有患者都应接受黑色素瘤临床特征及日光防护措施的教育。

## 皮肤科检查和临床诊断

　　需要进行全身皮肤检查（TBSE），评估黑色素细胞痣和临床上非典型黑色素细胞痣以及先天性痣的数量。非典型色素性病变应通过皮肤镜检查。怀疑为黑色素瘤的任何病变均应进行病理活检，首选方法是切除活检边缘1～2 mm，这样可防止抽样误差（例如，良性病变中出现黑色素瘤的微小病变），同时使病理医生能够评估病变的整体结构并精确评估肿瘤的镜下分期。应避免浅部刮片活检，但更深的蝶形活检可用于扁平的病变或临床上不典型的黑色素瘤。临床上不典型的黑色素瘤应该由多名有经验的病理医生共同诊断，此外，应当常规行局部淋巴结活检。

## 实验室和影像学检查

　　澳大利亚和新西兰关于黑色素瘤的循证临床实践指南（2008年）建议：诊断局部原发性皮肤黑色素瘤（Ⅰ、Ⅱ期）后，常规实验室检查和影像学检查（例如胸片）对于无症状患者不是必需的。有研究显示，对Breslow厚度≤4 mm的原发性皮肤黑色素瘤患者进行评估时，假如没有症状，上述检查的价值有限[130]。美国皮肤病学会的一个任务小组提出，是否一开始就进行影像学及血液学检查，应该是有选择的[131]，应在完整病史和体检发现的基础上选择。在一项涵盖了200多名最初进行胸片检查的无症状黑色素瘤患者的研究中，肺转移真正的放射线阳性率为0，假阳性率为7%[130]。

　　欧洲首先引入的简单而有效的检查技术是淋巴结超声[132]。超声检查使用7.5～10 MHz的探针来检查原发性皮肤黑色素瘤瘢痕、淋巴结引流区和局部淋巴结区域的肿瘤。在1/3的患者中，转移病灶在形成结节前就能被超声探测到。在一些欧洲国家，推荐采用淋巴结超声检查对厚度>1 mm的黑色素瘤患者进行分期和随访[133]。

　　血清标记物可以反映黑色素瘤的转移特性，最常用的标记是S100B和黑色素瘤抑制蛋白（MIA）。研

究发现，蛋白 S100B 反映黑色素瘤转移的灵敏度高于 MIA[134]。美国的一项大型研究发现，对于手术切除的高危黑色素瘤患者，血清 S100B 的高基线水平或水平升高是死亡风险的独立预后指标[135]。在欧洲，S100B 是应用最广的血清标志物，用于评估黑色素瘤转移，可在分期时使用，对于复发风险增加的患者，也可以与监测检查结合使用[133]。此外，研究发现，通过酪氨酸酶/MART-1 逆转录聚合酶链反应（RT-PCR）检测血液中的循环黑色素瘤细胞没有预测价值。

对 III / IV 期黑色素瘤患者的评估包括放射学检查，如胸部、腹部、骨盆、脑部 CT 或 MRI、正电子发射断层扫描（PET）-CT（表 113.12）。对于常规检查和分期，CT 是最佳选择。CT 也是检测肺转移最敏感的方法，而对于检测腹腔内和软组织转移，MRI 优于 CT[136]。转移成像的重大进展是使用 18F- 氟脱氧葡萄糖（FDG）的 PET 扫描，其原理是黑色素转移瘤的代谢率比正常组织高并能够利用更多葡萄糖。PET 现在与 CT 技术相结合，全身 PET-CT 是检测黑色素瘤转移最灵敏的技术[137]。但由于 PET-CT 价格昂贵，应适当筛选。

**表 113.12　转移性黑色素瘤的症状和诊断性检测**

| 转移部位（TNM） | 症状 | 诊断性检测 * |
|---|---|---|
| 皮肤、软组织转移（$T_xN_xM_{1a}$），在途转移（$T_xN_{1\sim3c}M_0$） | 丘疹或结节颜色从肤色、粉红色到蓝色、棕色或黑色不等，继发性溃疡或出血 | 组织病理学检查 |
| 脑转移（$T_xN_xM_{1d}$） | 头痛、恶心、癫痫、局灶性软弱无力、视力障碍、感觉异常 | MRI、CT 或 PET-CT |
| 肺转移（$T_xN_xM_{1b}$） | 胸痛、呼吸困难、咳嗽、咯血 | 胸部 X 线片、CT 或 PET-CT |
| 胃肠或肝转移（$T_xN_xM_{1c}$） | ● 胃肠道疾病：腹痛、贫血迹象（如疲劳、胸痛）、呕吐、便秘、黑便<br>● 肝：腹痛、黄疸 | ● CBC、CT 或 PET-CT，结肠镜检查<br>● 肝功能检测，LDH，CT、PET-CT 或 MRI |
| 骨转移（$T_xN_xM_{1c}$） | 疼痛、自发性骨折 | 骨扫描或 PET-CT |

\* 全面的病史和体格检查以及全血计数（CBC）和血液化学检查，包括乳酸脱氢酶（LDH）。在选定的黑色素瘤转诊中心（尤其是在欧洲）进行可溶性黑色素瘤标记物［例如 S100，黑色素瘤抑制性活性（MIA）蛋白白质］检测等特殊检查
CT，计算机断层扫描；MRI，磁共振成像；PET，正电子发射断层扫描

# 治疗

## 原发性黑色素瘤的治疗（I、II 期）

组织学诊断后，原发性黑色素瘤需要根据实际情况进行二次手术，根据 Breslow 厚度确定切除的范围（表 113.13），基于黑色素瘤细胞迁移到肿瘤边缘的能力确定合理的切缘，也就是说，黑色素瘤可能会比看上去延伸得更宽或更深。主要的目标是防止局部复发或顽固性损害。

原发性皮肤黑色素瘤的切除边缘在过去的几十年里发生了显著的变化。20 世纪 80 年代之前，黑色素瘤无论其厚度有多少，都被切除 5 cm 的边缘。世界卫生组织（World Health Organization，WHO）的一项随机试验表明，对于 Breslow 厚度 < 1 mm 的黑色素瘤，1 cm 范围的切除是安全和有效的。对于中等厚度黑色素瘤（Breslow 厚度为 1 ～ 4 mm），2 cm 的边缘与 4 cm 的边缘一样有效，可防止局部复发[139]。虽然目前的证据不足以确定最佳切除范围，但国际专家委员会制定了合适的指导原则，如表 113.13 所示[133, 140]。

切除的边缘也会受到特殊解剖部位的限制，如远端肢体、黏膜和面部，通常须采取个体化的手术方法[141]。例如，面部的恶性雀斑样痣黑色素瘤可能需要较窄的边缘，可以采用 Mohs 手术的显微切除方法来保留解剖结构。临床可见的边缘和组织病理学边缘的差异使得肢端黑色素瘤和黏膜黑色素瘤预后不好并伴有多中心转移，局部复发更频繁。因此，可以通过增加安全切缘（至少 1 cm）或通过显微镜控制缩窄切缘（例如，甲下黑色素瘤）进行切除[142]。

**表 113.13　原发性皮肤黑色素瘤的手术治疗**

| 肿瘤厚度 | 切除边缘（cm） | 注释 |
|---|---|---|
| 原位 | 0.5 | 脸部的恶性雀斑样痣黑色素瘤可以切除 1 cm 的边缘（特别是病灶直径 > 1.5 ～ 2 cm 时）或通过 Mohs 显微手术或放疗进行治疗；术后常使用局部咪喹莫德 |
| ≤ 1 mm | 1.0 | Mohs 显微手术可以考虑用于面部黑色素瘤 |
| 1.01 ～ 2 mm | 1.0 ～ 2.0 | |
| > 2 mm | 2.0 | |

可用的随机试验的证据不足以确定原发性皮肤黑色素瘤的最佳切除边缘，但多个专家国际委员会已经制定了相当一致的指导原则（总结于该表）。值得注意的是，进一步的调查工作可能会随着时间的推移改变护理标准（Adapted from Sladden MJ, et al. Surgical excision margins for primary cutaneous melanoma. Cochrane Database Syst Rev. 2009;（4）: CD004855.）

局部使用咪喹莫德治疗恶性雀斑样痣而非手术切除是一个有争议的话题，一部分临床医生仅将其作为主要治疗用于有严重合并症或面部病变，手术切除会导致毁损的老年患者，而其他人更常规使用，最初的病例系列报道了 80%～90% 的组织学清除率，但澳大利亚的一项研究表明，切除 5 mm 切缘恶性雀斑样痣后局部使用咪喹莫德 12 周，只有 53% 的患者（20/38）获得组织学清除[143]。在一项有 89 例恶性雀斑样痣患者的病例系列中，使用咪喹莫德直到局部发生溃疡，随访中位时间为 4.8 年，其中 16 例（18%）复发；黑色素瘤细胞的数量较多会增加局部复发风险[144]。最近一项系统回顾发现，每周使用 6 或 7 次咪喹莫德，至少使用 60 次，临床和组织学完全清除的可能性最大[145]。

### 局部复发

局部复发是指原发性黑色素瘤手术瘢痕周围 2 cm 内的复发（图 113.30 和 113.31）。复发是由于原发肿瘤的扩展或淋巴管内的扩展。局部复发的总体风险是 4%，较深的及有溃疡的损害以及头部、颈部和腿部远端的皮损复发风险更高[146]。局部复发与在途、局部和远处转移密切相关，但在多变量分析中，并不是一个独立的生存率预后指标[146]。有证据表明，局部复发、卫星灶和在途转移的患者预后相似[147]。不完全切除导致的局部复发，假如残留的肿瘤是原位的或处于放射性生长期，并且及时再次切除，而手术时尚未出现远处转移，没有证据表明这种情况会影响患者的生存率[148]。

### 区域转移黑色素瘤（Ⅲ期）的处理

70% 的患者的黑色素瘤转移主要是区域性的，即局限于原发性黑色素瘤的位置及其引流淋巴结。例如，转移可以表现为临床隐匿的淋巴结微转移、迅速增大的临床可见的宏转移，或在途转移。

#### 选择性淋巴结切除及淋巴结活检

对于＞1 mm 的皮肤黑色素瘤，即使没有任何证据（包括临床和影像学证据）检测到淋巴结受累，仍然有大约 20% 的患者出现淋巴结微转移灶[149]。基于黑色素瘤细胞向引流淋巴结有序迁移的推测，曾经推荐对所有的中危或高危患者进行区域淋巴结手术切除，该方法称为"选择性淋巴结切除（elective lymph node dissection, ELND）"。但四项针对原发性黑色素瘤患者的前瞻性多中心随机试验表明，接受 ELND 加扩大切除的患者，与单独行扩大切除的患者相比，并未表现出生存率的优势[150-153]。

随后，有人发明了一种创伤更小的技术来确定区

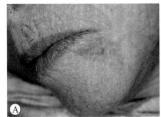
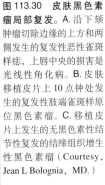
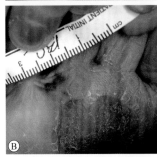
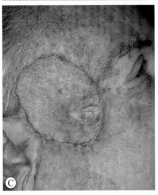

图 113.30　皮肤黑色素瘤局部复发。A.沿下颏肿瘤切除边缘的上方和两侧发生的复发性恶性雀斑样痣，上唇中央的损害是光线性角化病。B.皮肤移植皮片上 10 点钟处发生的复发性肢端雀斑样原位黑色素瘤。C.移植皮片上发生的无黑色素性结节性复发的结缔组织增生性黑色素瘤（Courtesy, Jean L Bolognia, MD.）

域淋巴结转移，即前哨淋巴结活检术（SLNB）。人们发现，皮肤部位的淋巴向 1 个或多个淋巴结群汇流，尤其向 1 个（或 2 个，但很少多个）淋巴结汇流，该淋巴结称为前哨淋巴结，它是转移的肿瘤细胞最先到达的部位。某一肿瘤部位的引流淋巴结群以及大概的前哨淋巴结位置可以通过核医学科的淋巴显像技术在皮肤上确认并标记。在手术中，结合局部扩大切除，锝硫胶体和蓝色染料被注射入黑色素瘤活检位置周围的皮肤中。在之前标注的前哨淋巴结位置切开一小部分，用手持的 γ 计数器和视觉检查来确认"热、蓝"的前哨淋巴结。取该前哨淋巴结活检，采用 HE 染色和免疫组化（如 MART-1/Melan-A、HMB45、S100）的方法进行连续切片检查。如果黑色素瘤的淋巴结微转移灶被确认，则应该对区域淋巴结进行清扫术。然而，对前哨淋巴结活检阳性患者行完全淋巴结清扫术的治疗益处受到质疑，因为其余淋巴结常无转移证据。

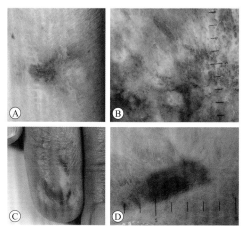

图 113.31 皮肤黑色素瘤局部复发。A. 小腿复发性恶性雀斑样痣，注意反复切除造成的凹陷瘢痕。B. 皮肤镜下，颜色上的不对称模式，表现为从浅棕色到深蓝灰色不等的多种颜色。C. 甲单位的复发性肢端雀斑样黑色素瘤。雀斑样黑色素瘤有复发的倾向。D. 皮肤镜下，表现为不对称的结构，即非典型色素网络和多种颜色，包括蓝灰色和灰白色

一项多中心研究比较了行完全淋巴结清扫术与对有淋巴结微转移灶的患者进行淋巴结超声检查并随访观察，其肿瘤相关的 3 年生存率相当[153a]。在淋巴结清扫中发现 11.5% 的患者出现非前哨淋巴结转移，后者是肿瘤复发的重要指标。淋巴水肿在淋巴结清扫组中占了24.1%，而在观察组中占 6.3%。

在厚度 ≥ 1 mm 的原发性皮肤黑色素瘤中，前哨淋巴结活检已成为分期和预测的标准操作，许多文献已将前哨淋巴列为生存率和复发的预后因素[154-155]，AJCC将其纳入皮肤黑色素瘤分期系统的后两个分期中（见表113.9 和113.10）[127]。2006 年，随机多中心，选择性淋巴结清扫术试验（Multicenter Selective Lymphadenectomy Trial，MSLT-1）证实了 SLNB 的预后价值，发现 SLNB组患者的无病生存率和 SLNB 阳性并接受完全淋巴结清扫术的患者生存率提高，对照组却出现了肉眼可见的淋巴结转移。然而，将接受 SLNB 的患者与未接受SLNB 的患者进行比较时，总生存率没有差异[156]。

针对该项 MSLT-1 试验 10 年生存率的最新分析证实了上述最初分析结果。对于中等厚度黑色素瘤和淋巴结转移的患者，前哨淋巴结活检基础上的治疗方案提高了 10 年无远处转移的生存率（$HR = 0.62$）和10 年黑色素瘤相关生存率（$HR = 0.56$）[157]。因此，SLNB 有助于提高局部淋巴结受累的黑色素瘤患者的生存率。对于前哨淋巴结组织学阴性但 RT-PCR 阳性的患者，完全淋巴结清扫术不能改善总生存率[158]。

有四个重要的理由支持对 Breslow 厚度 > 1 mm 但是无临床淋巴结累及证据的原发性皮肤黑色素瘤患者实施 SLNB：①为希望得到这一数据的患者获得最完整和准确的诊断和分期信息；②如果有微转移的证据，可通过完全淋巴结清扫获得有关复发风险的额外信息；③提供辅助治疗（例如伊匹木单抗）；④加入新的辅助疗法的临床试验。不进行 SLNB 的原因包括：①患者对可能的完全淋巴结清扫术或辅助治疗不在意；②不愿意知道是否存在微转移。

## 皮肤卫星灶和在途转移

卫星灶和在途转移一般发生在原发性皮肤黑色素瘤邻近的淋巴管，并向区域淋巴结引流。患者一般预后较差，常发生远处转移。然而，偶尔有些病例，尽管已发生多处在途转移，但肿瘤始终局限于小腿多年，治疗的方案还是局部控制。

皮肤转移瘤的治疗选择是手术治疗，但如果多处或广泛病变不适合手术，应考虑全身治疗。对于肢体多发性病变，单用美法仑肢体灌注，无论联合或不联合肿瘤坏死因子（TNF），都具有姑息治疗价值[159-160]。在有卫星灶 / 在途转移的 III 期患者中，上述治疗甚至可获得治愈，有报道 5 年和 10 年生存率分别为 40% 和30%，其他治疗包括冷冻治疗、激光治疗和试验性方法，如病灶内 / 局部 IL-2（图 113.32）、电化学疗法、米替福新、干扰素 - α 和咪喹莫德[161]。

## 临床可见的淋巴结转移

如果临床上或通过影像学技术诊断出淋巴结转移，则标准治疗是完全淋巴结清扫，即相应淋巴结群在解剖学意义上的完全清扫[133, 140]。通常根据淋巴结受累的解剖学区域来调整完全淋巴结清扫范围，例如，在

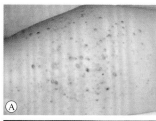
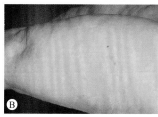

图 113.32 病灶内白细胞介素 -2（IL-2）治疗。A. 病灶内低剂量 IL-2 治疗多处在途转移 6 周。B.1 年后完全消退，随访 7年未见复发

腹股沟淋巴结肿大的情况下，如果 PET 或盆腔 CT 扫描显示髂骨和（或）闭孔淋巴结肿大，建议行腹部沟深部解剖清扫，但随着更有效的方法出现，这些建议可能会被修改。

## 辅助治疗

辅助治疗的目的是消除临床不明显的微转移。辅助治疗的主要靶向人群是切除后的高危 II 期或 III 期黑色素瘤患者。一些试验也以 IV 期患者为对象。许多术后的辅助治疗方法，包括系统化疗及利用微生物，如卡介苗（BCG）或短小棒状杆菌（Corynebacterium parvum）的免疫治疗，通过随机对照试验，没有一项被证实是成功的。

目前只有伊匹木单抗（用于 III 期）和 IFN-α（用于 III 期和高危 II 期）被批准用于黑色素瘤的辅助治疗，因此患者可以选择参加临床试验。IFN-α 是干扰素蛋白家族的 I 型成员之一，具有多效性，包括诱导 MHC- I 类分子表达，活化 NK 细胞，诱导树突状细胞成熟。某些作用具有直接或间接抗肿瘤效应[162]。区分高剂量 IFN-α 治疗和低剂量 IFN-α 治疗很重要，前者的目的是达到最大的耐受剂量（在诱导阶段每周 5 天静脉注射 20 MIU/m²，随后皮下注射 10 MIU/m² 每周 3 次），而后者在副作用方面更加容易耐受（通常皮下注射 3 MIU/m²，每周 3 次）。INF-α 是 FDA 批准的辅助用药，由于其半衰期长，可每周用药一次（表 113.14）。

有两项研究（ECOG 1684 和 ECOG 1694）表明，高剂量 IFN-α 与对照组相比能够改善无复发及总生存率（见表 113.12）。但是，另外一项高剂量 IFN-α 的研究（ECOG 1690）没有发现总生存率的提高。高剂量 IFN-α 的毒性包括流感样症状及神经精神（抑郁、

### 表 113.14 用干扰素 -α 辅助治疗黑色素瘤的剂量方案

| 方案 | 剂量 | 频率 | 间隔 | 分期 |
|------|------|------|------|------|
| **低剂量** | 300 万 IU 皮下注射 | 每周第 1、3、5 天 | 18 个月 | II～III期 |
| **高剂量** | | | | |
| 起始治疗 | 2000 万 IU/m² 静脉快速推注 | 每周第 1～5 天 | 4 周 | III期 |
| 维持治疗 | 1000 万 IU/m² 皮下注射 | 每周第 1、3、5 天 | 11 个月 | III期 |
| **聚乙二醇化** | | | | III期 |
| 起始治疗 | 6 μg/kg 皮下注射 | 每周第 1 天 | 8 周 | III期 |
| 维持治疗 | 3 μg/kg 皮下注射 | 每周第 1 天 | 共 5 年 | III期 |

自杀倾向）、血液系统和肝的副作用。这些毒性对患者的生活质量有重要的影响。在高剂量 IFN-α 治疗组中，有 2/3 的患者在治疗的第一个月要进行剂量的调整。在 Sunbelt Melanoma 试验中，SLNB 后单一淋巴结阳性的患者接受完全淋巴结清扫术，那些随机接受辅助高剂量 IFN 治疗的患者在生存率上没有优势[158]。因此，高剂量 IFN-α 辅助治疗的使用受到质疑，尤其是在欧洲，因为其对总生存率影响的不一致报道以及相当大的剂量依赖性毒性。对于低剂量 IFN-α，随机研究一致报道了其在无复发生存率方面的益处，另有一项研究报道，与未治疗组相比其在总生存率上获益[163-165]。

在一项用 IFN-α 辅助治疗治疗的高风险黑色素瘤大规模随机临床试验荟萃分析中[166]，IFN 治疗剂量分为：高（20 MIU/m²）、中等（5～10 MIU/m²）、低（3 MIU/m²）和非常低（1 MIU/m²），按治疗持续时间（< 6 个月、12～18 个月或 > 24 个月）分层。研究显示，INF-α 治疗的总生存率改善有显著统计学意义（$P = 0.008$），但不同剂量（$P = 0.8$）、不同治疗持续时间（$P = 0.9$）之间没有明显差异。因此，辅助性 IFN 治疗可改善 II / III 期黑色素瘤患者的总生存期，然而在 5 年生存率上的获益很小（约 3%，95%CI 1%～5%）。总之，不管剂量、治疗间隔时间、治疗持续时间或制剂（聚乙二醇化），辅助 IFN-α 治疗对于无复发生存率都有明显的益处，而且对总体生存率也有很小的益处。

尽管在辅助 IFN-α 治疗黑色素瘤有超过 20 年的经验，但仍有许多未知的问题。首先，最优的剂量并不清楚。据报道，高剂量的 IFN-α 能够诱导更持久的反应率，然而，这并没有令人信服的证明。在唯一一项比较高剂量 IFN-α 与低剂量 IFN-α 治疗的随机试验中，两种方案的无复发生存率几乎相同，并且，两种方案都没能改善总生存率[167]。随后，使用改良的高剂量 IFN-α 进行 1 个月的起始治疗，接着 18 个月的低剂量 IFN-α 维持治疗也不能改善总生存率[168]。其次，最佳治疗持续时间未知。在一项大型随机试验中，低剂量 IFN-α 辅助治疗时间从 18 个月延长至 60 个月，最终并不能改善总生存率[169]。第三，聚乙二醇化 IFN-α 制剂的作用尚不清楚。EORTC 的一项大型临床试验测试了聚乙二醇化的 IFN-α，与观察结果对比，发现能够提高无病生存率，但是对总生存率没有影响[170]。在随机试验中直接比较没有发现聚乙二醇化的 IFN-α 优于传统的 IFN-α[171]。第四，最佳的 IFN-α 治疗人群尚未明确。在 EORTC 的两项大型临床试验中，有前哨淋巴结微转移和明确的原发肿瘤溃疡的患者使用辅

助性 IFN-α 治疗均可以增加获益[170, 172]，因此，患者满足这些特定的标准均可以使用辅助性 IFN-α 治疗。

另一个被批准用作 Ⅲ 期患者的辅助治疗的药物是伊匹木单抗，使用方法：10 mg/kg，每 3 周使用一次，连续使用 4 次，之后改为每 3 个月使用 1 次，一共使用 3 年。在一项涉及 951 名患者的随机试验中，排除了在途转移或淋巴结微转移（＜ 1 mm）的患者，其中位随访时间为 5.3 年，试验组和对照组无复发生存率分别为 41% 和 30%，而 5 年总体生存率分别为 65% 和 54%。值得注意的是，治疗组中有一半以上的患者由于不能耐受副作用停止治疗（见表 21.18），并且有 5 例患者死于药物相关不良反应[173]。

## 远处转移黑色素瘤（Ⅳ期）治疗

过去几年来，一些有效的治疗手段，尤其是激酶抑制剂和免疫检查点抑制剂被用于治疗晚期转移黑色素瘤，使得生存率有很大提高[173a]。对激酶抑制剂的反应很快很高，但容易对治疗发生抵抗，而免疫位点抑制剂的反应率较低，但反应往往持久。在引入这些疗法之前，Ⅳ 期黑色素瘤的预后较差，5 年生存率约为 10%，中位生存期约为 9 个月[174]。在 AJCC 亚分期中，观察到了生存率的差异，且软组织转移（M1a）比内脏转移（M1b、M1c、M1d）预后更好。对于这些每个转移的部位来说，LDH 高水平预后较差（从 0 升高至 1，参见表 113.9）。多变量分析显示，多于一个转移灶、一个以上器官累及、诊断年龄较大具有更低的生存率[174]。对于只有很少的转移和一到两个器官受累的患者中，可选择具有治愈效果的手术或其他消融治疗方法。

### 手术

众所周知，黑色素瘤容易扩散到多个器官中，切除转移灶可以很好地缓解症状，部分患者可延长生存期[175]。多项研究证实，切除转移性黑色素瘤的患者能够获得明确而持久的生存优势。完全切除肿瘤病灶、切缘阴性和孤立性非内脏转移黑色素瘤是影响预后的有利因素。对于某些适应证，如孤立性肺转移灶，手术治疗后平均 5 年存活率可达到 30%。对于脑转移瘤，单纯手术切除可能使中位生存期延长至 10 个月左右，对生活质量的改善具有重要意义[176]。

### 放射治疗

因为早期研究中观察到的不乐观的临床效果，黑色素瘤放射治疗（放疗）的效果通常被低估[177]。此外，放疗被成功地用作远处转移而不能手术切除的患者的姑息治疗手段。具体的适应证包括骨转移的疼痛、脊髓压迫、脑转移及局部控制皮肤疾病，但并不支持在局部的淋巴结清扫后使用辅助放疗。尽管辅助放疗可以改善淋巴结群以下的局部病灶的控制，但不会改善无进展生存率和总生存率[178]。

全脑放疗结合手术切除是脑转移的主要治疗措施。这一方法的中位生存时间为 10 个月。近来的一项进展是使用"伽马刀"或线性加速器的立体定向放疗手术，可获得相似的结果。其作为一种独立的治疗方法，可以治疗多达 5 处脑转移灶，患者中位生存时间为 11.1 个月，1 年和 2 年生存率分别为 48% 和 18%[179]。与手术治疗或全脑放疗相比，放疗手术的益处是无围术期并发症，降低对生活质量的不良影响。

### 系统治疗

对远处转移患者的主要治疗手段是系统治疗。随着靶向治疗的使用，系统治疗用药发生了很大的变化，特别是 BRAF 和 MEK 抑制剂以及使用检查点抑制剂的免疫治疗（表 113.15）。相比于化疗，这些疗法现在被认为是一线治疗。由于 BRAF 一个氨基酸改变而导致其激活（例如 BRAF V600E）以及肿瘤载量更高的

| 表 113.15 | 转移性黑色素瘤的主要全身治疗——靶向治疗和检查点抑制剂 | |
|---|---|---|
| **靶向 MAPK 通路**（见图 113.2） | | **FDA 于 2017 年 7 月批准** |
| BRAF 抑制剂（选择性*） | 达拉菲尼 | √ |
| | 康奈菲尼 | |
| | 威罗菲尼 | √ |
| MEK 抑制剂 | 贝美替尼 | |
| | 考比替尼 | √ |
| | 曲美替尼 | √ |
| **免疫检查点抑制剂**（见图 128.9） | | |
| 抗 CTLA-4 抗体 | 伊匹木单抗 | √ |
| | 曲美木单抗 | |
| 抗 PD-1 抗体 | 纳武单抗 | √ |
| | 帕博丽珠单抗 | √ |
| | pidilizumab | |
| 抗 PD-L1 抗体 | atezolizumab | 批准用于非小细胞肺癌和尿路上皮癌 |
| | avelumab | 批准用于转移性 Merkel 细胞癌 |
| | durvalumab | 批准用于膀胱癌（PD-L1 阳性） |

\* BRAF 位置 600 处有特定氨基酸替换的靶向黑色素瘤，最常见的是 V600E，较少见于 V600D 或 V600K。
MAPK，促分裂原活化蛋白激酶

黑色素瘤患者中，激酶抑制剂优于免疫治疗，但仍在研究更理想的方案。

## 分子靶向治疗

肿瘤基因分型表明约 45% 的黑色素瘤存在 BRAF 激活突变，约 15% 存在 NRAS 激活突变，从而导致调节细胞增殖的 RAS-RAF-MEK-ERK（MAPK）信号传导通路的激活（见图 113.2）。*BRAF* 中的特定点突变导致谷氨酸（E）在密码子 600 处取代缬氨酸（V），V600E 占 *BRAF* 突变的 90%。已经研发出选择性 BRAF 靶向突变激酶的口服小分子抑制剂，其中威罗菲尼和达拉菲尼已经通过以达卡巴嗪（DTIC）为对照的 III 期临床试验，获得 FDA 和 EMA 的批准上市[180-181]。这两种激酶抑制剂具有相似的快速治疗效果和副作用（见表 21.16），而威罗菲尼的 UVA 光敏性更为常见。然而，单独使用选择性 BRAF 抑制剂治疗的患者平均经过 6 个月的治疗后会出现肿瘤耐药。此外，由于野生型 BRAF 在角质形成细胞中 MAPK 通路的矛盾激活，并且经常发生 RAS 突变，皮肤鳞状细胞癌（SCC）和角化棘皮瘤在选择性 BRAF 抑制剂治疗的患者中发生率高达 25%。

对选择性 BRAF 抑制剂治疗的耐药机制包括通过突变激活或 COT 过表达导致 MEK 活性增加，以及表达截短形式的 BRAF（其二聚化并激活 MAPK 途径）和过表达血小板衍生的生长因子。因此，可以使 MEK 抑制剂与选择性 BRAF 抑制剂结合，以推迟耐药的发展（见表 113.15）。激酶抑制剂的这种组合延长了治疗耐药至 10 个月的平均时间[182-183]。重要的是，选择性 BRAF 抑制剂的皮肤副作用，包括鳞状上皮乳头瘤、足底角化病和 SCC 显著减少。对于有 BRAF 激活突变的黑色素瘤患者，推荐使用选择性 BRAF 抑制剂与 MEK 抑制剂的组合。未来是否会出现多药而非两药的治疗方案尚待确定。

对于 NRAS 突变的黑色素瘤患者，BRAF 抑制剂无效，但给予 MEK 抑制剂可导致 25% 的患者有拮抗肿瘤的反应。黑色素瘤患者的一个亚组，尤其是肢端雀斑样痣黑色素瘤或黏膜黑色素瘤患者，具有 KIT 基因的扩增和（或）突变，导致 KIT 受体活性增强（见图 113.1）[184]。此类患者的临床试验表明，KIT 基因受体抑制剂治疗黑色素瘤有效，伊马替尼或尼洛替尼的反应优于达沙替尼（见图 113.2）[184a-184c]。

## 免疫治疗

免疫治疗的概念是基于免疫系统可以对抗肿瘤的理论发展而来。黑色素瘤是一种典型的免疫源性肿瘤。

故而，输注免疫系统效应因子，如细胞因子、杀伤细胞或抗体等可获得治疗效果。目前，免疫检查点抑制剂、高剂量 IL-2、接种肿瘤疫苗和过继 T 细胞疗法是最有希望的治疗方法。

### 免疫检查点抑制剂

免疫检查点抑制剂对于 IV 期 *BRAF* 激活突变的黑色素瘤患者是一线治疗药物[185]。目前为止，FDA 和 EMA 已经批准了一种抗 CTLA-4 抗体和两种抗 PD-1 抗体治疗（见表 113.15）。这些抗体拮抗 T 细胞上的抑制性受体，从而激活对黑色素瘤抗原的现有免疫应答（见图 128.9）。这一策略与数十年单纯增强现有免疫刺激机制的疫苗试验相反。

**细胞毒性 T 淋巴细胞相关抗原 -4（CTLA-4）阻断剂** B7 和 T 细胞上 CD28 的抗原呈递细胞相结合产生的共刺激信号与 T 细胞受体结合才能产生完整的 T 细胞激活。CTLA-4 是 CD28 的同系物，是在 T 细胞活化后上调的抑制性 T 细胞受体。CTLA-4 的正常功能是与 CD28 竞争结合 B7 以便下调 T 细胞活化，通过去除共刺激信号作为天然"制动"。CTLA-4-B7 相互作用可以用抗 CTLA-4 单克隆抗体阻断，CTLA-4 单克隆抗体对 CTLA-4 的亲和力高于 B7（见图 128.9）。因此，抑制信号被阻止并且释放了 T 细胞活化时的"制动"。

已研究出两种完人类抗 CTLA-4 单克隆抗体（mAb）——曲美木单抗和伊匹木单抗，而后者更是获得 FDA 和 EMA 批准用于转移性黑色素瘤的治疗[186-187]。作为单一的使用药物，客观的反应率为 15%，其中很大一部分反应持久。3 年后，伊匹木单抗联合达卡巴嗪的生存率为 21%，而单独使用达卡巴嗪生存率仅为 12%。虽然对抗 CTLA-4 单克隆抗体的反应持久，但它们可能需要使用长达 12 周甚至更长的时间才能起效[188]。

抗 CTLA-4 单克隆抗体的副作用是与自身免疫相关的疾病，包括结肠炎、肝炎、甲状腺炎、垂体炎、皮炎和白血病。值得注意的是，白癜风样白斑病的发展与临床症状改善相关。表 21.18 列出了其他的皮肤和系统副作用。系统使用皮质类固醇通常用于治疗这些与自身免疫有关的不良反应。伊匹木单抗联合抗 PD-1 抗体纳武单抗治疗（61%）与单用伊匹木单抗（11%）相比，有效率增加，但其导致 3 级和 4 级副作用也显著增加[189]。

**程序性细胞死亡因子 1（PD-1）及其配体（PDL1）的阻断剂** PD-1 是 CD28 家族的抑制性免疫受体，在肿瘤的免疫逃逸中起着重要的作用。PD-1（CD279）与其配体 PD-L1（B7-H1，CD274）通过抑制 T 细胞增殖和效应功能来诱导肿瘤特异性 T 细胞的凋亡。阻断 PD-1 或 PD-L1 可以恢复功能失调的 T 细胞的免疫功能，包括增强细胞因子的产生和细胞溶解。由于 PD-L1 在肿瘤细胞上广泛表达，所以这种阻断集中于 T 细胞-癌细胞相互作用，即 T 细胞的效应相（见图 128.9）。

两种抗 PD-1 抗体——纳武单抗和帕博丽珠单抗，被批准为转移性黑色素瘤的一线治疗药物（见表 113.15）。与伊匹木单抗（ipilimumab）一样，患者无需有 BRAF 激活突变。与达卡巴嗪治疗患者的一年总生存率 42% 相比，接受 nivolumab 患者的一年生存率为 73%[190]，客观有效率为 40%（达卡巴嗪为 14%）。当作为单一疗法使用时，纳武单抗和帕博丽珠单抗都比伊匹木单抗更有效，例如，纳武单抗诱导中位无进展生存期（PFS）为 6.9 个月，而伊匹木单抗为 2.9 个月[191]；帕博丽珠单抗客观反应率为 33%，而伊匹木单抗为 12%[192]。更加激动人心的是，接受 PD-1 检查点抑制剂的患者，临床效应提高，而结肠炎发病率降低，患者保持有多样性的微生物群。

抗 PD-1 抗体的自身免疫相关副作用与抗 CTLA-4 抗体的自身免疫相关副作用重叠，包括肺炎和肾炎（见表 21.18）。然而，超过一半接受纳武单抗治疗的患者会出现 3 级或 4 级副作用，而用帕博丽珠单抗单药治疗的患者主要有 1 级或 2 级副作用。有客观反应的患者更可能发展白癜风样白斑病[193]。利用靶向 PD-L1 的抗体而不是 PD-1 抗体是另一种治疗方法，这些抗体已被批准用于治疗其他表达 PD-L1 的肿瘤（见表 113.15）。值得注意的是，在 PD-L1 阴性肿瘤患者中，纳武单抗联合伊匹木单抗延长中位无进展生存期 PFS 的程度高于单独纳武单抗（11.2 个月 vs. 5.3 个月），而在 PD-L1 阳性肿瘤患者中，两种治疗方案导致患者的 PFS 类似[191]。

### 高剂量白细胞介素 -2 治疗

高剂量重组 IL-2 于 1998 年获得美国 FDA 批准用于治疗转移性黑色素瘤，但未在欧洲获得批准。在转移性黑色素瘤患者的 II 期临床试验中，观察到约 16% 的客观反应率[194-195]。住院高剂量方案包括每 8 h 600 000 U/kg IL-2，最多 14 次。一小部分患者（约 5%）获得了长期、持久的肿瘤完全消退。但是，这种治疗方法还没有被证明能够提高总体生存率，并且从未进行过 III 期临床试验。此外，IL-2 治疗相关的不良反应较重，包括毛细血管渗漏综合征，需要入住重症监护室。当联合使用 gp100 肽疫苗与高剂量 IL-2 时，

应答率和无进展生存率均显著改善[196]。

### 肿瘤疫苗

肿瘤疫苗一直在追求通过改善抗原呈递和引发耐受效应记忆 T 细胞反应的能力达到增强免疫识别和抗肿瘤免疫反应的作用。增加对能够引发抗肿瘤免疫力的相关抗原表位的了解促进各种疫苗方法的产生。尽管疫苗耐受性良好，但很少用对检测疫苗是否诱导免疫应答至关重要的方法进行监测。老年人的广泛肿瘤细胞疫苗大型 III 期临床试验尚未证明抗肿瘤的有力临床证据。

美国的大型多中心 ECOG 试验中已证实肽疫苗对晚期转移性黑色素瘤患者产生免疫应答的诱导[198]，例如，通过 ELISPOT 检测，超过 1/3 接种疫苗的患者 IFN-γ 的 T 细胞产生增加。有趣的是，那些表现出对三肽（gp100，MART-1/Melan-A 和酪氨酸酶 HLA-A2 表位）免疫应答的患者的生存率显著提高，几乎是不对一种或多种疫苗发生免疫应答患者的 2 倍。

### 病灶内溶瘤病毒治疗

2015 年，FDA 和 EMA 批准了一种基因改造的活溶解性疱疹病毒疗法（talimogene laherparepvec），用于治疗转移到皮肤和淋巴结的黑色素瘤。将病毒直接注入肿瘤内，治疗时间为第 1 天、3 周后，然后每隔 2 周注射一次，总共持续至少 6 个月。在一项涉及 436 例患者的多中心对照试验中，那些接受 talimogene laherparepvec 治疗的患者，其肿瘤大小在持续 6 个月治疗后减少 16.3%，但总体生存率无改善[199]。皮肤主要的副作用是蜂窝组织炎，值得注意的是，这种疗法在免疫抑制和妊娠患者中禁止使用。

### 免疫细胞输入疗法

免疫细胞输入疗法在转移性黑色素瘤患者中产生了一些显著的反应，在高度选择的患者群体中反应率为 49%～72%[200]。由国家肿瘤中心进行的免疫细胞输入疗法复杂且价格昂贵，涉及多个步骤：首先，必须从患者的肿瘤中分离特异性致敏的抗肿瘤淋巴细胞或用自体黑色素瘤细胞体外刺激，为达到此目的，需要在含有 IL-2 的培养基中体外培养肿瘤浸润淋巴细胞，以获得限制性 MHC 识别的自体黑色素瘤细胞。其次，免疫细胞输入疗法取决于体内存在大量能够识别黑色素瘤细胞，并能够破坏肿瘤组织的抗肿瘤淋巴细胞，所以抗肿瘤淋巴细胞必须体外大量扩增。理想免疫细胞输入数量超过 10^11 个。由于临床反应与培养较短时间（14 天）的细胞有关，所以利用 IL-2、抗 CD3 抗体和受照射的同种异体饲养细胞开发了用于快

速扩增的方案[201]。

第三步为使患者准备免疫细胞输入，需要进行淋巴细胞清理。免疫细胞输入前 7 天，给予由环磷酰胺和氟达拉滨组成的非清髓性淋巴细胞清除方案[200]。第四，进行以使患者准备免疫细胞输入，随着高剂量 IL-2 处理 3 天，将肿瘤浸润淋巴细胞以 0.5 ～ 1h 的速度静脉内输注给药，然后在 24h 内开始高剂量 IL-2 治疗。在非清髓性淋巴细胞化疗后，免疫细胞输入疗法导致约 50% 的反应率。

然而，这种免疫细胞输入疗法并不普遍，它主要在美国研究所和世界上其他一些机构的国家癌症中心进行研究。

### 化学疗法

在过去的 40 年中，细胞毒性化疗药对转移性黑色素瘤有一定效果（图 113.16）。使用的药物包括达卡巴嗪（dacarbazine，DTIC）/ 替莫唑胺、顺铂、长春地辛 / 长春碱、BCNU/ 福莫司汀和紫杉醇 / 多西紫杉醇。尽管过去的 20 年也出现了多种新的化疗药物，并且在体外及 I / II 期临床试验中观察到了对黑色素瘤的拮抗活性，但对黑色素瘤的生存率并没有显著影响[202-203]。在一些容易获得靶向治疗和检查点抑制剂的国家，化疗通常作为挽救治疗用于少数患者。然而，在较低收入国家，由于这些新型药物的费用高，化疗通常是一线治疗。

**表 113.16　用于转移性黑色素瘤的化疗药物**

| 药物 | 剂量 | 客观反应率 * |
|---|---|---|
| 达卡巴嗪（DTIC），5 天 | 每 3 ～ 4 周 250 mg/m² 静脉内给药 5 天，每 3 ～ 4 周一次 | 12% ～ 17% |
| 达卡巴嗪（DTIC），1 天 | 静脉注射 800 ～ 1200 mg/m²，每 3 ～ 4 周一次 | 5% ～ 23% |
| 替莫唑胺 | 150 ～ 200 mg/m² 每日口服，每 4 周 5 天 | 13% ～ 21% |
| 福莫司汀 | 第 1 天、第 8 天 和 第 15 天 100 mg/m² 静脉滴注，然后停止 5 周。以后每 3 周重复一次剂量 | 7% ～ 24% |
| 长春地辛 | 每 14 天 3 mg/m² 静脉滴注 | 12% ～ 26% |
| 干扰素 - α | 900 ～ 1800 万 IU/m²，皮下注射，每周 3 次 | （13% ～ 25%） |
| 白细胞介素 -2 | 600000 IU/kg，15 min 静脉滴注，每 8h 一次，持续 5 天（总计 14 次）。每 2 周重复一次，具体取决于反应和毒性 | （16% ～ 21%） |

\* 客观缓解率是从随机对照临床试验中确定的，如果没有，则从 II 期试验或回顾性研究（括号内）确定

最广为使用的化疗药物仍然是 DTIC。在大多数试验中，单一药物即可获得良好的效果，当和 IFN-α 或他莫昔芬联合使用时一样有效。当单一使用 DTIC 时，可以获得 10% ～ 15% 的治疗反应，平均反应持续时间为 5 ～ 6 个月。口服烷化剂替莫唑胺（MTIC 的前体药，DTIC 的活性代谢产物）对中枢神经转移有一定的效果，和 DTIC 的效果类似[204-205]。福莫司汀是亚硝基脲家族成员之一，对包括脑转移的黑色素瘤有一定效果。

## 黑色素瘤的监测

纵向管理黑色素瘤患者的方案在世界范围内有所不同，目前没有普遍接受的指导方针。主要目标是确定潜在的可治愈的局部复发区域和确定其他原发性皮肤黑色素瘤，这些患者的终生随访很重要，原因如下：①这些患者有再次发生原发性黑色素瘤的风险（3.5% ～ 4.5%）；②局部复发的风险（约 4%，最初诊断后的 2 ～ 5 年和肿瘤较厚、溃疡以及头 / 颈 / 远端下肢复发风险最高）；③超晚期复发（> 15 年）的风险，这是不可预测的，但确实有可能发生；④其他皮肤和非皮肤恶性肿瘤的风险增加。

大部分 I / II 期皮肤黑色素瘤都会出现局部区域复发，而 III / IV 期患者最常出现全身转移，后者通常需要到肿瘤科就诊。关于皮肤病访问频率的建议在国际上和临床医生中有所不同。所有复发的病例 90% 发生在初次诊断后的前 5 年（前 2 年的风险最高），因此大多数专家建议在诊断后 2 年每年进行 1 ～ 4 次皮肤科随访（取决于风险因素和频率的肿瘤访视），然后 6 ～ 12 个月后随访一次直至终身。随访的频率还受黑色素细胞痣数量，是普通痣还是非典型痣，以及原发性皮肤黑色素瘤数量的影响。

皮肤科随访项目包括：①更新的病史；②系统评估（例如任何新发或有变化的皮损、"肿块或隆起物"、体重减轻、疲劳、头痛或咳嗽）；③ TBSE；④黑色素瘤瘢痕 / 切除部位和周围区域的检查和触诊，用于评估局部复发或转移中的肿瘤；⑤淋巴结检查；⑥症状和体征相应的实验室和影像学检查。建议患者坚持防晒措施，在家做皮肤自我检查，并口服维生素 D 补充剂。还应该鼓励家庭成员接受 TBSE。

虽然目前一直在争论随访的价值[206]，一项综述回顾了所有早期发现并切除的转移黑色素瘤文献，得出结论如下[207]：

● 对于在途转移和区域淋巴结转移的患者，诊断时转移性结节的肿瘤体积具有预后意义，发生

转移的结节的数量或者最大直径对于预后有重要意义。因此，早期检测会影响Ⅲ期黑色素瘤的预后。

- 对于发生远处转移的患者，手术切除所有可识别的转移瘤（如果可能）可延长生存期。

因此，早期发现黑色素瘤转移可以延长生存期。

在一项前瞻性随访研究中，超过2000名患者根据复发时间分为复发早期或复发晚期，在早期阶段被发现的患者比晚期阶段的患者有更多的无复发生存率和总体生存率[208-209]。最后，之所以有人质疑监测早期转移对患者生存率的意义是因为系统治疗的效果实在有限。

（杨仙鸿　高　萌译　姜祎群校　孙建方审）

# 参考文献

1. Garbe C, Leiter U. Melanoma epidemiology and trends. Clin Dermatol 2009;27:3–9.
2. Siegel RL, Miller KD, Jemal A. Cancer statistics, 2017. CA Cancer J Clin 2017;67:7–30.
3. Pleasance ED, Cheetham RK, Stephens PJ, et al. A comprehensive catalogue of somatic mutations from a human cancer genome. Nature 2010;463:191–6.
4. Hodis E, Watson IR, Kryukov GV, et al. A landscape of driver mutations in melanoma. Cell 2012;150:251–63.
5. Bastian BC. The molecular pathology of melanoma: an integrated taxonomy of melanocytic neoplasia. Annu Rev Pathol 2014;9:239–71.
6. Horn S, Figl A, Rachakonda PS, et al. TERT promoter mutations in familial and sporadic melanoma. Science 2013;339:959–61.
7. Curtin JA, Fridlyand J, Kageshita T, et al. Distinct sets of genetic alterations in melanoma. N Engl J Med 2005;353:2135–47.
8. Krauthammer M, Kong Y, Ha BH, et al. Exome sequencing identifies recurrent somatic RAC1 mutations in melanoma. Nat Genet 2012;44:1006–14.
9. Curtin JA, Busam K, Pinkel D, Bastian BC. Somatic activation of KIT in distinct subtypes of melanoma. J Clin Oncol 2006;24:4340–6.
10. Davies H, Bignell GR, Cox C, et al. Mutations of the BRAF gene in human cancer. Nature 2002;417:949–54.
11. Meyle KD, Guldberg P. Genetic risk factors for melanoma. Hum Genet 2009;126:499–510.
12. Salmena L, Carracedo A, Pandolfi PP. Tenets of PTEN tumor suppression. Cell 2008;133:403–14.
13. Madhunapantula SV, Robertson GP. The PTEN-AKT3 signaling cascade as a therapeutic target in melanoma. Pigment Cell Melanoma Res 2009;22:400–19.
14. Curtin JA, Stark MS, Pinkel D, et al. PI3-kinase subunits are infrequent somatic targets in melanoma. J Invest Dermatol 2006;126:1660–3.
15. Worm J, Christensen C, Gronbaek K, et al. Genetic and epigenetic alterations of the APC gene in malignant melanoma. Oncogene 2004;23:5215–26.
16. Reifenberger J, Knobbe CB, Wolter M, et al. Molecular genetic analysis of malignant melanomas for aberrations of the WNT signaling pathway genes CTNNB1, APC, ICAT and BTRC. Int J Cancer 2002;100:549–56.
17. Takahashi Y, Nishikawa M, Suehara T, et al. Gene silencing of beta-catenin in melanoma cells retards their growth but promotes the formation of pulmonary metastasis in mice. Int J Cancer 2008;123:2315–20.
18. O'Connell MP, Weeraratna AT. Hear the Wnt Ror: how melanoma cells adjust to changes in Wnt. Pigment Cell Melanoma Res 2009;22:724–39.
19. Lin JY, Fisher DE. Melanocyte biology and skin pigmentation. Nature 2007;445:843–50.
20. Widlund HR, Fisher DE. Microphthalamia-associated transcription factor: a critical regulator of pigment cell development and survival. Oncogene 2003;22:3035–41.
21. Cheli Y, Ohanna M, Ballotti R, Bertolotto C. Fifteen-year quest for microphthalmia-associated transcription factor target genes. Pigment Cell Melanoma Res 2010;23:27–40.
22. Valverde P, Healy E, Jackson I, et al. Variants of the melanocyte-stimulating hormone receptor gene are associated with red hair and fair skin in humans. Nat Genet 1995;11:328–30.
23. Garraway LA, Widlund HR, Rubin MA, et al. Integrative genomic analyses identify MITF as a lineage survival oncogene amplified in malignant melanoma. Nature 2005;436:117–22.
24. Wellbrock C, Rana S, Paterson H, et al. Oncogenic BRAF regulates melanoma proliferation through the lineage specific factor MITF. PLoSOne 2008;3:e2734.
25. Antony PA, Restifo NP. CD4+CD25+ T regulatory cells, immunotherapy of cancer, and interleukin-2. J Immunother 2005;28:120–8.
26. MacKie RM, Hauschild A, Eggermont AM. Epidemiology of invasive cutaneous melanoma. Ann Oncol 2009;20(Suppl. 6):vi1–7.
27. Geller AC, Clapp RW, Sober AJ, et al. Melanoma epidemic: an analysis of six decades of data from the Connecticut Tumor Registry. J Clin Oncol 2013;31:4172–8.
28. Whiteman DC, Bray CA, Siskind V, et al. Changes in the incidence of cutaneous melanoma in the west of Scotland and Queensland, Australia: hope for health promotion? Eur J Cancer Prev 2008;17:243–50.
29. Bosetti C, La Vecchia C, Naldi L, et al. Mortality from cutaneous malignant melanoma in Europe. Has the epidemic levelled off? Melanoma Res 2004;14:301–9.
30. Buettner PG, Leiter U, Eigentler TK, Garbe C. Development of prognostic factors and survival in cutaneous melanoma over 25 years: an analysis of the Central Malignant Melanoma Registry of the German Dermatological Society. Cancer 2005;103:616–24.
31. Swetter SM, Soon S, Harrington CR, Chen SC. Effect of health care delivery models on melanoma thickness and stage in a university-based referral center: an observational pilot study. Arch Dermatol 2007;143:30–6.
32. Wellbrock C. Melanoma and the microenvironment – age matters. N Engl J Med 2016;375:696–8.
33. Lasithiotakis K, Leiter U, Meier F, et al. Age and gender are significant independent predictors of survival in primary cutaneous melanoma. Cancer 2008;112:1795–804.
34. Hayward NK. Genetics of melanoma predisposition. Oncogene 2003;22:3053–62.
35. Leachman SA, Carucci J, Kohlmann W, et al. Selection criteria for genetic assessment of patients with familial melanoma. J Am Acad Dermatol 2009;61:677. e1–14.
36. Sharpless E, Chin L. The INK4a/ARF locus and melanoma. Oncogene 2003;22:3092–8.
37. Yang G, Rajadurai A, Tsao H. Recurrent patterns of dual RB and p53 pathway inactivation in melanoma. J Invest Dermatol 2005;125:1242–51.
38. Goldstein AM, Chan M, Harland M, et al. Features associated with germline CDKN2A mutations: a GenoMEL study of melanoma-prone families from three continents. J Med Genet 2007;44:99–106.
39. Hansen CB, Wadge LM, Lowstuter K, et al. Clinical germline genetic testing for melanoma. Lancet Oncol 2004;5:314–19.
40. Potrony M, Badenas C, Aguilera P, et al. Update in genetic susceptibility in melanoma. Ann Transl Med 2015;3:210.
41. Landi MT, Kanetsky PA, Tsang S, et al. MC1R, ASIP, and DNA repair in sporadic and familial melanoma in a Mediterranean population. J Natl Cancer Inst 2005;97:998–1007.
42. Fargnoli MC, Pike K, Pfeiffer RM, et al. MC1R variants increase risk of melanomas harboring BRAF mutations. J Invest Dermatol 2008;128:2485–90.
43. Landi MT, Bauer J, Pfeiffer RM, et al. MC1R germline variants confer risk for BRAF-mutant melanoma. Science 2006;313:521–2.
44. Bishop DT, Demenais F, Iles MM, et al. Genome-wide association study identifies three loci associated with melanoma risk. Nat Genet 2009;41:920–5.
45. Stolz W, Schmoeckel C, Landthaler M, Braun-Falco O. Association of early malignant melanoma with nevocytic nevi. Cancer 1989;63:550–5.
46. Stadler R, Garbe C. Nevus associated malignant melanomas–diagnostic validation and prognosis. Hautarzt 1991;42:424–9.
47. Bauer J, Garbe C. Risk estimation for malignant transformation of melanocytic nevi. Arch Dermatol 2004;140:127.
48. Tsao H, Bevona C, Goggins W, Quinn T. The transformation rate of moles (melanocytic nevi) into cutaneous melanoma. A populationbased estimate. Arch Dermatol 2003;139:282–8.
49. Rodenas JM, Delgado-Rodriguez M, Farinas-Alvarez C, et al. Melanocytic nevi and risk of cutaneous malignant melanoma in southern Spain. Am J Epidemiol 1997;145:1020–9.
50. Swerdlow AJ, English J, MacKie RM, et al. Benign melanocytic naevi as a risk factor for malignant melanoma. Br Med J (Clin Res Ed) 1986;292:1555–9.
51. Weiss J, Bertz J, Jung EG. Malignant melanoma in southern Germany: different predictive value of risk factors for melanoma subtypes. Dermatologica 1991;183:109–13.
52. Clark WH Jr, Reimer RR, Greene M, et al. Origin of familial malignant melanomas from heritable melanocytic lesions. 'The B-K mole syndrome. Arch Dermatol 1978;114:732–8.
53. Garbe C, Buttner P, Weiss J, et al. Risk factors for developing cutaneous melanoma and criteria for identifying persons at risk: multicenter case-control study of the Central Malignant Melanoma Registry of the German Dermatological Society. J Invest Dermatol 1994;102:695–9.
54. Kraemer KH, Tucker M, Tarone R, et al. Risk of cutaneous melanoma in dysplastic nevus syndrome types A and B. N Engl J Med 1986;315:1615–16.
55. Tucker MA, Halpern A, Holly EA, et al. Clinically recognized dysplastic nevi. A central risk factor for cutaneous melanoma. JAMA 1997;277:1439–44.
56. Greene MH, Clark WH Jr, Reimer RR, et al. High risk of malignant melanoma in melanoma-prone families with dysplastic nevi. Ann Intern Med 1985;102:458–65.
57. Novakovic B, Clark WH Jr, Fears TR, et al. Melanocytic nevi, dysplastic nevi, and malignant melanoma in children from melanoma-prone families. J Am Acad Dermatol 1995;33:631–6.
58. Osterlind A, Tucker MA, Stone BJ, Jensen OM. The Danish case-control study of cutaneous malignant melanoma. II. Importance of UV-light exposure. Int J Cancer 1988;42:319–24.
59. Gandini S, Sera F, Cattaruzza MS, et al. Meta-analysis of risk factors for cutaneous melanoma: II. Sun exposure. Eur J Cancer 2005;41:45–60.
60. Shuster S. Is sun exposure a major cause of melanoma? No. BMJ 2008;337:a764.
61. Menzies SW. Is sun exposure a major cause of melanoma? Yes. BMJ 2008;337:a763.
62. McGovern VJ. Epidemiological aspects of melanoma: a review. Pathology 1977;9:233–41.
63. Elwood JM, Gallagher RP, Hill GB, et al. Pigmentation and skin reaction to sun as risk factors for cutaneous melanoma: Western Canada Melanoma Study. Br Med J (Clin Res Ed) 1984;288:99–102.
64. Green A, MacLennan R, Siskind V. Common acquired naevi and the risk of malignant melanoma. Int J Cancer 1985;35:297–300.
65. Harrison SL, MacLennan R, Speare R, Wronski I. Sun exposure and melanocytic naevi in young Australian

children. Lancet 1994;344:1529–32.
66. Bauer J, Buttner P, Wiecker TS, et al. Risk factors of incident melanocytic nevi: a longitudinal study in a cohort of 1,232 young German children. Int J Cancer 2005;115:121–6.
67. Wiecker TS, Luther H, Buettner P, et al. Moderate sun exposure and nevus counts in parents are associated with development of melanocytic nevi in childhood: a risk factor study in 1,812 kindergarten children. Cancer 2003;97:628–38.
68. Gilchrest BA, Eller MS, Geller AC, Yaar M. The pathogenesis of melanoma induced by ultraviolet radiation. N Engl J Med 1999;340:1341–8.
69. Rieger E, Soyer HP, Garbe C, et al. Overall and site-specific risk of malignant melanoma associated with nevus counts at different body sites: a multicenter case-control study of the German Central Malignant-Melanoma Registry. Int J Cancer 1995;62:393–7.
70. Whiteman DC, Stickley M, Watt P, et al. Anatomic site, sun exposure, and risk of cutaneous melanoma. J Clin Oncol 2006;24:3172–7.
71. De Fabo EC, Noonan FP, Fears T, Merlino G. Ultraviolet B but not ultraviolet A radiation initiates melanoma. Cancer Res 2004;64:6372–6.
72. De Fabo EC. Initial studies on an in vivo action spectrum for melanoma induction. Prog Biophys Mol Biol 2006;92:97–104.
73. Ley RD. Dose response for ultraviolet radiation A-induced focal melanocytic hyperplasia and nonmelanoma skin tumors in Monodelphis domestica. Photochem Photobiol 2001;73:20–3.
74. Mitchell D, Paniker L, Sanchez G, et al. The etiology of sunlight-induced melanoma in Xiphophorus hybrid fish. Mol Carcinog 2007;46:679–84.
75. Mitchell DL, Greinert R, de Gruijl FR, et al. Effects of chronic low-dose ultraviolet B radiation on DNA damage and repair in mouse skin. Cancer Res 1999;59:2875–84.
76. Green AC, Williams GM, Logan V, Strutton GM. Reduced melanoma after regular sunscreen use: randomized trial follow-up. J Clin Oncol 2011;29:257–63.
77. Clark WH Jr, From L, Bernardino EA, Mihm MC. The histogenesis and biologic behavior of primary human malignant melanomas of the skin. Cancer Res 1969;29:705–27.
78. Skender-Kalnenas TM, English DR, Heenan PJ. Benign melanocytic lesions: risk markers or precursors of cutaneous melanoma? J Am Acad Dermatol 1995;33:1000–7.
79. Demierre MF, Chung C, Miller DR, Geller AC. Early detection of thick melanomas in the United States: beware of the nodular subtype. Arch Dermatol 2005;141:745–50.
80. Weinstock MA, Sober AJ. The risk of progression of lentigo maligna to lentigo maligna melanoma. Br J Dermatol 1987;116:303–10.
81. Argenziano G, Soyer HP, Chimenti S, et al. Dermoscopy of pigmented skin lesions: results of a consensus meeting via the Internet. J Am Acad Dermatol 2003;48:679–93.
82. Cress RD, Holly EA. Incidence of cutaneous melanoma among non-Hispanic whites, Hispanics, Asians, and blacks: an analysis of california cancer registry data, 1988-93. Cancer Causes Control 1997;8:246–52.
83. Metzger S, Ellwanger U, Stroebel W, et al. Extent and consequences of physician delay in the diagnosis of acral melanoma. Melanoma Res 1998;8:181–6.
84. Torres-Cabala CA, Wang WL, Trent J, et al. Correlation between KIT expression and KIT mutation in melanoma: a study of 173 cases with emphasis on the acral-lentiginous/mucosal type. Mod Pathol 2009;22:1446–56.
85. Bastian BC. Molecular cytogenetics as a diagnostic tool for typing melanocytic tumors. Recent Results Cancer Res 2002;160:92–9.
86. de Almeida LS, Requena L, Rutten A, et al. Desmoplastic malignant melanoma: a clinicopathologic analysis of 113 cases. Am J Dermatopathol 2008;30:207–15.
87. Hantschke M, Mentzel T, Rutten A, et al. Cutaneous clear cell sarcoma: a clinicopathologic, immunohistochemical, and molecular analysis of 12 cases emphasizing its distinction from dermal melanoma. Am J Surg Pathol 2010;34:216–22.
88. Hisaoka M, Ishida T, Kuo TT, et al. Clear cell sarcoma of soft tissue: a clinicopathologic, immunohistochemical, and molecular analysis of 33 cases. Am J Surg Pathol 2008;32:452–60.
89. Van Raamsdonk CD, Bezrookove V, Green G, et al. Frequent somatic mutations of GNAQ in uveal melanoma and blue naevi. Nature 2009;457:599–602.
90. Schoenfield L, Pettay J, Tubbs RR, Singh AD. Variation of monosomy 3 status within uveal melanoma. Arch Pathol Lab Med 2009;133:1219–22.
91. Harbour JW, Chen R. The DecisionDx-UM gene expression profile test provides risk stratification and individualized patient care in uveal melanoma. PLOS Curr 2013;5:pii: ecurrents.eogt.af8ba80fc776c8f1ce8f5dc485d4a618.
92. Onken M, Worley L, Char D, et al. Collaborative Ocular Oncology Group report number 1: prospective validation of a multi-gene prognostic assay in uveal melanoma. Ophthalmology 2012;119:1596–603.
92a. Decatur CL, Ong E, Garg N, et al. Driver mutations in uveal melanoma: associations with gene expression profile and patient outcomes. JAMA Ophthalmol 2016;134:728–33.
93. Tomicic J, Wanebo HJ. Mucosal melanomas. Surg Clin North Am 2003;83:237–52.
94. Sanchez JL, Figueroa LD, Rodriguez E. Behavior of melanocytic nevi during pregnancy. Am J Dermatopathol 1984;6(Suppl.):89–91.
95. Driscoll MS, Grant-Kels JM. Nevi and melanoma in the pregnant woman. Clin Dermatol 2009;27:116–21.
96. Pages C, Robert C, Thomas L, et al. Management and outcome of metastatic melanoma during pregnancy. Br J Dermatol 2010;162:274–81.
97. Grin CM, Driscoll MS, Grant-Kels JM. The relationship of pregnancy, hormones, and melanoma. Semin Cutan Med Surg 1998;17:167–71.
98. Pappo AS. Melanoma in children and adolescents. Eur J Cancer 2003;39:2651–61.
99. Cordoro KM, Gupta D, Frieden IJ, et al. Pediatric melanoma: results of a large cohort series and proposal for modified ABCD detection criteria for children. J Am Acad Dermatol 2013;68:913–25.
100. Barnhill RL. Childhood melanoma. Semin Diagn Pathol 1998;15:189–94.
101. Paradela S, Fonseca E, Pita S, et al. Spitzoid melanoma in children: clinicopathological study and application of immunohistochemistry as an adjunct diagnostic tool. J Cutan Pathol 2009;36:740–52.
102. Ridha H, Ahmed S, Theaker JM, Horlock N. Malignant melanoma and deep penetrating naevus–difficulties in diagnosis in children. J Plast Reconstr Aesthet Surg 2007;60:1252–5.
103. Saenz NC, Saenz-Badillos J, Busam K, et al. Childhood melanoma survival. Cancer 1999;85:750–4.
104. Psaty EL, Halpern AC. Current and emerging technologies in melanoma diagnosis: the state of the art. Clin Dermatol 2009;27:35–45.
105. Liu W, Hill D, Gibbs AF, et al. What features do patients notice that help to distinguish between benign pigmented lesions and melanomas?: the ABCD(E) rule versus the seven-point checklist. Melanoma Res 2005;15:549–54.
106. Gachon J, Beaulieu P, Sei JF, et al. First prospective study of the recognition process of melanoma in dermatological practice. Arch Dermatol 2005;141:434–8.
107. Grob JJ, Bonerandi JJ. The 'ugly duckling' sign: identification of the common characteristics of nevi in an individual as a basis for melanoma screening. Arch Dermatol 1998;134:103–4.
108. Scope A, Dusza SW, Halpern AC, et al. The "ugly duckling" sign: agreement between observers. Arch Dermatol 2008;144:58–64.
109. Kittler H, Guitera P, Riedl E, et al. Identification of clinically featureless incipient melanoma using sequential dermoscopy imaging. Arch Dermatol 2006;142:1113–19.
110. Cerroni L, Kerl H. Simulators of malignant melanoma of the skin. Eur J Dermatol 1998;8:388–96.
111. Kittler H, Pehamberger H, Wolff K, Binder M. Diagnostic accuracy of dermoscopy. Lancet Oncol 2002;3:159–65.
112. Braun RP, Thomas L, Kolm I, et al. The furrow ink test: a clue for the dermoscopic diagnosis of acral melanoma vs nevus. Arch Dermatol 2008;144:1618–20.
113. Phan A, Dalle S, Touzet S, et al. Dermoscopic features of acral lentiginous melanoma in a large series of 110 cases in a white population. Br J Dermatol 2010;162:765–71.
114. Ronger S, Touzet S, Ligeron C, et al. Dermoscopic examination of nail pigmentation. Arch Dermatol 2002;138:1327–33.
115. Menzies SW, Kreusch J, Byth K, et al. Dermoscopic evaluation of amelanotic and hypomelanotic melanoma. Arch Dermatol 2008;144:1120–7.
116. CRC Melanoma Pathology Panel. A nationwide survey of observer variation in the diagnosis of thin cutaneous malignant melanoma including the MIN terminology. J Clin Pathol 1997;50:202–5.
117. Clemente C, Cook M, Ruiter D, Mihm M. Histopathologic diagnosis of melanoma. World Health Organization Melanoma Programme Publications. Trezzano SN: Milan; 2001.
118. Cochran AJ, Bailly C, Cook M, et al. Recommendations for the reporting of tissues removed as part of the surgical treatment of cutaneous melanoma. The Association of Directors of Anatomic and Surgical Pathology. Am J Clin Pathol 1998;110:719–22.
119. de Wit NJ, van Muijen GN, Ruiter DJ. Immunohistochemistry in melanocytic proliferative lesions. Histopathology 2004;44:517–41.
120. Bauer J, Bastian BC. Distinguishing melanocytic nevi from melanoma by DNA copy number changes: comparative genomic hybridization as a research and diagnostic tool. Dermatol Ther 2006;19:40–9.
121. Held L, Eigentler TK, Metzler G, et al. Proliferative activity, chromosomal aberrations, and tumor-specific mutations in the differential diagnosis between blue nevi and melanoma. Am J Pathol 2013;182:640–5.
122. Gerami P, Mafee M, Lurtsbarapa T, et al. Sensitivity of fluorescence in situ hybridization for melanoma diagnosis using RREB1, MYB, Cep6, and 11q13 probes in melanoma subtypes. Arch Dermatol 2010;146:273–8.
123. Gerami P, Scolyer RA, Xu X, et al. Risk assessment for atypical spitzoid melanocytic neoplasms using FISH to identify chromosomal copy number aberrations. Am J Surg Pathol 2013;37:676–84.
124. Minca EC, Al-Rohil RN, Wang M, et al. Comparison between melanoma gene expression score and fluorescence *in situ* hybridization for the classification of melanocytic lesions. Mod Pathol 2016;29:832–43.
125. Clarke LE, Warf MB, Flake DD II, et al. Clinical validation of a gene expression signature that differentiates benign nevi from malignant melanoma. J Cut Pathol 2015;42:244–52.
126. Shain H, Yeh I, Kovalyshyn I, et al. The genetic evolution of melanoma from precursor lesions. N Engl J Med 2015;373:1926–36.
126a. Siroy AE, Boland GM, Milton DR, et al. Beyond BRAF(V600): clinical mutation panel testing by next-generation sequencing in advanced melanoma. J Invest Dermatol 2015;135:508–15.
127. Balch CM, Gershenwald JE, Soong SJ, et al. Final version of 2009 AJCC melanoma staging and classification. J Clin Oncol 2009;27:6199–206.
128. AJCC Cancer Staging Manual. American Joint Committee on Cancer. 8th ed. New York: Springer; 2017. p. 563–85.
129. Garbe C, Buttner P, Bertz J, et al. Primary cutaneous melanoma. Identification of prognostic groups and estimation of individual prognosis for 5093 patients. Cancer 1995;75:2484–91.
130. Wang TS, Johnson TM, Cascade PN, et al. Evaluation of staging chest radiographs and serum lactate dehydrogenase for localized melanoma. J Am Acad Dermatol 2004;51:399–405.
131. Bichakjian CK, Halpern AC, Johnson TM, et al. Guidelines of care for the management of primary cutaneous melanoma. American Academy of Dermatology. J Am Acad Dermatol 2011;65:1032–47.
132. Blum A, Schlagenhauff B, Stroebel W, et al. Ultrasound examination of regional lymph nodes significantly improves early detection of locoregional metastases during the follow-up of patients with cutaneous melanoma: results of a prospective study of 1288 patients. Cancer 2000;88:2534–9.
133. Garbe C, Peris K, Hauschild A, et al. Diagnosis and treatment of melanoma: European consensus-based interdisciplinary guideline. Eur J Cancer 2010;46:270–83.
134. Garbe C, Leiter U, Ellwanger U, et al. Diagnostic value and prognostic significance of protein S-100beta, melanoma-inhibitory activity, and tyrosinase/MART-1 reverse transcription-polymerase chain reaction in the follow-up of high-risk melanoma patients. Cancer 2003;97:1737–45.
135. Tarhini AA, Stuckert J, Lee S, et al. Prognostic significance of serum S100B protein in high-risk surgically resected melanoma patients participating in Intergroup Trial ECOG 1694. J Clin Oncol 2009;27:38–44.
136. Muller-Horvat C, Radny P, Eigentler TK, et al. Prospective comparison of the impact on treatment decisions of whole-body magnetic resonance imaging

and computed tomography in patients with metastatic malignant melanoma. Eur J Cancer 2006;42:342–50.
137. Pfannenberg C, Aschoff P, Schanz S, et al. Prospective comparison of (18)F-fluorodeoxyglucose positron emission tomography/computed tomography and whole-body magnetic resonance imaging in staging of advanced malignant melanoma. Eur J Cancer 2007;43:557–64.
138. Veronesi U, Cascinelli N, Adamus J, et al. Thin stage I primary cutaneous malignant melanoma. Comparison of excision with margins of 1 or 3 cm. N Engl J Med 1988;318:1159–62.
139. Balch CM, Soong SJ, Smith T, et al. Long-term results of a prospective surgical trial comparing 2 cm vs. 4 cm excision margins for 740 patients with 1-4 mm melanomas. Ann Surg Oncol 2001;8:101–8.
140. Guidelines Working P. Clinical Practice Guidelines for the Management of Melanoma in Australia and New Zealand. Sydney & Auckland: www.cancer.org.au/skincancerguides; 2008.
141. Ross MI. Excision of primary melanoma. In: Balch CM, Houghton AN, Sober AJ, Soong SJ, et al., editors. Cutaneous melanoma. 5th ed. St Louis: CRC Press; 2009. p. 251–74.
142. Temple CL, Arlette JP. Mohs micrographic surgery in the treatment of lentigo maligna and melanoma. J Surg Oncol 2006;94:287–92.
143. Ly L, Kelly JW, O'Keefe R, et al. Efficacy of imiquimod cream, 5%, for lentigo maligna after complete excision: a study of 43 patients. Arch Dermatol 2011;147:1191–5.
144. Gautschi M, Oberholzer PA, Baumgartner M, et al. Prognostic markers in lentigo maligna patients treated with imiquimod cream: a long-term follow-up study. J Am Acad Dermatol 2016;74:81–7.
145. Tio D, van der Woude J, Prinsen CA, et al. A systematic review on the role of imiquimod in lentigo maligna and lentigo maligna melanoma: need for standardization of treatment schedule and outcome measures. J Eur Acad Dermatol Venereol 2017;31:616–24.
146. Tanabe K, Reintgen DS, Balch CM. Local recurrences of melanoma and their management. In: Balch CM, Houghton AN, Sober AJ, et al., editors. Cutaneous melanoma. 5th ed. St Louis: CRC Press; 2009. p. 323–35.
147. Balch CM, Gershenwald JE, Soong S-J, et al. Melanoma staging and classification. In: Balch CM, Houghton AN, Sober AJ, et al., editors. Cutaneous melanoma. 5th ed. St Louis: CRC Press; 2009. p. 65–85.
148. Kanzler MH, Mraz-Gernhard S. Primary cutaneous malignant melanoma and its precursor lesions: diagnostic and therapeutic overview. J Am Acad Dermatol 2001;45:260–76.
149. Mraz-Gernhard S, Sagebiel RW, Kashani-Sabet M, et al. Prediction of sentinel lymph node micrometastasis by histological features in primary cutaneous malignant melanoma. Arch Dermatol 1998;134:983–7.
150. Veronesi U, Adamus J, Bandiera DC, et al. Delayed regional lymph node dissection in stage I melanoma of the skin of the lower extremities. Cancer 1982;49:2420–30.
151. Veronesi U, Adamus J, Bandiera DC, et al. Inefficacy of immediate node dissection in stage 1 melanoma of the limbs. N Engl J Med 1977;297:627–30.
152. Sim FH, Taylor WF, Pritchard DJ, Soule EH. Lymphadenectomy in the management of stage I malignant melanoma: a prospective randomized study. Mayo Clin Proc 1986;61:697–705.
153. Balch CM, Soong SJ, Bartolucci AA, et al. Efficacy of an elective regional lymph node dissection of 1 to 4 mm thick melanomas for patients 60 years of age and younger. Ann Surg 1996;224:255–63.
153a. Faries MB, Thompson JF, Cochran AJ, et al. Completion dissection or observation for sentinel-node metastasis in melanoma. N Engl J Med 2017;376:2211–22.
154. Leiter U, Buettner PG, Bohnenberger K, et al. Sentinel lymph node dissection in primary melanoma reduces subsequent regional lymph node metastasis as well as distant metastasis after nodal involvement. Ann Surg Oncol 2010;17:129–37.
155. Kettlewell S, Moyes C, Bray C, et al. Value of sentinel node status as a prognostic factor in melanoma: prospective observational study. BMJ 2006;332:1423.
156. Morton DL, Thompson JF, Cochran AJ, et al. Sentinel-node biopsy or nodal observation in melanoma. N Engl J Med 2006;355:1307–17.
157. Morton DL, Thompson JF, Cochran AJ, et al. Final trial report of sentinel-node biopsy versus nodal observation in melanoma. N Engl J Med 2014;370:599–609.
158. McMasters K, Egger ME, Edwards MJ. Final results of the Sunbelt Melanoma Trial: a multi-institutional prospective randomized phase III study evaluating the role of adjuvant high-dose interferon alfa-2b and completion lymph node dissection for patients staged by sentinel lymph node biopsy. J Clin Oncol 2016;34:1079–86.
159. Lienard D, Eggermont AM, Koops HS, et al. Isolated limb perfusion with tumour necrosis factor-alpha and melphalan with or without interferon-gamma for the treatment of in-transit melanoma metastases: a multicentre randomized phase II study. Melanoma Res 1999;9:491–502.
160. Alexander HR Jr, Fraker DL, Bartlett DL, et al. Analysis of factors influencing outcome in patients with in-transit malignant melanoma undergoing isolated limb perfusion using modern treatment parameters. J Clin Oncol 2010;28:114–18.
161. Hoekstra HJ. The European approach to in-transit melanoma lesions. Int J Hyperthermia 2008;24:227–37.
162. Kirkwood JM. Adjuvant interferon in the treatment of melanoma. Br J Cancer 2000;82:1755–6.
163. Pehamberger H, Soyer HP, Steiner A, et al. Adjuvant interferon alfa-2a treatment in resected primary stage II cutaneous melanoma. Austrian Malignant Melanoma Cooperative Group. J Clin Oncol 1998;16:1425–9.
164. Grob JJ, Dreno B, de la Salmonière P, et al. Randomised trial of interferon alpha-2a as adjuvant therapy in resected primary melanoma thicker than 1.5 mm without clinically detectable node metastases. French Cooperative Group on Melanoma. Lancet 1998;351:1905–10.
165. Garbe C, Radny P, Linse R, et al. Adjuvant low-dose interferon α2a with or without dacarbazine compared with surgery alone: a prospective-randomized phase III DeCOG trial in melanoma patients with regional lymph node metastasis. Ann Oncol 2008;19:1195–201.
166. Wheatley K, Ives NJ, Eggermont A, et al. Interferon-α as adjuvant therapy for melanoma: an individual patient data meta-analysis of randomised trials. J Clin Oncol 2007;25:8526.
167. Kirkwood JM, Ibrahim JG, Sondak VK, et al. High- and low-dose interferon alfa-2b in high-risk melanoma: first analysis of intergroup trial E1690/S9111/C9190. J Clin Oncol 2000;18:2444–58.
168. Hauschild A, Weichenthal M, Rass K, et al. Prospective randomized multicenter adjuvant dermatologic cooperative oncology group trial of low-dose interferon alfa-2b with or without a modified high-dose interferon alfa-2b induction phase in patients with lymph node-negative melanoma. J Clin Oncol 2009;27:3496–502.
169. Hauschild A, Weichenthal M, Rass K, et al. Efficacy of low-dose interferon α2a 18 versus 60 months of treatment in patients with primary melanoma of >= 1.5 mm tumor thickness: results of a randomized phase III DeCOG trial. J Clin Oncol 2010;28:841–6.
170. Eggermont AM, Suciu S, Santinami M, et al. Adjuvant therapy with pegylated interferon alfa-2b versus observation alone in resected stage III melanoma: final results of EORTC 18991, a randomised phase III trial. Lancet 2008;372:117–26.
171. Grob JJ, Jouary T, Dreno B, et al. Adjuvant therapy with pegylated interferon alfa-2b (36 months) versus low-dose interferon alfa-2b (18 months) in melanoma patients without macrometastatic nodes: an open-label, randomised, phase 3 European Association for Dermato-Oncology (EADO) study. Eur J Cancer 2013;49:166–74.
172. Eggermont AM, Suciu S, Mackie R, et al. Post-surgery adjuvant therapy with intermediate doses of interferon alfa 2b versus observation in patients with stage IIb/III melanoma (EORTC 18952): randomised controlled trial. Lancet 2005;366:1189–96.
173. Eggermont AMM, Chiarion-Sileni V, Grob J-J, et al. Prolonged survival in Stage III melanoma with ipilimumab adjuvant therapy. N Engl J Med 2016;375:1845–55.
173a. Ugurel S, Röhmel J, Ascierto PA, et al. Survival of patients with advanced metastatic melanoma: the impact of novel therapies-update 2017. Eur J Cancer 2017;83:247–57.
174. Neuman HB, Patel A, Ishill N, et al. A single-institution validation of the AJCC staging system for stage IV melanoma. Ann Surg Oncol 2008;15:2034–41.
175. Young SE, Martinez SR, Essner R. The role of surgery in treatment of stage IV melanoma. J Surg Oncol 2006;94:344–51.
176. Staudt M, Lasithiotakis K, Leiter U, et al. Determinants of survival in patients with brain metastases from cutaneous melanoma. Br J Cancer 2010;102:1213–18.
177. Schild SE. Role of radiation therapy in the treatment of melanoma. Expert Rev Anticancer Ther 2009;9:583–6.
178. Burmeister BH, Henderson MA, Ainslie J, et al. Adjuvant radiotherapy versus observation alone for patients at risk of lymph-node field relapse after therapeutic lymphadenectomy for melanoma: a randomised trial. Lancet Oncol 2012;13:589–97.
179. Samlowski WE, Watson GA, Wang M, et al. Multimodality treatment of melanoma brain metastases incorporating stereotactic radiosurgery (SRS). Cancer 2007;109:1855–62.
180. Chapman PB, Hauschild A, Robert C, et al. Improved survival with vemurafenib in melanoma with BRAF V600E mutation. N Engl J Med 2011;364:2507–16.
181. Hauschild A, Grob JJ, Demidov LV, et al. Dabrafenib in BRAF-mutated metastatic melanoma: a multicentre, open-label, phase 3 randomised controlled trial. Lancet 2012;380:358–65.
182. Larkin J, Ascierto PA, Dreno B, et al. Combined vemurafenib and cobimetinib in BRAF-mutated melanoma. N Engl J Med 2014;371:1867–76.
183. Long GV, Stroyakovskiy D, Gogas H, et al. Combined BRAF and MEK inhibition versus BRAF inhibition alone in melanoma. N Engl J Med 2014;371:1877–88.
184. Tawbi H, Nimmagadda N. Targeted therapy in melanoma. Biologics 2009;3:475–84.
184a. Kalinsky K, Lee S, Rubin KM, et al. A phase 2 trial of dasatinib in patients with locally advanced or stage IV mucosal, acral, or vulvovaginal melanoma: A trial of the ECOG-ACRIN Cancer Research Group (E2607). Cancer 2017;123:2688–97.
184b. Guo J, Carvajal RD, Dummer R, et al. Efficacy and safety of nilotinib in patients with KIT-mutated metastatic or inoperable melanoma: final results from the global, single-arm, phase II TEAM trial. Ann Oncol 2017;28:1380–7.
184c. Guo J, Si L, Kong Y, et al. Phase II, open-label, single-arm trial of imatinib mesylate in patients with metastatic melanoma harboring c-Kit mutation or amplification. J Clin Oncol 2011;29:2904–9.
185. Drake CG, Lipson EJ, Brahmer JR. Breathing new life into immunotherapy: review of melanoma, lung and kidney cancer. Nat Rev Clin Oncol 2014;11:24–37.
186. Hodi FS, O'Day SJ, McDermott DF, et al. Improved survival with ipilimumab in patients with metastatic melanoma. N Engl J Med 2010;363:711–23.
187. Robert C, Thomas L, Bondarenko I, et al. Ipilimumab plus dacarbazine for previously untreated metastatic melanoma. N Engl J Med 2011;364:2517–26.
188. Sarnaik AA, Weber JS. Recent advances using anti-CTLA-4 for the treatment of melanoma. Cancer J 2009;15:169–73.
189. Postow MA, Chesney J, Pavlick AC, et al. Nivolumab and ipilimumab versus ipilimumab in untreated melanoma. N Engl J Med 2015;372:2006–17.
190. Robert C, Long GV, Brady B, et al. Nivolumab in Previously Untreated Melanoma without BRAF Mutation. N Engl J Med 2015;372:320–30.
191. Larkin J, Chiarion-Sileni V, Gonzalez R, et al. Combined nivolumab and ipilimumab or monotherapy in untreated melanoma. N Engl J Med 2015;373:23–34.
192. Robert C, Schachter J, Long GV, et al. Pembrolizumab versus ipilimumab in advanced melanoma. N Engl J Med 2015;372:2521–32.
193. Hua C, Boussemart L, Mateus C, et al. Association of vitiligo with tumor response in patients with metastatic melanoma treated with pembrolizumab. JAMA Dermatol 2016;152:45–51.
194. Petrella T, Quirt I, Verma S, et al. Single-agent interleukin-2 in the treatment of metastatic melanoma: a systematic review. Cancer Treat Rev 2007;33:484–96.
195. Tarhini AA, Agarwala SS. Interleukin-2 for the treatment of melanoma. Curr Opin Investig Drugs 2005;6:1234–9.
196. Schwartzentruber DJ, Lawson D, Richards J, et al. A phase III multi-institutional randomized study of immunization with the gp100:209-217(210M) peptide followed by high-dose IL-2 compared with high-dose IL-2 alone in patients with metastatic melanoma. J Clin Oncol 2009;27:18S.
197. Lens M. The role of vaccine therapy in the treatment of melanoma. Expert Opin Biol Ther 2008;8:315–23.
198. Kirkwood JM, Lee S, Moschos SJ, et al. Immunogenicity and antitumor effects of vaccination with peptide vaccine+/-granulocyte-monocyte colony-stimulating factor and/or IFN-alpha2b in

advanced metastatic melanoma: Eastern Cooperative Oncology Group Phase II Trial E1696. Clin Cancer Res 2009;15:1443–51.

199. Andtbacka HI, Kaufman HL, Collichio F, et al. Talimogene laherparepvec improves durable response rated in patients with advanced melanoma. J Clin Oncol 2015;33:2780–8.

200. Dudley ME, Wunderlich JR, Yang JC, et al. Adoptive cell transfer therapy following non-myeloablative but lymphodepleting chemotherapy for the treatment of patients with refractory metastatic melanoma. J Clin Oncol 2005;23:2346–57.

201. Besser MJ, Shapira-Frommer R, Treves AJ, et al. Clinical responses in a phase II study using adoptive transfer of short-term cultured tumor infiltration lymphocytes

in metastatic melanoma patients. Clin Cancer Res 2010;16:2646–55.

202. Jilaveanu LB, Aziz SA, Kluger HM. Chemotherapy and biologic therapies for melanoma: do they work? Clin Dermatol 2009;27:614–25.

203. Yang AS, Chapman PB. The history and future of chemotherapy for melanoma. Hematol Oncol Clin North Am 2009;23:583–97, x.

204. Middleton MR, Grob JJ, Aaronson N, et al. Randomized phase III study of temozolomide versus dacarbazine in the treatment of patients with advanced metastatic malignant melanoma. J Clin Oncol 2000;18:158–66.

205. Quirt I, Verma S, Petrella T, et al. Temozolomide for the treatment of metastatic melanoma: a systematic review. Oncologist 2007;12:1114–23.

206. Francken AB, Bastiaannet E, Hoekstra HJ. Follow-up in patients with localised primary cutaneous melanoma. Lancet Oncol 2005;6:608–21.

207. Garbe C. A rational approach to the follow-up of melanoma patients. Recent Results Cancer Res 2002;160:205–15.

208. Leiter U, Buettner PG, Eigentler TK, et al. Is detection of melanoma metastasis during surveillance in an early phase of development associated with a survival benefit? Melanoma Res 2010;20:240–6.

209. Garbe C, Paul A, Kohler-Spath H, et al. Prospective evaluation of a follow-up schedule in cutaneous melanoma patients: recommendations for an effective follow-up strategy. J Clin Oncol 2003;21:520–9.

# 第114章 血管肿瘤和肿瘤样增生

*Paula E. North*

## 引言

在本章中，我们将 neoplasm 和 tumor 视为等同含义，tumor 定义为细胞自然发生的（非反应性的）非正常增生。它尽管不是特别精确[1]，但较为普及，容易理解，应用广泛。常见的婴儿血管瘤是毛细血管扩张性损害（见第106章）还是血管异常（见第104章）尚存在争议（见第103章），然而在某些患者中，血管异常和细胞血管增生性疾病相关联。本章也会介绍一些曾被命名为血管瘤、近期归类为特殊的血管畸形的血管疾病，比如血管球畸形（曾被命名为"血管球瘤"）和疣状静脉乳头畸形（曾被命名为"疣状血管瘤"），某些血管疾病属于反应性增生，但是模仿肿瘤皮损，因此也归在本章讨论，比如 Kaposi 肉瘤是一种与病毒相关的疾病，它到底属于肿瘤还是增生尚无定论，但具有潜在致死性。另两种直接由感染引起的良性血管增生（杆菌性血管瘤病和秘鲁疣）放在其他章节讨论（见第74章）。根据以上考虑，我们在表114.1中列出了血管肿瘤及肿瘤样疾病的初步分类。一些伴随经典综合征或具有明确实验室异常的血管肿瘤和肿瘤样增生的特点见图114.1。

## 良性血管肿瘤和反应性增生

### 乳头状血管内皮增生

**同义名：** ■ Masson 假性血管肉瘤（Masson's pseudoangiosarcoma）■ Masson 瘤（Masson's tumor）

### 要点

- 本质上不是一种特定病种，但具有明确的组织病理学特征，容易和血管肉瘤混淆。
- 原发型或"单纯型"与已有的血管异常无关，表现为单发的、缓慢生长的位于真皮、皮下和黏膜下扩张静脉内的疼痛性结节。
- 继发型与血管畸形和其他有血栓形成倾向的血管异常有关。
- 罕见情况下表现为血管外增生，可能是出现在血肿基础上。
- 认为是血栓机化过程中，罕见的血管内皮细胞过度增殖反应。

---

**表114.1 血管肿瘤及相关异常疾病的初步分类**

**反应性疾病**

- 乳头状血管内皮增生
- 反应性血管内皮瘤病
  - 血管内反应性血管内皮瘤病
  - 弥漫性真皮血管瘤病
- 反应性血管瘤病（自限性亮红色血管瘤样皮损，最初见于儿童）
- 假性 Kaposi 肉瘤（Mali 肢端血管性皮炎，Stewart-Bluefarb 征）

**毛细血管扩张**（见第106章）

- **血管角皮瘤**（不包括局限性血管角皮瘤，其为毛细血管/淋巴管样或毛细血管畸形）
- 真性毛细血管扩张
- 皮肤胶原血管病变
- 单侧痣样毛细血管扩张
- 遗传性出血性毛细血管扩张
- 遗传性良性血管扩张
- 先天性皮肤石龟竹样毛细血管扩张
- 匐行性血管瘤
- 蜘蛛痣
- 静脉湖

**表 114.1　血管肿瘤及相关异常疾病的初步分类（续表）**

**血管畸形（相关突变基因见表 104.2 和 104.5）**

- 毛细血管畸形（CM），包括单纯色痣亚型、葡萄酒色斑、网状 CM 和地图状 CM（见第 104 章）
- 静脉畸形
- 淋巴管畸形（微囊性和巨囊性）
- 混合性毛细血管 / 静脉 / 淋巴管畸形
- 动静脉畸形
- 毛细血管畸形-动静脉畸形（CM-AVM）
- **靶形含铁血黄素样淋巴管异常**（曾归类为鞋钉样"血管瘤"或靶形含铁血黄素样"血管瘤"）
- **疣状静脉毛细血管畸形**（曾归类为疣状"血管瘤"）

**良性血管肿瘤和肿瘤样增生**

- 婴幼儿血管瘤（详见第 103 章）
- 先天性血管瘤［包括不消退型先天性血管瘤（NICH）、迅速消退型先天性血管瘤（RICH）和部分消退型先天性血管瘤。突变基因详见第 103 章］
- **化脓性肉芽肿（分叶状毛细血管瘤）** *
- **樱桃状血管瘤**
- **丛状血管瘤（类似浅表性 kaposi 样血管内皮瘤）**
- **肾小球样血管瘤** *
- **微静脉血管瘤** *
- **上皮样血管瘤［嗜酸性粒细胞增多性血管淋巴样增生（ALHE）］** *
- **伴血小板减少的多灶性淋巴管内皮瘤病** #
- **窦状血管瘤** **
- **梭形细胞血管瘤** ***
- 结节性上皮样血管瘤（是否为上皮样血管瘤变异型尚无定论）
- 乳头状血管瘤
- 获得性弹性组织性血管瘤（毛细血管样外观伴有日光弹性组织变性）
- 皮肤假血管瘤样基质增生（最初在胸部发现）
- 放射治疗后皮肤血管不典型病变

**交界性和低度恶性血管肿瘤**

- **Kaposi 样血管内皮瘤（KHE）**
- **乳头状淋巴管血管内皮瘤（PILA）（Dabska 型血管内皮瘤，Dabska 肿瘤）**
- **网状血管内皮瘤（RHE）**
- **上皮样肉瘤性血管内皮瘤（假肌源性血管内皮瘤）**
- **Kaposi 肉瘤**

**恶性血管肿瘤**

- **上皮样血管内皮瘤（EHE）** †
- **血管肉瘤**

**血管周肿瘤及肿瘤样增生**

- **血管球瘤（特定的）**
- **血管球畸形（"血管球瘤"）**
- **球血管肉瘤**
- **婴儿型血管外皮细胞瘤 / 肌纤维瘤病**
- 成人型血管外皮细胞瘤
- 球血管周细胞瘤
- 肌周细胞瘤
- PEComa（血管周上皮细胞肿瘤）††

# 尚不清楚是否为多灶性血管肿瘤或血管畸形。
* 也被视为一种反应性疾病。
** 可能是位于原有低流量血管畸形内的一种血管内皮细胞的窦状增生。
*** 也被视为一种血管畸形。
† WHO 将其重新归类为恶性肿瘤，而不是交界性或未定类的血管瘤。
†† 包括带有"糖原"的肺透明细胞肿瘤、血管平滑肌脂肪瘤、淋巴管肌瘤、透明细胞肌源性黑素细胞肿瘤，以及具有相似形态学表型的罕见的真皮肿瘤。
本章提到的疾病在该表中均用粗体字标出

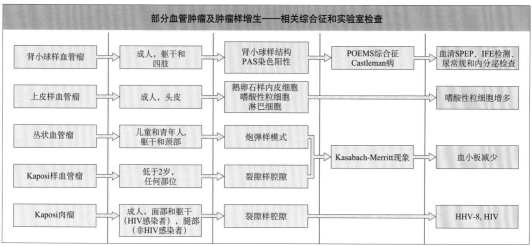

图 114.1　部分血管肿瘤及肿瘤样增生——相关综合征和实验室检查。IFE，免疫固定电泳；SPEP，血清蛋白电泳；HHV-8，人疱疹病毒 8；HIV，人类免疫缺陷病毒；PAS，过碘酸希夫反应

## 引言

Masson 于 1923 年在痔疮静脉中首次描述了此病变，称其为血管内血管内皮细胞增生，将其解释为一种与血管肉瘤类似的肿瘤形成过程。Henschen 于 1932 年重新解释为一种反应性过程，1971 年 Kauffman 和 Stout 发现其不仅发生于机化血管，而且还发生于血肿中，进一步证实其与软组织血管肉瘤容易混淆。1979 年在囊性淋巴管畸形中首次报道了发生于淋巴管、类似 Masson 皮损的损害[2]

## 流行病学

乳头状血管内皮增生（papillary endothelial hyperplasia，PEH）女性患者略多于男性，尤其是罕见的血管外型以女性多见[3]。皮损可发生于任何年龄，多见于成年人，平均发病年龄为 34 岁。少部分患者有外伤史[3]。

## 发病机制

在大多数病例，PEH 与血栓相融合，支持它是一种血栓机化的罕见形式这一观点。

## 临床特征

浅表组织的原发皮损为单发坚硬的包块，表面皮肤或黏膜常为红色或蓝色，生长缓慢，可持续数月或数年。皮损通常位于头、颈部和手指部位的静脉中，但也可能发生于身体任何地方[3]。在一项纳入 314 个病例的研究中，56% 表现为原发型，40% 与其他血管异常相关，4% 表现为血管外改变[3]。继发型的临床特征与相关的血管异常疾病一致。

## 病理学

发生在血管内的病损可限制于单层薄壁的静脉内，也可在原先存在的血管皮损，如静脉畸形、血管球畸形、梭形细胞血管瘤和化脓性肉芽肿等处出现多发病灶（图 114.2）。血管内 PEH 灶最常见于静脉畸形，可以用来区分低流量的血管畸形和高流量的动静脉畸形。少数情况下，当血管壁破裂时，血管会向血管壁周围增生。血管外皮损可能来源于机化的血肿，因为经连续切片未发现周围血管壁的证据[3]。

早期的皮损表现为血管内皮向纤维素样血栓内呈芽蕾状增生，将其分隔成乳头状小叶，由单层具有低度有丝分裂活性、但无明显细胞异型性的血管内皮细

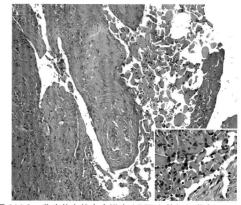

图 114.2　乳头状血管内皮增生（PEH）的组织学表现。机化血栓中内衬基质乳头的增生血管内皮细胞。错综的血栓再通和血管肉瘤很相似（插图）

胞覆盖（图114.2，插图）。早期的纤维素样乳头结构将会随着时间推移而胶原化和透明样变，血管内皮会变薄和萎缩。乳头状损害可能会发生融合，形成由结缔组织基质分割的网状血管组织，与血管肉瘤相似。然而，本病缺乏血管肉瘤特征性的高有丝分裂率、显著的多形性和坏死[7]。

### 鉴别诊断

皮损的临床表现无特异性，诊断需要依靠显微镜检查。组织病理学上最重要是与高分化的血管肉瘤相鉴别。

### 治疗

手术切除通常可将其治愈。当皮损合并血管畸形时，可能会出现局部复发，导致发生新的血管内皮增生病灶。

## 反应性血管内皮瘤病

### 要点

- 仅发生在皮肤。罕见，皮损有自限性，主要病理表现为致密的小血管增生。
- 最常见的形式是血管内病变，导致原有真皮血管闭塞。患者大多患有冷球蛋白血症或系统性感染。
- 应该与血管内大细胞淋巴瘤病（B或NK/T）相鉴别，后者是一种亲血管性淋巴瘤，曾被错误地称为恶性血管内皮瘤病，免疫病理可明确区分。

### 引言

以往认为血管内皮瘤病是一种单一性疾病，分为良性和恶性两种。其中恶性血管内皮瘤病血管内的多形性细胞曾被认为是转化的血管内皮细胞。最近免疫组化证实这些细胞是肿瘤性淋巴细胞，因此恶性血管内皮瘤病被重新命名为血管内大细胞淋巴瘤病（B或NK/T）（见第119章）。而良性型是真正的反应性血管内皮瘤病。

### 流行病学

反应性血管内皮瘤病罕见，可发生在任何年龄，发病年龄通常反映了相关的系统性疾病。虽然许多病例是特发性的，但血管增生与一些系统性疾病有关，如细菌性心内膜炎、单克隆丙种球蛋白病（包括Ⅰ型冷球蛋白血症）、抗磷脂综合征、肾移植、肝病和类风湿关节炎。弥漫性真皮血管瘤病变异型通常发生在腿或乳房[5]，这和患者动脉粥样硬化、吸烟及巨乳下垂有关。

### 发病机制

反应性血管内皮瘤病是一种良性自限性疾病。其经常与一些系统性疾病有关，一些研究者认为毛细血管的增生是由血液中存在的血管生成因子引起[6]。但是，很多与本病相关的疾病常导致血管阻塞和局部缺氧，提示局部缺氧引起的血管内皮生长因子（VEGF）增加可能起到一定作用，此外，免疫学因素对血管增生发挥了一定作用。

### 临床特征

原发皮损通常表现为红斑结节或斑块，常伴有瘀点或瘀斑。红色斑点到肿瘤样团块临床上均能见到。可发生于任何部位，最常见于下肢。局灶性的溃疡也可存在，尤其在弥漫性皮肤血管瘤病中更常见（见图105.20）。

### 病理学

本病主要发生在真皮，偶见于皮下组织，表现为真皮内致密增生的毛细血管团块，内衬饱满的内皮细胞，周边有少量周细胞。不同的皮损及单个皮损内组织学改变各异，通常呈弥漫性和（或）小叶状生长[7]。高倍镜下可见毛细血管扩张和含铁血黄素沉积，纤维素血栓和（或）轻度慢性炎症细胞浸润。免疫组化表现为内皮细胞标记（如CD31和von Willebrand因子）呈阳性，周细胞/平滑肌相关肌动蛋白呈阳性。无细胞异型性，罕见有丝分裂象。

毛细血管管腔较小，可被纤维素血栓和肿胀的血管内皮细胞堵塞（图114.3A）。在很多病例中，增生的毛细血管可见于一较大血管腔中，导致管腔堵塞，偶可见增殖蔓延至胶原束之间（图114.3B）。合并冷球蛋白血症的病例可见管腔内和细胞内有嗜酸性小球，但该发现也可见于不伴有冷球蛋白血症的患者。

### 鉴别诊断

临床鉴别诊断包括血管肿瘤（如Kaposi肉瘤、血管肉瘤）和其他原因导致的溃疡（图105.1）。组织学鉴别诊断包括其他类型血管内的内皮细胞增生，包括血管内化脓性肉芽肿、淋巴管内乳头状血管内皮瘤和血管内PEH。淋巴管内组织细胞增生症可见淋巴管扩张，与CD68阳性组织细胞增生症鉴别。

### 治疗

伴有系统性疾病的患者，在治疗原有系统性疾病（如缺血的肢体血管再生）后，皮损可能会消退，因而对系统疾病的评估非常重要。有病例报道，口服异维A酸药物有抗血管增生作用，可以改善病情。

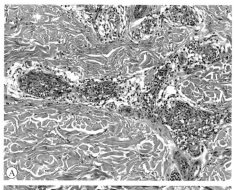

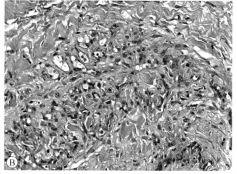

图 114.3  反应性血管内皮瘤病。A 增生的簇集性毛细血管沿真皮血管网分布，内皮细胞缺乏异型性，一些毛细血管中内皮细胞增生，伴有红细胞堵塞管腔。B 增生的内皮细胞无异型性，弥漫分布在真皮，形成小的血管腔（A，Courtesy，Heinz Kutzner，MD；B，Courtesy，Lorenzo Cerroni，MD.）

## 血管角皮瘤

### 要点

- 小的、黑色、血管性皮损，伴不同程度角化，由浅表血管扩张所致。

- 局限性血管角皮瘤是一种毛细血管淋巴管畸形或毛细血管畸形。

- 弥漫性躯体性血管角皮瘤是由多种溶酶体堆积所致，伴有系统表现。

### 引言

血管角皮瘤是边界清楚的血管性皮损，表现为浅表血管扩张和角化过度。本病分五型，不包括一种特殊类型（表现为毛细血管淋巴管或毛细血管畸形）。血管角皮瘤源自真皮乳头血管扩张。

### 临床特征

#### 孤立或多发性血管角皮瘤

通常表现为小的疣状黑色丘疹，多见于下肢，也

可见于身体任何部位（图 114.4）。皮损多由外伤或真皮乳头静脉血管壁慢性炎症所致。单发的黑色皮疹容易和皮肤黑色素瘤混淆。皮肤镜检查很容易鉴别两者。

#### 阴囊和外阴血管角皮瘤

**同义名：** ■ Fordyce 血管角皮瘤（angiokeratoma of Fordyce）

该型血管角皮瘤一般 10 余岁或 20 余岁发病，但常见于年长者。皮损呈紫红色或黑色，单发或多发，多出现在表浅血管（图 114.5）。患者可能伴有血栓性静脉炎、精索静脉曲张和腹股沟疝。会阴部皮损可能与会阴静脉曲张、痔疮、口服避孕药、怀孕期间静脉压力增大有关。

#### 弥漫性躯体性血管角皮瘤

多发丛状的血管角皮瘤往往在躯干弥漫分布，皮损数目不一（1 个到数个），儿童后期或青少年开始发病，具有该临床表现的典型疾病是 X 性连锁隐性遗传的 Fabry 病，因缺乏溶酶体酶 α - 半乳糖苷酶 A（见第 63 章），导致多种细胞的溶酶体内的中性糖脂类神经酰胺堆积。其他酶缺乏导致的弥漫性躯体性血管角皮瘤在表 63.7 列出。

#### Mibelli 血管角皮瘤

患者年龄多在 10 ～ 15 岁，皮损好发于手足趾背侧和外侧，也可见于手足背侧，肘膝部位罕见。可伴

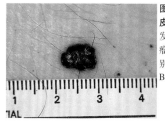

图 114.4  孤立性血管角皮瘤。由于患者皮损颜色发黑，容易和皮肤黑色素瘤混淆，皮肤镜很容易鉴别二者（Courtesy，Jean L Bolognia，MD.）

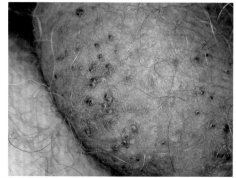

图 114.5  阴囊血管角皮瘤。这些皮损往往沿着表浅血管分布

有冻伤和肢端发绀症。偶尔可见指尖溃疡。有家族遗传倾向，这种疾病可能以常染色体显性方式遗传，具有可变的外显率。

### 局限性血管角皮瘤

通常发生在婴儿或儿童期。表现为单个斑块或多个散在的丘疹（图114.6）或角化性丘疹结节，逐渐融合成片。皮损好于躯干、上肢或腿部，单侧分布。女性多见。

### 病理学

真皮乳头可见显著的血管扩张，常伴有棘层肥厚，表皮角化过度，延长的表皮突部分或全部包绕血管，皮损边缘可有衣领状改变。Fabry病中内皮细胞和周细胞可见空泡。糖原很少，通常检测不到。但是PAS染色和抗GB3抗体染色阳性。电镜也可以证实这一点。

### 鉴别诊断

临床上，血管角皮瘤需和其他血管样皮损及肢端假性淋巴瘤样血管角皮瘤相鉴别（见第121章）。黑色皮损或血栓性血管角皮瘤容易误诊为皮肤黑色素瘤。

### 治疗

患者可能出于美观要求切除皮损。可进行磨削、透热疗法或激光治疗，具体方案依据皮损大小来决定。

### 靶形含铁血黄素样淋巴管畸形（鞋钉样"血管瘤"）

**同义名：** ■ 靶形含铁血黄素样血管瘤（targetoid hemosiderotic hemangioma）■ 浅表性含铁血黄素样淋巴血管畸形（superficial hemosiderotic lymphovascular malformation）■ 鞋钉样淋巴管畸形（Hobnail lymphatic malformation）

### 要点

■ 发生在儿童和中青年人躯干或四肢的红蓝色或棕色的丘疹，为不常见的良性肿瘤。好发于肢端，伴有局部外伤史。
■ 有时丘疹周围可见苍白色晕和瘀斑。
■ 双相模式，真皮浅层内衬鞋钉样内皮细胞的扩张管腔逐渐过渡为深层细小的裂隙样血管。
■ 皮损内皮细胞高表达淋巴管内皮细胞标志物平足蛋白，低表达CD34。和淋巴管分化一致。

### 引言与历史

最早于1988年描述此皮损，命名为靶形含铁血黄素样血管瘤，强调靶形损害这一临床外观和含铁血黄

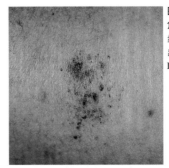

图114.6　局限性血管角皮瘤。这些散在的紫红色丘疹从儿童时期就出现了（Courtesy, Jean L Bolognia, MD.）

素沉积。后来发现，只有少数皮损可见到有瘀斑的晕，含铁血黄素沉积也表现各异。因此鞋钉样血管瘤的命名被提出，用来描述那些表现为特征性的双相生长模式，并具有明显的鞋钉样内皮细胞形态的血管瘤，无论有没有靶形临床外观，有没有含铁血黄素沉积[9-10]。目前报道的病例已超过100例，全部都呈良性临床过程[10-11]。最近，这种"血管瘤"被重新归类为一种靶形含铁血黄素样淋巴样畸形（THLM）[12]。

### 流行病学

发病无性别差异[10]。一项纳入62名患者的病例系列中，患者年龄范围为6～72岁（中位年龄为32岁）[11]。

### 发病机制

有观点认为具有鞋钉样内皮的血管瘤为谱系性疾病，其中包括乳头状淋巴管内血管内皮瘤（PILA）和网状血管内皮瘤（见表114.1），而鞋钉样血管瘤则位于谱系的良性末端。然而THLM和PILA内皮细胞的淋巴管标志物染色呈阳性，网状血管内皮瘤中为阴性。THLM内皮细胞不表达Wilms tumor-1，低表达ki-67。后者重新归类为血管畸形是基于国际血管畸形研究协会（ISSVA）批准将"血管瘤"的后缀限定为内在增生性血管瘤[12]。

### 临床特征

大部分皮损是无症状的、单发、界限清楚的红蓝色到棕色丘疹，直径2～3 mm，并缓慢长大。部分患者丘疹周围环绕苍白晕和环状瘀斑（图114.7）。这种晕环可能会随着时间的推移而消退，直至消失，一些皮损会反复消退、复发[33]。好发部位依次为下肢、上肢、背部、股臀部和胸部。皮损偶尔也会发生在舌头和牙龈。

### 病理学

呈双相生长模式，包括：①位于浅表真皮的扩张

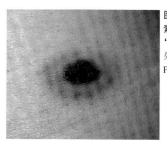

图 114.7 靶形含铁血黄素样淋巴管畸形（鞋钉样"血管瘤"）。注意靶形外观（Courtesy，Ronald P Rapini，MD.）

的、含有少量红细胞的薄壁血管，内衬明显的鞋钉样内皮细胞（图 114.8）；②位于真皮深部胶原束间的小的裂隙样血管。常见血管外红细胞和含铁血黄素沉积，但也可以缺如。尽管表浅的血管偶尔可形成纤细的管腔内乳头状突起，但是缺乏 PILA 中复杂的多层内皮丛。在扩张和裂隙样血管内皮细胞中，淋巴管内皮细胞标志物 VEGF-3 和平足蛋白表达阳性（见第 102章）。偶见血管内皮标志物 CD34 阳性[11, 13]。

### 鉴别诊断

临床上需与色素痣和硬化性血管瘤及其他良性血管肿瘤增生疾病相鉴别（图 114.1）[10]。组织病理学鉴别诊断相对复杂，包括斑片期及淋巴管瘤样的 Kaposi肉瘤、高分化血管肉瘤、网状血管内皮瘤、PILA 及微囊性淋巴管瘤。

### 治疗

单发的皮损可手术切除。在一项包括 35 个病例、

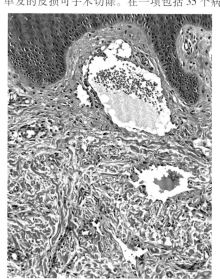

图 114.8 靶形含铁血黄素样淋巴管畸形（鞋钉样"血管瘤"）组织学表现。真皮浅层扩张的血管内衬鞋钉样内皮细胞，与真皮深部小的裂隙样血管汇合

为时 1 ～ 4 年的随访研究中，没有发现局部复发或全身转移[11]

## 疣状静脉毛细血管畸形（疣状"血管瘤"）

**同义名：** ■ 疣状静脉畸形（Verrucous venous malformation）

### 要点

■ 罕见的先天性血管异常，被重新归类为一种血管畸形。

■ 部分皮损中可以检测到促分裂原活化的蛋白激酶激酶 3 基因（*MAP3K3*）的体细胞错义突变。

■ 孤立、成簇或融合的反应性角化性丘疹，红色至紫色不等，颜色随年龄加深。

■ 常发生在肢体远端，伴有溃疡和出血，而不是局部组织肥大。

■ 组织学上，真皮乳头和皮下组织可见扩张的毛细血管和静脉，而真皮网状层未见。

### 引言与历史

这种罕见但逐渐被认识清楚的血管异常曾被认为是一种"血管瘤"，现在已归类为血管畸形。争议的部分原因是该病在进展过程中出现了细胞增殖[14]，Mulliken等将其命名为"疣状静脉畸形"，而其他人命名为"疣状静脉毛细血管畸形"，和受累的主要血管一致。

### 流行病学

本病无性别、种族或人种差异。

### 发病机制

促分裂原活化的蛋白激酶激酶 3 基因（*MAP3K3*）的体细胞错义突变在 3/5 的疣状静脉毛细血管畸形皮损中被检测到[15]。受累组织中突变的等位基因发生率为 6% ～ 19%。而在未受累组织和其他血管畸形中未检测到这些突变基因。值得注意的是，基因敲除MAP3K3 小鼠的研究中，原先就发现 MAP3K3 参与血管的形成。

### 临床特征

疣状静脉毛细血管畸形是先天发病，表现为孤立、成簇或融合的红至紫色丘疹。大部分出现在肢体远端，尤其是腿部（图 114.9A）。躯干罕见[16]。儿童期皮损颜色逐渐变暗，角化明显。常伴有溃疡、出血和瘢痕形成。皮损一般不消退，不伴有局部组织肥大和其他发育异常。

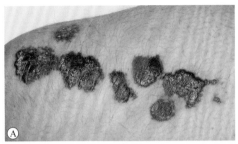

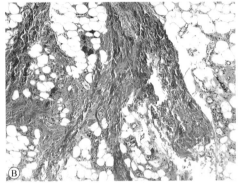

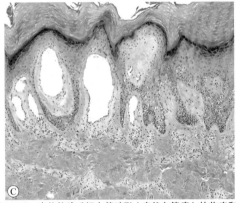

**图 114.9　疣状静脉毛细血管畸形（疣状血管瘤）的临床和组织学特征。**A 大腿上线状分布的紫色斑块；厚斑块颜色较深，表面覆盖鳞屑。B 皮下组织可见扩张的静脉和毛细血管。C 真皮乳头层有扩张的毛细血管和静脉。有明显的角化过度（A，Courtesy，Julie V Schaffer，MD.）

## 病理学

组织病理学特征随年龄而变化，尤其是继发的角化过度和疣状增生。真皮乳头和真皮内附属器周围可见扩张的毛细血管和静脉（无平滑肌层）。真皮网状层未累及，皮下组织可见扩张的血管，管腔较小，有时见管腔内血栓形成（图 114.9B）。真皮乳头层血管明显扩张（图 114.9C）。

内皮细胞表达血管分化标志物，包括 CD31 和 CD34。有部分研究报道，淋巴管内皮标志物，如 Prox1 和平足蛋白表达阳性[17-18]。有丝分裂活动较弱。许多疣状静脉毛细血管畸形低表达 GLUT1，而在婴儿血管瘤中 GLUT1 高表达[19-20]。CD15 表达阳性，吲哚胺 2,3 脱氧酶表达阴性（个人观察）。

### 鉴别诊断和治疗

鉴别诊断包括其他静脉畸形（见第 104 章）和婴儿血管瘤。治疗包括手术切除，皮损表浅时可采用脉冲染料激光、长脉冲 Nd：YAG 激光和（或）$CO_2$ 激光。

## 化脓性肉芽肿

**同义名：**■ 小叶状毛细血管瘤（lobular capillary hemangioma）■ 化脓性肉芽肿（granuloma pyogenicum）■ 妊娠瘤（tumor of pregnancy）■ 发疹性血管瘤（eruptive hemangioma）■ 肉芽组织型血管瘤（granulation tissue-type hemangioma）

### 要点

■ 发生于皮肤或黏膜的生长迅速、易破裂的红色丘疹或息肉，经常溃烂。多见于儿童和青年。

■ 发生在孕妇牙龈（妊娠肉芽肿）的病例是单独的亚型，但是在组织学上不易区分。

■ 组织学特征：病变呈外生性，被覆的鳞状上皮呈衣领状改变，病变由团块状增生的毛细血管构成，嵌于纤维黏液性基质中。

■ 偶尔可位于皮下或血管内。

■ 感染非本病病因，肉芽肿也非其病理改变。研究者认为它是一种反应性增生，而不是肿瘤。

### 引言与历史

Poncet 和 Dor 于 1897 年首次描述了该皮损，他们认为是由葡萄状菌属感染引起。化脓性肉芽肿（granuloma pyogenicum）一词由 Hartzell 于 1904 年在描述 4 个相似病例后提出，他认为化脓性肉芽肿代表了任何化脓性因素引起的非特异性肉芽组织型反应[21]。尽管目前病因仍不明确，但化脓性肉芽肿显然属于错误命名。没有任何证据表明本病与感染有关，组织学外观也非肉芽肿样改变。

### 流行病学

化脓性肉芽肿可发生在任何年龄，通常多见于儿童和青年人。男性发病率较高，无种族差异和家族遗传倾向。牙龈的损害在妊娠期妇女中比较常见（见第27章）。

### 发病机制

化脓性肉芽肿的一系列临床特征表明它属于反应性的新生血管形成，包括本病与外伤或刺激相关。生长能力有限，以及具有局部或散在多发倾向。在原有的鲜红斑痣[22]或其他血管畸形基础上偶发的化脓性肉芽肿，表明在部分病例中血流异常可能是致病因素。

### 临床特征

皮损表现为单发的红色丘疹或息肉，在数周或数月内迅速生长，稳定后体积逐渐缩小（图114.10）。皮损最终大小一般不超过1 cm，若不切除可持续存在。大约1/3的皮损继发于轻度外伤之后。在一组包含289例患者的病例研究中，常见的发生部位依次为牙龈、手指、嘴唇、面部和舌头[23]。皮损极易破损，经常形成溃疡，轻微外伤后可大量出血。原发性化脓性肉芽肿皮损被破坏后，其周围偶尔会形成多发性卫星病灶[24]。化脓性肉芽肿很少累及皮下、血管内或播散性发展[25]。据文献报道，化脓性肉芽肿与系统性应用维A酸[26]、茚地那韦及BRAF和EGFR抑制剂相关，但其中部分病例可能是过度增生的肉芽组织。

### 病理学

典型的皮损为界限清楚的外生性、有时带蒂的毛细血管增生，常形成小叶状增生模式（图114.11）。皮损内的毛细血管内衬扁平或稍饱满的内皮细胞，周边为周细胞，周围被水肿性纤维黏液间质包绕，其间有成纤维细胞。血管内皮细胞和基质细胞有丝分裂活性在不同病例具有很大差异，可有少量淋巴细胞、浆细胞和肥大细胞浸润。小叶内的毛细血管管腔形态各异，包括小而成角或大而分支的血管腔，可见血栓形成和血管内PEH。少量具有平滑肌的大血管［通常是静脉（包括小的动脉分支）］常位于皮损的底部。皮损内增厚的致密纤维间隔将其分为小叶状，有助于区分化脓性肉芽肿和其他小叶状毛细血管增生性疾病，如婴儿血管瘤。

皮损边界常形成衣领状结构，常由外周附属器增生组成，在部分病例，也可为表皮突向下生长（由扁平表皮相连）而成。许多早期皮损由于溃疡或继发感染，组织学发生改变，出现毛细血管垂直增生、纤维蛋白沉积和小叶模式消失，与肉芽组织类似。血管内和皮下的化脓性肉芽肿特征与表浅的皮损类似，但不并发炎症。晚期皮损表现为小叶内和小叶间纤维化，血管内皮细胞呈静息扁平状态。

### 鉴别诊断

发生在特定好发部位的红色出血性丘疹，结合病史可以作出临床诊断。但容易与无色素性黑色素瘤以及发生在免疫缺陷患者的杆菌性血管瘤病或Kaposi肉瘤相混淆。血管球瘤、血管瘤、激惹后的色素痣和疣在临床上可能与其类似。组织学检查可以明确那些临床上存在疑问的病例。

### 治疗

局部麻醉下于基底部电凝手术后削除皮损对大部分皮损而言足以治愈。应告知患者及家长手术后有复发的可能。切除后缝合会减少出血并降低复发率。

对于小的化脓性肉芽肿，脉冲染料激光也是一种安全有效的治疗方法，特别是对于小儿患者[27]。最近有报道，9例化脓性肉芽肿患者在应用油酸单乙醇胺硬化疗法成功治愈后无明显瘢痕形成，且无复发[28]。

## 樱桃状血管瘤

**同义名：**■ 樱桃状血管瘤（cherry hemangioma）■ 老年血管瘤（senile angioma）■ Campbell-De Morgan斑（Campbell-De Morgan spot）

### 要点

- 成年期开始出现的鲜红色圆顶状至息肉状丘疹，直径数毫米，常位于躯干和上肢。
- 常见的良性皮损，好发于60岁左右人群，常表现为大量皮损。
- 由位于真皮乳头的扩张充血的毛细血管和毛细血管后小静脉组成。

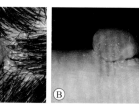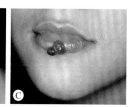

**图114.10　化脓性肉芽肿。A**头皮上窄基底的粉红色破溃丘疹结节。**B**手指上带蒂的丘疹。**C**位于嘴唇的成群的红色丘疹。手指和嘴唇均是本病常见部位。皮肤镜下可见被白色线条分割成均匀红色区域（见第0章）（A，Courtesy，Julie V Schaffer，MD.）

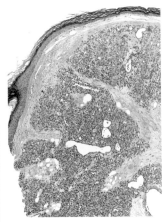

图 114.11　化脓性肉芽肿的组织学表现。增生的毛细血管团块由致密的纤维间隔分割成小叶，故又称为小叶状毛细血管瘤。皮损通常被上皮衣领状结构所包绕

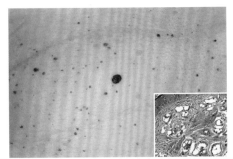

图 114.12　樱桃状血管瘤。多发的红色丘疹。组织学表现为真皮乳头可见扩张充血的毛细血管和毛细血管后小静脉（插图）（Courtesy, Jean L Bolognia, MD.）

## 引言与历史

樱桃状血管瘤（cherry angioma）是最常见的后天性皮肤血管增生性疾病。一般不易察觉，偶尔可在系统疾病基础上发生。

## 流行病学

发病无性别差异。尽管一些樱桃状血管瘤会发生在青少年，但是通常出现在 20 岁以后，并随时间延长而逐渐增多。多数年龄大于 60 岁者都有一个或多个皮损。

## 发病机制

樱桃状血管瘤常常在妊娠期出现并在产后消退，提示激素可能是发病的重要因素。有文献报道 2 例全身出现数百个樱桃状血管瘤的女性患者，其血中催乳素水平明显升高[29]。POEMS 综合征患者伴发的血管瘤大多是樱桃状血管瘤，常常与肾小球状血管瘤有一定联系。

## 临床特征

樱桃状血管瘤常呈圆形或椭圆形、鲜红色或紫色圆顶状丘疹，直径从肉眼几乎不可辨别至数毫米不等（图114.12）。充分发展的皮损可呈息肉状。最常见于躯干和四肢近端，罕见于手、足和面部。老年人通常躯干部生长 50 ~ 100 个皮损。偶见节段性分布的皮损，可能反映了一种镶嵌现象。

患者通常知道这一常见皮损为良性，只有在他们认为影响美观时才会就诊。皮损通常无症状，但在外伤后会出血。

## 病理学

组织学上，皮损由位于真皮乳头层和网状层上部扩张充血的毛细血管和毛细血管后小静脉组成（图 114.12，插图）。早期的皮损具有小的管腔和饱满的血管内皮细胞。随着皮损成熟，管腔逐渐扩张，内皮细胞变扁平，形成轻度鞋钉样核。进入网状层时血管直径缩小。病变中央表皮突消失，周边上皮呈衣领状结构。

## 鉴别诊断

樱桃状血管瘤具有特征性的临床和皮肤镜表现（见第 0 章），基本不需要与其他疾病鉴别。临床上与樱桃状血管瘤相似的肾小球状血管瘤可以通过组织学检查区分。很小的樱桃状血管瘤类似于瘀点。

## 治疗

患者可能希望去除影响美观的或有慢性创伤的樱桃状血管瘤。可以通过手术切除、电干燥法或者激光去除，一般很少复发。

## 丛状血管瘤

> **同义名：** ■ 获得性丛状血管瘤（acquired tufted angioma）■ Nakagawa 血管母细胞瘤（angioblastoma of Nakagawa）■ 丛状血管瘤（tufted hemangioma）■ 增生性血管瘤（hypertrophichemangioma）■ 进行性毛细血管瘤（progressive capillary hemangioma）

> **要点**
>
> ■ 通常为发生在儿童和青年人的后天性皮损，但也可能为先天性的。
> ■ 不均匀的粉红色到红色的斑疹和斑块，其上可出现丘疹，缓慢扩散后处于稳定状态，很少会消退。
> ■ 常发生在颈部和躯干。
> ■ 先天性的病例可伴发 Kasabach–Merritt 现象。
> ■ 通常认为是轻度 Kaposi 样血管内皮瘤的浅表型。
> ■ 特征性的病理表现为紧密成簇的细小毛细血管丛，呈"炮弹样"分布在真皮和皮下，高倍镜下可能见到纺锤状内皮细胞。

## 引言

丛状血管瘤（tufted angioma）常错误地与婴儿血管瘤混为一谈，称为"毛细血管血管瘤"。在一些婴儿中，此病与 Kasabach-Merritt 综合征有关，因此将其列为单独病种显得非常重要。在年龄稍大的儿童和成人，此病在临床上与 Kaposi 肉瘤相似。目前的观点认为它是一种病情较轻的浅表型 Kaposi 样血管内皮瘤（KHE），后期可能出现深部软组织受累。

## 历史

丛状血管瘤于 1989 年由 Wilson-Jones 和 Orkin 首次描述[30]。同样的皮损在数年前称为血管母细胞瘤[31]和进行性毛细血管斑点[32]。最近研究者认识到丛状血管瘤与 KHE 一样可与 Kasabach-Merritt 现象伴发[33]。

## 流行病学

大部分皮损发生在青年人和儿童，许多发生在 1 岁前。50% 以上的患者在 5 岁前发病[30]。大约 15% 是先天性的[30]，发生在晚年罕见[34]。尽管有报道一家系中有多名成员发病[35]，但是大部分病例是散发的。

## 发病机制

丛状血管瘤和 KHE 在组织学特征上有重叠之处，切除的 KHE 标本的真皮部分常被认为是较小的丛状血管瘤。丛状血管瘤和 KHE 临床上都可伴发 Kasabach-Merri 现象，组织学特征也有重叠，丛状血管瘤可能是一种更表浅的、症状轻微的 KHE（有关发病机制的进一步讨论，见 KHE 部分[33, 36, 38]）。

## 临床特征

丛状血管瘤表现为花斑状的红斑或斑块，其上出现血管瘤样丘疹，发生于颈部、躯干或肩部，缓慢向周围扩展，可长达 5 个月到 10 年[30]（图 114.13）。皮损偶尔伴有胎毛生长或葡萄酒样斑点[39]。一种血小板减少综合征（Kasabach-Merritt 现象）可能会出现在先天性病例中，尽管出现的概率比出现于 KHE 中的概率要小。皮损最终稳定在一定大小，可持续不变，也可能会收缩并遗留纤维性残余。罕有完全自行消退的报道[39]。少数皮损可疼痛，尤其在发生难以控制的血小板诱捕（platelet trapping）时会加重[40]。

## 病理学

丛状血管瘤特征性地表现为真皮和皮下组织内多个孤立分布的毛细血管小叶，似"炮弹样"模式（图 114.14）。肿瘤边界不清，分割血管瘤小叶的真皮胶原和皮下组织可为正常结构，但常出现纤维化。小叶结构由针尖大小管腔的小毛细血管组成，偶尔有纤维蛋

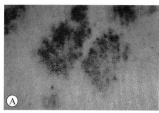

图 114.13 丛状血管瘤。A.典型的花斑样红色斑片，上有丘疹。B.婴儿粉红色至紫色的斑块，表面散在小丘疹（B，Courtesy，Julie V. Schaffer，MD.）

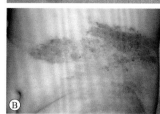

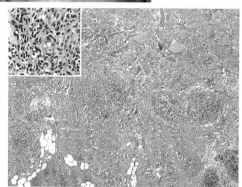

图 114.14 丛状血管瘤的组织学表现。致密的毛细血管小叶在真皮内形成典型的炮弹样分布（插图）（Courtesy，Luis Requena，MD.）

白样血栓，它们紧密地聚集在一起，其间没有基质，常膨出突入周围的薄壁血管（图 114.14，插图）。罕见有丝分裂象。

高倍镜下内皮细胞呈纺锤状，但没有 KHE 显著。丛状血管瘤中未见 KHE 皮损内泛发的纺锤细胞束和上皮样结节[38]。丛状血管瘤的内皮细胞免疫标记示婴儿血管瘤相关抗原（如 GLUT1 和 Lewis Y 抗原）阴性[20]。超微结构显示典型的 Weibel-Palade 小体。在伴发 Kasabach-Merritt 现象的病例中，血小板诱捕现象被 CD61 免疫组化证实[41]。

## 鉴别诊断

先天性或早期丛状血管瘤必须与婴儿期最常见的肿瘤，即婴儿血管瘤相鉴别（见第 103 章）。后者胎盘毛细血管相关内皮标记（如 GLUT1）呈阳性，在 1 岁前（没有横向扩展时）生长更为迅速，之后自发缓慢消退[20]。婴儿血管瘤在病程早期，淋巴管相关标记呈

LYVE-1 阳性，它是胎儿期主要血管内皮的表型[42]，但缺乏其他的淋巴管标志物，如平足蛋白和 Prox1[42-43]。

其他临床上与丛状血管瘤相似的疾病包括发生于血管畸形上的化脓性肉芽肿以及 Kaposi 肉瘤。化脓性肉芽肿可以通过其特征性的组织学表现，如水肿性基质、肉芽组织样改变、缺乏与淋巴管的联系、受累血管更大、血管分布更为疏松而与丛状血管瘤相鉴别。Kaposi 肉瘤缺乏丛状结构，有梭形细胞浸润以及明显的梭形细胞条索形成的裂隙样空腔。KHE 尽管与丛状血管瘤在组织学和发病机制上有重叠，但表现为更大、更深在的皮损，可侵入多层组织，可见明显的梭形细胞条索。

### 治疗

完全手术切除是治疗小丛状血管瘤的最佳选择，但复发很常见[40, 44]。脉冲染料激光证明无效[40, 44]。可调性氩激光出现瘢痕的风险很大，但是治疗很成功。Nd：YAG 激光治疗可加剧和改善病情的案例均有报道。系统应用大剂量糖皮质激素可以尝试[45]，但一般无效。干扰素-α 可使部分皮损消退，同时降低婴儿痉挛性双瘫的风险（见第 103 章）[45]。伴有 Kasabach-Merritt 现象的丛状血管瘤或 KHE 患者，一线治疗包括长春新碱联合泼尼松[46]或西罗莫司（雷帕霉素）[47]。阿司匹林有助于控制血小板相互作用、疼痛及丛状血管瘤的生长[40]。

（王白鹤译　徐秀莲校　孙建方审）

### 肾小球样血管瘤

> **要点**
> - 发生于 POEMS 综合征患者，有特征性组织学表现的一类血管瘤。
> - 在 POEMS 综合征中，皮损表现为多发的、坚实的血管瘤样丘疹或斑块，主要散在分布于躯干和四肢近心端。
> - 组织学特征为扩张的真皮血管内可见肾小球样毛细血管巢。
> - 血管内皮生长因子水平的升高可能会诱发该病。

### 引言与历史

肾小球样血管瘤（glomeruloid hemangioma）是由 Chan 等[48]于 1990 年描述的一种发生在 POEMS 综合征（多发性神经病变、器官巨大症、内分泌病、单克隆性丙种球蛋白病和皮肤损害）患者的特殊的血管增生性疾病。虽然大多数 POEMS 综合征患者伴有潜在的浆细胞异常增生，但浆细胞异常增生在多中心

Castleman 病患者身上更常见。本病与反应性血管内皮瘤病存在部分重叠，但由于肾小球样血管瘤独特的组织学改变及易于辨认的临床特征，对本病仍单独提出讨论。

### 临床特征

文献报道 POEMS 综合征患者的血管瘤发病率为 25%～45%。表现为躯干和四肢近端散在多发的、直径约数毫米至数厘米的坚实性半球形红色至紫红色丘疹或斑块（见第 53 章）。POEMS 综合征的其他皮肤表现（包含血管性损害的类型）概括于表 114.2。肾小球样血管瘤是 POEMS 综合征的特异性表现，其先于 POEMS 综合征数年出现的情况较为罕见[49]。此外，亦有文献报道本病存在不伴发 POEMS 综合征的独立亚型。

### 发病机制

目前认为肾小球样血管瘤是一种反应性增生，而不是肿瘤。POEMS 综合征患者经常检测到循环内升

| 表 114.2　POEMS 综合征的临床诊断标准、皮损表现及相关的血管损害 |
| --- |
| **诊断标准** |
| **单克隆浆细胞增生病和**<br>**感觉运动多神经病**<br>同时至少包含一项其他主要标准及一项次要标准 |
| **主要标准** |
| - 硬化性骨损害<br>- Castleman 病<br>- VEGF 升高 |
| **次要标准** |
| - 血管外容量负荷过重（外周水肿、胸腔积液、腹水）<br>- 血小板增多症 / 红细胞增多症<br>- 视盘水肿<br>- 器官肿大（肝脾大）或淋巴结肿大<br>- 内分泌病（如肾上腺、垂体、性腺、甲状旁腺）<br>- 皮肤改变（典型性） |
| **皮损表现** |
| - 相对常见：弥漫性色素沉着、硬化、多毛、多汗<br>- 相对少见：杵状指、网状青斑、手足发绀、面部潮红、获得性面部脂肪萎缩、白甲 |
| **血管损害的类型** |
| - 樱桃状血管瘤<br>- 肾小球样血管瘤<br>- 其他：反应性血管内皮瘤病、血管内乳头状血管内皮增生、分叶状毛细血管瘤、微静脉血管瘤 |
| AESOP 综合征（淋巴结肿大及浆细胞上覆大片斑块）患者可满足 POEMS 综合征的诊断标准。VEGF，血管内皮生长因子 |

高的血管内皮生长因子（VEGF）[50]，这种升高为POEMS综合征的主要诊断标准（见表114.2）。与多中心Castleman病相关的POEMS综合征患者中有90%经PCR证实存在人类疱疹病毒8（HHV-8）感染，因此推测HHV-8病毒产生的IL-6可通过诱导血管内皮生长因子的表达而间接促进血管生成[51]。

### 病理学

POEMS综合征患者的多数血管瘤在组织学上与普通的樱桃状血管瘤相似，表现为大量扩张的真皮毛细血管内衬有扁平的血管内皮细胞（见上文），只有少数被证实为肾小球样血管瘤。肾小球样血管瘤表现为扩张的真皮血管腔内充满小的、结构良好的毛细血管袢，后者聚集后形成类似肾小球样的结构（图114.15）。

组成肾小球样结构的毛细血管内衬有扁平的血管内皮细胞，周围有周细胞。周细胞之间基质较少，其间有一些体积较大的具有轻度嗜酸性胞质和多个嗜酸性小球的细胞，后者PAS阳性、耐淀粉酶、对不同亚型的免疫球蛋白反应呈阳性，可能来自相关的副蛋白[48]。这些间隙中含有免疫球蛋白的细胞来源于血管内皮。部分患者同时具有樱桃状血管瘤和肾小球样血管瘤两种皮损，而且在这些樱桃状血管瘤中可出现局灶性的肾小球样结构，说明此两种病理亚型可能是同一病理过程的不同阶段[48]。

### 鉴别诊断

肾小球样血管瘤的临床鉴别诊断包括其他血管增生及肿瘤（见表114.1），组织学方面必要的鉴别诊断为前述的反应性血管内皮瘤病。乳头状血管瘤（papillary hemangioma）作为一种新近被描述的疾病亦

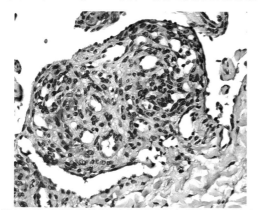

**图114.15** POEMS综合征患者伴发的肾小球样血管瘤的组织学表现。扩张的真皮血管内充满聚集的细小毛细血管，类似肾小球结构

应纳入肾小球样血管瘤病理鉴别的范畴[52]，其以扩张的真皮血管内可见乳头状增生为特征，该增生由毛细血管、周细胞及基质细胞组成，并可见透明小体（特征类似于肾小球样血管瘤）。本病与肾小球样血管瘤的不同之处在于其多呈单发性、局限于头颈部、病理无真正的肾小球样结构、临床与POEMS综合征无相关性。

### 治疗

尽管切除、冷冻、电凝或脉冲染料激光可以去除肿瘤，但并非必要。

## 微静脉血管瘤

> **同义名：** ■ 微毛细血管血管瘤（microcapillary hemangioma）

> ### 要点
>
> - 少见的发生于中青年患者的获得性良性血管肿瘤，生长速度缓慢。
> - 表现为躯干或四肢较小的单发界清红色丘疹、结节或斑块，以前臂居多。
> - 由小的分支毛细血管、管腔塌陷的小静脉及明显的周细胞组成，累及真皮网状层全层。
> - 在一些女性患者中可能受激素水平的影响。

### 引言与历史

微静脉血管瘤（microvenular hemangioma）由Hunt、Santa Cruz和Barr[53]于1991年首次描述，虽然那些以微毛细血管血管瘤命名的病例报道可能与之相同。

### 流行病学

既往报道病例多发生在中青年，男女均可发病。虽未经广泛证实，但目前认为部分发生在女性的皮损可能与怀孕或口服避孕药有关。

### 发病机制

微静脉血管瘤曾报告发生于POEMS综合征患者[29]，提示它与肾小球样血管瘤一样，可能属于反应性增生。部分发生于女性的微静脉血管瘤与怀孕或口服避孕药有关，提示其发生可能与激素水平有关。

### 临床特征

微静脉血管瘤通常表现为发生在躯干和四肢（面部罕见）的单发、紫红色至红色的缓慢增大的丘疹、斑块或小结节，尤其好发于前臂，大多数皮损直径小于2 cm[29]，偶可见皮损多发者。大部分患者通常无自觉症状，部分病例出现轻微的红斑和触痛。

## 病理学

皮损组织学表现为累及真皮网状层全层的、较小且形态单一的分支毛细血管和小静脉增生，边界不清。与鲜红斑痣不同的是，鲜红斑痣主要是血管扩张，而微静脉血管瘤的血管腔不明显，经常塌陷。衬于管腔内的血管内皮细胞无异型性，内皮细胞免疫标记强阳性，且具有平滑肌肌动蛋白阳性的周细胞。微静脉血管瘤的血管不像 Kaposi 肉瘤或皮肤微囊型淋巴管畸形的血管那样纤细、棱角分明，其经常充满红细胞。周细胞非常明显，甚至在普通 HE 切片中也能观察到。

## 鉴别诊断

病理上，此获得性疾病的主要鉴别诊断是斑片期 Kaposi 肉瘤。Kaposi 肉瘤具有纤细的淋巴管样血管、浆细胞浸润、嗜酸性小球、间质中成簇排列的梭形细胞及对 HHV-8 反应阳性等特征。

## 治疗

既往病例报告手术切除有效。

## 上皮样血管瘤

**同义名：** ■ 嗜酸性粒细胞增多性血管淋巴样增生［angiolymphoid hyperplasia with eosinophilia（AHE）］ ■ 假性化脓性肉芽肿（pseudopyogenic granuloma）■ 炎性血管瘤性结节（inflammatory angiomatous nodule）■ 丘疹性血管增生（papular angioplasia）■ 炎性动静脉血管瘤（inflammatory arteriovenous hemangioma）■ 伴嗜酸性淋巴滤泡病的结节性成血管细胞增生（nodular angioblastic hyperplasia with eosinophilia and lymphofolliculosis）■ 血管内不典型性血管增生（intravenous atypical vascular proliferation）■ 组织细胞样血管瘤（histiocytoid hemangioma）

---

## 要点

■ 良性的血管瘤样结节或斑块，常多发成簇，通常位于头部和颈部，尤其是耳周。
■ 可能会出现疼痛、瘙痒、搏动感，切除后常复发。
■ 特征性的病理变化为由上皮样血管内皮细胞构成的毛细血管大小的血管增生，其围绕着大的厚壁血管，伴有嗜酸性粒细胞和淋巴细胞浸润。
■ 在许多病例中与动静脉分流或外伤有关。
■ 现在的观点认为木村病（Kimura disease）无论是临床还是病理都与本病完全不同。

---

## 引言与历史

上皮样血管瘤由 Wells 和 Whimster 于 1969 年首次描述为嗜酸性粒细胞增多性血管淋巴样增生（angiolymphoid hyperplasia with eosinophilia，AHE），随后改称为组织细胞样血管瘤（histiocytoid hemangioma）[54-55]。早期曾认为上皮样血管瘤是木村病的晚期阶段，现在广泛认同两种疾病本质上完全不同[56]。

## 流行病学

本病发生于中青年，无性别及种族差异。近期多数病例报告不支持先前女性好发的观点。部分病例有外伤史[57]。

## 发病机制

WHO 及 ISSVA 均将上皮样血管瘤归类为良性血管肿瘤[58-59]。然而，本病包含的数项特征均支持其为反应性病变，而非肿瘤性疾病。本病中常见大血管壁损伤或破裂，提示外伤或动静脉分流在发病机制中具有重要作用[57]。此外，已有文献报道本病可发生在动静脉瘘和血管畸形的基础上。这些发现表明，上皮样血管瘤代表一组结构上互有重叠的异质性疾病，包括某些肿瘤及其他由动静脉分流所致的反应性增生。极少数病例存在 TEK（TIE2）突变，但尚需更多研究证实[60]。

## 临床特征

上皮样血管瘤的典型表现为褐色、棕色、粉红色或暗红色的丘疹或结节，多位于头颈部，尤其是耳周、前额和头皮（图 114.16）。少见情况下，本病可发生在口腔、躯干、四肢末端、女性外阴和阴茎部位。皮损大部分位于真皮，少数位于皮下。本病偶尔可累及深层软组织或血管[4]。大约半数患者有多发性皮损，一般都成群出现在同一部位[4]。皮损可无症状或有疼痛、瘙痒或搏动感[57]。部分患者有局部淋巴结肿大和外周

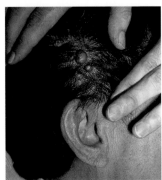

图 114.16 上皮样血管瘤（嗜酸性粒细胞增多性血管淋巴样增生）。多发的粉红色丘疹结节，多见于头皮

血嗜酸性粒细胞增多。

## 病理学

典型皮损表现为真皮及皮下局限性、边界清楚的以大的中央血管为中心的毛细血管大小的分叶状血管增生，血管周围有数量不等的炎性细胞浸润，主要为淋巴细胞和嗜酸性粒细胞（图114.17）。扩张的淋巴管散在分布，通常亦可见肥大细胞和浆细胞。淋巴细胞聚集成结节状，有或无生发中心，其在皮下组织更为明显。肿瘤基质纤维化，厚壁大血管可发生黏液变性。

许多血管，尤其是大血管，内衬肿大的内皮细胞，并突入血管腔，形成扇贝样或"鹅卵石"样改变。这些上皮样内皮细胞是本病被称为上皮样血管瘤或组织细胞样血管瘤的原因。炎症浸润累及中至大动脉，常伴不同程度的血管腔闭塞、弹力层破坏甚至管壁破裂。陈旧性皮损中纤维化更显著，而血管增生及炎症浸润相对减少。

## 鉴别诊断

上皮样血管瘤与良性淋巴样增生、皮肤淋巴瘤、结节病、上皮样血管内皮瘤、上皮样血管肉瘤、木村病和富含血管的转移性肿瘤有相似性。现今认为木村病是一种独立的疾病（见上文），其常位于颈后部，组织结构上具有更大的淋巴滤泡。血管肉瘤缺乏嗜酸性粒细胞，其细胞通常具有异型性，且伴有出血。

## 治疗

尽管有报道少数情况下皮损可自然消退，本病仍通常需要手术处理。大约有1/3的皮损于切除后会复发[4]，有时是潜在的动静脉分流病灶，如动静脉血管

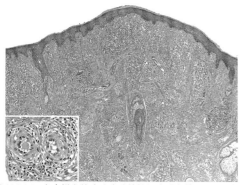

**图114.17 上皮样血管瘤（嗜酸性粒细胞增多性血管淋巴样增生）的组织学表现。**真皮内血管增生伴大量炎性细胞浸润。中央血管的管腔内有鹅卵石样或扇贝样的内皮细胞膨出（见插图），亦可见血管周围淋巴细胞和嗜酸性粒细胞浸润（Courtesy，Lorenzo Cerroni，MD.）

畸形或获得性动静脉瘘切除不完全所致。术中出血是个难题。目前多种激光（二氧化碳、脉冲染料、铜蒸气）均已用于治疗本病，取得了程度不一的效果。一个小的病例系列报道，对于深部的血管增生，采取聚桂醇400硬化疗法联合射频消融获得良效[61]。

## 伴血小板减少的多灶性淋巴管内皮瘤病

**同义名：** ■ 伴血小板减少的先天性皮肤内脏血管瘤（congenital cutaneovisceral angiomatosis with thrombocytopenia）

## 要点

- 皮肤的血管损害一般于出生时显现，同时合并内脏损害及慢性的轻至中度血小板减少。
- 皮损表现为泛发的扁平、质地坚实的丘疹或斑块，呈红棕色到葡萄酒色，中央呈苍白色。
- 临床上常出现显著的胃肠道出血，可危及生命。
- 组织病理学特征与良性淋巴管内皮瘤相似，同时可不同程度地表达淋巴管相关的免疫组化标志。

### 引言与历史

本病由North等[62]于2004年首次以伴血小板减少的多灶性淋巴管内皮瘤病（multifocal lymphangio-endotheliomatosis with thrombocytopenia，MLT）为名报道。其诊断依据包括高度特异的组织学特征、多种组织受累、始终表达淋巴管相关标志物LYVE-1及伴发血小板减少。随后基于一系列相似的病例，伴血小板减少的先天性皮肤内脏血管瘤病（congenital cutaneovisceral angiomatosis with thrombocytopenia，CCAT）这一名称亦被提出[63]。现行的ISSVA分类中，MLT被列为"分类待定的血管病变"[59]。

### 流行病学

MLT多散在发生，没有明显的人种及性别差异。大多数病例于出生时即出现皮损，随时间的延长，皮损缓慢扩大且数量增多。

### 发病机制

目前尚不清楚本病到底是肿瘤还是畸形。皮损内皮细胞表达CD34和LYVE-1，可局部表达平足蛋白，因此其到底由血管分化还是淋巴管分化尚不明确[64]。类似于Kaposi样血管内皮瘤（KHE）和丛状血管瘤，本病这种混合的内皮细胞表型可能与选择性的血小板减少症相关（见下文）[33, 36, 62]。

## 临床特征

皮肤损害常于出生时即数以百计，为红棕色到葡萄酒色质硬扁平斑块或丘疹，中央苍白，偶见中心有瘢痕样区域。原有皮损缓慢扩展，并逐渐出现新发皮损是本病的典型表现，皮损不会消退。始于婴儿期的胃肠道类似损害可引起严重的胃肠道出血及贫血。部分患者伴有广泛的肺部损害，伴咯血症状。罕见病例可累及肌肉、滑膜、肝、脾、肾、骨 [36, 39, 63, 65]。血小板减少症病程慢性，严重程度起伏不定，多呈轻至中度，婴儿期尤为明显。凝血酶原时间（PT）、活化部分凝血酶原时间（PTT）和血清纤维蛋白原水平基本正常。

## 病理学

皮损由真皮和皮下组织内散在分布的薄壁血管组成，内衬单层细小的鞋钉样内皮细胞，其在局部形成乳头状突起（图114.18）。一些乳头状突起的结构较复杂，看起来像漂浮于血管腔内。然而许多血管腔内，尤其是较小的管腔内，明显缺乏红细胞。内皮细胞CD31、CD34和LYVE-1呈强阳性，平足蛋白呈弱阳性或阴性，GLUT1呈阴性 [62]。尽管Ki-67升高，但内皮细胞极少甚至无有丝分裂象。

## 鉴别诊断

本病需要与"蓝莓松饼样婴儿"（见表121.4）及其他发生在婴儿期或儿童期的多发性皮肤血管损害相鉴别，包括多灶性婴儿血管瘤、蓝色橡皮疱样痣综合征、血管球静脉畸形及Maffucci综合征等。MLT皮损临床和组织学表现独特，且除多灶性婴儿血管瘤之外，本病皮疹数量远远超过其他血管性疾病。

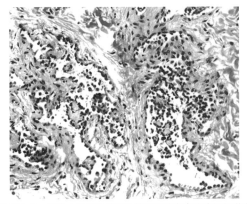

**图114.18 伴血小板减少的多灶性淋巴管内皮瘤病组织学表现。**薄壁血管的局部管腔内有乳头状突起。复杂的乳头状突起内衬内皮细胞，其形似漂浮在血管腔内

## 治疗

胃肠道出血可自发稳定或需要行部分切除术以有效控制出血。糖皮质激素、西罗莫司、干扰素-α、沙利度胺和贝伐珠单抗已被报道用于治疗，但仅对部分病例有效 [62, 62a, 63, 66]。

## 窦状血管瘤

**同义名：** ■ 变异的窦状血管瘤（variant sinusoidal hemangioma） ■ 窦状静脉畸形（sinusoidal venous malformation）

### 要点

■ 相对罕见，是一种常后天发生于中年女性皮下组织的直径较小、界限清楚的皮损，通常认为是海绵状血管瘤的一种变异型（静脉畸形）。

■ 可能是晚发的畸形，而不是肿瘤或反应性增生。

■ 组织学特征为扩张的相互连通的呈筛网状或窦状结构的静脉。

■ 类似的窦状模式可出现在许多静脉畸形的局部。

■ 可能与分化较好的血管肉瘤相混淆，但本病缺乏显著的细胞异型性、无浸润生长模式、缺少多层的内皮细胞。

### 引言与历史

窦状血管瘤（sinusoidal hemangioma）于1991年作为海绵状血管瘤（现今认为其是静脉畸形）的一种亚型报道 [67]。与典型的儿童静脉畸形相比，窦状血管瘤出现于成年，并且病理上通常表现为显著的窦状或筛网状结构。一些学者认为窦状血管瘤是原先存在的血管畸形基础上的PEH。

### 流行病学

此种成年发病的皮损多好发于中年女性，且相对罕见。皮损常发生在胸部皮下组织，因此需要与血管肉瘤相鉴别。

### 发病机制

典型的窦状血管瘤皮损为成年后发生，提示它是肿瘤性或反应性增生。但是组织学上窦状血管瘤与儿童静脉畸形有很高的相似性，提示这些分裂活性较稳定的血管性皮损可能是先天性的发育缺陷，在成年后由于血管重塑、血栓形成和再通及进行性的血管扩张而变得更为明显。局灶性的窦状血管模式在先天性静脉畸形中也可见到。

## 临床特征

经典的窦状血管瘤表现为成年人，尤其是女性患者上肢和躯干（包括胸部）的孤立性丘疹或结节，通常位于真皮深部或皮下组织，可活动，边界相对清楚。浅表的皮损呈红色，位于皮下的皮损呈淡蓝色或无色。随访研究表明切除后无转移或局部复发。

## 病理学

皮损通常由扩张的缺乏平滑肌的薄壁静脉构成界限清楚的小叶，从而形成特征性的相互贯通、类似于"肺气肿"改变的筛网状腔隙。内衬细胞为扁平、无分裂活性的单层内皮细胞。常见机化的血栓，偶可伴发 PEH。无明显的细胞异型性。中心梗死及坏死亦有报道。

## 鉴别诊断

鉴于本病在成人期发生并有典型的网状血管模式，临床上与之最为相似的是分化良好的血管肉瘤，后者浸润生长的模式更明显、具有多层内皮细胞、可见有丝分裂象及细胞异型性。

## 治疗

对边界清楚的皮损进行完整的手术切除可以达到治愈目的。

## 梭形细胞血管瘤

**同义名：** ■ 梭形细胞血管内皮瘤（spindle cell hemangioendothelioma）

> ### 要点
>
> ■ 出现在真皮和皮下组织的局部多发性蓝色至红色结节，好发于青年人和儿童的四肢末端。
> ■ 发生于 Klippel–Trenaunay 综合征及 Maffucci 综合征背景下，与后者伴发的梭形细胞血管瘤通常包含 IDH1/2 基因的体细胞突变。
> ■ 由含机化血栓的薄壁海绵状静脉组成，散在分布梭形细胞条索，偶见聚集的空泡状上皮样细胞。
> ■ 最开始认为是低度恶性的血管肉瘤（梭形细胞血管内皮瘤），但现在认为是良性皮损，无潜在转移能力（梭形细胞血管瘤）。
> ■ 目前被许多研究者认为是由血栓形成和不规则血管塌陷导致的血管畸形。

## 引言与历史

梭形细胞血管瘤（spindle cell hemangioma）由 Weiss 和 Enzinger 于 1986 年首次描述，鉴于他们观察

到的梭形细胞形态，并且在 26 例患者中有 1 例出现了区域淋巴结转移，因此命名为梭形细胞血管内皮瘤[68]。大量的研究结果及后续随访表明，此病并不具有潜在恶性倾向[4, 69]。基于这些研究，Perkins 和 Weiss 于1996 年建议将此病改称为梭形细胞血管瘤[69]。

## 流行病学

梭形细胞血管瘤通常发生在儿童和青年，尽管在一项包含 78 例患者的报道中[18]，患者发病年龄从 8 岁到 78 岁不等，中位发病年龄为 32 岁。然而，这些于成人晚期发病的患者，其皮损倾向于早期就存在并潜在进展。男女患病概率相似。梭形细胞血管瘤的发生与静脉曲张及多种血管畸形相关，包括 Klippel-Trenaunay 综合征（毛细血管-静脉或毛细血管-静脉-淋巴管畸形）[70] 和 Maffucci 综合征（静脉畸形）[71]。

## 发病机制

2014 年 ISSVA 分类中，将梭形细胞血管瘤归为良性血管肿瘤[59]。尽管如此，长久以来本病一直被视为由血栓形成和不规则血管塌陷导致的血管畸形[4, 69]，其与部分血管畸形综合征相关（见上文）更进一步证实了这一论断。典型的皮损发展是在某一固定的区域陆续出现多发性结节，提示肿瘤可能在血管腔内生长[69]。

在 Maffucci 综合征患者中，位于染色体 2p22.3、2q24.3、14q11.2 区域的体细胞基因突变已被证实[71]，且在其肿瘤组织（包括梭形细胞血管瘤及内生性软骨瘤）中，13 例患者中 10 例存在体细胞 IDH1 基因杂合突变（IDH2 相对罕见）[72]，后者编码 NADP（＋）依赖型异柠檬酸脱氢酶，这一突变将导致表观遗传修饰（详见第 54 章）[71, 73]。

## 临床特征

大多数梭形细胞血管瘤开始为发生于四肢末端真皮和皮下组织的单发、坚实的、红色至蓝色的结节，然后在同一解剖区逐渐出现多发性病灶（图 114.19）。罕见发生于骨骼肌，偶发于躯干、头颈部或四肢近端。本病可无症状或有疼痛感，大约 60% 的皮损于切除后复发[69]。

## 病理学

皮损表现为真皮及皮下组织的出血性、多发性小结节，由两种不同比例的基本组织成分组成：含机化血栓的薄壁海绵状腔隙，梭形细胞和偶发的空泡化上皮样细胞群共同形成的多细胞区（图 114.20）。梭形细胞区域局灶性肌动蛋白着色，其形成裂缝样的血管腔隙，含有成纤维细胞、周细胞和塌陷的血管[4]。上

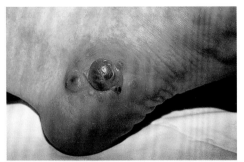

**图 114.19** 梭形细胞血管瘤。典型皮损为群集的蓝色至红色多灶结节

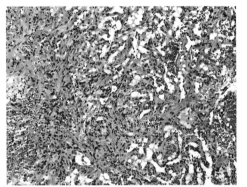

**图 114.20** 梭形细胞血管瘤的组织学表现。部分扩张、部分塌陷的血管，其内衬梭形细胞或上皮样细胞

皮样间质细胞和扁平细胞内衬于海绵状腔隙，这些细胞的内皮标记呈阳性表达[70]。海绵状血管可见局灶性血管内 PEH 及静脉石，与形成机化血栓的原材料相一致。皮损边缘常见残余的血管壁，提示肿瘤在血管内增殖。

### 鉴别诊断

此肿瘤与 Kaposi 肉瘤的结节状皮损具有相似性，但后者缺乏海绵状血管腔隙和空泡状上皮样内皮细胞。梭形细胞血管瘤中常见的继发的局灶性血管内 PEH 可能导致误诊。原发的 PEH 皮损单发并且缺乏上皮样内皮细胞（见上文）。

### 治疗

基于 Perkins 和 Weiss 的大样本研究[69]，很多患者经手术切除治疗可获成功（大约 40%）。局部经常复发可能是由于皮损具有多个病灶，且由血管内生长至其他不连续的区域[69]。有个例报道，在皮损和动脉内注射 IL-2，24 个月内未复发[74]。

# 交界性和低度恶性血管瘤

## Kaposi 样血管内皮瘤

**同义名：** ■ 婴儿 Kaposi 样血管内皮瘤（infantile kaposiform hemangioendothelioma）■ Kaposi 样婴儿血管内皮瘤（Kaposi-like infantile hemangioendothelioma）

### 要点

■ 一种罕见的发生于婴儿与儿童的侵袭性肿瘤，可累及皮肤、皮下组织、深部软组织等多个层次。

■ 依据皮损浸润的不同程度，可表现为边界不清的紫罗兰色斑块或隆起的肿块，质地坚实。皮损时轻时重，但不会自发消退。

■ 局部侵袭，偶有多发病灶伴淋巴转移，但目前不认为其是真正的转移。

■ 组织学特征与丛状血管瘤交叉重叠（例如混杂表达血管内皮及淋巴管内皮标记），发病机制与丛状血管瘤具有相似性，目前的观点认为后者是浅表型的 Kaposi 样血管内皮瘤。

■ 条件允许时，本病推荐予以外科切除。

■ 部分患者与 Kasabach-Merritt 现象（综合征）有关，西罗莫司或长春新碱联合泼尼松治疗有效。

### 引言与历史

Kaposi 样血管内皮瘤（Kaposiform hemangioendothelioma, KHE）由 Zukerberg 等[37]于 1993 年首次报道，尽管在此之前曾以"伴 Kaposi 肉瘤特征的血管瘤"[75]和"Kaposi 样婴儿血管内皮瘤"[76]的命名报道过相同的损害。许多类似的皮损在过去都被错误地诊断为婴儿血管瘤。

### 流行病学

大部分损害出现在小于 2 岁的幼儿，部分为先天发生。在一篇针对伴发皮损的本病患者的文献综述中发现[77]，皮损出现的平均年龄为 43 个月。先天性、体积较大的肿瘤多与 Kasabach-Merritt 现象（KMP）相关，而且目前认为 KMP 几乎仅存在于先天性或婴儿早期的本病患者中。此外，肿瘤深在的患者（尤其累及腹膜后腔）会增加伴发 KMP 的风险[77]。KHE 偶有成人患病的报道，但却无 KMP 的证据[78]。发病率在男性与女性中大致相等。

### 发病机制

KMP 起初被定义为增大的"血管瘤"背景下伴发

致命的血小板减少性紫癜。数十年后，随着血管肿瘤及畸形分类方法的改善，目前已清晰认识到 KMP 主要发生于丛状血管瘤及 KHE 患者中[33, 37]，而非普通的婴儿血管瘤。罕见情况下，KMP 可发生于先天性纤维肉瘤或先天性血管外皮细胞瘤。

KMP 患者常持续存在显著的血小板减少，有时伴发微血管内溶血，从而继发纤维蛋白原及凝血因子的消耗（见第 22 章）。这与局部慢性消耗性凝血障碍不同，后者可加重大静脉或静脉-淋巴管畸形，其血小板计数处于正常水平或仅轻度减少，但在大多数严重病例中 D- 二聚体升高，纤维蛋白原水平降低。

如前所述，鉴于丛状血管瘤与 KHE 相互重叠的组织学特征及二者与 KMP 的共同相关性，两者被视作同一病谱的疾病[33, 37-38, 75, 79-80]。KMP 中的选择性血小板减少症归因于血小板在肿瘤血管床内被诱捕。淋巴管内皮相关抗原 Prox1、LYVE-1、局灶性平足蛋白及血管内皮标志物 CD34 呈强阳性表达，这支持前述疾病至少具有部分淋巴管内皮表型。上述混杂的内皮表型或许解释了血小板诱捕的倾向，因为 CLEC-2 已被鉴定为血小板表面的受体之一，而平足蛋白为 CLEC-2 的内源性配体[62]。

一些 KMP 患者采用血小板输注治疗后病情反而加重，这提示瘤体内的血小板活化可通过释放血管生成激动剂来刺激血管增生[33]。理论上，血小板诱捕和肿瘤生长这一自我维系的循环可能存在于 KMP 患者体中。

### 临床特征

KHE 通常累及皮肤、皮下组织及深部软组织。皮损侵及皮肤及皮下组织者可表现为局部浸润性血管性斑片或斑块，可发展为结节。累及深部软组织的损害可表现为局部隆起的质硬的肿块（图 114.21），也可能在体检中被遗漏。KHE 的损害偶可表现为巨大的体腔或腹膜后肿块，较少累及骨或脾。合并 KMP 的患者常出现紫癜及瘀斑。

由于罕有肿瘤沿着局部淋巴结转移或病灶多发的病例报告，KHE 被 WHO 归类为"中间性（局部侵袭行为）"软组织肿瘤[58]。迄今为止，目前仅有一例累及区域淋巴结，尚无远处转移的报道[81]。

KHE 最常见的两种致死原因是血小板减少和肿瘤的直接浸润[77]。临床上评估为可疑的病例，例如 3 个月以上患儿的新发血管肿瘤[77]，应行 MRI、全血细胞计数、出凝血实验等系列检查来证实是否伴有 KMP。如果不伴有严重的血小板减少，应行组织病理学检查以明确诊断。典型的 MRI 显示弥散性增强软组织肿

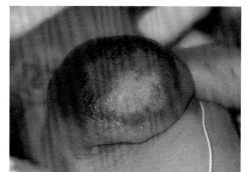

**图 114.21** Kaposi 样血管内皮瘤伴发 Kasabach-Merritt 现象。婴儿上胁部巨大的红色至紫红色肿块

块，T2 呈高信号，肿瘤边界模糊不清，累及多个组织层面。

### 病理学

KHE 的表现为边界不清的融合性结节，其由中等程度圆胖的梭形细胞形成的条索组成。梭形细胞具有嗜酸性或透明的胞质及淡染的细胞核，其可形成狭长的裂隙样管腔，管腔内含红细胞，与 Kaposi 肉瘤类似（图 114.22A）。梭形细胞常围绕着较多上皮样内皮细胞及周细胞形成的细胞巢。管腔中可见富含血小板的微血栓，其 CD61 呈阳性。在损害的边缘，梭形细胞可浸润到周围脂肪组织和胶原束之间，或者被密集的纤维束所包裹。这些梭形细胞表达全内皮标志物 CD31、血管内皮标志物 CD34 和淋巴管内皮标志物平足蛋白（图 114.22B）、LYVE-1、VEGFR-3 和 Prox1[38]。

有丝分裂程度不尽一致，但通常较低。局灶性小而圆的毛细血管小叶内衬扁平内皮细胞，与周围梭形细胞区域相融合。红细胞外渗和含铁血黄素颗粒是典型表现，肿瘤细胞的胞质内可含有红细胞碎片和透明小体。许多病例显示明显扩张的淋巴管与肿瘤小叶混合存在，特别是在周边软组织区域内。复旧型 KHE 指的是原发病进展过程中经有效治疗后处于静息的、常呈硬化性的皮损状态。

### 鉴别诊断

最主要的鉴别诊断包括婴儿血管瘤、丛状血管瘤和 Kaposi 肉瘤。婴儿血管瘤与 KHE 不同，常表达一系列少见、复杂且仅与胎盘毛细血管类似的内皮表型，最常见的为免疫组化标志物 GLUT1 阳性[19-20]。婴儿血管瘤亦无梭形细胞条索，缺乏局灶性混杂的淋巴管-血管内皮表型。丛状血管瘤可能是一种轻微的、更表

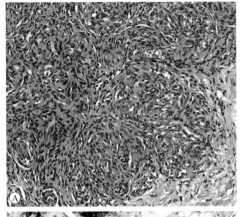

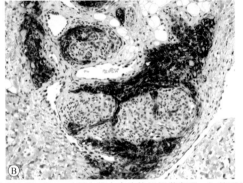

图 114.22　Kaposi 样血管内皮瘤的组织学表现。A. 梭形的内皮细胞条索形成裂隙样管腔，包绕在富含周细胞的上皮样细胞巢周围。B. 内皮细胞平足蛋白标志物阳性，提示来自淋巴管分化

浅的 KHE，其特征性的组织学表现为相对缺乏梭形细胞，无周细胞丰富的上皮样结节。Kaposi 肉瘤极少发生于儿童（非洲例外），缺少 KHE 的叶状结构，并且特征性地出现一些浆细胞浸润。

## 治疗

丛状血管瘤和表浅性的 KHE 较局限且浅在，可以通过局部扩大切除来治疗。然而位于深部软组织的肿瘤，尤其纵隔和腹膜后的肿瘤常较大，无法切除。KHE 及丛状血管瘤伴发 KMP 的患者，一线治疗为长春新碱联合泼尼松[46]或西罗莫司[47]。对不伴发 KMP 且皮损小而多发者，治疗意见尚有争议。

## 淋巴管内乳头状血管内皮瘤

**同义名：**■ Dabska 型血管内皮瘤（Dabska-type hemangioendothelioma）■ Dabska 瘤（Dabska tumor）

■ 血管内乳头状血管内皮瘤（endovascular papillary angioendothelioma）■ 恶性血管内乳头状血管内皮瘤（malignant endovascular papillary angioendothelioma）■ 鞋钉样血管内皮瘤（hobnail hemangioendothelioma）

### 要点
■ 主要发生在儿童的向淋巴管分化的罕见肿瘤，转移潜能较低。
■ 真皮或皮下组织中增大的斑块或肿物，常位于肢端。
■ 组织学改变为显著的淋巴管内乳头状增生，以及特征性的玫瑰花样群集的鞋钉样或柱状内皮细胞。

### 引言与历史

1969 年，Dabska 基于 6 个儿童病例，最先描述此肿瘤并将其命名为"恶性血管内乳头状血管内皮瘤"。此 6 名患者中有 2 例发生淋巴结转移，其中 1 例发展为远处转移并死亡[82]。随后的病例报道倾向该病为良性，尽管某些病例的随访时间有限[83]。基于本病显著累及淋巴管、其潜在的恶性或交界性临床行为，以及典型表现为乳头状的血管内增生，目前的观点支持将此病命名为淋巴管内乳头状血管内皮瘤（papillary intralymphatic angioendothelioma，PILA）[83]，这一命名亦被 WHO 采纳[58]。

最近 Weiss 和 Goldblum[4]提出，用鞋钉样血管内皮瘤概括 PILA 和网状血管内皮瘤，以反映二者共有的鞋钉样内皮形态和类似的生物学行为。然而网状血管内皮瘤缺乏切实可信的淋巴管分化的证据，这使 PILA 和网状血管内皮瘤的潜在关联性受到质疑[84-86]。

### 流行病学

已有的病例报道分析未见显著的性别倾向，约 75% 的患者为儿童，其余主要为青壮年。病例多为先天性。最近的一个包含 12 例患者的研究报道显示，平均年龄为 30 岁，提示本病的年龄范围更大[83]。

### 临床特征

肿瘤多源于四肢软组织，发生于骨、脾等其他部位罕见。皮损表现为皮肤和皮下增大的弥漫性质硬肿块，也可为皮下的柔软斑块，有时亦会呈粉色或蓝色的皮肤色素改变。皮疹大小差异较大（最大可达 40 cm）[83]。较多病例报道出现在淋巴管畸形基础上。

目前 WHO 将 PILA 归类为中间性（罕见转移）血管肿瘤[58]，2014 年 ISSVA 分类中，认为本病属局部侵袭性或交界性肿瘤。

## 病理学

本病组织病理学改变为相互连通的薄壁血管贯穿于真皮及（或）皮下组织，薄壁血管内衬鞋钉样内皮细胞，形成特征性的管腔内乳头状突起，局部可呈玫瑰花或火柴头样外观（图114.23）。受累血管大小差异较大。玻璃样变的乳头状基质轴心对IV型胶原免疫组化染色呈阳性，部分病例乳头状突起内可存在局灶性肌动蛋白阳性的周细胞[83]。淋巴细胞可沿着血管腔群集分布并浸润到周围基质，常可见淋巴细胞聚集。鞋钉样内皮细胞VEGFR-3和平足蛋白免疫染色呈强阳性[87]，支持本病为淋巴管分化。CD34呈低表达。

## 鉴别诊断

PILA在组织病理学上应该与其他具有鞋钉样内皮细胞结构的疾病相鉴别，包括靶形含铁血黄素沉积性淋巴管畸形（targetoid hemosiderotic lymphatic malformation）、伴Dabska样特征的血管瘤、网状血管内皮瘤和分化良好的血管肉瘤相鉴别。靶形含铁血黄素沉积性淋巴管畸形的真皮浅层血管偶可见较小的、管腔内乳头状突起，而本病有相对明显的乳头状突起。网状血管内皮瘤通常好发于成人，血管内乳头状结构很少见，发育也不完全。需要注意的是，PILA及网状血管内皮瘤均可有区域淋巴结受累。血管肉瘤可表现为血管内乳头状增生，类似于PILA的表现，但即使分化良好的血管肉瘤亦缺乏鞋钉样内皮细胞。血管肉瘤发生于儿童者极罕见，且多累及内脏（尤其是心脏或心包）。

## 治疗

最佳治疗方法是保守性手术切除，需确保切缘干净，同时辅以密切随访。常见局部复发（40%）。

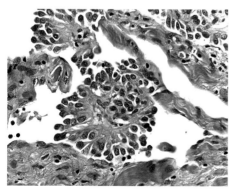

**图114.23 淋巴管内乳头状血管内皮瘤（PILA）组织学表现。** 玫瑰花样群集的血管内鞋钉样或柱状内皮细胞

# 网状血管内皮瘤

**同义名：** ■ 鞋钉样血管内皮瘤（hobnail hemangioendothelioma）

## 要点

- 主要发生于青壮年的罕见肿瘤，转移潜能极低。
- 表现为缓慢生长的外生性肿瘤或结节状增生性斑块，发生于躯干及四肢，尤其是下肢末端。
- 组织学特征为真皮和（或）皮下组织内呈弥漫性树枝状分布的狭长血管，类似正常的睾丸网。其血管内皮细胞呈"鞋钉样"表现。
- 60%的患者手术切除后出现局部复发，区域性淋巴结转移罕见。

## 引言与历史

1994年Calonje等[9]基于15例临床病例资料，最先报道并命名本病为网状血管内皮瘤（retiform hemangioendothelioma，RHE），认为本病是一种低级别血管肉瘤。随后又有少于12例类似的病例报道。现今WHO及ISSVA分别将本病归类为中间性（罕见转移）血管肿瘤[58]和局部侵袭性或交界性血管肿瘤[59]。

## 流行病学

本病为主要发生于青壮年的罕见肿瘤，男女发病率相同，已报道的患者发病年龄从9岁到78岁不等。

## 发病机制

如前已述，部分学者提出鞋钉样血管内皮瘤这一命名应包含PILA及RHE，以避免与鞋钉样"血管瘤"相混淆[4]。然而，RHE不似PILA，越来越多有力证据支持前者的内皮细胞通常不表达淋巴管标志物，这使前述论断受到质疑。既往曾报道在一例免疫功能正常的RHE患者中，检测到HHV-8基因序列[88]。

## 临床特征

RHE的临床表现无特异性，难以界定其血管属性。皮损主要表现为孤立的、缓慢生长的斑块、外生性肿块或真皮、皮下结节，最好发部位为四肢。在最初报道的系列病例中，约60%出现肿瘤局部复发，14例患者中有1例发生淋巴结转移[9]。目前为止，尚未见肿瘤引起死亡的报道。

## 病理学

RHE属于一组以鞋钉样血管内皮细胞为特征的血管瘤，该组血管瘤还包括靶形含铁血黄素沉积性淋巴管畸形和 PILA。低倍光镜下可见真皮网状层和（或）皮下组织内狭长的薄壁血管呈树枝状弥漫性浸润，类似正常的睾丸网。边界欠清。高倍镜下可见核位于顶端的内皮细胞突入血管腔，呈鞋钉样或火柴头样结构。内皮细胞有丝分裂象罕见，细胞异型性极小或呈轻度异型性（罕见）。梭形细胞区域通常表达内皮标志物，管腔内乳头状突起偶尔亦可呈阳性表达。本病缺乏 PILA 中典型的海绵状淋巴管样血管与显著的血管内增生等特征。RHE 的内皮细胞通常不表达淋巴管内皮相关标志物平足蛋白、VEGFR-3 和 Prox1[84]。

### 鉴别诊断

本病临床上最主要的鉴别诊断是高分化血管肉瘤，后者有细胞异型性、多层内皮细胞、有丝分裂象增加、缺少鞋钉样内皮细胞。

### 治疗

推荐扩大切除后活检，并密切随访。但局部复发较为常见。

## Kaposi 肉瘤

### 要点

■ Kaposi 肉瘤到底属于肿瘤还是增生尚存在争议，临床所有 Kaposi 肉瘤亚型都属于病毒诱导性疾病——HHV-8 是其影响因素。

■ Kaposi 肉瘤是一种多病灶性系统性疾病，临床主要分四型：①慢性或经典型 Kaposi 肉瘤；②非洲地方型 Kaposi 肉瘤，包括暴发性淋巴结病；③医源性免疫抑制型 Kaposi 肉瘤；④艾滋病相关型 Kaposi 肉瘤。

■ 在不同临床亚型和病情的不同阶段，皮损可表现为多发的粉红色斑至暗紫色斑块、结节和息肉。

■ 本病的组织病理学特征在不同亚型之间无显著差异，但在皮损的不同阶段表现不同。

■ 不管是否伴有 HIV 感染，大多数儿童患者都表现为淋巴结病型，且由于内脏播散而导致迅速死亡。

■ 因为病灶多发，所以相对手术而言倾向于化疗和（或）放疗。

### 引言与历史

1872 年，Moritz Kaposi 描述了 5 名患者不寻常的多病灶性皮肤肉瘤，命名为"特发性多发性色素性皮肤肉瘤"，后来本病被命名为 Kaposi 肉瘤（Kaposi sarcoma，KS）。本病过去被认为是一种主要发生在犹太裔（德系犹太人）、地中海/东欧裔老年患者的慢性

迁延性疾病。尽管偶有病例发生于器官移植受体，在非洲局部地区也有流行，但是直到它在男性同性恋者中流行，并被作为艾滋病的标志后才引起重视。一种新型人类疱疹病毒（HHV-8）被看作所有 KS 临床亚型可能的诱导因素。KS 临床表现多样，其机制涉及多种相互关联的因素，这些因素由患者的机体免疫状态决定。

### 流行病学

KS 四个主要亚型的流行病学特征列于表 114.3。

### 发病机制

免疫组化和超微结构研究均证实 KS 的内皮本质，但到底是血管内皮还是淋巴管内皮或是两者混合来源尚存在争议。而且许多（或大多数）构成 KS 斑块或实性结节的细胞虽然表达广谱内皮标志物（如 CD31）、血管分化标志物（如 CD34）及淋巴管分化标志物（如 VEGFR-3[87, 89]、平足蛋白[90]和 LYVE-1[91]），但它

| 表 114.3　Kaposi 肉瘤（KS）四个主要亚型的流行病学特征 |
|---|
| **经典型** |
| ● 主要发生于犹太裔（德系犹太人）和（或）地中海/东欧裔 |
| ● 男女发病率之比：早期文献描述为 15：1；近期文献为 3：1 或 1：1 |
| ● 2/3 的经典型患者在 50 岁以后发病 |
| **非洲地方型** |
| ● 非洲黑人的发病率为 1%～10%，男性发病率明显较高 |
| ● 在非洲赤道地区，本型占所有统计的癌症数量的 9% |
| ● 淋巴结病型主要累及儿童，男女发病率之比将近 1：1 |
| **医源性免疫抑制型** |
| ● 多继发于系统药物，例如钙调磷酸酶抑制剂、泼尼松、细胞毒性药物治疗后免疫抑制的患者 |
| ● 系统应用环孢素者 KS 发生率较高，且疾病进展更为迅速 |
| ● 中断免疫抑制治疗后皮损可消退 |
| ● 器官移植术后患者 Kaposi 肉瘤的发病率：在近东地区（the Near East）接近 4%，而在西方国家发病率小于 1% |
| ● 男性比女性患病率稍高 |
| **艾滋病相关型** |
| ● 主要发生于男-男同性恋者 |
| ● 少数情况下可发生于男同性恋者的女性性伴，以及非洲和加勒比海特定地区通过异性间性接触方式感染 HIV 的女性患者 |
| ● 大约 40% 男性同性恋艾滋病患者可发生 Kaposi 肉瘤，而由其他危险因素诱发的 Kaposi 肉瘤发病率则小于 5%，艾滋病儿童 Kaposi 肉瘤的发病率为 4% |
| ● 伴发免疫重建炎性综合征时本病可加重 |
| ● 偶可发生于接受慢性抗反转录病毒治疗的 HIV 感染者，可能的机制为免疫衰老 |
| Adapted from Dispenzieri A. Blood Rev. 2007；21：285-99. |

们在形态学上呈与内皮细胞明显不同的梭形细胞。在体外，HHV-8 能够感染淋巴管和血管内皮细胞并诱导其转录和重排，可导致感染后的血管内皮细胞表达淋巴管生成分子[92]，同时感染后的淋巴管内皮细胞亦表达多种血管内皮标记[93]。以上可能解释了 KS 呈淋巴管/血管混合内皮表型的原因，但也强调了仅基于标志物判定内皮细胞来源的困难性[94]。

KS 在本质上究竟是增生还是肿瘤目前仍不是很清楚。利用 X 染色体失活（甲基化）模型的研究支持本病为皮损播散的单克隆性肿瘤[95]。然而其他研究采用同种方法，对同一患者的多处皮损进行试验，发现部分皮损呈单克隆性增生，部分多发性皮损呈各自独立进展的单克隆性增生[96]。

除上述内皮表型、克隆类型等尚不明确的情况外，有很多来自于分子、临床及流行病学的证据显示 HHV-8 可引起或是极大地影响 KS 的发生[97]。现在认为 KS 所有临床亚型的绝大多数患者体内都能发现该病毒，而在正常人群中 HHV-8 血清反应不明显。在 HIV 阳性患者血液中一旦检测到 HHV-8 基因组，则强烈预示他们随后将会发生 KS。HHV-8 包含能够促进细胞增殖、炎症及血管生成并抑制凋亡的细胞基因同系物[98]。体外条件下，HHV-8 可促进原发内皮细胞的增殖或延长其生存期，但不引起完全的致癌性转化[99]。宿主的免疫应答和由病毒感染细胞释放的细胞因子（特别是成纤维细胞生长因子）可能通过自分泌和旁分泌的方式进一步促进肿瘤生长[100-102]。艾滋病患者伴发免疫重建炎性综合征（immune reconstitution inflammatory syndrome，IRIS，见第 78 章）时，原有的 KS 病情会加重（至少暂时加重），这支持炎症在 KS 进展中起到一定程度的作用[103]。

## 临床特征

经典型 KS 的特征性表现为双下肢末端缓慢生长的粉红色至紫红色的斑片，并可融合成大的斑块（图 114.24），也可发展成结节或息肉状肿瘤[80]。最初的单一皮损可进展为播散性的多病灶模式。早期皮损可消退，但其他皮损可能进展，导致同时出现不同阶段的皮损。长期 KS 患者可能出现无症状的口腔和胃肠道损害。

非洲地方型 KS 可分为四个亚群：结节型、浸润型、终极型和淋巴结型。结节型在病程和临床表现上都与经典型 KS 相似，而终极型和浸润型更具有生物学侵袭性。淋巴结病型具有明显不同的特点，如多侵犯儿童、原发肿瘤累及淋巴结（虽然皮肤和黏膜损害也可存在）、暴发性和致命性的病程。

医源性免疫抑制型 KS（包括移植相关型 KS）临床上通常与经典型相似。该型可在停止免疫抑制剂治疗后完全消退。长时间大剂量免疫抑制治疗导致的 KS 更具侵袭性，可导致内脏受累并引起患者死亡。

艾滋病相关流行型 KS 最常发生在免疫缺陷晚期和 CD4＋T 细胞计数每立方毫米小于 500 个的 HIV 感染患者[104]。伴有 HIV 感染的 KS 患者的临床特征变化多端。部分患者只有单个皮损，而其他患者则出现播散性皮损。单个皮损可以表现为淡红色斑疹、丘疹和斑块，紫黑色肿瘤和结节。斑疹和斑块通常为椭圆形和柳叶刀样，可沿着皮沟排列呈线性（图 114.25）。丘疹和斑块融合后偶尔会形成广泛的盔甲样的收缩性斑块，从而造成四肢末端功能障碍和淋巴水肿。

皮损可累及所有体表皮肤，躯干和面部中央（尤其是鼻部）是好发区域，可致明显毁容（见第 78 章）。口腔黏膜可能发生淡蓝色至紫罗兰色的斑疹、斑块和肿瘤。任何部位的斑块和肿瘤都可能形成溃疡并继发

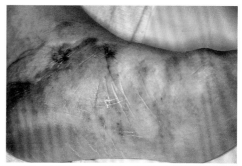

图 114.24 经典型 Kaposi 肉瘤。足底红色的斑疹和斑片及踝部的紫色斑块

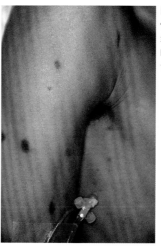

图 114.25 艾滋病患者伴发的 Kaposi 肉瘤。比经典型 KS 分布更广泛的椭圆形或柳叶刀样紫色至褐色丘疹、结节

感染。KS 经常累及内脏，包括胃肠道、淋巴结和肺。累及肺时预后不良。

## 病理学

KS 的组织学表现在各临床亚型之间无明显差异，但在皮损的不同阶段差异较大。斑片期的特征为真皮浅层小而成角的血管增生，内衬不明显的内皮细胞，提示可能为淋巴管来源。这些纤细的"锯齿状"的血管将胶原束分隔开来，同时伴少量的淋巴细胞、浆细胞及表达内皮标志物的梭形细胞浸润。在进一步发展的斑块期皮损，血管增生累及真皮深部，甚至皮下组织（图 114.26）。其分支状小血管周围出现较多表达内皮标志物的梭形细胞群。

在结节期皮损中，前述梭形细胞数量增多并取代真皮胶原，其往往缺乏细胞多形性和显著的有丝分裂象。梭形细胞形成交叉的条索，并被特征性的内含红细胞的裂隙样空隙所分隔（图 114.27）。这种裂隙样血管腔是 KS 高度特异的组织病理学特征。在细胞内和细胞间出现的透明小体被认为是变性的红细胞[4]。肿瘤结节边缘常见新月形的扩张血管、沉积的含铁血黄素以及淋巴细胞、浆细胞。肿瘤组织常被纤维束所分隔。一些肿瘤团块具有显著扩张的血管网，曾被称为"淋巴管瘤样"KS。肿瘤呈明显的肉瘤样表现，细胞核多形性和活跃的有丝分裂象可发生在原有惰性皮损的晚期阶段，也可作为首要表现而出现，后者在一些非洲地方型病例中常见到。

一些研究表明，HHV-8 潜伏期相关核抗原（LANA-1）的表达可以作为 KS 及其他 HHV-8 感染相关疾病（如多中心 Castleman 病和在 HIV 阳性或阴性患者中发生的原发性渗出性淋巴瘤）的高度敏感特异的标志物

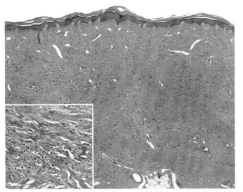

**图 114.26　Kaposi 肉瘤组织学——斑块期**。真皮网状层梭形细胞血管增生，形成特征性的裂隙样空隙，伴红细胞溢出（见插图）（Courtesy, Lorenzo Cerroni, MD.）

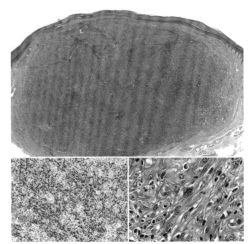

**图 114.27　Kaposi 肉瘤组织学——结节期**。真皮内梭形细胞和上皮样细胞呈结节状增生，其间散在红细胞溢出（右侧插图）。HHV-8 潜伏期相关核抗原（LANA-1）表达呈阳性（左侧插图）（Courtesy, Luis Requena, MD.）

（见图 114.27，左侧插图）[105-106]。通过免疫组化检测肿瘤中的 LANA-1 比采用 PCR 方法检测 HHV-8 基因组更具有诊断价值，因为少数非 KS 的血管肿瘤（可发生于免疫功能低下或正常人群）患者，在采用 PCR 检测后提示 HHV-8 阳性，但 LANA-1 免疫组化阴性，其原因可能是血细胞内的 HHV-8 病毒通过循环流经肿瘤组织[105]。

## 鉴别诊断

临床上需要和斑片期 KS 鉴别的疾病包括毛细血管畸形、表 114.1 中处于早期的部分血管肿瘤，以及静脉高压引起的继发改变（KS 皮损位于下肢时需与其鉴别）。组织学上，斑片期 KS 应与淤积性损害、高分化血管肉瘤、良性血管增生及肿瘤等鉴别。HHV-8 阳性为诊断 KS 的线索。

组织学方面，结节期 KS 最重要的鉴别诊断包括 KHE、梭形细胞血管瘤和中度分化的血管肉瘤。尽管 KS 和梭形细胞血管瘤均具有特征性的梭形细胞增生，但是 KS 缺乏海绵状血管腔。KHE 几乎只发生在婴儿期和儿童期，与 KS 相比具有明显的小叶结构并缺乏浆细胞浸润。血管肉瘤具有特征性的内皮细胞异型性和有丝分裂象，这两点在 KS 中皆无。

晚期的 KS 在临床和病理上皆与假性 Kaposi 肉瘤（即 Mali 型肢端血管皮炎和 Stewart-Bluefarb 综合征，前者与慢性静脉功能不全有关，后者与动静脉畸形相关）相似。这些反应性增生性疾病与 KS 的不同之处

在于其增生源于已有的血管病变。晚期的 KS 在组织学上也容易与一些非血管来源的梭形细胞肉瘤，如纤维肉瘤和平滑肌肉瘤混淆，在这些病例中，CD31 免疫标志物阳性有助于证实 KS 的血管分化。

其他一些疾病在临床上可能与 KS 相似，但很容易通过组织学特征来区别，这些疾病包括皮肤转移癌、皮肤白血病或淋巴瘤、静脉和淋巴管畸形、结节性多动脉炎的皮肤表现和持久性隆起性红斑。

## 治疗

对于许多 KS 患者而言，因为本病复发率很高，完全治愈可能是不现实的。但通过治疗患者肉眼可见的皮损，包括皮损广泛播散的 HIV 阳性患者在内，均可改善其外表、增强患者自尊、使患者获得一种在困难情形下的自我掌控感。对于伴有静态疾病的免疫功能正常的老年患者，观察和密切随访可作为一种选择。手术仅适用于组织学诊断取材和去除孤立性皮损。冷冻、激光手术、光动力治疗、皮损内注射长春碱或长春新碱、局部外用阿利维 A 酸或咪喹莫德曾用来治疗浅表性的斑片和斑块[107-108]。冷冻通常需要达到形成表皮溃疡的程度，由此生成的瘢痕可替代 KS 的血管增生。广泛的多病灶则需要化疗。

放疗对于病灶多发但位置相对局限的患者是一种治疗选择。有效治疗方案包括扩大野（extend field）单次剂量放疗（8～12 Gy）和 6～8 周的全身电子线照射（每周 4 Gy）。放疗在局限性皮肤 KS 和口腔 KS 治疗中有明确疗效，但其在艾滋病相关型中起到的作用要比经典型略小[109]。

快速进展的 KS（定义为每月新生 10 个及以上皮损）、肺部 KS、有症状的内脏 KS 和显著的淋巴水肿是系统性化疗的指征。通常单独或联合使用蒽环类药物脂质体制剂、紫杉醇、吉西他滨及长春瑞滨。而应用相对较少的药物有长春新碱、依托泊苷及（或）博来霉素[110-111]。有时也采用大剂量的干扰素 α 予以治疗，但由于副作用，其使用受限[112]。

一些新的系统治疗尚在研究探索中，如血管生成抑制剂贝伐珠单抗（抗 VEGF 抗体）及抑制血管生长的免疫调节剂沙利度胺和来那度胺。其余潜在疗法包括 IL-12、酪氨酸酶抑制剂（如伊马替尼、索拉非尼）及蛋白酶体抑制剂（如硼替佐米）[111, 113]。抗反转录病毒疗法可能通过间接地降低病毒载量和增加 CD4＋T 淋巴细胞数目来有效缓解艾滋病相关型 KS 的症状，但其具体机制尚不清楚。如前所述，KS 的进展可作为免疫重建炎性综合征（IRIS）的表现（见第

78 章），但这并不一定意味着预后不良。

器官移植的 KS 患者面临治疗上的两难选择，即平衡移植排异反应的风险和治疗 KS 的收益。除降低免疫抑制剂用量外[114]，用西罗莫司替换环孢素亦可使 KS 的临床症状得到改善。有文献报道，在 15 例肾移植受体患者中，这种替换使所有病例的 KS 皮损临床（3 个月）和病理（6 个月）皆获消退，期间作者均未发现患者排异反应发作或移植肾功能受损[115]。这项观察结果已被其他研究证实，尽管这些研究中的有效率不完全一致[116]。至今尚不清楚西罗莫司产生的有利影响是因为这种替换所致的免疫抑制减轻，还是因为西罗莫司可通过抑制 HHV-8 诱导的效应（如 PI3K 和 AKT 磷酸化），发挥其更直接的抗肿瘤作用[94]。器官移植的 KS 患者也对其他类型 KS 的常规局部和系统疗法有反应。

# 恶性血管肿瘤

## 上皮样血管内皮瘤

### 要点

- 恶性，但相对惰性的血管肿瘤，通常发生在成人。
- 皮肤受累不常见，通常伴有更深在的疾病。
- 组织学表现为上皮样内皮细胞条索和巢，嵌于黏液样或玻璃样的基质内。
- 虽然约 30% 的患者在区域淋巴结、肺、肝或骨内发生转移，但＜50% 的转移患者死于疾病。

### 引言与历史

传统上，血管内皮瘤是指具有中间恶性潜能的血管肿瘤。上皮样血管内皮瘤（epithelioid hemangioendothelioma，EHE）的最初描述纳入了这一含义，因为这些肿瘤可以引起转移，但其生物学行为可能相对呈惰性[117]。WHO 和 ISSVA 最近将 EHE 重新分类为恶性，而非中间或交界性血管肿瘤。此外只有血管肉瘤归类为恶性（见表 114.1）[58-59]，相比经典的血管肉瘤，EHE 的预后较好。

### 流行病学

EHE 通常见于成年人[118]，与血管肉瘤相比，发病年龄较小[118]。青春期前发病的情况非常罕见。与血管肉瘤不同，EHE 女性发病更为常见。

### 发病机制

EHE 属于血管内皮细胞的单克隆性肿瘤性增生。大多数经典病例具有 t（1；3）（p36.3；q25）易位，其产生的 WWTR1-CAMTA1 融合蛋白可能是致癌过程中

的早期致病事件[119-121]。*WWTR1*（3q25）编码转录共激活因子[122]，*CAMTA1*（1p36）编码钙调蛋白结合转录激活因子[123-124]。有一个 EHE 的 *WWTR1-CAMTA1* 融合阴性亚型，主要发生在年轻人，与经典 EHE 相比，其存在更成熟的血管形成特征和大量嗜酸性细胞质[125]。该亚型具有另一种基因融合物 *YAP1-TFE3*[125]。

迄今为止，尚未在其他肿瘤中检测到 *WWTR1-CAMTA1* 和 *YAP1-TFE3* 融合，特别是 EHE 的形态学相似者，如上皮样血管肿瘤、上皮样肉瘤样血管内皮瘤和上皮样血管瘤。然而，现在还不确定这些融合是否是 EHE[119-120] 独有的。值得注意的是，*WWTR1-CAMTA1* 和 *YAP1-TFE3* 基因融合均可通过 FISH 和（或）RT-PCR126 可靠地检测到。

**临床特征**

大多数肿瘤表现为轻微疼痛的深部软组织肿块，病变也可发生在皮肤、内脏或骨骼中，多达 50% 的患者病变为多灶性[127]。皮肤受累通常与潜在的软组织或骨肿瘤相关，但仅累及皮肤的病例也确实存在[117]，主要发生在四肢。皮肤上的 EHE 可以是多结节性的，它们需要与内脏原发肿瘤的皮肤转移区分[128]。一些病例与脉管密切相关或由脉管产生，通常是静脉。受累血管闭塞可能导致继发症状（如水肿、血栓性静脉炎）。

**病理学**

与其他累及软组织和骨的常见肿瘤一样，累及皮肤的上皮样血管内皮瘤表现为在黏液透明基质中，上皮样肿瘤细胞呈浸润性生长，瘤细胞胞质呈嗜酸性，形成相互不连通的索状或巢状结构（图 114.28）。提示血管内皮细胞来源的一个重要线索是存在含有红细胞的小的胞质内空泡。细胞核呈空泡化，很少或没有异型性，并含有小而不明显的核仁。可能存在血管中心生长模式，但在累及皮肤的肿瘤中较少见。与上皮样血管瘤不同，炎症浸润很少见。细胞有丝分裂象多少不一，与临床预后关系不密切[117]。

EHE 的肿瘤细胞内皮标志物，如 ERG、CD31 和 CD34 呈阳性，平足蛋白、LYVE-1 和 Prox1（至少局部）也可为阳性，提示淋巴或血管淋巴混合分化[129-130]。电子显微镜显示，与正常内皮细胞不同，EHE 细胞含有丰富的细胞质中间丝[131]。这些细丝可以导致细胞角蛋白和（或）平滑肌抗原的免疫阳性，导致误诊[118]。

**鉴别诊断**

鉴别诊断很多，包括上皮样肉瘤、转移性印戒腺癌、转移癌、黑色素瘤和上皮样血管瘤。诊断本病的必要条件是具有向内皮细胞分化的免疫组化证据[117]。

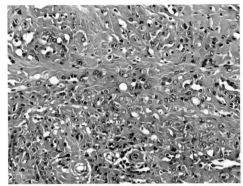

图 114.28　上皮样血管内皮瘤的组织学改变。互不连通的内皮细胞形成细胞条索和细胞巢，作为原始血管分化的标志，部分细胞有小的胞质内空泡（Courtesy，Luis Requena，MD.）

与上皮样血管瘤鉴别时有一定难度，其确诊依据在于识别皮损内上皮样血管内皮瘤的典型结构模式以及没有血管肉瘤中那么多的异型细胞，这种细胞常常表现出凋亡和异常的有丝分裂象。

**治疗**

由于本病为低度恶性肿瘤，首选的治疗措施包括广泛切除，不需要联合放疗或化疗。鉴于淋巴结是其最常见的转移部位，有必要对区域淋巴结进行检查。有报道，在应用干扰素、塞来昔布和沙利度胺后[122]，可观察到疾病趋于稳定。

（耿　怡译　徐秀莲校　孙建方审）

## 血管肉瘤

**同义名：** ■ 恶性血管内皮瘤（malignant hemangioen-dothelioma）■ 血管肉瘤（hemangiosarcoma）■ 淋巴管肉瘤（lymphangiosarcoma）

### 要点

- 少见的血管内皮恶性肿瘤，在所有肉瘤中所占比例小于 1%。
- 与大多数肉瘤不同，好发于皮肤和浅表软组织。
- 多见于老年人头面部、慢性淋巴水肿或放射性皮炎区域，儿童罕见。
- 皮肤型血管肉瘤通常为中度或高度分化，由相互吻合的血管构成，血管为胶原纤维束分割。
- 大约 50% 的病例表达淋巴管分化标记。
- 预后极差，5 年生存率小于 15%。
- 大多数长期存活的患者曾接受早期根治手术。

## 引言与历史

"血管肉瘤（angiosarcoma）"传统上用于描述内皮来源的高度恶性肿瘤，不管它是由淋巴管还是血管分化而来。然而，即使 EHE 最近被重新归类为恶性而不是中间或交界性血管肿瘤[58-59]，它的预后仍好于血管肉瘤，并且有与之不同的分子基础。因此，并不认为 EHE 是血管肉瘤的变异体。

Caro 和 Stubenrauch 首先在 1945 年对血管肉瘤进行了系统描述。仅仅 3 年之后，Stewart 和 Treves 对血管肉瘤和乳腺切除术后淋巴水肿的关系进行了阐述[132]。原发于老年人面部和头皮的皮肤型血管肉瘤由 Wilson-Jones 于 1964 年描述[133]。

## 流行病学

血管肉瘤罕见，多发生于高加索人，主要发生于中老年人，其中 70 岁以上的发病率最高。在儿童期或青春期发生的罕见病例可能出现在内脏或内脏周围（特别是心脏或心包膜）[135] 或与其他基础性疾病（包括慢性或先天性淋巴水肿、慢性放射性皮炎和免疫抑制）相关[136]。

## 发病机制

血管肉瘤为向内皮分化的恶性转化细胞的克隆增生性疾病。与其他肉瘤相比，在血管肉瘤中观察到血管特异性受体酪氨酸激酶基因的明显上调，这些基因包括 *TIE1*、*KDR*、*FLT1* 和 *TEK*[137]。此外，高水平的 *MYC* 扩增（染色体 8q24）在辐射诱发性和淋巴水肿相关性血管肉瘤中始终如一[138-139]，并且其导致了 miR-17-92 簇的上调。miR-17-92 簇是一种有效的血管生成抑制剂，其下调血小板应答蛋白 -1[140]。在 EHE 中通常可以观察到的 *WWTR1-CAMTA1* 基因的融合尚未在血管肉瘤及上皮样血管肉瘤中检测到[120]。

慢性淋巴水肿和血管肉瘤之间相关联的机制还不十分确定，相关理论包括蓄积的淋巴液内不明致癌因子诱导肿瘤形成，以及淋巴水肿区域因为缺少淋巴管连接而形成"免疫赦免部位"。尽管在慢性淋巴水肿区域产生的血管肉瘤常被认为是起源于淋巴管，但已发现大多数血管肉瘤共同表达平足蛋白和更典型的血管内皮标记（例如 CD34）[141]，提示血管肉瘤来源于混合谱系。在此问题阐明之前，应用较为笼统的"血管肉瘤"命名比"淋巴管肉瘤"或"血管内皮瘤"似乎更为谨慎。

已证明放射治疗是血管肉瘤发生的独立危险因素，在乳腺癌患者中最为典型（见下文）。其次，与肝相关的环境化学暴露，包括氯乙烯、二氧化钍、砷、镭和合成类固醇，也与血管肉瘤相关[142]。最后，HHV-8

感染和日光照射的积蓄作用都与血管肉瘤无关。

## 临床特征

最常见的血管肉瘤是发生在老年人、与淋巴水肿无关的皮肤血管肉瘤。大约 70% 的肿瘤发生在 40 岁以后，70 岁以后发病率最高。约 50% 发生在头颈部（图 114.29）。典型皮损发生于面部中央、额部或头皮，表现为撞伤样斑片，可伴有面部肿胀和水肿。进一步发展为易出血的紫罗兰色隆起性结节，可形成溃疡。受累区呈离心性扩大，最后覆盖大部分头颈部。预后通常较差，5 年生存率小于 15%[134]。相比之下，小儿皮肤血管肉瘤往往表现为小而单一的皮损，女孩更常见，并且好发于下肢[143]。

慢性淋巴水肿区发生的血管肉瘤表现为坚实、融合的紫罗兰色结节或在坚实的非凹陷性水肿背景上出现的硬斑块。大于 90% 的淋巴水肿相关性血管肉瘤出现在乳房切除术后和淋巴结清扫术后（Stewart-Treves 综合征），在这些病例中，上臂内侧面通常是最易累及的部位。其他与血管肉瘤相关的慢性淋巴水肿包括先天性、丝虫性、外伤性和特发性淋巴水肿。从出现淋巴水肿到发生血管肉瘤的时间跨度为 4～27 年。

虽然发病率很低（最近针对乳腺癌患者的一项调查显示低于 0.05%）[44]，但随着乳腺癌部分切除联合放射治疗应用得越来越多，更多的放射后肉瘤在乳腺实质和被覆皮肤中出现，治疗后出现肿瘤的平均期限为 6 年。放射后血管肉瘤表现为在放射部位或附近出现的浸润性斑块或结节，和其他所有类型血管肉瘤一样预后很差（图 114.30）。它们表现为不断增大的侵袭性、浸润性、多中心肿瘤，局部复发及向局部淋巴结和肺内转移很常见。

有报道皮肤和软组织血管肉瘤与良性和恶性神经鞘瘤[145]、肾移植患者无功能的动静脉瘘[146]、长期暴

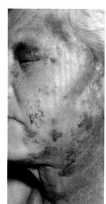

**图 114.29 血管肉瘤。**可见红色和紫色出血性斑块及簇集性水疱，疱液清澈或呈血性（类似微囊性淋巴管畸形）。除了看到先前的切除及放疗的痕迹之外，脸部左侧还有硬结和粉红色晕（Courtesy, Lorenzo Cerroni, MD.）

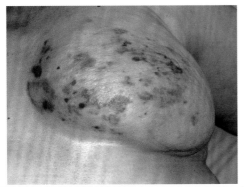

图 114.30 **放射后血管肉瘤**。乳房上的红紫色斑片和斑块。临床病理上主要与放疗后皮肤非典型血管增生进行鉴别，后者可能是放射后血管肉瘤的前驱期皮损。随病情进展，皮损增厚，呈浸润坚实性斑块，且出现细胞异型性，血管壁出现多层内皮细胞增生，c-MYC 阳性

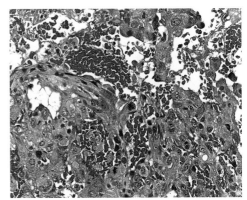

图 114.31 **血管肉瘤的组织学表现**。真皮内边界不清的血管腔，内衬成堆的异型内皮细胞

露于外界物质[147]、着色性干皮病[148] 及双侧视网膜母细胞瘤[149] 相伴发。

MRI 检查显示非特异性的 T1 信号强度减弱，T2 信号增强，在应用钆造影剂后增强作用更明显，其相比 CT 而言，能更精确地描绘局部病变的范围以及周围的神经血管和关节的侵袭情况。MRI 也是评估术前放疗或化疗反应的成像选择。

## 病理学

尽管皮肤血管肉瘤在不同瘤体之间以及单个瘤体内的内皮细胞间分化程度差异很大，但其作为一个类别，组织学特征变异不大，该类别包括非淋巴水肿相关性"普通型"血管肉瘤、慢性淋巴水肿相关性血管肉瘤以及慢性放射性皮炎相关性血管肉瘤。分化良好的区域表现为筛状血管网，通常不含血细胞，血管壁内衬轻度和中度核异型的单层内皮细胞。这些血管内皮细胞呈高度侵袭性模式，将胶原纤维束和脂肪团块分隔开来。在分化不好的区域，内皮细胞表现为更显著的核异型性和大量有丝分裂象，可形成乳头状凸起（图 114.31）。分化很差的区域管腔的形成不明显，但有丝分裂象可非常明显，与其他高度恶性的肉瘤、癌症或黑色素瘤类似。可存在出血和含血液的血管腔。

在慢性淋巴水肿相关性肿瘤内，内衬核深染的内皮细胞的小淋巴管网可在周围软组织内形成分支状结构，可理解为恶性前期表现。在淋巴水肿背景下生长的血管肉瘤可能还保留淋巴管的特征（图 114.32）。多数血管肉瘤表现为 CD31、CD34、ERG、c-MYC 和 Fli-1 阳性[150-152]，其中 CD31 和 ERG 被认为更敏感。

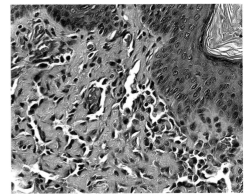

图 114.32 **具有淋巴管特征的血管肉瘤的组织学表现（"淋巴管肉瘤"）**。一些血管腔成角，缺乏管腔内红细胞。还要注意深染的异型内皮细胞

虽然免疫组化研究表明Ⅷ因子相关抗原是内皮细胞的高度特异性标志物，但是对血管肿瘤敏感性低，即使在分化良好的血管肉瘤中表达也通常是阴性或很微弱。

伴有上皮样细胞形态的血管肉瘤在深部软组织中较为常见，但在皮肤中相对少见[153]。这些所谓的"上皮样血管肉瘤"由大圆细胞组成，具有明显的嗜酸性核仁，偶尔出现的胞质内空泡可能是其向血管分化的唯一形态学证据。有 1/3 的上皮样血管肉瘤表现为细胞角蛋白阳性，因此与癌症鉴别有一定困难。幸好 CD31 在上皮样血管肉瘤中表达[154-155]，可用于区分二者。与成人病例（30%）相比，儿童病例中纯上皮样血管肉瘤的比例（90%）似乎更高[156]。

## 鉴别诊断

早期识别及组织学诊断对于血管肉瘤的治疗很关键。在放疗过的位置，可能难以区分血管肉瘤与其

他非典型的血管病变。高分化血管肉瘤尽管侵袭性很强，但仅具有轻度细胞异型性，很像良性淋巴管瘤病。其他必须与血管肉瘤进行组织学鉴别的血管肿瘤包括Dabska 样血管内皮瘤和网状血管内皮瘤、上皮样血管内皮瘤和丛状血管瘤。血管内异型内皮细胞增生并非Kaposi 肉瘤的特征。c-MYC 的核染色可用于区分血管肉瘤（大多数情况下为阳性）与其相似者（阴性）。

### 治疗

建议进行边界扩大的手术切除。即使组织学检查显示手术边缘无瘤细胞，复发和转移的概率也很高。这一点也部分反映出其具有多灶性的特点。在一项近期的回顾性研究中，13 例患者中的 10 例对每周一次的紫杉醇治疗有反应，而另外 27 例患者中的 14 例对不用紫杉醇的治疗有反应，二者间无统计学差异（P = 0.18）[157]。有应用沙利度胺成功治疗本病的个例报道。放射治疗可能只是姑息手段，并不能改善患者生存率。最近，在 7 例晚期血管肉瘤患者中观察到普萘洛尔联合使用长春碱的节律性化疗出现令人侧目的疗效[157a]。

# 血管周肿瘤和瘤样增生

## 血管球瘤和血管球静脉畸形（血管球性血管瘤）

**同义名：** ■ 血管球瘤：单发性血管球瘤（solitary glomus tumor），实体性血管球瘤（solid glomus tumor）■ 血管球静脉畸形：血管球性血管瘤（glomangioma），浸润性血管球瘤（infiltrating glomus tumor），多发性血管球瘤（multiple glomus tumors）

### 要点

■ 以血管球细胞为特征的一组异质性良性肿瘤。
■ 主要的两个亚群是血管球瘤和血管球静脉畸形（以前称为血管球性血管瘤）。
■ 典型的血管球瘤发生在年轻人，表现为四肢末端的单发性疼痛性丘疹或结节，好发于甲下，由血管球细胞实体性增生伴小血管组成。
■ 血管球静脉畸形相对少见，发生在婴儿或儿童，常多发，无自觉症状，组织学表现类似静脉畸形，表现为扩张血管腔周围有少量血管球细胞。
■ 合并分化良好的平滑肌细胞的组织学变异型称为血管球肌瘤。
■ 不典型病例和恶性病例极其罕见。

### 引言

以前将具有良性血管球细胞的肿瘤分为很多类型，如实体型、单发型、多发型、成人型、儿童型和弥漫型。现在的证据支持将这些肿瘤分为两个主要的类别：① 血管球瘤，一种单发的好发于甲下的边界清楚的细胞性损害；② 血管球静脉畸形（glomuvenous malformation，GVM）通常为多病灶，传统上称为"血管球性血管瘤"，最常见于婴儿和儿童，组织学表现类似由球细胞所包绕的静脉畸形。

### 流行病学

单发血管球瘤可在任何年龄发生，但最常见于青年。大体来讲没有性别差异，但甲下血管球瘤在女性更为常见。GVM 不常见（占所有血管球细胞疾病的 10% ～ 20%），通常发生在儿童，且没有性别差异，很多病例为先天发生的。

### 发病机制

血管球瘤最好发的部位（手指的甲下区）与正常血管球小体的最密集分布区域相一致，提示许多血管球瘤为早已存在的正常血管球细胞群的瘤性增生。但是，在一些通常无血管球细胞的解剖部位偶尔也能发生血管球瘤，包括骨、消化道、气管和神经等，提示有些血管球瘤可能起源于多能间质细胞，甚至普通平滑肌细胞。

尽管血管球瘤和 GVMs 拥有共同的良性血管球细胞成分，但它们在临床和组织病理学上有很大差别，在发病机制上可能也无关系。GVMs 与静脉畸形的相似之处以及其早期表现强烈支持其目前被广泛接受的畸形病因的理论，以及我们放弃传统术语血管球性血管瘤的原因。

家族性 GVM 以常染色体显性遗传方式遗传，患者往往随着年龄增长逐渐出现多个病灶，有时可能为创伤诱发[158]。已经检测到 GLMN 中存在至少 40 种不同的种系突变，其存在于染色体 1p22.1 并编码球蛋白，球蛋白可作为免疫亲和蛋白配体发挥功能[159-162]。在一项研究中，最常见的 GLMN 突变发生在约 45% 的家族中[163]。频繁的多发性、很高的外显率（约 90%）以及在家族性 GVM 中存在发育迟缓，都提示 GVM 存在遗传模式，其中体细胞突变可能成为"第二次命中"。有趣的是，在最近一项针对 28 例家族性 GVM 病例的研究中，在 16 个病灶中发现了第二次命中。虽然包括一些基因内突变和缺失以及一个包含 GLMN 的中间缺失，但大多数鉴定的突变代表获得性单亲同二体，在 1p13.1 ～ 1p12 处具有靠近着丝粒的断点区域。

后者导致 1p22.1 处的种系 *GLMN* 突变的重复，而不引起其他基因的定量损失[164]。推测在 *GLMN* 内或影响 GLMN 的体细胞突变可能是偶发 GVM 的原因。

敲除小鼠研究表明，血管球蛋白对血管重塑期间胚胎血管的生存能力和适当发育至关重要[164a]。在胚胎和成年小鼠中，球蛋白主要在血管平滑肌细胞中表达[164b]。

**临床特征**

血管球瘤是常见于青年人（20～40岁）的良性病变，表现为上肢或下肢末端真皮深部或皮下的蓝色或红色丘疹或结节（小于2cm）。血管球瘤有触痛，可由于温度变化和压力的改变出现严重的阵发性疼痛。手部，尤其是甲床和手掌是最常见的受累部位（图114.33），也可发生在其他部位的皮肤。发生于消化道、骨、纵隔、气管、肠系膜、宫颈和阴道的少见的皮肤外血管球瘤也有报道。血管球瘤发生恶性转化并导致转移的极罕见病例已有文献报道[165]。放射检查对诊断的帮助不大，但对于甲下血管球瘤，通常可以显示出骨质侵蚀以及甲与指骨间距离增加。MRI经常作为主要的影像学诊断依据（图114.34），其次是增强CT。血管球瘤在CT和MRI上显示为明显增强的团块。

GVMs可以是先天发生的，也可以发生在儿童和青少年，常为多发。多为大面积的无症状性损害，可表现为广泛分布或融合在一起的多发性柔软的红色至蓝色结节，也可为多灶性粉红色到深蓝色的斑块（图114.35和114.36），偶尔也可以看到点状病变。尽管其在临床上很像静脉畸形，但在很多方面与后者不同[166]：在表现上GVMs更倾向于结节状或鹅卵石样，颜色更蓝，缺乏可压缩性且不随运动而出现肿胀。皮损通常随时间

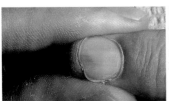

图114.33 血管球瘤。皮损表现为边界不清的疼痛性甲下红斑（Courtesy，Ronald P Rapini，MD.）

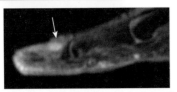

图114.34 邻近甲床和甲母质的血管球瘤MRI影像。在左手示指T1加权像中存在明显的低信号区域，通过T2加权像可见皮损呈明显的增强影并且钆造影显示弥漫均质增强（箭头）（Courtesy，Kalman Watsky，MD.）

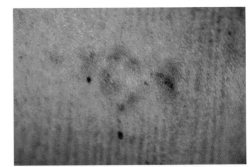

图114.35 血管球静脉畸形（"血管球性血管瘤"）。注意轻微可压缩的集簇性蓝色丘疹

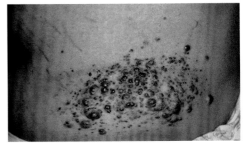

图114.36 血管球静脉畸形（"血管球性血管瘤"）。大片成簇的蓝色丘疹结节，中央发生融合

增厚，颜色加深。虽然不像血管球瘤那样疼痛明显，但GVMs也有触痛，在月经期和怀孕后也可发生疼痛。目前所有报道的病例均为良性。

**病理学**

普通血管球瘤通常表现为边界清楚的片状和群簇状的均一的血管球细胞增生，局灶性簇集在毛细血管周围，毛细血管内衬一层血管内皮细胞（图114.37）。肿瘤基质为黏液样或透明样，可能含很多小的神经末梢，周围可有致密的纤维假包膜。血管球细胞呈特征性的圆形或多边形，圆形细胞核位于中央，胞质呈苍白嗜酸性。PAS染色显示肿瘤细胞周围存在基底膜样物质。细胞有丝分裂象可存在，但形态正常。血管球细胞的超微结构与变异的平滑肌细胞一致，充满相对丰富的肌丝和胞饮囊泡，肌丝局部凝集形成密集体[167]。免疫组化染色研究表明，波形蛋白和肌动蛋白异构体呈组成性表达，关于结蛋白表达的报道结果则不一。血管球细胞从圆形转变为伸长、分化良好的平滑肌细胞时被称为血管球肌瘤[168]。

尽管大多数血管球瘤不具有显著的细胞异型性，但部分病例具有非典型性或恶性特征。基于对52例非典型性和恶性血管球瘤的分析[169]，有学者提出对

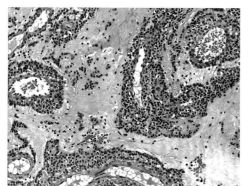

**图114.37 血管球瘤的组织学表现。** 血管腔周围圆形、均质、色素增多的球细胞增生（Courtesy，Lorenzo Cerroni，MD.）

存在罕见特征的血管球瘤进行组织病理学分类，恶性血管球瘤被定义为：体积巨大（直径大于 > 2 cm）且位置深在，或者存在显著异型性和较多的有丝分裂象（≥ 5 个 /50 个高倍镜视野），或存在不典型有丝分裂象。在约 1/2 的病例中，恶性病变的周围具有良性血管球瘤的压缩带，提示其来源于良性肿瘤的恶性转化。

GVMs 由真皮及皮下组织中大的、扩张的薄壁静脉组成，组织学上与静脉畸形类似，但在血管腔的周围围绕有一层或多层立方形均匀一致的血管球细胞（图 114.38）。部分视野下血管球细胞缺如，与静脉畸形无法区分。GVMs 不如单发的血管球瘤界限清楚，在同一解剖区域可表现为分散的结节。与不含球细胞的静脉畸形一样，许多 GVMs 含有机化血栓或静脉石。

### 鉴别诊断

孤立性血管球瘤临床上容易与其他疼痛性结节混淆，如小汗腺螺旋腺瘤和平滑肌瘤，它们很容易通过

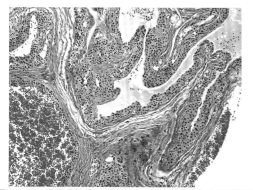

**图114.38 血管球静脉畸形（"血管球性血管瘤"）的组织学表现。** 一层或多层、多不完整的球细胞包绕在畸形的静脉通路周边，组织学上与静脉畸形相似

组织学和免疫组化区分。组织学上，实体性汗腺腺瘤与血管球瘤表现很相似，尤其当汗腺管腔里存在红细胞时，但可以通过二者角蛋白表达的不同来区分。细胞型血管球瘤偶尔被误认为假血管瘤样皮内痣，但后者 S100 阳性。

血管球静脉畸形在组织学检查上需要和缺少血管球细胞成分的普通静脉畸形鉴别，尽管它们在临床表现上存在一定差异（见上文）。许多被称为蓝色橡皮疱样痣综合征（一种家族性多发性静脉畸形）的病例，实际上可能是一种多发性 GVMs。

### 治疗

孤立性血管球瘤可以通过局部手术切除将其治愈，其他方法包括电干燥法和硬化疗法。

同普通血管球瘤相比，GVMs 因为皮损广泛、多病灶而不太容易用手术切除。在一个颜面部大"血管球性血管瘤"病例系列中[166]，MRI 是确定肿瘤范围以及与周围组织关系最好的检查方法。在这一组病例中，手术切除能够减少变色的区域，改善面部肤色，硬化疗法效果较治疗静脉畸形时差。$CO_2$ 激光、氩激光、脉冲激光也可能有效。切除后的皮损可能会缓慢增大。

### 婴儿血管外皮细胞瘤

**同义名：** ■ 先天性血管外皮细胞瘤（congenital hemangiopericytoma）

### 要点

- 通常在出生时或生后 1 年内出现的血管周围肌样分化的良性肿瘤。
- 临床表现是单发或多发的真皮或皮下结节，可在出生时已相当大，或迅速生长。
- 临床和病理学特征均与成人血管外皮细胞瘤不同，后者很少发生在皮肤。
- 多小叶模式肿瘤，梭形细胞和鹿角状分支血管组成的细胞区与以肌成纤维细胞为主的少细胞区相融合。
- 与婴儿肌纤维瘤病密切相关。
- 良性行为模式，尽管常见局灶性坏死和较多有丝分裂象。

### 引言与历史

自 1942 年 Stout 和 Murray 首次描述后，关于血管外皮细胞瘤（hemangiopericytoma）是否为单一病种就一直存在不同意见，二人认为该肿瘤主要由周细胞

组成。1976 年，Enzinger 和 Smith[170] 根据临床和组织学特征确认先天性或婴儿血管外皮细胞瘤（infantile hemangiopericytoma）是与成人血管外皮细胞瘤完全不同的疾病，并得到公认。经典的成人血管外皮细胞瘤很少发生于皮肤，因此在这里不进行讨论。

## 流行病学

婴儿血管外皮细胞瘤是一种罕见的先天性或在生后 1 年内发生的少见肿瘤。男性发病率显著高于女性，比例为 2∶1。偶尔在年龄较大的儿童中也有报道。

## 发病机制

在婴儿血管外皮细胞瘤中，常见的区域性肌成纤维细胞分化提示本病和婴儿肌纤维瘤病可能属于肌成纤维细胞起源的谱系性疾病[171]。曾有报道一个具有血管外周肌样分化的成人肿瘤家系，在组织学上与婴儿肌纤维瘤病有重叠，其包括两种新的疾病：血管球血管周细胞瘤和肌周细胞瘤。Granter 等[172] 支持 Requena 等[173] 的观点，认为此类广谱肿瘤及其独特细胞成分可能来源于可向平滑肌细胞、血管周细胞及血管球细胞分化的多能定向干细胞，而不是肌成纤维细胞。

## 临床特征

婴儿血管外皮细胞瘤通常表现为原发于头颈皮肤或皮下组织的结节。先天性病例可能在出生时发损已很大或生长迅速。多中心发展的病例也有报道，部分病例被误认为是远处转移。尽管肿瘤行为良性，但巨大的肿瘤仍然会因为出血或威胁到重要结构而显得非常麻烦。发生在深在位置（如舌头、纵隔和腹部）的病例也有报道。新生儿患者出现的多系统病变虽然少见，但足以致命。尽管有文献报道肿瘤可自发消退，但切除后肿瘤局部复发常见。

## 病理学

与成人型不同，婴儿型血管外皮细胞瘤经常发生在真皮或皮下，呈多小叶模式。典型的婴儿血管外皮细胞瘤表现为双相的生长模式，原始的血管外皮细胞瘤区域与成人肿瘤类似（短、梭形细胞分布在薄壁的分支血管周围），与胶原基质中含有圆胖的肌成纤维细胞样细胞的少细胞区域相融合，周围存在胶原基质。可有局灶性坏死和显著的有丝分裂象，但并非预示后不良。

## 鉴别诊断

婴儿血管外皮细胞瘤在临床和放射影像学上不具有特异性，需要通过组织学确诊。临床上可能与出生后生长迅速的婴儿血管瘤混淆。临床上巨大的先天性损害可能提示为会迅速消退的先天性血管瘤或婴儿纤维肉瘤。其他鉴别诊断包括婴儿肌纤维瘤病和皮下化脓性肉芽肿。

## 治疗

本病由活检确诊，因为具有自然消退倾向，通常推荐采用保守疗法。尽管皮损具有局部复发和自发消退这两种矛盾的演变趋势，在部分病例通过手术完全切除仍然是一种较好的选择。

（王逸飞译　徐秀莲校　孙建方审）

# 参考文献

1. Ackerman AB. Resolving quandaries in dermatology, pathology, and dermatopathology. New York: Ardor Scribendi; 2001.
2. Kuo T, Gomez LG. Papillary endothelial proliferation in cystic lymphangiomas. A lymphatic vessel counterpart of Masson's vegetant intravascular hemangioendothelioma. Arch Pathol Lab Med 1979;103:306–8.
3. Pins MR, Rosenthal DI, Springfield DS, Rosenberg AE. Florid extravascular papillary endothelial hyperplasia (Masson's pseudoangiosarcoma) presenting as a soft-tissue sarcoma. Arch Pathol Lab Med 1993;117:259–63.
4. Weiss SW, Goldblum JR. Enzinger and Weiss's soft tissue tumors. 4th ed. St Louis: Mosby; 2001.
5. Yang H, Ahmed I, Verghese M, Schroeter AL. Diffuse dermal angiomatosis of the breast. Arch Dermatol 2006;142:343–7.
6. Pasyk K, Depowski M. Proliferating systematized angioendotheliomatosis of a 5-month-old infant. Arch Dermatol 1978;114:1512–15.
7. McMenamin ME, Fletcher CDM. Reactive angioendotheliomatosis: a study of 15 cases demonstrating a wide clinicopathologic spectrum. Am J Surg Pathol 2002;26:685–97.
8. McLaughlin ER, Morris R, Weiss SW, Arbiser JL. Diffuse dermal angiomatosis of the breast: response to isotretinoin. J Am Acad Dermatol 2001;45:462–5.
9. Calonje E, Fletcher CD, Wilson-Jones E, Rosai J. Retiform hemangioendothelioma. A distinctive form of low-grade angiosarcoma delineated in a series of 15 cases. Am J Surg Pathol 1994;18:115–25.
10. Guillou L, Calonje E, Speight P, et al. Hobnail hemangioma: a pseudomalignant vascular lesion with a reappraisal of targetoid hemosiderotic hemangioma. Am J Surg Pathol 1999;23:97–105.
11. Mentzel T, Partanen TA, Kutzner H. Hobnail hemangioma ('targetoid hemosiderotic hemangioma'): clinicopathologic and immunohistochemical analysis of 62 cases. J Cutan Pathol 1999;26:279–86.
12. Al Dhaybi R, Lam C, Hatami A, et al. Targetoid hemosiderotic hemangiomas (hobnail hemangiomas) are vascular lymphatic malformations: a study of 12 pediatric cases. J Am Acad Dermatol 2012;66:116–20.
13. Franke FE, Steger K, Marks A, et al. Hobnail hemangiomas (targetoid hemosiderotic hemangiomas) are true lymphangiomas. J Cutan Pathol 2004;31:362–7.
14. Mulliken JB. Capillary malformations, hyperkeratotic stains, and miscellaneous vascular blots. In: Mulliken JB, Burrows PE, Fishman SJ, editors. Mulliken & Young's vascular anomalies: hemangiomas and malformations. 2nd ed. Oxford: Oxford University Press; 2013. p. 538.
15. Couto JA, Vivero MP, Kozakewich HP, et al. A somatic MAP3K3 mutation is associated with verrucous venous malformation. Am J Hum Genet 2015;96:480–6.
16. Tennant LB, Mulliken JB, Perez-Atayde AR, Kozakewich HP. Verrucous hemangioma revisited. Pediatr Dermatol 2006;23:208–15.
17. Wang L, Gao T, Wang G. Verrucous hemangioma: a clinicopathological and immunohistochemical analysis of 74 cases. J Cutan Pathol 2014;41:823–30.
18. Laing EL, Brasch HD, Steel R, et al. Verrucous hemangioma expresses primitive markers. J Cutan Pathol 2013;40:391–6.
19. North PE, Waner M, Mizeracki A, Mihm MC Jr. GLUT1: a newly discovered immunohistochemical marker for juvenile hemangiomas. Hum Pathol 2000;31:11–22.
20. North PE, Waner M, Mizeracki A, et al. A unique microvascular phenotype shared by juvenile hemangiomas and human placenta. Arch Dermatol 2001;137:559–70.
21. Hartzell MB. Granuloma pyogenicum (botryomycosis of French authors). J Cutan Dis 1904;22:520–3.
22. Katta R, Bickle K, Hwang L. Pyogenic granuloma arising in port-wine stain during pregnancy. Br J Dermatol 2001;144:644–5.
23. Kerr DA. Granuloma pyogenicum. Oral Surg Oral Med Oral Pathol 1951;4:158.
24. Warner J, Jones EW. Pyogenic granuloma recurring with multiple satellites. A report of 11 cases. Br J Dermatol 1968;80:218–27.
25. Wilson BB, Greer KE, Cooper PH. Eruptive disseminated lobular capillary hemangioma (pyogenic granuloma). J

Am Acad Dermatol 1989;21:391–4.
26. Campbell JP, Grekin RC, Ellis CN, et al. Retinoid therapy is associated with excess granulation tissue responses. J Am Acad Dermatol 1983;9:708–13.
27. Tay YK, Weston WL, Morelli JG. Treatment of pyogenic granuloma in children with the flashlamp-pumped pulsed dye laser. Pediatrics 1997;99:368–70.
28. Matsumoto K, Nakanishi H, Seike T, et al. Treatment of pyogenic granuloma with a sclerosing agent. Dermatol Surg 2001;27:521–3.
29. Requena L, Sangueza OP. Cutaneous vascular proliferation. Part II. Hyperplasias and benign neoplasms. J Am Acad Dermatol 1997;37:887–919.
30. Wilson-Jones E, Orkin M. Tufted angioma (angioblastoma). A benign progressive angioma, not to be confused with Kaposi's sarcoma or low-grade angiosarcoma. J Am Acad Dermatol 1989;20: 214–25.
31. Nakagawa K. Case report of angioblastoma of the skin. Nippon Hifuka Gakkai Zasshi 1949;59:92–4.
32. Macmillan A, Champion RH. Progressive capillary haemangioma. Br J Dermatol 1971;85:492–3.
33. Enjolras O, Wassef M, Mazoyer E, et al. Infants with Kasabach-Merritt syndrome do not have 'true' hemangiomas. J Pediatr 1997;130:631–40.
34. Hebeda CL, Scheffer E, Starink TM. Tufted angioma of late onset. Histopathology 1993;23:191–3.
35. Heagerty AH, Rubin A, Robinson TW. Familial tufted angioma. Clin Exp Dermatol 1992;17:344–5.
36. Sarkar M, Mulliken JB, Kozakewich HP, et al. Thrombocytopenic coagulopathy (Kasabach-Merritt phenomenon) is associated with Kaposiform hemangioendothelioma and not with common infantile hemangioma. Plast Reconstr Surg 1997;100:1377–86.
37. Zukerberg LR, Nickoloff BJ, Weiss SW. Kaposiform hemangioendothelioma of infancy and childhood. An aggressive neoplasm associated with Kasabach-Merritt syndrome and lymphangiomatosis. Am J Surg Pathol 1993;17:321–8.
38. Le Huu AR, Jokinen CH, Ruben BP, et al. Expression of Prox1, lymphatic endothelial nuclear transcription factor, in kaposiform hemangioendothelioma and tufted angioma. Am J Surg Pathol 2010;34:1563–73.
39. Browning J, Frieden I, Baselga E, et al. Congenital self-regressing tufted angioma. Arch Dermatol 2006;142:749–51.
40. Leaute-Labreze C, Bioulac-Sage P, Labbe L, et al. Tufted angioma associated with platelet trapping syndrome: response to aspirin. Arch Dermatol 1997;133:1077–9.
41. Seo SK, Suh JC, Na GY, et al. Kasabach-Merritt syndrome: identification of platelet trapping in a tufted angioma by immunohistochemistry technique using monoclonal antibody to CD61. Pediatr Dermatol 1999;16:392–4.
42. Dadras SS, North PE, Bertoncini J, et al. Infantile hemangiomas are arrested in an early developmental vascular differentiation state. Mod Pathol 2004;17:1068–79.
43. North PE. Vascular tumors and malformations of infancy and childhood. Pathol Case Rev 2008;13:213–35.
44. Suarez SM, Pensler JM, Paller AS. Response of deep tufted angioma to interferon alfa. J Am Acad Dermatol 1995;33:124–6.
45. Munn SE, Jackson JE, Jones RR. Tufted haemangioma responding to high-dose systemic steroids: a case report and review of the literature. Clin Exp Dermatol 1994;19:511–14.
46. Fahrtash F, McCahon E, Arbuckle S. Successful treatment of kaposiform hemangioendothelioma and tufted angioma with vincristine. J Pediatr Hematol Oncol 2010;32:506–10.
47. Adams DM, Trenor CC, Hammill AM, et al. Efficacy and safety of sirolimus in the treatment of complicated vascular anomalies. Pediatrics 2016;137:e20153257.
48. Chan JK, Fletcher CD, Hicklin GA, Rosai J. Glomeruloid hemangioma. A distinctive cutaneous lesion of multicentric Castleman's disease associated with POEMS syndrome. Am J Surg Pathol 1990;14:1036–46.
49. Chung W-K, Lee D-W, Yang J-H, et al. Glomeruloid hemangioma as a very early presenting sign of POEMS syndrome. J Cutan Pathol 2009;36:1126–8.
50. Watanabe O, Maruyama I, Arimura K, et al. Overproduction of vascular endothelial growth factor/ vascular permeability factor is causative in Crow-Fukase (POEMS) syndrome. Muscle Nerve 1998;21:1390–7.
51. Belec L, Mohamied AS, Authier F-J, et al. Human herpesvirus 8 infection in patients with POEMS syndrome-associated multicentric Castleman's disease. Blood 1999;93:3643–53.
52. Suurmeijer AJH, Fletcher CDM. Papillary hemangioma: a distinctive cutaneous hemangioma of the head and neck area containing hyaline globules. Histopathology 2007;51:638–48.
53. Hunt SJ, Santa Cruz DJ, Barr RJ. Microvenular hemangioma. J Cutan Pathol 1991;18:235–40.
54. Allen PW, Ramakrishna B, MacCormac LB. The histiocytoid hemangiomas and other controversies. Pathol Annu 1992;27:51–87.
55. Wells GC, Whimster IW. Subcutaneous angiolymphoid hyperplasia with eosinophilia. Br J Dermatol 1969;81:1–14.
56. Googe PB, Harris NL, Mihm MC Jr. Kimura's disease and angiolymphoid hyperplasia with eosinophilia: two distinct histopathological entities. J Cutan Pathol 1987;14:263–71.
57. Olsen TG, Helwig EB. Angiolymphoid hyperplasia with eosinophilia. A clinicopathologic study of 116 patients. J Am Acad Dermatol 1985;12:781–96.
58. Fletcher CDM, Bridge JA, Hogendoorn PCW, Mertens F. WHO classification of soft tissue tumours. In: WHO classification of tumours of soft tissue and bone. 4th ed. Lyon: IARC Press; 2013. p. 11.
59. Wassef M, Blei F, Adams D, et al. Vascular Anomalies Classification: recommendations From the International Society for the Study of Vascular Anomalies. Pediatrics 2015;136:e203–14.
60. Antonescu C. Malignant vascular tumors – an update. Mod Pathol 2014;27:S30–8.
61. Khunger N, Pahwa M, Jain RK. Angiolymphoid hyperplasia with eosinophilia treated with a novel combination technique of radiofrequency ablation and sclerotherapy. Dermatol Surg 2010;36:422–5.
62. North PE, Kahn T, Cordisco MR, et al. Multifocal lymphangioendotheliomatosis with thrombocytopenia: a newly recognized clinicopathological entity. Arch Dermatol 2004;140:599–606.
62a. Droitcourt C, Boccara O, Fraitag S, et al. Multifocal lymphangioendotheliomatosis with thrombocytopenia: clinical features and response to sirolimus. Pediatrics 2015;136:e517–22.
63. Prasad V, Fishman SJ, Mulliken JB, et al. Cutaneovisceral angiomatosis with thrombocytopenia. Pediatr Dev Pathol 2005;8:407–19.
64. North PE. Vascular tumors and malformations. Surg Pathol Clin 2010;3:455–94.
65. Maronn M, Catrine K, North P, et al. Expanding the phenotype of multifocal lymphangioendotheliomatosis with thrombocytopenia. Pediatr Blood Cancer 2009;52:531–4.
66. Kline RM, Buck LM. Bevacizumab treatment in multifocal lymphangioendotheliomatosis with thrombocytopenia. Pediatr Blood Cancer 2009;52:534–6.
67. Calonje E, Fletcher CD. Sinusoidal hemangioma. A distinctive benign vascular neoplasm within the group of cavernous hemangiomas. Am J Surg Pathol 1991;15:1130–5.
68. Weiss SW, Enzinger FM. Spindle cell hemangioendothelioma. A low-grade angiosarcoma resembling a cavernous hemangioma and Kaposi's sarcoma. Am J Surg Pathol 1986;10:521–30.
69. Perkins P, Weiss SW. Spindle cell hemangioendothelioma. An analysis of 78 cases with reassessment of its pathogenesis and biologic behavior. Am J Surg Pathol 1996;20:1196–204.
70. Fletcher CD, Beham A, Schmid C. Spindle cell haemangioendothelioma: a clinicopathological and immunohistochemical study indicative of a non-neoplastic lesion. Histopathology 1991;18:291–301.
71. Amyere M, Dompmartin A, Wouters V, et al. Common somatic alterations identified in Maffucci syndrome by molecular karyotyping. Mol Syndromol 2014;5:259–67.
72. Pansuriya TC, van Eijk R, d'Adamo P, et al. Somatic mosaic IDH1 and IDH2 mutations are associated with enchondroma and spindle cell hemangioma in Ollier disease and Maffucci syndrome. Nat Genet 2011;43:1256–61.
73. Schaap FG, Frech PJ, Bovée JV. Mutations in the isocitrate dehydrogenase genes IDH1 and IDH2 in tumors. Adv Anat Pathol 2013;20:32–8.
74. Setoyama M, Shimada H, Miyazono N, et al. Spindle cell hemangioendothelioma: successful treatment with recombinant interleukin-2. Br J Dermatol 2000;142:1238–9.
75. Niedt GW, Greco MA, Wieczorek R, et al. Hemangioma with Kaposi's sarcoma-like features: report of two cases. Pediatr Pathol 1989;9:567–75.
76. Tsang WY, Chan JK. Kaposi-like infantile hemangioendothelioma. A distinctive vascular neoplasm of the retroperitoneum. Am J Surg Pathol 1991;15:982–9.
77. Vin-Christian K, McCalmont TH, Frieden IJ. Kaposiform hemangioendothelioma. An aggressive, locally invasive vascular tumor that can mimic hemangioma of infancy. Arch Dermatol 1997;133:1573–8.
78. Mentzel T, Mazzoleni G, Dei Tos AP, Fletcher CD. Kaposiform hemangioendothelioma in adults. Clinicopathologic and immunohistochemical analysis of three cases. Am J Clin Pathol 1997;108:450–5.
79. Lyons LL, North PE, Mac-Moune Lai F, et al. Kaposiform hemangioendothelioma: a study of 33 cases emphasizing its pathologic, immunophenotypic, and biologic uniqueness from juvenile hemangioma. Am J Surg Pathol 2004;28:559–68.
80. Enjolras O, Mulliken JB, Wassef M, et al. Residual lesions after Kasabach-Merritt phenomenon in 41 patients. J Am Acad Dermatol 2000;42:225–35.
81. Lai FM, Allen PW, Yuen PM, Leung PC. Locally metastasizing vascular tumor. Spindle cell, epithelioid, or unclassified hemangioendothelioma? Am J Clin Pathol 1991;96:660–3.
82. Argani P, Athanasian E. Malignant endovascular papillary angioendothelioma (Dabska tumor) arising within a deep intramuscular hemangioma. Arch Pathol Lab Med 1997;121:992–5.
83. Fanburg-Smith JC, Michal M, Partanen TA, et al. Papillary intralymphatic angioendothelioma (PILA): a report of twelve cases of a distinctive vascular tumor with phenotypic features of lymphatic vessels. Am J Surg Pathol 1999;23:1004–10.
84. Parsons A, Sheehan DJ, Sangueza OP. Retiform hemangioendotheliomas usually do not express D2-40 and VEGFR-3. Am J Dermatopathol 2008;30:31–3.
85. Emberger M, Laimer M, Steiner H, Zelger B. Retiform hemangioendothelioma: presentation of a case expressing D2-40. J Cutan Pathol 2009;36:987–90.
86. Stratton JS, Billings SD. Vascular tumors of intermediate malignancy: a review and update. Dermatologica Sinica 2009;27:140–53.
87. Folpe AL, Veikkola T, Valtola R, Weiss SW. Vascular endothelial growth factor receptor-3 (VEGFR-3): a marker of vascular tumors with presumed lymphatic differentiation, including Kaposi's sarcoma, kaposiform and Dabska-type hemangioendotheliomas, and a subset of angiosarcomas. Mod Pathol 2000;13:180–5.
88. Schommer M, Herbst RA, Brodersen JP, et al. Retiform hemangioendothelioma: another tumor associated with human herpesvirus 8? J Am Acad Dermatol 2000;42:290–2.
89. Jussila L, Valtola R, Partanen TA, et al. Lymphatic endothelium and Kaposi's sarcoma spindle cells detected by antibodies against the vascular endothelial growth factor receptor-3. Cancer Res 1998;58:1599–604.
90. Weninger W, Partanen TA, Breiteneder-Geleff S, et al. Expression of vascular endothelial growth factor receptor-3 and podoplanin suggests a lymphatic endothelial cell origin of Kaposi's sarcoma tumor cells. Lab Invest 1999;79:243–51.
91. Xu H, Edwards JR, Espinosa O, et al. Expression of a lymphatic endothelial cell marker in benign and malignant vascular tumors. Hum Pathol 2004;35:857–61.
92. Carroll PA, Brazeau E, Lagunoff M. Kaposi's sarcoma-associated herpesvirus infection of blood endothelial cells induces lymphatic differentiation. Virology 2004;328:7–18.
93. Wang H-W, Trotter MWB, Lagos D, et al. Kaposi sarcoma herpesvirus-induced cellular reprogramming contributes to the lymphatic gene expression in Kaposi sarcoma. Nat Genet 2004;36:687–93.
94. Ganem D. KSHV and the pathogenesis of Kaposi sarcoma: listening to human biology and medicine. J Clin Invest 2010;120:939–49.
95. Rabkin CS, Janz S, Lash A, et al. Monoclonal origin of multicentric Kaposi's sarcoma lesions. N Engl J Med 1997;336:988–93.
96. Duprez R, Lacoste V, Brière J, et al. Evidence for a multiclonal origin of multicentric advanced lesions of Kaposi sarcoma. J Natl Cancer Inst 2007;99:1086–94.
97. Weiss RA, Whitby D, Talbot S, et al. Human herpesvirus type 8 and Kaposi's sarcoma. J Natl Cancer Inst Monogr 1998;23:51–4.
98. Moore PS, Chang Y. Kaposi's sarcoma-associated herpesvirus-encoded oncogenes and oncogenesis. J Natl Cancer Inst Monogr 1998;23:65–71.
99. Wang L, Damania B. Kaposi sarcoma-associated Herpesvirus confers a survival advantage to endothelial cells. Cancer Res 2008;68:4640–8.

100. Sciacca FL, Sturzl M, Bussolino F, et al. Expression of adhesion molecules, platelet-activating factor, and chemokines by Kaposi's sarcoma cells. J Immunol 1994;153:4816–25.
101. Masood R, Cai J, Tulpule A, et al. Interleukin 8 is an autocrine growth factor and a surrogate marker for Kaposi's sarcoma. Clin Cancer Res 2001;7:2693–702.
102. Schulz TF, Cesarman E. Kaposi Sarcoma-associated herpesvirus: mechanisms of oncogenesis. Curr Opin Virol 2015;14:116–28.
103. Bower M, Nelson M, Young AM, et al. Immune reconstitution inflammatory syndrome associated with Kaposi's sarcoma. J Clin Oncol 2005;23:5224–8.
104. Tappero JW, Conant MA, Wolfe SF, Berger TG. Kaposi's sarcoma. Epidemiology, pathogenesis, histology, clinical spectrum, staging criteria and therapy. J Am Acad Dermatol 1993;28:371–95.
105. Hammock L, Reisenauer A, Wang W, et al. Latency-associated nuclear antigen expression and human herpesvirus-8 polymerase chain reaction in the evaluation of Kaposi sarcoma and other vascular tumors in HIV-positive patients. Mod Pathol 2005;18:463–8.
106. Dupin N, Fisher C, Kellam P, et al. Distribution of human herpesvirus-8 latently infected cells in Kaposi's sarcoma, multicentric Castleman's disease, and primary effusion lymphoma. Proc Natl Acad Sci USA 1999;96:4546–51.
107. Régnier-Rosencher E, Guillot B, Dupin N. Treatments for classic Kaposi sarcoma: a systematic review of the literature. J Am Acad Dermatol 2013;68:313–31.
108. Brambilla L, Bellinvia A, Tourlaki A, et al. Intralesional vincristine as first-line therapy for nodular lesions in classic Kaposi sarcoma: a prospective study in 151 patients. Br J Dermatol 2009;162:854–9.
109. Antman K, Chang Y. Kaposi's sarcoma. N Engl J Med 2000;342:1027–38.
110. Krown SE. Acquired immunodeficiency syndrome-associated Kaposi's sarcoma. Biology and management. Med Clin North Am 1997;81:471–94.
111. Vanni T, Sprinz E, Machado MW, et al. Systemic treatment of AIDS-related Kaposi sarcoma: current status and perspectives. Cancer Treat Rev 2006;32:445–55.
112. Gascon P, Schwartz RA. Kaposi's sarcoma. New treatment modalities. Dermatol Clin 2000;18:169–75.
113. Di Lorenzo G, Konstantinopoulos PA, Pantanowitz L, et al. Management of AIDS- related Kaposi's sarcoma. Lancet Oncol 2007;8:167–76.
114. Qunibi WY, Barri Y, Alfurayh O, et al. Kaposi's sarcoma in renal transplant recipients: a report on 26 cases from a single institution. Transplant Proc 1993;25:1402–5.
115. Stallone G, Schena A, Infante B, et al. Sirolimus for Kaposi sarcoma in renal-transplant patients. N Engl J Med 2005;352:1317–23.
116. Lebbe C, Euvrard S, Barrou B, et al. Sirolimus conversion for patients with post-transplant Kaposi's sarcoma. Am J Transplant 2006;6:2164–8.
117. Mentzel T, Beham A, Calonje E, et al. Epithelioid hemangioendothelioma of skin and soft tissues: clinicopathologic and immunohistochemical study of 30 cases. Am J Surg Pathol 1997;21:363–74.
118. Quante M, Patel NK, Hill S, et al. Epithelioid hemangioendothelioma presenting in the skin: a clinicopathologic study of eight cases. Am J Dermatopathol 1998;20:541–6.
119. Tanas MR, Sboner A, Oliveira AM, et al. Identification of a disease-defining gene fusion in epithelioid hemangioendothelioma. Sci Transl Med 2011;3:98.
120. Errani C, Zhang L, Sung YS, et al. A novel WWTR1-CAMTA1 gene fusion is a consistent abnormality in epithelioid hemangioendothelioma of different anatomic sites. Genes Chromosomes Cancer 2011;50:644–53.
121. Mitelman F, Johansson B, Mertens F. The impact of translocations and gene fusions on cancer causation. Nat Rev Cancer 2007;7:233–45.
122. Chan SW, Lim CJ, Chen L, et al. The Hippo pathway in biological control and cancer development. J Cell Physiol 2011;226:928–39.
123. Attiyeh EF, London WB, Mosse YP, et al. Chromosome 1p and 11q deletions and outcome in neuroblastoma. N Engl J Med 2005;353:2243–53.
124. Barbashina V, Salazar P, Holland EC, et al. Allelic losses at 1p36 and 19q13 in gliomas:correlation with histologic classification, definition of a 150-kb minimal deleted region on 1p36, and evaluation of CAMTA1 as a candidate tumor suppressor gene. Clin Cancer Res 2005;11:1119–28.
125. Antonescu CR, Le Loarer F, Mosquera JM, et al. Novel YAP1-TFE3 fusion defines a distinct subset of epithelioid hemangioendothelioma. Genes Chromosomes Cancer 2013;52:775–84.
126. Flucke U, Vogels RJ, de Saint Aubain Somerhausen N, et al. Epithelioid hemangioendothelioma: clinicopathologic, immunhistochemical, and molecular genetic analysis of 39 cases. Diagn Pathol 2014;9:131.
127. Lau K, Massad M, Pollak C, et al. Clinical patterns and outcome in epithelioid hemangioendothelioma with or without pulmonary involvement: insights from an internet registry in the study of a rare cancer. Chest 2011;140:1312–18.
128. Vignon-Pennamen MD, Varroud-Vial C, Janssen F, et al. Cutaneous metastases of hepatic epithelioid hemangioendothelioma. Ann Dermatol Venereol 1989;116:864–6.
129. Miettinen M, Wang ZF. Prox1 transcription factor as a marker for vascular tumors - evaluation of 314 vascular endothelial and 1086 nonvascular tumors. Am J Surg Pathol 2012;36:351–9.
130. Naqvi J, Ordonez NG, Luna MA, et al. Epithelioid hemangioendothelioma of the head and neck: role of podoplanin in the differential diagnosis. Head Neck Pathol 2008;2:25–30.
131. Vasquez M, Ordóñez NG, English GW, Mackay B. Epithelioid hemangioendothelioma of soft tissue: report of a case with ultrastructural observations. Ultrastruct Pathol 1998;22:73–8.
132. Stewart FW, Treves N. Lymphangiosarcoma in postmastectomy lymphedema. Cancer 1948;1:64–81.
133. Wilson-Jones E. Malignant angioendothelioma of the skin. Br J Dermatol 1964;76:21–39.
134. Holden CA, Spittle MF, Jones EW. Angiosarcoma of the face and scalp, prognosis and treatment. Cancer 1987;59:1046–57.
135. Deyrup AT, Miettinen M, North PE, et al. Angiosarcomas arising in the viscera and soft tissue of children and young adults. Am J Surg Pathol 2009;33:264–9.
136. Deyrup AT, Miettinen M, North PE, et al. Pediatric cutaneous angiosarcomas: a clinicopathological study of 10 cases. Am J Surg Pathol 2011;35:70–5.
137. Antonescu CR, Yoshida A, Guo T, et al. KDR activating mutations in human angiosarcomas are sensitive to specific kinase inhibitors. Cancer Res 2009;69:7175–9.
138. Manner J, Radlwimmer B, Hohenberger P, et al. *MYC* high level gene amplification is a distinctive feature of angiosarcomas after irradiation or chronic lymhedema. Am J Surg Pathol 2010;176:34–9.
139. Guo T, Zhang L, Chang N-E, et al. Consistent *MYC* and *FLT4* gene amplification in radiation-induced angiosarcoma but not in other radiation-associated atypical vascular lesions. Genes Chromosomes Cancer 2011;50:25–33.
140. Italiano A, Thomas R, Breen M, et al. The miR-17-92 cluster and its target THBS1 are differentially expressed in angiosarcomas dependent on MYC amplification. Genes Chromosomes Cancer 2012;51:569–78.
141. Breiteneder-Geleff S, Soleiman A, Kowalski H, et al. Angiosarcomas express mixed endothelial phenotypes of blood and lymphatic capillaries: podoplanin as a specific marker for lymphatic endothelium. Am J Pathol 1999;154:385–94.
142. Young RJ, Brown NJ, Reed MW, et al. Angiosarcoma. Lancet Oncol 2010;11:983–91.
143. Deyrup AT, Miettinen M, North PE, et al. Pediatric cutaneous angiosarcomas: a clinicopathologic study of 10 cases. Am J Surg Pathol 2011;35:70–5.
144. Marchal C, Weber B, de Lafontan B, et al. Nine breast angiosarcomas after conservative treatment for breast carcinoma: a survey from French Comprehensive Cancer Centers. Int J Radiat Oncol Biol Phys 1999;44:113–19.
145. Brown RW, Tornos C, Evans HL. Angiosarcoma arising from malignant schwannoma in a patient with neurofibromatosis. Cancer 1992;70:1141–4.
146. Bessis D, Sotto A, Roubert P, et al. Endothelin-secreting angiosarcoma occurring at the site of an arteriovenous fistula for haemodialysis in a renal transplant recipient. Br J Dermatol 1998;138:361–3.
147. Jennings TA, Peterson L, Axiotis CA, et al. Angiosarcoma associated with foreign body material. A report of three cases. Cancer 1988;62:2436–44.
148. Leake J, Sheehan MP, Rampling D, et al. Angiosarcoma complicating xeroderma pigmentosum. Histopathology 1992;21:179–81.
149. Dunkel IJ, Gerald WL, Rosenfield NS, et al. Outcome of patients with a history of bilateral retinoblastoma treated for a second malignancy: the Memorial Sloan-Kettering experience. Med Pediatr Oncol 1998;30:59–62.
150. Folpe AL, Chand EM, Goldblum JR, Weiss SW. Expression of Fli-1, a nuclear transcription factor, distinguishes vascular neoplasms from potential mimics. Am J Surg Pathol 2001;25:1061–6.
151. DeYoung BR, Swanson PE, Argenyi ZB, et al. CD31 immunoreactivity in mesenchymal neoplasms of the skin and subcutis: report of 145 cases and review of putative immunohistologic markers of endothelial differentiation. J Cutan Pathol 1995;22:215–22.
152. Miettinen M, Lindenmayer AE, Chaubal A. Endothelial cell markers CD31, CD34, and BNH9 antibody to H- and Y-antigens–evaluation of their specificity and sensitivity in the diagnosis of vascular tumors and comparison with von Willebrand factor. Mod Pathol 1994;7:82–90.
153. Suchak R, Thway K, Zelger B, et al. Primary cutaneous epithelioid angiosarcoma: a clinicopathological study of 13 cases of rare neoplasm occurring outside the setting of conventional angiosarcomas and with predilection for the limbs. Am J Surg Pathol 2011;35:60–9.
154. Gray MH, Rosenberg AE, Dickersin GR, Bhan AK. Cytokeratin expression in epithelioid vascular neoplasms. Hum Pathol 1990;21:212–17.
155. Meis-Kindblom JM, Kindblom LG. Angiosarcoma of soft tissue: a study of 80 cases. Am J Surg Pathol 1998;22:683–97.
156. Deyrup AT, McKenney JK, Tighiouart M, et al. Sporadic cutaneous angiosarcomas: a proposal for risk stratification based on 69 cases. Am J Surg Pathol 2008;32:72–7.
157. Saroha S, Litwin S, von Mehren M. Retrospective review of treatment for angiosarcoma at Fox Chase Cancer Center over the past 15 years. J Clin Oncol 2007;25:10034.
157a. Lee ATJ, Huang PH, Pollack SM, Jones RL. Effective management of advanced angiosarcoma by the synergistic combination of propranolol and vinblastine-based metronomic chemotherapy: a bench to bedside study. EBioMedicine 2016;6:4–5.
158. Boon LM, Mulliken JB, Enjolras O, et al. Glomulovenous malformation (glomangioma) and venous malformation: distinct clinicopathologic and genetic entities. Arch Dermatol 2004;140:971–6.
159. Irrthum A, Brouillard P, Enjolras O, et al. Linkage disequilibrium narrows locus for venous malformation with glomus cells (VMGLOM) to a single 1.48 Mbp YAC. Eur J Hum Genet 2001;9:34–8.
160. Brouillard P, Olsen BR, Vikkula M. High-resolution physical and transcript map of the locus for venous malformations with glomus cells (VMGLOM) on chromosome 1p21-p22. Genomics 2000;67:96–101.
161. Brouillard P, Boon LM, Vikkula M. Mutations in a novel factor, glomulin, are responsible for glomuvenous malformations ("glomangiomas"). Am J Hum Genet 2002;70:866–74.
162. Nguyen H-L, Boon LM, Vikkula M. Genetics of vascular malformations. Semin Pediatr Surg 2014;23:221–6.
163. Brouillard P, Boon LM, Revencu N, GVM Study Group, et al. Genotypes and phenotypes of 162 families with a glomulin mutation. Mol Syndromol 2013;4:157–64.
164. Amyere M, Aerts V, Brouillard P, et al. Somatic uniparental isodisomy explains multifocality of glomuvenous malformations. Am J Hum Genet 2013;92:188–96.
164a. Tron AE, Arai T, Duda DM, et al. The glomuvenous malformation protein glomulin binds Rbx1 and regulates cullin RING ligase-mediated turnover of Fbw7. Mol Cell 2012;46:67–78.
164b. McIntyre BA, Brouillard P, Aerts V, et al. Glomulin is predominantly expressed in vascular smooth muscle cells in the embryonic and adult mouse. Gene Expr Patterns 2004;4:351–8.
165. Brathwaite CD, Poppiti RJ Jr. Malignant glomus tumor. A case report of widespread metastases in a patient with multiple glomus body hamartomas. Am J Surg Pathol 1996;20:233–8.
166. Mounayer C, Wassef M, Enjolras O, et al. Facial 'glomangiomas': large facial venous malformations with glomus cells. J Am Acad Dermatol 2001;45:239–45.
167. Gould EW, Manivel JC, Albores-Saavedra J, Monforte H. Locally infiltrative glomus tumors and glomangiosarcomas. A clinical, ultrastructural, and

immunohistochemical study. Cancer 1990;65: 310–18.

168. Yang JS, Ko JW, Suh KS, Kim ST. Congenital multiple plaque-like glomangiomyoma. Am J Dermatopathol 1999;21:454–7.

169. Folpe AL, Fanburg-Smith JC, Miettinen M, Weiss SW. Atypical and malignant glomus tumors: analysis of 52 cases, with a proposal for the reclassification of glomus tumors. Am J Surg Pathol 2001;25:1–12.

170. Enzinger FM, Smith BH. Hemangiopericytoma. An analysis of 106 cases. Hum Pathol 1976;7:61–82.

171. Mentzel T, Calonje E, Nascimento AG, Fletcher CD. Infantile hemangiopericytoma versus infantile myofibromatosis. Study of a series suggesting a continuous spectrum of infantile myofibroblastic lesions. Am J Surg Pathol 1994;18:922–30.

172. Granter SR, Badizadegan K, Fletcher CD. Myofibromatosis in adults, glomangiopericytoma, and myopericytoma: a spectrum of tumors showing perivascular myoid differentiation. Am J Surg Pathol 1998;22:513–25.

173. Requena L, Kutzner H, Hugel H, et al. Cutaneous adult myofibroma: a vascular neoplasm. J Cutan Pathol 1996;23:445–57.

# 第115章　神经及神经内分泌肿瘤

*Zsolt B. Argenyi*

过去，由于分类混淆，神经肿瘤在组织病理学上常常误诊，因此，对其临床相关性了解甚少。临床上，皮肤神经肿瘤看起来相似，其中大部分是良性的。但其正确诊断有助于识别重要的临床症状，可有助于更好地管理患者[1]。

## 分类、命名及组织发生

皮肤神经肿瘤主要分为两类：起源于外周神经的肿瘤和起源于异位神经组织的肿瘤（表115.1）。外周神经肿瘤又可再分为神经鞘肿瘤和错构瘤，但这种分类方法还存在争议[2]。

皮肤神经肿瘤起源于神经系统中一种或多种成分或向其分化，在其分化过程中，神经肿瘤可表现出正常外周神经不同分化程度的形态学特征。因此，掌握正常外周神经的结构对了解其分化肿瘤的组织发生非常重要[3]。外周神经就像是电话线，每一个轴突和围绕在其周围的施万细胞就像是电话线的金属丝和绝缘体（图115.1）。

外周神经的基本单位是神经纤维，由轴突和外周的施万细胞组成。这些纤维形成束状，外面被神经束膜细胞包绕，而神经纤维之间由神经内膜分隔。多条神经束集结在一起，再由神经外膜包裹，整个结构就像电话线的包裹原理一样。在许多皮肤神经肿瘤中都可以不同程度地见到这种神经结构。

最重要的组成细胞是施万细胞、神经束膜细胞和各种非特异的间质细胞，例如成纤维细胞和肥大细胞。这些细胞能够增殖和恶变。外周神经的其他元素，如细胞成分及其产物（分别为轴突和髓磷脂）不能复制。施万细胞来源于神经嵴，有证据表明神经束膜细胞是由中胚层来源的成纤维细胞演变而来的。这种组织发生的不同也反映在这些细胞独特的抗原表达上。施万细胞表达S100蛋白，但不表达上皮细胞膜抗原；而神经束膜细胞则刚好相反，只表达上皮细胞膜抗原，但不表达S100蛋白。轴突含有一种特殊的中间丝，即神经丝，有髓鞘的轴突内含髓磷脂碱性蛋白，两者都可以通过免疫组织化学检测出来。这些免疫组织化学标志物有助于正确诊断皮肤神经肿瘤。

以下将逐一讨论临床常见的神经肿瘤（表115.2 ～ 115.4）。

## 神经瘤

> **要点**
>
> **创伤型神经瘤**
> - 发生于创伤部位。
> - 肤色丘疹或结节。
> - 常疼痛或感觉敏感。
> - 组织学上局限，但无包膜。
> - 为轴突、施万细胞及纤维组织的再生性增生。
>
> **栅栏状有包膜型神经瘤（PEN）**
> - 单发，常呈肤色的丘疹或结节。
> - 多发生于成人面部。
> - 局限性，部分或全部被包膜包裹。
> - 致密排列的梭形细胞束，栅栏状细胞核不明显。

### 引言

神经瘤（neuromas）表现为神经组织的异常增生，其中神经轴突和施万细胞的数量大致相同。神经瘤包括两个主要亚型：创伤型或截肢型神经瘤和栅栏状有包膜型神经瘤（palisaded encapsulated neuroma, PEN）。创伤型或截肢型神经瘤是继发于神经纤维损伤后的再生性增生，栅栏状有包膜型神经瘤或孤立局限型神经瘤是在没有明显损伤的情况下错构增生形成的。

### 历史

创伤型神经瘤由 Huber 和 Lewis 在 Walleria 退变理论的基础上提出，PEN 则是由 Reed 及其研究小组在1972年提出[5]。

### 流行病学

创伤型神经瘤较少见，可发生于任何年龄段，无性别差异，好发于从事容易受到机械损伤职业的人群。孤立性 PEN 自发产生，生长缓慢，没有明显的外伤史，多发生于成人（平均年龄45.5岁），无明显性别差异[4]。孤立性神经瘤与多发性神经纤维瘤病和黏膜

| 表 115.1　皮肤神经肿瘤分类 | |
|---|---|
| **外周神经鞘肿瘤及相关结构** | **神经异位症** |
| 神经瘤 | 脑膜上皮 |
| ● 创伤型（截肢型）<br>● 栅栏状有包膜型（孤立局限型）<br>● 多发、无包膜型<br>● 变异型，如上皮细胞鞘型 | ● 脑（脊）膜膨出<br>● 残留性脑（脊）膜膨出（Ⅰ型脑膜瘤）<br>神经胶质<br>● 鼻神经胶质瘤 |
| 神经鞘瘤 | **神经母细胞性/神经节性肿瘤** |
| ● 普通单发型<br>● 古老型<br>● 细胞型<br>● 丛状型<br>● 变异型，如砂砾型黑色素细胞型 | ● 原发性原始神经外胚层肿瘤<br>● 神经母细胞瘤<br>● 神经节瘤<br>**混杂型和神经内分泌型肿瘤** |
| 神经纤维瘤 | ● 颗粒细胞瘤 |
| ● 浅表型/孤立型<br>● 深在型<br>● 弥漫型<br>● 色素型<br>● 丛状型<br>● 变异型 | ● 脑膜瘤（Ⅱ型和Ⅲ型）<br>● 皮肤神经内分泌癌（Merkel细胞癌）<br>● 婴儿色素性神经外胚层肿瘤 |
| 神经鞘黏液瘤<br>细胞性神经鞘黏液瘤<br>神经束膜瘤<br>恶性外周神经鞘瘤 | |

*一些作者认为栅栏状有包膜型神经瘤是错构瘤

神经瘤综合征（MEN 2B）之间没有特殊的联系。

## 发病机制

任何由外力引起的神经纤维损伤均可引起创伤型神经瘤。截肢型神经瘤是神经纤维被截断后修复失败的最常见表现。神经截断后远端的神经纤维退化，而近端的神经纤维再生，力图与断裂的神经纤维远端再连接[5]。但如果损伤严重，神经再生过程失败，增生的神经纤维在纤维组织中缠绕成束。在创伤型神经瘤中，除了再生神经束的排列、大小和形态与正常神经组织差异明显外，神经纤维的成分中施万细胞与神经轴突的比例并未发生明显改变（1∶1），此病理学特点有助于鉴别真性神经瘤和神经鞘瘤[6]。

在PEN中，神经束膜的边缘可见到过度增生的轴突以及鞘细胞。这种良性肿瘤表现为错构瘤样增生，正常轴突与施万细胞均成倍增生[4]。轴突过度增生的原因不明。尽管微小的组织损伤（比如痤疮引起的炎

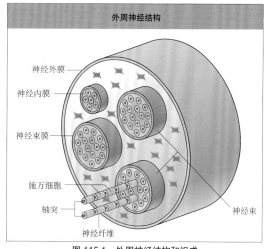

外周神经结构

神经外膜
神经内膜
神经束膜
施万细胞
轴突
神经束
神经纤维

图 115.1　外周神经结构和组成

症）被认为是原因之一，但尚未发现明确由外伤诱发的证据[6]。

## 临床特征

创伤型神经瘤通常为单发、呈皮色或紫红色的坚实丘疹或结节，发生于伤口、手术瘢痕或截肢部位[7-8]（图 115.2）。发生于下肢的创伤型神经瘤常为多发。早期皮损无明显症状，但数月后逐渐感觉疼痛，呈撕裂性疼痛感，同时可以伴有不同程度的针刺感或瘙痒。

在婴幼儿患者中，皮损常常出现在正常指（趾）侧缘，最常见于第五指（趾）尺侧。其为患儿在子宫内赘生指（趾）截断后产生的截肢型神经瘤（见第64章）。这些肿瘤偶尔被称为"残存性赘生指（趾）"，但组织学检查并未发现正常指（趾）或残留指（趾）的成分。

在孤立性 PEN 中，皮损无明显症状，表现为皮色至粉色的橡胶样坚实的丘疹或结节，直径 0.2 ~ 0.6 cm[4]。

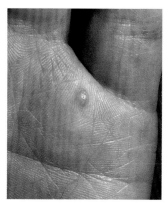

图 115.2　创伤型神经瘤。在深刺伤后出现的疼痛性的坚实丘疹

表 115.2 良性神经肿瘤的临床特征

| | 创伤型神经瘤 | 栅栏状有包膜型神经瘤（PEN） | 神经鞘瘤 | 神经纤维瘤 | 神经鞘黏液瘤* | 细胞性神经鞘黏液瘤* | 颗粒细胞瘤 |
|---|---|---|---|---|---|---|---|
| 发病 | 少见 | 罕见 | 少见 | 十分常见 | 罕见 | 罕见 | 罕见 |
| 发病年龄 | 任何年龄 | 成人（平均年龄45.5岁） | 成人（20～50岁） | 成人（20～60岁） | 成人（平均年龄48岁） | 青壮年（平均年龄24岁） | 成人（30～50岁） |
| 性别 | 无性别差异 | 男：女＝1：1 | 女＞男 | 男：女＝1：1 | 男：女＝1：2 | 女＞男 | 男：女＝1：3 |
| 皮疹数目 | 通常单发 | 通常单发 | 通常单发 | 通常单发 | 通常单发 | 通常单发 | 通常单发 |
| 发病部位 | 创伤、手术瘢痕、截肢处 | 90%面部，19%其他部位 | 四肢屈侧，头部 | 躯干，头部（孤立型） | 头部，上肢末端 | 通常在头部，可见于其他部位 | 30%在舌头，70%在其他部位，主要在头面部 |
| 大小 | 0.5～2.0 cm | 0.2～0.6 cm | 0.5～3.0 cm | 0.2～2.0 cm | 0.5～1.0 cm | 0.5～3.0 cm | 0.5～3.0 cm |
| 临床表现 | 肤色至紫红色、坚实的丘疹或结节 | 肤色或粉红色橡胶样、坚实的丘疹或结节 | 柔软、肤色粉红色或黄色的表白光滑的结节或肿瘤 | 肤色、柔软或橡胶样丘疹或结节，可有蒂 | 柔软、肤色的丘疹或结节 | 粉红、红色或棕色的坚实丘疹或结节 | 肤色或棕色隆起的坚实结节，表面可有溃疡或疣状增生 |
| 症状 | 多种症状，针刺感、痒、撕裂性疼痛 | 无症状 | 无症状，极少情况下疼痛、触痛或感觉异常；偶尔感觉可移动 | 无症状，可有"纽孔"征 | 无症状 | 通常无症状，偶有疼痛或瘙痒 | 无症状，偶有触痛或瘙痒 |
| 合并症 | 发生在MEN2B（黏膜型）和PTEN错构瘤综合征（皮肤黏膜型）中的多发神经瘤可类似创伤型神经瘤 | 多发性神经瘤（无包膜型）可见于MEN 2B（黏膜型）和PTEN错构瘤综合征（皮肤黏膜型） | 神经纤维瘤病（原发2型） | 若为多发，可为神经纤维瘤病的变异型表现（见第61章） | 无 | 无 | 10%为多发，多见于黑人，很少见于儿童 |
| 临床鉴别诊断 | 肥厚性瘢痕，皮肤纤维瘤，异物肉芽肿，颗粒细胞瘤，神经鞘黏液瘤 | 基底细胞癌，附属器肿瘤，皮内痣，神经纤维瘤，神经鞘黏液瘤；多发时，与附属器肿瘤鉴别（见图111.5） | 神经纤维瘤，脂肪瘤，血管脂肪瘤，上皮样囊肿或毛发囊肿，附属器肿瘤（包括皮脂腺），PEN，平滑肌瘤 | 皮内痣，软纤维瘤，神经鞘黏液瘤，纤维脂肪瘤，PEN，神经鞘黏液瘤，皮肤松弛，脂肪瘤，上皮样囊肿或毛发囊肿 | 皮内痣，神经纤维瘤，纤维脂肪瘤，黏液囊肿、腱鞘囊肿、上皮样囊肿或毛发囊肿 | 皮肤纤维瘤（包括硬化性血管瘤变异型），附属器肿瘤，增生性瘢痕，瘢痕疙瘩，颗粒细胞瘤，PEN，真皮纤维化或混合型色素痣 | 舌：刺激性（创伤性）纤维瘤，疣，SCC 其他部位：皮肤纤维瘤，退化的疣，附属器肿瘤，结节性痒疹，纤维化色素痣，SCC |
| 其他 | "残存性赘生指（趾）"被认为是其变异型 | 可由微小创伤引起 | 可多发，为"神经鞘瘤病" | 丛状型被认为是神经纤维瘤病1型的特征表现 | | | 可见内脏型，可恶变（3%） |

*一些作者认为其为一个谱系的终端。
MEN 2B，多发性内分泌腺瘤2B型；SCC，鳞状细胞癌

约 90% 发生于面部，主要围绕鼻部出现，也可见于面颊、颏及唇部[10]。10% 可发生于躯干、四肢的任何部位。

多发性内分泌腺瘤 2B 型（MEN 2B）也称为多发性黏膜神经瘤综合征或 MEN 3 型，表现为发生于唇、舌、结膜的多发性肤色或黏膜色的柔软丘疹或结节，也可以见于鼻腔或喉部黏膜。由于鼻旁皮肤的神经瘤

**表 115.3　常见皮肤神经肿瘤的组织学鉴别诊断特征**

| | 创伤型神经瘤 | 栅栏状有包膜型神经瘤 | 神经鞘瘤 | 神经纤维瘤 |
|---|---|---|---|---|
| 位置 | 真皮或皮下任何部位 | 真皮中层，偶尔扩张到皮下 | 真皮深部或皮下 | 真皮任何部位 |
| 生长模式 | 通常局限性生长，但有时远端可有不规则生长 | 局限性生长，呈结节状，很少呈丛状生长 | 局限性生长，呈结节状、卵圆形 | 可局限性生长 |
| 包膜 | 通常被神经纤维鞘包裹 | 有，由神经束膜包裹 | 有，由神经束膜包裹 | 在皮内无包膜 |
| 结构 | 混乱，无序排列的神经束，大小、形态不一 | 致密排列的神经束，束间常见裂隙 | 多细胞区（Antoni-A）为各种形状的神经束，少细胞区（Antoni-B）为水肿性、黏液样 | 致密基质中梭形细胞随意排列成细小纤维格样框架 |
| 细胞类型 | 施万细胞、成纤维细胞、神经束膜细胞、炎性细胞、巨噬细胞 | 施万细胞（99%），神经束膜细胞（仅在胞膜处） | 施万细胞（99%）、神经束膜细胞（仅在胞膜处） | 施万细胞、神经束膜细胞、成纤维细胞、肥大细胞 |
| 细胞学特征 | 梭形细胞，胞膜不清，有末端变细的细胞核 | 梭形细胞，胞膜不清，有末端变细的细胞核 | 梭形细胞的包膜不清晰，有细长细胞核 | 梭形细胞伴细长细胞核，丰满的成纤维细胞 |
| 栅栏状细胞核 | 无 | 通常存在，但不清晰 | 存在，多见于 Antoni-A 区域 | 少见 |
| Verocay 小体 | 无 | 无 | 常见 | 无 |
| 神经纤维（轴突） | 有，大量不规则排列 | 有，大量，常并排列 | 无或仅存在于神经连接处 | 有，稀少，分散 |
| 其他重要特征 | 常表现为神经源性，广泛纤维化 | 常表现为神经源性，无纤维化 | 肥大细胞，明显退行性变（透明样变或出血等）出现于 Antoni-B 区（"古老改变"） | 不同程度纤维化改变和黏液样改变，肥大细胞，偶有血管 |
| 组织学鉴别诊断 | 肥大性瘢痕，神经纤维瘤，神经鞘瘤，栅栏状有包膜型纤维瘤 | 创伤型神经瘤，神经鞘瘤，血管平滑肌瘤，肌纤维瘤 | 栅栏状有包膜型纤维瘤，血管肌瘤，纤维组织细胞瘤，创伤型神经瘤 | 有神经样分化的黑色素细胞痣，皮肤纤维瘤，增大型瘢痕，隆凸性皮肤纤维肉瘤，创伤型神经瘤 |

**表 115.4　皮肤神经肿瘤和鉴别诊断中主要肿瘤的免疫组织化学染色**

| 肿瘤 | 免疫组织化学染色 | | | | | |
|---|---|---|---|---|---|---|
| | NF | S100 | EMA | CD34 | Melan-A | SMA |
| 创伤型神经瘤 | + | + | ± | — | — | — |
| 栅栏状有包膜型神经瘤 | + | + | + | — | — | — |
| 神经鞘瘤及其变异型 | — | + | + | — | — | — |
| 神经纤维瘤及其变异型 * | + | + | — | — | — | — |
| 神经鞘黏液瘤（nerve sheath myxoma） | 轴突 — | + | +（少数束膜细胞） | — | — | — |
| 神经鞘黏液瘤（neurothekeoma）# | — | — | — | — | — | ± |
| 神经束膜瘤 | — | —（肿瘤细胞） | + | +（神经束膜细胞） | — | — |
| 颗粒细胞瘤 | — | + | — | — | — | — |
| 恶性外周神经鞘瘤 § | + | + | — | — | — | — |
| 神经分化的黑色素细胞痣 | — | + | — | — | + | — |
| 隆凸性皮肤纤维肉瘤 | — | — | — | + | — | — |
| 平滑肌瘤 | — | — | — | — | — | + |

\* 在一些变异型中，染色模式可能是可变的。
# 以前被认为是神经鞘黏液瘤的变种。肿瘤 NKI/C3 染色阳性，它是一种非特异性标志物，在许多组织细胞学疾病和黑色素细胞肿瘤中也呈阳性。
§ 罕见的周围神经变异型是 S100-/EMA 阳性。
NF，神经丝；S100，S100 蛋白；EMA，上皮膜抗原；Melan-A，黑色素细胞相关抗原；SMA，平滑肌肌动蛋白。+，阳性；—，阴性较少见，患者可发生嗜铬细胞瘤、甲状腺髓样癌、消化道黏膜的神经瘤及皮肤神经功能亢进（见表63.2）。后者的特征在于增生的真皮神经数量增加，但在神经瘤中看不到结节结构。PTEN错构瘤综合征表现为位于面部和四肢末梢的多发性皮肤黏膜神经瘤，也包括Cowden病和Bannayan-Riley-Ruvalcaba综合征（见表63.3和63.4）。

## 病理学

创伤型或截肢型神经瘤表现为真皮或皮下组织内边界清楚的结节，外周包绕纤维鞘，但其远端难以辨认。增生的神经束大小不一，结构不清，排列紊乱（图115.3）。神经纤维之间是多少不等的纤维组织，伴或不伴炎性细胞浸润和黏蛋白沉积。施万细胞和神经束膜细胞表现为纺锤状细胞核和胞质（图115.4）。特殊染色可见不规则、散在分布的轴突[1, 4]

孤立性PEN表现为边界清楚的椭圆形或圆形瘤团，位于真皮中部，个别瘤团可延伸至皮下。瘤团外部被致密胶原纤维包绕，形成包膜，与相邻真皮交界处常可见裂隙[4]（图115.5）。瘤体由交织成束的梭形细胞构成，神经束均匀致密排列，其间可见裂隙。与创伤性神经瘤相反，本病无广泛纤维增生、炎症、肉芽组织形成、退行性变及异物等病理学改变[6]

瘤细胞的核呈纺锤状，向两端延伸扭曲，末端逐渐变细，均一嗜碱性染色。偶尔可见并行排列的细胞核，但栅栏状或Verocay小体的特征性表现罕见。瘤细胞的核无异型性，有丝分裂象少或无。特殊染色可见大量轴突无规则排列。MEN 2B的肿瘤与PEN有一些相似特征，但病理表现无包膜且多发。

## 鉴别诊断

对发生于外伤部位的疼痛性或有症状的丘疹结节，应怀疑该病，确诊有赖于组织病理学检查。PEN须与皮内痣、基底细胞瘤、附属器肿瘤和神经纤维瘤鉴别（见表115.2），临床不易诊断，主要依靠组织病理学确诊（见表115.3）。

## 治疗

创伤型神经瘤建议手术切除，可以通过手术将神经残段移至无瘢痕的区域[7]。切除PEN比较容易，有时可将其与周围的真皮或皮下组织剥离去除[4]。

# 神经鞘瘤

**同义名：**■ 神经鞘瘤（neurilemmoma）■ 神经鞘瘤（neurolemmoma）■ 施万细胞瘤（Schwann cell tumors）■ 听神经瘤（acoustic neuroma）

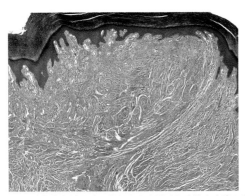

图115.3　创伤型神经瘤。神经束混乱增殖的肢体病变嵌入纤维性基质中（Courtesy, Lorenzo Cerroni, MD.）

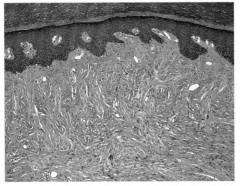

图115.4　截肢型神经瘤（指/趾）。注意纤维化基质内神经束的增殖以及缺乏骨性结构（Courtesy, Lorenzo Cerroni, MD.）

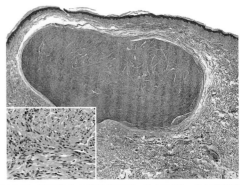

图115.5　栅栏状有包膜型神经瘤。边界清楚、有包膜的真皮结节。注意神经束（插图）（Courtesy, Lorenzo Cerroni, MD.）

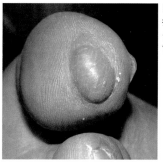

图 115.6　孤立性神经鞘瘤。踇趾的足底面有肤色结节（Courtesy, Julie V Schaffer, MD.）

## 引言

神经鞘瘤（Schwannoma）是由施万细胞过度增生引起的良性、真性神经鞘肿瘤。

## 历史

Stout 首次提出神经鞘瘤（neurilemoma）的命名，即由神经鞘膜包裹瘤体[15]。基于该肿瘤主要为施万（Schwann）细胞组成瘤体，故命名为 schwannoma 更合适。

## 流行病学

神经鞘瘤相对少见，可见于任何年龄，好发于成人，女性发病率略高于男性。约 90% 为单发，不伴随其他症状[2]。偶见于神经纤维瘤（多为 2 型），可能与双侧听神经瘤或脑膜瘤相关（见表 61.5）[2]。极少数多发性神经鞘瘤的病例称为神经鞘膜肉瘤或神经鞘瘤病，有时有家族发病倾向[16-17]，或具有 2 型神经纤维瘤病的特征（NF2）[18-19]。在家族性神经鞘瘤病中已经发现了 SMARCB1 的种系突变[20]。

## 发病机制

神经鞘瘤来源于轴突旁或神经内膜的施万细胞的增生。由于施万细胞过度增生，残留的正常神经纤维被挤压到肿瘤边缘，且缺少外周神经的其他组成成分[2]。只有认真分离肿瘤组织才有可能看到神经干结构。因为只有施万细胞增生，而肿瘤组织依然局限在神经束膜内，从而形成有包膜的肿瘤。施万细胞增生的原因尚不明确，在一些患者身上与 NF2 双侧等位基因的突变相关[21-22]。由 SMARCB1 突变引起的神经纤维瘤病的染色质重构改变也尚不清楚。

## 临床特征

神经鞘瘤表现为孤立、柔软、肤色至粉红色或黄色、表面光滑的真皮内或皮下结节或肿块（图 115.6）。肿瘤直径多在 0.5 ～ 3.0 cm[23]。最常见于四肢屈侧，沿大神经干分布，其次可见于头部、颈部[24]。多无明显自觉症状，偶觉疼痛或压痛，当肿瘤强制移动和附着神经受压时，自觉症状更为明显。运动障碍和感觉异常极其罕见[25]。

砂砾型黑色素细胞神经鞘瘤是一种罕见的变异型，起源于脊髓和自主神经。值得注意的是，在大约一半的该肿瘤患者中，其为 Carney 复合体的皮肤表现（见第112 章）。其表现为界清的棕黑色至蓝灰色的丘疹结节。

## 病理学

神经鞘瘤表现为边界清楚的结节或卵圆形肿瘤，位于真皮深部或皮下组织，多有包膜。瘤体由多细胞区（又称 Antoni-A 型组织）和少细胞区（Antoni-B 型组织）组成[2]。多细胞区可见梭形细胞增生，细胞膜不清晰，细胞核均一[26]。栅栏状细胞核和呈双排状排列的细胞核又称为 Verocay 小体，为该类肿瘤的典型特征[14, 27]（图 115.7）。有丝分裂象少或无。

少细胞区可见不同程度的退行性改变，包括囊性变、水肿、黏蛋白沉积、纤维化或血管改变。退行性改变还常伴有一定程度的细胞异型性。所谓的古老型神经

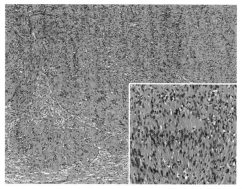

图 115.7　孤立性皮肤神经鞘瘤。超微细胞区域通常显示栅栏状细胞核和 Verocay 小体。Verocay 小体高倍镜下改变（插图）（Courtesy, Lorenzo Cerroni, MD.）

鞘瘤不能与细胞型神经鞘瘤相混淆，虽然两者都有退行性改变，但是前者罕见于皮肤[28]。一般来说，神经鞘瘤缺少轴突，或在其附着于神经的位置才能发现[2]。

神经鞘瘤还有一些少见的亚型，如丛状型（与神经纤维瘤病无关系）、细胞型、色素型、上皮样型及腺样型[2, 29-32]。在砂砾型黑色素细胞神经鞘瘤中，可见类似于合胞体组织的纺锤体和上皮样细胞的混合物。细胞具有程度不同的多形性和核异型性，并且可出现灶性典型的神经组织（例如栅栏状细胞核、Verocay小体和螺纹的形成）。黑色素沉积通常很明显。砂砾结构，即具有程度不同的钙化的嗜酸性层状和涡状结构几乎普遍存在。细胞染色 S100 蛋白、HMB-45、Melan-A 和突触小泡蛋白阳性[33]。

## 鉴别诊断

在临床上须和神经纤维瘤、脂肪瘤、血管脂肪瘤、附属器肿瘤、上皮样囊肿、毛发囊肿、皮样囊肿、腱鞘囊肿和皮内痣等鉴别。确诊须行组织病理学检查。临床上，砂砾型黑色素细胞神经鞘瘤可能类似于蓝痣、复合痣或非典型黑色素细胞痣。组织学上，曾报道过具有神经鞘瘤和神经纤维瘤（偶尔为其他良性神经肿瘤）特征的杂合瘤。

## 治疗

神经鞘瘤是良性肿瘤，手术切除即可治愈。如果临床诊断存在疑问，可剥除肿瘤，保留正常神经的功能。

（王逸飞译　徐秀莲校　孙建方审）

# 神经纤维瘤

---

**变异型/同义名：**■孤立型、散发型神经纤维瘤或孤立型神经鞘瘤（solitaryneurofibroma-sporadic neurofibroma, solitary nerve sheath tumor）■深部或皮下神经纤维瘤（deep neurofibroma-subcutaneous neurofibroma）■丛状神经纤维瘤（plexiform neurofibroma）

---

## 要点

### 孤立型
■ 肤色或深紫色的丘疹或结节。
■ 可有蒂或"纽孔"征。
■ 多发于躯干和头部。

■ 梭形细胞增生，伴有多种外周神经成分，包括残留的轴突。
■ 常见纤维化和黏蛋白沉积。

### 丛状型
■ NF1 的特征性表现。
■ 巨大，偶有色素沉着，袋样包块。
■ 多发于躯干和四肢近端。
■ 丛状变异型的细胞组成与孤立型或散发型相似，但存在恶变风险。

## 引言

神经纤维瘤（neurofibroma）是良性肿瘤，主要成分为过度增生的间叶组织（施万细胞、神经束膜细胞、成纤维细胞和肥大细胞），可见残存的神经纤维（轴突）[2]。神经纤维瘤常见，尤其是孤立的神经纤维瘤。多发的神经纤维瘤则高度提示某些神经纤维瘤病的可能性（包括嵌合型，见第 61 章）。丛状神经纤维瘤可见于 1 型神经纤维瘤病（NF1）患者。

## 历史

神经纤维瘤最早由 von Recklinghausen 描述为纤维肿瘤。后来 Verocay[36] 认为其来源于神经外胚层，并最终由免疫组织化学和超微结构研究证实其神经外胚层来源。

## 流行病学

孤立的皮肤神经纤维瘤相当常见，尤其多见于青壮年，无明显性别差异。丛状神经纤维瘤常提示患有 NF1。

## 发病机制

神经纤维瘤不同于神经鞘瘤之处在于有多种类型的细胞参与其组织发生。尽管神经纤维瘤有多种组织学亚型（如孤立型、弥漫型、混合型及丛状型），但其基本病理改变为所有神经间叶组织的增生，包括施万细胞、神经内膜成纤维细胞、神经束膜细胞、肥大细胞以及各类中间细胞[2]。各类细胞增生程度不一，因此组织学组成和结构也存在较大差异。如前所述，由于轴突不可再生，故轴突与施万细胞的比例小于 1：1。针对 NF1 患者的研究发现，其基因突变会引起 NF1 单拷贝失活［即单倍剂量不足（haploinsufficiency）］，而肿瘤的发生还需要体细胞突变，使剩余等位基因失活，即"二次打击"造成杂合性缺失（见第 54 章）。神经纤维瘤的形成可能不仅需要施万细胞缺合子性（$NF^{-/-}$），

还需要 $NF^{+/-}$ 环境，尤其 $NF^{+/-}$ 肥大细胞（见第 61 章）。孤立型神经纤维瘤的发病机制尚不清楚。

## 临床特征

神经纤维瘤通常单发，呈肤色的柔软或橡皮样硬度的丘疹、结节，大小由 0.2 cm 到 2.0 cm 不等，可形成蒂状[2]。生长缓慢，无明显自觉症状。"纽孔"征（即肿瘤容易内陷）多见[2]。大约 10% 的患者有多发皮损，其中一些患者可能为神经纤维瘤病的某种亚型（见第 61 章）。神经纤维瘤有许多临床和病理亚型，如弥漫型、色素型以及丛状神经纤维瘤。弥漫型和色素型表现为柔软或坚硬的结节和斑块，伴或不伴色素沉着。除丛状神经纤维瘤外，其他亚型极少出现恶变。

丛状神经纤维瘤（plexiform neurofibroma）十分特殊，一般认为是 NF1（von Recklinghausen 病）的特征性表现，恶变的可能性大[2]。典型的表现为袋状或带蒂的索状肿块，位于真皮和皮下组织，表面皮肤可有色素沉着（图 115.8）。准确诊断和正确治疗神经纤维瘤在临床上十分重要，尤其是 NF1 的隐匿型，因为此时其他皮肤症状并不明显[34]。关于丛状神经纤维瘤的恶变发生率并无明确数据，一般为 2% ～ 13%（近期报道结果有所下降）。

## 病理学

神经纤维瘤的边界清晰或不清晰，通常无包膜，呈结节状或椭圆形，可见于真皮和皮下组织的任何部位[2, 35]。常见的孤立型神经纤维瘤位于真皮浅层，在皮肤表面形成椭圆形或息肉样突起。肿瘤内细长的梭形细胞散乱排列成纤细的格状结构[36]（图 115.9）。

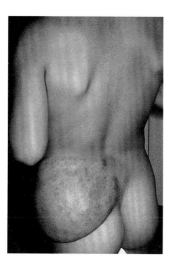

**图 115.8 儿童丛状神经纤维瘤合并神经纤维瘤病。** 下垂的袋状包块伴过度色素沉着斑块

间质内可有血管增生、纤维化、水肿或黏蛋白沉积。除施万细胞和神经束膜细胞外，可见丰满的成纤维细胞和肥大细胞。可见细胞核呈栅栏状，但真正的 Verocay 小体罕见[35-36]，有丝分裂象罕见或无。弥漫型神经纤维瘤具有相似的细胞形态学表现，但边界不清，向邻近组织呈浸润性生长。有报道存在不典型神经纤维瘤[37]。

与浅表型、孤立型和弥漫型不同，位于真皮深部、皮下组织和其他深部软组织的神经纤维瘤通常由神经束膜或神经外膜包绕，形成丛状生长模式，即神经束不规则扩展、扭曲或连接，形成小叶结构（图 115.10）[2]。同时表现出弥漫型和丛状生长模式的神经纤维瘤经常出现在 NF1 中。通过特殊染色，在浅表型及深在型神经纤维瘤中可见到稀疏散在的轴突。

## 鉴别诊断

孤立型神经纤维瘤在临床上要与皮内痣、神经鞘

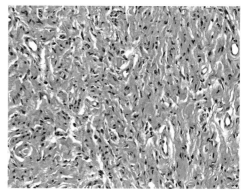

**图 115.9 神经纤维瘤。** 纤维基质内增生的梭形细胞呈弥漫性分布，细胞核细长或呈卵圆形。可见数个肥大细胞（Courtesy, Lorenzo Cerroni, MD.）

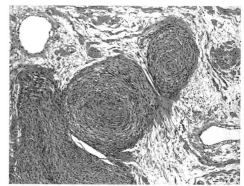

**图 115.10 丛状神经纤维瘤。** 神经束不规则扩展、扭曲或连接，形成小叶结构（Courtesy, Lorenzo Cerroni, MD.）

瘤、软纤维瘤和皮肤纤维瘤鉴别（见表 115.2）。大部分孤立型或散发型神经纤维瘤无论在临床或病理上都与 NF1 患者的多发性丘疹性神经纤维瘤相类似。伴有色素沉着和多毛症的丛状神经纤维瘤须与先天性色素痣相鉴别。后者常伴发神经再生和卫星状皮损，须检查患者有无 Lisch 小结、腋窝雀斑和咖啡牛奶斑。丛状神经纤维瘤在组织学上要与各类丛状肿瘤相鉴别，包括丛状神经鞘瘤。外周神经鞘瘤偶尔会兼具神经纤维瘤和神经鞘瘤的特征，很难做出精确区分。

## 治疗

神经纤维瘤一般手术切除。有关丛状神经纤维瘤和神经纤维瘤病的评估与治疗详见第 61 章。

# 神经鞘黏液瘤和细胞性神经鞘黏液瘤

**同义名：**■ 神经鞘黏液瘤（neurothekeoma）■ 神经鞘黏液瘤（myxoma of the nerve sheath）

## 要点

- 多见于青中年妇女。
- 呈肤色的丘疹和结节，多见于头颈部。
- 组织学改变：小叶状或束状结构，缺少轴突。
- 有少细胞黏液瘤样型和少黏液细胞型。
- 良性生长，可局部复发。

## 引言

神经鞘黏液瘤（nerve sheath myxoma）是指一系列神经间叶组织肿瘤，其特征是在黏液性基质中有增生的神经鞘细胞。根据细胞分化程度及黏液性基质的相对含量，神经鞘黏液瘤传统上分为经典型和细胞型（细胞性神经鞘黏液瘤，cellular neurothekeoma）[38-39]。然而，最近越来越多的证据表明，细胞性神经鞘黏液瘤的黏液型的组织发生与神经鞘黏液瘤不同[40]。

## 历史

1969 年，Harkin 和 Reed 首次将神经鞘黏液瘤描述为一种特殊的疾病。1986 年 Rosati 等提出"细胞性神经鞘黏液瘤"的病名。

## 流行病学

经典型或黏液型神经鞘黏液瘤多发生于中年人（平均年龄 48 岁），男女比例约为 1 : 2[41-42]。

细胞性神经鞘黏液瘤也多见于成人，但其发病年龄偏低（平均年龄 24 岁），女性多见[43-44]。

## 发病机制

经典型神经鞘黏液瘤中可见施万细胞和神经束膜细胞[38-39]。尽管黏蛋白是正常神经内膜的一部分，但出现大量黏蛋白的原因仍不清楚。有作者推测，神经鞘黏液瘤是伴有黏液变性的一种神经纤维瘤[41]，这种变性可以解释在这些肿瘤中出现轴突明显缺失的原因。现有的免疫组织化学及超微结构研究结果支持经典黏液型中存在神经鞘分化，但对细胞型的组织发生仍存在争议。细胞性神经鞘黏液瘤和富含黏液变性的经典型神经鞘黏液瘤有些相似之处，但前者只能检测到部分或间接的神经分化标志物[40, 45]。

## 临床特征

经典型神经鞘黏液瘤为柔软、肤色的丘疹或结节，直径多为 0.5 ～ 1.0 cm，多分布于头部及上肢[41]。

尽管细胞性神经鞘黏液瘤多发于头部，但也有报道发生于许多其他的部位。典型皮损为坚实的粉红色、红色或棕色丘疹、结节，大小 0.5 ～ 3.0 cm（图 115.11）。症状并不特异，似乎与肿物的大小及坚实程度有关[43-44]。

## 病理学

经典黏液型神经鞘黏液瘤位于真皮的网状层，为界限清楚的小叶状或丛状肿物（图 115.12），周围有纤维组织包裹[38]。基质中细胞成分较少，可见少量散在分布的梭形、星状或树枝状细胞。这些细胞通常胞质很少，苍白色，轮廓不清，胞核深染，呈卵圆形或多角形[38, 41]。核仁小，罕见或无有丝分裂象。偶尔可以见到含嗜酸性胞质的多核巨细胞。组织化学染色示黏液性基质对酸性黏多糖反应呈强阳性（见第 46 章）[45]。虽然在肿瘤内和肿瘤周围可以见到包埋于其中的神经，但未曾发现散在分布或与肿瘤细胞直接相连的轴突[38-39]。肿瘤细胞表达 S100 蛋白和Ⅳ型胶原，包膜表达上皮细胞膜抗原（EMA）。

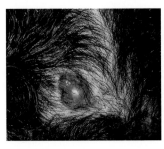

**图 115.11　头皮的细胞性神经鞘黏液瘤，表现为红斑、坚实的丘疹**

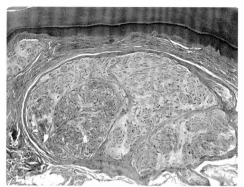

**图 115.12　神经鞘黏液瘤。**边界清楚的神经束伴黏液性基质（Courtesy，Lorenzo Cerroni，MD.）

细胞性神经鞘黏液瘤位于真皮网状层，由界限不清的多叶或成束的肿瘤团块构成[38]（图 115.13）。部分病例呈浸润性生长模式或散在分布，难以发现任何残存包膜，也可累及皮下组织的浅层[6]。主要的细胞类型为上皮样细胞或多角形细胞，含有丰富的嗜酸性胞质及染色质稀疏的圆形细胞核[44,46]。多数细胞有明显的核仁。较少情况下，可见到胞核深染的梭形细胞，与经典型中所见相同。有丝分裂象常见，但形态学上多属正常。极少数情况下有丝分裂象增多并可见细胞异型性[47]。基质明显纤维化，甚至呈透明变性。尚未发现与周围神经直接相连的证据，但用特殊染色可以见到神经纤维的分支。细胞性神经鞘黏液瘤免疫组织化学表现不完全一致，常见的标志物有 NKI/C3、PGP9.5（神经特异性肽）、小眼畸形相关转录因子 MITF（见第 65 章）和平滑肌特异性抗原。不同于经典型神经鞘黏液瘤，细胞型大多不表达 S100 蛋白，可能表达 S100A6[48]。

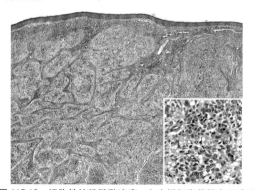

**图 115.13　细胞性神经鞘黏液瘤。**上皮样细胞巢散布于透明基质内。螺旋状排列的上皮样细胞，细胞核呈多形性（插图）（Courtesy，Lorenzo Cerroni，MD.）

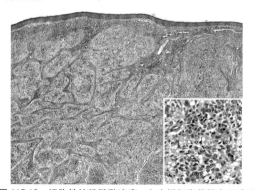

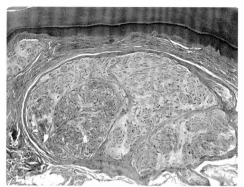

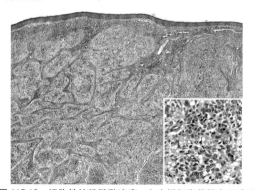

### 鉴别诊断

神经鞘黏液瘤多无症状，临床上容易与皮内痣、神经纤维瘤、脂肪瘤、黏液囊肿及腱鞘囊肿相混淆（见表 115.2）。细胞性神经鞘黏液瘤临床上易误诊为皮肤纤维瘤（包括硬化性血管瘤）、增殖性瘢痕、瘢痕疙瘩或颗粒细胞肿瘤。

### 治疗

治疗方法通常为手术切除。如果切除不彻底可复发。曾有报道在细胞性神经鞘黏液瘤中发现非典型变异，因此，彻底切除非常重要。

# 颗粒细胞瘤

**同义名：** ■ Abrikossoff 瘤（Abrikossoff's tumor）

### 要点

- 多见于成年、女性和深肤色的美国非洲裔。
- 好发于舌部，但可发生于任何部位，包括内脏。
- 罕见恶变，常发生于深部损害。
- 组织学上，表现为边界不清的浸润性肿块，常见假上皮瘤样增生。
- 大的多边形细胞，胞质呈细颗粒嗜酸性，颗粒 PAS 染色阳性，耐淀粉酶。

### 引言

颗粒细胞瘤（granular cell tumor）是指一组具有异质性的肿瘤，肿瘤细胞内溶酶体颗粒蓄积，从而使胞质呈颗粒状。大多数皮肤颗粒细胞瘤为神经来源，但颗粒细胞样改变可见于很多肿瘤（见下文）。

### 历史

最初 Abrikossoff 认为此类肿瘤来源于肌肉组织，并将其命名为颗粒细胞肌母细胞瘤[49]。Feyrter 首次提出此类肿瘤为神经来源。

### 流行病学

颗粒细胞瘤相当少见，多发生于成人（年龄 30～50 岁），男女发病比例为 1:3。肿瘤为单发，70% 出现在头颈部，其中 30% 出现在舌部[49]。其他好发部位为乳房（5%～15%）及四肢近端。有报道极少数颗粒细胞瘤发生于内脏。约有 10% 的患者表现为多发性皮损，尤其多见于美国非洲裔患者。

## 发病机制

关于颗粒细胞瘤神经来源的观点长期存在争议，提出此观点的主要依据是观察到颗粒细胞与神经和神经肿瘤关系密切[50-52]。此外，颗粒细胞和许多施万细胞肿瘤一样表达 S100 和 CD57（神经表达的黏附分子）[53]。虽然经典型颗粒细胞瘤与外周神经鞘肿瘤并不相似，但免疫组织化学证实其为神经嵴来源，伴有外周神经相关细胞分化[54]。虽然在肿瘤发生上存在争议，但颗粒细胞瘤具有特征性的组织学特征，容易诊断。值得注意的是，有一种罕见的"非神经"变异型在组织学上很难和颗粒细胞区分，但前者不表达神经标志物。

## 临床特征

颗粒细胞瘤表现为无症状或偶有触痛或痒感、肤色或棕红色的坚硬的皮内或皮下丘疹、结节，直径 0.5 ～ 3.0 cm。偶可见肿瘤表面出现溃疡或疣状增生。颗粒细胞瘤生长缓慢，呈良性增生。约有 3% 的病例出现恶性改变（局部浸润或转移），多发生于内脏或深部的颗粒细胞瘤。

## 病理学

真皮中可见边界不清的结节，由多边形、苍白淡染的细胞组成，可侵入邻近真皮。这些细胞具有丰富的颗粒状弱嗜酸性胞质及圆形、深染的细胞核（图 115.14）[55]。特征性的较大胞质颗粒被称为泡状-卵形体（pustulo-ovoid bodies），颗粒对 PAS 染色呈阳性，耐淀粉酶。偶尔可见神经束膜的生长模式，但肿瘤缺乏轴突。某些皮损处可见肥大细胞数目增多[50]。其上方的表皮常有增生。罕见丛状生长的报道[56]。罕见的侵袭性肿瘤的病理诊断标准尚未确定[57]，出现坏死、

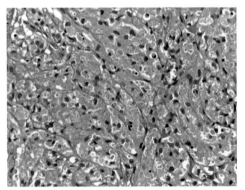

**图 115.14　颗粒细胞瘤。**肿瘤表现为结节性或浸润性生长模式，大的多边形细胞的胞质内含细颗粒，核呈圆形（Courtesy, Lorenzo Cerroni, MD.）

有丝分裂率增加以及细胞变为细长形则提示肿瘤呈侵袭性生长[58]。

颗粒细胞瘤大多表达 S100 蛋白、PGP9.5（神经特异性肽）和神经生长因子受体。此外，还可以表达组织细胞标志物（如 CD68 和 NKI/C3）和黑色素细胞分化标志物（如 MITF 和 SOX10）。与"真"颗粒细胞瘤不同，"非神经"变异型（如先天性颗粒细胞瘤）只能表达组织细胞标志物[52-54]。

## 鉴别诊断

舌部皮损的临床鉴别诊断包括刺激性纤维瘤、疣和鳞状细胞癌（SCC）。此外，颗粒细胞瘤还须与皮肤纤维瘤、退化痣和附属器肿瘤相鉴别（见表 115.2）。颗粒细胞肿瘤可诱发被覆上皮的假上皮瘤样增生，如果取材太浅，则容易误诊为鳞状细胞癌，尤其是舌部损害[59]。许多上皮和间叶来源的肿瘤都可表现为颗粒细胞样改变，包括基底细胞癌、平滑肌瘤及多发性平滑肌肉瘤[55, 60]。

## 治疗

治疗原则是完全切除。如果切除不完全，局部复发率非常高，主要因其呈丛状或神经束膜的生长模式。

# 神经束膜瘤

**同义名：** ■ 席纹状神经纤维束膜瘤（storiform perineurial fibroma） ■ 纤维板层型神经鞘瘤（fibrolamellar nervesheath tumor） ■ 局限性肥厚性神经病（localized hypertrophic neuropathy）

## 引言

神经束膜瘤由两种细胞构成，有神经内和神经外两种生长模式。这些肿瘤很少见，表 115.5 概述了它们的特征。

# 恶性外周神经鞘瘤

**同义名：** ■ 神经肉瘤（neurosarcoma） ■ 恶性神经鞘瘤（malignant Schwannoma）

恶性外周神经鞘瘤（malignant peripheral nerve sheath tumor，MPNST）这一名称比上述广泛使用但容易混淆的同义名更恰当，因为外周神经的任何细胞成分都可发生这些肿瘤。大部分情况下，肿瘤主要由

| 表 115.5 | 神经束膜瘤——皮肤科医师感兴趣的神经外变异型的关键特性 |
|---|---|

**临床特征**

- 孤立、无定型的肤色软组织肿块
- 好发于成年人躯干和四肢，硬化性神经束膜瘤好发于年轻人的手

**组织病理学特征**

- 神经束膜细胞为主，混有成纤维细胞
- 最常见的两种类型为"软组织型"和"硬化型"
- 软组织型神经束膜瘤分布于真皮和（或）皮下组织，由狭长梭形的细胞聚集形成，边界清楚（无包膜），神经束在皮下紧密交织，有时呈层状或席纹状（图 115.15），交织的基质可有透明样变或黏液样变
- 硬化型神经束膜瘤中可见上皮样细胞和梭形细胞与厚胶原束交织
- 无显著异型性和有丝分裂活动

**免疫组织化学**

- 细胞染色 EMA、密封蛋白 1、Ⅳ型胶原蛋白和层黏连蛋白阳性

**临床鉴别诊断**

- 良性软组织肿瘤（如脂肪瘤）和软组织肉瘤

**组织学鉴别诊断**

- 广泛纤维化的神经纤维瘤（S100 和 NF 阳性），DFSP（EMA 阴性，CD34 阳性）和硬化性纤维瘤（EMA 阴性）

**治疗**

- 完成切除——生物学行为多为良性，极少为恶性

DFSP，隆凸性皮肤纤维肉瘤；EMA，上皮细胞膜抗原；NF，神经丝。密封蛋白 1 是一种紧密连接相关蛋白（Based upon refs 106 & 107.）

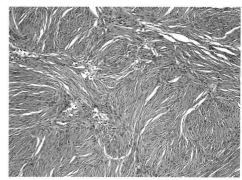

**图 115.15 软组织型神经束膜瘤。**梭形细胞呈小叶状和席纹状紧密聚集

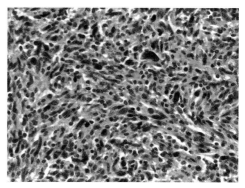

**图 115.16 恶性外周神经鞘瘤。**明显的细胞多形性，伴细胞异型性和有丝分裂象。肿瘤内交织的神经束总体呈鲱鱼骨样排列

神经束膜或神经内膜的成纤维细胞而不是施万细胞组成[61-63]。

恶性外周神经鞘瘤是一种深部软组织肿瘤，很少累及皮肤。明确诊断需要免疫组织化学、电镜及分子生物学分析。病理上最常见的是不典型梭形细胞增生，通常呈鲱鱼骨样排列。可见不同程度的细胞异型性、许多异常的有丝分裂象，以及坏死和出血的区域（图115.16）[62-64]。MPNST 肿瘤中存在大量染色体异常区域，50% 以上的病例中存在肿瘤抑癌基因 *CDKN2A* 的失活[63]。80% 以上高度恶性外周神经鞘瘤患者的免疫组织化学缺乏表观遗传志物 H3K27me3 表达，H3K27me3（组蛋白 H3 第 27 号位赖氨酸上进行三甲基化，从而抑制转录）为与其他软组织肉瘤鉴别的有用工具[65]。

尽管罕见，恶性外周神经鞘瘤对皮肤科医生来讲也具有临床意义，因为 2% ~ 13% 的神经纤维瘤病相关性丛状神经纤维瘤可发展为这种恶性疾病，这种恶变与 Ⅰ 型神经纤维瘤病（NF1）相关[64]（见第 61 章）。

# Merkel 细胞癌

**同义名：**■ 皮肤原发性神经内分泌癌（primary neuroendocrine carcinoma of the skin）■ 皮肤小梁状癌（trabecular carcinoma of the skin）■ 皮肤原发性小细胞癌（primary small cell carcinoma of the skin）■ 皮肤 APUD 瘤（cutaneous apudoma）

## 要点

■ 多发于老年人头颈部。
■ 孤立、快速生长的结节。
■ 组织学表现为小、圆、蓝色的肿瘤细胞，常呈巢状或小梁样生长。

- 高有丝分裂率，常见单个细胞坏死和带状坏死。CK20核周阳性表达，呈特征性逗点状或帽状分布。
- 恶性、侵袭性表现。

## 引言

Merkel细胞癌（Merkel cell carcinoma）是高度间变细胞的恶性增生，这些细胞与许多神经外胚层来源的细胞具有同样的形态学及免疫组织化学特征，包括皮肤Merkel细胞。这些肿瘤的临床表现无特征性，呈高度侵袭性。早期诊断和合理治疗非常关键。

## 历史

该肿瘤最先由Toker描述，根据其网格样排列和浸润生长的特点而命名为"小梁状癌"[66]。随后发现肿瘤也具有类似于皮肤Merkel细胞的神经内分泌特性[67]。

## 流行病学

Merkel细胞癌通常发生于老年人，女性稍多见[68]。由于免疫抑制作用，累积阳光暴露是Merkel细胞癌的风险因素，免疫抑制也是风险因素，包括实体器官移植受者的免疫抑制[68a]。

## 发病机制

正常的Merkel细胞是与触觉有关的特殊受体细胞，位于表皮的基底层。尽管肿瘤细胞与正常的Merkel细胞在形态、免疫组织化学及超微结构上具有一些相似性，但缺乏直接的证据证明这两者在组织发生上有相关性[67]。此外，皮肤外的神经内分泌肿瘤也表现出类似的特征。所以，从概念统一的角度来讲，病理学家认为皮肤原发性神经内分泌癌（PNECS）这一名称比Merkel细胞癌更合适[68]，它能提示该肿瘤和其他部位的神经内分泌肿瘤之间的相关性。但临床医生更倾向于接受Merkel细胞癌这个简短的名称，在辞典中似乎更常见。

2008年，第一次有报道揭示多瘤病毒和PNECS的相关性。这种多瘤病毒（现在称为Merkel细胞多瘤病毒）感染了约80%的PNECS患者[70]。多瘤病毒在人类以一种游离形式普遍存在，然而在Merkel细胞癌的细胞内，病毒DNA整合至宿主基因组。值得注意的是，这种基因整合必伴有突变，导致大T抗原的截断和解旋酶域失活。病毒癌基因蛋白的抑制导致多瘤病毒感染的肿瘤细胞死亡，而未感染的肿瘤细胞没有影响，这提示一种因果关系。在20%的病毒阴性的肿瘤中，有多个紫外线引起的特征性突变[70a]。

## 临床特征

肿瘤多发生在头颈部，其次是四肢和臀部。常见表现是粉红色或紫罗兰色、坚实、圆顶状的孤立结节，生长迅速（图115.17）[68]。经常发生溃疡。其表现为侵袭性生长，切除后复发频繁。

一项对9387例Merkel细胞癌的分析显示，65%的患者表现为局部病灶，26%出现淋巴结转移，8%出现远处转移[71]，对应5年总体存活率分别为51%、35%和14%。诊断时的肿瘤直径影响预后，病灶＞2 cm（但未侵及筋膜）的患者5年总体存活率为41%，而肿瘤≤2 cm的患者为56%（表115.6）[71]。抗小T抗原抗体的滴度可能与肿瘤负荷有关，但纵向评估仍需基线和预处理值。

有时Merkel细胞癌患者可表现为与其他神经内分泌癌相似的副肿瘤综合征，包括恶性肿瘤相关的低钠血症和兰伯特-伊顿肌无力综合征。

## 病理学

肿瘤表现为边界不清的真皮内团块，常累及皮下脂肪组织、筋膜和肌肉。尽管其有不同的生长模式，但片状生长最常见，其次是巢状及小梁状（图115.18A）[72]。肿瘤边缘的小梁状浸润模式具有特征性[66]。肿瘤由均

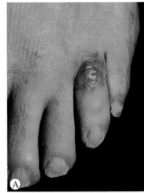

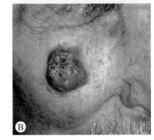

图115.17 Merkel细胞癌（原发性神经内分泌癌）。A.足趾上快速生长的紫罗兰色结节；B.脸颊晒伤皮肤处侵蚀性红斑大结节（B，Courtesy, Lorenzo Cerroni, MD.）

**表 115.6　第八版 AJCC Merkel 细胞癌分期系统**

| | 临床分期（cTNM）* | | | | 病理分期（pTNM）† | | |
|---|---|---|---|---|---|---|---|
| | T | N | M | | T | N | M |
| 0 | $T_{is}$ | $N_0$ | $M_0$ | 0 | $T_{is}$ | $N_0$ | $M_0$ |
| I | $T_1$ | $N_0$ | $M_0$ | I | $T_1$ | $N_0$ | $M_0$ |
| ⅡA | $T_{2\sim3}$ | $N_0$ | $M_0$ | ⅡA | $T_{2\sim3}$ | $N_0$ | $M_0$ |
| ⅡB | $T_4$ | $N_0$ | $M_0$ | ⅡB | $T_4$ | $N_0$ | $M_0$ |
| Ⅲ | $T_{0\sim4}$ | $N_{1\sim3}$ | $M_0$ | ⅢA | $T_{1\sim4}$ | $N_{1a(sn)}$ 或 $N_{1a}$ | $M_0$ |
| | | | | ⅢA | $T_0$ | $N_{1b}$ | $M_0$ |
| | | | | ⅢB | $T_{1\sim4}$ | $N_{1b\sim3}$ | $M_0$ |
| Ⅳ | $T_{0\sim4}$ | 任何 N | $M_1$ | Ⅳ | $T_{0\sim4}$ | 任何 N | $M_1$ |

| T | N | M |
|---|---|---|
| $T_x$: 原发肿瘤无法评估（如用刮匙） | $cN_x$: 区域淋巴结转移无法评估（如之前由于某种原因切除或身体习性） | $pN_x$: 区域淋巴结转移无法评估（如之前由于某种原因切除或未做病理评估） | $M_0$: 无远处转移 |
| $T_0$: 无原发肿瘤 | $cN_0$: 临床和放射学评估无区域淋巴结转移 | $pN_0$: 病理评估无区域淋巴结转移 | $M_1$: 有远处转移 |
| $T_{is}$: 原位癌 | $cN_1$: 临床观察有区域淋巴结转移 | $pN_{1a(sn)}$: 前哨淋巴结活检阳性的临床隐匿性淋巴结转移 | $M_{1a}$: 转移至远处皮肤、皮下组织或淋巴结 |
| $T_1$: 肿瘤最大直径 ≤ 2 cm | $cN_2$: 在途转移但无淋巴结转移 | $pN_{1a}$: 淋巴结活检阳性的临床隐匿性区域淋巴结转移 | $M_{1b}$: 转移至肺 |
| $T_2$: 肿瘤直径 > 2 cm 但 ≤ 5 cm | $cN_3$: 在途转移伴淋巴结转移 | $pN_{1b}$: 病理证实且有临床或放射学征象的区域淋巴结转移 | $M_{1c}$: 转移至远处其他地方 |
| $T_3$: 肿瘤直径 > 5 cm | | $pN_2$: 在途转移不伴淋巴结转移 | |
| $T_4$: 肿瘤不论大小，侵犯筋膜、肌肉、软骨和骨 | | $pN_3$: 在途转移伴淋巴结转移 | |

\* 临床分期的定义为原发性 Merkel 细胞癌（MCC）的显微分期并从临床和（或）放射学评估转移。

† 病理分期的定义为原发性 Merkel 细胞癌（MCC）的显微分期并从病理评估区域淋巴结群，方法有前哨淋巴结活检或完全淋巴结切除或病理学证实远处转移。

From Harms KL，Healy MA，Nghiem P, et al. Analysis of prognostic factors from 9387 Merkel cell carcinoma cases forms the basis for the new 8th edition AJCC staging system. Ann Surg Oncol. 2016；23：3564-71.

匀一致、体积较小、圆形至椭圆形、比成熟淋巴细胞大 2 ~ 3 倍的细胞组成[66-67]。细胞质少，呈弱双嗜性。细胞核为卵圆形，具有细小、分散的染色质及清晰的核膜（图 115.18B）。核仁通常不明显，但有丝分裂象很丰富。常见广泛的坏死区域，单个细胞坏死及特征性的压碎或干燥伪迹很常见[72]。淋巴管内肿瘤细胞复合体也不少见，有时距主体肿瘤团块较远。

Merkel 细胞癌可见多种类型的分化，包括玫瑰花样的结构（类似于神经母细胞瘤中的 Homer Wright 玫瑰花形）、Paget 样嗜表皮性扩散以及外分泌腺及鳞状分化[73-74]。免疫组织化学上，低分子细胞角蛋白染色（如 CK20、CK5/6 和 CK7）可见特征性的核周球状体（图 115.18C），这与超微结构下中间丝的核旁螺旋状分布相吻合[72-73]。此外，许多神经内分泌标志物

均为阳性，包括嗜铬粒蛋白、突触小泡蛋白、生长抑素、降钙素、血管活性肠肽等[73]。这些肽段与超微结构中所见到的膜结合致密核心分泌颗粒有关。肿瘤还表达神经元特异性烯醇酶，偶尔表达神经丝和 CD56，但 S100 蛋白的免疫组织化学通常为阴性[73]。同样，甲状腺转录因子 1（TTF-1）阴性也有助于区分 Merkel 细胞癌与其他小细胞癌（肺或肺外）的皮肤转移灶，后者这一标志物特征性地呈阳性[73]。免疫组织化学（如 T 抗原）和分子生物学方法可以检测到 Merkel 细胞多瘤病毒，为诊断提供了另一种工具[75]。然而，由于病毒普遍存在的特性，PCR 结果可能呈假阳性。Merkel 细胞癌患者的正常皮肤中病毒负荷也很高。p63 表达增加可预示肿瘤临床表现有较强的侵袭性[76]。片状淋巴结转移可能与较差的整体生存率相关。CK20 阴

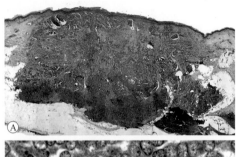

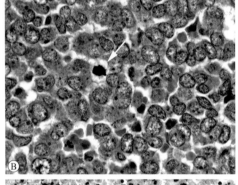

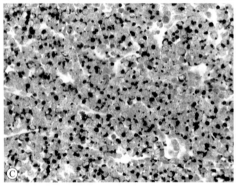

**图 115.18　皮肤原发性神经内分泌癌（Merkel 细胞癌）。** A. 整个真皮和皮下组织中基底样细胞呈结节状浸润，形成"小梁状"结构。B. 小的圆形或椭圆形的基底样细胞，泡状核，核仁小；可见少量坏死（凋亡）细胞和有丝分裂象（箭头）。C. 细胞角蛋白 20 免疫组织化学染色，可见细胞核周特征性的斑点染色（Courtesy，Lorenzo Cerroni，MD.）

性和感染多瘤病毒的 Merkel 细胞癌也更易表现为侵袭性行为[70a, 76a]。

### 鉴别诊断

　　常见的临床鉴别诊断为基底细胞癌、鳞状细胞癌、无色素性黑色素瘤和附属器肿瘤。因肿瘤呈紫罗兰色，有时呈出血外观，所以鉴别诊断还包括化脓性

肉芽肿、脓肿、血管肉瘤和淋巴瘤。组织学上，许多不同组织发生的小、圆、蓝色的细胞肿瘤会跟 PNECS 相混淆[73]，包括转移性肺神经内分泌癌（小细胞或燕麦细胞癌）、低分化小汗腺腺癌、淋巴瘤、转移性神经母细胞瘤、原发性外周原始神经外胚层瘤、Ewing 肉瘤、黑色素瘤及低分化鳞状细胞癌[72-73]。

### 治疗

　　手术是主要手段，并推荐做前哨淋巴结活检以协助治疗和判断预后[77-78]（图 115.19）。和黑色素瘤一样，Merkel 细胞癌的前哨淋巴结也存在假阴性，一篇综述提示假阴性率为 17%[79]。

　　因该病呈侵袭性，常同时辅以化疗、免疫治疗及放疗（RT）[80]。最近一项研究分析发现，局部病灶（Ⅰ期和Ⅱ期）的患者接受手术加辅助放疗后，整体存活率明显提高，而有淋巴结转移（Ⅲ期）的患者接受辅助放疗或化疗都不能改善整体存活率[81]。此外，前哨淋巴结活检阴性的患者局部辅助放疗对局部复发并没有影响[79]。

　　在一项临床Ⅱ期试验中，每 3 周给予 2 mg/kg 的抗程序性细胞死亡受体 1（PD-1）抗体，即派姆单抗（pembrolizumab）治疗晚期 Merkel 细胞癌患者，客观反应率（RR）为 56%，其中 62% 为病毒阳性患者，44% 为病毒阴性患者[82, 82a]。在 2017 年，FDA 批准一种抗PD-1 抗体，即阿维单抗（avelumab）（见图 128.9）用于治疗 Merkel 细胞癌。

## 皮肤异位神经组织

　　这些罕见的损害发生于皮肤内胚胎时期错位的神经组织。

### 异位神经胶质组织

**同义名：**　■ 鼻神经胶质瘤（nasal glioma）■ 脑样异位瘤（brain-like heterotopia）■ 神经胶质错构瘤（glial hamartoma）

### 要点

- 罕见，良性，先天性皮损。
- 多发生于鼻根部，也可发生于鼻腔内。
- 孤立、坚实、光滑的肤色或红紫色丘疹结节。
- 显微镜下可见分叶状神经胶质组织。

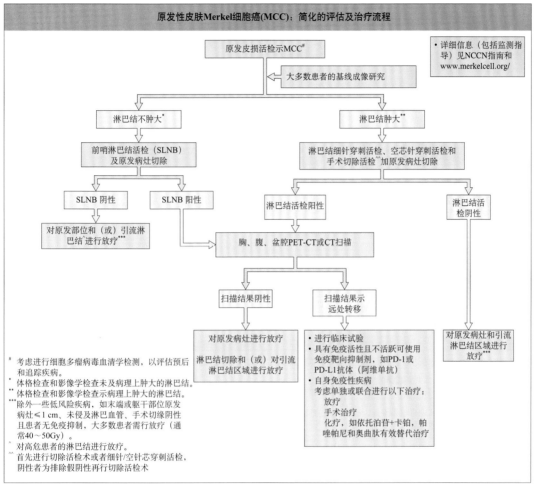

**图 115.19　原发性皮肤 Merkel 细胞癌（MCC）：简化的评估及治疗流程**。NCCN，美国国立综合癌症网络；PET，正电子发射型计算机断层扫描（Courtesy，Paul Nghiem，MD PhD. Based upon：Gupta SG，Wang LC，Penas PF，et al. Sentinel lymph node biopsy for evaluation and treatment of patients with Merkel cell carcinoma：The Dana-Farber experience and meta-analysis of the literature. Arch Dermatol. 2006；142；685-90.）

## 历史

鼻神经胶质瘤这一病名是 Schmidt 在 1900 年提出的。

## 流行病学

这种肿瘤罕见，通常在出生时出现。

## 发病机制

鼻神经胶质瘤（nasal glioma）是胚胎时期沿着颅闭合线的脑组织异位的结果，与其下结构没有明显的联系[83]。鼻周区域好发，所以常称之为鼻神经胶质瘤。但它并不是真正的肿瘤，这一名称会产生误导[84]。

## 临床特征

鼻神经胶质瘤的皮损为坚实、表面光滑、肤色至红紫色丘疹结节，可伴有明显的毛细血管扩张，1 ～ 3 cm 大小（图 115.20）。约 60% 长在鼻梁，其余的通常在鼻内或均有[84-85]。

## 病理学

鼻神经胶质瘤为真皮和皮下组织中边界不清、无包膜的神经纤维网样的团块，由巢状和丝条状淡染、细小空泡状或纤维样基质组成，其中可见各种类型的星形胶质细胞[83]。多边形、嗜酸性胞质、核偏向一侧

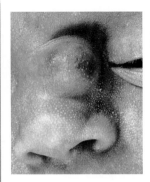

图 115.20　新生儿鼻神经胶质瘤。粉红色至紫罗兰色柔软结节

的原浆性星形细胞（gemistocytic astrocyte）和多核巨细胞都比较常见。成熟的神经元数目不等[84]。偶尔可见残余的脑（脊）膜内皮细胞、室管膜细胞、脉络膜丛样结构及色素细胞[85]。有丝分裂活动或侵袭性生长模式尚无报道。

### 鉴别诊断

临床上必须与其他面部中线的皮损（见第64章）[84,86]，以及婴儿血管瘤、皮样囊肿和鼻息肉（见表64.1）相鉴别。

### 治疗

许多皮肤的神经畸形都可以通过切除而得到有效的治疗。在做活检或切除前推荐行颅内成像[87]，因为鼻神经胶质瘤与脑组织可能相通，活检后可能会出现脑脊液漏出及其并发的脑膜脑炎以及其他神经系统损害[84]。

## 异位的脑膜组织

**同义名：**■ 残留性脑（脊）膜膨出（rudimentary meningocele）

### 要点

- ■ 罕见，多见于新生儿及婴儿，多发生于头皮、前额和脊柱旁。
- ■ 柔软至坚硬的肤色结节，头皮部病变常伴有斑秃和（或）"毛领圈"征。
- ■ 可与其他发育不良并发。
- ■ 组织学上可见实性巢状和条索状结构，上皮样细胞或梭形细胞呈螺旋状排列，可见砂砾体。

### 历史

残留性脑（脊）膜膨出的概念是由 Lopez 等提出的[88]。

### 流行病学

脑（脊）膜异位很罕见，通常在出生时或出生后短期内出现[88]。

### 发病机制

残留性脑（脊）膜膨出是胚胎时期脑（脊）膜疝进入皮肤和皮下组织的结果，通常与神经系统没有交通（见第64章）[89]。尽管这些病变有时被归类为Ⅰ型皮肤脑膜瘤[88]，但考虑到它的非肿瘤性质，最好划分为残留性脑（脊）膜膨出[89]。

### 临床特征

残留性脑（脊）膜膨出通常出现在新生儿或婴幼儿头皮的颅骨闭合线，也可位于前额的中线或脊椎旁区域。为肤色的丘疹和结节，常伴秃发或"毛领圈"征[90]。

### 病理学

残留性脑（脊）膜膨出是边界不清的团块，其中有洞穴状、假血管样空隙，包埋在丰富的胶原基质中[89,91]。空隙可内衬伸长的脑（脊）膜内皮细胞，这些细胞具有嗜酸性胞质，圆形或卵圆形细胞核，染色质细微。相似的细胞分割或包裹胶原纤维，形成"胶原小体"。细胞异型性或有丝分裂活动不显著。可见局灶性钙化和砂砾体（嗜酸性层状和螺旋状结构伴不同程度的钙化）。

### 鉴别诊断

新生儿或者婴幼儿诊断残留性脑（脊）膜膨出须与"闭锁性"脑（脊）膜膨出（有颅内连接的一种中间形式）、膜性先天性皮肤发育不全、异位脑组织、皮样囊肿及婴儿血管瘤相鉴别。组织学上须与Ⅱ型和Ⅲ型脑膜瘤相鉴别，脑膜瘤通常发生于成年人头部，可沿脑神经发展（Ⅱ型）或为蛛网膜的原发性脑（脊）膜瘤向皮肤的"转移"或直接扩散（Ⅲ型）[88,90,92]。皮肤脑膜瘤由真皮深部或皮下组织的多结节性团块组成，通常呈浸润性生长[93-95]。细胞分化程度可不一致，最常见的是梭形细胞呈同心圆、螺纹状排列[93]。常见砂砾体[93-95]。有丝分裂象在Ⅱ型中罕见，Ⅲ型中有不同程度的增加。临床上这种结节状肿瘤可能伴有脱发，可类似于表皮或毛发囊肿、附属器肿瘤和转移性肿瘤。脑膜瘤可与神经纤维瘤（Ⅰ型和Ⅱ型）伴发[96]。

### 治疗

与异位神经胶质组织（鼻神经胶质瘤）类似，在做活检或切除前都应进行脑成像检查。切除通常由神经外科医生来操作。

# 原发性神经外胚层肿瘤

**同义名：** ■ 神经母细胞瘤（原发性或转移性）[neuroblastoma（primary or metastatic）] ■ 神经节瘤（Ganglioneuroma）■ 神经上皮瘤（neuroepithelioma）

## 要点

■ 发病居第三位的儿童恶性肿瘤。

■ 皮肤转移（儿童）明显多于原发性皮肤肿瘤（成人）。

■ 皮肤转移灶表现为多发、蓝紫色皮内结节，伴血清和尿液内儿茶酚胺增高。

■ 组织学上可见小、圆形的蓝色细胞，呈巢状或浸润性生长，形成 Homer Wright 玫瑰花形。

■ 预后取决于患者年龄、临床分期及特定的基因异常（如 *MYCN* 癌基因扩增）。

## 引言

神经母细胞–神经节肿瘤（neuroblastic-ganglionic tumors）来源于胚芽神经上皮和（或）神经管嵴。根据分化程度的不同，可表现出不同的临床病理特征，从非常原始的神经外胚层肿瘤到更成熟的形式（如神经母细胞瘤）均可见。

## 历史

神经外胚层肿瘤的概念由 Stout 在 1918 年提出。此后，许多术语用来描述细胞学上与之相似的肿瘤，反映了对这一疾病的争论。Dehner 对这组谱系疾病进行了分类，提出原始神经外胚层肿瘤（PNET）[97]这一病名。认识到 PNET 与骨外尤因肉瘤有类似的免疫组织化学和染色体异常（如 *EWSR1* 易位）后，这一概念进一步扩充，这两种疾病也因此被归入相同的肿瘤谱[98]。

## 流行病学

神经母细胞瘤是儿童时期第三常见的肿瘤，皮肤转移很常见[3]。许多神经母细胞瘤都是零星散发的，罕见家族聚集性的报道。原发性皮肤 PNET 发生于成人（平均年龄 40 岁），非常罕见[3]。

## 发病机制

皮肤的 PNET 可能是肾上腺 PNET 和（或）神经节链 PNET（曾被称为神经母细胞瘤）的转移灶，也可由异位的神经嵴细胞发展而来[3]。后者被认为属于外

周 PNET 或外周神经母细胞瘤。近期研究发现很多家族性病例以及一些散发病例中，肿瘤的发生涉及间变性淋巴瘤激酶。此外，DNA 倍性和特定的基因异常，如 *MYCN* 癌基因扩增或染色体畸变（11q 或 1p）会影响预后[99]。

## 临床特征

儿童的神经母细胞瘤的皮肤转移通常表现为多发的蓝色或紫色的皮肤丘疹或结节，类似于在先天性感染或血液系统疾病中见到的"蓝莓松饼"样损害（见第 121 章）。这些结节因摩擦而发白，并形成一个红斑晕环[100-101]。血和尿中儿茶酚胺水平特征性地升高。有报道，儿童神经母细胞瘤Ⅳ-S 期皮损，包括皮肤转移可自发性消退[102]。

成人中的 PNET 表现为迅速发展的皮肤或皮下结节，常发生于躯干或头部，溃疡很常见。这些高度侵袭性的肿瘤常是致命的[102a]。

## 病理学

转移性神经母细胞瘤是真皮和（或）皮下组织内边界不清或浸润性的团块，小而浅表的损害则边界清楚。团块由不典型、体积小、胞质稀少的颜色较暗的细胞组成[3, 97]，这些细胞的胞核比成熟淋巴细胞大，染色质粗大。细胞形成不规则的巢状、束状或松散叠合的层状。玫瑰花形排列很常见，即呈同心圆排列的肿瘤细胞形成双环或多环状。玫瑰花形的中心聚集有细小的纤维丝状物质，是 Homer Wright 玫瑰花形的特征[3]（图 115.21）。有丝分裂活性很高，异常的有丝分裂很常见。常见广泛的坏死区域和出血。

随着肿瘤的分化，神经母细胞瘤的成分相对减少，神

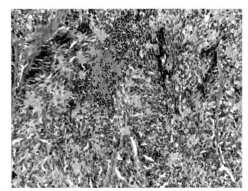

**图 115.21 皮肤神经母细胞瘤。** 肿瘤由核小而圆或卵圆的小细胞组成，可排列成玫瑰花形。纤维丝状物质位于 Homer Wright 玫瑰花形的中央为主要特征。图片中上部可见大面积坏死区域（Courtesy，Lorenzo Cerroni，MD.）

经节瘤的成分增加，最后，肿瘤可能变成神经节瘤[102]。免疫组织化学中，神经和神经内分泌标志物的染色结果不一，取决于其分化状态。这些标志物包括神经元特异性烯醇酶、S100蛋白、神经丝、突触小泡蛋白、嗜铬粒蛋白和CD99（见第0章）[99]。

原发性PNET的组织病理学特征与经典的神经母细胞瘤类似，但不具有神经节或神经瘤分化的特征。PNET与典型的神经母细胞瘤免疫组织化学特征类似，但是PNET通常表达MIC-2（013），而神经母细胞瘤不表达，有利于两者的鉴别[99, 103-105]。

## 鉴别诊断

儿童神经母细胞瘤的临床鉴别诊断包括其他类型的皮肤转移瘤、髓外造血和肥大细胞增多症。成人神经母细胞瘤的临床鉴别诊断包括附属器肿瘤、淋巴瘤和软组织肉瘤。组织学上，转移性神经母细胞瘤和原发性皮肤PNET必须与其髓及皮肤的、形成玫瑰花形结构的、小、圆、蓝色细胞肿瘤区别（见Merkel细胞癌）[104-105]。

## 治疗

有效治疗神经母细胞瘤需要多学科联合，包括肿瘤科、外科和放射科治疗。局限性肿瘤的预后因手术切除、多药物化疗、调节分化制剂（如异维A酸）、免疫治疗（如dinutuximab）、造血干细胞移植和放射性制剂而得到改善[99]。影响预后的重要因素包括年龄、肿瘤分期、组织分化程度、特定基因异常（如MYCN癌基因扩增和11q染色体畸变）和对首次化疗的反应[3]。

（缪秋菊译　徐秀莲校　孙建方审）

# 参考文献

1. Argenyi ZB. Recent developments in cutaneous neural neoplasms. J Cutan Pathol 1993;20:97–108.
2. Scheithauer BW, Woodruff JM, Erlandson RA. Tumors of the peripheral nervous system. In: Atlas of Tumor Pathology, 3rd series, Fascicle 24. Washington, DC: Armed Forces Institute of Pathology; 1999. p. 1–415.
3. Enzinger FM, Weiss SW. Benign tumors of peripheral nerves. In: Soft Tissue Tumors. 4th ed. St. Louis: Mosby; 2001. p. 1111–207.
4. Reed RJ, Fine RM, Meltzer HD. Palisaded, encapsulated neuromas of the skin. Arch Dermatol 1972;106:865–70.
5. Lundborg G. Nerve regeneration and repair: a review. Acta Orthop Scand 1987;58:145–69.
6. Argenyi ZB, Santa Cruz D, Bromley C. Comparative light-microscopic and immunohistochemical study of traumatic and palisaded, encapsulated neuromas of the skin. Am J Dermatopathol 1992;14:504–10.
7. Matthews GJ, Osterholm JL. Painful traumatic neuromas. Surg Clin North Am 1972;51:1313–24.
8. Burtner DD, Goodman M. Traumatic neuroma of the nose. Arch Otolaryngol 1972;103:108–9.
9. Shapiro L, Juklin EA, Brownstein HM. Rudimentary polydactyly. Arch Dermatol 1973;108:223–5.
10. Dakin MC, Leppard B, Theaker JM. The palisaded, encapsulated neuroma (solitary circumscribed neuroma). Histopathology 1992;20:405–10.
11. Argenyi ZB. Immunohistochemical characterization of palisaded encapsulated neuroma. J Cutan Pathol 1990;17:329–35.
12. Argenyi ZB, Cooper PH, Santa Cuz D. Plexiform and other unusual variants of palisaded encapsulated neuroma. J Cutan Pathol 1993;20:34–9.
13. Argenyi ZB. Newly recognized neural neoplasms relevant to the dermatopathologist. Dermatol Clin 1992;10:219–34.
14. Requena L, Grosshans E, Kutzner H, et al. Epithelial sheath neuroma: a new entity. Am J Surg Pathol 2000;24:190–6.
15. Stout AP. The peripheral manifestations of specific nerve sheath tumor (neurilemoma). Am J Cancer 1935;24:751–96.
16. Izumi AK, Rosato FE, Wood MG. Von Recklinghausen's disease associated with multiple neurilemomas. Arch Dermatol 1971;104:172–6.
17. Shishiba T, Niimura M, Ohtsuka F, et al. Multiple cutaneous neurilemomas as a skin manifestation of neurilemmomatosis. J Am Acad Dermatol 1984;10:744–54.
18. Purcell SM, Dixon SL. Schwannomatosis: an unusual variant of neurofibromatosis or a distinct clinical entity? Arch Dermatol 1989;125:390–3.
19. Reith JD, Goldblum JR. Multiple cutaneous plexiform schwannomas: report of a case and review of the literature with particular reference to the association

with types 1 and 2 neurofibromatosis and schwannomatosis. Arch Pathol Lab Med 1996;120:399–401.
20. Hulsebos TJM, Plomp AS, Wolterman RA, et al. Germline mutations of INI1/SMARCB1 in familial schwannomatosis. Am J Hum Genet 2007;80:805–10.
21. Sainz J, Huynh PD, Figueroa A, et al. Mutations of the neurofibromatosis type 2 gene and lack of the gene product in vestibular schwannomas. Hum Mol Genet 1994;3:885–91.
22. Begnami MD, Palau M, Rushing EJ, et al. Evaluation of NF2 gene deletion in sporadic schwannomas, meningiomas, and ependymomas by chromogenic in situ hybridization. Hum Pathol 2007;38:1345–50.
23. Das Gupta TK, Brasfield RD, Strong EW, et al. Benign solitary schwannomas (neurilemomas). Cancer 1969;24:355–66.
24. Whitaker WG, Droulias C. Benign encapsulated neurilemoma: a report of 76 cases. Am Surg 1976;42:675–8.
25. Jacobs RL, Barmada R. Neurilemioma: a review of the literature with six case reports. Arch Surg 1971;102:181–6.
26. Vilanova JR, Burgos-Bretones JJ, Alvarez JA, et al. Benign schwannomas: a histopathological and morphometric study. Pathology 1982;137:281–6.
27. Dahl I, Hagmar B, Idvall I. Benign solitary neurilemoma (schwannoma): a correlative cytological and histological study of 28 cases. Acta Pathol Microbiol Immunol Scand A 1984;92:91–101.
28. Argenyi ZB, Balogh K, Abraham AA. Degenerative ("ancient") changes in benign cutaneous schwannoma: a light microscopic, histochemical and immunohistochemical overview. J Cutan Pathol 1993;20:148–53.
29. Berg JC, Schethauer BW, Spinner RJ, et al. Plexiform schwannoma: a clinicopathologic overview with emphasis on the head and neck region. Hum Pathol 2008;39:633–40.
30. Kao GF, Laskin WB, Olsen TG. Solitary cutaneous plexiform neurilemmoma (schwannoma): a clinicopathologic, immunohistochemical and ultrastructural study of 11 cases. Mod Pathol 1986;2:20–6.
31. Argenyi ZB, Goodenberger ME, Strauss JS. Congenital neural hamartoma ("fascicular schwannoma"): a light microscopic, immunohistochemical, and ultrastructural study. Am J Dermatopathol 1990;12:283–93.
32. Woodruff JM, Susin M, Godwin TA, et al. Cellular schwannoma: a variety of schwannoma sometimes mistaken for a malignant tumor. Am J Surg Pathol 1981;5:733–44.
33. Carney JA. Psammomatous melanotic schwannoma. A distinctive, heritable tumor with specific associations,

including cardiac myxoma and the Cushing syndrome. Am J Surg Pathol 1990;14:206–22.
34. Riccardi VM. Neurofibromatosis: the importance of localized or otherwise atypical forms. Arch Dermatol 1987;123:882–3.
35. Lassmann H, Jurecka W, Lassmann W, et al. Different types of benign nerve sheath tumors: light microscopy, electron microscopy, and autoradiography. Virchows Arch A Pathol Anat Histol 1977;375:197–210.
36. Megahed M. Histopathological variants of neurofibroma. A study of 114 lesions. Am J Dermatopathol 1994;16:486–95.
37. Lin BT, Weiss LM, Medeiros LJ. Neurofibroma and cellular neurofibroma with atypia: a report of 14 tumors. Am J Surg Pathol 1997;21:1443–9.
38. Argenyi ZB, LeBoit PE, Santa Cruz D, et al. Nerve sheath myxoma (neurothekeoma) of the skin: light microscopic and immunohistochemical reappraisal of the cellular variant. J Cutan Pathol 1993;20:294–303.
39. Argenyi ZB, Kutzner H, Seaba MM. Ultrastructural spectrum of cutaneous nerve sheath myxoma/cellular neurothekeoma. J Cutan Pathol 1995;22:137–45.
40. Fetsch JF, Laskin WB, Hallman JR, et al. Neurothekeoma: an analysis of 178 tumors with detailed immunohistochemical data and long-term patient follow-up information. Am J Surg Pathol 2007;31:1103–14.
41. Angervall L, Kindblom LG, Haglid K. Dermal nerve sheath myxoma. A light and electron microscopic, histochemical and immunohistochemical study. Cancer 1984;53:1752–9.
42. Aronson PJ, Fretzin DF, Potter BS. Neurothekeoma of Gallagher and Helwig (dermal nerve sheath myxoma variant): report of a case with electron microscopic and immunohistochemical studies. J Cutan Pathol 1985;12:506–19.
43. Barnhill RL, Mihm MC Jr. Cellular neurothekeoma. A distinctive variant of neurothekeoma mimicking nevomelanocytic tumors. Am J Surg Pathol 1990;14:113–20.
44. Barnhill RL, Dickersin GR, Nickeleit V, et al. Studies on the cellular origin of neurothekeoma: clinical, light microscopic, immunohistochemical and ultrastructural observations. J Am Acad Dermatol 1991;25:80–8.
45. Hornick JL, Fletcher CD. Cellular neurothekeoma: detailed characterization in a series of 133 cases. Am J Surg Pathol 2007;31:329–40.
46. Fletcher CD, Chan JK, McKee PH. Dermal nerve sheath myxoma: a study of three cases. Histopathology 1986;10:135–45.
47. Busam KJ, Mentzel T, Colpaert C, et al. Atypical or worrisome features in cellular neurothekeoma. A study of 10 cases. Am J Surg Pathol 1998;22:1067–72.

48. Plaza JA, Torres-Cabala C, Evans H, et al. Immunohistochemical expression of S100A6 in cellular neurothekeoma: clinicopathologic and immunohistochemical analysis of 31 cases. Am J Dermatopathol 2009;31:419–22.

49. Abrikossoff A. Myomas originating from transversely striated voluntary musculature. Virchows Arch Pathol Anat 1926;260:215–33.

50. Abenoza P, Sibley RK. Granular cell myoma and schwannoma: fine structural and immunohistochemical study. Ultrastruct Pathol 1987;11:19–28.

51. Bedetti CD, Martinez AJ, Beckford NS, May M. Granular cell tumor arising in myelinated peripheral nerves. Light and electron microscopy and immunoperoxidase study. Virchows Arch 1983;402:175–83.

52. Fisher ER, Wechsler H. Granular cell myoblastoma – a misnomer. Electron-microscopic and histochemical evidence concerning its Schwann cell derivation and nature (granular cell schwannoma). Cancer 1962;15:936–54.

53. Raju GC, O'Reilly AP. Immunohistochemical study of granular cell tumour. Pathology 1987;19:402–6.

54. Filie AC, Lage JM, Azumi N. Immunoreactivity of S-100 protein, alpha-1 antitrypsin, and CD68 in adult and congenital granular cell tumors. Mod Pathol 1996;9:888–92.

55. Mentzel T, Wadden C, Fletcher CD. Granular cell change in smooth muscle tumors of skin and soft tissue. Histopathology 1994;24:223–31.

56. Lee J, Bhawan J, Wax F, Farber J. Plexiform granular cell tumor. A report of two cases. Am J Dermatopathol 1994;16:537–41.

57. Simsir A, Osborne BM, Greenebaum E. Malignant granular cell tumor: a case report and review of the recent literature. Hum Pathol 1996;27:853–8.

58. Fanburg-Smith JC, Meis-Kindblom JM, Fante R, Kindblom LG. Malignant granular cell tumor of soft tissue. Diagnostic criteria and clinicopathologic correlation. Am J Surg Pathol 1998;22:779–94.

59. Apisarnthanarax P. Granular cell tumor. An analysis of 16 cases and review of the literature. J Am Acad Dermatol 1981;5:171–82.

60. Suster S, Rosen LB, Sanchez JL. Granular cell leiomyosarcoma of the skin. Am J Dermatopathol 1988;10:234–9.

61. Erlandson RA, Woodruff JM. Peripheral nerve sheath tumors: an electron microscopic study of 43 cases. Cancer 1982;49:273–87.

62. Wanebo JE, Malik JM, Vandenberg SE, et al. Malignant peripheral nerve sheath tumors: a clinicopathologic study of 28 cases. Cancer 1993;71:1247–53.

63. Berner JM, Sorlie T, Mertens F, et al. Chromosome band 9p21 is frequently altered in malignant peripheral nerve sheath tumors: studies of CDKN2A and other genes in the pRB pathway. Genes Chromosomes Cancer 1999;26:151–60.

64. Wick MR, Swanson PE, Scheithauer BW, et al. Malignant peripheral nerve sheath tumor: an immunohistochemical study of cases. Am J Clin Pathol 1987;87:425–33.

65. Prieto-Granada CN, Wiesner T, Messina JL, et al. Loss of H3K27me3 expression is a highly sensitive marker for sporadic and radiation-induced MPNST. Am J Surg Pathol 2016;40:479–89.

66. Toker C. Trabecular carcinoma of the skin. Arch Dermatol 1972;105:107–10.

67. Sibley RK, Dehner LP, Rosai J. Primary neuroendocrine (Merkel cell?) carcinoma of the skin. I. Am J Surg Pathol 1985;9:95–108.

68. Ratner D, Nelson BR, Brown MD, et al. Merkel cell carcinoma. J Am Acad Dermatol 1993;29:143–56.

68a. Schadendorf D, Lebbe C, Hausen A, et al. Merkel cell carcinoma: Epidemiology, prognosis, therapy and unmet medical needs. Eur J Cancer 2017;71:53–69.

69. Feng H, Shuda M, Chang Y, Moore PS. Clonal integration of a polyomavirus in human Merkel cell carcinoma. Science 2008;319:1096–100.

70. Kassem A, Schöpflin A, Diaz C, et al. Frequent detection of Merkel cell polyomavirus in human Merkel cell carcinomas and identification of a unique deletion in the VP1 gene. Cancer Res 2008;68:5009–13.

70a. Harms PW, Collie AM, Hovelson DH, et al. Next generation sequencing of cytokeratin 20-negative Merkel cell carcinoma reveals ultraviolet-signature mutations and recurrent TP53 and RB1 inactivation. Mod Pathol 2016;29:240–8.

71. Harms KL, Healy MA, Nghiem P, et al. Analysis of prognostic factors from 9387 Merkel cell carcinoma cases forms the basis for the new 8th edition AJCC staging system. Ann Surg Oncol 2016;23:3564–71.

72. Wick MR, Scheithauer BW. Primary neuroendocrine carcinoma of the skin. In: Wick MR, editor. Pathology of Unusual Malignant Cutaneous Tumors. New York: Marcel Dekker; 1985. p. 107–72.

73. Cheuk W, Kwan MY, Suster S, Chan JK. Immunostaining for thyroid transcription factor 1 and cytokeratin 20 aids the distinction of small cell carcinoma from Merkel cell carcinoma, but not pulmonary from extrapulmonary small cell carcinomas. Arch Pathol Lab Med 2001;125:228–31.

74. LeBoit PE, Crutcher WA, Shapiro PE. Pagetoid intraepidermal spread in Merkel cell (primary neuroendocrine) carcinoma of the skin. Am J Surg Pathol 1992;16:584–92.

75. Duncavage EJ, Le BM, Wang D, Pfeifer JD. Merkel cell polyomavirus: a specific marker for Merkel cell carcinoma in histologically similar tumors. Am J Surg Pathol 2009;33:1771–7.

76. Asioli S, Righi A, Volante M, et al. p63 expression as a new prognostic marker in Merkel cell carcinoma. Cancer 2007;110:640–7.

76a. González-Vela MD, Curiel-Olmo S, Derdak S, et al. Shared oncogenic pathways Implicated in both virus-positive and UV-Induced Merkel cell carcinomas. J Invest Dermatol 2017;137:197–206.

77. Duker I, Starz H, Bachter D, Balda BR. Prognostic and therapeutic implications of sentinel lymphonodectomy and S-staging in Merkel cell carcinoma. Dermatology 2001;202:225–9.

78. Gupta SG, Wang LC, Penas LC, et al. Sentinel lymph node biopsy for evaluation and treatment of patients with Merkel cell carcinoma: the Dana-Farber experience and meta-analysis of the literature. Arch Dermatol 2006;142:771–4.

79. Gunaratne DA, Howle JR, Veness MJ. Sentinel lymph node biopsy in Merkel cell carcinoma: a 15-year institutional experience and statistical analysis of 721 reported cases. Br J Dermatol 2016;174:272–81.

80. Medina-Franco H, Urist MM, Fiveash J, et al. Multimodality treatment of Merkel cell carcinoma: case series and literature review of 1024 cases. Ann Surg Oncol 2001;8:204–8.

81. Bhatia S, Storer BE, Iver JG, et al. Adjuvant radiation therapy and chemotherapy in Merkel cell carcinoma: survival analyses of 6908 cases from the National Cancer Data Base. J Natl Cancer Inst 2016;108.

82. Nghiem PT, Bhatia S, Lipson EJ, et al. PD-1 blockade with pembrolizumab in advanced Merkel-cell carcinoma. N Engl J Med 2016;374:2542–52.

82a. Hauschild A, Schadendorf D. Checkpoint inhibitors: a new standard of care for advanced Merkel cell carcinoma? Lancet Oncol 2016;17:1337–9.

83. Patterson K, Kapur S, Chandra RS. Nasal gliomas" and related brain heterotopias: a pathologist's perspective. Pediatr Pathol 1986;5:353–62.

84. Yeoh GPS, Bale PM, de Silva M. Nasal cerebral heterotopia: the so-called nasal glioma or sequestered encephalocele and its variants. Pediatr Pathol 1989;9:531–49.

85. Orkin M, Fisher I. Heterotopic brain tissue (heterotopic neural rest): case report with review of related anomalies. Arch Dermatol 1966;94:699–708.

86. Fletcher CDM, Carpenter G, McKee PH. Nasal glioma: a

87. Kennard CD, Rasmussen JE. Congenital midline nasal masses: diagnosis and management. J Dermatol Surg Oncol 1990;16:1025–36.

88. Lopez DA, Silvers DN, Helwig EB. Cutaneous meningiomas: a clinicopathologic study. Cancer 1974;34:728–44.

89. Sibley DA, Cooper PH. Rudimentary meningocele: a variant of "primary cutaneous meningioma." J Cutan Pathol 1989;16:72–80.

90. Berry AD III, Patterson W. Meningoceles, meningomyeloceles, and encephaloceles: a neuro-dermatopathologic study of 132 cases. J Cutan Pathol 1991;18:164–77.

91. Marrogi AJ, Swanson PE, Kyriakos M, et al. Rudimentary meningocele of the skin: clinicopathologic features and differential diagnosis. J Cutan Pathol 1991;18:178–88.

92. Argenyi ZB. Cutaneous neural heterotopias and related tumors relevant for the dermatopathologist. Semin Diagn Pathol 1996;13:60–71.

93. Nochomovitz LE, Jannotta F, Orenstein JM. Meningioma of the scalp: light and electron microscopic observations. Arch Pathol Lab Med 1985;109:92–5.

94. Theaker JM, Fleming KA. Meningioma of the scalp: a case report with immunohistological features. J Cutan Pathol 1987;14:49–53.

95. Gelli MC, Pasquinelli G, Martinelli G, et al. Cutaneous meningioma: histochemical, immunohistochemical and ultrastructural investigation. Histopathology 1993;23:576–8.

96. Argenyi ZB, Thielberg MG, Hayes CM, Whitaker DC. Primary cutaneous meningioma associated with von Recklinghausen disease. J Cutan Pathol 1994;21:549–56.

97. Dehner LP. Peripheral and central primitive neuroectodermal tumors: a nosologic concept seeking a consensus. Arch Pathol Lab Med 1986;110:997–1005.

98. Dehner LP. Primitive neuroectodermal turmor and Ewing's sarcoma. Am J Surg Pathol 1993;17:1–13.

99. Mueller S, Matthay KK. Neuroblastoma: biology and staging. Curr Oncol Rep 2009;11:431–8.

100. Shown TE, Durfee MF. Blueberry muffin baby: neonatal neuroblastoma with subcutaneous metastases. J Urol 1970;104:193–5.

101. Hawthorne HC, Nelson JS, Witzelben CL, et al. Blanching subcutaneous nodules in neonatal neuroblastoma. J Pediatr 1970;77:297–300.

102. Ahmed AA, Zhang L, Reddivalla N, Hetherington M. Neuroblastoma in children: Update on clinicopathologic and genetic prognostic factors. Pediatr Hematol Oncol 2017;29:1–21.

102a. Esiashvili N, Goodman M, Ward K, et al. Neuroblastoma in adults: Incidence and survival analysis based on SEER data. Pediatr Blood Cancer 2007;49:41–6.

103. Argenyi ZB, Bergfeld WF, McMahon JT, et al. Primitive neuroectodermal tumor in the skin with features of neuroblastoma in an adult patient. J Cutan Pathol 1986;13:420–30.

104. Nguyen AV, Argenyi ZB. Cutaneous neuroblastoma: peripheral neuroblastoma. Am J Dermatopathol 1993;15:7–14.

105. Banerjee SS, Agbamu DA, Eyden BP, Harris M. Clinicopathological characteristics of peripheral primitive neuroectodermal tumour of skin and subcutaneous tissue. Histopathology 1997;31:355–66.

106. Macarenco RS, Ellinger F, Oliveira AM. Perineuroma. A distinctive and underrecognized peripheral nerve sheath neoplasm. Arch Pathol Lab Med 2007;131:625–36.

107. Fetsch JF, Miettinen M. Sclerosing perineurioma: a clinicopathologic study of 19 cases of a distinctive soft tissue lesion with a predilection for the fingers and palms of young adults. Am J Surg Pathol 1997;21:1433–42.

# 第116章 皮肤及肌腱的纤维和纤维组织细胞增生

*Heinz H. Kutzner、Hideko Kamino、Vijaya B. Reddy、John Pui*

## 要点

- 皮肤及肌腱的纤维和纤维组织细胞增生是常见的疾病，包括肿瘤性和"反应性"增生两种形式。
- 本章介绍常见的良性纤维和纤维组织细胞增生，一些非典型增生可能被误诊为恶性肿瘤，其相应的恶性肿瘤也一并讨论。
- 这些肿瘤由成纤维细胞、肌成纤维细胞、组织细胞、真皮树突状细胞、胶原纤维、弹力纤维和结缔组织黏蛋白组成，根据病变的不同，其组成比例不同。
- 免疫组化染色有助于鉴别 CD34＋成纤维细胞、α－平滑肌肌动蛋白阳性肌成纤维细胞，ⅩⅢa 因子阳性真皮树突状细胞，以及 CD68＋组织细胞和巨噬细胞。
- 对于一些肿瘤（如隆凸性皮肤纤维肉瘤、结节性筋膜炎），RT-PCR 和荧光原位杂交（FISH）可检测到特征性的易位及融合基因，可帮助做出更加精准的诊断。

## 皮赘

**同义名：** ■ 软垂疣（acrochordons）■ 纤维上皮息肉（fibroepithelial polyps）■ 软纤维瘤（soft fibromas）

### 临床特征

皮赘（skin tag）临床常见，表现为肤色或淡褐色柔软的带蒂丘疹，好发于颈部、腋窝和腹股沟（图116.1）。通常无症状，可因刺激或梗死出现疼痛。

### 流行病学

男女发病率相等，约50%的人有至少1个皮赘[1]，过去认为皮赘常和结肠息肉有关，现在的研究不确定这种联系[2]，有研究认为皮赘是糖尿病的皮肤表现[3]。

### 病理学

组织学上，皮赘呈息肉样，由疏松或致密的胶原性基质和薄壁血管组成。

在 Birt-Hogg-Dubé 综合征和 Cowden 综合征中，患者可出现典型的皮赘，但这些"皮赘"可能分别是纤维毛囊瘤、毛盘瘤或毛周纤维瘤和硬化性纤维瘤[4]。

### 治疗

除非激惹或梗死，皮赘的治疗更多是出于美容需要，可剪除。

## 皮肤血管纤维瘤

**同义名：** ■ 纤维性丘疹（fibrous papule）■ 阴茎珍珠样丘疹（pearly penile papule）■ 甲周纤维瘤（ungual fibroma）■ 鼻部纤维性丘疹（fibrous papule of the nose）

皮肤血管纤维瘤（cutaneous angiofibroma）是指一组组织学相似而临床表现和预后不同的疾病。

### 临床特征

纤维性丘疹通常单发，为皮色至红色半球形丘疹，表面光亮，好发于成人面部，最常见于鼻部（图116.2）[5]。临床类似小的皮内痣、基底细胞癌（BBCs）或附属器肿瘤。皮肤镜下常表现为白色。

阴茎珍珠样丘疹是珍珠样、白色、半球形、密集分布的小丘疹，位于阴茎头，常常呈多层环状分布于冠状沟（图116.3）。约30%的青春期后年轻人可发生，未行包皮环切的男性更常见[6]。常被误诊为尖锐湿疣或皮脂腺增生。

多发性面部血管纤维瘤见于结节性硬化症、多发性内分泌肿瘤1型和 Birt-Hogg-Dubé 综合征[7]，罕见于神经纤维瘤病2型。皮疹常对称分布于面颊、鼻唇沟、鼻部及下颏，在结节性硬化症中，面部血管纤维瘤通常在儿童早期及中期出现。结节性硬化症患者也常伴有多发性甲血管纤维瘤（ungual angiofibromas）。面部（≥3处）和甲（≥2处）血管纤维瘤是结节性硬化症的主要诊断标准（见表61.8）

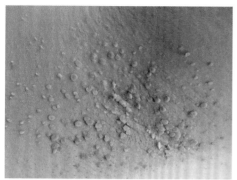

图 116.1　**腋窝多发性皮赘**。皮疹为肤色，柔软带蒂

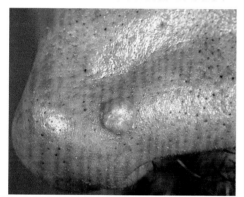

图 116.2　**鼻部纤维性丘疹**。表面光滑、半球形、皮色丘疹

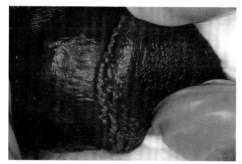

图 116.3　**阴茎珍珠样丘疹**。多发的白色小丘疹沿阴茎头冠状沟分布。注意多层分布（Courtesy，Kalman Watsky，MD.）

### 病理学

　　所有血管纤维瘤均表现为半球形损害，真皮内胶原基质中可见胖大或星形的成纤维细胞增生，伴薄壁血管数量增多，血管扩张（图 116.4）。胶原纤维可以毛囊和血管为中心分布（被称为毛囊周围纤维瘤）。弹力纤维数量减少。一些成纤维细胞可能多核。有颗粒型和透明细胞型这些变异型的报道。

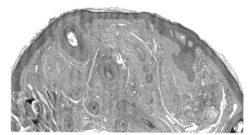

图 116.4　**血管纤维瘤**。半球形突起，其内可见密集排列的胶原纤维基质，大量梭形和星形成纤维细胞弥漫性浸润。可见扩张的毛细血管后微静脉也是血管纤维瘤的一个特点

# 皮肤纤维瘤

**同义名：** ■ 纤维性组织细胞瘤（fibrous histiocytoma）■ 良性纤维组织细胞瘤（benign fibrous histiocytoma）■ 单纯性纤维瘤（fibroma simplex）■ 硬化性血管瘤（sclerosinghemangioma）■ 结节性表皮下纤维化（nodular subepidermal fibrosis）■ 组织细胞瘤（histiocytoma）■ 真皮树突状细胞瘤（dermal dendrocytoma）

### 临床特征

　　皮肤纤维瘤好发于成人下肢，坚实的轻微隆起至半球形丘疹，直径从数毫米至 1 cm 不等，但很少超过 2 cm。表面色素常增加（图 116.5）。触诊时可发现皮损与皮下组织粘连，轻捏皮损时肿瘤常部分下陷，称为"酒窝征"。皮肤镜下最常见中央白色瘢痕样斑片或白色网状结构，周围有纤细的网状色素沉着（见第 0 章）。

　　尽管一些皮肤纤维瘤被认为与局部创伤或节肢动物叮咬有关，但其确切病因尚不清楚。多发性发疹性皮肤纤维瘤可见于自身免疫性疾病（如红斑狼疮）、特应性皮炎和免疫抑制（如人类免疫缺陷病毒感染）患

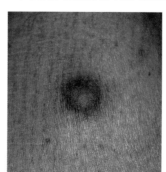

图 116.5　**皮肤纤维瘤**。下肢色素增加的坚实丘疹（Courtesy，Jean L Bolognia，MD.）

者[8]。临床上，皮肤纤维瘤容易与囊肿或色素痣混淆，特别是在囊肿或色素痣伴纤维化的情况下。大的皮肤纤维瘤应注意与隆凸性皮肤纤维肉瘤（DFSP）相鉴别，隆凸性皮肤纤维肉瘤通常边界不清，呈多叶状。

### 病理学

皮肤纤维瘤以真皮内梭形成纤维细胞和肌成纤维细胞结节状增生为特征，这些细胞呈短束状纵横交错排列（图116.6）。成纤维细胞和肌成纤维细胞细胞核大、卵圆形，核仁较小，可见核分裂象。有时可见单核或多核组织细胞，胞质呈空泡样（黄瘤样）（称为良性纤维组织细胞瘤）。周边可见"瘢痕疙瘩"样胶原束，偏振光下有折光（图116.7）；损害边缘出现锯齿状穿插排列的胶原纤维束被认为是皮肤纤维瘤的特征性表现。皮肤纤维瘤中可见出血（硬化性血管瘤），因此常见含铁血黄素沉积。

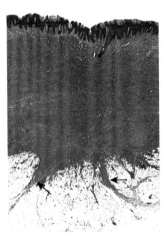

**图116.6　皮肤纤维瘤。** 真皮网状层梭形成纤维细胞和组织细胞结节状增生，其上表皮增生，色素增加。浸润累及皮下组织，呈放射状模式位于结缔组织间隔中（箭头）

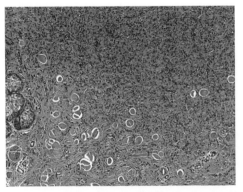

**图116.7　皮肤纤维瘤。** 在小梭形细胞增殖的外侧边缘区域可见锯齿状穿插排列的厚胶原束，是皮肤纤维瘤的特点

其上方表皮增生，有时可见表皮基底样细胞增生伴毛囊分化［毛囊和基底样诱导（follicular and basaloid"induction"）］，易与浅表型基底细胞癌相混淆。有少数关于长期存在的皮肤纤维瘤演化为基底细胞癌的报道[9]。皮肤纤维瘤组织学亚型见表116.1。

免疫组化显示波形蛋白、XIIIa因子[10-12]、基质金属蛋白酶-3[13]、肌肉特异性肌动蛋白和CD68阳性，而CD34阴性，支持皮肤纤维瘤诊断。进展性细胞型皮肤纤维瘤（evolving cellular dermatofibromas）可强表达α-平滑肌肌动蛋白。组织学上须与瘢痕疙瘩、瘢痕、结缔组织痣、隆凸性皮肤纤维肉瘤（CD34阳性）和结节性Kaposi肉瘤鉴别。应当注意的是，皮肤纤维瘤边缘区有时可见CD34阳性细胞，而中心通常CD34阴性，与之相反，隆凸性皮肤纤维肉瘤肿瘤细胞一致表达CD34。

皮肤纤维瘤是反应性增生还是肿瘤一直存在争议。研究发现，纤维组织细胞瘤的一个亚型具有克隆性增生，而且一些皮肤纤维瘤体积大、核分裂活跃且（或）复发率高，但极少转移，提示纤维组织细胞瘤是肿瘤而非一种反应性炎性过程[14-18]。

### 治疗

皮肤纤维瘤可进行活检或切除，以除外黑素细胞增生、纤维化的囊肿或其他间叶性肿瘤。未经处理的皮肤纤维瘤常持续存在，随着时间延长可部分消退，尤其是中央区域。

### 皮肤纤维瘤的组织学变异型

皮肤纤维瘤的临床和组织学变异型见表116.1，其中部分变异型的特点见表116.2。

## 肢端纤维角皮瘤

**同义名：** ■ 获得性肢端纤维角化瘤（acquired digital fibrokeratoma）

### 临床特征

少见，通常为单发，皮色至粉红色、轻度角化的外生性丘疹结节，周边皮肤呈领圈状隆起（图116.10）。获得性纤维角皮瘤常见于中年人，皮损好发于手指[19]，临床类似多指（见第64章）、甲周纤维瘤或疣。

### 病理学

肢端纤维角皮瘤由厚的胶原束组成，周边有血管

**表 116.1　皮肤纤维瘤／纤维组织细胞瘤临床和组织学变异型。斜体字部分见表 116.2**

**临床变异型**

- 色素性结节性皮肤纤维瘤
- 无色素性皮肤纤维瘤
- 凹陷型（"萎缩性"）皮肤纤维瘤
- 巨大型皮肤纤维瘤
- 皮下型皮肤纤维瘤
- 多发性簇集性皮肤纤维瘤
- 播散性多发性皮肤纤维瘤
- 少见发病部位的皮肤纤维瘤：面部、手指、甲下、掌跖、头皮
- *踝关节型皮肤纤维瘤（脂质化纤维组织细胞瘤）*
- 侵蚀和溃疡性皮肤纤维瘤
- 蒂状或息肉状皮肤纤维瘤
- 角化过度性皮肤纤维瘤
- 环状含铁血黄素沉积性皮肤纤维瘤
- 多结节含铁血黄素沉积性皮肤纤维瘤
- 皮肤纤维瘤伴卫星灶

**组织病理学变异型**

- 细胞型皮肤纤维瘤（纤维组织细胞瘤）
- 乏细胞型皮肤纤维瘤（纤维性、透明化和瘢痕样皮肤纤维瘤）
- 皮肤纤维瘤伴显著的血管成分（硬化性"血管瘤"）
- *动脉瘤样纤维组织细胞瘤（出血性或含铁血黄素沉积性皮肤纤维瘤）*
- 类似血管周细胞瘤的皮肤纤维瘤
- 黄瘤样皮肤纤维瘤
- 胆固醇样皮肤纤维瘤
- 苔藓样、侵蚀性和溃疡性皮肤纤维瘤
- 黏液型皮肤纤维瘤
- *凹陷型（"萎缩性"）皮肤纤维瘤*
- *皮下型皮肤纤维瘤*
- 混合性皮肤纤维瘤
- *伴异型细胞的皮肤纤维瘤（伴"魔鬼"细胞或假肉瘤样皮肤纤维瘤）*
- 伴破骨细胞样巨细胞的皮肤纤维瘤
- 伴钙化或骨化生的皮肤纤维瘤
- 栅栏状皮肤纤维瘤
- 颗粒细胞皮肤纤维瘤
- 透明细胞皮肤纤维瘤
- 印戒细胞皮肤纤维瘤
- 气球细胞皮肤纤维瘤
- 上皮样细胞纤维组织细胞瘤
- 皮肤纤维瘤伴淋巴样滤泡
- 皮肤纤维瘤伴嗜酸性粒细胞浸润
- 皮肤纤维瘤伴弹力纤维吞噬
- 皮肤纤维瘤伴毛囊和（或）皮脂腺诱导
- 皮肤纤维瘤伴肌成纤维细胞分化
- 皮肤纤维瘤伴神经纤维增生
- 腺样皮肤纤维瘤（adenodermatofibroma）
- *转移性纤维组织细胞瘤*

Adapted from Requena L, Kutzner H. Cutaneous soft tissue tumors. Philadelphia：Wolters Kluwer, 2014.

环绕，胶原束常与表皮垂直（图 116.10，插图）[20]。病理学上须与甲周纤维瘤及多指相鉴别[21]。

# 浅表肢端纤维黏液瘤

**同义名：** ■ 肢端纤维黏液瘤（acral fibromyxoma）■ 指端纤维黏液瘤（digital fibromyxoma）■ 细胞型指端纤维瘤（cellular digital fibroma）

## 临床特征

浅表肢端纤维黏液瘤好发于肢端，临床少见，2001 年首次报道[22]。男女比例为 2：1，发病可早可晚[23-26]。皮损表现为缓慢增大的肿块，直径平均 2 cm，常伴疼痛。好发于足趾或手指，2/3 的患者肿瘤发生于甲床周围或累及甲床[23-25]，3% 的患者肿瘤可侵犯邻近骨组织[23、26]。偶可发生于手掌或足跟部[27]。临床须与甲周纤维瘤、疣和腱鞘巨细胞瘤相鉴别。

## 病理学

浅表肢端纤维黏液瘤位于真皮内，可累及皮下组织。肿瘤边界不清，无包膜，大量的梭形至星形细胞呈模糊的席纹状或疏松的束状分布（图 116.11）。基质呈黏液性或纤维黏液性，伴显著的血管增生，肥大细胞常见。大部分肿瘤内可见纤维和黏液基质的交替区[23]。常见轻度的细胞异型性，有时可见散在"退行性变"的大细胞[23]。核分裂象罕见。肿瘤细胞无显著多形性，无神经/周围神经浸润及坏死。累及甲床常可见甲床上皮乳头状增生[27]。

大部分肿瘤细胞 CD34 强阳性，CD99 和 CD10 通常阳性[24]，上皮膜抗原、神经上皮干细胞蛋白、结蛋白和 α - 平滑肌肌动蛋白局灶性表达[23、27]。病理学上需和细胞型纤维瘤、黏液样神经纤维瘤、浅表血管黏液瘤和隆凸性皮肤纤维肉瘤相鉴别。

## 治疗

良性病程，少数（约 25%）皮损于完全切除后复发[23]。目前尚无该肿瘤恶变和转移的报道[23]。

# 皮肤硬化性纤维瘤

## 临床特征

这种纤维瘤的胶原变异型最早被认为是 Cowden 综合征（PTEN 错构瘤综合征）的表现之一。但也有散发孤立型的报道[28]。

**表 116.2　皮肤纤维瘤 / 纤维组织细胞瘤的组织学变异型**

| 变异型 | 临床特征 | 组织病理学特征 | 鉴别诊断 / 要点 |
|---|---|---|---|
| 上皮样纤维组织细胞瘤（上皮样细胞组织细胞瘤） | 坚实，无蒂或息肉样丘疹或结节，直径 0.5～1.5 cm | 半球形或息肉样结节，周围可见领圈状结构<br>大量形态单一的、大的、星形和三角形上皮样细胞浸润，这些细胞胞质嗜酸性，核卵圆形，核仁小；一些细胞有 2 个或多个细胞核；无细胞成巢现象<br>核分裂象罕见<br>细胞被纤细的胶原纤维分隔，可见数量不等的黏蛋白沉积<br>可见小血管增生 | 当出现血管时，须和化脓性肉芽肿或硬化性血管瘤鉴别<br>间变性淋巴瘤激酶（ALK）重排和过表达 |
| 脂质化纤维组织细胞瘤（踝关节型皮肤纤维瘤） | 特别好发于下肢，尤其是踝关节 | 大的泡沫细胞和散在的噬含铁血黄素细胞<br>可见局灶性、常规纤维组织细胞瘤的特征（如边缘区"被包埋的"真皮胶原） | 预后良好 |
| 面部纤维组织细胞瘤 | 真皮 / 皮下斑块 | 可见特征性的梭形肿瘤细胞束状分布，同时伴有纤维组织细胞瘤的典型特征<br>常延伸至皮下脂肪和深部软组织，包括横纹肌 | 与经典的纤维组织细胞瘤好发部位不同，由于肿瘤弥漫性浸润，累及深部组织且局部复发率高，常需扩大切除 |
| 深在性皮肤纤维瘤（累及皮下组织）[88] | 常位于躯干和四肢近端，直径 1～2 cm | 具有与常规皮肤纤维瘤相似的特征，但常蔓延至皮下<br>浸润有 2 种模式：<br>（1）70% 的病例——垂直或水平模式，主要沿着间隔呈楔形外观（图 116.6）<br>（2）30% 的病例——基底清楚，平滑深在的边界 | 临床类似脂肪瘤或隆凸性皮肤纤维肉瘤<br>组织学上，缺乏隆凸性皮肤纤维肉瘤特征性的多层样和"蜂巢样"模式 |
| 动脉瘤样纤维组织细胞瘤（出血性或含铁血黄素沉积性皮肤纤维瘤） | 体积大，结节状或半球形，常有近期迅速生长的病史 | 大的充满血液的腔隙，周围大量群集的噬含铁血黄素细胞，这些血管样结构无典型的血管内皮细胞内衬（假血管腔隙，出血性假囊肿，图 116.8）<br>红细胞外溢<br>大片大的组织细胞和棕色的、普鲁士蓝染色阳性的噬含铁血黄素细胞散布于小毛细血管周围，毛细血管内皮细胞无异型性<br>噬含铁血黄素细胞可为多核细胞<br>同时具有组织细胞-富纤维的组织细胞瘤的特点 | 临床及组织学上可能与恶性血管瘤或血管瘤样纤维组织细胞瘤相混淆<br>免疫组化染色，巨噬细胞样组织细胞和噬含铁血黄素细胞也表达内皮细胞标记 CD31，容易误诊 |
| 伴异型细胞的皮肤纤维瘤（伴"魔鬼"细胞或假肉瘤样皮肤纤维瘤）[17] | 中年人，直径稍大于 1 cm | 皮肤纤维瘤的结构模式和细胞成分，伴有异型单核和多核细胞，这些细胞细胞核多形性明显、染色质浓集，部分细胞核仁明显（图 116.9）<br>细胞胞质丰富，空泡化，常见含铁血黄素沉积<br>核分裂象罕见，无不典型核分裂象 | 目前的建议是临床谨慎治疗<br>如果肿瘤除具有皮肤纤维瘤的特点之外还具有异型细胞、大量核分裂象及较多不典型核分裂象，应称为低度恶性浅表皮肤肉瘤或非典型纤维组织细胞瘤，肿瘤具有转移的潜能但通常极少转移 |
| 转移性纤维组织细胞瘤[17-18] | 有转移的报道但非常罕见 | 迄今为止，尚无特征性的组织学特征可以预测肿瘤是否转移<br>预警信号——原发肿瘤大，延伸至皮下组织，伴有浸润性边缘，高增殖率（Ki67），核分裂活跃，以及多重复发<br>包括动脉瘤样、细胞型和非典型纤维组织细胞瘤 | 通过阵列比较基因组杂交检测到的细胞遗传学异常反映出生物谱系现象。即在普通的纤维组织细胞瘤中无细胞遗传学异常，非典型纤维组织细胞瘤中可见少量异常，而恶性纤维组织细胞瘤 / 肉瘤中可见许多异常<br>在转移性纤维组织细胞瘤，2 或 3 个染色体中可见基因异常 |

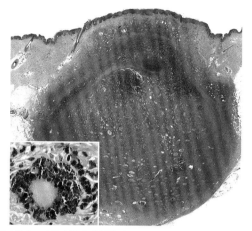

图 116.8 动脉瘤样皮肤纤维瘤。可见多发性充血区域和无内皮细胞覆盖的腔隙，噬含铁血黄素细胞和泡沫样巨噬细胞增殖（插图）

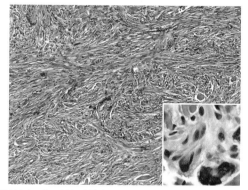

图 116.9 伴异型细胞的皮肤纤维瘤（"魔鬼"细胞）。组织细胞样细胞，细胞核大、形态多样、染色质浓染（插图），成纤维细胞散在分布。无核分裂象

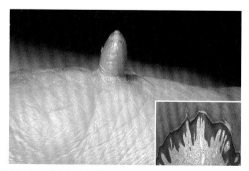

图 116.10 肢端纤维角皮瘤。手指背侧淡粉色外生性丘疹。病理学上，可见指状突起的纤维血管性核心和垂直排列的胶原束，其上表皮增生。注意角质层增厚（插图）

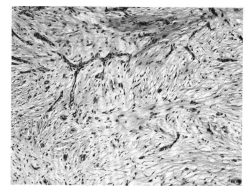

图 116.11 浅表肢端纤维黏液瘤。黏液性胶原基质中可见梭形和星形细胞呈疏松席纹状排列（Courtesy，Shane Meehan，MD.）

在 Cowden 综合征中，硬化性纤维瘤可单发或多发，发生于皮肤和（或）黏膜，呈珍珠样丘疹或结节，直径从几毫米至 10 mm 不等。

## 病理学

硬化性纤维瘤位于真皮内，边界清楚，半球形，主要由硬化增厚的胶原纤维束组成，呈结节状分布，细胞成分少。胶原束短，相互交叉、平行堆叠状排列，胶原束间有空隙，内含结缔组织黏蛋白（胶合板样或漩涡样模式，图 116.12）。胶原束间可见纤细的梭形细胞。这些梭形细胞波形蛋白、肌肉特异性肌动蛋白和 CD34 阳性[29]。由于 CD34 阳性，易被误诊为早期隆凸性皮肤纤维肉瘤。

# 皮肤多形性纤维瘤

## 临床特征

这种纤维瘤的少见变异型由 Kamino 等于 1989 年首先报道[30]。皮肤多形性纤维瘤多见于成人，女性更多见。皮疹好发于四肢，表现为孤立的、皮色半球形或息肉样丘疹，直径数毫米至 2 cm 不等，无明显自觉症状。临床类似皮赘、神经纤维瘤或皮内痣。治疗为简单切除，至今尚无肿瘤复发的报道。

## 病理学

肿瘤位于真皮内，边界清楚，呈息肉状或半球形，细胞成分少，大量粗大的胶原束杂乱分布。其间散在梭形细胞和形状不规则的多核细胞，这些多核细胞边界模糊，胞质少，细胞核大、深染、形态不规则（图 116.13），部分细胞核呈多叶状。核分裂象罕见。

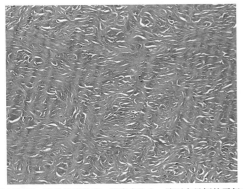

图 116.12　硬化性纤维瘤。细胞成分少，胶原束呈短的平行束状排列，形成片层状或胶合板样外观

　　这些梭形细胞和形状不规则的多核细胞波形蛋白和 CD34 阳性[31]，梭形细胞肌肉特异性肌动蛋白也呈阳性。鉴别诊断包括伴异型细胞的皮肤纤维瘤、非典型纤维黄瘤和伴有异型细胞的神经纤维瘤。多形性脂肪瘤的浅表变异型或皮肤非典型脂肪瘤样肿瘤（cutaneous atypical lipomatous tumor，ALT）组织学特征与多形性纤维瘤相似，但皮肤非典型脂肪瘤样肿瘤中可见更多被包裹的脂肪细胞，偶见成脂肪细胞。

## 多核细胞血管组织细胞瘤

### 临床特征

　　典型的多核细胞血管组织细胞瘤（multinucleate cell angiohistiocytoma）临床表现为多发的、散在但簇集分布的红色至紫红色丘疹，生长缓慢，常见于下肢或手背（图 116.14）。病变可单侧或双侧，好发于 40

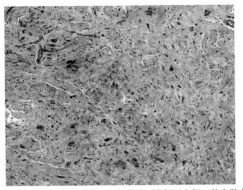

图 116.13　多形性纤维瘤。纤细的胶原束相互交织，其内散布少数体积较大的单核和多核异型成纤维细胞。基质以间充质黏蛋白为主

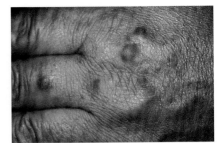

图 116.14　多核细胞血管组织细胞瘤。手背红棕色斑疹和丘疹

岁以上女性[32]。泛发型多核细胞血管组织细胞瘤也有报道[33]。临床上皮损与 Kaposi 肉瘤、环状肉芽肿或结节病相类似。

### 病理学

　　病变位于真皮浅、中层，增厚的胶原束间可见增生扩张的毛细血管和小静脉（图 116.15）。可见特征性的多核巨细胞，有时细胞核围绕细胞边缘呈栅栏状排列，胞质嗜酸性（图 116.15，插图）。组织病理学上须与皮肤纤维瘤、血管纤维瘤、血管瘤和间质性环状肉芽肿相鉴别。

### 治疗

　　良性肿瘤。若不治疗，肿瘤生长缓慢，通常不能自发消退。

## 皮肤肌纤维瘤

　　该肿瘤最初于 1991 年被 Hügel[34] 称为斑块样皮肤纤维瘤病，后被 Kamino 等[35] 命名为皮肤肌纤维瘤（dermatomyofibroma）。是一种来源于成纤维细胞 / 肌

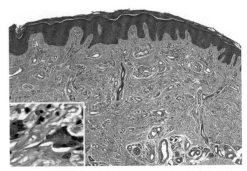

图 116.15　多核细胞血管组织细胞瘤。增生扩张的血管，周围稀疏炎性浸润，成纤维细胞增生，可见星形和多角形巨细胞（插图）。类似富于血管的皮肤纤维瘤的初期

成纤维细胞的良性真皮肿瘤[36]。

## 临床特征

皮肤肌纤维瘤好发于年轻女性，偶尔于儿童期发生，肿瘤好发于肩部、腋下、上臂和颈部。表现为边界清楚的椭圆形或环形斑块，肤色至红棕色，表面光滑，直径 1 ～ 2 cm，通常无自觉症状。

## 病理学

皮肤肌纤维瘤为边界清楚的斑块，累及真皮网状层和皮下脂肪间隔上部。梭形细胞排列成长束状，边界清楚，与皮肤表面平行（图 116.16）。细胞外观一致，细胞核伸长，末端圆形或变尖，有一个或两个小核仁。细胞核无异型，核分裂象罕见。肿瘤细胞被纤细的胶原纤维分隔，弹力纤维无破坏。成束的梭形肌、胶原纤维和弹力纤维形呈波浪状外观。附属器结构不受累。

Verhoeff-van Gieson 染色显示弹力纤维数量轻度增加。梭形细胞波形蛋白染色阳性，肌肉特异性肌动蛋白染色不同程度阳性，结蛋白、ⅩⅢa 因子和 CD34 染色阴性。这些结果支持肿瘤为成纤维细胞 / 肌成纤维细胞分化而非平滑肌分化[34-36]。电镜下，肌成纤维细胞含有明显的粗面内质网和胞质内肌丝[35]。病理学上需和皮肤纤维瘤及成纤维细胞结缔组织痣相鉴别。

## 治疗

治疗方法为单纯切除。即使仅行边缘切除或不完全切除，复发仍不常见[36]。

# 腱鞘巨细胞瘤

**同义名：** ■ 腱鞘巨细胞肿瘤（局限型）[tenosynovial giant cell tumor（localized type）] ■ 局限性结节性腱鞘炎（localized nodular tenosynovitis）■ 巨细胞滑膜瘤（giant cell synovioma）

## 临床特征

腱鞘巨细胞瘤（giant cell tumor of tendon sheath）常表现为坚实的结节，好发于手和手指（图 116.17），也可发生于足趾和其他关节周围。肿瘤通常生长缓慢，固着于皮下组织，除发生于指、趾末端的损害外，不与上方表皮粘连。通常无症状，也可有疼痛、麻木或受累指（趾）僵硬。

腱鞘巨细胞瘤是手部最常见的肿瘤，任何年龄均可

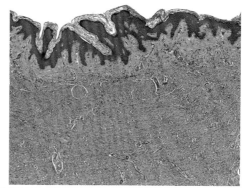

**图 116.16 皮肤肌纤维瘤。** 肌成纤维细胞呈长束状交叉排列，与表皮平行

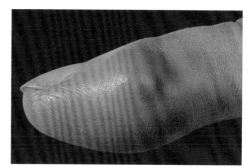

**图 116.17 腱鞘巨细胞瘤。** 示指侧缘的皮色结节

发生，但更常见于 30 ～ 50 岁成人。女性多于男性[37]。

## 病理学

肿瘤呈分叶状，与腱鞘粘连。具有双相外观，由多细胞区及少细胞区混合而成。多细胞区细胞圆形至多角形，少细胞区由胶原纤维及梭形细胞组成。特征性的多核巨细胞疏密不均地散布于肿瘤区域内。这些多核巨细胞质嗜酸性，细胞核多少不等，最多可达50 个（图 116.18）。可见大小不等的单核组织细胞浸润，这些细胞胞质丰富，呈空泡状，可见数量不等的含铁血黄素沉积。还可见间质裂隙、核分裂象，偶可见血管受累。

免疫组化染色显示，大的单核细胞表达簇集素（clusterin），偶尔表达结蛋白。小的组织细胞样细胞CD68、CD163 和 CD45 阳性。不同寻常的是，肿瘤内常见灶状的表达白细胞共同抗原（LCA）的淋巴细胞浸润。细胞遗传学上，肿瘤具有特征性的 t（1；2）（p13；q37）染色体易位，这使得 1p13 编码克隆刺激因子 1 的 *CSF1* 基因和 2q37 编码Ⅵ α-3 型胶原的 *COL6A3* 基因融合[38-40]，导致 CSF1 的过表达，进而

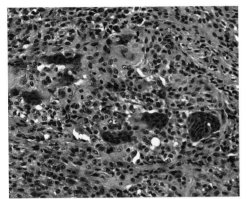

**图 116.18　腱鞘巨细胞瘤。**肿瘤由大片的上皮样组织细胞与数量不等的特征性的破骨细胞样多核巨细胞组成。部分组织细胞胞质呈苍白泡沫样（Courtesy，Jacqueline M Wharton，MD.）

吸引大量巨噬细胞到达肿瘤区域。组织学上须与上皮样肉瘤、滑膜肉瘤和深在性皮肤纤维瘤相鉴别。

## 治疗

良性肿瘤，局部复发率为 30%。可单纯手术切除[37]。

## 腱鞘纤维瘤

**同义名：**■ 腱鞘纤维瘤（tenosynovial fibroma）

### 临床特征

这种良性的肿瘤表现为小的皮下结节。好发于手足，最常累及拇指。通常无症状，可引起受累关节不同程度的活动受限[41]。

肿瘤好发于 20～50 岁成人，男性发病率是女性的 3 倍。临床鉴别诊断包括腱鞘巨细胞瘤、神经瘤、腱鞘囊肿、风湿结节和皮下型环状肉芽肿。

### 病理学

肿瘤边界清楚，呈分叶状外观，与腱鞘粘连。肿瘤内可见大量透明变性的胶原纤维，散在梭形成纤维细胞/肌成纤维细胞，可见基质裂隙。肿瘤内可见特征性的细长的裂隙样血管，偶见巨细胞及灶性黏液样变性。瘤细胞 α-平滑肌肌动蛋白灶性阳性。细胞遗传学上，腱鞘纤维瘤可能具有特征性的 t（2；11）（q31～32；q12）和 t（9；11）（p24；q13～14）染色体易位[42]。

## 治疗

良性肿瘤，复发率约为 25%。有学者认为本病是腱鞘巨细胞瘤晚期硬化的表现[43]。

## 结节性筋膜炎

**同义名：**■ 良性结节性（假肉瘤样）筋膜炎［benign nodular（pseudosarcomatous）fasciitis］■ 皮下假肉瘤样纤维瘤病（subcutaneous pseudosarcomatous fibromatosis）■ 假肉瘤样筋膜炎（pseudosarcomatous fasciitis）

### 临床特征

结节性筋膜炎是一种良性的暂时性肿瘤（transient tumor）（"transient neoplasia"）[44]，常见于青年至中年人。表现为迅速生长的（但自限性的）皮下结节，直径 1～5 cm，好发于上肢。在儿童，头颈部最易受累[45]。临床病理学变异型包括真皮型结节性筋膜炎、血管内筋膜炎和颅骨筋膜炎[46-48]。后一种变异型好发于小于 2 岁的婴幼儿。肿瘤常累及颅骨外层，和头皮软组织相连接，但也可累及颅骨内层侵犯脑膜。

### 病理学

皮下组织、筋膜或肌肉内边界清楚的结节，呈星形外观。结节内可见胖大的梭形或星形成纤维细胞和肌成纤维细胞增生，细胞核卵圆形。早期病变中，成纤维细胞和肌成纤维细胞松散分布于水肿性黏液性基质中，呈"羽毛样"外观（图 116.19A 和 B），伴小血

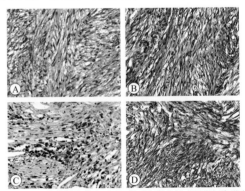

**图 116.19　结节性筋膜炎。**A、B. 梭形和胖大的成纤维细胞增生，排列不规则，基质灶性黏液化。黏液性基质内的梭形和胖大的成纤维细胞具有模糊的"组织培养样"外观。C. 典型的簇集分布的 CD68+ 巨噬细胞，其间伴随大量表达 α-平滑肌肌动蛋白的肌成纤维细胞增生（D）

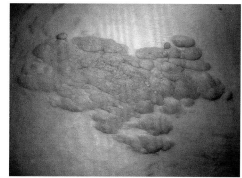

管增生，散在淋巴细胞浸润，可见红细胞外溢（"组织培养模式"）。核分裂象常见，但无病理性核分裂象。皮内结节性筋膜炎、血管内筋膜炎和颅骨筋膜炎的组织学表现与结节性筋膜炎相似。

成纤维细胞和肌成纤维细胞波形蛋白、肌动蛋白染色阳性，α-平滑肌肌动蛋白阳性程度次之。间质的圆形单一核细胞 CD68 阳性[49]。免疫表型模式包含疏松排列的 α-平滑肌肌动蛋白阳性的肌成纤维细胞增生伴散在的 CD68 阳性的巨噬细胞和组织细胞，这是结节性筋膜炎的特征性表现（图 116.19C 和 D）。细胞遗传学上，大部分结节性筋膜炎中可出现 *USP6* 基因重排，形成 *MYH9-USP6* 融合基因[40, 44]。通过 FISH 检测 *USP6* 基因是诊断本病的一个有用的方法[40, 50]。

## 治疗

结节性筋膜炎可采取保守性切除，复发率约为 1%[51]。

# 结缔组织痣

**同义名**：■ 胶原瘤（collagenoma）■ 弹性组织瘤（elastoma）■ 鲨革斑（结节性硬化症）[Shagreen patch (tuberous sclerosis)] ■ 播散性豆状皮肤纤维瘤病（Buschke-Ollendorf 综合征）[dermatofibrosis lenticularis disseminata (Buschke-Ollendorf syndrome)] ■ 黏液性结缔组织痣（mucinous connective tissue nevus）■ 成纤维细胞性结缔组织痣（fibroblastic connective tissue nevus）

## 临床特征

结缔组织痣（connective tissue nevi）表现为坚实的单发或多发的肤色丘疹、结节或斑块，常于出生时或儿童期出现（图 116.20）。有时皮损呈线状分布。结缔组织痣表现为错构瘤样，而非真正的肿瘤。临床及组织学表现可能十分轻微，甚至类似于正常皮肤。有几种变异型，包括结节性硬化症的鲨革斑（见第 61 章），表现为卵石样斑块，常见于后背，呈"猪皮样"外观。

在 Buschke-Ollendorf 综合征（脆弱性骨硬化症）中，可见多发性肤色或淡黄色丘疹，称为播散性豆状皮肤纤维瘤病（dermatofibrosis lenticularis disseminata）。这种疾病是 *LEMD3* 基因功能缺失突变，导致转化生长因子 β（TGF-β）与骨形态蛋白信号传导通路的拮抗功能受损所致[52]。疾病为常染色体显性遗传，丘疹可发生于早期阶段。放射线检查可见特征

图 116.20 **结缔组织痣。** 后背多发的棕褐色丘疹和斑块融合成片。触之坚实，组织学上可见胶原增生

性的骨斑点，称为骨斑点症（图 116.21），通常无自觉症状。

结缔组织痣是变形综合征（Proteus syndrome）的特异性诊断标准（A 类）之一。好发于足部，呈脑回样外观，但其他部位也可发生（如手、腹部）。

## 病理学

通常无明显界限，真皮内胶原束增加，无明显的成纤维细胞增生，被称为胶原瘤（collagenoma）。如果弹性纤维增生，称为弹性组织瘤（elastoma）。在 Buschke-Ollendorf 综合征中，多数皮肤病变弹性纤维增生，但部分仍以胶原增生为主。

## 临床病理学变异型

成纤维细胞性结缔组织痣（*fibroblastic connective tissue nevus*）是新近报道的结缔组织痣的一种变异型，

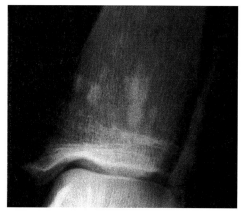

图 116.21 **骨斑点症。** X 线片显示胫骨的多发性、无症状的圆形至卵圆形（"岛"）骨密度增加区域（Courtesy, Jean L Bolognia, MD.）

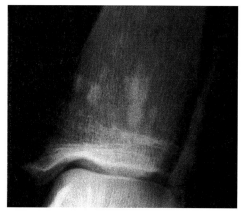

临床表现为孤立的、缓慢生长的坚实性斑块或结节，表面平滑，灰白色至淡棕色，无自觉症状。损害好发于儿童的躯干、头部及颈部，可累及真皮深部及浅层皮下组织[53]。真皮内可见中等程度的 CD34+ 成纤维细胞/肌成纤维细胞增生，呈短束状交叉状排列。本病须与斑块样 CD34+ 皮肤纤维瘤（勋章样真皮树突状细胞错构瘤，见表91.4）、隆凸性皮肤纤维肉瘤和皮肤肌纤维瘤相鉴别。

### 鉴别诊断

包括纤维瘤病、婴儿纤维错构瘤、婴儿肌纤维瘤病和皮肤纤维瘤，结合临床与病理容易诊断。

## 婴儿肢端纤维瘤

**同义名：** ■ 儿童复发性肢端纤维瘤（recurring digital fibrous tumor of childhood）■ 包涵体纤维瘤病（inclusion body fibromatosis）

### 临床特征

婴儿肢端纤维瘤（infantile digital fibroma）常表现为多发的坚实的皮色半球形结节，表面光滑，好发于手指和足趾背侧（图116.22），但通常不累及拇指和蹑趾。直径可达数厘米。

几乎所有的病例均为 1 岁以内的婴儿，偶有组织学类似的病例发生于成人非肢端区域的报道[54]。

### 病理学

肿瘤边界不清，位于真皮或皮下组织，梭形肌成纤维细胞增生，在胶原基质内呈束状相互交织分布。细胞形态一致，梭形，细胞核呈波浪状，无细胞核异型或核分裂。胞质内可见嗜酸性包涵体（图116.23）是本病的病理学特点，常常位于细胞核周围。

### 治疗

通常本病临床过程良性，但也可能出现功能障碍。2～3 年内皮损常可自行消退[55]。可出现挛缩。治疗可选择保守性切除或观察（病理确诊后），若皮损复发可再次手术切除[56]。

## 婴儿肌纤维瘤病

**同义名：** ■ 先天性多中心纤维瘤病（congenital multicentric fibromatosis）■ 先天性泛发性纤维瘤病（congenital generalized fibromatosis）

### 临床特征

婴儿肌纤维瘤病（infantile myofibromatosis）尽管临床少见，但却是最常见的青少年纤维瘤病。临床表现为一个或多个坚实至橡胶硬度的皮色至紫色真皮或皮下结节，常位于头颈部或躯干（图116.24）。本病可有骨骼受累，约半数患者表现为干骺端骨溶解，本病也可累及多个内脏器官，包括消化道、肾、肺和心脏。

大约 50% 的患者出生时即有皮疹，多数 2 岁内出现皮疹。有家族发病的报道，但遗传模式尚不明确，女婴更易出现内脏受累[57]。

孤立性肌纤维瘤病也可发生于较大儿童或成人，预后良好（见下文）[58]。

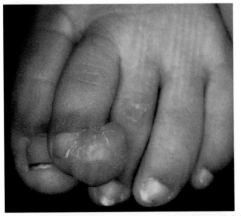

**图 116.22 婴儿肢端纤维瘤。** 幼儿第二足趾背外侧坚实的皮色结节

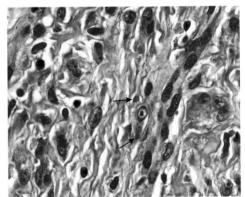

**图 116.23 婴儿肢端纤维瘤。** 肌成纤维细胞胞质中可见特征性的嗜酸性透明蛋白小球（箭头）

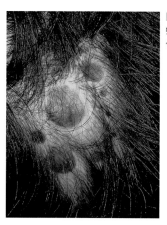

图 116.24　婴儿肌纤维瘤病。头皮多发的坚实性紫色丘疹结节

## 病理学

肿瘤为局限性结节，呈双相分化外观，胖大的梭形肌成纤维细胞胞质丰富，在胶原基质中束状排列，可见多细胞区域混杂其中，这些区域由小圆形细胞组成，胞质少，伴随鹿角样扩张的血管。可见核分裂象、坏死、血管内生长和基质透明变性。

免疫组化检查中，梭形细胞和圆形细胞波形蛋白和肌动蛋白均阳性，结蛋白阴性，与肌成纤维细胞类似。病理学上需与婴儿血管周细胞瘤鉴别（一些学者认为婴儿血管周细胞瘤与肌纤维瘤病为同一个谱系，见第 114 章）。

## 治疗

仅有软组织和骨受累的患者预后较好，肿瘤可因肿瘤细胞大量凋亡而在数月内自发消退[59]。伴内脏受累者死亡率高，常于发病头 4 个月内因重要脏器功能衰竭（如心肺功能衰竭）死亡。但如果患者能度过这个危险期，存活到肿瘤开始消退的阶段，预后将大大改善。由于肿瘤有消退倾向，建议只对有症状的损害行减瘤术。有联合化疗治疗严重病例的报道[57]。

# 成人皮肤肌纤维瘤

**同义名：** ■ 肌周细胞瘤（myopericytoma）■ 血管周肌瘤（perivascular myoma）■ 血管球周细胞瘤（glomangiopericytoma）

## 临床特征

该肿瘤为发生于成人的肌纤维瘤病，与婴儿肌纤维瘤病相对应，但肿瘤也可发生在较大的儿童[58, 60-63]。

临床表现为孤立、坚实、深在的皮下结节，临床常诊断为皮肤纤维瘤、囊肿或血管平滑肌瘤。多中心变异型罕见。

## 病理学

这些肌周细胞性血管周肿瘤包含一个大的形态学谱系：一端是肌样的结节性增生，类似血管平滑肌瘤，而另一端是血管周细胞瘤样、富于血管、双向分化的肿瘤，内含肌样的嗜碱性梭形细胞结节和大片的富于血管的肌周细胞。血管外壁出现小的肌周细胞"剥离"具有高度特征性。

## 治疗

成人皮肤肌纤维瘤 / 肌周细胞瘤可理解为"微小型"婴儿肌纤维瘤病。肿瘤通常良性，恶性的和所谓的共质体变异型非常罕见。可局部切除。

# 钙化性腱膜纤维瘤

**同义名：** ■ 青少年腱膜纤维瘤（juvenile aponeurotic fibroma）■ 钙化纤维瘤（calcifying fibroma）■ 软骨样纤维瘤病（cartilage analogue of fibromatosis）

## 临床特征

临床罕见。临床表现为孤立的缓慢生长的皮下结节，质地较硬，常固着于下方组织，无自觉症状。好发于手部，有时可累及足部。点状钙化是疾病特征性的影像学改变。好发于儿童及青少年，男孩较女孩多见[64]。

## 病理学

肿瘤边界不清，具有浸润性边缘。胶原基质中可见大片梭形及上皮样成纤维细胞浸润，细胞核平行排列。双向分化模式，同时可见胖大的上皮样细胞与细长的梭形细胞，极具特征性。大部分病例呈肌成纤维细胞免疫表型，表达 α - 平滑肌肌动蛋白。

钙化岛周围包绕栅栏状排列的上皮样成纤维细胞是本病的另一特征性表现（图 116.25）。陈旧性损害中，钙化区可出现软骨化生或骨化生。

## 治疗

良性肿瘤，局部复发率约为 50%[64]。治疗可选择局部切除。肿瘤复发可再次手术切除。

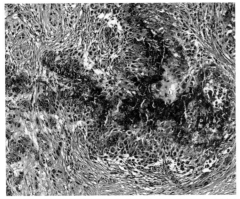

图 116.25　**钙化性腱膜纤维瘤**。栅栏状排列的破骨细胞样成纤维细胞围绕着钙化岛。胶原基质中梭形和上皮样成纤维细胞片状分布

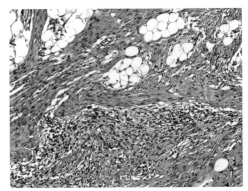

图 116.26　**婴儿纤维性错构瘤**。黏液性基质内可见长束状的梭形肌成纤维细胞、成簇的小的不成熟间叶细胞和成熟的脂肪细胞

# 婴儿纤维性错构瘤

**同义名：** ■ 婴儿皮下纤维瘤病（subdermal fibromatous tumor of infancy）

## 临床特征

典型的婴儿纤维性错构瘤（fibrous hamartoma of infancy）表现为孤立的无痛性肤色皮下结节。好发于腋下、肩部和上臂，也可见于其他部位，如腹股沟[65-66]。肿瘤生长速度不一，体积可相当大，基底可固着于深部组织。偶尔局部可出现多汗症及多毛症[67]。

大多数肿瘤出现在生后的第 1 年，但也有一些为先天性。男孩发病率是女孩的 3 倍[65, 68]。本病临床与多种皮下组织的恶性肿瘤，如横纹肌肉瘤、皮肤转移性肿瘤（如神经母细胞瘤、白血病），以及其他纤维瘤病和皮下脂肪坏死相类似。

## 病理学

肿瘤边界不清，由比例不一的三种成分组成：①梭形肌成纤维细胞增生，在胶原基质中呈宽带状分布，这些增生的肌成纤维细胞 α-平滑肌肌动蛋白阳性；②不成熟的间叶细胞呈巢状或群集分布于黏液性基质内，这些细胞体积较小，圆形或胖大，或呈梭形；③成熟的脂肪细胞（图 116.26）。

## 治疗

纤维错构瘤是一种良性肿瘤，治疗通常采用局部切除，复发少见[68]。如不治疗，肿瘤可持续生长，至儿童中期趋于稳定。

# 纤维瘤病

**同义名 / 亚型：**

- 浅筋膜纤维瘤病（superficial fascialfibromatosis）：
  - 掌部纤维瘤病（palmar fibromatosis）（Dupuytren disease）
  - 跖部纤维瘤病（plantar fibromatosis）（Ledderhose disease）
  - 阴茎纤维瘤病（penile fibromatosis）（Peyronie disease）
  - 指节垫（knuckle pads）（holoderma）
  - 厚皮指症（pachydermodactyly）
- 深部肌腱膜纤维瘤病（deep musculoaponeurotic fibromatosis）：
  - 韧带样瘤（腹外）[desmoid tumor（extra-abdominal）][同义词：侵袭性纤维瘤病（aggressive fibromatosis）]

## 临床特征

纤维瘤病（fibromatoses）是一种生长缓慢的肿瘤。浅表变异型最大直径可达数厘米[69]。肿瘤表现为坚实的结节、斑块或索状肿物，沿屈侧肌腱分布。

掌跖纤维瘤病通常出现在成年后，发病率随着年龄而增高，可以造成屈曲挛缩，尤其是环指和小指（见第 98 章）。阴茎纤维瘤病较常见于中老年男性，常伴疼痛和勃起功能障碍。

指节垫发生于指（趾）间关节和掌指关节的伸侧（图 116.27），可能与掌跖纤维瘤病相关。通常为特发性，也可能是对创伤的反应。在 Bart-Pumphrey 综合征

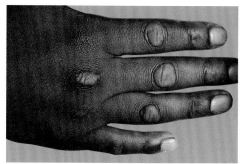

图 116.27 **指节垫**。注意其位于手指关节皮肤上（Courtesy, Ronald P Rapini，MD.）

中，指节垫常伴随掌跖角化病、听力缺失和白甲（见第 58 章）。

厚皮指症是指（趾）纤维瘤病的一种少见类型。好发于青少年男性，表现为第二至第四指远端指间关节侧面软组织肿胀（图 116.28），本病可能与机械性创伤有关[70]。

深部肌腱膜纤维瘤病或韧带样瘤通常相当大，直径可达 25 cm。有腹部型和腹外型 2 种变异型。肿瘤可发生在手术后瘢痕、妊娠后腹壁内及 Gardner 综合征中的肠系膜纤维瘤病（见第 63 章）。创伤和细胞遗传学异常，包括 8 号和 14 号染色体的三倍体形成（距部纤维瘤病），可能与肿瘤的发生相关[71]。

## 病理学

大片界限不清的真皮和皮下斑块和结节，其内可

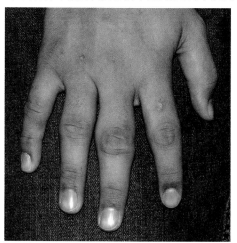

图 116.28 **厚皮指症**。手指纤维瘤病的一种类型，表现为手指侧缘软组织肿胀，常累及第二至第四指近端指间关节（Courtesy, Julie V Schaffer，MD.）

见形态单一的成纤维细胞和肌成纤维细胞呈长束状排列（图 116.29）。肿瘤细胞常浸润至邻近腱膜、筋膜和骨骼肌。

总体而言，在各种类型的纤维瘤病中，由于肌成纤维细胞的分化程度不同，肿瘤细胞表达肌动蛋白和 α - 平滑肌肌动蛋白的程度不尽相同。在掌跖纤维瘤病中，至少 50% 的肿瘤细胞细胞核 β - 联蛋白染色阳性[72]，无突变；在侵袭性纤维瘤病，70% ~ 75% 的肿瘤细胞细胞核 β - 联蛋白染色阳性[72]。

与深在型纤维瘤病相比，细胞遗传学异常在浅表型纤维瘤病中更少见，通常仅表现为染色体数量的变化，特别是 8 号染色体增加[73]。

## 治疗

手术切除筋膜是掌跖纤维瘤病的标准治疗方法，其目的是减轻功能障碍而非完全去除病灶。最近，美国食品药品管理局（FDA）批准胶原酶（来源于溶组织梭菌）注射治疗 Dupuytren 挛缩，有效率（response rates）为 45% ~ 65%[74]。大约 1/3 的阴茎纤维瘤病可以自发消退[75]。因此，建议在手术切除或激光治疗之前先等待一段时间。深部肌肉腱膜纤维瘤病复发率较高，具体治疗方法不在本书讨论范围。

# 丛状纤维组织细胞瘤

## 临床特征

典型的丛状纤维组织细胞瘤（plexiform fibrohistiocytic tumor）表现为缓慢生长的坚实无痛性结节，发生于儿童或青年人[76]。直径通常小于 3 cm，好发于手腕和手部。肿瘤被认为中度恶性，容易局部复发，但很少转移。

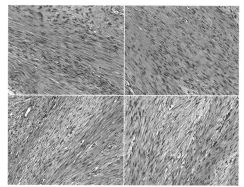

图 116.29 **腹外韧带样瘤（纤维瘤病）**。显著增生的梭形细胞边界不清，呈长束状排列。核异型不明显

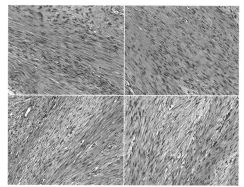

## 病理学

　　肿瘤位于真皮和皮下脂肪，呈多结节团块样浸润，其内可见结节状分布的组织细胞和成簇的梭形细胞在基质内交叉排列呈丛状，常见多核巨细胞。可见核分裂象和轻度细胞核多形性。基于形态学及免疫表型的特点，越来越多的证据提示细胞型神经鞘黏液瘤（neurothekeoma）和丛状纤维组织细胞瘤为同一谱系疾病[77]。

## 治疗

　　肿瘤局部侵袭且复发率高，需要扩大切除，并长期随访评估[78]。

# 非典型纤维黄瘤

## 临床特征

　　直到现在，非典型纤维黄瘤（atypical fibroxanthoma, AFX）仍被分类为低度恶性肉瘤，皮损好发于光损伤部位，如老年人头颈部。然而，最新的WHO软组织肿瘤和骨肿瘤分类中认为非典型纤维黄瘤是一种良性的、谱系不明的真皮源性肿瘤[79-80]。因此，非典型纤维黄瘤现已明确从具有潜在低度恶性的多形性真皮肉瘤/皮肤未分化多形性肉瘤等临床病理学上与之类似的肉瘤样肿瘤中分出[80-81]。非典型纤维黄瘤通常表现为迅速生长的外生型半球状结节，直径1～2 cm（图116.30）。继发性改变包括结痂和溃疡[82]。

## 病理学

　　肿瘤呈半球状隆起，其上表皮变薄，肿瘤内可见异型梭形细胞和大的异型细胞，这些异型梭形细胞胞质中等，大的异型细胞胞质丰富淡染，呈空泡状。这些细胞核大深染，多形性十分显著，部分为多核细胞（图116.31）。可见大量典型和病理性核分裂

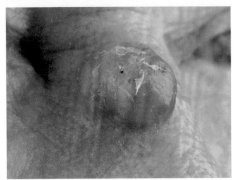

图116.30　**非典型纤维黄瘤**。老年人鼻部红色半球形结节（Courtesy, Lorenzo Cerroni, MD.）

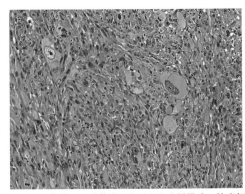

图116.31　**非典型纤维黄瘤**。典型的肉瘤样模式，肿瘤细胞大小及形态多样，细胞核染色质丰富，多形性明显。尽管多形性皮肤肉瘤/皮肤未分化多形性肉瘤可出现类似的组织学模式，但它们更易侵犯深部皮下组织、出现坏死和（或）淋巴血管或周围神经浸润

象。有报道肿瘤内散在破骨细胞样多核巨细胞的少见变异型[83]。

　　梭形细胞肌肉特异性肌动蛋白阳性，大的组织细胞样细胞CD68和CD10阳性[84]。但是大部分标记对于非典型纤维黄瘤来说不具特征性。因此，非典型纤维黄瘤的诊断是一个排除性诊断，尤其要排除鳞状细胞癌及其变异型、皮肤黑素瘤、血管肉瘤、黏液性纤维肉瘤、纤维组织细胞瘤的变异型、多形性纤维瘤、非神经颗粒细胞瘤和浅表平滑肌肉瘤[80]。非典型纤维黄瘤中，各种类型细胞角蛋白和全细胞角蛋白及黑素细胞标记和内皮标记ERG均阴性，具有特征性。

　　一些肿瘤病理学特征类似非典型纤维黄瘤，但侵犯深部皮下组织，出现坏死和（或）淋巴管、血管或神经周围浸润，被认为预后不良，此时最好诊断为多形性真皮肉瘤或皮肤未分化多形性肉瘤[81]。

## 治疗

　　绝大多数严格按照诊断标准诊断的非典型纤维黄瘤生物学行为良性[80]。由于局部复发率极低并且很少转移[84]，治疗通常采用手术完全切除。而多形性真皮肉瘤/未分化多形性肉瘤应当扩大切除，患者应密切随访，这些肉瘤的局部复发率为25%～30%，转移率为10%[81]。可发生进一步的转移性疾病[81]。

# 隆凸性皮肤纤维肉瘤

## 临床特征

　　隆凸性皮肤纤维肉瘤（dermatofibrosarcoma

protuberans，DFSP）是一种中度恶性的局部侵袭性肉瘤，好发于青年和中年人。有报道肿瘤出生时即存在或儿童期发病。50%～60%的隆凸性皮肤纤维肉瘤发生于躯干，20%～30%发生于四肢近端，10%～15%发生于头颈部。肿瘤好发于肩部和骨盆区域，起初为缓慢生长的皮色斑块，质地硬，无明显自觉症状，最终可形成紫至红棕色结节，直径1 cm至数厘米不等（图116.32）[85]。触诊皮损坚实，与皮下组织粘连。有妊娠期间肿瘤迅速增长的报道[86]。

早期斑块阶段可被误诊为良性肿瘤，常导致不完全切除。标本取材过浅可导致无法找到诊断依据。先天性和儿童期隆凸性皮肤纤维肉瘤表面萎缩，且（或）色素减少呈蓝红色，后者可能被误诊为血管畸形或血管肿瘤。有儿童多发性隆凸性皮肤纤维肉瘤伴严重腺苷脱氨酶缺乏和免疫缺陷的报道[87]。

## 病理学

早期斑块状损害的特点是表面扁平，细胞成分少，浸润细胞呈细长梭形，排列成长束状与表皮平行。细胞散布于纤细的胶原纤维间，在厚的胶原束间呈蜂窝状或波浪状浸润。细胞核无明显异型，核分裂象少见。浸润可累及附属器，引起附属器破坏消失。浸润的梭形细胞也可累及皮下组织，常呈多层状模式（图116.33）[88]。

随着肿瘤发展至结节期，细胞成分逐渐增多，这些细胞成短束状呈席纹状排列（图116.34），累及皮下组织呈蜂窝样模式。细胞核染色质浓集，核分裂象常见。结节内可出现黏液样区域，在高度血管黏液性基质内大量圆形至星形的细胞浸润具有特征性。分化差的纤维肉瘤病灶内细胞成分更多，这些细胞束状交叉排列呈鲱鱼骨样，细胞的异型及核分裂更加明显。

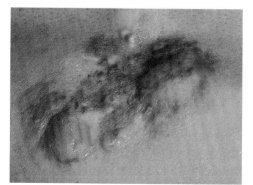

图116.32　**隆凸性皮肤纤维肉瘤。**后背大片粉棕色多发性结节及坚实性斑块

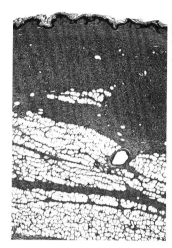

图116.33　**隆凸性皮肤纤维肉瘤，斑块期。**特征性的多层浸润模式，累及皮下组织

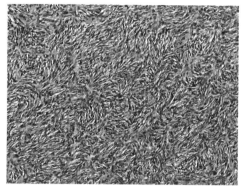

图116.34　**隆凸性皮肤纤维肉瘤，结节期。**梭形细胞呈席纹状排列

约有不到5%的隆凸性皮肤纤维肉瘤内含有向黑素细胞或黑素细胞-施万细胞分化的细胞，这些细胞能生成黑色素，被称为Bednar瘤[89]。

在斑块期，这些梭形细胞CD34强阳性[10，90-91]。这种反应斑块区内比结节区更强[92]。隆凸性皮肤纤维肉瘤通常免疫学表型为CD34阳性，ⅩⅢa阴性，借此可与巨大型和（或）多细胞型皮肤纤维瘤相鉴别。

有报道隆凸性皮肤纤维肉瘤具有特殊的细胞遗传学异常，如染色体t（17；22）交互易位（见下文）及含有17号和22号染色体序列的超数环形染色体[93]。隆凸性皮肤纤维肉瘤中纤维肉瘤样病灶处p53基因过表达常伴随较高的增殖活性和非整倍性[94]。

斑块期隆凸性皮肤纤维肉瘤病理学上需和萎缩性皮肤纤维瘤、皮肤肌纤维瘤、结缔组织痣和神经瘤相鉴别。结节期隆凸性皮肤纤维肉瘤须与扩展至皮下组织的深在性皮肤纤维瘤、纤维肉瘤和恶性外周神经鞘瘤相鉴别。勋章样真皮树突状细胞错构瘤（斑块状 CD34⁺真皮纤维瘤）的临床病理诊断标准和浅表型（特别是真皮的）隆凸性皮肤纤维肉瘤有重叠。但是前者 FISH 或 RT-PCR 检测未发现染色体 t（17；22）不平衡交互易位[95]，真皮乳头和邻近的真皮网状层上部可见带状 CD34⁺成纤维细胞增生。为了诊断和鉴别诊断的需要，病理取材标本应包含足够的皮下组织。

## 治疗

完整的手术切除，包括莫氏（Mohs）显微外科手术是隆凸性皮肤纤维肉瘤的标准治疗方法[96]。肿瘤具有局部浸润和容易复发的特点。在极少数患者，伴有纤维肉瘤样区域的复发性肿瘤可发生肺转移[97]。t（17；22）易位将血小板源性生长因子（PDGF）β 链基因置于胶原 1A1 启动子控制之下，因此，以 PDGF 受体（以及其他具有酪氨酸激酶活性的蛋白质，如 KIT 和 BCR-ABL）为靶点的伊马替尼已被试用于隆凸性皮肤纤维肉瘤患者的治疗。目前 FDA 已批准该药用于不可切除、复发和（或）转移性成人隆凸性皮肤纤维肉瘤的治疗（每天 800 mg）。在两个 Ⅱ 期临床试验中，共 24 例患者接受治疗，46% 的患者部分缓解[98]。也有报道认为伊马替尼治疗长期有效[98a]。

# 巨细胞成纤维细胞瘤

## 临床特征

巨细胞成纤维细胞瘤（giant cell fibroblastoma）是局部侵袭的隆凸性皮肤纤维肉瘤的组织学变异型，临床罕见[79]。临床表现为孤立的缓慢生长的无症状皮色结节，可累及颈部、躯干或腹股沟。约半数患者皮损隆起或呈息肉状。本病常发生在幼儿，男孩多见[99]。

## 病理学

肿瘤内梭形成纤维细胞和细胞核深染的多核细胞弥漫性片状浸润，基质呈轻度黏液样变（图 116.35A）。肿瘤内可见不规则血管样或假血管腔隙，内衬多核巨细胞（图 116.35B）。这些巨细胞不表达内皮分化的标记，但 CD34 阳性[100]。分子生物学研究显示，巨细胞成纤维细胞瘤和隆凸性皮肤纤维肉瘤一样具有 t（17；22）染色体易位，从而导致血小板源性生长因子（PDGF）β 链基因置于胶原 1A1 启动子控制之下[101]。因此，最新的 WHO 软组织肿瘤分类将巨细胞成纤维细胞瘤定义为隆凸性皮肤纤维肉瘤的一种变

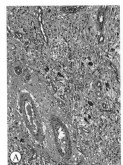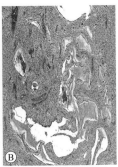

图 116.35　巨细胞成纤维细胞瘤。这种隆凸性皮肤纤维肉瘤的变异型具有双向分化的结构，包含：A. 灶性分布的具有异型细胞核的大肿瘤细胞；B. 假血管或血管样腔隙区域。异型肿瘤细胞区域和腔隙区域常邻近分布

异型[79, 102]。

## 治疗

巨细胞成纤维细胞瘤是一种低度恶性的肉瘤，局部切除后偶有复发[99]。尚无转移的报道[79]。

# 纤维肉瘤

## 临床特征

纤维肉瘤是一组具有高度恶性和低度恶性的异质性软组织肿瘤（表 116.3）。在这一组疾病中，经典的纤维肉瘤多见于青年至中年人，最常发生于下肢，其次是上肢、躯干、头部和颈部。这是一种主要侵犯深部软组织的肿瘤，其次侵犯其上的皮下组织和皮肤。纤维肉瘤是一种缓慢生长的肿瘤，直径 1 cm 至 10 cm 不等，常因结节局部触痛而被诊断[103]。肿瘤可能发生于陈旧性烧伤瘢痕处和经放射治疗的部位[104]。

## 病理学

肿瘤由增生的异型梭形细胞组成，交叉排列呈鲱

| 表 116.3　纤维肉瘤分类 |
| --- |
| **成人型纤维肉瘤** |
| ● 经典纤维肉瘤 |
| ● 硬化性上皮样纤维肉瘤 |
| ● 黏液样纤维肉瘤（黏液纤维肉瘤 / 低度恶性黏液样纤维组织细胞瘤） |
| ● 纤维黏液样纤维肉瘤（低度恶性纤维黏液样肉瘤 / 伴巨大花环的透明变性梭形细胞肿瘤） |
| **先天性或婴儿纤维肉瘤** |
| Adapted from ref 112. |

鱼骨样（图116.36），这些梭形细胞胞质少，细胞核细长深染，细胞之间有细小胶原纤维束。核分裂象常见，可见灶状黏液变性。硬化性上皮样纤维肉瘤是肿瘤的一种变异型，类似浸润癌[105]。高度恶性的纤维肉瘤浸润细胞增多，异型细胞核更常见，核分裂象增多，可见灶状坏死，缺乏明显的"鲱鱼骨"模式。

## 治疗

　　纤维肉瘤的治疗方法是广泛手术切除。如果皮损过于广泛无法全切，可以选择截肢或辅助放射治疗。高度恶性的纤维肉瘤可辅助系统化疗。高度恶性或低分化的纤维肉瘤最常血行转移至肺，其次是骨。5年生存率约为40%[103]。极少数先天性或婴儿纤维肉瘤具有较低的侵袭性[106]。

# 上皮样肉瘤

**同义名/类型：** ■ 经典型或普通型（肢端型）（classic or conventional-distal type）■ 近端型（大细胞型）（proximal-large-cell type）

## 临床特征

　　上皮样肉瘤分为两个临床病理学亚型：①普通型或经典型（肢端型），好发于肢端区域，呈假性肉芽肿样生长模式；②近端型（大细胞型）好发于身体近心端或躯干，肿瘤由大的上皮样细胞组成，呈巢状或片状分布[79, 107]。经典型上皮样肉瘤表现为缓慢生长的、坚实的皮下结节，好发于四肢远端，最常累及手和手指。如果肿瘤累及皮肤，可出现溃疡。进展期肿瘤可

表现为大片线状排列的溃疡性结节，从受累肢体的远端向近端扩展，外观正常的皮肤亦可受累。如果累及大神经，可出现疼痛、感觉异常，甚至肌肉萎缩[108]。

　　大部分患者年龄为20～40岁，男性发病率是女性的2倍。手和手指的皮疹类似腱鞘巨细胞瘤、腱鞘纤维瘤、结节性筋膜炎、皮下环状肉芽肿、风湿结节或腱鞘囊肿。阴茎的皮疹可与阴茎纤维瘤病（Peyronie disease）类似[108]。

## 病理学

　　肿瘤呈结节状增生，肿瘤细胞呈梭形、圆形或多角形，胞质丰富、嗜酸性，细胞核小，均匀一致，核仁不明显（图116.37A）。肿瘤常累及筋膜、骨膜、肌腱和神经。较大的肿瘤结节中央坏死，周围的肿瘤细胞呈栅栏状排列，可见慢性炎症细胞浸润[107]。鉴别诊断常需借助免疫组化。肿瘤细胞同时表达角蛋白（因此称为"上皮样"）和波形蛋白（因此称为"肉瘤"）。也表达上皮膜抗原和CD34，但S100、HMB45、CD31和INI1阴性。

　　上皮样肉瘤具有特征性的22q11～12染色体基因突变，包括基因沉默、基因缺失和肿瘤抑制基因SMARCB1/INI1的突变[79]，普通型和近端型上皮样肉瘤中均出现特征性的INI1表达缺失[109]。在适当的条件下，INI1的免疫学染色可用于上皮样肉瘤的确诊（图116.37B）。

## 治疗

　　经典型（肢端型）上皮样肉瘤倾向于多灶性，沿肌腱、神经和筋膜呈浸润性生长。以前的治疗多采用根治性手术，包括截肢，但近年来倾向于采取保守性外科治

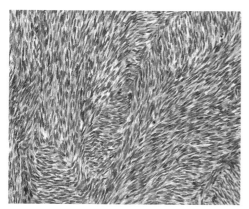

**图116.36　纤维肉瘤。** 异型梭形成纤维细胞束状排列，呈鲱鱼骨样，细胞核染色质粗大

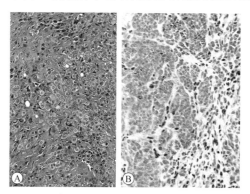

**图116.37　上皮样肉瘤。** A. 大的上皮样肿瘤细胞胞质丰富，可类似肉芽肿或上皮的生长模式。B. 肿瘤细胞核INI1阴性，这是一个重要的诊断特点。注意周围的淋巴细胞细胞核INI1阳性

疗加放射治疗[110]。上皮样肉瘤，尤其近端型（大细胞型），是一种侵袭性肉瘤，局部复发率高，5年生存率为60%～80%，10年生存率为40%～60%[79, 108, 111]。40%～50%的患者可发生转移，多见于反复复发的患者，常转移至肺和局部淋巴结。

［关 杨（深圳市慢性病防治中心） 董正邦（东南大学附属中大医院）译 张 韡校 孙建方审］

## 参考文献

1. Banik R, Lubach D. Skin tags: localization and frequencies according to sex and age. Dermatologica 1987;174:180–3.

2. Gould BE, Ellison RC, Greene HL, Bernhard JD. Lack of association between skin tags and colon polyps in a primary care setting. Arch Intern Med 1988;148:1799–800.

3. Kahana M, Grossman E, Feinstein A, et al. Skin tags: a cutaneous marker for diabetes mellitus. Acta Derm Venereol 1987;67:175–7.

4. De la Torre C, Ocampo C, Doval IG, et al. Acrochordons are not a component of the Birt-Hogg-Dube syndrome: does this syndrome exist? Case reports and review of the literature. Am J Dermatopathol 1999;21:369–74.

5. Meigel WN, Ackerman AB. Fibrous papule of the face. Am J Dermatopathol 1979;1:329–40.

6. Rehbein HM. Pearly penile papules: incidence. Cutis 1977;19:54–7.

7. Schaffer JV, Gohara MA, McNiff JM, et al. Multiple facial angiofibromas: a cutaneous manifestation of Birt-Hogg-Dubé syndrome. J Am Acad Dermatol 2005;53(Suppl. 1):S108–11.

8. Yazici AC, Baz K, Ikizoglu G, et al. Familial eruptive dermatofibromas in atopic dermatitis. J Eur Acad Dermatol Venereol 2006;20:90–2.

9. Goette DK, Helwig EB. Basal cell carcinomas and basal cell carcinoma-like changes overlying dermatofibromas. Arch Dermatol 1975;111:589–92.

10. Abenoza P, Lillemoe T. CD34 and factor XIIIa in the differential diagnosis of dermatofibroma and dermatofibrosarcoma protuberans. Am J Dermatopathol 1993;15:429–34.

11. Cerio R, Spaull J, Oliver GF, Wilson Jones E. A study of factor XIIIa and MAC 387 immunolabeling in normal and pathological skin. Am J Dermatopathol 1990;12:221–33.

12. Reid MB, Gray C, Fear JD, Bird CC. Immunohistological demonstration of factors XIIIa and XIIIs in reactive and neoplastic fibroblastic and fibrohistiocytic lesions. Histopathology 1986;10:1171–8.

13. Kim HJ, Lee JY, Kim SH, et al. Stromelysin-3 expression in the differential diagnosis of dermatofibroma and dermatofibrosarcoma protuberans: comparison with factor XIIIa and CD34. Br J Dermatol 2007;157:319–24.

14. Vanni R, Fletcher CD, Sciot R, et al. Cytogenetic evidence of clonality in benign fibrous histiocytoma: a report of the CHAMP study group. Histopathology 2000;37:212–17.

15. Chen TC, Kuo T, Chan HL. Dermatofibroma is a clonal proliferative disease. J Cutan Pathol 2000;27:36–9.

16. Calonje E. Is cutaneous benign fibrous histiocytoma (dermatofibroma) a reactive inflammatory process or a neoplasm? Histopathology 2000;37:278–80.

17. Lodewick E, Avermaete A, Blom WAM, et al. Fatal case of metastatic cellular fibrous histiocytoma: case report and review of literature. Am J Dermatopathol 2014;36:e176–82.

18. Yann CJ, Saggini A, Doyle LA, et al. DNA copy number changes in tumors within the spectrum of cellular, atypical, and metastasizing fibrous histiocytoma. J Am Acad Dermatol 2014;71:256–63.

19. Cooper PH, Mackel SE. Acquired fibrokeratoma of the heel. Arch Dermatol 1985;121:386–8.

20. Kint A, Baran R, De Keyser H. Acquired (digital) fibrokeratoma. J Am Acad Dermatol 1985;12:816–21.

21. Kint A, Baran R. Histopathologic study of Koenen tumors. Are they different from acquired digital fibrokeratoma? J Am Acad Dermatol 1988;18:369–72.

22. Fetsch JF, Laskin WB, Miettinen M. Superficial acral fibromyxoma: a clinicopathologic and immunohistochemical analysis of 37 cases of a distinctive soft tissue tumor with a predilection for the fingers and toes. Hum Pathol 2001;32:704–14.

23. Hollmann TJ, Bovée JV, Fletcher CD. Digital fibromyxoma (superficial acral fibromyxoma): a detailed characterization of 124 cases. Am J Surg Pathol 2012;36:789–98.

24. Ashby-Richardson H, Rogers GS, Stadecker MJ. Superficial acral fibromyxoma: an overview. Arch Pathol Lab Med 2011;135:1064–6.

25. Kazakov DV, Mentzel T, Burg G, Kempf W. Superficial acral fibromyxoma: report of two cases. Dermatology 2002;205:285–8.

26. Carranza C, Molina-Ruiz AM, Pérez de la Fuente T, et al. Subungual acral fibromyxoma involving the bone: a mimicker of malignancy. Am J Dermatopathol 2015;37:555–9.

27. Al-Daraji WI, Miettinen M. Superficial acral fibromyxoma: a clinicopathological analysis of 32 tumors including 4 in the heel. J Cutan Pathol 2008;35:1020–6.

28. Rapini RP, Golitz LE. Sclerotic fibromas of the skin. J Am Acad Dermatol 1989;20:266–71.

29. Hanft VN, Shea CR, McNutt NS, et al. Expression of CD34 in sclerotic ("plywood") fibromas. Am J Dermatopathol 2000;22:17–21.

30. Kamino H, Lee JY, Berke A. Pleomorphic fibroma of the skin: a benign neoplasm with cytologic atypia. A clinicopathologic study of eight cases. Am J Surg Pathol 1989;13:107–13.

31. Rudolph P, Schubert C, Zelger BG, et al. Differential expression of CD34 and Ki-Mlp in pleomorphic fibroma and dermatofibroma with monster cells. Am J Dermatopathol 1999;21:414–19.

32. Wilson Jones E, Cerio R, Smith NP. Multinucleate cell angiohistiocytoma: an acquired vascular anomaly to be distinguished from Kaposi's sarcoma. Br J Dermatol 1990;122:651–63.

33. Chang SN, Kim HS, Kim SC, Yang WI. Generalized multinucleate cell angiohistiocytoma. J Am Acad Dermatol 1996;35:320–2.

34. Hugel H. Plaque-like dermal fibromatosis/dermatomyofibroma. Hautarzt 1991;42:223–6.

35. Kamino H, Reddy VB, Gero M, Greco MA. Dermatomyofibroma. A benign cutaneous, plaque-like proliferation of fibroblasts and myofibroblasts in young adults. J Cutan Pathol 1992;19:85–93.

36. Mentzel T, Kutzner H. Dermatomyofibroma: clinicopathologic and immunohistochemical analysis of 56 cases and reappraisal of a rare and distinct cutaneous neoplasm. Am J Dermatopathol 2009;31:44–9.

37. Rao AS, Vigorita VJ. Pigmented villonodular synovitis (giant-cell tumor of the tendon sheath and synovial membrane). A review of eighty-one cases. J Bone Joint Surg Am 1984;66:76–94.

38. Panagopoulos I, Brandal P, Gorunova L, et al. Novel CSF1-S100A10 fusion gene and CSF1 transcript identified by RNA sequencing in tenosynovial giant cell tumors. Int J Oncol 2014;44:1425–32.

39. Möller E, Mandahl N, Mertens F, Panagopoulos I. Molecular identification of COL6A3-CSF1 fusion transcript in tenosynovial giant cell tumors. Genes Chromosomes Cancer 2008;47:21–5.

40. Nishido J. Updates on the cytogenetics and molecular cytogenetics of benign and intermediate soft tissue tumors. Oncol Lett 2013;5:12–18.

41. Chung EB, Enzinger FM. Fibroma of tendon sheath. Cancer 1979;44:1945–54.

42. Nishio J, Iwasaki H, Nagatomo M, Naito M. Fibroma of tendon sheath with 11q rearrangements. Anticancer Res 2014;34:5159–62.

43. Satti MB. Tendon sheath tumours: a pathological study of the relationship between giant cell tumour and fibroma of tendon sheath. Histopathology 1992;20:213–20.

44. Erickson-Johnson MR, Chou MM, Evers BR, et al. Nodular fasciitis: a novel model of transient neoplasia induced by MYH9-USP6 gene fusion. Lab Invest 2011;91:1427–33.

45. Sarangarajan R, Dehner LP. Cranial and extracranial fasciitis of childhood: a clinicopathologic and immunohistochemical study. Hum Pathol 1999;30:87–92.

46. Price SK, Kahn LB, Saxe N. Dermal and intravascular fasciitis. Unusual variants of nodular fasciitis. Am J Dermatopathol 1993;15:539–43.

47. Hussein MR. Cranial fasciitis of childhood: a case report and review of literature. J Cutan Pathol 2008;35:212–14.

48. de Feraudy S, Fletcher CD. Intradermal nodular fasciitis: a rare lesion analyzed in a series of 24 cases. Am J Surg Pathol 2010;34:1377–81.

49. Montgomery EA, Meis JM. Nodular fasciitis. Its morphologic spectrum and immunohistochemical profile. Am J Surg Pathol 1991;15:942–8.

50. Amary MF, Ye H, Berisha F, et al. Detection of USP6 gene rearrangement in nodular fasciitis: an important diagnostic tool. Virchows Arch 2013;463:97–8.

51. Bernstein KE, Lattes R. Nodular (pseudosarcomatous) fasciitis, a nonrecurrent lesion: clinicopathologic study of 134 cases. Cancer 1982;49:1668–78.

52. Hellemans J, Preobrazhenska O, Willaert A, et al. Loss-of-function mutations in LEMD3 result in osteopoikilosis, Buschke-Ollendorff syndrome and melorheostosis. Nat Genet 2004;36:1213–18.

53. de Feraudy S, Fletcher CDM. Fibroblastic connective tissue nevus. A rare cutaneous lesion analyzed in a series of 25 cases. Am J Surg Pathol 2012;36:1509–15.

54. Viale G, Doglioni C, Iuzzolino P, et al. Infantile digital fibromatosis-like tumour (inclusion body fibromatosis) of adulthood: report of two cases with ultrastructural and immunocytochemical findings. Histopathology 1988;12:415–24.

55. Niamba P, Léauté-Labrèze C, Boralevi F. Further documentation of spontaneous regression of infantile digital fibromatosis. Pediatr Dermatol 2007;24:280–4.

56. Laskin WB, Mettinen M, Fetsch JF. Infantile digital fibroma/fibromatosis: a clinicopathologic and immunohistochemical study of 69 tumors from 57 patients with long-term follow-up. Am J Surg Pathol 2009;33:1–13.

57. Stanford D, Rogers M. Dermatological presentations of infantile myofibromatosis: a review of 27 cases. Australas J Dermatol 2000;41:156–61.

58. Beham A, Badve S, Suster S, Fletcher CD. Solitary myofibroma in adults: clinicopathological analysis of a series. Histopathology 1993;22:335–41.

59. Fukasawa Y, Ishikura H, Takada A, et al. Massive apoptosis in infantile myofibromatosis. A putative mechanism of tumor regression. Am J Pathol 1994;144:480–5.

60. Smith KJ, Skelton HG, Barrett TL, et al. Cutaneous myofibroma. Mod Pathol 1989;2:603–9.

61. Kutzner H, Hügel H, Rütten A, Braun M. Acquired benign myofibroma of the skin (adult myofibroma). Hautarzt 1993;44:561–8.

62. Requena L, Kutzner H, Hügel H, et al. Cutaneous adult myofibroma: a vascular neoplasm. J Cutan Pathol 1996;23:445–57.

63. Mentzel T, Dei Tos AP, Sapi Z, Kutzner H. Myopericytoma of skin and soft tissues: clinicopathologic and immunohistochemical study of 54 cases. Am J Surg Pathol 2006;30:104–13.

64. Fetsch JF, Miettinen M. Calcifying aponeurotic fibroma: a clinicopathologic study of 22 cases arising in uncommon sites. Hum Pathol 1998;29:1504–10.

65. Paller AS, Gonzalez-Crussi F, Sherman JO. Fibrous hamartoma of infancy. Eight additional cases and a review of the literature. Arch Dermatol 1989;125:88–91.

66. Popek EJ, Montgomery EA, Fourcroy JL. Fibrous hamartoma of infancy in the genital region: findings in 15 cases. J Urol 1994;152:990–3.

67. Yoon TY, Kim JW. Fibrous hamartoma of infancy manifesting as multiple nodules with hypertrichosis. J Dermatol 2006;33:427–9.

68. Sotelo-Avila C, Bale PM. Subdermal fibrous hamartoma of infancy: pathology of 40 cases and differential diagnosis. Pediatr Pathol 1994;14:39–52.

69. Allen PW. The fibromatoses: a clinicopathologic classification based on 140 cases. Am J Surg Pathol 1977;1:255–70.

70. Beltraminelli H, Itin P. Pachydermodactyly – just a sign of emotional distress. Eur J Dermatol 2009;19:5–13.

71. Breiner JA, Nelson M, Bredthauer BD, et al. Trisomy 8 and trisomy 14 in plantar fibromatosis. Cancer Genet Cytogenet 1999;108:176–7.

72. Carlson JW, Fletcher CD. Immunohistochemistry for beta-catenin in the differential diagnosis of spindle cell lesions: analysis of a series and review of the literature. Histopathology 2007;51:509–14.

73. De Wever I, Dal Cin P, Fletcher CDM, et al. Cytogenetic, clinical and morphologic correlations in 78 cases of fibromatosis: a report from the CHAMP study group. Mod Pathol 2000;13:1080–5.

74. Desai SS, Hentz VR. The treatment of Dupuytren disease. J Hand Surg Am 2011;36:936–42.

75. Gelbard MK, Dorey F, James K. The natural history of Peyronie's disease. J Urol 1990;144:1376–9.

76. Enzinger FM, Zhang RY. Plexiform fibrohistiocytic tumor presenting in children and young adults. An analysis of 65 cases. Am J Surg Pathol 1988;12:818–26.

77. Jaffer S, Ambrosini-Spaltro A, Mancini AM, et al. Neurothekeoma and plexiform fibrohistiocytic tumor: mere histologic resemblance or histogenetic relationship? Am J Surg Pathol 2009;33:905–13.

78. Moosavi C, Jha P, Fanburg-Smith JC. An update on plexiform fibrohistiocytic tumor and addition of 66 new cases from the Armed Forces Institute of Pathology, in honor of Franz M. Enzinger, MD. Ann Diagn Pathol 2007;11:313–19.

79. Fletcher CDM, Bridge JA, Hogendoorn PCW, Mertens F, editors. WHO classification of tumours of soft tissue and bone. Lyon: International Agency for Research on Cancer; 2013.

80. Brenn T. Pleomorphic dermal neoplasms: a review. Adv Anat Pathol 2014;21:108–30.

81. Miller K, Goodlad JR, Brenn T. Pleomorphic dermal sarcoma: adverse histologic features predict aggressive behavior and allow distinction form atypical fibroxanthoma. Am J Surg Pathol 2012;36:1317–26.

82. Fretzin DF, Helwig EB. Atypical fibroxanthoma of the skin. A clinicopathologic study of 140 cases. Cancer 1973;31:1541–52.

83. Ferrara N, Baldi G, Di Marino MP, et al. Atypical fibroxanthoma with osteoclast-like multinucleated giant cells. In Vivo 2000;14:105–7.

84. Mirza D, Weedon D. Atypical fibroxanthoma of the skin: a clinicopathological study of 89 cases. Australas J Dermatol 2005;46:235–8.

85. Taylor HB, Helwig EB. Dermatofibrosarcoma protuberans: a study of 115 cases. Cancer 1962;15:717–25.

86. Parlette LE, Smith CK, Germain LM, et al. Accelerated growth of dermatofibrosarcoma protuberans during pregnancy. J Am Acad Dermatol 1999;41:778–83.

87. Kesserwan C, Sokolic R, Cowen EW, et al. Multicentric dermatofibrosarcoma protuberans in patients with adenosine deaminase-deficient severe combined immune deficiency. J Allergy Clin Immunol 2012;129:762–9.

88. Kamino H, Jacobson M. Dermatofibroma extending into the subcutaneous tissue. Differential diagnosis from dermatofibrosarcoma protuberans. Am J Surg Pathol 1990;14:1156–64.

89. Ding JA, Hashimoto K, Sugimoto T, et al. Bednar tumor (pigmented dermatofibrosarcoma protuberans). An analysis of six cases. Acta Pathol Jpn 1990;40:744–54.

90. Aiba S, Tabata N, Ishii H, et al. Dermatofibrosarcoma protuberans is a unique fibrohistiocytic tumour expressing CD34. Br J Dermatol 1992;127:79–84.

91. Kutzner H. Expression of the human progenitor cell antigen CD34 (HPCA-1) distinguishes dermatofibrosarcoma protuberans from fibrous histiocytoma in formalin-fixed, paraffin-embedded tissue. J Am Acad Dermatol 1993;28:613–17.

92. Kamino H, Burchette J, Garcia J. Immunostaining for CD34 in plaque and nodular areas of dermatofibrosarcoma protuberans. J Cutan Pathol 1992;19:530.

93. Pedeutour F, Simon MP, Minoletti F, et al. Translocation, t(17;22)(q22;q13), in dermatofibrosarcoma protuberans: a new tumor-associated chromosome rearrangement. Cytogenet Cell Genet 1996;72:171–4.

94. Hisaoka M, Okamoto S, Morimitsu Y, et al. Dermatofibrosarcoma protuberans with fibrosarcomatous areas. Molecular abnormalities of the p53 pathway in fibrosarcomatous transformation of dermatofibrosarcoma protuberans. Virchows Arch 1998;433:323–9.

95. Kutzner H, Mentzel T, Palmedo G, et al. Plaque-like CD34-positive dermal fibroma ("medallion-like dermal dendrocyte hamartoma"). Clinicopathologic, immunohistochemical, and molecular analysis of 5 cases emphasizing its distinction from superficial, plaque-like dermatofibrosarcoma protuberans. Am J Surg Pathol 2010;34:190–201.

96. Gloster HM Jr, Harris KR, Roenigk RK. A comparison between Mohs micrographic surgery and wide surgical excision for the treatment of dermatofibrosarcoma protuberans. J Am Acad Dermatol 1996;35:82–7.

97. Mentzel T, Beham A, Katenkamp D, et al. Fibrosarcomatous ("high-grade") dermatofibrosarcoma protuberans: clinicopathologic and immunohistochemical study of a series of 41 cases with emphasis on prognostic significance. Am J Surg Pathol 1998;22:576–87.

98. Rutkowski P, Van Glabbeke M, Rankin J, et al. Imatinib mesylate in advanced dermatofibrosarcoma protuberans: pooled analysis of two phase II clinical trials. J Clin Oncol 2010;28:1772–9.

98a. Rutkowski P, Klimczak A, Ługowska I, et al. Long-term results of treatment of advanced dermatofibrosarcoma protuberans (DFSP) with imatinib mesylate – The impact of fibrosarcomatous transformation. Eur J Surg Oncol 2017;43:1134–41.

99. Jha P, Moosavi C, Fanburg-Smith JC. Giant cell fibroblastoma: an update and addition of 86 new cases from the Armed Forces Institute of Pathology, in honor of Dr. Franz M Enzinger. Ann Diagn Pathol 2007;11:81–8.

100. Harvell JD, Kilpatrick SE, White WL. Histogenetic relations between giant cell fibroblastoma and dermatofibrosarcoma protuberans. CD34 staining showing the spectrum and a simulator. Am J Dermatopathol 1998;20:339–45.

101. Simon MR, Pedeutour F, Sirvent N, et al. Deregulation of the platelet-derived growth factor B-chain gene via fusion with collagen gene COL1A1 in dermatofibrosarcoma protuberans and giant-cell fibroblastoma. Nat Genet 1997;15:95–8.

102. Shmookler BM, Enzinger FM, Weiss SW. Giant cell fibroblastoma. A juvenile form of dermatofibrosarcoma protuberans. Cancer 1989;64:2154–61.

103. Scott SM, Reiman HM, Pritchard DJ, Ilstrup DM. Soft tissue fibrosarcoma. A clinicopathologic study of 132 cases. Cancer 1989;64:925–31.

104. Wiklund TA, Blomqvist CP, Raty J, et al. Postirradiation sarcoma. Analysis of a nationwide cancer registry material. Cancer 1991;68:524–31.

105. Meis-Kindblom JM, Kindblom LG, Enzinger FM. Sclerosing epithelioid fibrosarcoma. A variant of fibrosarcoma simulating carcinoma. Am J Surg Pathol 1995;19:979–93.

106. Soule EH, Pritchard DJ. Fibrosarcoma in infants and children: a review of 110 cases. Cancer 1977;40:1711–21.

107. Guillou L, Wadden C, Coindre JM, et al. "Proximal-type" epithelioid sarcoma, a distinctive aggressive neoplasm showing rhabdoid features. Clinicopathologic, immunohistochemical, and ultrastructural study of a series. Am J Surg Pathol 1997;21:130–46.

108. Chase DR, Enzinger FM. Epithelioid sarcoma. Diagnosis, prognostic indicators, and treatment. Am J Surg Pathol 1985;9:241–63.

109. Hornick JL, Dal Cin P, Fletcher CD. Loss of INI1 expression is characteristic for both conventional and proximal-type epithelioid sarcoma. Am J Surg Pathol 2009;33:542–50.

110. Callister MD, Bailo MT, Pisters PW, et al. Epithelioid sarcoma: results of conservative surgery and radiotherapy. Int J Radiat Oncol Biol Phys 2001;51:384–91.

111. Evans HL, Baer SC. Epithelioid sarcoma: a clinicopathologic and prognostic study of 26 cases. Semin Diagn Pathol 1993;10:286–91.

112. Weiss SW, Goldblum JR, editors. Enzinger & Weiss's Soft Tissue Tumors. 5th ed. Philadelphia: Mosby Elsevier; 2008.

第117章　平滑肌、脂肪与软骨肿瘤

*Steven Kaddu*

## 引言

累及皮肤和皮下组织的平滑肌、脂肪和软骨肿瘤是一组包括多种良恶性肿瘤在内的分别具有肌肉、脂肪和软骨分化的疾病。脂肪来源肿瘤最为常见，尤其是脂肪瘤。这些疾病常具有相似的临床表现，通常为孤立的皮损。此外，临床须与多种疾病进行鉴别诊断（图117.1）。与其他皮肤肿瘤一样，多发皮损更提示遗传病（如遗传性平滑肌瘤病和肾细胞癌）的可能性。

在这组肿瘤中，组织病理学诊断主要建立在典型形态学特征的基础上，包括病理学模式和细胞形态学特点，以及对细胞分化的方向和程度的判断（图117.2）。肿瘤良恶性的确定也须根据边界是否清晰及是否存在细胞异型性和增多的有丝分裂象等对肿瘤的特征进行把握。一些临床上侵袭性较小的皮肤间叶组织肿瘤，在组织病理学上可表现出显著的不典型性特征，因而应当谨慎采用传统形态学标准来判断肿瘤良恶性。也就是说，单从组织病理学证据并不能准确预测疾病的侵袭性。对这组疾病中的一部分来说，免疫组织化学（免疫组化）研究能够提供有益的信息以助诊断（表117.1）。基于相对组织型-特异性核型异常，细胞遗传学分析和分子研究在脂肪源性肿瘤的诊断和分类中起着越来越重要的作用（见下文）。

很多与肿瘤及患者相关的因素会影响治疗方案的选择，其中包括肿瘤的类型和大小、发病部位、患者的预期寿命、合并症的存在、美观考虑等。对于大多数孤立生长的良性肿瘤或侵袭性相对较小的恶性肿瘤，可选择手术治疗将其全部切除。然而，良性肿瘤的切除通常是在患者的要求下进行的，而不是出于治疗的必要性。其他方式，如冷冻治疗、激光烧灼（多发性平滑肌瘤）、抽脂术（较大的脂肪瘤），在某些患者中可能是更为理想的选择。对于更具侵袭性的恶性肿瘤，治疗目标是通过广泛的局部切除或Mohs显微外科手术将病变彻底切除，同时尽量保留正常功能、避免致残。判断复发可能性最重要的因素是肿瘤边缘是否切净。在某些皮肤肉瘤中，肿瘤侵袭至皮下组织是提示预后不良的因素之一。

## 平滑肌肿瘤

### 平滑肌瘤

> **同义名：** ■ 浅表平滑肌瘤（superficial leiomyoma）
> ■ 皮肤平滑肌瘤（leiomyoma cutis）■ 浅表良性平滑肌肿瘤（superficial benign smooth muscle tumor）

> **要点**
> ■ 有三种不同变异型：毛发平滑肌瘤（piloleiomyoma）、生殖器平滑肌瘤（genital leiomyoma）和血管平滑肌瘤（angioleiomyoma）。
> ■ 常表现为发生在成年人的单发或多发群集（毛发平滑肌瘤）丘疹或结节。
> ■ 毛发平滑肌瘤和血管平滑肌瘤可伴疼痛。
> ■ 多发的毛发平滑肌瘤可能是遗传性平滑肌瘤病和肾细胞癌（Reed综合征）的临床表现之一。
> ■ 平滑肌细胞（肌细胞）呈梭形，核位于中心、呈雪茄形。

### 引言

浅表（皮肤）平滑肌瘤是一种良性平滑肌肿瘤，可来源于：①竖毛肌；②肉膜、外阴或乳房平滑肌；③真皮血管壁平滑肌。因此，浅表（皮肤）平滑肌瘤又分为毛发平滑肌瘤（孤立或多发）、外生殖器平滑肌瘤和血管平滑肌瘤。根据不同的临床和组织学特征，一些作者将外阴和阴囊的平滑肌瘤单独归类[1]。

### 历史

在一篇早期综述中，Arthur Purdy Stout[2]引用Rudolf Virchow于1854年发表的文章作为多发性平滑肌瘤累及皮肤的第一篇病例报告，该患者为32岁男性，皮损发生于乳晕旁。

### 流行病学

皮肤平滑肌瘤是不常见的皮肤肿瘤，准确的发病率仍不清楚[3]。血管平滑肌瘤较毛发平滑肌瘤多见[4]，生殖器平滑肌瘤最少见。

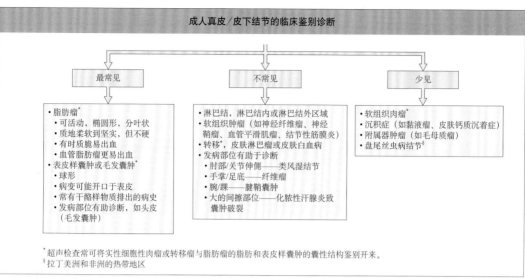

成人真皮/皮下结节的临床鉴别诊断

**最常见**
- 脂肪瘤*
  - 可活动，椭圆形，分叶状
  - 质地柔软到坚实，但不硬
  - 有时质脆易出血
  - 血管脂肪瘤更易出血
- 表皮样囊肿或毛发囊肿†
  - 球形
  - 病变可能开口于表皮
  - 常有干酪样物质排出的病史
  - 发病部位有助诊断，如头皮（毛发囊肿）

**不常见**
- 淋巴结，淋巴结内或淋巴结外区域
- 软组织肿瘤（如神经纤维瘤、神经鞘瘤、血管平滑肌瘤、结节性筋膜炎）
- 转移*，皮肤淋巴瘤或皮肤白血病
- 发病部位有助于诊断
  - 肘部/关节伸侧——类风湿结节
  - 手掌/足底——纤维瘤
  - 腕/踝——腱鞘囊肿
  - 大的间擦部位——化脓性汗腺炎致囊肿破裂

**少见**
- 软组织肉瘤
- 沉积症（如黏液瘤、皮肤钙质沉着症）
- 附属器肿瘤（如毛母质瘤）
- 盘尾丝虫病结节§

\* 超声检查常可将实性细胞性肉瘤或转移瘤与脂肪瘤的脂肪和表皮样囊肿的囊性结构鉴别开来。
§ 拉丁美洲和非洲的热带地区

**图 117.1 成人真皮/皮下结节的临床鉴别诊断**

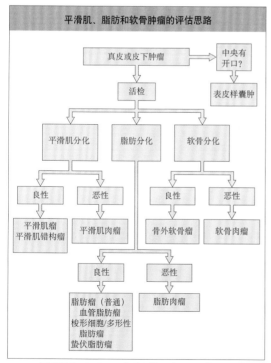

平滑肌、脂肪和软骨肿瘤的评估思路

**图 117.2 平滑肌、脂肪和软骨肿瘤的评估思路**

## 发病机制

浅表平滑肌瘤发病的确切机制还不清楚。目前认为毛发平滑肌瘤来源于毛囊皮脂腺单位中竖毛肌的平滑肌细胞。外生殖器平滑肌瘤来源于生殖器（如外阴、阴囊）和乳晕的平滑肌网络。血管平滑肌瘤则来源于血管壁上的平滑肌细胞。

多发性平滑肌瘤可以散发，也可以是常染色体显性遗传病（具有可变外显率）——遗传性平滑肌瘤病和肾细胞癌（HLRCC）的临床表现之一，该病也称为Reed 综合征，患者发生多发性皮肤平滑肌瘤、子宫平滑肌瘤和肾细胞癌[5, 5a]（表 117.2）。虽然知道 HLRCC 的分子学基础（编码延胡索酸水合酶的基因的突变），但该突变如何导致平滑肌肿瘤尚不清楚。多发性皮下平滑肌瘤可发生在免疫缺陷状态，包括 HIV 感染，EB病毒感染也可能与本病有关。

## 临床特征

**毛发平滑肌瘤**可单发或多发，有的患者甚至可出现数百个皮疹，表现为红棕色至皮色丘疹或结节。单发的毛发平滑肌瘤主要发生在成人，男女发病率大致相等[6]；先天性或儿童发病的报道很少。当皮损为多发性时，常为群集（图 117.3）、线状或沿 Blaschko 线分布，但有时也可见泛发性皮损。大多数皮损直径为 1 ～ 2 cm，最常累及四肢和躯干（特别是肩部），单发性皮损更常见于四肢，而多发性皮损更常见于躯干[6]。毛发平滑肌瘤常伴有自发痛或诱导痛，特别是寒冷导致的疼痛，其疼痛的机制目前尚不明确[6]。

**生殖器平滑肌瘤**常为单发，不伴疼痛。可发生于外阴、阴茎、阴囊、乳头或乳晕，通常直径小于 2 cm，

**表 117.1 部分平滑肌、脂肪和软骨肿瘤的免疫组化比较**。在脂肪瘤等较易诊断的肿瘤中，免疫组化染色不是常规进行的。肌成纤维细胞可呈 SMA ＋、SMS ＋和钙调蛋白＋，成纤维细胞可呈 SMA ＋

| 肿瘤 | 细胞类型 | 染色 |
|---|---|---|
| 平滑肌瘤 | 肌细胞 | • 肌动蛋白（SMA）＋（更敏感），结蛋白＋（更特异）<br>• 诊断困难时，h-钙调蛋白结合蛋白＋，钙调蛋白＋，肌动蛋白（HHF35）＋，平滑肌肌球蛋白（SMM）＋ |
| 平滑肌肉瘤 | 肌细胞 | • SMA ＋，结蛋白＋（可能－）<br>• 诊断困难时，h-钙调蛋白结合蛋白＋，钙调蛋白＋，肌动蛋白（HHF35）＋，SMM ＋<br>• 陷阱：细胞角蛋白＋（部分病例） |
| 脂肪瘤 | 脂肪细胞 | • S100 ＋ |
| 血管脂肪瘤 | 脂肪细胞，内皮细胞 | • S100 ＋（脂肪细胞）<br>• CD34 ＋，CD31 ＋（血管成分） |
| 梭形细胞/多形性脂肪瘤 | 梭形和多核巨细胞，脂肪细胞 | • CD34 ＋（梭形细胞和多核巨细胞）<br>• S100 ＋（脂肪细胞） |
| 蛰伏脂肪瘤 | 脂肪细胞，梭形细胞 | • S100 ＋，CD31 ＋（脂肪细胞）<br>• CD34 ＋（梭形细胞） |
| 成脂肪细胞瘤/成脂肪细胞瘤病 | 脂肪细胞 | • S100 ＋ |
| 脂肪肉瘤/不典型脂肪瘤样瘤 | 脂肪细胞，成脂肪细胞 | • MDM2、CDK4 和 p16 染色取决于组织学亚型（见表 117.4 和图 117.19）<br>• CD10 ＋约在 20% 的患者中出现 |
| 骨外软骨瘤 | 软骨细胞 | • S100 ＋ |

CDK4，细胞周期蛋白依赖性激酶 4（细胞周期调控）；h，高分子量；MDM2（结合 p53）

**表 117.2 遗传性平滑肌瘤病和肾细胞癌（Reed 综合征）的临床特征**

| | |
|---|---|
| 遗传方面 | • 常染色体显性遗传<br>• 染色体 1q42.3 ～ 43 上编码延胡索酸水合酶（fumarate hydratase，FH）的基因突变，该酶参与线粒体三羧酸循环 |
| 临床特征 | • 皮肤平滑肌瘤：患者年龄为 10 ～ 40 岁，为疼痛性、集簇性、皮色至红褐色多发丘疹<br>• 子宫肌瘤：出现在＞90% 的女性患者中，月经过多和骨盆压迫或疼痛<br>• 肾细胞癌：出现于 10% ～ 16% 的患者中；最常见的是 2 型乳头状肾细胞癌，且常呈早发性和侵袭性（转移率＞50%） |
| 多发性皮肤平滑肌瘤的筛查 | • 腹部和盆腔超声（或 CT 扫描）<br>• 全面问诊和查体，包括女性盆腔检查<br>• 皮肤平滑肌瘤的免疫组化：①延胡索酸水合酶染色阴性（一个病例系列中，其敏感性为 83%，特异性为 75%[8]）；②S-（2-琥珀酰）-半胱氨酸胞内积聚<br>• 针对延胡索酸水合酶基因（FH，70% ～ 90% 的患者可通过序列分析检出）杂合致病性突变的基因检测<br>• 如果未检测到致病性 FH 突变，则可检测延胡索酸水合酶活性（≤60%） |
| 确诊该综合征的患者 | • 全面问诊及每年体检，包括女性盆腔检查<br>• 每年行腹部 MRI（如果基线或随访检查正常）<br>• 如果发现肾损害，则进行 CT 扫描和肾超声检查；行 PET-CT 扫描<br>• 一级家庭成员和有指征的其他家庭成员须接受全面体检（女性须行盆腔检查），必要时进行腹部和盆腔超声检查 |

确诊：FH 的杂合致病性突变＋多发性皮肤平滑肌瘤（至少 1 处经病理证实）或单发的皮肤平滑肌瘤＋Reed 综合征家族史或 1 处及以上肾小管乳头状、集合管或乳头状 2 型肾细胞癌 ± 家族史。
CT，计算机断层扫描；MRI，磁共振成像；PET，正电子发射断层扫描

有时带蒂。

**血管平滑肌瘤**通常表现为下肢孤立、坚实的皮下结节，多见于 30 ～ 60 岁的女性[4]。约 50% 的血管平滑肌瘤患者自觉疼痛。

## 病理学

典型的毛发平滑肌瘤位于真皮网状层，在部分病例中累及皮下脂肪。病变由相对淡染的平滑肌细胞（肌细胞）成束状交织构成，瘤体边缘则在包绕病变的

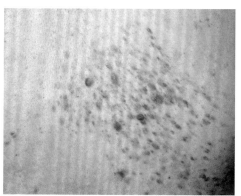

图117.3　位于背部的簇集性毛发平滑肌瘤。躯干是多发性平滑肌瘤的常见发病部位。具有以上临床表现的患者须除外遗传性平滑肌瘤病和肾细胞癌（Reed综合征，见表117.2）的可能性（Courtesy，Julie V Schaffer，MD.）

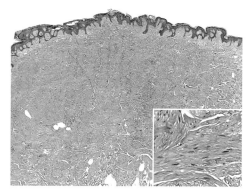

图117.4　毛发平滑肌瘤。肌细胞束成簇穿插于真皮内。插图示肌细胞具有嗜酸性胞质和细长或雪茄形的核

真皮胶原束间穿叉（图117.4）；病变通常与毛囊密切相关[4]。有时病变上方表皮增生。平滑肌细胞富含嗜酸性胞质和两端钝圆、雪茄形的核。

有丝分裂象在皮肤平滑肌瘤中罕见。在淡染的细胞中，每10个高倍镜视野可能见到1个或2个形态学正常的有丝分裂象，这并不提示病变具有侵袭性。有报道称部分病例可见核多形性和异型核，但缺乏有丝分裂象（合胞体平滑肌瘤）[7]。

在平滑肌瘤中，HE染色切片上通常呈现出明显的平滑肌分化表现。有时，须采用平滑肌细胞相关的特殊染色（见表117.1）。肿瘤细胞的平滑肌肌动蛋白（SMA）和结蛋白（desmin）染色均呈阳性。在HLRCC中，延胡索酸水合酶相关的免疫组化染色在其皮肤平滑肌瘤病变中常为阴性（一项研究报道其敏感性为83%、特异性为75%[8]）。S-（2-琥珀酰）-半胱氨酸在子宫平滑肌瘤细胞中的聚集可能提示延胡索酸水合酶异常，但这对HLRCC无特异性[9]。与子宫平滑肌瘤相反，皮肤平滑肌瘤不表达雌激素或孕激素受体[10]。

阴囊或外阴的生殖器平滑肌瘤较毛发平滑肌瘤更大且边界更清楚。阴囊平滑肌瘤通常为均一的梭形细胞肿瘤，而外阴平滑肌瘤细胞呈上皮样，其间可见黏液样改变或透明变性。乳头部位的平滑肌瘤与毛发平滑肌瘤的病理改变非常相似。

血管平滑肌瘤通常边界清，位于浅表皮下组织（图117.5）。病变中可见淡染的平滑肌细胞紧密排列成束状和漩涡状，围绕厚壁血管腔[4]。病变消退的特征包括透明变性、灶状血栓形成、黏液样改变、营养不良性钙化、固缩的核异型性、脂肪沉积等。由血管、平滑肌细胞和脂肪组织增生构成的肿瘤称为血管平滑肌脂肪瘤或血管脂肪平滑肌瘤。

### 鉴别诊断

对于单个病变，临床表现不具有特异性，须与包括皮肤纤维瘤在内的表现为孤立性皮下结节的多种疾病进行鉴别。当出现疼痛性或群集的多发红棕色丘疹结节时，则提示本病可能性大。

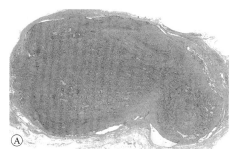

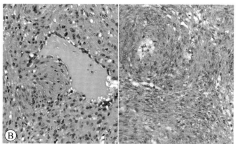

图117.5　血管平滑肌瘤。A.血管平滑肌瘤边界清晰，常位于真皮深部，延伸至皮下组织。B.在高倍镜下，平滑肌细胞聚集于厚壁血管周围，平滑肌肌动蛋白染色阳性

组织病理学上，皮肤平滑肌瘤应与其他具有纤维组织细胞或外周神经鞘分化的梭形细胞肿瘤相鉴别。

## 治疗

单纯切除可治愈单发肿瘤或局限性皮损。对数量较多或位置特殊不适合切除的肿瘤，采用加巴喷丁、减少平滑肌收缩的药物（如硝苯地平、硝酸甘油、多沙唑嗪）、冷冻或 $CO_2$ 激光治疗可缓解疼痛[11-12]。

## 平滑肌肉瘤

**同义名**：■ 浅表平滑肌肉瘤（superficial leiomyosarcoma）
■ 浅表恶性平滑肌肿瘤（superficial malignant smooth muscle tumor）

### 要点

- 恶性平滑肌细胞源性肿瘤。
- 主要累及 50 岁以上人群。
- 最常发生于四肢，特别是下肢。
- 真皮平滑肌肉瘤可通过单纯切除治愈，很少复发和转移；皮下平滑肌肉瘤需要广泛切除，且有 25% ～ 40% 的转移风险。

## 引言

基于治疗和预后判断的需要，区分局限于真皮的"浅表平滑肌肉瘤"和原发于或广泛累及皮下组织的平滑肌肉瘤非常重要。前者预后较好，可以复发，但很少转移。而 25% ～ 40% 的皮下平滑肌肉瘤发生转移[13-14]。

## 流行病学

真皮和皮下平滑肌肉瘤（leiomyosarcoma）是少见肿瘤，仅占软组织肉瘤的 4% ～ 6.5%[15-16]。

## 发病机制

真皮平滑肌肉瘤来源于竖毛肌或生殖器平滑肌。皮下平滑肌肉瘤很可能来源于血管平滑肌。有报道与外伤和辐射有关[16-17]。

## 临床特征

真皮和皮下平滑肌肉瘤典型皮损为孤立、坚实、皮色至红棕色的结节或斑块。真皮平滑肌肉瘤直径在 0.5 ～ 4 cm[18]，而皮下平滑肌肉瘤通常更大。有时皮损出现疼痛或溃疡。平滑肌肉瘤好发于四肢，尤其是老年人下肢（图 117.6）[4, 18-19]。男性发病率稍高于女性[4]。如为多发肿瘤，首先要除外从腹膜后或内脏病变转移而来的可能性。

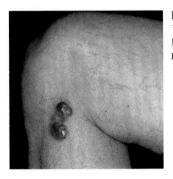

图 117.6 平滑肌肉瘤。下肢可见两个红棕色肿瘤结节（Courtesy, Lorenzo Cerroni，MD.）

## 病理学

平滑肌肉瘤的组织病理学表现为连续的形态学谱系改变，分化良好的一端可与平滑肌瘤有重叠，而分化差的损害非常类似于非典型纤维黄瘤或"恶性纤维组织细胞瘤"[20]。中度分化的平滑肌肉瘤则由细胞学上类似正常平滑肌细胞的细胞构成。与平滑肌瘤相比，恶性平滑肌肿瘤细胞成分更多，有细胞异型性，易见有丝分裂象（图 117.7）。梭形细胞局灶性地排列成束状。细胞学上，低分化的平滑肌肉瘤类于肌成纤维细胞或纤维组织细胞肿瘤。值得注意的是，在同一肿瘤病灶中可出现分化程度不同的细胞。偶见肿瘤细胞表现出上皮样细胞形态[21]。

平滑肌肉瘤的确诊通常需要特殊染色或免疫组化检查来证实其细胞来源（见表 117.1）。平滑肌肉瘤中平滑肌肌动蛋白和结蛋白的免疫组化染色均为阳性。上述两个标志物中，肌动蛋白更敏感，结蛋白在某种程度上更特异。根据定义，真皮内平滑肌肉瘤至少应有 90% 的肿瘤组织局限于真皮内[22]。真皮内的肿瘤边界不清，由梭形细胞组成，成密集束状排列浸润至邻近胶原束中。相比之下，皮下平滑肌肉瘤边界较为清楚，有压迫周围组织形成的假包膜包绕。

## 鉴别诊断

由于本病临床表现不具有特异性，鉴别诊断须包括多种表现为单发性斑块的疾病，如隆凸性皮肤纤维肉瘤及表现为坚实结节的疾病（见图 117.1）。

组织病理学鉴别诊断存在两个问题：与平滑肌瘤的鉴别及与其他梭形细胞肿瘤的区分。传统上，有丝分裂象的多少是判断疾病预后最可靠的诊断标准。具有细胞异型性、每高倍镜视野有一至多个有丝分裂象常提示恶性[15]。须要牢记的是，平滑肌肉瘤的预后取决于肿瘤累及的深度（真皮内或皮下），有丝分裂活动的程度对于皮下肿瘤的预后可能更为重要。在真皮和皮下平滑肌肉瘤中，坏死和血管淋巴管的浸润通常不

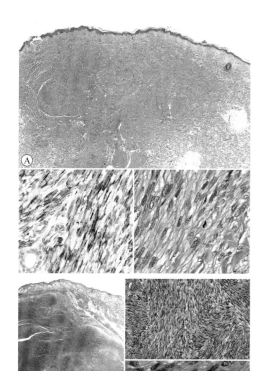

**图 117.7　平滑肌肉瘤——真皮与皮下组织**。A. 在浅表平滑肌肉瘤中，肿瘤细胞束局限于真皮，梭形细胞结蛋白染色阳性，表现出轻度的细胞核多形性；同时也可见有丝分裂象。B. 一个大的肿瘤细胞团块，由交错的细胞束组成，从真皮上部网状层延伸到皮下组织；在较高的放大倍数下，细胞核呈多形性且深染。有丝分裂象较多，易于识别

能作为判断预后的指标。

平滑肌肉瘤与其他真皮梭形细胞肿瘤的鉴别须要依靠免疫表型检测。应用一系列抗体确定肿瘤细胞的分化起源是最佳方法（表 117.3）。标准的一组抗体包括肌动蛋白、结蛋白、角蛋白、S100 蛋白和 CD68 抗体。平滑肌肉瘤肌动蛋白和结蛋白多为阳性，而角蛋白、S-100 及 CD68 为阴性。

### 治疗

广泛切除肿瘤并仔细检查所有手术边缘对防止复发很重要。复发的肿瘤浸润更深，常分化更差。复发肿瘤更难治疗，具有更高的转移风险。有作者应用 Mohs 显微外科技术以确保彻底切除边缘，成功治疗平滑肌肉瘤[16]。

完全切除原发性皮肤平滑肌肉瘤的病灶可以将其治愈。肿瘤未切净导致的局部复发不多见，肿瘤转移少有发生。最近，一些作者建议使用"非典型皮内平滑肌肿瘤"这一病名[23]。

25% ～ 40% 的皮下平滑肌肉瘤患者会发生病变的转移。转移的风险与病灶大小有关，直径小于 5 cm 的肿瘤几乎不会发生转移。肿瘤通过血液转移至肺，较少转移至其他脏器或通过淋巴管到达局部淋巴结[17, 22]。

### 平滑肌错构瘤

> **要点**
> ■ 躯干或四肢近端的先天性或获得性皮色至色素沉着性斑块。
> ■ 常见毛囊性突起和（或）多毛。
> ■ 临床和组织病理学表现与 Becker 黑变病（痣）重叠。

**表 117.3　平滑肌肉瘤与其他梭形细胞肿瘤的免疫组织化比较结果**

| | 平滑肌肉瘤 | SCC | 黑素瘤 | 神经鞘瘤 | AFX/MFH |
|---|---|---|---|---|---|
| 肌动蛋白 | + | － | － | － | － / + |
| 结蛋白 | + / － | － | － | － | － |
| 细胞角蛋白 | － / + | + | － | － | － / + |
| S100 蛋白 | －/ + | － | + | + | － / + |
| CD68 | － | － | + / － | － | + / － |
| h- 钙调蛋白结合蛋白 | + / － | － | － | － | － |
| CD10 | + / － | + / － | － / + | + / － | + |

+，阳性率＞ 90%；－，阴性率＞ 90%；＋ / －，阳性率 50% ～ 75%；－ / ＋，通常为阴性，但可在最多 25% 的特殊病例中表达。AFX，非典型纤维黄瘤；h，高分子量；MFH，恶性纤维组织细胞瘤；SCC，梭形细胞鳞状细胞癌。CD10 又称为 CALLA，是常见的急性淋巴细胞白血病抗原；CD68 是由单核细胞和巨噬细胞表达的糖蛋白；h- 钙调蛋白结合蛋白是以抑制肌球蛋白 ATP 酶活性的蛋白结合的钙调蛋白

## 引言

错构瘤（hamartoma）来自于希腊词 hamartanein，意思是"to err"（走上歧途）或"to fail"（失败）。错构瘤定义为：①大多数出生时就有，但也可为获得性；②由异常的成熟或接近成熟的结构组成。错构瘤与"痣"（例如，皮脂腺痣、顶泌汗腺痣、外泌汗腺痣）同义。平滑肌错构瘤可为先天性或获得性，与 Becker 黑变病（痣）有关。

## 历史

1923 年 Stokes 首次描述平滑肌错构瘤[24]。

## 流行病学

估计发病率在新生儿中为 1 : 27 000 ～ 1 : 1000。

## 临床特征

与 Becker 黑变病（痣）无关的平滑肌错构瘤表现为质硬、皮色或色素沉着性斑块，最常位于躯干、臀部或四肢近端（图 117.8）。表面可见毛囊性小丘疹或多毛。多毛和色素沉着的临床表现与 Becker 黑变病重叠（见第 112 章）。皮损常为单发，也可多发。泛发型可见大面积多毛区域，其上有皮肤凹陷（遇冷时加重）和（或）皱褶。皮肤大面积累及时出现"Michelin 轮胎婴儿"外观（见表 97.6）[25]。摩擦斑块会导致假 Darier 征，即受累区域出现一过性硬化。

## 病理学

边界清楚、粗大的平滑肌束杂乱分布于真皮全层，可见与毛囊相连。表皮常见棘层肥厚，基底层色素增加。

## 鉴别诊断

临床和病理表现上，平滑肌错构瘤显示与 Becker 黑变病的重叠，这两种病变可能代表同一过程连续的

表型表达。平滑肌瘤常表现为丘疹结节，而非斑块。组织学上，毛发平滑肌瘤的平滑肌纤维聚集于真皮内，边界不规则，但不像平滑肌错构瘤那样杂乱分布于真皮全层。

## 治疗

根据美容需要采取治疗。小的损害可切除。采用针对黑色素的激光治疗 Becker 黑变病（如 Q 开关红宝石激光）可在一定程度上改善病情[26]。

# 脂肪组织肿瘤

## 脂肪瘤

### 要点

- 通常为成熟脂肪细胞的良性肿瘤。
- 质地柔软至坚韧的皮下结节，无症状。全身均可出现，手足部位少见。
- 多发性脂肪瘤可见于家族性多发性脂肪瘤病、Madelung 病、痛性脂肪病、Gardner 综合征、PTEN 错构瘤综合征和 Proteus 综合征。

## 引言

（普通）脂肪瘤（lipoma）是由成熟脂肪细胞构成的良性肿瘤，为人类最常见的肿瘤之一，且为最常见的间叶组织来源的肿瘤[27]。脂肪瘤常单发，但5% ～ 10% 的患者为多发，多发性脂肪瘤常为脂肪过多症或多系统综合征的表现。

## 流行病学

脂肪瘤可发生于任何年龄，30 ～ 60 岁患者的临床

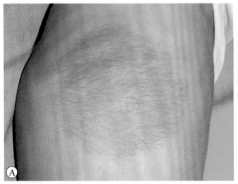
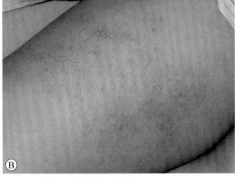

**图 117.8 平滑肌错构瘤。** A. 一处多毛的色素沉着性斑块，临床上可误诊为先天性色素痣，有时可误诊为神经纤维瘤。B. 有时错构瘤呈分散的外观，并与 Becker 黑变病（痣）在临床和组织学上有重叠（A, Courtesy, Antonio Torello, MD；B, Courtesy, Julie V Schaffer, MD.）

表现常更明显。大多数统计学报道男性发病率略高于女性[27]。

## 发病机制

对于脂肪瘤的发病机制目前知之甚少，大多数脂肪瘤为偶发。值得注意的是，脂肪瘤在超重的个体、糖尿病患者和血清胆固醇升高的患者中发生率增加[27]。有报道在家族性多发性脂肪瘤病中，有明确的遗传因素参与发病。在大约 2/3 的患者中存在克隆性染色体异常（表 117.4）。

## 临床特征

脂肪瘤的典型临床表现为孤立、无痛、柔软（至坚韧）、可活动的皮下结节，其上方表皮正常[4]。皮损通常为椭圆形，可呈分叶状。大多数脂肪瘤直径为数厘米大小，但有时可超过 10 cm。脂肪瘤可发生于躯体的任何脂肪组织，好发部位为颈部、四肢近端、前臂和臀部；皮损也可发生于躯干，但手足发病罕见。本

病主要在 30 岁以上人群发病。

脂肪瘤在发病初期常常缓慢生长，生长至一定大小便停止增大，不会自行消退。当体重增加时，其生长速度可加速，当体重减轻，甚至极度减轻时，却并不影响其大小。且体重减轻使脂肪瘤更为明显。

多发性脂肪瘤可见于脂肪瘤病或多系统综合征，如 Proteus 综合征患者。

**浸润性或泛发性脂肪瘤病**（infiltrating or diffuse lipomatosis）的特征是无包膜的成熟脂肪组织浸润至皮下组织、肌肉、皮肤，有时甚至到筋膜和骨组织。该病常发生于 30 岁之前，罕见先天发病。有报道称泛发性脂肪瘤病与结节性硬化症（见第 61 章）和脊髓灰质炎有关[28-30]。下肢最常受累，但也有报道发生于头、颈、面和上肢。骨盆受累可能导致尿道、肠道，甚至腔静脉阻塞[31]。

**家族性多发性脂肪瘤病**（familial multiple lipomatosis）也称为家族性多发性脂肪瘤、多发性界限型脂肪瘤、

表 117.4 脂肪源性肿瘤——细胞遗传学异常、免疫组化染色和荧光原位杂交（FISH）的比较。不典型脂肪瘤样瘤和未分化脂肪肉瘤对 P16 染色均呈阳性（＞80%）

| 肿瘤 | 细胞遗传学异常 | IHC 染色（%） | | FISH# | |
|---|---|---|---|---|---|
| | | MDM2 | CDK4 | MDM2 | CDK4 |
| 脂肪瘤 | 12q13～15（主要易位）<br>6p21～33（重排）<br>13q（常缺失） | 0～4 | 0～2 | — | — |
| 血管脂肪瘤 | 无 | 0 | 0 | — | — |
| 梭形细胞/多形性脂肪瘤 | 13q（部分损失，单体型）<br>16q（部分损失，单体型） | 0～25 | 0～6 | — | — |
| 蛰伏脂肪瘤 | 11q13～21，10q22（重排） | 0 | 0 | NA | NA |
| 成脂肪细胞/成脂肪细胞瘤病 | 8q11～13（重排）*<br>多体性 8* | 0 | 0 | NA | NA |
| 脂肪肉瘤 | | | | | |
| 不典型脂肪瘤样瘤/分化良好的脂肪肉瘤（见图 117.19C） | 12q13～15 以额外的环状和巨染色体的形式扩增<br>12q15～24 重复 | 45～100 | 85～90 | 90～100 | 75～100 |
| 未分化脂肪肉瘤 | 12q13～15 以额外的环状染色体的形式扩增（该区域包含 *MDM2*、*CDK4*、*HMGA2* 和 *SAS*） | 55～95 | 90～100 | 100 | 100 |
| 黏液样或圆细胞脂肪肉瘤 | 12；16 易位，导致产生 FUS-DDIT3 融合癌蛋白 | 0～4 | 0～4 | 20 | NA |
| 多形性脂肪肉瘤 | 多变且复杂 | 0 | 0 | NA | NA |

# 为检测基因扩增，不典型脂肪瘤样瘤和未分化脂肪肉瘤也可行定量 PCR 并获得相似结果。
* 导致位于 8q12 的 *PLAGI* 基因的过表达。
CDK4，细胞周期蛋白依赖性激酶 4（细胞周期调控）；FUS（RNA 结合蛋白）；DDIT3，DNA 损伤诱导转录物 3；HMGA2（转录子）；IHC，免疫组化；MDM2（结合 p53）；PLAG1，多形性腺瘤基因 1（转录因子）；NA，不可用；SAS，成员跨膜 4 超家族。
Adapted from http://surgpathcriteria.stanford.edu.

遗传性多发性脂肪瘤和散发性脂肪瘤病。该病特点为同一家族中多个成员发生多发性脂肪瘤。与良性对称性脂肪瘤病（Madelung 病）相反，其肿瘤散在、可移动，并有包膜包绕，而 Madelung 病肿瘤则呈弥漫性和浸润性生长[32]。好发部位为前臂和大腿（图 117.9），其他部位也可发生，一般不累及颈部和肩部。

Proteus 综合征（Proteus syndrome）是一种复杂的疾病，散发。由 AKT1 癌基因的激活突变引起镶嵌现象所致。本病以多个组织的非对称性、不成比例（进行性和变形性）的过度生长和多种错构瘤样畸形为特点（见第 62 章）[33]。组织过度生长呈进行性，青春期后趋于稳定。

在 Proteus 综合征患者，脂肪瘤病可以伴发多个组织的镶嵌式过度生长，导致头和四肢局部增大、血管畸形、骨骼畸形及部分脂肪萎缩（见表 104.5）[34]。患者常发生结缔组织痣（特别是掌跖的脑回状皮损）和表皮痣。

PIK3CA（磷脂酰肌醇 -4,5- 二磷酸 -3- 激酶催化亚单位 α）异常引起节段性过度生长的一系列疾病包括：①偏侧发育过度-多发性脂肪瘤病，其特征为多发性脂肪瘤与非对称性（但非进行性或变形性）过度生长、轻度巨指畸形、毛细血管畸形、足底皮肤增厚伴明显的皱褶；② CLOVES 综合征，以先天性脂肪瘤样过度生长（通常为非进行性）、血管畸形、表皮痣、脊柱侧凹/骨骼异常为特征（见表 104.5）。其他具有 Proteus 样特征的个体可在受累组织中存在 PTEN 基因胚系突变，出现合子后"二次打击"，这导致节段性过度生长、脂肪瘤病、动静脉畸形和表皮痣（SOLAMEN）[35]。

良性对称性脂肪瘤病（benign symmetric lipomatosis），在美国文献中也被称为 Madelung 病[36]，在欧洲文献中称为 Launois-Bensaude 良性对称性脂肪瘤[37]。表现为头、颈、上肢带骨区域广泛对称性的脂肪沉积（图 117.10）。当纵隔受累时，占位性病灶可引起压迫症状。多数患者为男性，其中很大比例的患者有酗酒史，这可能解释了外周神经病变、头颈部鳞状细胞癌和巨细胞性贫血等与良性对称性脂肪瘤病相关的几种疾病。在一些良性对称性脂肪瘤病患者中，发现了线粒体赖氨酸 tRNA 基因突变（也可导致神经病变）。

多发性疼痛性脂肪瘤（multiple painful lipoma）主要出现于痛性脂肪病（Dercum 病）患者的上肢、躯干和关节周围软组织。该病最常累及绝经后且伴有体质虚弱和抑郁等心理的妇女[38]。疼痛为间歇性，但可导致衰弱，须采取复杂的止痛治疗。疼痛由脂肪瘤压迫邻近神经引起。

脂肪瘤可以是 Gardner 综合征的一部分。该综合征包括结肠息肉（如无外科治疗，最终可发展为结肠癌）、牙瘤、多发性表皮样囊肿、骨瘤、平滑肌瘤和韧带样纤维瘤病（见第 63 章）。先天性视网膜色素性上皮肥厚（CHRPE）是 Gardner 综合征早期特征性眼部表现。APC 基因突变造成该综合征和家族性腺瘤性息肉。

多发性脂肪瘤也见于 Bannayan-Riley-Ruvalcaba 综合征和 Cowden 病，它们是 PTEN 抑癌基因突变引起的常染色体遗传性错构瘤综合征[39-40]。如表 63.3 所示，这两种疾病具有重叠的表现，存在于一个疾病谱中[29]。目前，它们常被称为 PTEN 错构瘤综合征。

## 病理学

脂肪瘤由均一成熟的脂肪细胞组成，细胞核小、均一、偏心分布（图 117.11）。脂肪细胞呈小叶状排列，其间散在毛细血管，无有丝分裂象。脂肪瘤镜下表现可能与成熟脂肪组织难以鉴别。一些脂肪瘤中出

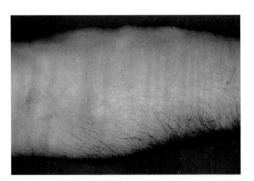

图 117.9　家族性多发性脂肪瘤病。前臂可见多个散在的脂肪瘤

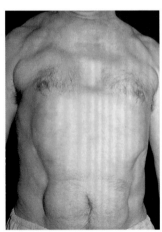

图 117.10　良性对称性脂肪瘤病（Madelung 病）。可见锁骨上区、侧胸壁和腹部的大块对称性脂肪沉积

**图 117.11 脂肪瘤（普通）。** 可见均一的成熟脂肪细胞，具有小而偏于一侧的细胞核

现具有空泡状核的细胞，须区别于成脂肪细胞。如果出现局灶性纤维组织或黏液样基质，则分别叫作纤维脂肪瘤和黏液性脂肪瘤。有时可发生软骨或骨化生。继发于创伤等的脂肪瘤可见局灶性脂肪坏死和（或）泡沫状巨噬细胞聚集。

## 鉴别诊断

临床上，无开口的表皮样囊肿最易被误诊为脂肪瘤，包括位于额头的额下肌脂肪瘤。超声检查可鉴别这两种病变（见图 117.1）。由于脂肪瘤在组织病理学上与正常脂肪组织难以区分，在部分患者中无法明确诊断。

## 治疗

小的单发性脂肪瘤可采用单纯切除治愈。较大的脂肪瘤切除后更易发生局部复发。大的皮损或系统性脂肪瘤可以采用脂肪抽吸治疗（见第 156 章）。

## 血管脂肪瘤

> **要点**
> ■ 质软的皮下结节，通常直径小于 2 cm。
> ■ 典型皮损位于青年人的前臂。
> ■ 较一般脂肪瘤更常出现疼痛。
> ■ 境界清楚的病灶，由成熟脂肪细胞与小的局灶性含血栓的血管混杂构成。

## 引言

血管脂肪瘤（angiolipoma）是一种由成熟脂肪和血管成分构成的良性皮下肿瘤。

## 流行病学

血管脂肪瘤患者常为 20 岁上下的青年人。约 5% 的患者具有家族史。

## 发病机制

血管脂肪瘤的发病机制不清楚。少数病例为家族性发病，提示有遗传方面的病因。与脂肪瘤、蛰伏脂肪瘤和其他脂肪肿瘤不同，血管脂肪瘤具有正常的核型。

## 临床特征

血管脂肪瘤在临床上与脂肪瘤表现相似，但其直径通常小于 2 cm，可伴疼痛。大约 2/3 的患者皮损位于前臂，躯干和上肢较少见。大约 2/3 的患者出现多发肿瘤[27]。

## 病理学

组织切片可见含有数量不等小血管的成熟脂肪组织（图 117.12）。血管内偶有纤维血栓。富含细胞的血管瘤组织中有大量梭形细胞是细胞变异型的特征。与脂肪瘤相比，肥大细胞更多，陈旧性损害中可含有纤维化区域。

## 鉴别诊断

临床上，血管脂肪瘤不能与其他良性脂肪肿瘤明确区分，尽管存在疼痛感提示血管脂肪瘤的诊断。组织病理学鉴别诊断包括普通脂肪瘤，对于确诊血管脂肪瘤来讲，目前没有明确规定其最少血管数量的标准。发现含血栓的血管可能对诊断血管脂肪瘤有帮助，因为其并不常见于脂肪瘤。血管或细胞成分丰富的血管脂肪瘤可能难以与 Kaposi 肉瘤、梭形细胞脂肪瘤、梭形细胞血管内皮瘤进行鉴别。

## 治疗

外科切除可将其治愈，到目前为止，没有恶性转化的报道。血管脂肪瘤比普通脂肪瘤界限更清楚，因

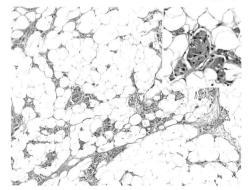

**图 117.12 血管脂肪瘤。** 成熟的脂肪与数量不等的小血管相混杂。血管中偶可见纤维蛋白血栓（插图）

而血管脂肪瘤更易切除干净。

## 梭形细胞 / 多形性脂肪瘤

### 要点

- 中老年男性上背部孤立的皮下结节。
- 有梭形细胞、成熟脂肪细胞和带状致密胶原的组织学三联表现。
- 多形性脂肪瘤还含有混杂的花环状细胞。

### 引言

梭形细胞脂肪瘤和多形性脂肪瘤（spindle cell and pleomorphic lipoma）是组织学上有特异性的肿瘤，由成熟脂肪组织、梭形细胞和带状致密胶原组成。多形性脂肪瘤中还可见特殊的多核细胞（花环状细胞）混杂其中。梭形细胞脂肪瘤和多形性脂肪瘤不仅普遍出现核型异常（见表 117.4），且有时肿瘤可具有中间类型组织病理学特征（介于典型的梭形细胞脂肪瘤和多形性脂肪瘤之间）。梭形细胞 / 多形性脂肪瘤通常发生在中老年男性的后颈部、上背部和肩部，其临床表现与其他脂肪来源肿瘤相似。

### 历史

梭形细胞脂肪瘤由 Enzinger 和 Harvey 于 1975 年首次描述[41]。

### 流行病学

尽管有妇女和青年男性发病的报道，但绝大多数梭形细胞脂肪瘤患者均为中老年男性[41]。

### 发病机制

梭形细胞脂肪瘤和多形性脂肪瘤的发生机制不清楚。仅有少部分病例呈家族性发病。梭形细胞脂肪瘤和多形性脂肪瘤中的梭形细胞可能是未分化的间叶细胞。13q 或 16q 的部分缺失或单体性是最常见的克隆染色体异常，但这如何导致肿瘤尚不清楚。

### 临床特征

梭形细胞 / 多形性脂肪瘤的典型临床表现为单发、缓慢生长、可移动的无痛性皮下结节，无表皮改变。最常见的部位是后颈部、上背部和肩部。也可见于其他部位，包括乳房、上呼吸道和消化道，眶周也有报道[27, 42]。多发性和家族性梭形细胞脂肪瘤少见。

### 病理学

组织病理学上，梭形细胞脂肪瘤的诊断需要三种成分的存在，三者占有不同比例，分别为：①成熟

的脂肪细胞；②小而均一的梭形细胞；③致密嗜酸性（"黏稠的"）胶原带[43]（图 117.13）。在部分肿瘤中，可见大小不等含有黏液的区域，但仍可见梭形细胞为主的区域；成熟脂肪细胞可能不多或缺失。梭形细胞具有淡染、均一的细胞核和苍白嗜酸性的"双极"胞质。其他可能的组织学特征包括丛状模式、栅栏状排列的细胞核、裂隙样间隙和大量肥大细胞。

多形性脂肪瘤的特征是可见成熟脂肪细胞与数量不等的特殊的多核细胞（"花环状细胞"），偶尔可见成脂肪细胞（图 117.14）。免疫组化显示梭形细胞脂肪瘤和多形性脂肪瘤的梭形细胞均为 CD34 阳性，偶尔 S-100 阳性。

### 鉴别诊断

临床上，梭形细胞脂肪瘤和多形性脂肪瘤与其他良性浅表脂肪组织肿瘤难以鉴别，最具特征性的是其发病部位。组织病理学表现具有特征性，但诊断以梭形细胞为主的肿瘤时可能会出现困难。此时，免疫表

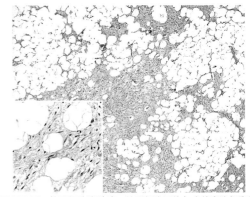

**图 117.13 梭形细胞脂肪瘤。** 梭形细胞团块与成熟脂肪细胞相混杂。梭形细胞小而均一、淡染，胞质少（插图）

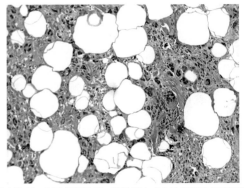

**图 117.14 多形性脂肪瘤。** 该肿瘤中有大量花环状多核细胞。有时仅见少量花环状多核细胞，大多数细胞为成熟脂肪细胞

型可能对诊断有帮助。结节性筋膜炎呈肌动蛋白阳性和 CD34 阴性。神经纤维瘤和神经鞘瘤也在鉴别诊断之列，但其 S-100 为阳性。

### 治疗

外科切除通常可治愈本病，在完整切除后很少复发。

### 蛰伏脂肪瘤

**同义名：** ■ 不成熟脂肪组织脂肪瘤（lipoma of immature adipose tissue）■ 胚胎脂肪的脂肪瘤（lipoma of embryonic fat）■ 胎儿脂肪瘤（fetal lipoma）

### 要点

- 来源于褐色脂肪组织的少见良性肿瘤。
- 除肿瘤通常更大，临床上与脂肪瘤难以鉴别。
- 最常见部位是肩胛间区、大腿、颈部和胸部。

### 引言

蛰伏脂肪瘤（hibernoma）是一种来源于褐色脂肪的良性肿瘤，少见。褐色脂肪在冬眠动物中起重要作用，也见于人类。褐色脂肪在胎儿期开始出现，直至儿童期。在儿童，褐色脂肪主要存在于肩胛间区、颈部、纵隔、腹前壁及一些腹膜内和腹膜后器官周围。褐色脂肪随年龄增加逐渐消失，在成人仅存在于颈部及肾、肾上腺、主动脉周围。褐色脂肪的主要功能为产热。

### 历史

该肿瘤于 1906 年由 Merkel[44] 描述为乳房假性脂肪瘤。Gery 在 1914 年首次将其命名为蛰伏脂肪瘤[45]。

### 流行病学

蛰伏脂肪瘤主要在成人发病。发生该肿瘤的个体较脂肪瘤患者更年轻，常发生于 30 多岁。一项包含对 170 例蛰伏脂肪瘤患者的病例系列中，其发病年龄为 2 ～ 75 岁，平均年龄 38 岁，其中包括 9 例儿童患者[46]。

### 发病机制

目前对蛰伏脂肪瘤的发病机制知之甚少。特征性的克隆性染色体异常包括 11q13 ～ 21 的结构性重排。

### 临床特征

蛰伏脂肪瘤是位于皮下组织的缓慢生长的肿瘤，偶可位于骨骼肌内。临床上与脂肪瘤难以区分，最常见的发病部位是躯干上部（肩胛间区、肩部、胸部）、颈部、四肢、腹腔和腹膜后。其直径可达 25 cm（平均大小为 10 cm）[5]。

### 病理学

在大体切面下，蛰伏脂肪瘤呈特征性的棕褐色至深红褐色。组织学上呈明显的分叶状。小叶周围间隔内血管丰富。蛰伏脂肪瘤常见特征性的褐色脂肪细胞，小的细胞核位于中央，周围为颗粒状、嗜酸性、多空泡的胞质（图 117.15），胞膜清晰。典型的蛰伏脂肪瘤细胞间混杂有数量不等的成熟脂肪细胞和苍白多空泡细胞。少数损害具有黏液样、脂肪瘤样或梭形细胞样改变[46-47]。脂肪细胞 CD31 染色阳性，有助于诊断（见表 117.1）。

### 鉴别诊断

除瘤体通常更大，蛰伏脂肪瘤在临床上无法与脂肪瘤区分。但其组织病理学表现具有特征性。

### 治疗

外科切除可将其治愈。一项包括 66 例患者的临床病理研究显示，在完整切除后均未复发[46]。

### 浅表脂肪瘤样痣

**同义名：** ■ Hoffman 与 Zurhelle 脂肪瘤样痣（nevus lipomatosis of Hoffman and Zurhelle）

### 要点

- 错构瘤损害在出生时就有，在 20 岁之前变得明显。
- 通常位于臀部和大腿上部，为群集的质软丘疹和结节。
- 组织病理学特征是真皮内存在成熟脂肪细胞。

### 引言

浅表脂肪瘤样痣（nevus lipomatosus superficialis）是一种结缔组织痣或错构瘤，临床表现以成群的柔软丘疹和结节为特征，最常发生于臀部和大腿上部。

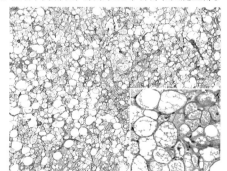

**图 117.15 蛰伏脂肪瘤。** 胞质丰富的大细胞不规则排列。插图示蛰伏脂肪瘤细胞的胞质从多空泡状到颗粒状（由于较多微小空泡）均可见

## 历史

浅表脂肪瘤样痣由 Hoffman 和 Zurhelle 于 1921 年首次描述。

## 流行病学

这种少见的错构瘤在出生时就有，在 20 岁之前变得明显。无性别差异。

## 发病机制

浅表脂肪瘤样痣发病机制不清。有人推测成熟脂肪细胞由真皮血管周围的前体细胞生成，并形成本病的镶嵌模式。

## 临床特征

浅表脂肪瘤样痣由柔软的成群丘疹和结节组成，常在出生时或在儿童期、青春期出现。也有报道初发于成人期。损害为柔软、黄色至皮色的丘疹和结节，成群分布，不超过中线，可以沿 Blaschko 线分布（图 117.16A）。单个损害可无蒂或有蒂，表面光滑或呈脑回状改变。骨盆带和大腿上部区域是最常见的发病部位。

## 病理学

典型的组织病理学特征为真皮内异位的成熟脂肪细胞（图 117.16B）。皮肤附属器未减少。

## 鉴别诊断

以单发、获得性的乳头状瘤为表现，组织中含有脂肪细胞，但真皮内无皮肤附属器，这是皮赘的一个亚型，称为脂肪纤维瘤，而非浅表脂肪瘤样痣。"Michelin 轮胎婴儿"患者中多余皮肤形成的先天性环状褶皱可有浅表脂肪瘤样痣的组织学表现（见表 97.6）[48]。在局灶性真皮发育不全（Goltz 综合征）中，真皮可完全被脂肪细胞替代，或者真皮显著变薄，皮肤附属器消失。临床上，聚合性神经纤维瘤可能误诊为浅表脂肪瘤样痣。

## 治疗

多数损害可以采用切除治疗。

## 成脂肪细胞瘤／成脂肪细胞瘤病

**同义名：** ■ 胚胎脂肪瘤（embryonic lipoma）

## 要点

- 主要见于儿童四肢的不成熟脂肪细胞构成的良性肿瘤。
- 局限型称为成脂肪细胞瘤，弥漫型称为成脂肪细胞瘤病。
- 组织病理学上无法与黏液样脂肪肉瘤区分。

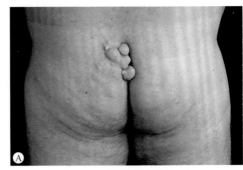

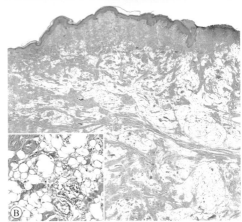

**图 117.16　浅表脂肪瘤样痣。** A. 这种错构瘤是以群集、柔软、带蒂的皮色肿瘤为特征。B. 组织病理学上，以成熟脂肪细胞杂乱地异位聚集于真皮中为特征

## 引言

这是一种脂肪瘤的少见亚型，为不成熟脂肪细胞的良性肿瘤，几乎均发生于儿童。如为局限性皮损，称为成脂肪细胞瘤（lipoblastoma），如呈弥漫性分布，称为成脂肪细胞瘤病（lipoblastomatosis）。

## 历史

成脂肪细胞瘤由 Vellios 等在 1958 年提出，当时他们报道了一例成脂肪细胞瘤病。

## 流行病学

成脂肪细胞瘤和成脂肪细胞瘤病是婴儿期肿瘤，偶尔也见于较大甚至十几岁的儿童，但大多数发生于 3 岁之前。也有先天性的病例报道。男孩发病率是女孩的 2 倍。

## 发病机制

成脂肪细胞瘤为不成熟白色脂肪细胞的肿瘤。连续切片可见到向成熟脂肪组织的过渡，该病几乎均于

婴儿期和儿童期发病，有认为本病可能代表残留的不成熟脂肪。但另一方面，染色体8q12重排的存在又支持克隆性增生的机制。

### 临床特征

成脂肪细胞瘤大多局限于皮下组织。四肢为主要发病部位，头颈部和躯干不常见。浅表损害与脂肪瘤临床表现相似，为缓慢生长、柔软、可移动、无痛性结节，直径为3～5 cm。

成脂肪细胞瘤病累及更深部的软组织，常弥漫性浸润至邻近的骨骼肌，可发生于纵隔、肠系膜和腹膜后。少数肿瘤重达1 kg。根据其发病部位，成脂肪细胞瘤病可导致局部阻塞或压迫症状。

### 病理学

大体上，成脂肪细胞瘤较普通脂肪瘤更灰白，具有黏液样质地。组织学上呈分叶状，基质常为黏液样，包含丛状血管网，由结缔组织间隔分为小叶状结构。深在性肿瘤常无分叶状结构，可呈弥漫性生长。成脂肪细胞瘤由不同成熟阶段的脂肪细胞组成，包括不成熟的星形和梭形间叶细胞、胞质中有一空泡将核挤压至细胞一侧的成脂肪细胞及小的成熟脂肪细胞。成脂肪细胞瘤细胞成分少，胞质淡染，缺乏有丝分裂活动。连续切片可显示其逐渐发展至成熟脂肪肿瘤的成熟过程。

### 鉴别诊断

组织病理学上，成脂肪细胞瘤和黏液样脂肪肉瘤无法区分。患者年龄和发病部位有助于临床上鉴别诊断。黏液样脂肪肉瘤几乎均发生于20岁之后，位于深部软组织而不是皮下组织。然而，儿童的不成熟脂肪肿瘤如果细胞成分多、无分叶状结构、出现有丝分裂象，则应考虑黏液样脂肪肉瘤。

### 治疗

成脂肪细胞瘤如完整切除，很少复发，自行消退的病例少见[49]。在14例成脂肪细胞瘤/成脂肪细胞瘤病患者中，有22%切除后复发[50]。广泛切除是成脂肪细胞瘤病的治疗选择。

## 脂肪肉瘤/不典型脂肪瘤样瘤

**同义名：** ■ 不典型脂肪瘤（atypical lipoma）

### 要点

■ 深部软组织肉瘤，很少只局限于皮肤。
■ 有5种主要的组织学亚型。从无转移潜能的局部

侵袭性肿瘤到转移播散风险较高的恶性肿瘤均可见。
■ 皮肤病变可能由深部病灶蔓延而来。

### 引言

脂肪肉瘤（liposarcoma）是仅次于恶性纤维组织细胞瘤的第二常见的软组织肉瘤。世界卫生组织（WHO）根据其预后、细胞遗传学、分子和流行病学差异将本病分为5种组织病理学亚型，各种亚型的生物学行为从无转移潜能的局部侵袭性生长到系统播散风险较高的高度恶性生长均可见。目前软组织病理学家对该肿瘤命名仍存在较多争议。一些专家倾向于将所有皮下组织的脂肪肉瘤命名为不典型脂肪瘤样瘤，因为这些肿瘤虽然复发，但不具有转移潜能[51-52]。其他专家则愿意保留脂肪肉瘤这一病名，因为无论发生于何处，这些肿瘤的组织学和细胞遗传学均相同，并且这些肿瘤有较小的发生去分化（dedifferentiation）的风险，使其具有转移潜能[53]。

### 流行病学

根据瑞典的一项研究，所有类型的脂肪肉瘤年发病率估计为2.5/1 000 000。本病平均发病年龄为50岁。罕见于10岁以上的儿童，几乎不会发生于10岁以下的儿童。

### 发病机制

脂肪肉瘤几乎都是在原先正常的组织中形成，而不在脂肪瘤基础上发生。特定的亚型之间具有不同的染色体异常（见表117.4）。高分化和去分化的脂肪肉瘤中，存在参与细胞周期调控的12q13～15区域的基因扩增（见图107.1），这种扩增可以通过荧光原位杂交（FISH）检测出来。在黏液样和圆形细胞脂肪肉瘤中，染色体12和16易位导致FUS-DDIT3融合癌蛋白的形成。

### 临床特征

脂肪肉瘤是原发于四肢和腹膜后深部软组织的肿瘤，下肢和臀部较上肢更易受累（图117.17）。在极少数情况下，脂肪肉瘤起源并局限于真皮或皮下组织[54-55]。原发性皮肤脂肪肉瘤为圆顶形、息肉样，直径为1～20 cm[55]。如果脂肪肉瘤存在于皮下组织，常由其下方深层软组织肉瘤直接蔓延而来。

局限于真皮和皮下组织的肿瘤可复发，但并不转移或致死。深部软组织和腹膜后的脂肪肉瘤为恶性肿瘤，可复发、转移，具有致死性。预后与发病部位、

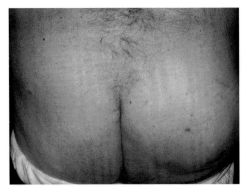

图 117.17　脂肪肉瘤。注意右臀部的大肿块（Courtesy, Ronald P Rapini, MD.）

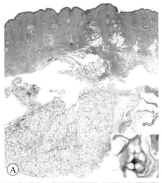

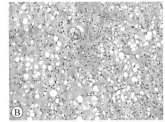

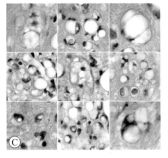

图 117.18　不典型脂肪瘤样瘤与未分化脂肪肉瘤的比较。A. 在不典型脂肪瘤样瘤中，不规则聚集的细胞成分多的脂肪组织被认为是成脂肪细胞。成脂肪细胞是未成熟的脂肪细胞，具有深染的细胞核，胞质内脂肪空泡将其挤压成扇形（插图）。以上现象是诊断不典型脂肪瘤样瘤或脂肪肉瘤必不可少的条件。B. 在该未分化脂肪肉瘤中，脂肪细胞和成脂肪细胞散在分布于胶原基质中，未形成分化良好的结构。C. 拼图示成脂肪细胞具有形态多样性

分化程度和组织病理学亚型相关。

### 病理学

存在成脂肪细胞为诊断脂肪肉瘤的必备条件。成脂肪细胞是不成熟的脂肪细胞，以被胞质内脂肪空泡挤压成锯齿状或扇贝状的浓染细胞核为特点（图117.18）。成脂肪细胞对脂肪肉瘤来说不具特异性，也可见于成脂肪细胞瘤和多形性脂肪瘤，或可非常类似于脂肪坏死或脂肪萎缩中的组织细胞，因此须看到成脂肪细胞存在于相应的组织病理学背景中。

不同亚型脂肪肉瘤的组织病理学表现具有较大差异（图 117.19A 和 B）。**高分化**的脂肪肉瘤（不典型脂肪瘤样瘤）由含数量不等的成脂肪细胞的成熟脂肪和具有浓染细胞核的细胞组成。**黏液样**脂肪肉瘤类似于不成熟的脂肪，小而均一、淡染的梭形细胞与丛状的血管位于黏液样基质中，组织学上与成脂肪细胞瘤难以区分。在细胞成分多的区域，黏液样脂肪肉瘤合并**圆形细胞**脂肪肉瘤的特点是可见成片原始圆形细胞。几种分类系统认为圆形细胞脂肪肉瘤为黏液样脂肪肉瘤谱系的一部分。**多形性**脂肪肉瘤是最少见的亚型，其细胞核存在极度多形性，类似于恶性纤维组织细胞瘤[56-57]。**去分化**的脂肪肉瘤是一种双相肿瘤，由高分化的脂肪肉瘤 / 不典型脂肪瘤样瘤和未分化的区域构成。

鉴于分子学发现与脂肪肉瘤亚型的相关性（见表117.4），染色体分析、免疫组化（CDK4、MDM2、亲脂素）[57a] 和 FISH（CDK4、MDM2）有助于诊断和分型（图 117.19C）。

### 鉴别诊断

皮下组织的脂肪肉瘤非常少见，仅在排除了组织学相似的疾病、转移或深部软组织肉瘤的直接蔓延后

才可诊断。

此外，本病须与梭形细胞 / 多形性脂肪瘤鉴别，这是常发生在老年人上背部和颈后的良性脂肪瘤样肿瘤，以混杂于成熟脂肪细胞中的数量不等的花环状细胞为特征，其中偶尔可见成脂肪细胞。

黏液样脂肪肉瘤与成脂肪细胞瘤和成脂肪细胞瘤病在组织学上难以区分，其鉴别诊断依赖于临床特征和上述在"成脂肪细胞瘤"部分中讨论的要点。值得注意的是，硅化物肉芽肿偶尔会出现与脂肪肉瘤相似的组织学改变。

### 治疗

广泛切除是治疗选择。局限于真皮和皮下组织的肿瘤可以由皮肤科医生来治疗。然而，多数脂肪肉瘤可能需要软组织肿瘤外科医生来治疗。呈多结节生长模式或延伸至肌肉和筋膜层的脂肪肉瘤并不少见，切

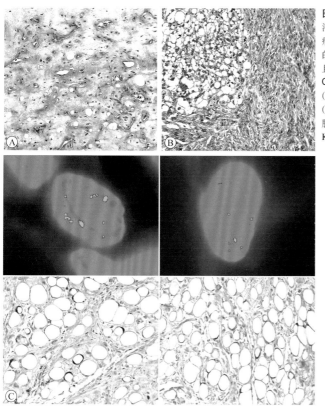

图 117.19 　脂肪肉瘤的各种组织病理学特征。A. 黏液样脂肪肉瘤。若无临床信息，该肿瘤与成脂肪细胞瘤难以鉴别。淡染的梭形细胞出现于具有丛状血管的黏液样基质中。B. 多形性脂肪肉瘤，其为未分化且细胞成分丰富的肿瘤。成脂肪细胞可能很难找到。C. 通过荧光原位杂交（FISH，上图）证实 MDM2（左图）和 CDK4（右图）扩增以及通过免疫组化（下图）证实蛋白质表达增加有助于诊断高分化的脂肪肉瘤（不典型脂肪瘤样瘤）（C，Courtesy，Heinz Kutzner，MD.）

除方案须借助 MRI 和其他放射影像学技术进行精心设计。

# 软骨肿瘤

## 骨外软骨瘤

**同义名：** ■ 软组织软骨瘤（chondroma of soft parts）

### 要点

■ 成熟软骨的良性肿瘤，少见。
■ 最常位于手足小关节附近。

### 引言

　　软骨出现于皮肤中可为化生的结果、可为软骨样汗管瘤的成分或骨外软骨瘤的独特成分。从定义上看，骨外软骨瘤（extraskeletal chondroma）并不与骨组织相连，而发生于滑膜腔以外。除了两个临床病例系列外，大多数骨外软骨瘤为散发的病例报道[58-59]。

### 流行病学

　　骨外软骨瘤是发生于儿童和成人的少见肿瘤，大多数患者发病年龄超过 30 岁。

### 临床特征

　　骨外软骨瘤表现为手足部的单发、无痛性结节，最常见于手指，生长缓慢，常与韧带相连。其他少见的发病部位包括躯干、头颈部、口咽部和喉部。

### 病理学

　　大体上观察，软骨瘤边界清楚，常呈分叶状。多数小于 2 cm，但皮损也可更大。组织病理学上，由透明软骨组成，可混杂有多少不等的纤维组织和黏液样基质。软骨可以仅构成肿瘤的一小部分。钙化常见，瘤细胞 S100 染色阳性。

### 鉴别诊断

　　滑膜软骨瘤病由多个分散的骨软骨结节组成，易累及大关节，如膝、髋和肘关节。组织学上软骨瘤与 I 级软骨肉瘤或黏液样软骨肉瘤鉴别困难，但软骨肉瘤很少累及手足，且与骨和软骨组织相连续。

## 治疗

局部切除可将其治愈。多达 20% 的骨外软骨瘤可复发。

## 致谢

感谢已故的 Sabine Kohler 博士对本章前一版的贡献。

[ 俞婉婷 ( 杭州市第三人民医院 ) 译　姜祎群校　孙建方审 ]

# 参考文献

1. Newman PL, Fletcher CD. Smooth muscle tumours of the external genitalia: clinicopathological analysis of a series. Histopathology 1991;18:523–9.
2. Stout AP. Solitary cutaneous and subcutaneous leiomyoma. Am J Cancer 1937;29:435–69.
3. Orellana-Diaz O, Hernandez-Perez E. Leiomyoma cutis and leiomyosarcoma: a 10-year study and a short review. J Dermatol Surg Oncol 1983;9:283–7.
4. Fletcher CDM. Soft tissue tumors. In: Fletcher CDM, editor. Diagnostic Histopathology of Tumors. 3rd ed. Philadelphia: Churchill Livingstone; 2007. p. 1527–93.
5. Badeloe S, Frank J. Clinical and molecular genetic aspects of hereditary multiple cutaneous leiomyomatosis. Eur J Dermatol 2009;19:545–51.
5a. Muller M, Ferlicot S, Guillaud-Bataille M, et al. Reassessing the clinical spectrum associated with Hereditary Leiomyomatosis and Renal Cell Carcinoma syndrome in French FH mutation carriers. Clin Genet 2017;doi:10.1111/cge.13014.
6. Raj S, Calonje E, Kraus M, et al. Cutaneous pilar leiomyoma: clinicopathologic analysis of 53 lesions in 45 patients. Am J Dermatopathol 1997;19:2–9.
7. Mahalingam M, Goldberg LJ. Atypical pilar leiomyoma: cutaneous counterpart of uterine symplastic leiomyoma? Am J Dermatopathol 2001;23:299–303.
8. Llamas-Velasco M, Requena L, Kutzner H, et al. Fumarate hydratase immunohistochemical staining may help to identify patients with multiple cutaneous and uterine leiomyomatosis (MCUL) and hereditary leiomyomatosis and renal cell cancer (HLRCC) syndrome. J Cutan Pathol 2014;41:859–65.
9. Reyes C, Karamurzin Y, Frizzell N, et al. Uterine smooth muscle tumors with features suggesting fumarate hydratase aberration: detailed morphologic analysis and correlation with S-(2-succino)-cysteine immunohistochemistry. Mod Pathol 2014;27:1020–7.
10. McGinley KM, Bryant S, Kattine AA, et al. Cutaneous leiomyomas lack estrogen and progesterone receptor immunoreactivity. J Cutan Pathol 1997;24:241–5.
11. Thompson JA Jr. Therapy for painful cutaneous leiomyomas. J Am Acad Dermatol 1985;13:865–7.
12. Christenson LJ, Smith K, Arpey CJ. Treatment of multiple cutaneous leiomyomas with CO2 laser ablation. Dermatol Surg 2000;26:319–22.
13. Svarvar C, Bohling T, Berlin O, et al. Clinical course of nonvisceral soft tissue leiomyosarcoma in 225 patients from the Scandinavian Sarcoma Group. Cancer 2007;109:282–91.
14. Hornick JL, Fletcher CD. Criteria for malignancy in nonvisceral smooth muscle tumors. Ann Diagn Pathol 2003;7:60–6.
15. Fields JP, Helwig EB. Leiomyosarcoma of the skin and subcutaneous tissue. Cancer 1981;47:156–69.
16. Bernstein SC, Roenigk RK. Leiomyosarcoma of the skin. Treatment of 34 cases. Dermatol Surg 1996;22:631–5.
17. Weiss SW, Goldblum JR. Leiomyosarcoma. In: Weiss SW, editor. Soft Tissue Tumors. 4th ed. St Louis: Mosby; 2001. p. 727–48.
18. Massi D, Franchi A, Alos L, et al. Primary cutaneous leiomyosarcoma: clinicopathological analysis of 36 cases. Histopathology 2010;56:251–62.
19. Kaddu S, Beham A, Cerroni L, et al. Cutaneous leiomyosarcoma. Am J Surg Pathol 1997;21:979–87.
20. Suster S. Epithelioid leiomyosarcoma of the skin and subcutaneous tissue. Clinicopathologic, immunohistochemical, and ultrastructural study of five cases. Am J Surg Pathol 1994;18:232–40.
21. Brenn T. Pleomorphic dermal neoplasms: a review. Adv Anat Pathol 2014;21:108–30.
22. Kempson RL, Fletcher CDM, Evans HL, et al. Smooth muscle tumors. In: Rosai J, Sobin LH, editors. Tumors of Soft Tissues. Washington, DC: Armed Forces Institute of Pathology; 2001. p. 239–56.
23. Kraft S, Fletcher CD. Atypical intradermal smooth muscle neoplasm: clinicopathologic analysis of 84 cases and a reappraisal of cutaneous "leiomyosarcoma." Am J Surg Pathol 2011;35:599–607.
24. Stokes JH. Nevus pilaris with hyperplasia of no-striated muscle. Arch Dermatol Syph 1923;7:479–81.
25. Glover MT, Malone M, Atherton DJ. Michelin-tire baby syndrome resulting from diffuse smooth muscle hamartoma. Pediatr Dermatol 1989;6:329–31.
26. Nanni CA, Alster TS. Treatment of a Becker's nevus using a 694-nm long-pulsed ruby laser. Dermatol Surg 1998;24:1032–4.
27. Weiss SW, Goldblum JR. Benign lipomatous tumors. In: Weiss SW, editor. Soft Tissue Tumors. 4th ed. St. Louis: Mosby; 2001. p. 571–639.
28. Karademir M, Kocak M, Usal A, et al. A case of infiltrating lipomatosis with diffuse, symmetrical distribution. Br J Clin Pract 1990;44:728–30.
29. Klein JA, Barr RJ. Diffuse lipomatosis and tuberous sclerosis. Arch Dermatol 1986;122:1298–302.
30. Kindblom LG, Moller-Nielsen J. Diffuse lipomatosis in the leg after poliomyelitis. Acta Pathol Microbiol Scand [A] 1975;83:339–44.
31. Klein FA, Smith MJ, Kasenetz I. Pelvic lipomatosis: 35-year experience. J Urol 1988;139:998–1001.
32. Leffell DJ, Braverman IM. Familial multiple lipomatosis. Report of a case and a review of the literature. J Am Acad Dermatol 1986;15:275–9.
33. Biesecker LG, Happle R, Mulliken JB, et al. Proteus syndrome: diagnostic criteria, differential diagnosis, and patient evaluation. Am J Med Genet 1999;84:389–95.
34. Biesecker LG. The multifaceted challenges of Proteus syndrome. JAMA 2001;285:2240–3.
35. Zhou X, Hampel H, Thiele H, et al. Association of germline mutation in the PTEN tumour suppressor gene and Proteus and Proteus-like syndromes. Lancet 2001;358:210–11.
36. Enzi G. Multiple symmetric lipomatosis: an updated clinical report. Medicine (Baltimore) 1984;63:56–64.
37. Ruzicka T, Vieluf D, Landthaler M, et al. Benign symmetric lipomatosis Launois-Bensaude. Report of ten cases and review of the literature. J Am Acad Dermatol 1987;17:663–74.
38. Reece PH, Wyatt M, O'Flynn P. Dercum's disease (adiposis dolorosa). J Laryngol Otol 1999;113:174–6.
39. Bannayan GA. Lipomatosis, angiomatosis, and macrencephalia. A previously undescribed congenital syndrome. Arch Pathol 1971;92:1–5.
40. Wanner M, Celebi JT, Peacocke M. Identification of a PTEN mutation in a family with Cowden syndrome and Bannayan-Zonana syndrome. J Am Acad Dermatol 2001;44:183–7.
41. Enzinger FM, Harvey DA. Spindle cell lipoma. Cancer 1975;36:1852–9.
42. Creytens D, van Gorp J, Savola S, et al. Atypical spindle cell lipoma: a clinicopathologic, immunohistochemical, and molecular study emphasizing its relationship to classical spindle cell lipoma. Virchows Arch 2014;465:97–108.
43. Kempson RL, Fletcher CDM, Evans HJ, et al. Lipomatous tumors. In: Rosai J, Sobin LH, editors. Tumors of Soft Tissues. Washington, DC: Armed Forces Institute of Pathology; 2001. p. 187–238.
44. Merkel H. On a pseudolipoma of the breast (peculiar fat tumor). Beitr Pathol Anat 1906;39:152–7.
45. Gery L. Discussions. Bull Mem Soc Anat (Paris) 1914;111–12.
46. Furlong MA, Fanburg-Smith JC, Miettinen M. The morphologic spectrum of hibernoma: a clinicopathologic study of 170 cases. Am J Surg Pathol 2001;25:809–14.
47. Moretti VM, Brooks JS, Lackman RD. Spindle-cell hibernoma: a clinicopathologic comparison of this new variant. Orthopedics 2010;33:52–5.
48. Ross CM. Generalized folded skin with an underlying lipomatous nevus. "The Michelin Tire baby." Arch Dermatol 1969;100:320–3.
49. Mognato G, Cecchetto G, Carli M, et al. Is surgical treatment of lipoblastoma always necessary? J Pediatr Surg 2000;35:1511–13.
50. Mentzel T, Calonje E, Fletcher CD. Lipoblastoma and lipoblastomatosis: a clinicopathological study of 14 cases. Histopathology 1993;23:527–33.
51. Azumi N, Curtis J, Kempson RL, et al. Atypical and malignant neoplasms showing lipomatous differentiation. A study of 111 cases. Am J Surg Pathol 1987;11:161–83.
52. Evans HL, Soule EH, Winkelmann RK. Atypical lipoma, atypical intramuscular lipoma, and well differentiated retroperitoneal liposarcoma: a reappraisal of 30 cases formerly classified as well differentiated liposarcoma. Cancer 1979;43:574–84.
53. Weiss SW, Rao VK. Well-differentiated liposarcoma (atypical lipoma) of deep soft tissue of the extremities, retroperitoneum, and miscellaneous sites. A follow-up study of 92 cases with analysis of the incidence of "dedifferentiation". Am J Surg Pathol 1992;16:1051–8.
54. Yoshikawa H, Ueda T, Mori S, et al. Dedifferentiated liposarcoma of the subcutis. Am J Surg Pathol 1996;20:1525–30.
55. Dei Tos AP, Mentzel T, Fletcher CD. Primary liposarcoma of the skin: a rare neoplasm with unusual high grade features. Am J Dermatopathol 1998;20:332–8.
56. Gardner JM, Dandekar M, Thomas D, et al. Cutaneous and subcutaneous pleomorphic liposarcoma: a clinicopathologic study of 29 cases with evaluation of MDM2 gene amplification in 26. Am J Surg Pathol 2012;36:1047–51.
57. Al-Zaid T, Frieling G, Rosenthal S. Dermal pleomorphic liposarcoma resembling pleomorphic fibroma: report of a case and review of the literature. J Cutan Pathol 2013;40:734–9.
57a. Ramírez-Bellver JL, López J, Macías E, et al. Primary dermal pleomorphic liposarcoma: utility of adipophilin and MDM2/CDK4 immunostainings. J Cutan Pathol 2017;44:283–8.
58. Dahlin DC, Salvador AH. Cartilaginous tumors of the soft tissues of the hands and feet. Mayo Clin Proc 1974;49:721–6.
59. Chung EB, Enzinger FM. Chondroma of soft parts. Cancer 1978;41:1414–24.

# 第118章　肥大细胞增多症

*Michael D. Tharp*、*Bryan D. Sofen*

## 要点

- 肥大细胞增多症从新生儿到成人均可发病，可仅累及皮肤（多为儿童，部分是成人），也可累及多器官，如骨髓、肝、脾和（或）淋巴结（主要是成人）。
- 儿童更易发病，常表现为一个或多个褐色至棕色丘疹或斑块（色素性荨麻疹），通常于青春期消退。
- 肥大细胞瘤是较厚的斑块或结节，多见于儿童。
- 成人患者可没有皮损，也可出现小的红棕色斑疹或丘疹，常迁延一生。
- 摩擦肥大细胞增多症的皮损常引起荨麻疹样改变（Darier 征），这种现象在儿童中更常见，原因是皮损内肥大细胞的密度较高。
- 大部分成人和约 40% 的儿童患者中存在 *KIT* 基因密码子 816 的活化突变。儿童患者中 *KIT* 基因的胞外区域突变也比较常见。
- 患者常出现肥大细胞介质释放引起的症状，如瘙痒、潮红、头痛、腹痛、腹泻、晕厥。
- 治疗以控制症状为主。

## 引言

肥大细胞增多症（mastocytosis）或肥大细胞病是指表型正常的肥大细胞在皮肤、骨髓和其他器官中增生，从而出现的一组谱系疾病。尽管肥大细胞增多症发病机制的研究取得了一定的进展，但儿童期发病和成人期发病患者之间的临床表现和病程的差异仍需进一步探讨（图 118.1）。儿童期肥大细胞增多症预后较好，50% ～ 70% 的患者在青春期可缓解。相反，成人期发病者多为慢性病程，常有皮肤外器官受累和系统症状[1]。目前肥大细胞增多症的治疗主要是抑制肥大细胞介质释放引起的症状[2,3]，部分患者对酪氨酸激酶抑制剂，如伊马替尼短期反应良好。减少肿瘤细胞的治疗（如克拉立滨）主要用于系统受累的进展期患者[4-9]。

## 历史

肥大细胞增多症由 Nettleship 和 Tay 首先报道，他们报道了一名 2 岁的女孩，患有色素沉着性丘疹并可自发出现荨麻疹[10]。8 年后，Paul Ehrlich 于 1877 年正式发现肥大细胞。次年，Sangster 建议将本病命名为"色素性荨麻疹"[11]。Unna 第一个阐述了肥大细胞增多症的皮疹与肥大细胞有关。

## 流行病学

可出生即有，或在任何时期发生，包括成人后期。儿童期发病的定义为青春期前发病。在一组儿童病例（101 例）中，6 月龄和 2 岁时出现皮肤肥大细胞增多症的比例分别为 73% 和 97%[12]。成人期发病的患者，症状常出现在 20 ～ 40 岁[13]。肥大细胞增多症无性别和种族差异[14]。

虽然大部分患者无家族史，但有 70 多例家族发病的报道，包括至少 15 对单卵孪生的患者，但也有单卵孪生子发病不一致的报道。有一家系中三代发病的报道[15]。

## 发病机制

肥大细胞起源于骨髓中多潜能的 CD34$^+$ 前体细胞，其在外周循环中表现为无颗粒的单核样细胞，迁移到组织后，这些不成熟的肥大细胞出现典型的颗粒结构（见第 18 章）。循环中的前体肥大细胞表达 CD34、酪氨酸激酶受体 KIT（CD117）和 IgG 受体（FcγR II），但不表达高亲和力的 IgE 受体（FcεR I）[16]。KIT 受体在肥大细胞、黑素细胞、原始造血干细胞、原始生殖细胞和 Cajal 间质细胞中均表达。通过配体（干细胞因子，SCF）活化的 KIT 促进肥大细胞生长和成熟，通过抑制凋亡，延长细胞寿命。SCF 以膜结合和可溶形式存在，两种形式均可活化 KIT[15]。干细胞因子由骨髓基质细胞、成纤维细胞、角质形成细胞，内皮细胞、生殖系统的 Sertoli 细胞和颗粒细胞产生。体外培养外周血中的前体肥大细胞在 SCF 和其他细胞因子（例如白介素 3、4、6、9）作用下，会出现 KIT$^+$/CD34$^-$/

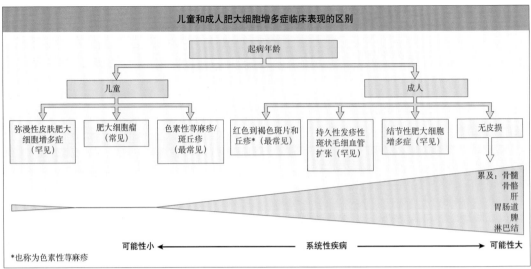

**图 118.1　儿童和成人肥大细胞增多症临床表现的区别。**基于 WHO 分类（见表 118.1 和 118.2），皮肤肥大细胞增多症患者大部分是儿童，部分为成人。惰性系统性肥大细胞增多症和焖燃性系统性肥大细胞增多症患者常有皮损，而系统性肥大细胞增多症伴发相关克隆性非肥大细胞系血液病（SM-AHNMD）患者、侵袭性肥大细胞增多症患者或肥大细胞白血病患者可能没有皮损。持久性发疹性斑状毛细血管扩张（TMEP）的儿童患者很少。总体来说，儿童患者病程更趋良性，其皮损和皮肤外受累常自发消退

FcγRⅡ⁻/FcεRⅠ⁺的表型，并在细胞质内形成特征性的颗粒，就像组织中成熟的肥大细胞一样[16-17]。

KIT 结构和活性的改变是肥大细胞增多症发病机制的关键环节。KIT 基因密码子 816 的体细胞活化突变是散发性患者最常见的基因异常，其结果为缬氨酸（V，即 D816V）或其他氨基酸代替天冬氨酸（D）（图 118.2）。这些突变导致受体出现不依赖配体的结构性激活。其他少见的活化突变和罕见的失活性突变已在儿童和成人患者中发现（见图 118.2）[18-20]。另外，罕见的种系突变病例也有报道[21-22]。

一项对 50 例儿童（0～16 岁）皮肤肥大细胞增多症（大部分是色素性荨麻疹）患者的研究中，对皮肤活检标本检测了整个 KIT 基因序列，42% 的患者有 KIT 密码子 816 突变，44% 的患者有其他位点的活化突变[19]。这些结果使我们对儿童期发病的患者出现疾病自发缓解的原因有了新的认识。

在表达活化的人 KIT（D816V）的肥大细胞转基因鼠模型中，28 只中有 8 只出现肥大细胞增多症的临床表现，从惰性肥大细胞增多症到侵袭性肥大细胞瘤均可见到[23]。这种临床表型的不同，以及一些患者及家系中缺乏 KIT 突变的事实，说明本病还有其他的致病因素。事实上，在一些进展期的系统性肥大细胞增多症成人患者中，除了 KIT，在多个基因，如 TET2、ASXL1、JAK2、

SRSF2、RUNX1 和 CBL 中都检出体细胞突变，这些基因分别编码 Tet 甲基胞嘧啶双氧酶 2、性梳样蛋白 1、转

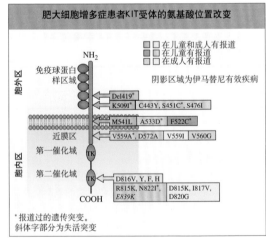

**图 118.2　儿童和成人肥大细胞增多症患者 KIT 受体的氨基酸位置改变（由于 KIT 突变）。**例如，D816V 指由于密码子 816 突变，缬氨酸（V）取代了天冬氨酸（D）。浆膜结合的 KIT 受体包含三个区域：①胞外区[5 个免疫球蛋白样重复（橘色）]；②跨膜区；③胞内区[2 个酪氨酸激酶区域（绿色）]。最常见的活化突变区域位于 17 号外显子，包含密码子 816，其突变导致该受体的组成性配体非依赖性激活。TK，酪氨酸激酶区域（一个结合 ATP，另一个具有磷酸转移酶活性）

录调节物、Janus 激酶 2、富含丝氨酸和精氨酸的剪接因子 2、牛相关的转录因子 1 和 *Cbl* 原癌基因[24-25]。

## 临床特征

### 体征和症状

许多儿童和成人患者几乎没有症状，偶尔可表现为瘙痒、潮红、腹痛、腹泻、心悸、眩晕、晕厥，这是由肥大细胞分泌的介质，如组胺、类花生酸和细胞因子引起的不同生理学效应（图 118.3）。通常没有肺部症状。如果发生发热、盗汗、乏力、体重下降、骨痛、上腹部不适和精神问题（认知混乱），常提示有皮肤外器官受累。偶尔有因大量肥大细胞介质释放导致儿童和成人死亡的报道。

运动、受热或皮损受到局部创伤可加剧患者的症状。另外，酒精、麻醉药、水杨酸盐类和其他非甾体抗炎药（NSAID）、多黏菌素 B 及抗胆碱能药物均会激发肥大细胞介质释放。一些系统使用的麻醉剂可引起过敏反应（见下文）。

### 皮损

儿童期发病的患者多有皮肤受累，有三种主要临床表现：①皮损单发或较少（3 个或以上），称作肥大细胞瘤，见于 15%～50% 的患者；②多发皮损（数目少于 10 个到多于 100 个），称作色素性荨麻疹（UP）或斑丘疹性肥大细胞增多症，见于 45%～75% 的患者；③不到 5%～10% 的患者呈现弥漫性皮损[12-13]。肥大细胞瘤常表现为黄褐色或黄色、黄褐色到棕色的结节或斑块，可能仅稍高出皮面，呈皮革样（图 118.4）。这些皮损可以是先天出现或在婴儿期出现，好发于肢端[26]。

儿童多发皮损主要有两种变异型：其一，单形性、黄褐色到棕色的小斑点或丘疹，类似于成人的典型皮损（见下文）；其二，多形性、黄褐色到棕色的较大的斑块或结节，可能混杂有小皮损（图 118.5）。多发皮损好发于躯干，少见于面中部和掌跖。较大的多形性皮损主要见于儿童，发病较早（如婴儿期），多自然消退[27]。

弥漫性肥大细胞增多症在出生后数月内发病，表现为皮肤增厚，皮革样改变，伴有弥漫性分布、程度不一的色素沉着（图 118.6），常自发消退，而系统受累较为少见[28]。该型是皮肤弥漫性受累，而不是单个皮损的融合。儿童肥大细胞增多症少见的表现包括边界不清的黄褐色或毛细血管扩张的斑片，坚实的棕色小结节，微黄色斑片基础上出现柔软的丘疹（类似黄瘤的肥大细胞增多症）。

荨麻疹发作后出现水疱在婴幼儿肥大细胞增多症中常见，特别是皮损较大、肥厚或弥漫性分布的患者，

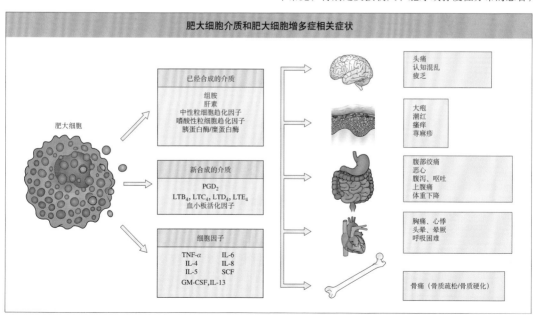

**肥大细胞介质和肥大细胞增多症相关症状**

肥大细胞

**已经合成的介质**
组胺
肝素
中性粒细胞趋化因子
嗜酸性粒细胞趋化因子
胰蛋白酶/糜蛋白酶

**新合成的介质**
$PGD_2$
$LTB_4$, $LTC_4$, $LTD_4$, $LTE_4$
血小板活化因子

**细胞因子**
TNF-α　IL-6
IL-4　IL-8
IL-5　SCF
GM-CSF, IL-13

头痛
认知混乱
疲乏

大疱
潮红
瘙痒
荨麻疹

腹部绞痛
恶心
腹泻、呕吐
上腹痛
体重下降

胸痛、心悸
头晕、晕厥
呼吸困难

骨痛（骨质疏松/骨质硬化）

图 118.3　肥大细胞介质和肥大细胞增多症相关症状。GM-CSF，粒细胞-巨噬细胞集落刺激因子；IL，白介素；LT，白三烯类；$PGD_2$，前列腺素 $D_2$；SCF，干细胞因子；TNF，肿瘤坏死因子

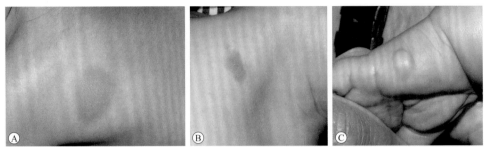

图 118.4 幼儿孤立性肥大细胞瘤。褐色（A）和红褐色（B）表面皮革样的斑块。C. 手腕部微黄色结节上荨麻疹形成导致的肿胀和轻微的红斑（A，Courtesy，Antonio Torrelo，MD；B，C，Courtesy，Julie V Schaffer，MD.）

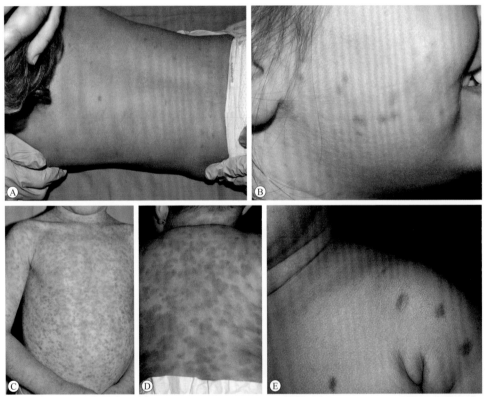

图 118.5 儿童皮肤肥大细胞增多症患者的多发皮损（色素性荨麻疹）。患者可表现为不同数量、大小的丘疹，可以散发（A）、簇集分布（B）或几乎融合（C），也可主要表现为斑块（D）或丘疹结节（E）。就像孤立性皮损，不同的皮损色素沉着的程度差别较大（A，C，Courtesy，Antonio Torrelo，MD；B，D，Courtesy，Julie V Schaffer，MD.）

后者常表现为广泛的水疱、糜烂（见图 118.6，见第 34 章）。水疱形成是由肥大细胞丝氨酸蛋白酶的释放引起，3～5 岁后水疱形成的趋势缓解。

成人期发病患者最常见的皮损是单形性、红褐色到棕色的小斑点和小丘疹（＜1 cm）（图 118.7），在 I 型皮肤的患者，皮损可呈现粉色到红色。皮损多见于躯干、四肢近端，少见于面部、四肢远端或掌跖部。个别皮损可能消退，但皮损总数通常随着时间的延长而增多。仔细检查可见不同程度的色素沉着和轻度毛细血管扩张。这些皮损多见于惰性系统性肥大细胞增多症（见下文）。

分化良好系统性肥大细胞增多症的特征性皮损

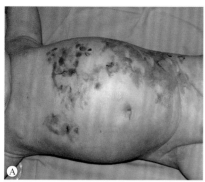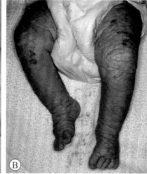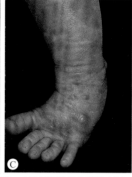

图 118.6 **儿童弥漫性皮肤肥大细胞增多症患者出现的水疱。**弥漫性浸润性皮损、多发的糜烂，皮肤呈轻微的皮革样（A）或显著的皮革样改变（B）。患者皮肤外观类似猪皮。C.斑块上出现自发性水疱（A，Courtesy，Antonio Torrelo，MD.）

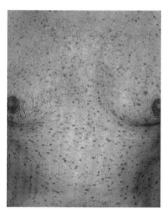

图 118.7 **成人肥大细胞增多症——典型的红棕色斑疹和丘疹**

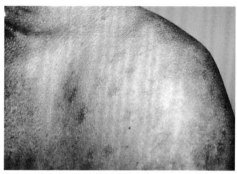

图 118.8 **持久性发疹性斑状毛细血管扩张。**由扩张的毛细血管组成的多发性皮损

相对少见，表现为黄褐色到红棕色的结节或丘疹结节（见下文）。该型女性多见，常常是儿童肥大细胞增多症的延续，*KIT* 密码子 816 突变较少见[29-30]。严重的浸润性肥大细胞增多症常出现弥漫性皮肤增厚，尤其是屈侧部位，面部受累常表现为狮面。成人皮肤肥大细胞增多症的一种罕见类型是持久性发疹性斑状毛细血管扩张（telangiectasia maculariseruptiveperstans，TMEP），特征性表现为伴有毛细血管扩张的斑点和斑片，而没有明显的色素沉着（图 118.8）。肥大细胞瘤在成人极罕见。

击打或摩擦皮损引起荨麻疹样风团（Darier 征）是肥大细胞介质释放所致，可提示本病诊断（图118.9）。Darier 征常见于儿童患者，尤其是结节性皮损，可伴有系统症状。在成人皮损中，Darier 征表现轻微，在 TMEP 中几乎观察不到。这种差异说明在肥大细胞瘤和儿童色素性荨麻疹皮损中，肥大细胞的密度高于成人发病的肥大细胞增多症患者[31]。儿童患者正常皮肤可出现皮肤划痕症，而在成人患者中很少见。

## 系统表现

骨骼病变在成人患者中常见，儿童患者几乎不发生[26]。在一项对 142 例成人患者的研究中，40% 有骨骼受累，在儿童期起病和成人期起病的患者中发生率大致相同[32]。骨受累可表现为高密度或低密度病变，或两者皆有。颅骨、脊柱和骨盆最常累及。在一项早期对 58 例成人系统性肥大细胞增多症患者的研究中，57% 的患者有弥漫性骨受累，2% 是局灶性损害。弥漫性骨损害最常表现为骨质脱钙，其次是骨质硬化和骨质硬化与骨质疏松的混合性损害[33]。患者可有骨痛。

成人患者行非脱钙的髂嵴活检，可显示肥大细胞数量增多、骨皮质增加和骨小梁转化增多。这些发现引发了肥大细胞及其介质与骨改变直接相关的猜想。例如，肥大细胞衍生的肝素和干细胞因子通过刺激破骨活动促进骨质疏松。破骨细胞表面可表达 KIT，可被干细胞因子活化。肥大细胞组胺也可以通过活化成纤维细胞促进骨硬化，肥大细胞衍生的 IL-6 诱导骨再吸收和纤维化活动[34-36]。

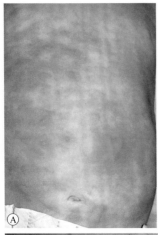

图 118.9 肥大细胞增多症的 Darier 征。A. 表现为弥漫性皮肤受累的儿童患者。B. 呈现斑片和丘疹的成人患者（A, Courtesy, Julie V Schaffer, MD；B, Courtesy, Thomas Horn, MD.）

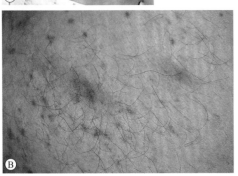

几乎所有成人患者均有骨髓受累。在惰性系统性疾病中（大部分为成人皮肤肥大细胞增多症患者），有必要采用流式细胞学检测骨髓活检标本，常能观察到异常肥大细胞轻度增加（见下文）[37-38]。一些研究小组建议所有成人患者均做骨髓活检[13, 38-39]。然而，其他学者（包括作者）认为外周血常规正常的成人惰性肥大细胞增多症患者做骨髓活检并不必要，尤其是皮损较少、血清胰蛋白酶水平正常的患者。在儿童皮肤肥大细胞增多症患者，骨髓受累相当少见[40]，并不常规推荐行骨髓活检，因为结果对治疗和预后影响不大[13]。

据报道，通过体检或 CT 扫描，50%～60% 的成人系统性肥大细胞增多症患者可发现脾大[37, 41]。然而，近期多个超过 140 例的、更大样本的研究中，脾大仅占 8%～9%[32, 42]。脾中常见肥大细胞和嗜酸性粒细胞增多，伴有不同程度的纤维化和造血细胞生成。一般来说，淋巴结肿大少见，但在系统性疾病的进展期可见。在 58 例系统性肥大细胞增多症患者中，26% 有外周淋巴结肿大，19% 有中央淋巴结肿大[36]。组织学上，早期仅有成簇增生的肥大细胞，进展期时，肥大细胞浸润累及副皮质区，常伴有嗜酸性粒细胞增多[37, 43]。

胃肠道症状，如腹痛、腹泻、恶心、呕吐是由肥大细胞介质释放引起的，可自发，或被酒精、阿司匹林、非甾体抗炎药或某些食物诱发加重[33, 38]。大约 25% 的色素性荨麻疹患者和 70% 的系统性患者有胃肠道症状[44]。腹泻通常是间歇性发作，可由吸收不良、胃肠蠕动增加和（或）胃酸分泌过多诱发，前者由肥大细胞浸润引起，后两者可能由肥大细胞释放的组胺和前列腺素类引起。系统性肥大细胞增多症患者患胃炎和胃溃疡的风险增加，偶尔可导致胃肠道出血[45]。可见一些影像学改变，包括荨麻疹样损害；胃、十二指肠、空肠皱襞增厚，以及黏膜结节和（或）溃疡形成。黏膜结节活检显示大量肥大细胞及不同数量的嗜酸性粒细胞浸润。胃肠道间质瘤患者常有体细胞 KIT 活化突变，也常发生在有胚系 KIT 突变的家族性皮肤肥大细胞增多症患者中（见图 118.2）[46]。10%～40% 的系统性肥大细胞增多症患者有肝大，但肝功能异常较少见[32, 41-42]。

患者可出现混合性器质性脑病综合征的一系列症状，包括易激惹、疲劳、头痛、注意力不集中、短时记忆受限、工作效率低下和交流困难[47]，猜测这些症状可能继发于肥大细胞介质释放。患者脑电图可表现为正常，也可出现类似中毒或代谢过程后的改变。

## 肥大细胞增多症的分类

分类法由世界卫生组织（WHO）在 2001 年提出，并在 2008 年进行了修订，将肥大细胞增多症分为七类（表 118.1）[48]。皮肤肥大细胞增多症是最大的一类，包括几乎所有的儿童患者和部分成人患者。儿童期发病的患者病程有限，有三种归宿：① 50%～70% 的患者症状在青春期缓解；② 不到 10%～15% 的患者病变延续到成人期；③ 其他患者病灶数量明显减少[14, 26]。由于大部分儿童患者有体细胞 KIT 突变[19]，疾病常自发缓解的原因不清。

WHO 建立了系统性肥大细胞增多症（systemic mastocytosis, SM；表 118.2）的诊断标准[48]。从皮肤科的角度看，鉴别惰性和焖燃性系统性肥大细胞增多症比较重要，因为患者常有皮损。在惰性系统性肥大细胞增多症（indolent systemic mastocytosis, ISM）中，尽管肥大细胞可在多个器官（如骨髓、肝、脾、淋巴结）中发现，但常缺乏器官损害，几乎没有系统症状。ISM 患者骨髓中肥大细胞数目常轻微增多，细胞呈纺锤形、部分脱颗粒，表达 CD2 和（或）CD25（正常的骨髓肥大细胞不表达），KIT 基因 17 号外显子有突变（密码子 816 较 815 多见）。

表 118.1　肥大细胞增多症的 WHO 分类。深色框中的疾病出现皮损的可能性更小。肥大细胞肉瘤预后差，皮肤外肥大细胞瘤预后好，两者均极为罕见

| 分型（缩写） | 亚型 |
| --- | --- |
| 皮肤肥大细胞增多症（CM） | 色素性荨麻疹（斑丘疹），泛发性，肥大细胞瘤 |
| 惰性系统性肥大细胞增多症（ISM） | 焖燃性系统性肥大细胞增多症（SSM），孤立性骨髓肥大细胞增多症 |
| 系统性肥大细胞增多症伴相关克隆性非肥大细胞系血液病（SM-AHNMD） | 疾病相关的髓系增生性疾病，CMML，骨髓发育不良性疾病，AML，非霍奇金淋巴瘤，HES[†] |
| 侵袭性系统性肥大细胞增多症（ASM） | 伴有嗜酸性粒细胞增多的淋巴结病[‡] |
| 肥大细胞白血病（MCL） | 白细胞缺乏性 |
| 肥大细胞肉瘤（如喉、结肠、脑） | |
| 皮肤外肥大细胞瘤（如肺） | |

[†] 具有 *FIP1L1/PDGFRA* 融合基因的骨髓增生型 HES（见 25 章）。
[‡] 部分具有 *FIP1L1/PDGFRA* 融合基因。
AML，急性髓细胞性白血病；CMML，慢性粒单核细胞白血病；HES，嗜酸性粒细胞增多综合征

表 118.2　系统性肥大细胞增多症的 WHO 诊断标准

**诊断需要主要标准加一条次要标准或三条次要标准**

**主要标准**

骨髓或皮肤外组织出现多灶性、高密度肥大细胞浸润（≥ 15 个肥大细胞）

**次要标准**

1. 骨髓或皮肤外组织中 ≥ 25% 的肥大细胞呈现纺锤锤形或其他不典型的形态学改变
2. 皮肤外肥大细胞表达 CD25 和（或）CD2（常用骨髓流式细胞术判定）
3. 在血液、骨髓或皮肤外组织中检出 *KIT* 密码子 816 突变
4. 血清总胰蛋白酶水平持续 > 20 ng/ml（除非伴有相关的克隆性髓系疾病，在这种情况下，此条不能作为诊断标准）

惰性患者很少发展为严重的 SM。一项对 145 例成人 ISM 患者的研究发现，在 10 年和 25 年发展成侵袭性 SM 的累积概率分别是 1.7% 和 8.4%[42]。ISM 发展成侵袭性 SM 类型与骨髓间充质干细胞不同的 *KIT* 突变位点有关，后者导致淋巴系或髓系细胞受累[42, 48a]。

与 ISM 患者相比，焖燃性系统性肥大细胞增多症（smoldering systemic mastocytosis，SSM）患者的疾病负担增加，表现出"B"症状——如肝脾大、淋巴结肿大、血清胰蛋白酶水平 > 200 ng/ml。SSM 的总体预后不明，

但有发展成侵袭性 SM 的可能[48]。

系统性肥大细胞增多症伴发相关克隆性非肥大细胞系血液病（SM-associated clonal hematological non-mast cell lineage disease，SM-AHNMD）患者通常没有皮损，但可有肝、脾和（或）淋巴结以及相关的血液系统受累表现（见表 118.2）。SM-AHNMD 的总体预后取决于血液疾病的严重程度[39, 49]。

由于肥大细胞浸润器官，侵袭性 SM 患者出现器官功能障碍，尤其是肝（如腹水、门静脉高压）、骨（疼痛、病理性骨折）、胃肠道（吸收不良）、脾（脾功能亢进），由于骨髓受累和异常髓系细胞生成，可出现血细胞减少、白细胞增多（嗜酸性粒细胞、嗜碱性粒细胞和单核细胞增多）、血小板增多；血清胰蛋白酶水平常常升高，说明全身肥大细胞负荷明显增加。整体预后取决于治疗反应[39, 49]。在一项研究中，患者中位生存期是 3.5 年（图 118.10）[49]。

肥大细胞白血病（mast cell leukemia，MCL）罕见。诊断标准是外周血大细胞占有核细胞的比例 ≥ 10%，骨髓涂片肥大细胞数比例 ≥ 20%[40, 42, 48]。正常个体外周血中成熟的肥大细胞罕见，如出现，须怀疑肥大细胞白血病。大部分 MCL 患者没有皮损，但常有回归热、体重减轻、腹痛、腹泻、恶心、呕吐等表现。常

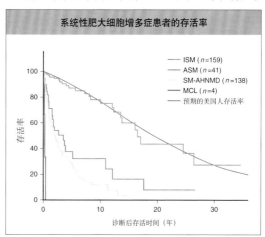

图 118.10　**系统性肥大细胞增多症患者的存活率**。惰性系统性肥大细胞增多症（ISM）患者的寿命和同时期年龄、性别匹配的美国人无明显差别，转化成白血病的病例罕见。基于这些数据，作者认为，ISM 的治疗在于控制症状，避免潜在的致白血病或免疫抑制疗法。ASM，侵袭性系统性肥大细胞增多症；SM-AHNMD，系统性肥大细胞增多症伴发相关克隆性非肥大细胞系血液病；MCL，肥大细胞白血病（From Lim K-H，Tefferi A，Lasho TL，et al. Systemic mastocytosis in 342 consecutive adults：survival studies and prognostic factors. Blood. 2009；113：5727-36.）

在数周到数月内发生多器官衰竭，包括骨髓。预后极差，诊断后预期寿命 1 年或更短[33, 39, 49]。

对于儿童起病、成人起病和家族性肥大细胞增多症患者，根据 *KIT* 和其他基因突变的结果来进行分类更符合临床需要。高度敏感的定量 PCR 已经用于检测骨髓和外周血其他细胞的 *KIT* 密码子 816 突变，如在祖细胞系中检测到，则提示更具侵袭性的肥大细胞增多症[50-51]。在一项对具有 *KIT* 密码子 816 突变的 39 例 SM 患者的研究中，其他基因的突变，如 *TET2*、*SRSF2*、*ASXL1*、*RUNX1* 和 *CBL* 在 25% 的 ISM/SSM 和 89% 的更具进展性的 SM 患者中出现。这些其他基因的突变降低了患者总生存率[25]。家族性患者常缺乏 *KIT* 的密码子 815 和 816 突变[18]，整体预后较好，但个体预后难以确定。

皮肤肥大细胞增生症患者的初始评估方法见图 118.11。病史很关键，须询问患病时间、进展和诱发因素。

## 病理学

### 直接研究

肥大细胞增多症的确诊是基于一个或多个器官中发现有肥大细胞。对于有皮损的患者，可以在皮损的活检标本中发现肥大细胞浸润（图 118.12）。嗜酸性粒细胞在真皮中常见，尤其是在色素性荨麻疹中，表皮基底层色素增多和真皮上层少量噬黑素细胞常见。特殊染色（如甲苯胺蓝、Leder、吉姆萨）；也可使用单克隆抗体，如 CD117 和胰蛋白酶来确认组织中的肥大细胞（图 118.13）。

肥大细胞瘤和儿童色素性荨麻疹中肥大细胞的密度较高，分别是正常皮肤中的 150 倍和 40 倍，因此易于发现。在结节、丘疹、斑片（包括 TMEP）中，采用形态测定技术计数肥大细胞数量，和正常皮肤的 0.4%（±0.1% SEM）相比，其数量分别是 63.2%（±8.2% SEM）、16.1%（±4.8% SEM）和 3.5%（±1.8% SEM）[31]。肥大细胞呈圆形、立方形、纺锤形，总体来说，在较大的细胞团中，肥大细胞倾向于呈圆形或立方形。成人肥大细胞增多症皮损中，肥大细胞的数量仅为临界值，而具有 *KIT* 突变有助于确诊。行 CD117（KIT）的免疫组织化学染色也有助于轻型肥大细胞增多症的诊断[38, 42]。

肥大细胞增多症患者外观正常的皮肤活检标本中肥大细胞数量正常，对诊断没有帮助[31]。对怀疑是

**图 118.11 皮肤肥大细胞增多症患者的初始评估。** 皮肤肥大细胞增多症推荐的诊断标准需要一条主要标准（临床上典型的皮损）加一条或两条次要标准。次要标准为：①胰蛋白酶阳性、大量聚集、单一形态的肥大细胞（15 个/簇），或肥大细胞呈散在分布，显微镜下每高倍视野（40×）超过 20 个肥大细胞；②皮损内检测到活化的 *KIT* 突变

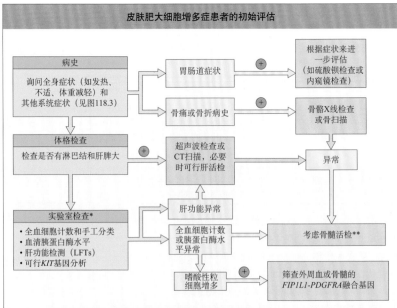

皮肤肥大细胞增多症患者的初始评估

病史 → 询问全身症状（如发热、不适、体重减轻）和其他系统症状（见图118.3）
- 胃肠道症状 (+) → 根据症状来进一步评估（如硫酸钡检查或内窥镜检查）
- 骨痛或骨折病史 (+) → 骨骼X线检查或骨扫描

体格检查 → 检查是否有淋巴结和肝脾大 (+) → 超声波检查或CT扫描，必要时可行肝活检 → 异常

实验室检查*
- 全血细胞计数和手工分类
- 血清胰蛋白酶水平
- 肝功能检测（LFTs）
- 可行KIT基因分析
→ 肝功能异常
→ 全血细胞计数或胰蛋白酶水平异常 → 考虑骨髓活检**
→ 嗜酸性粒细胞增多 (+) → 筛查外周血或骨髓的 *FIP1L1-PDGFRA* 融合基因

\* 儿童肥大细胞瘤患者通常不需要，对其他类型的儿童患者可考虑采用，尤其是无症状皮损患者。石蜡包埋的皮肤标本可以用来做KIT分析。

\*\* 一些研究小组推荐所有的成人肥大细胞增多症患者，尤其是泛发性皮肤疾病或血清胰蛋白酶水平持续升高者都做骨髓检查，评估应包括胰蛋白酶染色、肥大细胞免疫组化（如CD2、CD25）、细胞遗传学研究（如相关的血液系统恶性肿瘤）和KIT分析

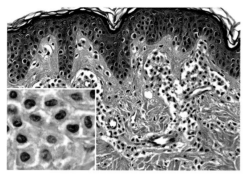

**图 118.12　皮肤肥大细胞增多症组织学特征。**真皮内肥大细胞呈现圆形或立方形外观。双染性胞质中可见颗粒（插图）（Courtesy, Lorenzo Cerroni, MD. ）

SM，但没有皮损的患者，可行骨髓或胃肠道活检，在这些标本中可见增多的肥大细胞和数量不等的嗜酸性粒细胞。另外，联合使用 CD117（KIT）和胰蛋白酶有助于在不同组织中识别非典型肥大细胞[39, 53]。分析外周血中 *KIT* D816V 突变对于诊断的特异性几乎是 100%，在系统性和皮肤肥大细胞增多症中敏感性分别

为大于 90% 和约 75%[53]。

## 间接研究

　　检测循环中肥大细胞介质和（或）其代谢产物可对诊断提供间接证据。已知肥大细胞胰蛋白酶有 α 和 β 两种类型[54]。不管是否出现急性症状，SM 患者血清中 α - 胰蛋白酶均升高，由此有助于评估全身肥大细胞负荷。而 β - 胰蛋白酶在肥大细胞增多症患者和无肥大细胞增多症但正有过敏症状的其他疾病患者中均可检测到。血清总胰蛋白酶（α 和 β）水平和病情有关。在一项研究中，血清总胰蛋白酶水平在 20 ng/ml 和 75 ng/ml 之间的患者一半有 SM 的证据，而 > 75 ng/ml 的所有患者均有系统受累[54]。血清总胰蛋白酶水平 > 20 ng/ml 是 SM 的次要诊断标准之一[48]（见表 118.2）。

　　尿液中组胺、MeImAA［1, 4- 醋酸甲基咪唑（组胺的主要代谢产物，常持续升高）］和 PGD$_2$M（主要的前列腺素 D$_2$ 代谢产物）曾被用来诊断肥大细胞增多症[55]，但它们的敏感性和特异性较低，现在已不用于诊断。患者血浆 IL-6 水平升高与骨髓受累的严重程度、器官肥大及皮肤受累程度相关[56]。

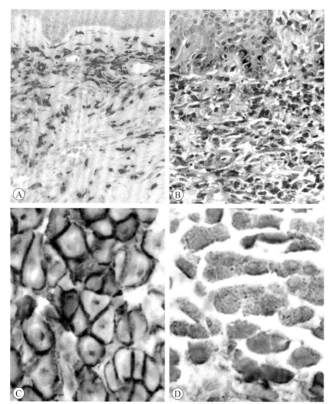

**图 118.13　用于检测真皮肥大细胞的特殊染色。**A. Leder 法采用萘酚 AS-D 氯醋酸酯酶，肥大细胞颗粒呈红色。B. 吉姆萨染色，肥大细胞颗粒呈现异染性的紫色。可以用识别 CD117/KIT 受体（C）或胰蛋白酶（D）的单抗行免疫组化检查（A, B, Courtesy, Lorenzo Cerroni, MD；C, D, Courtesy, Antonio Subtil, MD. ）

## 鉴别诊断

儿童和成人患者的皮损具有特征性，偶尔须与其他皮肤病鉴别。儿童色素性荨麻疹可自发性产生风团，可能会误诊为荨麻疹。但是，后者皮损仅持续数小时，不像色素性荨麻疹出现色素沉着。一些儿童患者可出现水疱，这时，鉴别诊断包括大疱性节肢动物叮咬、大疱性脓疱病、单纯疱疹病毒感染和线状 IgA 大疱性皮肤病，偶尔也须与其他自身免疫性大疱性皮肤病相鉴别。另外，弥漫性皮肤肥大细胞增多症的儿童患者可能在病程早期出现泛发的水疱，可能会误诊为大疱性表皮松解症或中毒性表皮坏死松解症。患者的疱液或皮肤活检标本中肥大细胞增多有助于正确诊断。结节性疥疮偶尔被误诊为肥大细胞增多症。最后，由于真皮中有其他白细胞，肥大细胞不容易被辨认，有可能可误诊为组织细胞病或血管炎[57]。

成人患者的皮损粗看像黑子或色素痣，但常伴发红斑。儿童肥大细胞瘤可能与咖啡斑、节肢动物叮咬、Spitz 痣或先天性色素痣、假性淋巴瘤和幼年黄色肉芽肿混淆。

肥大细胞活化综合征是由肥大细胞介质释放引起，没有肥大细胞增生的证据，也缺乏皮损。胰蛋白酶水平正常或仅轻微增高，抗组胺药或白三烯抑制剂可改善症状。须注意的是，肥大细胞活化性疾病一词有时涵盖各种类型的肥大细胞增多症[58]。

## 治疗

本病缺乏治愈的方法，治疗主要在于缓解症状。皮肤肥大细胞增多症和 ISM 患者症状很少，几乎不须治疗。患者须注意避免潜在的肥大细胞脱颗粒剂和环境中的激发因素（表 118.3）。表 118.3 也列出了可在患者中直接或间接诱发过敏样反应的系统使用的麻醉剂。与系统性麻醉剂相比，局部注射利多卡因要安全得多。对于患者来说，芬太尼、咪达唑仑、丙泊酚、舒芬太尼、瑞芬太尼、氯胺酮、地氟烷、七氟烷、顺阿曲库铵、泮库溴铵、维库溴铵都是可供选择的、安全的系统性麻醉剂。推荐接受全身麻醉的肥大细胞增多症患者术后至少监测 24 h，因为会出现延迟性过敏反应[59-60]。

抗组胺药常常有助于控制症状，可优先选择二代抗组胺药，如西替利嗪、氯雷他定和非索非那定，因为它们半衰期更长，对 $H_1$ 受体的拮抗作用更特异（见表 18.4）。常采用多种药物联合、超过常规剂量使用来

**表 118.3 肥大细胞增多症的阶梯疗法。** 循证医学证据：（1）前瞻性对照试验；（2）回顾性研究或大样本病例分析；（3）小样本病例分析或个例报道

| 避免潜在的肥大细胞刺激因素 |
| --- |
| **物理性因素** |
| 摩擦 |
| 运动 |
| 热（如热水澡）或冷（如游泳） |
| **饮食** |
| 热饮料 |
| 辛辣食物 |
| 酒精 |
| **药物** |
| 阿司匹林 |
| 非甾体抗炎药 |
| 麻醉药品（如吗啡、可待因） |
| 抗胆碱能药（如东莨菪碱） |
| 右美沙芬（镇咳剂） |
| 硫酸多黏菌素 B |
| 一些注射用的麻醉剂，包括利多卡因 *、d- 筒箭毒碱、甲筒箭毒、依托咪酯、硫喷妥钠、盐酸琥珀胆碱（氯化琥珀胆碱）、恩氟烷、异氟烷（见文中供选方案） |
| 碘基放射照相用染料 |
| 右旋糖酐（一些静脉注射用溶液） |
| **控制症状的局部治疗** |
| 局部使用强效或超强效的糖皮质激素，包括封包（2） |
| 局部使用钙调神经磷酸酶抑制剂（3） |
| 皮损内注射糖皮质激素（3） |
| **控制症状的系统治疗** |
| 口服抗组胺药（1） |
| 口服色甘酸钠（1） |
| 奥马珠单抗（3） |
| 口服 PUVA［补骨脂素加长波紫外线（UVA）］（2） |
| 窄谱中波紫外线（UVB）（3） |
| 口服糖皮质激素（3） |
| UVA1（3） |
| 带有自动注射器、预设剂量的肾上腺素（EpiPen®，Auvi-Q®）（3） |
| **侵袭性 / 严重的肥大细胞增多症的系统治疗** |
| 干扰素 - α -2b（2，成功率有限） |
| 克拉立滨（2） |
| 甲磺酸伊马替尼（1） |
| 米哚妥林、达沙替尼、尼洛替尼（2） |
| * 局部注射是安全的 |

控制症状。例如，作者推荐成人患者早晨服用 360 mg 非索非那定，晚上服用 40 mg 西替利嗪来控制组胺释放引起的症状。在某些情况下，联合 $H_2$ 受体拮抗剂（如西咪替丁、雷尼替丁、法莫替丁、尼扎替丁）的治疗有效，特别是对胃酸增多的患者。

色甘酸钠是一种吸收较差的肥大细胞稳定剂，口服（400～800 mg/d）可缓解患者胃肠道症状，减轻皮肤和神经系统症状。也有报道局部使用色甘酸钠对皮肤肥大细胞增多症有效。奥马珠单抗是 IgE 的人源化鼠单克隆抗体，可用于治疗哮喘和慢性荨麻疹，有对抗组胺药治疗抵抗的、成人期发生的肥大细胞增多症患者使用奥马珠单抗后缓解的报道[2-3, 61]。

补骨脂素加长波紫外线（UVA）（PUVA）或窄谱中波紫外线（UVB），每周 4 次，有助于控制患者的瘙痒和风团[62-63]。这种治疗可以减少皮肤肥大细胞中组胺的含量，但不能减少肥大细胞的数量。

外用强效的皮质类固醇，特别是封包 6 周或更长时间，可以缓解瘙痒和皮肤风团，减少皮损中肥大细胞的数量，但会导致皮肤萎缩[64]。有皮损内注射曲安奈德成功清除皮肤内肥大细胞的报道。也有局部使用钙调神经磷酸酶抑制剂缓解皮肤肥大细胞瘤患者症状的个别报道。泼尼松单用或联合环孢素可缓解 SM 患者皮肤和胃肠道症状[65]。

一些严重的肥大细胞增多症患者由于肥大细胞介质的释放，可反复发生威胁生命的低血压，须预先准备好肾上腺素（如 EpiPen®，Auvi-Q®）以备急救。在某些情况下，患者在初次发作后数小时可再次发作类似症状。给予 20～40 mg/d 泼尼松 2～4 天，可抑制症状反复发作。

干扰素 -α-2b 用于治疗侵袭性肥大细胞增多症作用有限[66]。在用于治疗严重肥大细胞增多症的各种化疗药物中，静脉注射克拉立滨［2- 氯脱氧腺苷（2-CDA）］可有效清除进展期 SM 患者的皮损和减少骨髓中肥大细胞的数量，对有 D816 KIT 突变的患者也有效，通常这些患者对甲磺酸伊马替尼治疗反应较差（见下文），而 2-CDA 可作为一线治疗[4-5]。对于 SM-AHNMD 患者，化疗主要是缓解血液受累。局部 20～40 Gy、超过 7～14 天的放疗对于骨痛患者有效[67]。对于脾功能亢进、血细胞数量明显减少的患者，可行脾切除术，对于侵袭性患者可提高生存率[68]。非清髓的同种异体造血干细胞移植可用于治疗危重患者[69]。

甲磺酸伊马替尼是酪氨酸激酶抑制剂，可阻断 KIT 和 PDGF 受体，也可阻断与慢性髓细胞性白血病相关的 BCR-ABL 癌蛋白。然而，伊马替尼结合 KIT 受体的活性部位靠近常见的密码子 816 突变影响的部位（见图 118.2），该突变导致氨基酸改变，阻断伊马替尼和 KIT 的结合，因此影响药物的治疗反应[6]。另一方面，伊马替尼对于 D816 突变阴性的、具有 FIP1L1-PDGFRA 融合基因的患者[9]，以及具有其他 KIT 突变位点（如 del419、K509I、F522C、V560G，见图 118.2）[7-8, 70]的患者的症状和体征改善有效。达沙替尼、尼洛替尼、米哚妥林是多靶点的酪氨酸激酶抑制剂，可抑制具有 D816V 突变的肥大细胞的增殖，促进其凋亡[70]。米哚妥林被 FDA 批准用于治疗侵袭性 SM，其有效率约为 60%[71]。然而，酪氨酸激酶抑制剂对于进展期 SM 的长期治疗效果不佳，这说明，除了 KIT，还存在其他的致病基因突变。将来，对于其治疗，可能需要多种针对特异突变的药物联合应用。

［李 光（江西省皮肤病专科医院）译　　陈 浩校　孙建方审］

# 参考文献

1. Akin C, Valent P. Diagnostic criteria and classification of mastocytosis in 2014. Immunol Allergy Clin North Am 2014;34:207–18.
2. Carter MC, Robyn JA, Bressler PB, et al. Omalizumab for the treatment of unprovoked anaphylaxis in patients with systemic mastocytosis. J Allergy Clin Immunol 2007;119:1550–1.
3. Douglass JA, Carroll K, Voskamp A, et al. Omalizumab is effective in treating systemic mastocytosis in a nonatopic patient. Allergy 2010;65:926–7.
4. Tefferi A, Li CY, Butterfield JH, Hoagland HC. Treatment of systemic mast-cell disease with cladribine. N Engl J Med 2001;344:307–9.
5. Pardanani A, Hoffbrand AV, Butterfield JH, Tefferi A. Treatment of systemic mast cell disease with 2-chlorodeoxyadenosine. Leuk Res 2004;28:127–31.
6. Vega-Ruiz A, Cortes JE, Sever M, et al. Phase II study of imatinib mesylate as therapy for patients with systemic mastocytosis. Leuk Res 2009;33:1481–4.
7. Zhang LY, Smith ML, Schultheis B, et al. A novel K509I mutation of KIT identified in familial mastocytosis-in vitro and in vivo responsiveness to imatinib therapy. Leuk Res 2006;30:373–8.
8. Hoffmann KM, Moser A, Lohse P, et al. Successful treatment of progressive cutaneous mastocytosis with

imatinib in a 2-year-old boy carrying a somatic KIT mutation. Blood 2008;112:1655–7.
9. Pardanani A, Ketterling RP, Brockman SR, et al. CHIC2 deletion, a surrogate for FIP1L1-PDGFRA fusion, occurs in systemic mastocytosis associated with eosinophilia and predicts response to imatinib mesylate therapy. Blood 2003;102:3093–6.
10. Nettleship ETW. Rare forms of urticaria. Br Med J 1869;2:323–4.
11. Sangster A. An anomalous mottled rash accompanied by pruritus, factitious urticaria and pigmentation. Urticaria pigmentosa? Trans Clin Soc 1878;11:161–3.
12. Lange M, Niedoszytko M, Renke J, et al. Clinical aspects of paediatric mastocytosis: a review of 101 cases. J Eur Acad Dermatol Venereol 2013;27:97–102.
13. Hartmann K, Escribano L, Grattan C, et al. Cutaneous manifestations in patients with mastocytosis: Consensus report of the European Competence Network on Mastocytosis; the American Academy of Allergy, Asthma & Immunology; and the European Academy of Allergology and Clinical Immunology. J Allergy Clin Immunol 2016;137:35–45.
14. Caplam RM. The natural course of urticaria pigmentosa. Analysis and follow-up of 112 cases. Arch Dermatol 1963;87:146–57.
15. Longley BJ, Tyrrell L, Ma Y, et al. Chymase cleavage of

stem cell factor yields a bioactive, soluble product. Proc Natl Acad Sci USA 1997;94:9017–21.
16. Rottem M, Okada T, Goff JP, Metcalfe DD. Mast cells cultured from the peripheral blood of normal donors and patients with mastocytosis originate from a CD34+/Fc epsilon RI- cell population. Blood 1994;84:2489–96.
17. Anderson DM, Lyman SD, Baird A, et al. Molecular cloning of mast cell growth factor, a hematopoietin that is active in both membrane bound and soluble forms. Cell 1990;63:235–43.
18. Longley BJ Jr, Metcalfe DD, Tharp M, et al. Activating and dominant inactivating c-KIT catalytic domain mutations in distinct clinical forms of human mastocytosis. Proc Natl Acad Sci USA 1999;96:1609–14.
19. Bodemer C, Hermine O, Palmerini F, et al. Pediatric mastocytosis is a clonal disease associated with D816V and other activating c-KIT mutations. J Invest Dermatol 2010;130:804–15.
20. Wang HJ, Lin ZM, Zhang J, et al. A new germline mutation in KIT associated with diffuse cutaneous mastocytosis in a Chinese family. Clin Exp Dermatol 2014;39:146–9.
21. Chan EC, Bai Y, Kirshenbaum AS, et al. Mastocytosis associated with a rare germline KIT K509I mutation

displays a well-differentiated mast cell phenotype. J Allergy Clin Immunol 2014;134:178–87.

22. Yang Y, Letard S, Borge L, et al. Pediatric mastocytosis-associated KIT extracellular domain mutations exhibit different functional and signaling properties compared with KIT-phosphotransferase domain mutations. Blood 2010;116:1114–23.

23. Zappulla JP, Dubreuil P, Desbois S, et al. Mastocytosis in mice expressing human Kit receptor with the activating Asp816Val mutation. J Exp Med 2005;202:1635–41.

24. Damaj G, Joris M, Chandesris O, et al. ASXL1 but not TET2 mutations adversely impact overall survival of patients suffering systemic mastocytosis with associated clonal hematologic non-mast-cell diseases. PLoS ONE 2014;9:e85362.

25. Schwaab J, Schnittger S, Sotlar K, et al. Comprehensive mutational profiling in advanced systemic mastocytosis. Blood 2013;122:2460–6.

26. Heide R, Tank B, Oranje AP. Mastocytosis in childhood. Pediatr Dermatol 2002;19:375–81.

27. Wiechers T, Rabenhorst A, Schick T, et al. Large maculopapular cutaneous lesions are associated with favorable outcome in childhood-onset mastocytosis. J Allergy Clin Immunol 2015;136:1581–90.

28. Lange M, Niedoszytko M, Nedoszytko B, et al. Diffuse cutaneous mastocytosis: analysis of 10 cases and a brief review of the literature. J Eur Acad Dermatol Venereol 2012;26:1565–71.

29. Kasprowicz S, Chan IJ, Wall DJ, Tharp MD. Nodular mastocytosis. J Am Acad Dermatol 2006;55:347–9.

30. Álvarez-Twose I, Jara-Acevedo M, Morgado JM, et al. Clinical, immunophenotypic, and molecular characteristics of well-differentiated systemic mastocytosis. J Allergy Clin Immunol 2016;137:168–78.

31. Kasper CS, Tharp MD. Quantification of cutaneous mast cells using morphometric point counting and a conjugated avidin stain. J Am Acad Dermatol 1987;16:326–31.

32. Lanternier F, Cohen-Akenine A, Palmerini F, et al. Phenotypic and genotypic characteristics of mastocytosis according to the age of onset. PLoS ONE 2008;3:e1906.

33. Travis WD, Li CY, Bergstralh EJ, et al. Systemic mast cell disease. Analysis of 58 cases and literature review. Medicine (Baltimore) 1988;67:345–68.

34. Andrew SM, Freemont AJ. Skeletal mastocytosis. J Clin Pathol 1993;46:1033–5.

35. Linkhart TA, Linkhart SG, MacCharles DC, et al. Interleukin-6 messenger RNA expression and interleukin-6 protein secretion in cells isolated from normal human bone: regulation by interleukin-1. J Bone Miner Res 1991;6:1285–94.

36. Rossini M, Zanotti R, Viapiana O, et al. Bone involvement and osteoporosis in mastocytosis. Immunol Allergy Clin North Am 2014;34:383–96.

37. Teodosio C, Mayado A, Sánchez-Muñoz L, et al. The immunophenotype of mast cells and its utility in the diagnostic work-up of systemic mastocytosis. J Leukoc Biol 2015;97:49–59.

38. Valent P, Akin C, Escribano L, et al. Standards and standardization in mastocytosis: consensus statements on diagnostics, treatment recommendations and response criteria. Eur J Clin Invest 2007;37:435–53.

39. Pardanani A. Systemic mastocytosis in adults: 2017 update on diagnosis, risk stratification and management. Am J Hematol 2016;91:1147–59.

40. Parker RI. Hematologic aspects of mastocytosis: I: Bone marrow pathology in adult and pediatric systemic mast cell disease. J Invest Dermatol 1991;96:47S–51S.

41. Metcalfe DD. The liver, spleen, and lymph nodes in mastocytosis. J Invest Dermatol 1991;96:45S–46S, discussion 46S, 60S–65S.

42. Escribano L, Alvarez-Twose I, Sanchez-Munoz L, et al. Prognosis in adult indolent systemic mastocytosis: a long-term study of the Spanish Network on Mastocytosis in a series of 145 patients. J Allergy Clin Immunol 2009;124:514–21.

43. Travis WD, Li CY. Pathology of the lymph node and spleen in systemic mast cell disease. Mod Pathol 1988;1:4–14.

44. Doyle LA, Sepehr GJ, Hamilton MJ, et al. A clinicopathologic study of 24 cases of systemic mastocytosis involving the gastrointestinal tract and assessment of mucosal mast cell density in irritable bowel syndrome and asymptomatic patients. Am J Surg Pathol 2014;38:832–43.

45. Sokol H, Georgin-Lavialle S, Canioni D, et al. Gastrointestinal manifestations in mastocytosis: a study of 83 patients. J Allergy Clin Immunol 2013;132:866–73, e1–3.

46. Hartmann K, Wardelmann E, Ma Y, et al. Novel germline mutation of KIT associated with familial gastrointestinal stromal tumors and mastocytosis. Gastroenterology 2005;129:1042–6.

47. Rogers MP, Bloomingdale K, Murawski BJ, et al. Mixed organic brain syndrome as a manifestation of systemic mastocytosis. Psychosom Med 1986;48:437–47.

48. Horny H, Akin C, Metcalfe D, et al. Mastocytosis (mast cell disease). In: Swerdlow SH, Campo E, Harris NL, et al., editors. World Health Organization (WHO) Classification of Tumors. Pathology & Genetics. Tumours of Hematopoietic and Lymphoid Tissues Lyon. France: IARC Press; 2008. p. 54–63.

48a. Garcia-Montero AC, Jara-Acevedo M, Alvarez-Twose I, et al. KIT D816V-mutated bone marrow mesenchymal stem cells in indolent systemic mastocytosis are associated with disease progression. Blood 2016;127:761–8.

49. Lim KH, Tefferi A, Lasho TL, et al. Systemic mastocytosis in 342 consecutive adults: survival studies and prognostic factors. Blood 2009;113:5727–36.

50. Erben P, Schwaab J, Metzgeroth G, et al. The KIT D816V expressed allele burden for diagnosis and disease monitoring of systemic mastocytosis. Ann Hematol 2014;93:81–8.

51. Kristensen T, Broesby-Olsen S, Vestergaard H, et al; Mastocytosis Centre Odense University Hospital. Serum tryptase correlates with the KIT D816V mutation burden in adults with indolent systemic mastocytosis. Eur J Haematol 2013;91:106–11.

52. Lee HW, Jeong YI, Choi JC, et al. Two cases of telangiectasia macularis eruptiva perstans demonstrated by immunohistochemistry for c-kit (CD 117). J Dermatol 2005;32:817–20.

53. Kristensen T, Vestergaard H, Bindslev-Jensen C, et al; Mastocytosis Centre Odense University Hospital (MastOUH). Sensitive KIT D816V mutation analysis of blood as a diagnostic test in mastocytosis. Am J Hematol 2014;89:493–8.

54. Schwartz LB, Sakai K, Bradford TR, et al. The alpha form of human tryptase is the predominant type present in blood at baseline in normal subjects and is elevated in those with systemic mastocytosis. J Clin Invest 1995;96:2702–10.

55. Morrow JD, Guzzo C, Lazarus G, et al. Improved diagnosis of mastocytosis by measurement of the major urinary metabolite of prostaglandin D2. J Invest Dermatol 1995;104:937–40.

56. Theoharides TC, Boucher W, Spear K. Serum interleukin-6 reflects disease severity and osteoporosis in mastocytosis patients. Int Arch Allergy Immunol 2002;128:344–50.

57. Dunst KM, Huemer GM, Zelger BG, Zelger B. A new variant of mastocytosis: report of three cases clinicopathologically mimicking histiocytic and vasculitic disorders. Br J Dermatol 2005;153: 642–6.

58. Frieri M, Patel R, Celestin J. Mast cell activation syndrome: a review. Curr Allergy Asthma Rep 2013;13:27–32.

59. Borgeat A, Ruetsch YA. Anesthesia in a patient with malignant systemic mastocytosis using a total intravenous anesthetic technique. Anesth Analg 1998;86:442–4.

60. Konrad FM, Schroeder TH. Anaesthesia in patients with mastocytosis. Acta Anaesthesiol Scand 2009;53:270–1.

61. Bell MC, Jackson DJ. Prevention of anaphylaxis related to mast cell activation syndrome with omalizumab. Ann Allergy Asthma Immunol 2012;108:383–4.

62. Kolde G, Frosch PJ, Czarnetzki BM. Response of cutaneous mast cells to PUVA in patients with urticaria pigmentosa: histomorphometric, ultrastructural, and biochemical investigations. J Invest Dermatol 1984;83:175–8.

63. Brazzelli V, Grassi S, Merante S, et al. Narrow-band UVB phototherapy and psoralen-ultraviolet A photochemotherapy in the treatment of cutaneous mastocytosis: a study in 20 patients. Photodermatol Photoimmunol Photomed 2016;32:238–46.

64. Barton J, Lavker RM, Schechter NM, Lazarus GS. Treatment of urticaria pigmentosa with corticosteroids. Arch Dermatol 1985;121:1516–23.

65. Kurosawa M, Amano H, Kanbe N, et al. Response to cyclosporin and low-dose methylprednisolone in aggressive systemic mastocytosis. J Allergy Clin Immunol 1999;103:S412–20.

66. Butterfield JH. Response of severe systemic mastocytosis to interferon alpha. Br J Dermatol 1998;138:489–95.

67. Johnstone PA, Mican JM, Metcalfe DD, et al. Radiotherapy of refractory bone pain due to systemic mast cell disease. Am J Clin Oncol 1994;17:328–30.

68. Friedman B, Darling G, Norton J, et al. Splenectomy in the management of systemic mast cell disease. Surgery 1990;107:94–100.

69. Ustun C, Reiter A, Scott BL, et al. Hematopoietic stem-cell transplantation for advanced systemic mastocytosis. J Clin Oncol 2014;32:3264–74.

70. El-Agamy DS. Targeting c-kit in the therapy of mast cell disorders: current update. Eur J Pharmacol 2012;690:1–3.

71. Gotlib J, Kluin-Nelemans HC, George TI, et al. Efficacy and safety of midostaurin in advanced systemic mastocytosis. N Engl J Med 2016;374:2530–41.

# 第119章　皮肤 B 细胞淋巴瘤

*Lorenzo Cerroni*

**同义名：** ■ 皮肤 B 细胞淋巴瘤（cutaneous B-cell lymphomas）■ 皮肤相关淋巴组织相关性 B 细胞淋巴瘤（skin-associated lymphoid tissue( SALT )-related B-cell lymphomas）

## 要点

- 皮肤 B 细胞淋巴瘤是一组原发于皮肤的淋巴瘤，肿瘤细胞由不同分化阶段的 B 淋巴细胞组成。此外，皮肤以外器官发生的 B 细胞淋巴瘤（常为淋巴结内淋巴瘤）也可累及皮肤。
- 大部分皮肤 B 细胞淋巴瘤（＞80%）是低度恶性的，生物学行为惰性，预后良好。
- 只有综合病史、组织学、免疫组化和分子学特征，才能将淋巴瘤准确分类。新的 WHO–EORTC 和 WHO 分类体系为疾病一致分类提供了基础。
- 低度恶性的疾病治疗首选"观望疗法"和局部放疗，单发皮损可选择外科切除。一部分患者可系统或皮损内应用 CD20 抗体，只有高度恶性的肿瘤需要系统化疗。

## 引言

虽然淋巴结内 B 细胞淋巴瘤是最常见的非霍奇金淋巴瘤（non-Hodgkin lymphomas，NHLs），但是原发于皮肤的 B 细胞淋巴瘤只占 NHL 很小一部分。按照世界卫生组织（World Health Organization，WHO）及欧洲癌症研究和治疗协作组（European Organization for Research and Treatment of Cancer，EORTC）分类（表 119.1），B 细胞淋巴瘤占原发皮肤淋巴瘤的 22.5%[1]。2008 年出版、2016 年更新的 WHO 造血和淋巴组织肿瘤的分类，整合了 WHO-EORTC 分类，仅做了微小的改动（见表 119.1）[2-3]。

原发皮肤淋巴瘤被定义为一种发病时经过完善的分期评价，疾病仅仅累及皮肤的恶性淋巴瘤[1, 4]。一般来说，疾病初期患者常常没有其他脏器受累的症状和体征，所以大部分原发皮肤 B 细胞淋巴瘤由皮肤科医生诊断，为了早期诊断，需要皮肤科医生熟悉这一

**表 119.1　WHO-EORCT（2005）和 WHO（2008/2016）对原发于皮肤的 B 细胞淋巴瘤的分类**

| WHO-EORCT（2005） | WHO（2008/2016） |
|---|---|
| - 原发皮肤滤泡中心型淋巴瘤<br>- 原发皮肤边缘区 B 细胞淋巴瘤 *<br>- 原发皮肤弥漫大 B 细胞淋巴瘤，腿型<br>- 原发皮肤弥漫大 B 细胞淋巴瘤，其他型<br>- 血管内大 B 细胞淋巴瘤 | - 原发皮肤滤泡中心型淋巴瘤<br>- 结外黏膜相关淋巴组织边缘区淋巴瘤（MALT 淋巴瘤）<br>- 原发皮肤弥漫大 B 细胞淋巴瘤，腿型<br>- 弥漫大 B 细胞淋巴瘤，非特指<br>- 血管内大 B 细胞淋巴瘤 |

\* 包括以前诊断为原发皮肤免疫细胞瘤和原发皮肤浆细胞瘤的肿瘤

类疾病的临床和病理特征。另外，由于仅有一小部分患者是需要积极治疗的，所以大部分患者的治疗应该主要由皮肤淋巴瘤专家来负责。

## 历史

过去认为，皮肤 B 细胞淋巴瘤被认为是其他部位的 B 细胞淋巴瘤（主要是淋巴结内淋巴瘤）累及皮肤。20 世纪 80 年代，才认识到这是一类独特的、原发于皮肤的结外淋巴瘤[4]。由于免疫组化和分子遗传学的广泛应用，得以检测细胞的克隆性，特别是通过 PCR 的方法在常规活检标本中检测免疫球蛋白基因重排，发现很多以前诊断为皮肤 B 细胞假性淋巴瘤的病例都存在单克隆淋巴细胞群，提示这些病例是低度恶性的皮肤 B 细胞淋巴瘤[4-5]。

## 流行病学

过去的几十年，原发皮肤 B 细胞淋巴瘤（primary cutaneous B-cell lymphoma，pCBCL）的发病率一直上升，但目前似乎已趋于稳定[6]。在某些地区，原发皮肤 B 细胞淋巴瘤的发病率可能更高。例如，从美国的四个国家级中心的资料来看，原发皮肤 B 细胞淋巴瘤仅仅占皮肤淋巴瘤患者的 4.5%[7]，与此相反，荷兰和奥地利的数据则显示这一比例为 22.5%[1]。

除了发病率不一样，病种构成也存在地区性差异。例如，在发表的两个病例数最多的研究中，滤泡

中心性淋巴瘤和边缘区淋巴瘤在原发B细胞淋巴瘤中的比例就各不相同。荷兰数据显示两者分别占71%和10%，而在奥地利的格拉茨，分别是41%和42%。但值得注意的是，在这两个研究中，发生率第三的原发皮肤大B细胞淋巴瘤比例大致相同（约为15%），说明这种差异主要见于生物学行为惰性的淋巴瘤类型，而引起这种构成比差异的一部分原因可能是各中心采用了不同的分类标准。

这种差异除了由诊断和分类标准不同引起外，还与各地区不同的致病因素有关。例如，很久以前就发现原发皮肤B细胞淋巴瘤的发生与地方性螺旋体感染有关（见下文和第74章）。虽然感染可以部分解释这种差异的存在，但螺旋体感染后引起肿瘤的病例数较少（即便在螺旋体感染流行地区），所以这种地区性差异还与其他致病因素有关。

原发皮肤B细胞淋巴瘤主要发生于成人，男女均可患病。除了前体B细胞淋巴母细胞淋巴瘤/白血病（很少原发于皮肤）外，本病在儿童和青少年中并不常见。

## 病因与发病机制

很多淋巴结内B细胞淋巴瘤有特异的基因异常（例如滤泡淋巴瘤和染色体14；18易位有关），与之不同的是，人们对原发皮肤B细胞淋巴瘤的病因尚未了解，由于资料有限，目前还没发现特定的基因异常与原发皮肤B细胞淋巴瘤相关，特别是低度恶性的种类（详见下文）。

由于与消化道黏膜来源的B细胞淋巴瘤［也称为黏膜相关淋巴组织（MALT）淋巴瘤］有类似的临床和病理特征，事实上，长期以来已证实来源于胃的MALT淋巴瘤的发生与幽门螺杆菌感染引起的长期慢性抗原刺激有关，所以推测原发皮肤B细胞淋巴瘤可能是某种微生物的慢性感染造成的长期抗原刺激引发。正如上文提到的，螺旋体感染可能与一小部分原发皮肤B细胞淋巴瘤的发生有关，特别是在欧洲。在奥地利的螺旋体流行地区，18%的患者被检出特异性螺旋体DNA序列[8]，苏格兰的研究也得出类似的结果[9]。

除了螺旋体外，目前没有确实证据表明本病发生与其他微生物有关。值得注意的是，AIDS和实体器官移植等免疫抑制患者均可发生本病，也有患者使用甲氨蝶呤后（特别是类风湿关节炎患者）发生可逆性原发皮肤B细胞淋巴瘤的报道，这些均说明免疫紊乱与本病发生有关[10-12]。

## 临床特征

在2005WHO-EORTC和2008/2016WHO分类中（见表119.1），原发皮肤B细胞淋巴瘤分为四种主要的类型[1]，其中滤泡中心型和边缘区B细胞淋巴瘤的生物学行为呈惰性，而弥漫大B细胞淋巴瘤，腿型和血管内大B细胞淋巴瘤则呈侵袭性。需要强调的是，其他器官的B细胞淋巴瘤（常常是淋巴结内）和白血病也可累及皮肤，所以诊断本病之前，所有患者都要进行完整的检查，包括完整的血液检查，外周血流式细胞学检查，胸、腹和盆腔CT扫描，如有条件，加做正电子发射断层扫描（PET）。国际惯例，建议原发皮肤滤泡中心型淋巴瘤、原发皮肤弥漫大B细胞淋巴瘤，腿型和血管内大B细胞淋巴瘤行骨髓活检及骨髓流式细胞学检查[13]，这些检查对皮肤边缘区淋巴瘤意义有限，实际上，是否对已经确诊的皮肤边缘区淋巴瘤做全面的分期检查仍有争议，同样，惰性型原发皮肤B细胞淋巴瘤如病变仅局限于皮肤，随访过程可能不需要过多的放射学检查[14]。推荐的皮肤B细胞淋巴瘤分期评估系统见表119.2。

### 表119.2 推荐的皮肤B细胞淋巴瘤分期检查

**病史和体格检查**

- 是否有B症状，包括发热、盗汗、体重减轻和不适感
- 淋巴结检查
- 腹部触诊，注意是否有肝脾大
- 口腔检查
- 是否有器官移植和（或）其他免疫抑制（如HIV感染、医源性或先天性）病史

**实验室检查**

- 全血细胞计数及分类、血小板计数
- 血清生化检查，包括LDH
- 外周血单个核细胞流式学检查 *

**影像学检查**

- 腹部和浅表淋巴结超声
- 全身PET/CT扫描或全身CT扫描 *

**根据临床指征选取其他检查**

- 骨髓活检 **
- 肿大淋巴结或其他可疑病变切除活检
- 疫区（欧洲）患者或曾前往疫区的患者行螺旋体DNA PCR分析

\* 原发皮肤边缘区B细胞淋巴瘤不需要。
\*\* 虽然建议对滤泡中心型淋巴瘤和所有类型的大B细胞淋巴瘤行骨髓活检，但在美国骨髓活检已被PET扫描所取代，后者更为敏感。
CT，计算机断层扫描；HIV，人类免疫缺陷病毒；LDH，乳酸脱氢酶；PCR，聚合酶链反应；PET，正电子发射断层成像

## 原发皮肤滤泡中心型淋巴瘤

原发皮肤滤泡中心型淋巴瘤（primary cutaneous follicle center lymphoma，PCFCL）是原发于皮肤的、生发中心细胞的肿瘤性增生，是原发皮肤 B 细胞淋巴瘤中常见的类型。

临床上皮损表现为单发或群集的、粉红到深红色的丘疹、斑块或肿块。肿瘤位于躯干时，周围常常有红斑围绕（图 119.1 和 119.2）[15]。过去被称为 Crosti 淋巴瘤。溃疡少见。少数患者皮损表现为粟粒状和（或）簇集性的小丘疹，类似于痤疮样外观[16]。皮损通常无症状，B 症状（发热、盗汗、体重减轻）罕见。与系统性淋巴瘤预后相关的重要因素——血清乳酸脱氢酶（LDH）水平，在本病患者中是正常的。

本病预后良好[1, 17]。虽然复发率高达 50%，但很少累及淋巴结和内脏器官。

## 原发皮肤边缘区 B 细胞淋巴瘤［结外黏膜相关淋巴组织边缘区淋巴瘤（MALT 淋巴瘤）］

原发皮肤边缘区 B 细胞淋巴瘤（primary cutaneous marginal zone B-cell lymphoma，PCMZL）是原发皮肤 B 细胞淋巴瘤的一种特殊亚型，低度恶性[5, 18]，在 2008/2016WHO 分类系统中[2-3]，PCMZL 与其他结外黏膜相关淋巴组织边缘区淋巴瘤（即 MALT 淋巴瘤）一同归类。需要注意的是，过去认为的原发皮肤免疫细胞瘤和原发皮肤浆细胞瘤的病例可能分别是 PCMZL 显著向淋巴浆细胞或浆细胞分化。而 WHO-EORTC 和 2008/2016WHO 分类系统中也没有这两个疾病名称[1-3]。

本病好发于四肢（上肢多于下肢）或躯干，表现为反复发生的红到棕红色的丘疹、斑块和结节（图 119.3 和 119.4）。少数患者皮损可泛发。溃疡少见，通常无自觉症状。患者通常没有 B 症状（发热、盗汗、体重减轻），血清 LDH 水平也是正常的。在某些情况下，皮损消退后常常伴有继发的皮肤松弛症，这是肿瘤细胞浸润导致局部弹力纤维缺失形成的。

本病预后很好，一项包含 32 例 PCMZL 患者的研究中，在平均 4 年多的随访期间，没有患者出现淋巴结和内脏器官受累[5]。

值得注意的是，PCMZL 可以发生在慢性萎缩性肢

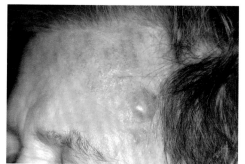

**图 119.1　皮肤滤泡中心型淋巴瘤。**显示侧前额突出的粉红色-紫色结节，有少量毛细血管扩张。结节周围有丘疹和大的浸润性斑块

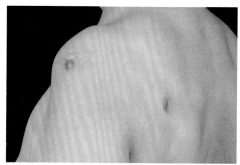

**图 119.3　皮肤边缘区 B 细胞淋巴瘤。**显示肩部两个局限性的红色结节

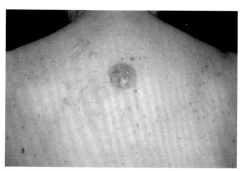

**图 119.2　皮肤滤泡中心型淋巴瘤。**显示上背部大结节，其周围有红色的丘疹、斑片和斑块（Crosti 淋巴瘤）

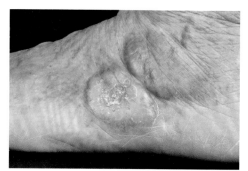

**图 119.4　皮肤边缘区 B 细胞淋巴瘤。**显示足部两个粉紫色斑块，其中一个扁平。分子学研究检测到螺旋体 DNA。组织学显示明显的淋巴浆细胞分化，过去本病被归为免疫细胞瘤

端皮炎的基础上。PCMZL 是原发皮肤 B 细胞淋巴瘤中与螺旋体感染关系最为密切的肿瘤，特别是在欧洲[8]。

### 原发皮肤弥漫大 B 细胞淋巴瘤，腿型

原发皮肤弥漫大 B 细胞淋巴瘤，腿型（primarycutaneous diffuse large Blymphoma, leg type；DLBCLLT）主要由大圆细胞（中心母细胞、免疫母细胞）构成，肿瘤细胞表达 Bcl-2、MUM-1［多发性骨髓瘤原癌基因 1 或干扰素调节因子 4（生发中心后 B 细胞和浆细胞表达）］和 FOX-P1[1]。本病好发于老年人，尤其是女性。

临床上，皮损单发或为成串的红色到红棕色的红斑、结节，主要局限于单侧小腿的远端（图 119.5）。有的患者，皮损可同时出现在双下肢或短期内相继出现。可以出现溃疡。大的结节周围可见小的红色丘疹围绕。必须注意的是，约 20% 的患者肿瘤并不发生于下肢，但是具有相似的形态和免疫表型，但仍称作 DLBCLLT[19]。

本病预后较其他类型的原发皮肤 B 细胞淋巴瘤差，5 年生存率为 40%～50%[1]。分子学数据显示，肿瘤存在 9p21 的缺失，可能是由于 *CDKN2A* 基因功能丧失引起（该基因编码 p16 和 p14$^{ARF}$），与预后不良相关[20-21]。

必须强调的是，一些淋巴结内的大 B 细胞淋巴瘤患者可以表现为局限于小腿的皮损，在诊断本病之前，必须进行完整的分期检查。除了做 CT 外，还可以加做 PET 扫描以便发现系统性肿瘤。

### 血管内弥漫大 B 细胞淋巴瘤

血管内弥漫大 B 细胞淋巴瘤（intravascular diffuse large B-cell lymphoma, IVDLBCL）罕见，由大 B 细胞

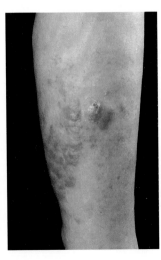

**图 119.5 皮肤弥漫大 B 细胞淋巴瘤，腿型。**显示小腿多发融合性的红棕色丘疹、结节和斑块

在血管内恶性增生形成[4]。大多数患者表现为 B 细胞表型，但也有 T 细胞表型的报道。肿瘤常常在发现时就已累及内脏（包括中枢神经系统），单纯累及皮肤的病例很少见。临床上，患者表现为持续存在的、红色或紫红色的斑片和斑块，好发于躯干和大腿，常有显著的毛细血管扩张。本病临床表现不是典型的皮肤淋巴瘤，有时会被误诊为脂膜炎或血管瘤。曾有数例发生于樱桃状血管瘤内的血管内大 B 细胞淋巴瘤的报道。IVDLBCL 预后差，具有侵袭性病程[22]。

### 前体 B 细胞淋巴母细胞淋巴瘤 / 白血病

B 细胞淋巴母细胞淋巴瘤 / 白血病由前体 B 淋巴细胞恶性增生形成，原发皮肤的病变罕见。需要注意的是，即使发病时仅有皮损而没有系统受累的病例，也必须按系统型治疗。

与其他皮肤 B 细胞淋巴瘤不同的是，本病好发于儿童和青年[23]。临床表现为单发的、大的红色肿瘤，常位于头颈部。原发皮肤型常常在诊断前几周就有无症状的皮损存在，而出现继发性皮损的病例常常伴有系统症状（如体重减轻、发热、疲乏和盗汗）。血清 LDH 水平常常升高，反映出肿瘤具有进行性发展及容易系统受累的性质。本病进展较快，不治疗者预后较差。

### 其他皮肤 B 细胞淋巴瘤

少数原发皮肤 B 细胞淋巴瘤无法归类于上述亚型，故放到原发皮肤大 B 细胞淋巴瘤，其他类型（WHO-EORCT 分类）[1]。2008/2016WHO 分类中，这些患者分为几类，包括（但不限于）免疫抑制相关型大 B 细胞淋巴瘤、浆母细胞淋巴瘤和弥漫大 B 细胞淋巴瘤，非特指（NOS）[2-3]。浆母细胞淋巴瘤罕见，通常发生在严重免疫抑制患者的口腔内，尤其是 HIV 感染者[4]，但也可见于免疫功能正常的患者。其发生常与 EBV 感染有关。

## 病理学

组织学和免疫组化相结合可诊断大部分原发皮肤 B 细胞淋巴瘤，此外，还可以运用 PCR 和荧光原位杂交（fluorescence in situ hybridization, FISH）辅助诊断，用于检测免疫球蛋白基因的重排，如 IgH（编码重链），以及特定的染色体易位。

### 原发皮肤滤泡中心型淋巴瘤

表皮基本正常，肿瘤细胞在真皮弥漫或结节状浸润，常累及皮下脂肪（图 119.6A）[4]。表皮通常

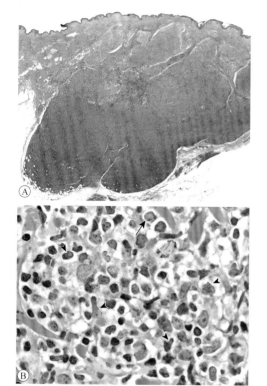

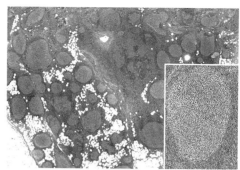

图 119.7　皮肤滤泡中心型淋巴瘤，滤泡型。显示形态单一的肿瘤性滤泡（缺乏极性）。注意滤泡中央明区和暗区的消失（嵌入图）

图 119.6　皮肤滤泡中心型淋巴瘤，弥漫型。A. 病变呈弥漫性浸润，没有滤泡形成。B. 浸润细胞以中心母细胞（长箭头显示）和中等或大的中心细胞（有裂的细胞，短箭头显示）为主

不受累。奥地利格拉茨的研究显示，仅有少部分标本（25%）中可以找到明显的肿瘤性生发中心形成的滤泡样模式（图 119.7）[17]。然而实际上，出现部分滤泡样结构的比例还要高一些。这些肿瘤性滤泡显示恶性特征，包括套区的减少或消失，巨噬细胞的缺失及滤泡结构的单一性，即无法区分"明区"和"暗区"（见图 119.7 的嵌入图）[17]。

　　在滤泡性和弥漫浸润性亚型中，浸润细胞都以中心细胞（大或小的、有裂的滤泡中心细胞）为主（图 119.6B），伴有数量不等的中心母细胞（核仁明显的、大的、无裂的滤泡中心细胞）、免疫母细胞、小淋巴细胞、组织细胞，有时还可见嗜酸性粒细胞和浆细胞。与结内滤泡中心型淋巴瘤不同，分级方法并不适用于 PCFCL。细胞形态学上，部分 PCFCL 呈弥漫浸润生长模式，有显著的大的中心细胞，类似于大细胞淋巴瘤，但这种类型的 PCFCL 和不含大 B 细胞的 PCFCL 预后没有区别[1, 19]。单一的中心母细胞和（或）免疫母细

胞的病变应归属于弥漫大 B 细胞淋巴瘤。除了肿瘤细胞外，常常还可以出现小 T 淋巴细胞和组织细胞 / 巨噬细胞的伴随浸润，部分病例中这些细胞很多。

　　除了大细胞为主的 PCFCL，本病也有其他的组织学亚型，包括梭形细胞型，其细胞形态类似肉瘤和其他梭形细胞肿瘤，容易误诊[24]。少量 B 淋巴母细胞伴有大量 T 淋巴母细胞浸润的皮损已归类为"富于 T 细胞的 B 细胞淋巴瘤"。在皮肤中可能是另一种罕见的 PCFCL 亚型[4]。值得注意的是，当该亚型有淋巴结受累时，应被归类为大 B 细胞淋巴瘤。

　　肿瘤细胞表达 B 细胞相关抗原（CD20、CD79α、PAX-5），不表达 CD5 和 CD43（见表 0.13，CD 标记的意义）。当出现滤泡时，以表达 CD21 的滤泡树突状细胞形成不规则网状为特征。无论是哪种生长模式，几乎所有的病例均表达 Bcl-6（生发中心细胞和其他淋巴样细胞的标记）。大多数滤泡浸润模式和小部分弥漫浸润模式的 PCFCL，肿瘤细胞还可表达 CD10。滤泡结构周围有簇集的 Bcl-6 阳性细胞强烈提示 PCFCL 的诊断[16]。

　　本病与结内滤泡淋巴瘤主要的不同在于，绝大部分病例的肿瘤性滤泡不表达 Bcl-2 蛋白[25]。一个对鉴别诊断有用但不合常理的免疫组化特征是肿瘤性滤泡低表达 Ki67（增殖细胞表达），而反应性滤泡高表达 Ki67[17, 26]。大细胞亚型（肿瘤细胞以大裂细胞为主）大多不表达或少数细胞表达 MUM-1（DLBCLLT 则强阳性表达 MUM-1，见下文）[1, 19]。14；18 号染色体易位通常见于结内滤泡淋巴瘤，少数 PCFCL 也可以出现[25]。染色体易位且（或）细胞表达 Bcl-2 时，需要考虑是否为结内淋巴瘤累及皮肤。对编码 Ig 结合区（$J_H$）和免疫球蛋白重链（IGH）其他区域的基因进行

分析发现，大多数患者（60% ～ 70%）存在单克隆重排。通过 cDNA 微阵列分析 PCFCL 的基因表达，可以观察到生发中心细胞的特征模式。

形态学、免疫组化和基因学资料显示，滤泡淋巴瘤可以发生在淋巴结和皮肤，虽然形态学相似，但两者发病机制不同。

## 原发皮肤边缘区 B 细胞淋巴瘤［结外黏膜相关淋巴组织边缘区淋巴瘤（MALT 淋巴瘤）］

组织学表现为真皮和皮下脂肪内肿瘤细胞片状、结节状或弥漫性浸润。表皮不受累。低倍镜下可见典型的浸润方式是结节状浸润（有时伴有反应性生发中心）（图 119.8A），滤泡周围有小到中等大小的、淡染的肿瘤细胞，被描述为边缘区细胞、中心细胞样细胞或单核细胞样 B 细胞，细胞胞质丰富，核呈锯齿状，核仁不明显（图 119.9A）[4-5]。除了肿瘤细胞外，尚可见浆细胞（常在肿瘤边缘）、淋巴浆细胞样细胞和小淋巴细胞浸润，偶尔可见大的母细胞。嗜酸性粒细胞很常见。有的病例还可见上皮样细胞和多核巨细胞形成的肉芽肿。当肿瘤细胞主要为淋巴浆细胞样时，过去诊断为皮肤免疫细胞瘤，目前认为是 PCMZL

的亚型。肿瘤细胞核内有时可见 PAS 阳性的包涵体（Dutcher 小体），提供了有价值的诊断线索（图 119.9B）。偶尔，肿瘤细胞以浆细胞为主（图 119.9C），过去被诊断为原发皮肤浆细胞瘤，现在认为其与皮肤免疫细胞瘤均为 PCMZL 的亚型[1]。罕见病例以大的母细胞为主，类似于浆母细胞（图 119.9D）[27]。

中心细胞样细胞表达 CD20、CD79α、Fc 样受体 4（FCRL4/IRTA1）[27a] 和 Bcl-2，而不表达 CD5、CD10 和 Bcl-6。绝大多数病例，细胞质内表达单克隆免疫球蛋白轻链（κ 或 λ，但不同时表达）（图119.10）。这些单克隆的 B 细胞常常分布在浸润团块周围（图 119.8B）。结节周围以及反应性生发中心的增殖指数升高（图 119.8C）。IgG4 在少数浆细胞分化的病例中有表达，但与系统性 IgG4 相关性疾病无关[28]。大部分患者（60% ～ 80%）可检出 IGH 的单克隆基因重排。

PCMZL 表达类别转换的免疫球蛋白，例如，同一个克隆可以从分泌 IgM 转换为 IgG 或 IgA[29]。虽然 B 淋巴细胞产生了不同类别的抗体，但细胞保留了对同一抗原的亲和力。PCMZL 还具有异常的体细胞

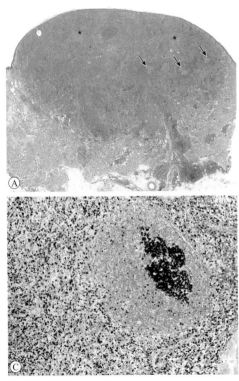

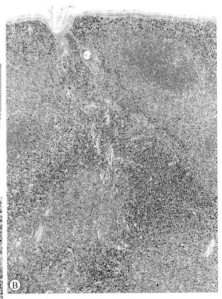

图 119.8　皮肤边缘区 B 细胞淋巴瘤。A. 反应性淋巴细胞呈小结节状（深染区域），部分结节有反应性的生发中心（箭头所示），结节周围可见肿瘤性边缘区细胞、淋巴浆细胞样细胞和浆细胞（淡染区，星号所示）。B. 肿瘤细胞表达免疫球蛋白 λ 链（在淡染区域内）。C. MIB-1 染色显示反应性淋巴滤泡生发中心及滤泡周围肿瘤细胞增殖指数显著升高

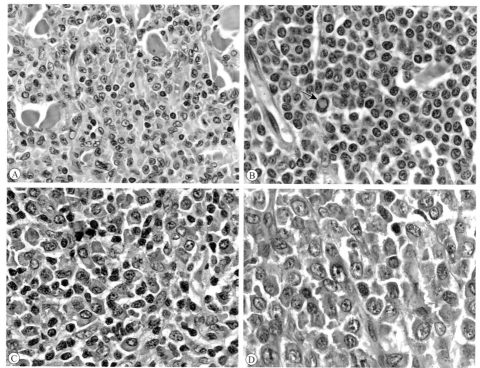

**图 119.9　皮肤边缘区 B 细胞淋巴瘤——细胞形态谱。** A. 边缘区细胞、浆细胞样细胞和浆细胞混合浸润。B. 淋巴浆细胞样细胞浸润为主［既往称为免疫细胞瘤，注意核内嗜酸性包涵体（Dutcher 小体，箭头所示）］。C. 浆细胞浸润为主（既往称为皮肤浆细胞瘤）。D. 大的母细胞样细胞浸润为主，类似于浆母细胞

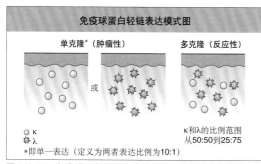

**图 119.10　免疫球蛋白轻链表达模式图。** 检测到免疫球蛋白轻链（κ 或 λ）单克隆表达是诊断原发皮肤边缘区 B 细胞淋巴瘤的重要特征。单克隆指两者比例≥ 10∶1

高频突变特征，使得可以和不同的抗原结合[30]。少数 PCMZL 表达 IgM，此种类型更易累及皮肤外器官。

　　最近发现，部分 PCMZL（约 30%）和发生于皮肤外器官的 MALT 淋巴瘤存在累及 *IGH* 和 *MALT1* 基因的 t（14；18）（q32；q21）易位。用 cDNA 微阵列对基因表达的研究发现，PCMZL 具有浆细胞特征。其

他遗传变异包括染色体三体（伴有 FOXP1 上调）和罕见的 11；18 或 3；14 染色体易位。但是，50% 以上的 PCMZL 患者并没有发现基因异常。

**原发皮肤弥漫大 B 细胞淋巴瘤，腿型**

　　在 DLBCLLT 中，肿瘤细胞在真皮及皮下脂肪呈密集的弥漫性浸润，肿瘤细胞可累及真皮乳头层，甚至真皮-表皮连接处。在部分病例中，表皮内可见大的异型细胞，成簇分布，形成类似皮肤 T 细胞淋巴瘤中 Pautrier 微脓肿的改变（B 细胞的亲表皮性），容易误诊[4]。肿瘤细胞主要由免疫母细胞（大的圆形细胞，胞质丰富，核仁明显）和中心母细胞构成（图119.11）。需要记住的是，一部分以大的有裂细胞（即大的中心细胞）浸润为主的原发皮肤 B 细胞淋巴瘤被归类于 PCFCL（见上文）[1]。此外，核分裂象常见，反应性的小淋巴细胞很少见。由于本病存在免疫球蛋白基因的高突变，推测 DLBCLLT 肿瘤细胞源于生发中心后的淋巴细胞。

　　肿瘤细胞表达 B 细胞标记（CD20、CD79a、PAX-5

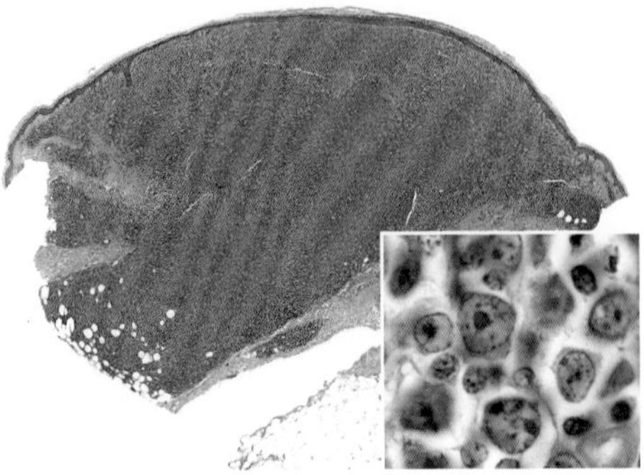

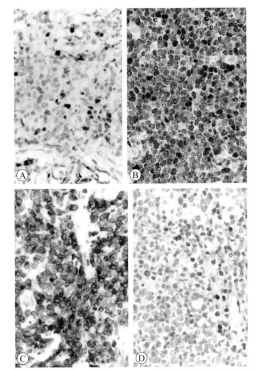

图 119.11　皮肤弥漫大 B 细胞淋巴瘤，腿型。真皮全层可见密集的弥漫性淋巴细胞浸润。肿瘤主要是大的圆形细胞（免疫母细胞）（嵌入图）

和 IgM），但肿瘤可丢失部分抗原。大多数病例 Bcl-2、MUM-1（见上文）、FOX-P1 及 MYC 呈阳性表达[1, 19, 31a]。这有助于与弥漫浸润型 PCFCL 鉴别（后者常常不表达或少数细胞表达 Bcl-2、MUM-1 及 FOX-P1）（图 119.12）。本病存在 IGH 基因的单克隆重排，但没有 14；18 染色体易位。图 119.13 描述了诊断皮肤弥漫 B 细胞淋巴瘤的方法，表 119.13 总结了各种类型弥漫大 B 细胞淋巴瘤的抗体表达情况。

偶尔，肿瘤细胞表达 CD30[19]。在结内弥漫大 B 细胞淋巴瘤中，表达 CD30 与预后良好相关，但是表达 CD30 和 DLBCLLT 的预后是否相关尚缺乏资料。在部分病例中观察到编码 p15 和（或）p16 的基因（CDKN2B、CDKN2A）甲基化，可引起蛋白质表达下调。染色体 9p21 的缺失可能引起 CDKN2A 功能缺失，与本病预后不良相关[20]。此外 MYD88 突变的患者预后也较差。

FISH 或微点阵芯片研究证实，DLBCLLT 和弥漫浸润型 PCFCL 基因改变明显不一样，所以有必要区分两者[32-33]。DLBCLLT 和结内弥漫大 B 细胞淋巴瘤有类似的基因改变，含有活化的 B 淋巴细胞基因表型[34]。

### 血管内弥漫大 B 细胞淋巴瘤

真皮及皮下组织中扩张的血管内有大的异型淋巴细胞是 IVDLBCL 的特征（图 119.14A）。肿瘤细胞大，胞质很少，核仁明显，表达 B 细胞相关标记（图 119.14B）和 Bcl-2、MUM-1 和 FOX-P1。内皮细胞相关抗体（如 CD31、CD34）染色可以勾勒出肿瘤细胞所在的血管腔（图 119.14C）。本病存在 IGH 基因的单克隆重排。IVDLBCL 和弥漫大 B 细胞淋巴瘤有类似的基因改变，存在活化的 B 细胞基因表型。

图 119.12　免疫组化法显示 Bcl-2 和 MUM-1 抗体表达情况。A. 原发皮肤滤泡中心型淋巴瘤，弥漫型，不表达 Bcl-2（反应性小淋巴细胞阳性）；B. 原发皮肤弥漫大 B 细胞淋巴瘤，腿型，几乎全部肿瘤细胞表达 Bcl-2；C. 原发皮肤弥漫大 B 细胞淋巴瘤，腿型，几乎全部肿瘤细胞表达 MUM-1；D. 原发皮肤滤泡中心型淋巴瘤，弥漫型，只有很少的肿瘤细胞表达 MUM-1

### 前体 B 细胞淋巴母细胞淋巴瘤 / 白血病

组织学上，前体 B 细胞淋巴母细胞淋巴瘤 / 白血病表现为单一的、中等大小的细胞增生，细胞胞质少，胞核圆或卷曲，染色质均匀（图 119.15）。由于有含包涵体（着色小体）的巨噬细胞存在，在低倍镜下，常可以看见"星空现象"。肿瘤细胞呈马赛克样排列是本病的另一特征。核分裂象及坏死细胞常见。需要强调的是，仅依靠形态学并不能区分本病和 T 细胞淋巴母细胞淋巴瘤。免疫组化显示本病表达 TdT（末端脱氧核苷酸转移酶，前体 T 细胞和 B 细胞表达）、PAX-5、CD10 和免疫球蛋白胞质型 μ 链，大部分病例表达 CD20 和 CD79α。前前 B 细胞亚型不表达 CD20，但表达 CD34。本病存在 IGH 基因的单克隆重排，而 TCR 基因是多克隆的；但有缺乏 IGH 基因单克隆重排以及同时存在 IGH 和 TCR 基因单克隆重排的病例。

表 119.3　组织学改变有重叠的各种原发及继发皮肤大 B 细胞淋巴瘤的免疫组化表现。各亚型之间的免疫表型亦有重叠，均表达 CD20，其为最有诊断意义的抗体，图表中用深色标示

| | 免疫标记 | | | | | | | |
| --- | --- | --- | --- | --- | --- | --- | --- | --- |
| | Bcl-2 | Bcl-6 | CD10 | CD5 | MUM-1 | 周期蛋白 D1 | TdT | EBER-1 |
| **原发皮肤淋巴瘤** | | | | | | | | |
| 滤泡中心型淋巴瘤，弥漫型 | − | + | − / + | − | − | − | − | − |
| 边缘区淋巴瘤，母细胞样型 | + | − | − | − | − | − | − | − |
| 弥漫大 B 细胞淋巴瘤，腿型 | + | + / − | − | − | + | − | − | − |
| **累及皮肤的系统性淋巴瘤** | | | | | | | | |
| EBV + DLBCL | + / − | − | − | − | + | − | − | + |
| 结内 DLBCL | + | + / − | + / − | − / + | + / − | − | − | − |
| 套细胞淋巴瘤，母细胞型 | + | − / − | − | + | − / + | + | − | − |
| CLL/SLL 出现 Richter 综合征 | + | − | − | + | − | − | − | − |
| 伯基特淋巴瘤 | − | + | + | − | − | − | − | + |
| B 细胞淋巴瘤母细胞淋巴瘤 | + | − | + | − | − | − | + | − |

＋／－，大多数病例为阳性；－／＋，大多数病例为阴性。
CLL/SLL，慢性 B 淋巴细胞白血病 / 小淋巴细胞淋巴瘤；DLBCL，弥漫大 B 细胞淋巴瘤；EBV，EB 病毒

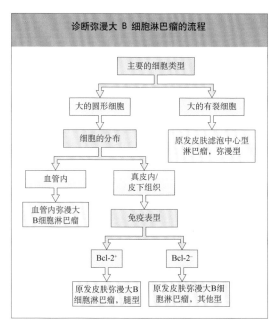

图 119.13　**诊断弥漫大 B 细胞淋巴瘤的流程**。在原发皮肤弥漫大 B 细胞淋巴瘤，腿型，肿瘤细胞强表达 MUM-1、FOX-P1 及 Bcl-2，而在原发皮肤滤泡中心型淋巴瘤，弥漫型，肿瘤细胞常常不表达或仅少数细胞表达这些标记（见图 119.12）

### 其他皮肤 B 细胞淋巴瘤

　　浆母细胞淋巴瘤由浆母细胞肿瘤性增生形成，细胞核大且偏位，细胞质丰富，核仁明显。肿瘤细胞形态呈淋巴细胞样，但免疫表型类似浆细胞，表达 CD38、CD138、MUM-1 及单克隆免疫球蛋白轻链，但不表达 CD20。大多数患者的 EB 病毒原位杂交（EBER-1）阳性。

## 鉴别诊断

　　虽然原发皮肤 B 细胞淋巴瘤的鉴别根据肿瘤类型的不同而不同，但一般来说，都需要与炎症相鉴别，后者临床和（或）组织学可以类似恶性淋巴瘤（所以被称为皮肤淋巴瘤样增生、淋巴细胞瘤或假性淋巴瘤，见第 121 章）。需要强调的是，要准确诊断原发皮肤 B 细胞淋巴瘤，必须结合临床、病理、免疫表型和分子生物学特征，对于有些病例，只有反复检查患者和重复进行病理检查，才能得出准确诊断和分类[4, 26]。图 119.16 显示了应用免疫组化及 PCR 方法诊断原发皮肤 B 细胞淋巴瘤的步骤。

　　有些患者开始诊断并不能明确，可以暂时归为"皮肤非典型 B 细胞淋巴样增生"，然后定期复查[4]。没有明确诊断皮肤 B 细胞淋巴瘤之前，不需要筛查皮肤外病变，也就是说，不需要进行完整的分期检查[4]。而一旦

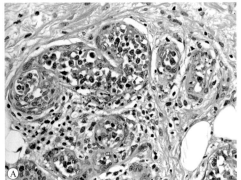

图 119.14　原发皮肤血管内弥漫大 B 细胞淋巴瘤。A.血管内可见中等至大的异型淋巴细胞；B.肿瘤细胞表达 CD20；C.内皮细胞染色（CD31）勾勒出肿瘤细胞所在的血管腔

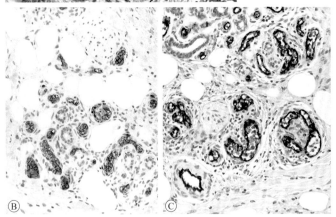

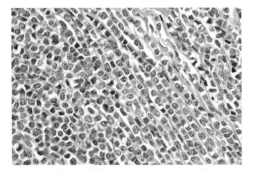

图 119.15　前体 B 细胞淋巴母细胞淋巴瘤/白血病。中等大小的母细胞呈特征性的马赛克样排列

确诊，由于仅仅依靠临床和组织学改变并不能区分皮肤原发和继发淋巴瘤，所以必须进行分期（见表 119.2）。临床症状初发时，相关评估流程详见图 119.17。

由于淋巴瘤类型不同，下面我们将逐一讨论主要的原发皮肤 B 细胞淋巴瘤的鉴别诊断。

PCFCL 呈滤泡增生模式时，需要与伴有明显生发中心的 B 细胞假性淋巴瘤鉴别，例如螺旋体感染诱发

的皮肤淋巴细胞瘤（皮肤淋巴样增生）[17, 35]。后者可由多种刺激因素引起，包括虫咬、接种疫苗、文身和药物，好发于耳垂、乳头和阴囊等特殊部位[35]，皮损常单发，相对较小。虽然组织学有滤泡样结构，但是为反应性增生，常伴有小淋巴细胞、浆细胞和嗜酸性粒细胞浸润[4, 35]。螺旋体感染诱发的皮肤淋巴细胞瘤的生发中心虽然没有明显的套区，但其有含着色小体的巨噬细胞，存在明区和暗区，且有正常（较高）的增殖活性[35]。

少数 PCMZL 可有明显的反应性生发中心，需与滤泡型 PCFCL 鉴别。在这些病例中，由肿瘤性边缘区细胞形成的滤泡植入现象（常发生于 MALT 淋巴瘤）确实使得本病与 PCFCL 鉴别困难。根据浸润的模式、存在肿瘤性单克隆浆细胞及肿瘤细胞不表达 CD10 和 Bcl-6 有助于 PCMZL 的诊断。

正如上文提到的，继发与原发皮肤滤泡淋巴瘤有类似甚至相同的形态和免疫表型改变，但继发的滤泡淋巴瘤常表达 Bcl-2。所以，当肿瘤性滤泡明确表达 Bcl-2 时，提示可能是结内滤泡淋巴瘤累及皮肤（虽然

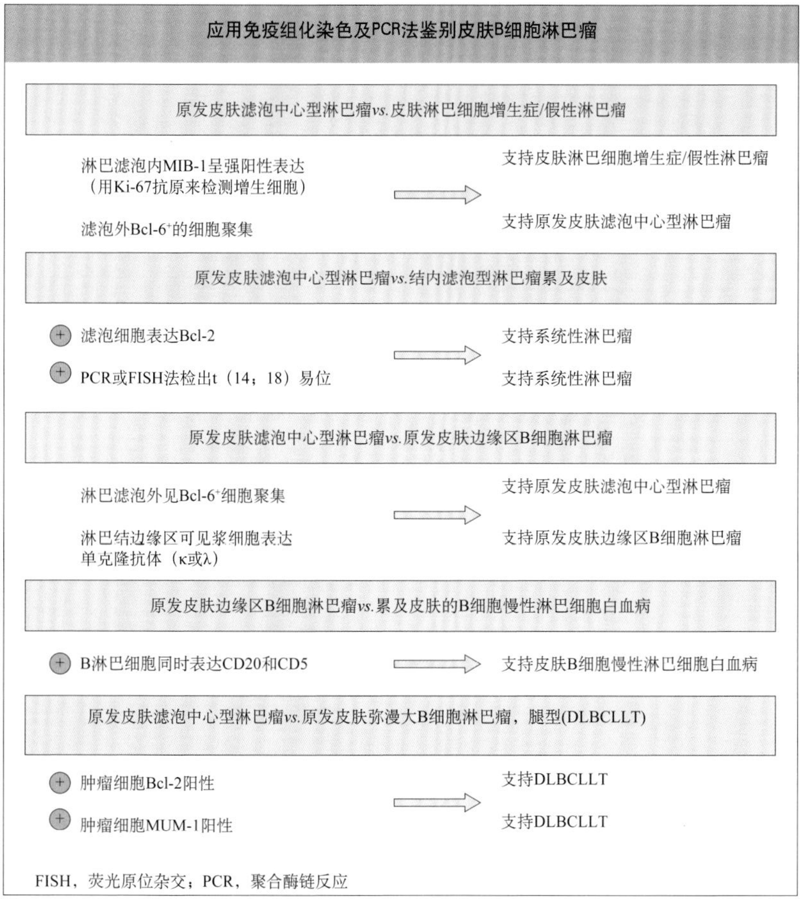

| 应用免疫组化染色及PCR法鉴别皮肤B细胞淋巴瘤 | |
| --- | --- |
| **原发皮肤滤泡中心型淋巴瘤vs.皮肤淋巴细胞增生症/假性淋巴瘤** | |
| 淋巴滤泡内MIB-1呈强阳性表达（用Ki-67抗原来检测增生细胞） | 支持皮肤淋巴细胞增生症/假性淋巴瘤 |
| 滤泡外Bcl-6⁺的细胞聚集 | 支持原发皮肤滤泡中心型淋巴瘤 |
| **原发皮肤滤泡中心型淋巴瘤vs.结内滤泡型淋巴瘤累及皮肤** | |
| ⊕ 滤泡细胞表达Bcl-2 | 支持系统性淋巴瘤 |
| ⊕ PCR或FISH法检出t（14；18）易位 | 支持系统性淋巴瘤 |
| **原发皮肤滤泡中心型淋巴瘤vs.原发皮肤边缘区B细胞淋巴瘤** | |
| 淋巴滤泡外见Bcl-6⁺细胞聚集 | 支持原发皮肤滤泡中心型淋巴瘤 |
| 淋巴结边缘区可见浆细胞表达单克隆抗体（κ或λ） | 支持原发皮肤边缘区B细胞淋巴瘤 |
| **原发皮肤边缘区B细胞淋巴瘤vs.累及皮肤的B细胞慢性淋巴细胞白血病** | |
| ⊕ B淋巴细胞同时表达CD20和CD5 | 支持皮肤B细胞慢性淋巴细胞白血病 |
| **原发皮肤滤泡中心型淋巴瘤vs.原发皮肤弥漫大B细胞淋巴瘤，腿型（DLBCLLT）** | |
| ⊕ 肿瘤细胞Bcl-2阳性 | 支持DLBCLLT |
| ⊕ 肿瘤细胞MUM-1阳性 | 支持DLBCLLT |

FISH，荧光原位杂交；PCR，聚合酶链反应

图119.16　应用免疫组化染色及PCR法鉴别皮肤B细胞淋巴瘤。图中简略地显示了不同淋巴瘤的特征，目的是指导皮肤科医生更好地解读病理报告。套细胞淋巴瘤累及皮肤时也可见到肿瘤细胞同时表达CD20和CD5，但与CLL不同的是，套细胞淋巴瘤通常表达周期蛋白D1而不表达CD23（见表119.3）

偶有原发皮肤滤泡淋巴瘤表达Bcl-2的报道）。

PCMZL主要与反应性增生及其他低度恶性原发皮肤B细胞淋巴瘤鉴别，良性反应性增生的淋巴细胞通常表达多克隆免疫球蛋白轻链，而大多数PCMZL表达单克隆免疫球蛋白轻链。可以通过结构模式及细胞形态鉴别弥漫型PCFCL和PCMZL，前者肿瘤细胞以中心细胞和中心母细胞为主，并且表达Bcl-6。

PCMZL也需要同B细胞慢性淋巴细胞白血病（B cell chronic lymphocytic leukemia，B-CLL）累及皮肤相鉴别，后者表达CD20、CD23和CD43，通常也表达CD5。鉴别要点包括：① B-CLL没有肿瘤性浆细胞；② B-CLL常表达CD5，而PCMZL则不表达。套细胞淋巴瘤累及皮肤时也可见到肿瘤细胞表达CD20和CD5，但与CLL不同的是，套细胞淋巴瘤通常表达周期蛋白D1而不表达CD23（偶有不表达周期蛋白D1的病例，但表达SOX11有助于套细胞淋巴瘤的诊断）。

PCMZL伴有明显浆细胞分化需要与反应性浆细胞增生和炎性假瘤（浆细胞肉芽肿）相鉴别。炎症反应时，浆细胞通常没有非典型性，表达多克隆免疫球蛋白轻链。除了炎性假瘤、黏膜皮损、螺旋体感染（如梅毒、品他病、雅司病、慢性萎缩性肢端皮炎）以及皮肤和系统浆细胞增多症外，以浆细胞浸润为主的炎性皮肤病很少。皮肤及系统浆细胞增多症常表现为免疫球蛋白轻链的多克隆表达，虽然有个别表达单克隆的病例报道[36]。银染（例如Warthin-Starry）和针对梅毒螺旋体的免疫组化有助于鉴别梅毒（见图0.33）。儿童胫前斑状淋巴浆细胞增生症很少见，其浆细胞表达多克隆性免疫球蛋白轻链。

DLBCLLT需与很多疾病相鉴别，包括系统性淋巴瘤累及皮肤、急性髓细胞性白血病及非淋巴系统的肿瘤（例如转移的实体瘤，见第122章）。大部分情况下，结合临床、病理、免疫表型及分子生物学特征可

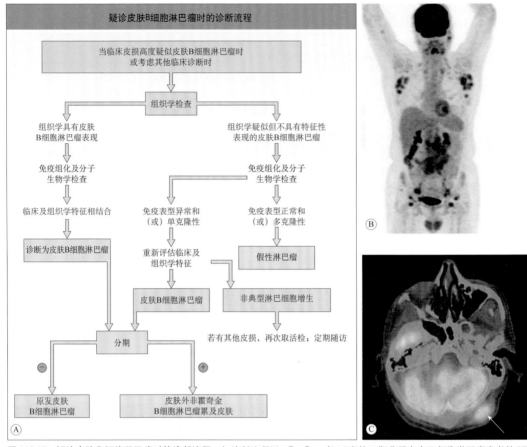

图 119.17　疑诊皮肤 B 细胞淋巴瘤时的诊断流程。A. 诊断流程图；B、C. 一名 66 岁的 Ⅳ 期非霍奇金 B 细胞淋巴瘤患者的 PET 扫描结果。患者头皮出现结节 1 年，最初诊断表皮囊肿。活检示弥漫大 B 细胞淋巴瘤（CD10$^+$，CD20$^+$，bcl-2$^+$，MUM-1$^-$），行 PET-CT 检查以进行分期。图中高密度影示肿瘤播散，多发淋巴结受累（B），PET-CT 见头皮皮损（C，箭头所示）（B、C，Courtesy，Dennis Cooper，MD.）

以鉴别以上疾病。对于皮肤淋巴瘤，特别是中等或大细胞的肿瘤，为了避免误诊，必须进行完整的免疫表型分析。

典型的 IVDLBCL 不难进行鉴别诊断，血管腔内存在大量异型淋巴细胞是其特异性改变。单独依靠细胞形态不能区分肿瘤是 T 细胞或 B 细胞来源。淋巴管内间变大 T 细胞淋巴瘤（anaplastic large T-cell lymphoma，ALCL）非常罕见，表现为淋巴管内存在 CD30$^+$ T 细胞，被认为是 ALCL 的一种亚型，其免疫表现及预后与 ALCL 类似[37]。IVDLBCL 也需要与表现为血管内非典型细胞增生的反应性疾病鉴别，特别是淋巴管内组织细胞增生症（intralymphatic

histiocytosis，IH）以及淋巴管内良性 T 淋巴母细胞增生症（benign intralymphatic proliferation of T-cell lymphoid blasts，BIPTCLB）。其中 IH 与慢性皮肤感染及系统疾病（如类风湿关节炎及其他自身免疫性疾病）相关，表现为真皮内平足蛋白抗体阳性的淋巴管内有群集的组织细胞（CD68$^+$，CD20$^-$，CD3$^-$）。值得注意的是，局灶性的 IH 可能是偶然现象。BIPTCLB 罕见，可发生在多种皮肤及皮肤外疾病，从化脓性肉芽肿到阑尾炎均可见，与 IH 一样，受累管腔为淋巴管。

**前体 B 细胞淋巴母细胞淋巴瘤 / 白血病**需要与其他皮肤淋巴瘤 / 白血病和非淋巴系统肿瘤（例如 Ewing 肉瘤和小细胞肺癌）鉴别。TdT 阳性是皮肤淋巴母细胞淋巴瘤最重要的组化特征。组织学特征不足以区分 T 细胞或 B 细胞来源，只有通过完整的免疫组化和基因分析才能区分两者。

## 治疗

只有结合准确的分类、分期结果和患者的全身情况后才能给出最合适的治疗方案[4]。对于继发于皮肤外的皮肤 B 细胞淋巴瘤患者来说，应该由血液肿瘤科而不是皮肤科来治疗[4]。

在综述主要的治疗策略之前，必须强调，许多低度恶性的原发皮肤 B 细胞淋巴瘤患者应该保守处理，采取皮肤外惰性 B 细胞淋巴瘤和白血病的处理方法，即观望等待策略[4, 38]。为了治疗及时，患者需要每隔半年复诊一次，出现新皮损或新症状时也应该及时复诊。这种策略的采用延长了很多不需要积极治疗的患者的病程和生存期。为满足患者在美容和心理方面的需求，可以在丘疹、结节样皮损内注射曲西龙。

大部分原发皮肤 B 细胞淋巴瘤是低度恶性肿瘤（PCFCL 和 PCMZL）。皮损常常单发或局限，可以局部放疗、单纯切除或切除后再放疗[4, 38-39]。有报道显示，范围扩大的放疗具有更低的复发率（放疗范围扩大至皮损周围 10 ～ 20cm）。这种方法适用于 Crosti 淋巴瘤，这是一种发生于背部的 PCFCL，常常表现为肿瘤周围有红斑、丘疹、结节和斑块，意味着肿瘤的浸润并不局限于皮损主体[40]。除了 Crosti 淋巴瘤，这种扩大照射范围放疗并不适用于其他淋巴瘤，通常在肿瘤周围扩大 3 ～ 5cm 就可以满足治疗需要（根据肿瘤的大小来决定区域大小）。皮损单发且边界清楚的时候，不扩大的切除是有效的治疗方法，笔者认为可以作为 PCMZL 的一种治疗选择，而且复发率并不比一些时间密集性的治疗方法高（例如局部放疗）。

有一些系统应用抗生素治疗低度恶性原发皮肤 B 细胞淋巴瘤的报道，完全缓解率至少是 1%[41]。这种治疗方法类似于幽门螺杆菌相关的胃 MALT 淋巴瘤的治疗，早期肿瘤会随着幽门螺杆菌的消除而治愈。有用抗生素治疗与螺旋体相关的原发皮肤 B 细胞淋巴瘤患者达到完全缓解的报道。虽然证据还不充分，但在采用更为积极的治疗之前，可以考虑使用系统抗生素来治疗，特别是对于螺旋体感染流行区的欧洲患者。这种治疗早期有效，晚期则效果较差，因为病变对抗生素不再敏感。对于螺旋体感染流行区患者，都应该用快速检测的方法——PCR 检测螺旋体 DNA，以便确定早期的抗生素治疗是否有效。

治疗低度恶性的原发皮肤 B 细胞淋巴瘤的其他方法还有皮下或皮损内注射干扰素，特别是干扰素 α-2a。虽然有治疗效果很好的报道，但估计完全缓解率约为 50%。干扰素治疗主要适用于多部位、多发皮损的患者，因为局部放疗难以实施。

皮损内或系统应用抗 CD20 单克隆抗体（利妥昔单抗）已经用来治疗惰性原发皮肤 B 细胞淋巴瘤[42-43]。单发或局限性皮损可予以皮损内注射。系统用药可以作为其他治疗的有效替代方法，特别是皮损泛发或经过放疗后复发的患者。利妥昔单抗还可以联合其他方法治疗一些恶性度高的淋巴瘤，例如 DLBCLLT。最近，其他抗 CD20 单克隆抗体也得以使用，如奥法木单抗和阿托珠单抗。

对于 DLBCLLT 及少数皮损泛发的弥漫型 PCFCL，需要更为积极的治疗，例如系统化疗（最常用的方案是 CHOP，即环磷酰胺、多柔比星、长春新碱及泼尼松）基础上加利妥昔单抗[44]，这也是 DLBCLLT 标准治疗。若缺乏 PCMZL 转化为高级别淋巴瘤的证据时，不需要系统治疗。DLBCLLT 伴有明显并发症时，可单独应用利妥昔单抗，或局部放疗加利妥昔单抗治疗。

IVDLBCL 无论分期，都可以采用系统化疗加利妥昔单抗。对于 DLBCLLT，在蒽环类化疗药物基础上加用利妥昔单抗可显著改善其预后。而对于前体 B 细胞淋巴母细胞淋巴瘤 / 白血病来说，应在血液科进行治疗，选用积极的治疗方案（即系统化疗加利妥昔单抗，干细胞移植）。

## 浆细胞疾病（包括多发性骨髓瘤）

浆细胞疾病指的是浆细胞克隆性增殖，导致单克隆免疫球蛋白病，患者分泌完整的免疫球蛋白或单一轻链（15% 的患者），或更少见的单一重链。浆细胞疾病包括很多疾病，如意义未定的单克隆 γ 球蛋白病（monoclonal gammopathy of undetermined significance, MGUS）（其血清副球蛋白含量低于 3g/dl）、无症状（焖燃型）骨髓瘤、有症状（活动型）骨髓瘤、轻链和重链沉积病以及系统性淀粉样变（systemic amyloidosis, AL）。浆细胞增殖很少累及皮肤，因而对浆细胞疾病的谱系性特征及其自然病程的理解可以帮助皮肤科医生更好地掌握单克隆免疫球蛋白相关的皮肤疾病（表 119.4）。对于有症状骨髓瘤，其诊断标准最近被放宽，从疾病相关 CRAB [高血钙、肾功能不全、贫血和（或）骨改变（溶骨＞骨硬化）] 扩宽至骨

**表 119.4 单克隆 γ 球蛋白病的皮肤表现**

**皮肤淋巴浆细胞增生**

- 髓外皮肤浆细胞瘤 *
- 皮肤 Waldenström 巨球蛋白血症 [†]

**单克隆 γ 球蛋白沉积于皮肤（根据定义）**

- 原发系统淀粉样变（轻链）
- 冷球蛋白血症性闭塞性血管病（Ⅰ型冷球蛋白血症 [‡]）
- 角化过度性小刺（毛囊性多于非毛囊性）
- 伴有晶体沉积的组织细胞增多症
- 球蛋白结晶症
- IgM 沉积性丘疹（皮肤巨球蛋白血症）[†]
- IgM γ 球蛋白病相关性表皮下大疱性疾病 [†]

**常常沉积于皮肤的单克隆 γ 球蛋白性疾病**

- 与浆细胞病相关的获得性皮肤松弛症（肢端或泛发型）[淀粉样物质和（或）IgG 沉积]
- 与浆细胞病相关的反应性血管内皮细胞增生症（Ⅰ型冷球蛋白或淀粉样物质沉积）

**与单克隆 γ 球蛋白病密切相关的疾病**

- 硬化性黏液水肿
- POEMS 综合征 [§]
- AESOP 综合征——腺体病变及伴有广泛的皮肤红斑的浆细胞瘤，可同时存在 POEMS 综合征
- Schnitzler 综合征
- 坏死性黄色肉芽肿

**常与单克隆 γ 球蛋白病相关的疾病**

- 血脂正常的扁平黄瘤
- 硬肿病（2 型）
- 继发于 C1 酯酶抑制物缺乏症的血管性水肿
- Clarkson 综合征（先天性系统性毛细血管渗漏综合征）

**与单克隆 γ 球蛋白病明显相关的疾病（主要是 IgA）（至少 15% 的患者伴有）**

- 持久性隆起性红斑
- 角层下脓疱性皮肤病（SPD）和 SPD 型 IgA 天疱疮
- 坏疽性脓皮病

**偶尔伴有单克隆 γ 球蛋白病的疾病**

- Sweet 综合征
- 皮肤小血管炎 [‡]，包括伴有单克隆 IgA γ 球蛋白病的成人 IgA 血管炎
- 播散性黄瘤
- 获得性大疱性表皮松解症
- 副肿瘤性天疱疮
- 非典型性硬皮病 [¶]

* 在最新的 WHO-EORTC 分类中（见表 119.1），原发皮肤浆细胞瘤被认为是原发皮肤边缘区 B 细胞淋巴瘤。
[†] 根据定义，指存在 IgM 单克隆 γ 球蛋白病；在 Schnitzler 综合征中，偶尔可见 IgG γ 球蛋白病；Waldenström 巨球蛋白血症常与淋巴浆细胞淋巴瘤相关。
[‡] 冷球蛋白性血管炎可继发于 Ⅱ型冷球蛋白血症。
[§] 多发性神经病（P）、器官肿大（O）、内分泌病（E）、M 蛋白（M）、皮肤改变（S）（见第 53 章所述的皮肤表现）。诊断依据包括单克隆性浆细胞增生病和神经病变以及以下主要标准中的任一条（硬化性骨病、Castleman 病、血清 VEGF 水平升高），再加上以下次要标准中的任一条（血管外容量增加、视盘水肿、器官肿大、内分泌病、皮肤受累、血小板 / 红细胞增多）。
[¶] 可能有关，硬皮病样改变也可见于原发性系统性淀粉样变

髓浆细胞增多≥60%、全身 MRI 或 PET-CT 发现骨溶解灶＞1个，或受累与未受累轻链之比≥100∶1。

值得注意的是，在表 119.4 列出的相关皮肤疾病中，循环单克隆球蛋白的水平可能低于血清蛋白电泳所能检测到的下限，或因为被 β 带掩盖而不能检出 IgA 副蛋白。因此，需要应用更敏感的血清免疫固定电泳技术检测 IgG、IgA 副蛋白。

部分系统性淀粉样变患者，其皮损内淀粉样物质主要为轻链沉积，因此，测定血清游离轻链的比例较血清免疫固定电泳法更为敏感。另外，因轻链更快经尿排泄，用尿液行免疫固定电泳及血清游离轻链的测定有助于除外分泌轻链的浆细胞疾病。

## 组织病理学

特异性皮损（见表 119.4）显示真皮内有异型浆细胞或淋巴浆细胞弥漫性浸润，常伴有较多的核分裂象，也可以见到多核浆细胞。有时细胞形态很难辨认为浆细胞，但大部分病例中细胞不表达 CD45 和 CD20，而表达 CD38、CD138 及单克隆的免疫球蛋白。常常能在细胞质内及核仁内找到 PAS 染色阳性的嗜酸性包涵体（Russell 和 Dutcher 小体），当胞质内包涵体较多，形成葡萄状时称为 Mott 细胞。这些小体被认为是积聚的免疫球蛋白或糖蛋白，在其他浆细胞较多的疾病中也能找到（例如浆细胞浸润较多的 PCMZL，见图 199.9B）。

## 鉴别诊断

伴有明显浆细胞分化的 PCMZL（以前称为皮肤浆细胞瘤）的鉴别诊断如上所述。皮肤 Waldenström 巨球蛋白血症的组织学特征与伴有明显淋巴浆细胞分化的 PCMZL（以前称为皮肤免疫细胞瘤）类似[46]，但前者通过直接免疫荧光法可以在浸润细胞内及周围见到单克隆 IgM，血清免疫固体电泳也能找到循环的单克隆 IgM。

# 皮肤和系统性浆细胞增多症

本病好发于亚洲人，皮损最常表现为背部的红-棕色或紫-棕色的丘疹或结节，也可播散至全身。系统浆细胞增多症常伴淋巴结病，可累及肺、肝、脾或肾。病变中浆细胞及其分泌的高丙种球蛋白为多克隆性。组织学上可见真皮内数量不等的多克隆性浆细胞聚集，常伴有炎细胞浸润，有时可见反应性生发中心。组织学可能与富于浆细胞的 Castleman 病相重叠。

（熊竞舒 甘 璐译 陈 浩校 孙建方审）

# 参考文献

1. Willemze R, Jaffe ES, Burg G, et al. WHO-EORTC classification for cutaneous lymphomas. Blood 2005;105:3768–85.
2. Swerdlow SH, Campo E, Harris NL, editors. WHO classification of tumours of haematopoietic and lymphoid tissues. Lyon: IARC Press; 2008.
3. Swerdlow SH, Campo E, Pileri SA, et al. The 2016 revision of the World Health Organization (WHO) classification of lymphoid neoplasms. Blood 2016;127:2375–90.
4. Cerroni L. Skin lymphoma – the illustrated guide. 4th ed. Oxford: Wiley-Blackwell; 2014.
5. Cerroni L, Signoretti S, Höfler G, et al. Primary cutaneous marginal zone B-cell lymphoma: a recently described entity of low-grade malignant cutaneous B-cell lymphoma. Am J Surg Pathol 1997;21:1307–15.
6. Korgavkar K, Weinstock MA. Changing incidence trends of cutaneous B-cell lymphoma. J Invest Dermatol 2014;134:840–2.
7. Zackheim HS, Vonderheid EC, Ramsay DL, et al. Relative frequency of various forms of primary cutaneous lymphomas. J Am Acad Dermatol 2000;43:793–6.
8. Cerroni L, Zöchling N, Pütz B, Kerl H. Infection by Borrelia burgdorferi and cutaneous B-cell lymphoma. J Cutan Pathol 1997;24:457–61.
9. Goodlad JR, Davidson MM, Hollowood K, et al. Primary cutaneous B-cell lymphoma and Borrelia burgdorferi infection in patients from the highlands of Scotland. Am J Surg Pathol 2000;24:1279–85.
10. Seçkin D, Barete S, Euvrard S, et al. Primary cutaneous posttransplant lymphoproliferative disorders in solid organ transplant recipients: a multicenter European case series. Am J Transplant 2013;13:2146–53.
11. Beylot-Barry M, Vergier B, Masquelier B, et al. The spectrum of cutaneous lymphomas in HIV infection. A study of 21 cases. Am J Surg Pathol 1999;23:1208–16.
12. Koens L, Senff NJ, Vermeer MH, et al. Methotrexate-associated B-cell lymphoproliferative disorders presenting in the skin: a clinicopathologic and immunophenotypical study of 10 cases. Am J Surg Pathol 2014;38:999–1006.
13. Senff NJ, Kluin-Nelemans JC, Willemze R. Results of bone marrow examination in 275 patients with histological features that suggest an indolent type of cutaneous B-cell lymphoma. Br J Haematol 2008;142:52–6.
14. Terhorst D, Mestel DS, Humme D, et al. Evaluation of different methods in the follow-up of patients with indolent types of primary cutaneous lymphomas. Br J Dermatol 2012;166:1295–300.
15. Berti E, Alessi E, Caputo R, et al. Reticulohistiocytoma of the dorsum. J Am Acad Dermatol 1988;19:259–72.
16. Massone C, Fink-Puches R, Laimer M, et al. Miliary and aginated-type primary cutaneous follicle center lymphoma: report of 18 cases. J Am Acad Dermatol 2011;65:749–55.
17. Cerroni L, Arzberger E, Pütz B, et al. Primary cutaneous follicle center lymphoma with follicular growth pattern. Blood 2000;95:3922–8.
18. Bailey EM, Ferry JA, Harris NL, et al. Marginal zone lymphoma (low-grade B-cell lymphoma of mucosa-associated lymphoid tissue type) of skin and subcutaneous tissue. A study of 15 cases. Am J Surg Pathol 1996;20:1011–23.
19. Kodama K, Massone C, Chott A, et al. Primary cutaneous large B-cell lymphomas: clinicopathologic features, classification, and prognostic factors in a large series of patients. Blood 2005;106:2491–7.
20. Senff NJ, Zoutman WH, Vermeer MH, et al. Fine-mapping chromosomal loss at 9p21: correlation with prognosis in primary cutaneous diffuse large B-cell lymphoma, leg type. J Invest Dermatol 2009;129:1149–55.
21. Dijkman R, Tensen CP, Jordanova ES, et al. Array-based comparative genomic hybridization analysis reveals recurrent chromosomal alterations and prognostic parameters in primary cutaneous large B-cell lymphoma. J Clin Oncol 2006;24:296–305.
22. Fonkem E, Lok E, Robison D, et al. The natural history of intravascular lymphomatosis. Cancer Med 2014;3:1010–24.
23. Lee WJ, Moon HR, Won CH, et al. Precursor B- or T-lymphoblastic lymphoma presenting with cutaneous involvement: a series of 13 cases including 7 cases of cutaneous T-lymphoblastic lymphoma. J Am Acad Dermatol 2014;70:318–25.
24. Cerroni L, El-Shabrawi-Caelen L, Fink-Puches R, et al. Cutaneous spindle-cell B-cell lymphoma. A morphologic variant of cutaneous large B-cell lymphoma. Am J Dermatopathol 2000;22:299–304.
25. Cerroni L, Volkenandt M, Rieger E, et al. bcl-2 protein expression and correlation with the interchromosomal 14;18 translocation in cutaneous lymphomas and pseudolymphomas. J Invest Dermatol 1994;102:231–5.
26. Leinweber B, Colli C, Chott A, et al. Differential diagnosis of cutaneous infiltrates of B lymphocytes with follicular growth pattern. Am J Dermatopathol 2004;26:4–13.
27. Magro CM, Yang A, Fraga G. Blastic marginal zone lymphoma: a clinical and pathological study of 8 cases and review of the literature. Am J Dermatopathol 2013;35:319–26.
27a. Ikeda JI, Kohara M, Tsuruta Y, et al. Immunohistochemical analysis of the novel marginal zone B-cell marker IRTA1 in malignant lymphoma. Hum Pathol 2017;59:70–9.
28. Brenner I, Roth S, Puppe B, et al. Primary cutaneous marginal zone lymphomas with plasmacytic differentiation show frequent IgG4 expression. Mod Pathol 2013;26:1568–76.
29. van Maldegem F, van Dijk R, Wormhoudt TAM, et al. The majority of cutaneous marginal zone B-cell lymphomas expresses class-switched immunoglobulins and develops in a T-helper type 2 inflammatory environment. Blood 2008;112:3355–61.
30. Deutsch AJA, Frühwirth M, Aigelsreiter A, et al. Primary cutaneous marginal zone B-cell lymphomas are targeted by aberrant somatic hypermutation. J Invest

Dermatol 2009;129:476–9.

31. Rinaldi A, Mian M, Chigrinova E, et al. Genome-wide DNA profiling of marginal zone lymphomas identifies subtype-specific lesions with an impact on the clinical outcome. Blood 2011;117:1595–604.

31a. Lucioni M, Berti E, Arcaini L, et al. Primary cutaneous B-cell lymphoma other than marginal zone: clinicopathologic analysis of 161 cases: Comparison with current classification and definition of prognostic markers. Cancer Med 2016;5:2740–55.

32. Wiesner T, Streubel B, Huber D, et al. Genetic aberrations in primary cutaneous large B-cell lymphoma. A fluorescence in situ hybridization study of 25 cases. Am J Surg Pathol 2005;29:666–73.

33. Hoefnagel JJ, Dijkman R, Basso K, et al. Distinct types of primary cutaneous large B-cell lymphoma identified by gene expression profiling. Blood 2005;105:3671–8.

34. Pham-Ledard A, Prochazkova-Carlotti M, Andrique L, et al. Multiple genetic alterations in primary cutaneous large B-cell lymphoma, leg type support a common lymphomagenesis with activated B-cell-like diffuse large B-cell lymphoma. Mod Pathol 2014;27:402–11.

35. Colli C, Leinweber B, Müllegger R, et al. Borrelia burgdorferi-associated lymphocytoma cutis:

clinicopathologic, immunophenotypic, and molecular study of 106 cases. J Cutan Pathol 2004;31:232–40.

36. Honda R, Cerroni L, Tanikawa A, et al. Cutaneous plasmacytosis: report of 6 cases with or without systemic involvement. J Am Acad Dermatol 2013;68:978–85.

37. Ferrara G, Ena L, Cota C, Cerroni L. Intralymphatic spread is a common finding in cutaneous CD30+ lymphoproliferative disorders. Am J Surg Pathol 2015;39:1511–17.

38. Senff NJ, Noordijk EM, Kim YH, et al. European Organization for Research and Treatment of Cancer and International Society for Cutaneous Lymphoma consensus recommendations for the management of cutaneous B-cell lymphomas. Blood 2008;112: 1600–9.

39. Senff NJ, Hoefnagel JJ, Neelis KJ, et al. Results of radiotherapy in 153 primary cutaneous B-cell lymphomas classified according to the WHO-EORTC classification. Arch Dermatol 2007;143:1520–6.

40. Gulia A, Saggini A, Wiesner T, et al. Clinicopathologic features of early lesions of primary cutaneous follicle center lymphoma, diffuse type: implications for early diagnosis and treatment. J Am Acad Dermatol

2011;65:991–1000.

41. Kiesewetter B, Raderer M. Antibiotic therapy in nongastrointestinal MALT lymphoma: a review of the literature. Blood 2013;122:1350–7.

42. Fink-Puches R, Wolf IH, Zalaudek I, et al. Treatment of primary cutaneous B-cell lymphoma with rituximab. J Am Acad Dermatol 2005;52:847–53.

43. Brandenburg A, Humme D, Terhorst D, et al. Long-term outcome of intravenous therapy with rituximab in patients with primary cutaneous B-cell lymphomas. Br J Dermatol 2013;169:1126–32.

44. Bekkenk MW, Vermeer MH, Geerts ML, et al. Treatment of multifocal primary cutaneous B-cell lymphoma: a clinical follow-up study of 29 patients. J Clin Oncol 1999;17:2471–8.

45. Ferreri AJM, Dognini GP, Bairey O, et al. The addition of rituximab to anthracycline-based chemotherapy significantly improves outcome in "Western" patients with intravascular large B-cell lymphoma. Br J Haematol 2008;143:253–7.

46. Spicknall KE, Dubas LE, Mutasim DF. Cutaneous macroglobulinosis with monotypic plasma cells: a specific manifestation of Waldenström macroglobulinemia. J Cutan Pathol 2013;40:440–4.

# 第 120 章　皮肤 T 细胞淋巴瘤

*Rein Willemze*

## 引言

皮肤 T 细胞淋巴瘤（cutaneous T-cell lymphoma，CTCL）是指起源于皮肤归巢 T 细胞的一组异质性的肿瘤，其临床表现、组织学特征、免疫学表型及预后有明显差别。CTCL 占所有原发性皮肤淋巴瘤的 75% ～ 80%，而原发性皮肤 B 细胞淋巴瘤（cutaneous B-cell Lymphoma，CBCL）仅占 20% ～ 25%[1]。很多年来，人们只熟悉两种 CTCL，即蕈样肉芽肿（mycosis fungoides，MF）和 Sézary 综合征（Sézary syndrome，SS），在过去 30 年间，结合临床表现、组织学特征及免疫表型，人们陆续发现了多种皮肤淋巴瘤的新类型，同时制定了皮肤淋巴瘤新的分类方法[1-4]。与其他部位的淋巴瘤相比，皮肤淋巴瘤的病变易于发现并及时进行活检，所以皮肤科医生可以将临床表现、生物学行为与组织学特征、免疫学表型及遗传学特征等几方面结合起来考虑。因此，皮肤科医生在淋巴瘤的诊断、分类及治疗方面可以发挥重要作用。

## 历史

法国内科医生 Jean Louis Alibert 于 1806 年首次描述了蕈样肉芽肿（MF）患者，并在其图谱中将其命名为 pian fungoïde；因为其肿瘤外形类似蘑菇，1835 年重新将本病命名为 mycosis fungoide；1870 年 Bazin 首次描述了该病的自然病程，即从非特异性斑片期到斑块期，最后进展到肿瘤期，这或许是对于恶性疾病发展"多步骤模式"的首次描述；1885 年，Vidal 和 Brocq 描述了暴发性 MF，即那些未经过斑片期或斑块期而迅速进展到肿瘤期的 MF，但目前已经明确的是，该类病例可能是其他类型的 CTCL 或 CBCL；1892 年，Besnier 和 Hallopeau 描述了红皮病型 MF。随后，1938 年，Sézary 和 Bouvrain 描述了 Sézary 综合征；1939 年，Woringer 和 Kolopp 描述了 Paget 样网状细胞增多症；1968 年，Macaulay 描述了淋巴瘤样丘疹病。

在 20 世纪 70 年代，人详细描述了 MF 及其相关疾病。除 MF/SS 外，其他的皮肤淋巴瘤很少，通常诊断为恶性网状细胞增多症或网状细胞肉瘤。另外，人们一直认为该类肿瘤是系统性淋巴瘤的皮肤表现，并且按照系统性淋巴瘤来治疗。

### 皮肤 T 细胞淋巴瘤的概念

1968 年，Lutzner 和 Jordan 描述了 SS 患者外周血中异型细胞的超微结构特点，细胞的核具有深且窄的沟回，呈脑回状改变。3 年后，在 MF 患者的皮损及淋巴结中也发现了类似的细胞。基于相同的组织学特征及 T 细胞免疫表型，1975 年，人们将 MF、SS 及其他相关疾病命名为 CTCL[5]。CTCL 的命名受到一致认可，尤其是在美国，这个概念的提出被认为是这组疾病发展史上的一个里程碑。但后来发现这一概念的主要弊端是研究人员不再区分 MF、SS 及其他类型的 T 细胞恶性肿瘤，而这些疾病在临床表现和生物学行为方面有很大区别。

### 原发性皮肤细胞淋巴瘤的概念

在 CTCL 的概念被提出时，欧洲的几个研究小组根据 Kiel 分类法开始对皮肤淋巴瘤进行分类，Kiel 分类法是血液科医生当时用来对淋巴结内淋巴瘤进行分类的方法。后来又发现了许多不同于经典型 MF 和 SS 的 CBCL 和 CTCL，在诊断时其只有皮肤损害，而不累及其他系统。尽管原发性皮肤淋巴瘤在组织学上与淋巴结内淋巴瘤类似，但两者的临床生物学行为和预后却大相径庭，因此需要不同的治疗方案[1]。另外，两者在特定基因位点的易位，原癌基因、病毒（如 EB 病毒）或抗原的基因序列以及组织相关淋巴细胞归巢的黏附受体的表达方面均有差异。

这些差异意味着原发性皮肤淋巴瘤是一组独特的肿瘤，至少在一定程度上有着不同的生物学行为。例如在大多数 CTCL 中，恶性 T 细胞表达皮肤淋巴细胞抗原（cutaneous lymphocyte antigen，CLA）、CC- 趋化因子受体 4（CC-chemokine receptor 4，CCR4）及 CC- 趋化因子受体 10（CC-chemokine receptor 10，CCR10），表明肿瘤性 T 细胞是由正常皮肤的归巢 T 细胞转化而来，同时也解释了为什么 CTCLs 会发生于皮肤。更重要的是，这也解释了为什么生物学行为和治疗方案不同的各种 CTCL 和 CBCL 却有相似的组织学特征。这也提示了在给出明确诊断（分类）之前，须将组织学特征与临床表现及免疫表型结合起来考虑。

在过去的 20 年，人们又发现了几种新的 CTCL 和 CBCL，这为欧洲癌症研究和治疗组织（European Organization for Research and Treatment of Cancer, EORTC）对原发性皮肤淋巴瘤分类奠定了基础[1]。

## EORTC、WHO 和 WHO-EORTC 分类

EORTC 分类是第一个针对原发性皮肤淋巴瘤的分类，除了一些临床上尚未完全明确的类型，EORTC 分类中包括了多种明确的 CTCL 和 CBCL 类型，占所有皮肤淋巴瘤的 95% 以上。根据生物学行为，将皮肤淋巴瘤分成惰性、中间型和侵袭性三类。该分类为临床医生在分期、首选治疗、生物学行为、预后等方面提供了详尽的信息，为优化疾病的治疗和处理提供了指导。

世界卫生组织（WHO）对恶性淋巴瘤的第三版分类囊括了 EORTC 分类中 CTCL 最常见的类型，但对于 CTCL 的一些罕见类型则尚存有争议[2]。另外，WHO 分类中还包含着一些尚未被 EORTC 收录的新病种。2004 年，两个组织的代表就皮肤淋巴瘤的分类标准达成一致，WHO-EORTC 分类应运而生[3]。重要的是，2008 年出版（2016 年更新）的第四版 WHO 分类法采用了 WHO-EORTC 分类法中的术语及定义，因此包括了原先分类法中的 CTCL 及 CBCL 的所有类型[4]，该分类被全世界的病理科及血液科医生广泛使用。在表 120.1 中，我们总结了 WHO-EORTC 分类中不同类型 CTCL 的发病率及 5 年生存率。下文将分别介绍各种 CTCL 的相关特征及诊断、分级和分期的指导原则。

## CTCL 的诊断、分级和分期指导原则

### 诊断

对疑似 CTCL 的患者，为确定是淋巴瘤还是良性疾病，首先要行皮肤活检，选择最具代表性的皮损进行手术切除或活检，如果是钻孔取材，则取 4～6 mm 大小。在美国，对斑片或斑块期的 MF 疑似患者也采用宽蝶形切除术来取材。

由于局部外用糖皮质激素或 PUVA 可使病变发生明显的组织学变化，所以取材时要选择未经治疗的皮损；有时即使取材充分，也不是总能得到明确的诊断。首先，多种 CTCL（如 MF）在临床和组织学上均可多年无特异性改变。MF 从非特异性阶段到出现明显淋巴瘤是一个缓慢进展的过程，这也可以解释为什么很难在 MF 组织学诊断的最低条件上达成一致[6]。由于 MF 的惰性生物学行为，对其诊断或治疗采取保守的处

| 表 120.1 皮肤 T 细胞淋巴瘤的 WHO-EROTC 分类[3] | | |
|---|---|---|
| WHO-EORTC 分类 | 发病率（%）* | 5 年生存率（%）* |
| **惰性临床生物学行为** | | |
| 蕈样肉芽肿（MF） | 54 | 88 |
| MF 的变异型 | | |
| • 亲毛囊性 MF | 6 | 80 |
| • Paget 样网状细胞增多症 | 1 | 100 |
| • 肉芽肿性皮肤松弛症 | < 1 | 100 |
| 原发性皮肤 CD30⁺ 淋巴增生性疾病 | | |
| • 原发性皮肤间变性大细胞淋巴瘤 | 10 | 95 |
| • 淋巴瘤样丘疹病 | 16 | 100 |
| 皮下脂膜炎样 T 细胞淋巴瘤 | 1 | 82 |
| 原发性皮肤 CD4⁺ 小/中等 T 细胞淋巴增生性疾病¶ | 3 | 75# |
| 原发性皮肤肢端 CD8⁺ T 细胞淋巴瘤¶ | < 1 | 100 |
| **侵袭性临床生物学行为** | | |
| Sézary 综合征 | 4 | 24 |
| 成人 T 细胞白血病 / 淋巴瘤 | NDA | NDA |
| 结外 NK/T 细胞淋巴瘤，鼻型 | 1 | < 5 |
| 原发性皮肤侵袭性亲表皮 CD8⁺ 细胞毒性 T 细胞淋巴瘤¶ | < 1 | 18 |
| 原发性皮肤 γ/δ T 细胞淋巴瘤 | 1 | < 5 |
| 原发性皮肤外周 T 细胞淋巴瘤，未定类 | 3 | 16 |

\* 数据来源于荷兰及奥地利皮肤淋巴瘤研究小组[3] 对 1476 例 CTCL 的研究。

# 几乎 100% 的患者表现出单一皮损。

¶ 在 2016 年更新版 WHO 分类中列为暂时存在的病种。

NDA，没有数据

理是可取的，大部分患者都要经过多次活检，才能作出正确诊断。

其次，非典型 T 细胞不仅见于 CTCL，也可见于多种反应性疾病，如淋巴瘤样药疹（假性 T 细胞淋巴瘤）[7]。因此，对于淋巴瘤的诊断，须结合临床表现、组织学及免疫表型，基因重排也有助于诊断[8]。

### 免疫表型

免疫组化检查，即针对细胞胞膜或胞质的抗原，在石蜡以及冷冻切片上使用抗体进行抗原抗体反应，在淋巴瘤的诊断和分类中发挥极为重要的作用。如今，抗原修复技术使得甲醛（福尔马林）固定和石蜡包埋的标本可以用来做免疫组化，从而减少了冰冻切片的使用。一组抗体（见第 0 章）可用来区分肿瘤细胞来源于 T 细胞、B 细胞、NK 细胞、浆细胞还是单核细胞。

对 CTCL 病例进行免疫组化检查有助于发现新亚型，并提供一些重要的诊断和预后依据。

异常的免疫表型也是诊断 CTCL 的重要依据：例如肿瘤性 T 细胞缺失 CD2、CD3、CD4、CD5 等 T 细胞抗原[8]。但是，CD7 表达缺失可能是慢性 T 细胞刺激所引起，而且良性皮肤病也很常见，所以并不能作为一个可靠的诊断依据。

### T 细胞受体基因重排分析

使用标准方法（例如 BIOMED-2）做 T 细胞受体（TCR）基因重排分析，可以对恶性淋巴瘤的诊断及分期提供一些线索[9]。但是，在解读结果时应该谨慎，因为克隆性 T 细胞不仅可以在 CTCL 患者的皮损、淋巴结、外周血及 MF 前期的慢性皮炎（克隆性皮炎，见第 9 章）中出现，也见于一些良性疾病，例如急性苔藓痘疮样糠疹、扁平苔藓、硬化萎缩性苔藓以及一些假性淋巴瘤[10]。

所以，克隆性 T 细胞并不是恶性淋巴瘤的绝对诊断标准，但是可以与临床表现及组织学特征相结合组成诊断的"金标准"。如果临床表现及组织学特征不一致，而且没有异常的免疫表型，那么 CTCL 的准确诊断就不能成立。在未来，高通量 TCR 测序或许可以提高 CTCL 患者中克隆性 T 细胞的检出，有助于 CTCL 与良性炎症性疾病的鉴别[11]。

### 分类

如果 CTCL 确诊，就应该明确其类型。正如前文所述，仅根据组织学不能得出最后诊断，也就是说，CTCL 的诊断不能仅依靠组织学。例如，皮损活检示真皮内以 CD30+ 的间变性大细胞或多形性 T 细胞浸润为主，组织学诊断可能是 CD30+ 间变性大细胞淋巴瘤（anaplastic large cell lymphoma，ALCL），但根据其临床表现，诊断可能是原发性皮肤 ALCL、系统性 ALCL 累及皮肤、MF 大细胞转化伴 CD30 表达或淋巴瘤样丘疹病（表现为反复性、自愈性丘疹的病例）。显然，上述每种疾病的分期及治疗方法是各不相同的。

表 120.2 阐述了四种组织学类型的鉴别诊断。组织学上分为四种亚型：亲表皮性 CTCL、伴有弥漫性多形性细胞浸润的 CTCL、CD30+ CTCL 和伴有皮下受累的 CTCL，上述分型方法并不全面，也不是另一种分类法，只是阐明如何将组织学、临床特征及免疫表型结合起来从而得出最后诊断的一种方法。

### 实际指导原则

对于不熟悉 CTCL 诊断和分类的医生来说，近年出现的许多新 CTCL 类型可能会使其无所适从。图 120.1 提供了一个实用的、分步骤的诊断指南[11a]。

**第一步**：结合临床表现、组织学特征和免疫表型，首先将经典型 MF、变异型 MF、SS 与其他类型的 CTCL 鉴别。皮肤科医生可能更熟悉前一种情况中的几种疾病，其大约占所有 CTCL 的 65%，在分期和治疗方面，它们与其他皮肤淋巴瘤并不相同。

**第二步**：第二类须要考虑的疾病是原发性皮肤 CD30+ 淋巴增生性疾病。这意味着怀疑 CTCL 时都应该加用 CD30 染色。这类疾病包括皮肤 ALCL（C-ALCL）和 LyP，该类疾病在 CTCL 中是第二常见的疾病（见表 120.1），患者预后很好，皮肤科医生可以处理大部分患者。

**第三步**：根据前两步，大约 90% 的 CTCL 能够被正确分类。剩余的 10% 则是 CTCL 的少见类型，包括皮下脂膜炎样 T 细胞淋巴瘤（SPTCL）、结外 NK/T 细胞淋巴瘤，鼻型和原发性外周 T 细胞淋巴瘤（未定类），后者也包含一些已经暂时列为独立病种的病变，包括原发性皮肤侵袭性亲表皮 CD8+ 细胞毒性 T 细胞淋巴瘤、原发性皮肤 CD4+ 小/中等多形性 T 细胞增生性疾病、原发性皮肤肢端 CD8+ T 细胞淋巴瘤（见表 120.1）。在 WHO-EORTC 分类中，原发性外周 T 细胞淋巴瘤（未定类）是指那些不能诊断的上述暂时命名的病变的其他肿瘤。

除了 SPTCL、原发性皮肤 CD4+ 小/中等多形性 T 细胞淋巴增生性疾病以及原发性皮肤肢端 CD8+ T 细胞淋巴瘤外，第三类淋巴瘤大多临床侵袭性强，应与血液科医生密切合作或者由其进行治疗。由于临床病理学特征有重叠，而且同种疾病免疫表型常不一致，很难区分这类淋巴瘤。与其他类型皮肤淋巴瘤相比，鉴别该类淋巴瘤的皮损是原发还是继发并不重要，因为患者一般很快就会出现内脏受累，预后也很差。

### 分期

除 CTCL 外，系统性 T 细胞淋巴瘤常有皮损，或复发时出现皮损，因此须掌握正确的分期方法来区分 CTCL 和系统性淋巴瘤累及皮肤。分期方法要根据 CTCL 的类型而定，如经典型 MF 须根据临床分期阶段来定[12]。早期斑片期/斑块期 MF、诊断明确的 LyP，有时还包括 Paget 样网状细胞增多症，一般不须分期。对于 SS 患者，分期时须根据细胞学、免疫分型（流式细胞学）、TCR 基因重排来确定外周血受累情况。对于其他类型 CTCL，须做常规血液疾病分期的检查，

**表 120.2　CTCL 常见组织学模式的鉴别诊断**

| 组织学分类 | 鉴别诊断 | 诊断原则 / 线索 |
|---|---|---|
| 亲表皮性 CTCL（与斑块期 MF 相似或一致） | 蕈样肉芽肿（MF） | • 特征性的斑片和斑块<br>• 表皮内（基底层）可见多数异型细胞 |
| | Paget 样网状细胞增多症 | • 单发性斑块，通常见于肢端<br>• 异型细胞局限于增生的表皮内<br>• 通常为 CD8⁺免疫表型，常表达 CD30 |
| | 淋巴瘤样丘疹病（LyP）（B 型或 D 型） | • 复发性、自愈性丘疹<br>• 有时细胞浸润至真皮深部<br>• 有些病例可混杂一些异型大细胞，例如 LyP A 型（LyP A 型与 B 型混合）中 LyP D 型为 CD8⁺ |
| | 原发性皮肤侵袭性亲表皮 CD8⁺细胞毒性 T 细胞淋巴瘤 | • 浸润性斑块，通常为泛发性结节和肿瘤，可伴有溃疡<br>• 表皮内有中等大小的多形性 T 细胞浸润，无典型的脑回状表现<br>• 细胞免疫表型：CD8⁺、TIA-1⁺、颗粒酶 B⁺、CD45RA⁺、CD7⁻/⁺ |
| | Sézary 综合征 | • 组织学上表现为单一的细胞浸润<br>• 临床上表现为红皮病<br>• 可累及外周血<br>• 皮肤及血液中有相同的 T 细胞克隆 |
| | 成人 T 细胞白血病 / 淋巴瘤 | • 临床及组织学表现多类似于 MF<br>• 来自流行区的患者要检查 HTLV-1 |
| 伴有弥漫性多形性细胞浸润的 CTCL（CD30⁻）（与肿瘤期 MF 相似或一致，可存在少数 CD30⁺细胞） | 肿瘤期 MF | • 复发性的斑片和斑块<br>• 不同比例的小、中等和（或）大的脑回状 T 细胞和（或）母细胞浸润<br>• 伴不同程度的炎症细胞浸润 |
| | 原发性皮肤外周 T 细胞淋巴瘤，未定类 | • 组织学上与伴有母细胞转化的 MF 不易区分<br>• 无前驱的或伴发的斑片和斑块 |
| | 原发性皮肤 CD4⁺小 / 中等 T 细胞淋巴增生性疾病［和（或）结节性假性 T 细胞淋巴瘤（见正文）］ | • 表现为单一斑块或肿瘤（2～3 cm）<br>• 无前驱的或伴发的斑片和斑块<br>• 散在的中等至大的多形性 T 细胞（所占比例＜30%，表达 PD-1）<br>• 伴有混杂的 CD8⁺ T 细胞、B 细胞、组织细胞<br>• 无异常的表型（即"标记缺失"）<br>• 多数病例未见克隆性 T 细胞亚群 |
| CD30⁺ CTCL（见图 120.10） | 淋巴瘤样丘疹病 A 型和 C 型 | • 复发性自愈性丘疹和结节<br>• 组织学上表现为典型的 LyP 和 C-ALCL |
| | 原发性皮肤间变性大细胞淋巴瘤（C-ALCL） | • 皮损一般为单发的或局限性结节或肿瘤<br>• 未见前驱或伴发的 MF、LyP 或其他类型的 CTCL<br>• 未见其他脏器疾病（分期阴性）<br>• 组织学上表现为典型的 C-ALCL 和 LyP<br>• 免疫表型：CLA⁺、EMA⁻、ALK⁻ |
| | 累及皮肤的系统性 ALCL | • 皮损发生前或同时伴发其他脏器的受累［除单个区域性淋巴结受累以外（预后与 C-ALCL 相似）］<br>• 常表现为泛发性皮损<br>• 免疫表型：CLA⁻、EMA⁺、ALK⁺（主要见于儿童） |
| | 向大细胞转化的 MF | • 组织学上伴有典型脑回状细胞浸润，有时与 C-ALCL 难以区别<br>• 有前驱的或伴发的斑片和斑块 |
| 伴有皮下受累的 CTCL | 皮下脂膜炎样 T 细胞淋巴瘤 | • 浸润局限于皮下脂肪层<br>• 特征性的改变是恶性 T 细胞围绕单个脂肪细胞排列<br>• 位于深部组织的结节和斑块，主要侵犯下肢和躯干<br>• T 细胞免疫表型：CD3⁺、CD4⁻、CD8⁺、CD56⁻、β F1⁺ |
| | 其他类型的 CTCL | • 真皮内浸润累及皮下组织<br>• 其特异性表现见正文 |

ALK，间变淋巴瘤激酶；β F1，阳性指 α/β T 细胞起源；CLA，皮肤淋巴细胞抗原；C-ALCL，皮肤间变性大细胞淋巴瘤；EMA，上皮膜抗原；PD-1，程序性死亡蛋白 -1（CD279）；TIA，T 细胞限制性细胞内抗原

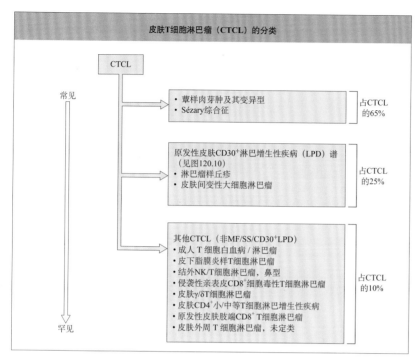

图 120.1　皮肤 T 细胞淋巴瘤（CTCL）的分类（Adapted from Willemze R，Beljaards RC，Meijer CJLM. Classification of primary cutaneous T-cell lymphoma. Histopathology. 1994；24：405-15.）

包括全血细胞计数和分类、生化全套、胸腹部 CT 和（或）PET 检查、骨髓活检[13]。

# 蕈样肉芽肿

## 定义

　　蕈样肉芽肿（MF）是原发性皮肤 T 细胞淋巴瘤中最常见的类型，占所有皮肤淋巴瘤的 50%（见表120.1）。蕈样肉芽肿一词通常指经典 "Alibert-Bazin"型，其特征是经历斑片期、斑块期和肿瘤期三期变化，或是具有相似临床经过的临床病理变异型。

## 流行病学

　　MF 在美国年发病率为 0.4/10 000[14]，主要累及老年人（诊断时的中位年龄为 55 ～ 60 岁），儿童和青少年也可发病。男性多见，男女比例为 1.6：1 ～ 2.0：1。

## 发病机制

　　目前关于本病发展及逐步演变的病因学和发病机制尚不完全清楚，可能与遗传、环境及免疫功能的改变有关。

## 遗传因素

　　淋巴瘤的发生通常由多种因素所导致，遗传变异

的逐步累积可能导致细胞克隆性增生、恶性转化，最后发展为全身性疾病。尽管本病的临床进展过程已发现有一个多世纪，但其进展演化的分子生物学机制尚未确定。早期 MF 的基因表达研究显示 TOX 过度表达，这或许可以作为一个诊断标记[15, 15a]。多项应用比较基因组杂交对肿瘤期 MF 进行的研究显示，反复发生的遗传变异包括染色体的扩增［7p22 ～ 21( 45%)、7q21 ～ 22（55%）、8q24（35%）和 17q21（40%）］和缺失［9p21.3（40%）和 13q14（30%）］[16-18]。9p21.3上有 CDKN2A、CDKN2B、MTAP 等抑癌基因，其丢失则与肿瘤期 MF 患者预后差相关[16-17, 19]。另外，本病存在的 NF-κB 通路的持续激活可能与该通路中抑制子 NFKBIZ 下调部分相关[20-21]。全基因组 DNA 测序也证实了 NF-κB 信号通路在 CTCL 发病中的作用[22]。值得注意的是，体细胞拷贝变异占驱动性突变的 92%。

## 环境因素

　　抗原的持续慢性刺激在各种淋巴瘤的发病中起着重要作用，如 MALT 淋巴瘤与幽门螺杆菌感染有关、CBCL 与伯氏疏螺旋体感染有关、肠道 T 细胞淋巴瘤与乳糜泻有关。同样，抗原持续的慢性刺激在 MF 发病中也是一个重要的启动因素，但抗原的具体成分目前尚不清楚。大样本对照试验显示 MF 发病与工业或

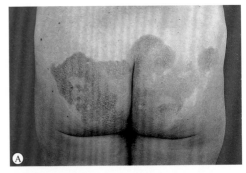

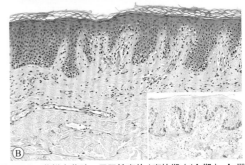

环境暴露相关，但是其具体作用尚有争议[23]。虽然已发现成人 T 细胞白血病 / 淋巴瘤与人类 T 细胞白血病病毒 -1（human T-cell leukemia virus 1, HTLV-1）有关，鼻型 NK/T 细胞淋巴瘤与 EB 病毒感染有关，但这些病毒在 MF 发病中的作用尚未确定[24]。

### 免疫因素

CD8$^+$ 细胞毒性 T 细胞（cytotoxic T cells，CTL）在 MF 的抗肿瘤反应中发挥着关键作用。患者真皮内浸润细胞中，CD8$^+$ CTL 比例和患者生存率呈正相关[25]。CD8$^+$ T 细胞通过直接细胞毒作用和产生细胞因子（特别是 IFN-γ）发挥抗肿瘤效应。CD8$^+$ T 细胞能释放内含穿孔素、颗粒酶及 T 细胞限制性细胞内抗原（T-cell restricted intracellular antigen，TIA-1）的细胞毒颗粒或是通过表达 Fas 配体与肿瘤性 T 细胞表面的 Fas（CD95, APO-1）相互作用，从而介导肿瘤细胞溶解[23]。上述两条途径最终导致裂解天蛋白酶 3 的激活和肿瘤细胞死亡。肿瘤性 T 细胞表面 Fas 表达缺失或功能的缺失导致肿瘤细胞能够逃脱抗肿瘤效应也是本病发病机制之一[26]。

SS 和肿瘤期 MF 的肿瘤性 T 细胞来源于 CD4$^+$ T 细胞，其产生 Th2 型细胞因子，包括 IL-4、IL-5 和 IL-10，而细胞毒性 T 细胞主要分泌 IFN-γ，IFN-γ 在增强 T 细胞和 NK 细胞介导的肿瘤杀伤方面起着重要作用。与上述情况一致的是，斑块期 MF 的肿瘤细胞分泌 Th1 型细胞因子，而肿瘤期则分泌 Th2 型细胞因子。Th2 型细胞因子可削弱 Th1 型细胞因子介导的抗肿瘤效应，有助于进展期 MF 患者的免疫抑制效果[27]。

### 临床特征

经典型 MF 表现为三期皮损：斑片期、斑块期和肿瘤期，患者临床进展缓慢，从斑片期到肿瘤期往往历经数年甚至数十年，患者早期表现为非特异性的湿疹样或银屑病样皮损，在确诊之前往往多次活检且没有特异性改变。从皮损发生到确诊的中位时间为 4 ～ 6 年，但确诊时间也可短到数月或长达 50 年[28-29]。

早期斑片期 MF 特征性的皮损为大小不等的、轻度瘙痒的红斑，伴轻度脱屑（图 120.2A）。早期皮损有时出现不同程度的萎缩及皮肤异色病样改变，如点状的色素沉着或减退、皮肤萎缩伴毛细血管扩张（以前称为血管萎缩性皮肤异色病）。泛发性皮肤色素减退斑主要见于深色皮肤人群（图 120.3），也常见于幼年性 MF。

早期皮损好发于臀部及躯干和四肢的非暴露部位。随着病情进展，皮损逐渐发展成浸润性红棕色的鳞屑性斑块，可形成环状或多环状及典型的马蹄样外

图 120.2 蕈样肉芽肿，局限性斑片 / 斑块期（1A 期）。A. 臀部的斑片，累及的皮肤面积小于 10%。B. 表皮基底层可见少数异型 T 细胞，CD3 免疫组化染色能更清晰地显示特征性沿表皮基底层线状排列的异型淋巴细胞（插图）

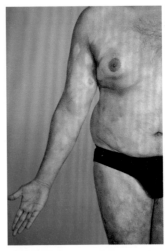

图 120.3 色素减退型蕈样肉芽肿（1B 期）。泛发性色素减退型皮损以及粉色至粉棕色的斑块

观（图 120.4A）。须注意的是，很多患者的皮损仅停留于斑块期，只有少数患者（约 10%）会出现结节或肿瘤。肿瘤期 MF 可同时出现斑片、斑块及肿瘤多种皮损（图 120.5A），肿瘤表面常发生溃疡。若没有斑片或斑块期皮损而仅表现为肿瘤期皮损，则很可能不

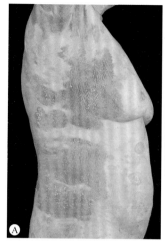

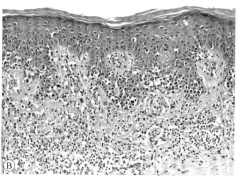

图 120.4 蕈样肉芽肿，泛发性斑片/斑块期（1B期）。A.泛发性的斑片和斑块，累及的皮肤面积超过 10%。B.可见明显的亲表皮现象，局部可见多个异型细胞聚集（Pautrier 微脓肿）；真皮浸润的大多数细胞是由小的反应性淋巴细胞所构成的（A, Courtesy, Lorenzo Cerroni, MD.）

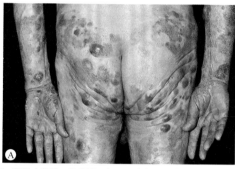

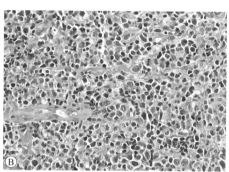

图 120.5 蕈样肉芽肿，肿瘤期。A.可见多数皮肤肿瘤，同时伴有典型的斑片和斑块；B.真皮内弥漫性分布的中等至大的肿瘤性 T 细胞浸润

是 MF，而须考虑诊断为其他类型的 CTCL。本病是否会侵犯其他器官与皮损的程度及类型有关，局限性斑片或斑块期患者极少出现，泛发性斑块期患者出现其他器官受累也相对少见，而肿瘤期或红皮病型患者最易出现皮外器官受累[28-29]。如无意外，皮肤外侵袭的首站一般是局部引流淋巴结，随后可累及其他任何器官，但骨髓极少受累。

### 病理学

早期斑片期 MF 表现为淋巴细胞在真皮浅层呈带状或苔藓样浸润，异型细胞数目往往很少，多为小至中等大小，细胞核高度扭曲（脑回状），有时核深染，多数仅局限于表皮（亲表皮性）。这些淋巴细胞核周常有晕，在表皮的基底细胞层排列成线状（图 120.2B）[8, 30]

斑块期的亲表皮现象则更为明显（图 120.4B）。表皮内的异型细胞呈团分布（即 Pautrier 微脓肿，虽然该现象首次由 Darier 所提出）是本病特征性改变，但该

现象只见于少数病例。表皮棘层肥厚、皮突延长，海绵水肿一般很轻微。真皮内浸润较明显，具有脑回状核的异型细胞数目增多，偶尔呈母细胞样；浸润细胞还有嗜酸性粒细胞和浆细胞。偶尔，病变可以出现类似于环状肉芽肿及硬斑病的间质性浸润（间质性 MF）[30a]。

当疾病进展到肿瘤期，真皮浸润可以蔓延至全层及皮下脂肪。亲表皮现象将会缺失。肿瘤细胞数目变多，体积增大，病变可见不同比例的有脑回状核的小、中等及大细胞，具有大核的母细胞，以及过渡类型的肿瘤细胞（图 120.5B）。大细胞转化是指 CD30+ 或 CD30− 的大细胞数目超过 25%，或是形成微结节，出现大细胞转化通常与预后不良相关。CD30+ 患者预后通常优于 CD30− 患者[31]。

### 免疫表型

肿瘤细胞具有成熟记忆 T 细胞表型，即表达 CD3、CD4、CD45RO，不表达 CD8；少见的情况下，

也可以为 CD3$^+$、CD4$^-$、CD8$^-$ 的成熟 T 细胞表型或者是更少见的 γ/δ T 细胞表型（BF1$^-$、TCR γ$^+$、CD3$^+$、CD4$^-$、CD8$^+$）[32-33]。斑块或肿瘤期病变可出现 T 细胞抗原的（部分）丢失，但在斑片期则很少见，因此免疫表型对于早期 MF 的诊断意义不大。

## 鉴别诊断

本病须与下列三类疾病相鉴别：第一类是良性皮肤病，通常与早期 MF 临床表现类似，如湿疹、银屑病、浅部真菌病及药疹，通过组织病理学检查及其他常规皮肤检查可以明确诊断。大斑块副银屑病临床上表现为红色斑片或斑块，伴轻度脱屑，有时表面发生萎缩，好发于躯干和臀部（见第 9 章）。该疾病很难与斑片期或斑块期 MF 相鉴别，但两者的组织学表现不完全相同。长期随访发现，大约 10% 的大斑块副银屑病会成为 MF。目前多数学者认为大斑块副银屑病是 MF 的一种表现，而不是 MF 的前驱病变，但作者并不认同这一观点。小斑块副银屑病属于 MF 的观点也只有少数人认同。

第二类疾病包括组织学改变高度类似 MF 的良性皮肤病，如淋巴瘤样接触性皮炎、淋巴瘤样药疹、光线性类网状细胞增多症。除组织学上有细微差别外（如大部分非典型 T 细胞位于真皮内而不是表皮），临床表现常与本病不同，可资鉴别[7]。

第三类疾病包括其他类型的亲表皮性 CTCL，组织学上两者类似，其诊断要点见表 120.2。

## 分期系统与分期步骤

对 MF 和 SS 患者进行分期非常重要，因为不同分期治疗及处理方式不同，预后也不一样。2007 年，专家基于 TNM（肿瘤-淋巴结-转移）分期法，提出了 MF 和 SS 临床分期系统的修正版。该分期系统根据皮损的类型与受累范围（T$_{1\sim4}$）、淋巴结受累情况（N$_{0\sim3}$）、内脏是否及（M$_{0\sim1}$）及外周血受累情况（B$_{0\sim2}$）来进行分期（见表 120.3 和 120.4）[12]。

对 MF 患者的评估应该包括全面的体格检查，特别是皮损类型和受累范围、有无浅表淋巴结的肿大，还要进行皮肤活检、全血细胞计数及血生化检查。肿大的淋巴结也应进行活检，根据组织学可分为皮肤病性淋巴结病未见 MF 累及（N$_1$）、早期 MF 累及的皮肤病性淋巴结病（N$_2$），以及正常的淋巴结结构完全消失，被肿瘤性 T 细胞取代（N$_3$）。上述分期和预后的关系已经很明确。

对 I A 和 I B 期患者，不须进一步检查；若怀疑有其他器官受累时，建议行胸腹部的 CT，但对于局限性斑片期和（或）无淋巴结肿大的斑块期患者，该项检查意义不大。其他器官（包括骨髓）的检查也只是有临床指征时才需要。

### 表 120.3  蕈样肉芽肿和 Sézary 综合征的 TNMB 分期

| T（皮肤） | |
| --- | --- |
| T$_1$ | 局限性斑片/斑块（受累面积 < 10% 总体表面积） |
| T$_2$ | 泛发性斑片/斑块（受累面积 ≥ 10% 总体表面积） |
| T$_3$ | 出现肿瘤性皮损 |
| T$_4$ | 红皮病 |
| N（淋巴结） | |
| N$_0$ | 无肿大淋巴结 |
| N$_1$ | 有肿大淋巴结，组织学上未受累 |
| N$_2$ | 有肿大淋巴结，组织学上受累（淋巴结轮廓未被破坏） |
| N$_3$ | 有肿大淋巴结，组织学上受累（淋巴结轮廓被破坏） |
| M（内脏） | |
| M$_0$ | 无内脏受累 |
| M$_1$ | 内脏受累 |
| B（血液） |  |
| B$_0$ | 外周血中未见异型（Sézary）细胞或异型细胞占淋巴细胞的 5% 以下 |
| B$_1$ | 外周血中肿瘤细胞数目较多，Sézary 细胞占淋巴细胞的 5% 及以上 |
| B$_2$ | 外周血中肿瘤细胞数目明显增多，每微升外周血中 Sézary 细胞 ≥ 1000 个＋阳性克隆性细胞 |

## 治疗

治疗根据分期、患者全身情况和年龄而定[34-35]。鉴于 MF 慢性病程及反复发作的特点，治疗目的是改善症状的同时尽可能地减少毒性。根据传统的基于疾病分期的治疗方案，皮肤靶向治疗可用于早期 MF（I A～Ⅱ A 期）甚至是局限性的肿瘤期 MF（Ⅱ B 期）（表 120.5）。治疗方法包括局部或皮损内应用糖皮质激素、局部应用细胞毒性药物（例如氮芥）、光疗以及放疗。这些治疗有效是由于肿瘤性皮肤归巢 T 细胞聚集在表皮或浅部真皮。系统性多药化疗在 MF 早期并不适用，因为并不能提高生存率，且和复发有很大关系。对于难治性或进展性 MF，皮肤靶向治疗可以联合 IFN-α 或者系统维 A 酸。除此之外，一些新的药物，例如地尼白介素 2（denileukin diftifox），或组蛋白脱乙酰酶抑制剂（HDACi），如伏林司他和罗米地新，也可

表 120.4 **蕈样肉芽肿和 Sézary 综合征临床分期系统。**阴影部分方框强调了Ⅳ期疾病三个阶段所需的特征

| 临床分期 | | | | |
|---|---|---|---|---|
| Ⅰ A | $T_1$ | $N_0$ | $M_0$ | $B_{0 \sim 1}$ |
| Ⅰ B | $T_2$ | $N_0$ | $M_0$ | $B_{0 \sim 1}$ |
| Ⅱ A | $T_{1 \sim 2}$ | $N_{1 \sim 2}$ | $M_0$ | $B_{0 \sim 1}$ |
| Ⅱ B | $T_3$ | $N_{0 \sim 2}$ | $M_0$ | $B_{0 \sim 1}$ |
| Ⅲ | $T_4$ | $N_{0 \sim 2}$ | $M_0$ | $B_{0 \sim 1}$ |
| ⅣA1 | $T_{1 \sim 4}$ | $N_{0 \sim 2}$ | $M_0$ | $B_2$ |
| ⅣA2 | $T_{1 \sim 4}$ | $N_3$ | $M_0$ | $B_{0 \sim 2}$ |
| ⅣB | $T_{1 \sim 4}$ | $N_{0 \sim 3}$ | $M_1$ | $B_{0 \sim 2}$ |

以在系统化疗前考虑使用。在美国，HDACi 和地尼白介素 2 都已获批用于复发性及难治性 CTCL，但在欧洲尚未被批准。总而言之，系统性化疗仅用于进展期伴有淋巴结或内脏受累的患者，或对保守治疗方案反应较差且快速进展的肿瘤期患者。

### 皮肤靶向治疗

#### 局部外用糖皮质激素

局部外用糖皮质激素可以有效控制斑片或薄的斑块皮损的活动，文献报道其完全缓解率可达 60%[36]。对进展期 MF 患者，也是重要的辅助疗法。

#### 局部外用化疗药物

外用氮芥治疗早期 MF 已经被证明有效。无论是溶液、油膏或凝胶剂，氮芥对Ⅰ A～Ⅰ B 期患者的完全缓解率达到 60%～80%[36]。大多数早期 MF 患者可将外用氮芥作为维持治疗。副作用包括刺激皮肤、变应性接触性皮炎及长期使用存在的诱发皮肤癌的风险。

#### 放疗

能量为 4～6 MeV 的全身电子束照射（total skin electron irradiation，TSEB）对局限性皮损患者非常有效（见第 139 章）[37]，总疗程 8～10 周，每次照射剂量为 1.5～2 Gy，总剂量为 36 Gy。近年来，低剂量照射（10～12 Gy）开始应用，因其有较短的治疗周期、更少的副作用以及可以重复治疗的优势[38]。TSEB 对于Ⅰ A～Ⅰ B 期患者尤为适用，完全缓解率可达 80% 以上。但在很多临床机构，该类患者通常接受的是光疗或局部外用化疗药。TSEB 特别适用于肿瘤期患者，其完全缓解率为 40%，其副作用一般很轻微，包括红斑、脱屑、暂时性毛发和指甲脱落及汗腺功能丧失。

对于具有单个肿瘤的斑块期患者，可选择局部

表 120.5 **蕈样肉芽肿的治疗。**局部应用卡莫司汀（carmustine，BCNU）目前已较为罕见。基于一系列临床研究，局部应用瑞喹莫德对于治疗Ⅰ A/Ⅱ A 期疾病有效[35a]。对于 PD-1 阳性的 SS 病例，抗 PD-1 抗体已用于其治疗

**前驱期**
- 局部外用糖皮质激素，窄谱 UVB[§]
- 若上述方法无效，PUVA[§]

**Ⅰ A～Ⅱ A 期（斑片 / 斑块期）**
- PUVA[§]、HN2（见第 129 章）
- 窄谱 UVB[§]（皮损仅为斑片时）
- 局部用糖皮质激素或维 A 酸[^]（皮损为局限性斑片或轻度浸润性斑块时）
- RT（单个皮损）
- TSEB（泛发性浸润性斑块）

**Ⅱ B 期（皮肤肿瘤）**
- PUVA 或 HN2 + RT（皮损仅为少数肿瘤时）
- 先 TSEB 治疗，之后采用皮肤局部治疗
- 复发病例：PUVA + IFN-α，PUVA + 维 A 酸（阿维 A，口服贝沙罗汀 *）；二线治疗：地尼白介素 2*[¶]、组蛋白脱乙酰酶抑制剂（伏林司他和罗米地新）*
- 对持久性皮损加 RT 治疗，考虑第二次 TSEB 治疗（10～20 Gy）

**Ⅲ 期（红皮病）**
- ECP，若无效加 IFN-α
- 小剂量苯丁酸氮芥加泼尼松，小剂量甲氨蝶呤
- 必要时加皮肤靶向治疗（PUVA，HN2，RT）
- 二线治疗：口服贝沙罗汀 *，地尼白介素 2*[¶]，组蛋白脱乙酰酶抑制剂 *，低剂量阿仑珠单抗

**Ⅳ 期（淋巴结及内脏受累）**
- 联合化疗（如 CHOP 方案）
- 生物免疫调节剂（地尼白介素 2[¶]，IFN-α，口服维 A 酸）
- 必要时加皮肤靶向治疗（PUVA，HN2）
- 在部分病例，异基因造血干细胞移植（应用非清髓性低强度预处理）

[§] 应注意进行非紫外线曝光部位（例如大腿内侧）的治疗。
[^] 贝沙罗汀 1% 凝胶，他扎罗汀 0.1% 凝胶，阿利维 A 酸 0.1% 凝胶。
* 与传统治疗方法相比疗效还不确定。
[¶] 截至发稿时，未上市。
CHOP，环磷酰胺、多柔比星、长春新碱和泼尼松；ECP，体外光化学疗法；HN2，局部外用氮芥；IFN，干扰素；RT，局部放疗；TSEB，全身电子束照射

X 线照射及电子束照射，也可以联合其他治疗（例如 PUVA）作为 TSEB 的替代治疗方案，对于新发的肿瘤，也可以作为 TSEB 治疗后的后续治疗方案。剂量须大于或等于 8 Gy[39]。对单发 MF，局部放疗可有效治愈。

#### 光疗

几种光疗可用于治疗 MF（见第 134 章），包括

PUVA、宽谱和窄谱 UVB 和最近应用的 UVA1。体外光化学疗法（ECP）治疗红皮病型 MF 有效（见 Sézary 综合征部分）。

PUVA 是治疗早期 MF 的一种标准方法[36]，对 ⅠA～ⅡA 期患者，完全有效率可达 80%～90%。在许多临床中心，每 2～4 周进行一次 PUVA，用于维持治疗以延长缓解期。虽然有完全缓解的报道，但大多数患者在停止 PUVA 照射或维持治疗阶段会出现病情复发。复发或难治性的皮损多位于非曝光部位，如大腿内侧、臀裂部位。肿瘤期患者单独采用 PUVA 很难达到完全缓解，但与 IFN-α、系统应用维 A 酸或放疗联合时，可以达到较为理想的效果。

对于斑片期患者，窄谱 UVB（311 nm）与 PUVA 疗效相近，其作为安全有效的治疗，越来越多地替代了 PUVA[36]。

### 系统性治疗（非化疗）

#### 干扰素

目前最常用的生物反应调节剂是干扰素（IFN）-α。在多数临床中心，使用的剂量为（3～9）×10⁷ 单位，每周 3 次皮下注射。不良反应大多轻微且可逆，包括流感样症状、脱毛、恶心、抑郁和骨髓抑制。单用 IFN-α 的总有效率为 50%，完全缓解率为 17%[36, 40]。IFN-α 与 PUVA 联合，疗效优于单用 PUVA，早期肿瘤期，如单用 PUVA 疗效欠佳时，可联合使用 IFN-α 和 PUVA。

#### 维 A 酸

单独使用时，无论是一代、二代口服维 A 酸（异维 A 酸、阿维 A）还是新型 RXR 选择性维 A 酸（贝沙罗汀），其总有效率和完全缓解率均与 IFN-α 类似。维 A 酸（包括贝沙罗汀）与 PUVA 联用（RePUVA）的疗效与单用 PUVA 类似，但治疗次数及累积 UVA 的剂量有所下降[41]。在许多临床中心，贝沙罗汀已经取代了其他早期的维 A 酸类药物，但是并未进行过对比研究，对于斑片期或薄的斑块期皮损，可以外用维 A 酸类药物（贝沙罗汀、他扎罗汀和阿维利 A 酸），但药物对皮肤的刺激限制了其应用[36]。

#### 地尼白介素 2

是白喉毒素与 IL-2 的融合蛋白，能和肿瘤性 T 细胞表达的高亲和性 IL-2 受体相结合，毒素随后整合进入细胞内，抑制蛋白合成和诱发细胞凋亡。总体有效率和完全缓解率分别在 30% 和 10% 左右[35-36]。地尼白介素 2 的副作用较为明显，包括毛细血管渗漏综合征、发热、液体潴留。截至发稿时，该药物还未上市。

### 组蛋白脱乙酰酶抑制剂

组蛋白脱乙酰酶抑制剂，如伏林司他和罗米地新，是新型抗肿瘤药物，影响许多基因及其蛋白的表达，这些基因或蛋白涉及细胞增殖、分化、迁移及凋亡。近期研究显示，对于 MF 和 SS 患者，无论是伏林司他还是罗米地新，总体缓解率均在 35% 左右，但是完全缓解者很少[35-36]。最常见的副反应有疲劳、胃肠道症状以及可逆性的血小板减少。至于哪一类患者获益最大还有待研究。

### 系统性化疗

系统性多药化疗仅用于有明确的淋巴结或内脏受累患者，或采用其他方法难以控制疾病进展的肿瘤期患者。许多临床中心常规采用 6 个疗程的 CHOP（环磷酰胺、多柔比星、长春新碱和泼尼松）方案，CHOP 方案及其他联合化疗方案有很高的临床缓解率，但缓解期短，而且复发的斑片或斑块对治疗不敏感，须加用 PUVA 或局部外用氮芥来治疗。最近的研究证实，对于进展期 MF，应用喷司他丁、吉西他滨、多柔比星脂质体可以获得较高的完全缓解率，但是缺乏相关的对照试验[42-43]。

对于顽固性和（或）进展期的 MF 和 SS 年轻患者，可以考虑异基因造血干细胞移植。有报道称应用非清髓性低强度预处理可以获得较为持久的缓解，但是关于最佳方案及时机，并未达成一致[44-45, 45a]。自体造血干细胞移植对于治疗 MF 及 SS 效果并不理想[44]，这也说明了治疗过程需要移植物抗肿瘤效应的协助。

### 预后

与预后有关的因素包括分期，特别是皮损的类型及受累程度，以及有无其他器官的受累[28-29]。局限性斑片/斑块期患者的预期寿命与性别、年龄、种族匹配的人群相比，并没有显著差别。ⅠA 期患者的 10 年疾病相关生存率为 96%，ⅠB 期为 77%～83%，ⅡB 为 42%，而Ⅳ期仅为 20%[29, 46]。患者往往死于系统性脏器的受累或感染。

# 蕈样肉芽肿变异型

除经典的 Alibert-Bazin 型外，已有多种 MF 临床和（或）组织学的变异型被报道。临床变异型，如大疱型、色素增加或色素减退型 MF 的临床生物学行为与经典型类似，因此无须分开讨论。而亲毛囊性 MF、Paget 样网状细胞增多症、肉芽肿性皮肤松弛症的临床和组织学表现均有特征性改变，因此在 WHO-EORTC

分类中被归为 MF 的变异型或亚型。

## 亲毛囊性 MF

### 定义

亲毛囊性 MF（folliculotropic MF）好发于头颈部，
其组织学特征为肿瘤细胞亲毛囊性浸润，而表皮很少
受累。多数患者伴有毛囊的黏蛋白变性（毛囊黏蛋白
病，见第 46 章），通常称之为 MF 相关性毛囊黏蛋白
病；类似的病例无毛囊黏蛋白变性时，被称为毛囊中
心性 MF 或亲毛囊性 MF。从生物学角度看（无论有无
毛囊黏蛋白病），两者的主要特征都是毛囊和毛囊周围
有密集的肿瘤细胞浸润，但因肿瘤细胞位置较深，所
以皮肤靶向治疗效果不佳。目前这两种情况统一命名
为亲毛囊性 MF[3]。

### 流行病学

该亚型占所有 MF 的 10% 左右[29, 46]，好发于成
年人，偶见于儿童和青少年，男性多见。

### 临床特征

皮损表现为（簇集性）毛囊性丘疹、痤疮样损害、
坚实的斑块，有时则表现为肿瘤。本病好发于头颈部
（见图 36.16）。皮损处常伴有脱发，有时伴有黏蛋白沉
积。眉部的浸润性斑块伴脱发是本病常见且相对特异
的一个表现（图 120.6A）。与经典型相比，本病皮损
瘙痒剧烈，这也是本病活动的一个重要指标。皮损处
常可继发细菌感染。

应该强调的是，经典 MF 的临床分期系统并不完全
适用于亲毛囊性 MF。因肿瘤细胞多位于毛囊周围，所
以当患者表现为面部有一处或几处斑块时，考虑到预后
的情况，应该将其归类为肿瘤期而非 I A 期[47-48]。但是，
最新研究发现，如果患者仅表现为毛囊性丘疹或薄的斑
块，那么其预后就很好，与早期经典型 MF 类似[48a, 48b]。

### 病理学

本病的特征性改变是肿瘤细胞呈血管和附属器周
围浸润，毛囊上皮伴有不同程度的小、中等或大 T 细
胞浸润，胞核深染呈脑回状，但表皮无明显受累（亲
毛囊现象而非亲表皮）（图 120.6B）。通过阿辛蓝或胶
样铁染色可以发现，多数病例存在毛囊上皮的黏蛋白

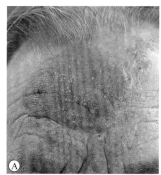

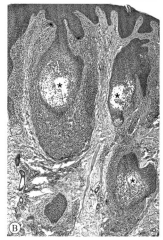

图 120.6　亲毛囊性蕈样
肉芽肿。A. 前额及眉毛
部可见浸润性斑块，伴
有脱发。B. 特征性的毛
囊周围浸润，伴有广泛
的毛囊黏蛋白变性，注
意表皮未累及

变性（毛囊黏蛋白病），有些病例也可累及小汗腺及汗
管（亲汗管现象）。病变中常混有嗜酸性粒细胞或浆细
胞。对于呈毛囊周围浸润的病例，肿瘤细胞多为母细
胞样，而不是脑回状，容易误诊为组织细胞。在多数
病例中，与经典型 MF 一样，T 细胞表达 CD3、CD4
而不表达 CD8，常可见表达 CD30 的母细胞。

### 鉴别诊断

本病独特的临床和组织学特征有助于早期诊断。
但是由于本病好发于头颈部、缺乏躯干和臀部的斑片
和斑块状皮损，同时组织学上无亲表皮性异型 T 细胞，
很难考虑到 MF 或 CTCL，易误诊为脂溢性皮炎或特
应性皮炎。基于临床病理联系，可以鉴别本病与其他
类型的 CTCL。亲毛囊性 MF 与所谓的良性或特发性毛
囊黏蛋白病（黏蛋白性脱发）的关系就如同经典型 MF
与副银屑病的关系。对于持续存在的、泛发性特发性
毛囊黏蛋白病患者，应定期检查，文献曾报道这类皮
损可进展为亲毛囊性 MF。

## 治疗

由于本病的真皮浸润细胞位于毛囊周围，与经典型 MF 的斑块期患者相比，皮肤靶向治疗，例如 PUVA 及局部外用氮芥的疗效较差。对于一些治疗反应性较差的病例，可以考虑 PUVA 联合 IFN-α 或维 A 酸、局部放疗或全身电子束照射等方式，但均难使患者达到完全缓解[47-48]。

## Paget 样网状细胞增多症

**同义名：** ■ Woringer-Kolopp 病（Woringer-Kolopp disease）■ 单发型 MF（unilesional MF）

### 定义

本病是 MF 的罕见变异型，特征性表现为局限性的斑片或斑块，肿瘤性 T 细胞表皮内增殖。Paget 样网状细胞增多症一词仅用于皮损局限型（即 Woringer-Kolopp 型），而不适用于泛发型（即 Ketron-Goodman 型）。后者现在被认为是原发性皮肤侵袭性亲表皮 CD8⁺细胞毒性 T 细胞淋巴瘤、原发性皮肤 γ/δ T 细胞淋巴瘤或肿瘤期 MF[3]。

### 流行病学

该病极为罕见，发病率不足 CTCL 的 1%，主要发生于成人。

### 临床特征

皮损为单发的银屑病样或高度角化性斑片或斑块，好发于四肢远端，进展缓慢（图 120.7A）。与经典型 MF 相比，本病很少累及其他器官，尚无死亡报道。

### 病理学

典型组织学表现包括表皮增生，伴有明显异型的、大的 Paget 样细胞浸润，散在或呈巢状分布（图 120.7B）。异型细胞体积中等，也可呈大细胞，核深染、呈脑回状，胞质丰富呈泡状。真皮浅层有小淋巴细胞浸润，但肿瘤细胞很少见。

### 免疫表型

肿瘤细胞可表现为 CD3⁺、CD4⁺、CD8⁻，或者 CD3⁺、CD4⁻、CD8⁺表型。CD30 通常阳性[49]。

### 鉴别诊断

本病须与其他亲表皮性 CTCL 相鉴别，如经典型 MF、淋巴瘤样丘疹病（B 型与 D 型）和原发性皮肤侵袭性亲表皮 CD8⁺细胞毒性 T 细胞淋巴瘤（见表 120.2）。特征性的临床表现以及肿瘤性 T 细胞仅位于表皮内，可以用来鉴别本病与其他类型的 CTCL。

### 治疗

首选放疗或外科切除。

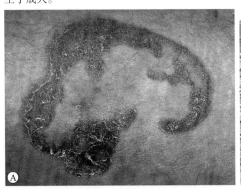

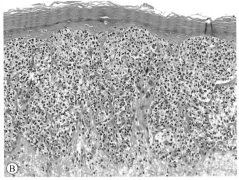

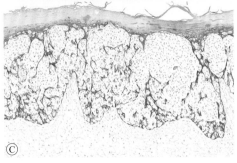

**图 120.7　Paget 样网状细胞增多症**。A. 左侧小腿见单发性斑块；B. 异型 T 细胞仅见于表皮；C. 角蛋白的免疫组化染色显示表皮几乎全部被异型 T 细胞所代替

## 肉芽肿性皮肤松弛症

### 定义

肉芽肿性皮肤松弛症（granulomatous slack skin）极其罕见，其特征表现是皱褶部位皮肤缓慢松弛、下垂，组织学上表现为克隆性T细胞伴有肉芽肿形成[50]。

### 流行病学

该病非常罕见，目前报道约60例。好发于青少年和成人，男性多见。

### 临床特征

本病好发于腋窝、腹股沟等皮肤皱褶部位，局部皮肤缓慢变软、松弛、下垂（图120.8A）。目前报道的约1/3的患者伴发霍奇金淋巴瘤。大多数患者临床进展缓慢。

### 病理学

充分发展的皮损在组织学上表现为真皮内密集的肉芽肿性浸润，可见有脑回状核的异型T细胞、巨噬细胞、多核巨细胞，以及弹力纤维破坏和多核巨细胞

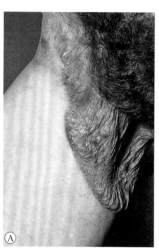

图120.8 肉芽肿性皮肤松弛症。A.右侧腹股沟区皮肤变软、松弛、下垂；B.可见多核巨细胞以及其间的白细胞，其周围有密集的炎性细胞浸润。插图：弹性纤维染色示多核巨细胞内有吞噬的弹力纤维

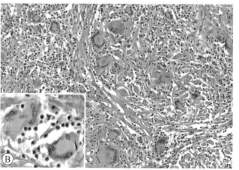

吞噬弹力纤维的现象（图120.8B）。类似经典型MF，也可以见到小的脑回状核异型T细胞亲表皮。肿瘤细胞表达CD3和CD4，不表达CD8。一项大规模的研究显示，组织学上，肉芽肿性皮肤松弛症和肉芽肿性MF之间存在许多重叠[51]。

### 治疗

放疗有效，但经验有限；有外科切除后皮损很快复发的报道。

（石浩泽译　陈 浩校　孙建方审）

# Sézary 综合征

## 定义

Sézary综合征（Sézary syndrome，SS）通常是指由红皮病、泛发性淋巴结病以及皮肤、淋巴结和外周血中恶性T细胞（Sézary细胞）组成的三联症（表120.4）。但SS与其他良性红皮病的鉴别十分困难。诊断SS的标准包括在外周血中发现克隆性T细胞（与皮肤中的克隆性T细胞一致），以及外周血Sézary细胞绝对计数至少为1000个/微升或异常的免疫学表型[CD4$^+$T细胞增生使得CD4/CD8比例大于10和（或）全T细胞抗原的异常表达][3, 52]。SS通常被认为是MF的一个变异型或白血病阶段。最新研究显示，两种疾病之间存在基因学与表型上的差异，提示两者起源于具有不同功能的T细胞亚群，应该被认为是两种不同的淋巴瘤[16, 53]。

## 流行病学

该病少见，不足CTCL的5%（见表120.1），只发生于成人。

## 临床特征

SS的特征性表现为红皮病，伴有明显的脱屑、水肿、苔藓样变，可剧烈瘙痒（图120.9A）。其他常见症状包括淋巴结肿大、脱发、甲营养不良、掌跖角化过度，皮损最初可表现为非特异性皮炎。患者预后通常较差，5年生存率只有25%。大多数患者因免疫抑制而死于机会性感染。

## 病理学

组织学表现类似于MF，但其肿瘤细胞大小形态一致，亲表皮现象有时缺如。大约有1/3的SS患者皮肤活检为非特异性改变[54]。受累淋巴结的正常结构消失，被致密、均一的Sézary细胞所取代。骨髓可受累，但肿瘤细胞常散在，且多累及间质。肿瘤细胞表

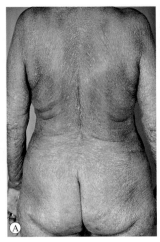

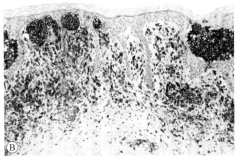

**图 120.9** Sézary 综合征。A. 可见弥漫性红皮病样皮损；B. PD-1 在真皮浸润及 Pautrier 微脓肿中的肿瘤性 T 细胞中强表达

达 CD3 和 CD4，不表达 CD8，特征性地缺失 CD7 及 CD26 的表达；几乎所有的病例都表达程序性死亡蛋白 -1（PD-1，CD279）（图 120.9B）[55]。

### 发病机制

发病机制尚未明确，不能确定 HTLV-1 是否与 SS 相关。本病的肿瘤性 CD4[+] T 细胞属于中央记忆 T 细胞亚群，因此该类细胞能够在皮肤、淋巴结及外周血中进行循环，而 MF 的肿瘤细胞则起源于非循环性皮肤常驻效应性记忆 T 细胞[53]。除了这些表型的差异外，SS 和 MF 之间还具有明显的遗传学差异[16]。在 SS 患者中，存在明显的染色体的不稳定性，染色体扩增或丢失很常见。缺失的基因包括 10q22 ~ 25（包括 PTEN）和 17p12 ~ 13（包括 TP53）；扩增的基因包括 8q22 ~ 24（包括 MYC）、10p11.2 及 17q22 ~ 25[18,56-57]。研究证实，在 SS 患者中会出现 PLS3（T- 丝束蛋白）、TWIST1 及 CD158k/KIR3DL2 的过表达，这些或许可以成为诊断标记[58]。

### 鉴别诊断

SS 与非肿瘤性红皮病的鉴别很困难[59]。须鉴别的疾病包括其他原因（如银屑病、特应性皮炎、其他类型的皮炎、毛发红糠疹和药疹）导致的红皮病和特发性红皮病（见第 10 章）。外周血和皮肤中发现相同的克隆性 T 细胞有助于 SS 的诊断。皮肤和外周血中的 T 细胞表达 CD3 和 CD8 而不表达 CD4 则高度提示光线性类网状细胞增多症（见第 87 章）[60]。

### 治疗

作为一种系统性疾病（白血病），本病须进行系统性治疗。皮肤靶向治疗，如 PUVA 或局部外用糖皮质激素可作为辅助治疗；体外光化学疗法（ECP）可单独或联合其他方法来治疗 SS 或红皮病型 MF，总体有效率在 30% ~ 80%，完全缓解率在 14% ~ 25%[61]。不同文献中治疗效果不同可能是由患者入选标准不同和（或）伴随治疗不同引起的。由于缺乏随机对照试验，ECP 是否优于传统的低剂量化疗尚无定论[62]。无论是单独应用 IFN- α 或联合 PUVA 进行治疗，还是甲氨蝶呤或小剂量的苯丁酸氮芥联合泼尼松长期使用，都有有效的报道，但完全缓解不常见。CHOP 或类似 CHOP 的方案疗效较好，但缓解期短。近年来有研究显示，贝沙罗汀、地尼白介素 2、组蛋白脱乙酰酶抑制剂及（低剂量的）阿仑珠单抗（抗 CD52）均有效，但远期疗效尚不明确[35-36, 61]。异基因造血干细胞移植有治愈本病的可能，甚至是进展期的患者（见 MF 治疗部分）。

## 成人 T 细胞白血病 / 淋巴瘤

### 定义

成人 T 细胞白血病 / 淋巴瘤（adult T-cell leukemia/lymphoma，ATLL）是 T 细胞来源的恶性肿瘤，与 HTLV-1 感染有关。皮损一般广泛播散。但是，有些患者仅有皮损，进展缓慢，称为隐匿型[63]。

### 流行病学

ATLL 发病呈一定的地域性，常在 HTLV-1 感染流行区的人群中发生，如日本西南部、加勒比群岛和非洲中部。本病在犹太人群中爆发过，他们的祖先来自伊朗的马什哈德（Mashad）。然而只有少数感染 HTLV-1 的患者发展成 ATLL。本病好发于成年人，男性多于女性。垂直传播比水平传播更多见。

### 临床特征

急性期 ATLL 表现为白血病、淋巴结肿大、脏器肿大、高钙血症，常有皮损，预后很差；慢性 ATLL

或隐匿型皮损同 MF，表现为斑片、斑块和丘疹，外周血肿瘤性 T 细胞很少或缺如。这些亚型临床进展缓慢，但也可发展成高度恶性的播散型病变。

### 病理学

皮损表现为真皮内表浅或弥漫的小、中等或大的多形性 T 细胞浸润，有明显的亲表皮现象。其组织学很难与 MF 鉴别。隐匿型可表现为真皮内有稀疏的细胞浸润，仅见少许异型细胞。肿瘤细胞表达 CD3、CD4 和 CD25，不表达 CD8。与 SS 类似，PD-1 强阳性[64]。

### 鉴别诊断

慢性或隐匿型 ATLL 同 MF 鉴别困难，特别是在流行区。两者的鉴别点是 ATLL 能检出克隆性的 HTLV-1。

### 治疗

ATLL 可用齐多夫定与 IFN-α 联合治疗，但大部分患者仍需系统化疗[65]。在日本，莫加珠单抗（抗CCR4）用于治疗 ATLL。慢性或隐匿型 ATLL 患者主要累及皮肤，提倡采取在 MF 患者中所用的皮肤靶向治疗。

# 原发性皮肤 CD30⁺淋巴增生性疾病

这组疾病是第二类常见的 CTCL，占所有 CTCL 的 25%（见表 120.1）。包括原发性皮肤间变性大细胞淋巴瘤（primary cutaneous anaplastic cell lymphoma，C-ALCL）、淋巴瘤样丘疹病（lymphomatoid papulosis，LyP）及中间型。C-ALCL 和 LyP 在临床、病理及免疫表型上有一定的重叠性，形成谱系改变。仅根据组织学很难区分两者，临床表现和病程常常是诊断和治疗选择的重要依据。中间型指的是某些患者尽管经过仔细的临床病理分析，也难以明确区分为 C-ALCL 或 LyP。纵向临床评估对明确诊断有帮助[59]。既往报道的退行性异型组织细胞增多症及惰性原发性皮肤霍奇金淋巴瘤也属于本类疾病[66]。

须与原发性皮肤 CD30⁺淋巴增生性疾病相鉴别的疾病包括：① 系统性 ALCL 累及皮肤；② MF 的 CD30⁺大细胞转化；③ 某些表达 CD30 抗原的其他类型 CTCL；④ 伴有 CD30⁺细胞浸润的反应性皮肤疾病，包括各种病毒感染、节肢动物叮咬反应、疥疮和特应性皮炎[67]（见表 120.2）。原发性皮肤 CD30⁺淋巴增生性疾病的诊断及治疗原则见图 120.10。

## 原发性皮肤间变性大细胞淋巴瘤

### 定义

原发性 C-ALCL 特征是肿瘤细胞体积大，呈间变性、多形性或免疫母细胞样，且大于 75% 的肿瘤细胞表达 CD30。患者没有 MF 的临床表现或病史，如果有，这些患者更应该被诊断为肿瘤期 MF 伴大细胞转化。

### 流行病学

原发性 C-ALCL 约占所有 CTCL 的 12%（见表120.1），好发于成年人，偶见于儿童或青少年，男女发病率之比为 2∶1。

### 临床特征

皮损表现为单发或局限性的结节或肿瘤，有时为丘疹，皮损表面常发生溃疡（图 120.11A）。约 20% 的患者皮损多发。与 LyP 类似，皮损可部分或完全消退，但常复发。10% 的患者有其他脏器受累，主要累及引流淋巴结。预后通常很好，10 年存活率超过 85%[66, 68]。

### 病理学

肿瘤在真皮呈弥漫浸润，可见融合成片的、大的 CD30⁺肿瘤细胞（图 120.11B），无明显的亲表皮现象。大部分病例中，肿瘤细胞有特征性的间变细胞形态，核为圆形、卵圆形或不规则形，核仁明显，呈嗜酸性，胞质丰富。20% ～ 25% 的病例中，肿瘤细胞表现为多形性、免疫母细胞样或 R-S（Reed-Sternberg）细胞样。有丝分裂象明显。肿瘤周边常有反应性淋巴细胞浸润。

溃疡性皮损的组织学改变类似 LyP，表现为以反应性 T 细胞、组织细胞、嗜酸性粒细胞、中性粒细胞为主的炎症浸润，其间夹杂少许 CD30⁺细胞，在这部分病例中，可能出现明显的表皮增生。肿瘤累及淋巴管内很常见[69]，有单纯的淋巴管内 C-ALCL 的报道[70]。

### 免疫表型

肿瘤细胞常表达 CD4，而 CD2、CD5 和（或）CD3 有不同程度的表达缺失；不到 5% 的患者具有 CD8⁺ T 细胞表型。大部分的肿瘤细胞表达 CD30。约 70% 的患者表达细胞毒性蛋白（如颗粒酶 B、TIA-1 和穿孔素），几乎所有患者都表达多发性骨髓瘤癌基因 1/ 干扰素调节因子 4（MUM1/IRF4）[71]。与系统性 ALCL 不同，大部分 C-ALCL 表达皮肤淋巴细胞抗原（CLA），而不表达上皮膜抗原（EMA）或间变性淋巴瘤激酶（ALK），表达 ALK 提示存在 t（2；5）染色体易位。偶尔表达 CD56，但可能与预后关系不大[72]。

**图 120.10 原发性皮肤 CD30⁺ 淋巴增生性疾病的诊断和治疗流程。**原先命名为退行性异型组织细胞增多症的病例及惰性原发性皮肤霍奇金淋巴瘤也属于这一类疾病。有隆胸患者出现 ALCL 的报道（见参考文献［66］）

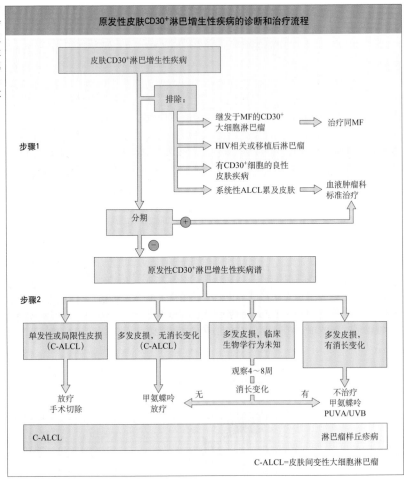

**遗传学特征**

t（2；5）染色体易位主要见于儿童系统性 ALCL 患者，绝大多数 C-ALCL 没有。然而，个别 ALK⁺ 的 C-ALCL 已有报道，包括① t（2；5）染色体易位特有的细胞核与细胞质染色强阳性；或②细胞质 ALK 蛋白阳性，提示存在其他易位［73-74］。位于 6p25.3 染色体的 DUSP22-IRF4 重排几乎仅见于 C-ALCL（约 25%）和小部分 LyP［75-76］。约一半的患者存在频繁的染色体异常，表现为 7p31 的获得，6q16～21 和 13q34 的缺失［18，77］。与肿瘤期 MF 和 PTCL 相比，9p21.3 的丢失罕见于 C-ALCL。皮肤归巢趋化因子受体基因 CCR10 和 CCR8 的高表达见于 C-ALCL，这可以解释为什么肿瘤发生于皮肤且很少累及皮肤外其他器官［77］。

**治疗**

单发性或少数局限性的结节和肿瘤首选放疗或外科切除；假若单一皮损自行消退，无须进一步治疗。表现为多发性皮损的患者最好采用放疗（如果仅有数个皮损）、低剂量甲氨蝶呤、维 A 酸或 IFN-α［78］。伴有或进展至皮肤外器官受累的患者或罕见的进展迅速的患者应接受基于多柔比星的多药化疗。一侧或双侧下肢发生广泛皮损的患者，应考虑早期积极治疗，因为这类患者临床病程较为激进［68，79］。本妥昔单抗（与抗微管蛋白制剂 monomethyl auristatin E 偶联的抗 CD30 单克隆抗体）获 FDA 批准用于复发的系统性 ALCL，并且已用于 C-ALCL 和表达 CD30 的 MF，但经验仍有限，无法确定哪些患者从这种治疗中获益最多［80］。

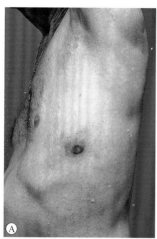

**图 120.11 原发性皮肤间变性大细胞淋巴瘤。** A. 典型的临床表现为单发的肿瘤。B. 真皮内可见密集的、大的（CD30+，插图）间变性肿瘤细胞浸润，核大、有明显的嗜酸性核仁，胞质丰富

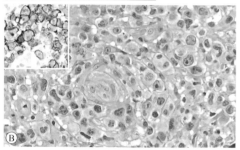

## 淋巴瘤样丘疹病

### 定义

淋巴瘤样丘疹病（lymphomatoid papulosis，LyP）是一种慢性、复发性、自愈性、丘疹坏死性或丘疹结节性皮肤病，其组织学为 CD30 阳性的恶性淋巴瘤。LyP 一词首先由 Macaulay 于 1968 年提出[81]，目前关于该病属恶性、癌前病变还是良性尚有争议。本病临床和组织学与 C-ALCL 有一定重叠、有异常的 T 细胞免疫表型、60% ～ 70% 的患者可检测到克隆性的 TCR 基因重排、相同的 T 细胞克隆在 LyP 皮损和其相关淋巴瘤中被发现，都提示 LyP 是一种低度恶性的 CTCL。

### 发病机制

病因不明，有些作者认为与病毒感染有关，但一直未检测到 HTLV-1、EB 病毒或其他疱疹病毒（如单纯疱疹病毒 1 型和 2 型、人类疱疹病毒）。肿瘤可自发消退或进展的机制不明。有研究表明，CD30 与其配体 CD30L 间的相互作用有助于肿瘤细胞的凋亡和皮损的消退，但确切机制尚未明了[82]。编码转化生长因子 - β（TGF- β ）I 型受体的基因发生突变，使肿瘤对 TGF- β 的生长抑制作用无应答，可能是疾病进展的机制之一[83]。

### 流行病学

LyP 约占所有 CTCL 的 15%（见表 120.1）。任何年龄均可发病。目前报道的最小患者年龄为 8 个月，最大 84 岁。在大样本的病例报道中，平均发病年龄为 35 ～ 45 岁，男女发病率之比为 1.5∶1。

### 临床特征

典型皮损为红棕色丘疹和结节，中央可出血、坏死和结痂，3 ～ 12 周内皮损可自然消退。特征性改变是各期皮损同时存在（图 120.12A）。消退后可留暂时性色素减退斑或色素沉着斑，偶尔为浅表萎缩性瘢痕，或直接消退不留痕迹。皮损有数个甚至数百个，可局限性分布、簇集或泛发。皮损好发于躯干和四肢，一般无自觉症状。

病程长短不一，短则数月，长者可达 40 余年。约 20% 的患者发病前后或同时可伴发其他类型的皮肤或系统淋巴瘤，最常见的是 MF、C-ALCL 或霍奇金淋巴瘤[66, 84]。预后通常很好。对 118 例 LyP 患者进行随访，中位随访时间是 77 个月，仅有 5 例（4%）发生了系统性淋巴瘤，2 例（2%）死于系统性疾病[66]。发生系统性淋巴瘤的危险因素尚不清楚。

### 病理学

LyP 组织学变化较大，部分与活检时皮损存在的时间有关（图 120.12B）。此外，LyP 有多种组织学类型（表 120.6，图 120.12C），其中 A 型是经典型和最常见的类型，超过 75% 的病例是 A 型[66, 85]。同一批皮损中，不同部位的皮损可表现为不同的组织学类型，同一皮损也可兼有不同类型的组织学特征。LyP 组织学分型对病理科医生的意义大于临床医生，因为不同的亚型对治疗和预后没有影响。

### 鉴别诊断

LyP 通常在临床上被诊断为更常见的疾病。一方面，因为 CD30+ 细胞可出现在许多良性疾病中，所以，发生于躯干部的小的复发性病变多年来常被误诊为毛囊炎或节肢动物叮咬[67]。另一方面，因 LyP 在临床多发，病理上表现为 CD30+ T 细胞淋巴瘤的特征，内科医生对本病不熟悉，常给予患者不必要的联合化疗。组织学上，LyP 可类似其他多种恶性淋巴瘤改变，并不容易鉴别，这时，患者的临床特征对于鉴别诊断帮助较大。

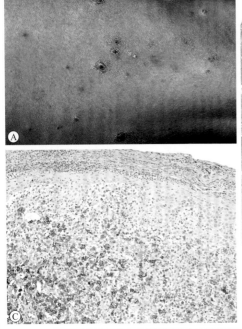
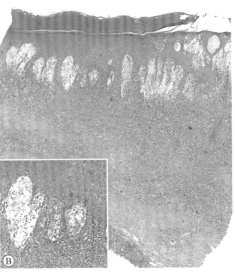

图 120.12　淋巴瘤样丘疹病（LyP）。A. 可见不同时期丘疹坏死性皮损。B. 表皮增生明显伴局灶水疱形成，真皮浅层水肿及致密淋巴样细胞浸润。注意淋巴细胞亲表皮（插图）。C. A 型 LyP 的免疫组化染色显示真皮炎性浸润灶中散在 CD30$^+$细胞

| 表 120.6　淋巴瘤样丘疹病（LyP）的组织学亚型及其鉴别诊断 | | |
|---|---|---|
| LyP 类型 | 组织学特征 | 鉴别诊断 |
| A 型[66] | 病变呈楔形浸润，浸润细胞主要由小淋巴细胞、组织细胞、中性粒细胞和（或）嗜酸性粒细胞组成，其间有散在或小片状的异型 CD30$^+$大淋巴细胞，细胞有时呈多核性或 R-S 样<br>表皮内可散在中性粒细胞 | C-ALCL<br>肿瘤期 MF<br>霍奇金淋巴瘤 |
| B 型[66] | 有亲表皮性，浅层血管周带状分布或楔形分布的小到中等大小的异型 T 细胞，细胞表达 CD4，可表达或不表达 CD30^ | 斑片或斑块期 MF |
| C 型[66] | 弥漫或大片状的 CD30$^+$大 T 细胞浸润，伴有相对少量的混合性炎性细胞 | C-ALCL<br>转化的 MF（CD30$^+$） |
| D 型[103] | 小到中等大小的异型多形性 T 细胞具有显著的亲表皮性，细胞表达 CD8 和 CD30。可能存在坏死性角质形成细胞 | 侵袭性亲表皮 CD8$^+$ 细胞淋巴瘤<br>急性苔藓痘疮样糠疹 |
| E 型[104] | 中等大小的 CD8$^+$、CD30$^+$多形性 T 细胞呈明显的侵袭性和破坏血管性生长。血管闭塞和（或）血栓形成；出血，广泛坏死和溃疡 | 结外 NK/T 细胞淋巴瘤 |
| F 型[105] | 异型 CD30$^+$ T 细胞围绕毛囊分布，有不同程度的亲毛囊性 | 亲毛囊性 MF |
| DUSP-IRF4 型[106]* | 小到中等大小的 T 细胞广泛亲表皮，核呈脑回状，弱表达 CD30。真皮中中等到大的母细胞，强表达 CD30 | 转化的 MF<br>C-ALCL |
| ^ 如果采用了适当的免疫组化方法，CD30$^-$病例则应认真考虑。<br>* 涉及 6p25.3 上的 DUSP-IRF4 基因的染色体重排，老年人局部皮肤损害。<br>C-ALCL，皮肤间变性大细胞淋巴瘤；MF，蕈样肉芽肿。<br>Adapted from Kempf W. Cutaneous CD30-positive lymphoproliferative disorders. Surg Pathol Clin. 2014；7：203-28. | | |

　　苔藓样糠疹与 LyP 临床表现类似，最初认为这两种病可能相关，特别是在两者的活检标本中均可检查出克隆性 T 细胞。然而，两者鉴别并不难，苔藓样糠疹多见于青年人，病程短，一般不会出现结节性损害，极少数进展为淋巴瘤。组织学上两者容易鉴别，苔藓样糠疹基本没有 CD30$^+$母细胞。

## 治疗

目前 LyP 尚无满意的治疗方法[78]。局部或系统性使用糖皮质激素或抗生素无效。系统化疗或全身电子束照射可完全缓解，但停止治疗后数周或数月后皮损常复发，继续按其自然的病程发展。鉴于该病无有效的治疗方法，且目前的治疗方法又不能影响该病的自然病程，采取短期积极治疗时，应该权衡其潜在副作用[66, 78]。

对皮损数量少且不易留瘢痕的患者，不须积极治疗；对于影响美观的皮损（如有瘢痕形成或丘疹结节数目较多），口服小剂量甲氨蝶呤（每周 5～20 mg）对于减少皮损最有效。目前报道 PUVA、外用氮芥或卡莫司汀和小剂量依托泊苷治疗 LyP 有效。若出现肿瘤性病变，应观察 4～12 周，看皮损是否自然消退，假若不消退，可考虑手术切除或放疗。LyP 有发生系统性淋巴瘤的潜能，因此对本病要长期随访。

# 皮下脂膜炎样 T 细胞淋巴瘤

## 定义

在 WHO-EORTC 分类（2005）和最新的 WHO 分类（2008/2016）中，皮下脂膜炎样 T 细胞淋巴瘤（subcutaneous panniculitis-like T-cell lymphoma, SPTCL）归类为细胞毒性 T 细胞淋巴瘤，其特征是病变主要累及皮下脂肪，中等大小或大的多形性 α/β T 细胞浸润，伴有巨噬细胞浸润[3-4]。在过去的分类中，SPTCL 包括 α/β T 表型（75%）和 γ/δ T 表型（25%）[1-2]。但多项研究表明，两者在临床、组织学和免疫表型上均不相同，表明两者是不同的疾病。大部分 α/β T 型 SPTCL 临床表现类似，且进展缓慢；而 γ/δ T 型 SPTCL 常常与 γ/δ 表型的其他 T 细胞淋巴瘤有重叠，临床进展迅速[86-87]。因此，在 WHO-EORTC 分类和最新的 WHO 分类中，SPTCL 仅指 α/β+ T 细胞表型淋巴瘤，而 γ/δ+ T 细胞表型的肿瘤归类于原发性皮肤 γ/δ T 细胞淋巴瘤（表 120.7）。

## 流行病学

该病少见，发病率占所有 CTCL 不到 1%。儿童和成人均可发病，男女发病率相同。

## 临床特征

皮损一般表现为单发或多发的结节或深在性斑块，直径从 1 cm 至 20 cm 不等。皮损主要累及四肢和躯干，面部较少；当结节和斑块消退时，可能形成脂肪萎缩（图 120.13A）。很少发生溃疡。超过一半的患者

有系统表现，如发热、乏力和体重下降。实验室检查异常，包括血细胞减少（cytopenias）和肝功指标升高较为常见，但嗜血综合征仅见于 15% 的患者[87]。很

**表 120.7 皮下脂膜炎样 T 细胞淋巴瘤（SPTCL）和累及皮下的原发性皮肤 γ/δ T 细胞淋巴瘤（PCGD-TCL）的比较[1-2]**

| | SPTCL | 累及皮下的 PCGD-TCL |
|---|---|---|
| 表型 | α/β T 细胞表型 | γ/δ T 细胞表型 |
| T 细胞受体 | βF1+，TCRγ1− | βF1−，TCRγ1+ |
| T 细胞表型 | CD3+，CD4−，CD8+ | CD3+，CD4−，CD8− |
| CD56 共表达 | 无 | 常见 |
| 结构 | 皮下组织 | 皮下组织和表皮/真皮 |
| 临床特征 | 结节和斑块，很少发生溃疡 | 结节和斑块，常发生溃疡 |
| 嗜血综合征 | 少见 | 常见 |
| 5 年生存率 | > 80% | < 10% |
| 治疗 | 系统性使用糖皮质激素 | 系统性化疗 |
| WHO-EORTC 分类（2004）[3] 和 WHO 分类（2008/2016）[4] | 皮下脂膜炎样 T 细胞淋巴瘤 | 原发性皮肤 γ/δ T 细胞淋巴瘤 |

βF1，阳性表明 α/β T 细胞起源；TCR，T 细胞受体

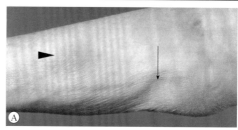

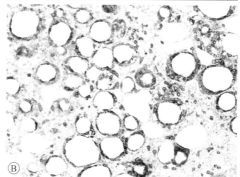

**图 120.13 皮下脂膜炎样 T 细胞淋巴瘤（SPTCL）。** A. 粉红色、结节性皮损（粗箭头）及原结节性皮损处的脂肪萎缩区（细箭头）；B. 皮下脂肪内可见 CD8+ 肿瘤性 T 细胞围绕脂肪细胞排列

少累及其他脏器，有时出现肝脾大，但通常不是淋巴瘤所致。

SPTCL 发生前几年或几十年前，患者可有类似良性脂膜炎的改变。多达 20% 的患者伴有自身免疫性疾病，最常见的是系统性红斑狼疮。最近的研究表明，SPTCL 和深在性狼疮之间有重叠[88]。SPTCL 的 5 年生存率近 80%[87]。但出现嗜血综合征常提示预后不佳。

### 病理学

组织学类似小叶性脂膜炎。皮下脂肪内可见小或中等大小的 T 细胞浸润，细胞呈多形性，核深染，其间伴有大量巨噬细胞。表皮和真皮一般正常，肿瘤性 T 细胞围绕单个脂肪细胞环状排列（虽然不完全特异）是一个对诊断有帮助的特征（图 120.13B）。坏死、核碎裂及细胞吞噬现象常见。病变早期细胞异型不明显，也可表现为明显的炎性浸润。

### 免疫表型

肿瘤细胞为 TCRα/β+、CD3+、CD4−、CD8+ T 细胞表型，表达细胞毒性蛋白。肿瘤表达 βF1，不表达 CD56，有利于区分累及皮下的原发性皮肤 γ/δ T 细胞淋巴瘤和脂膜炎样病损（见表 120.7）。本病很少表达 CD30。

### 治疗

尽管传统上使用基于多柔比星的化疗，但最近的研究表明，更保守的免疫抑制疗法（例如泼尼松、环孢素）可能是有效的，并且应该在不伴有嗜血综合征的 SPTCL 患者中首先考虑应用。对于单发皮损，局部放疗也可能有效[87]。

## 结外 NK/T 细胞淋巴瘤，鼻型

### 定义

结外 NK/T 细胞淋巴瘤，鼻型（extranodal NK/T-cell lymphoma, nasal type）是 NK 细胞起源的恶性肿瘤，少数源于细胞毒性 T 细胞，几乎所有病例中均可检测到 EB 病毒。除了鼻腔/鼻咽部外，皮肤是第二个最常受累的部位，皮损可能是本病原发病变，也可为继发性改变。

### 流行病学

罕见，特别是在欧洲和美洲，而亚洲、中美洲和南美洲相对常见，好发于成人，特别是男性。

### 临床特征

一般表现为多发的结节或斑块，好发于躯干和四肢，在鼻型 NK/T 细胞淋巴瘤病例中，可见面中部破坏性肿瘤（原先又被称为致死性中线肉芽肿）[89-90]。溃疡常见（图 120.14）。仅有皮损的患者预后比同时有皮肤和其他脏器受累的患者好，但两者临床上均呈侵袭性改变，治疗方法类似。

### 病理学

淋巴瘤表现为真皮内致密的细胞浸润，常累及皮下组织。肿瘤细胞围绕并侵犯血管很明显，伴广泛坏死。肿瘤细胞形态变化较大，大部分病例中为中等大小，核不规则或呈卵圆形，染色质中等密度，胞质淡染。部分病例可见大量以小淋巴细胞、组织细胞、浆细胞及嗜酸性粒细胞为主的炎性浸润。T 细胞受体重排显示种系结构，但少数细胞毒性 T 细胞表型的肿瘤中可出现克隆性重排。

### 免疫表型

肿瘤细胞表达 CD2、CD56、胞质性 CD3ε 及细胞毒性蛋白（如 TIA-1、颗粒酶 B、穿孔素），不表达膜 CD3。明确诊断须通过原位杂交方法检测到 EB 病毒，并表达细胞毒性蛋白。

### 治疗

放疗是局部病变首选方法[91]。疾病处于进展期时呈现侵袭性临床表现，并且对化疗有抵抗。最近，一种包括 L- 天冬酰胺酶（SMILE 方案）的强化疗方案取得了较好的疗效[92]。

## 原发性皮肤侵袭性亲表皮 CD8+细胞毒性 T 细胞淋巴瘤

原发性皮肤侵袭性亲表皮 CD8+细胞毒性 T 细胞淋巴瘤（primary cutaneous CD8-positive aggressive epidermotropic cytotoxic T-cell lymphoma）是 CD8+细

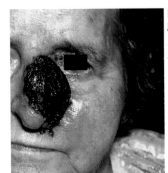

图 120.14　结外 NK/T 细胞淋巴瘤，鼻型。鼻部见大的溃疡坏死性肿块，原先又称为致死性中线肉芽肿

胞毒性 T 细胞有明显亲表皮表现、临床生物学行为呈侵袭性的一种淋巴瘤[93-94]。与其他表达 CD8+ 的细胞毒性 T 细胞表型 CTCL（超过 50% 的患者为 Paget 样网状细胞增多症，偶见于 MF、淋巴瘤样丘疹病和 C-ALCL）的鉴别可以根据临床表现和生物学行为得出。与本病不同的是，在其他几种 CTCL 中，CD4+ 和 CD8+ 表型患者的临床表现和预后无明显差异。

本病临床表现为局限性或播散性发疹性丘疹、结节和肿瘤，中央发生溃疡和坏死；或表现为浅表的角化性斑片和斑块（图 120.15）。肿瘤可累及其他脏器，如肺、睾丸、中枢神经系统、口腔黏膜，而淋巴结极少受累[93]。

组织学上表现为明显的亲表皮性，真皮上部有带状或弥漫性的大小不等的 T 细胞浸润，细胞呈多形性，肿瘤细胞表达 CD3、CD8、CD45RA、颗粒酶 B、穿孔素及 TIA-1，不表达 CD4，部分表达 CD7[93]。表皮可增厚或萎缩，可见坏死的角质形成细胞、溃疡及不同程度的海绵样水肿，有时形成大疱。皮肤附属器受累及破坏很常见。有时见肿瘤细胞围绕并侵犯血管。

本病临床进展迅速，一旦确诊应系统化疗。

## 原发性皮肤 γ/δ T 细胞淋巴瘤

原发性皮肤 γ/δ T 细胞淋巴瘤（primary cutaneous gamma/delta T-cell lymphoma，PCGD-TCL）是成熟、活化的、具有细胞毒性表型的 γ/δ T 细胞呈克隆性增殖形成。本病包括 γ/δ+ SPTCL。PCGD-TCL 应与 SPTCL、其他类型的侵袭性细胞毒性皮肤 T/NK 细胞淋巴瘤及肿瘤期 MF 鉴别，但鉴别极其困难，须综合临床、组织学、免疫表型和基因改变来确定（见表 120.2 和 120.7）。应该指出的是，TCR γ 表达不仅见于 PCGD-TCL，在其他类型 CTCL 中也有报道，包括个别经典型 MF 病例[32-33]。

临床表现为播散性斑块和（或）溃疡坏死性结节或肿瘤。好发于四肢，其他部位也可受累[87, 95]。黏膜

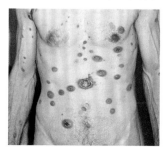

图 120.15　原发性皮肤侵袭性亲表皮 CD8+ 细胞毒性 T 细胞淋巴瘤。可见泛发性皮肤肿瘤，中央发生溃疡。原先这种病例被称为播散性 Paget 样网状细胞增多症（Ketron-Goodman 型）

和其他脏器易于受累，但很少累及淋巴结、脾和骨髓。表现为脂膜炎样改变的肿瘤可发生嗜血综合征。

组织学上有三种主要的模式：亲表皮型、真皮型和皮下脂肪型。在同一个皮损或同一患者的不同皮损中，常出现不止一种组织学模式。表皮模式可表现为轻度亲表皮，也可类似 Paget 样网状组织细胞增生症，表现为明显的亲表皮。皮下脂肪型可见肿瘤细胞围绕脂肪细胞分布，类似 SPTCL。肿瘤细胞围绕并侵犯血管很常见。肿瘤细胞体积中等或较大，染色质呈粗团块状，表达 TCR γ、CD3、CD2、CD56，强表达细胞毒性蛋白；不表达 TCR α/β（βF1）、CD4、CD5、CD8，部分表达 CD7。可见 TCR γ 和 TCR α/β 共表达。

多数患者临床进展迅速，导致很快死亡，对多种化疗药物有抵抗。与只有表皮和真皮受累的患者相比，有皮下脂肪组织受累的患者临床预后更差[95]。

## 原发性皮肤 CD4+ 小/中等多形性 T 细胞淋巴增生性疾病

最新的分类中，本病为一个暂定的类型，以小/中等大小的 CD4+ 多形性 T 细胞浸润为主，临床上没有典型的 MF 斑片和斑块期皮损，大部分患者预后好[3-4]。然而，对于本病的定义、分类和正确术语仍有很大争议。

临床表现为单发性斑块或肿瘤，好发于面部、颈部和躯干上部[96]。组织学上表现为真皮内致密的弥漫性或结节状浸润，可侵犯皮下组织，亲表皮现象可见，但为局灶性。浸润细胞以小/中等大小多形性 T 淋巴细胞为主，细胞表达 CD3、CD4，而不表达 CD8 和 CD30，有时见多形性大细胞（但比例小于 30%）。这些中等或大的异型 T 细胞通常表达程序性死亡蛋白 -1（PD-1）、Bcl-6 和 CXCL13，提示表达滤泡辅助性 T 细胞表型[97-98]。增殖率通常较低。大多数病例可见反应性 CD8+ T 细胞、CD20+ B 细胞、浆细胞和组织细胞（包括多核巨细胞）的混合浸润。病变可通过切除、皮损内应用糖皮质激素或局部放疗进行治疗，预后很好。

单发病变的临床和组织学特征与结节性假性 T 细胞淋巴瘤相同，两者都可有克隆性 T 细胞的存在[98]。本病是否为真正的恶性淋巴瘤被越来越多的学者怀疑。因此，在 2016 年更新的 WHO 分类中，使用原发性皮肤 CD4+ 小/中等 T 细胞淋巴增生性疾病这一词。

本病很少表现出以下任何一种情况，如有，可能更具侵袭性：①泛发性皮损；②迅速增长的巨大肿瘤；

③高增殖率；④病变中 CD8$^+$ T 细胞比例非常低[99]。这些病变应进行完整分期，可能归为原发性皮肤外周 T 细胞淋巴瘤，未定类（见下文）更合适。

最近有原发性皮肤肢端 CD8$^+$ T 细胞淋巴瘤的报道，病变由小到中等大小的多形性 CD8$^+$ T 细胞单一浸润，增殖率低，但与本病相比，混合炎症细胞很少[100-101]。原发性皮肤肢端 CD8$^+$ T 细胞淋巴瘤多为单发皮损，常发生在耳、脸或其他肢端部位，预后良好。

# 原发性皮肤外周 T 细胞淋巴瘤，未定类

外周 T 细胞淋巴瘤，未定类（peripheral T-cell lymphoma，unspecified）是指不能归类为表 120.1 中已明确分类的 CTCL 亚型的皮肤 T 细胞淋巴瘤。因此这是一个排除性诊断。临床上可表现为单发性或局限性病变，但更常表现为泛发性结节或肿瘤[102]（图 120.16）。

组织学上表现为真皮内数量不等的中等 / 大 T 淋巴细胞呈结节性或弥漫性浸润，细胞呈多形性或免疫

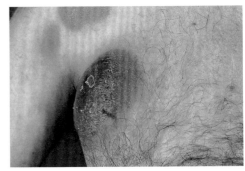

**图 120.16　原发性皮肤外周 T 细胞淋巴瘤，未定类。**可见快速生长的结节和肿块。注意左上角的皮损不是斑片，而是 2 周内发生的浸润性斑块

母细胞样。亲表皮现象轻微或缺如。大部分病例表达 CD4，伴有全 T 细胞抗原的不同程度缺失，CD30 不表达或散在阳性，极少数病例共表达 CD56。

一般给予系统性化疗，预后很差，5 年生存率不足 20%[102]。

（徐聪聪译　陈　浩校　孙建方审）

# 参考文献

1. Willemze R, Kerl H, Sterry W, et al. EORTC classification for primary cutaneous lymphomas: a proposal from the Cutaneous Lymphoma Study Group of the European Organization for Research and Treatment of Cancer. Blood 1997;90:354–71.
2. Jaffe ES, Harris NL, Stein H, Vardiman JW. World Health Organization Classification of Tumours: Pathology and Genetics of Tumours of Hematopoietic and Lymphoid Tissues. Lyon: IARC Press; 2001.
3. Willemze R, Jaffe ES, Burg G, et al. WHO-EORTC classification for cutaneous lymphomas. Blood 2005;105:3768–85.
4. Swerdlow A, Campo E, Harris NL, et al. World Health Organization Classification of Tumours of Hematopoietic and Lymphoid Tissue. Lyon: IARC Press; 2008.
5. Lutzner M, Edelson R, Schein P, et al. Cutaneous T-cell lymphomas: the Sezary syndrome, mycosis fungoides, and related disorders. Ann Intern Med 1975;83:534–52.
6. Santucci M, Burg G, Feller AC. Interrater and intrarater reliability of histologic criteria in early cutaneous T-cell lymphoma. An EORTC Cutaneous Lymphoma Project Group study. Dermatol Clin 1994;12:323–7.
7. Rijlaarsdam JU, Scheffer E, Meijer CJ, Willemze R. Cutaneous pseudo-T-cell lymphomas. A clinicopathologic study of 20 patients. Cancer 1992;69:717–24.
8. Pimpinelli N, Olsen EA, Santucci M, et al. Defining early mycosis fungoides. J Am Acad Dermatol 2005;53:1053–63.
9. van Dongen JJ, Langerak AW, Bruggemann M, et al. Design and standardization of PCR primers and protocols for detection of clonal immunoglobulin and T-cell receptor gene recombinations in suspect lymphoproliferations: report of the BIOMED-2 Concerted Action BMH4-CT98-3936. Leukemia 2003;17:2257–317.
10. Wood GS. T-cell receptor and immunoglobulin gene rearrangements in diagnosing skin disease. Arch Dermatol 2001;137:1503–6.
11. Kirsch IR, Watanabe R, O'Malley JT, et al. TCR sequencing facilitates diagnosis and identifies mature T cells as the cell of origin of CTCL. Sci Transl Med 2015;7:308ra158.
11a. Willemze R, Beljaards RC, Meijer CJLM. Classification of primary cutaneous T-cell lymphoma. Histopathology 1994;24:405–15.
12. Olsen E, Vonderheid E, Pimpinelli N, et al. Revisions to the staging and classification of mycosis fungoides and Sezary syndrome: a proposal of the International Society for Cutaneous Lymphomas (ISCL) and the cutaneous lymphoma task force of the European Organization of Research and Treatment of Cancer (EORTC). Blood 2007;110:1713–22.
13. Kim YH, Willemze R, Pimpinelli N, et al. TNM classification system for primary cutaneous lymphomas other than mycosis fungoides and Sezary syndrome: a proposal of the International Society for Cutaneous Lymphomas (ISCL) and the Cutaneous Lymphoma Task Force of the European Organization of Research and Treatment of Cancer (EORTC). Blood 2007;110:479–84.
14. Criscione VD, Weinstock MA. Incidence of cutaneous T-cell lymphoma in the United States, 1973–2002. Arch Dermatol 2007;143:854–9.
15. Zhang Y, Wang Y, Yu R, et al. Molecular markers of early-stage mycosis fungoides. J Invest Dermatol 2012;132:1698–706.
15a. Schrader AM, Jansen PM, Willemze R. TOX expression in cutaneous T-cell lymphoma: an adjunctive diagnostic marker that is not tumour specific and not restricted to the CD4(+) CD8(-) phenotype. Br J Dermatol 2016;175:382–6.
16. van Doorn R, van Kester MS, Dijkman R, et al. Oncogenomic analysis of mycosis fungoides reveals major differences with Sezary syndrome. Blood 2009;113:127–36.
17. Salgado R, Servitje O, Gallardo F, et al. Oligonucleotide array-CGH identifies genomic subgroups and prognostic markers for tumor stage mycosis fungoides. J Invest Dermatol 2010;130:1126–35.
18. Laharanne E, Oumouhou N, Bonnet F, et al. Genome-wide analysis of cutaneous T-cell lymphomas identifies three clinically relevant classes. J Invest Dermatol 2010;130:1707–18.
19. Laharanne E, Chevret E, Idrissi Y, et al. CDKN2A-CDKN2B deletion defines an aggressive subset of cutaneous T-cell lymphoma. Mod Pathol 2010;23:547–58.
20. Izban KF, Ergin M, Qin JZ, et al. Constitutive expression of NF-kappa B is a characteristic feature of mycosis fungoides: implications for apoptosis resistance and pathogenesis. Hum Pathol 2000;31:1482–90.
21. van Kester MS, Borg MK, Zoutman WH, et al. A meta-analysis of gene expression data identifies a molecular signature characteristic for tumor-stage mycosis fungoides. J Invest Dermatol 2012;132:2050–9.
22. Choi J, Goh G, Walradt T, et al. Genomic landscape of cutaneous T cell lymphoma. Nat Genet 2015;47:1101–9.
23. Aschebrook-Kilfoy B, Cocco P, La VC, et al. Medical history, lifestyle, family history, and occupational risk factors for mycosis fungoides and Sézary syndrome: the InterLymph Non-Hodgkin Lymphoma Subtypes Project. J Natl Cancer Inst Monogr 2014;2014:98–105.
24. Li G, Vowels BR, Benoit BM, et al. Failure to detect human T-lymphotropic virus type-I proviral DNA in cell lines and tissues from patients with cutaneous T-cell lymphoma. J Invest Dermatol 1996;107:308–13.
25. Vermeer MH, van Doorn R, Dukers D, et al. CD8+ T cells in cutaneous T-cell lymphoma: expression of cytotoxic proteins, Fas Ligand, and killing inhibitory receptors and their relationship with clinical behavior. J Clin Oncol 2001;19:4322–9.
26. Stutz N, Johnson RD, Wood GS. The Fas apoptotic pathway in cutaneous T-cell lymphomas: frequent expression of phenotypes associated with resistance to apoptosis. J Am Acad Dermatol 2012;67:1327. e1–10.
27. Kim EJ, Hess S, Richardson SK, et al. Immunopathogenesis and therapy of cutaneous T cell lymphoma. J Clin Invest 2005;115:798–812.
28. Kim YH, Liu HL, Mraz-Gernhard S, et al. Long-term outcome of 525 patients with mycosis fungoides and

Sezary syndrome: clinical prognostic factors and risk for disease progression. Arch Dermatol 2003;139:857–66.
29. van Doorn R, van Haselen CW, van Voorst Vader PC, et al. Mycosis fungoides: disease evolution and prognosis of 309 Dutch patients. Arch Dermatol 2000;136:504–10.
30. Smoller BR, Bishop K, Glusac E, et al. Reassessment of histologic parameters in the diagnosis of mycosis fungoides. Am J Surg Pathol 1995;19:1423–30.
30a. Reggiani C, Massone C, Fink-Puches R, et al. Interstitial mycosis fungoides: A clinicopathologic study of 21 patients. Am J Surg Pathol 2016;40:1360–7.
31. Benner MF, Jansen PM, Vermeer MH, Willemze R. Prognostic factors in transformed mycosis fungoides: a retrospective analysis of 100 cases. Blood 2012;119:1643–9.
32. Massone C, Crisman G, Kerl H, Cerroni L. The prognosis of early mycosis fungoides is not influenced by phenotype and T-cell clonality. Br J Dermatol 2008;159:881–6.
33. Rodriguez-Pinilla SM, Ortiz-Romero PL, Monsalvez V, et al. TCR-gamma expression in primary cutaneous T-cell lymphomas. Am J Surg Pathol 2013;37:375–84.
34. Trautinger F, Knobler R, Willemze R, et al. EORTC consensus recommendations for the treatment of mycosis fungoides/Sezary syndrome. Eur J Cancer 2006;42:1014–30.
35. Prince HM, Whittaker S, Hoppe RT. How I treat mycosis fungoides and Sezary syndrome. Blood 2009;114:4337–53.
35a. Rook AH, Gelfand JM, Wysocka M, et al. Topical resiquimod can induce disease regression and enhance T-cell effector functions in cutaneous T-cell lymphoma. Blood 2015;126:1452–61.
36. Jawed SI, Myskowski PL, Horwitz S, et al. Primary cutaneous T-cell lymphoma (mycosis fungoides and Sezary syndrome): part II. Prognosis, management, and future directions. J Am Acad Dermatol 2014;70:223.e1–17.
37. Jones GW, Kacinski BM, Wilson LD, et al. Total skin electron radiation in the management of mycosis fungoides: Consensus of the European Organization for Research and Treatment of Cancer (EORTC) Cutaneous Lymphoma Project Group. J Am Acad Dermatol 2002;47:364–70.
38. Kamstrup MR, Lindahl LM, Gniadecki R, et al. Low-dose total skin electron beam therapy as a debulking agent for cutaneous T-cell lymphoma: an open-label prospective phase II study. Br J Dermatol 2012;166:399–404.
39. Neelis KJ, Schimmel EC, Vermeer MH, et al. Low-dose palliative radiotherapy for cutaneous B- and T-cell lymphomas. Int J Radiat Oncol Biol Phys 2009;74:154–8.
40. Olsen EA. Interferon in the treatment of cutaneous T-cell lymphoma. Dermatol Ther 2003;16: 311–21.
41. Whittaker S, Ortiz P, Dummer R, et al. Efficacy and safety of bexarotene combined with psoralen-ultraviolet A (PUVA) compared with PUVA treatment alone in stage IB-IIA mycosis fungoides: final results from the EORTC Cutaneous Lymphoma Task Force phase III randomized clinical trial (NCT00056056). Br J Dermatol 2012;167:678–87.
42. Marchi E, Alinari L, Tani M, et al. Gemcitabine as frontline treatment for cutaneous T-cell lymphoma: phase II study of 32 patients. Cancer 2005;104:2437–41.
43. Dummer R, Quaglino P, Becker JC, et al. Prospective international multicenter phase II trial of intravenous pegylated liposomal doxorubicin monochemotherapy in patients with stage IIB, IVA, or IVB advanced mycosis fungoides: final results from EORTC 21012. J Clin Oncol 2012;30:4091–7.
44. Duarte RF, Schmitz N, Servitje O, Sureda A. Haematopoietic stem cell transplantation for patients with primary cutaneous T-cell lymphoma. Bone Marrow Transplant 2008;41:597–604.
45. Duvic M, Donato M, Dabaja B, et al. Total skin electron beam and non-myeloablative allogeneic hematopoietic stem-cell transplantation in advanced mycosis fungoides and Sezary syndrome. J Clin Oncol 2010;28:2365–72.
45a. Masson A, Beylot-Barry M, Bouaziz JD, et al. Allogeneic stem cell transplantation for advanced cutaneous T-cell lymphomas: a study from the French Society of Bone Marrow Transplantation and French Study Group on Cutaneous Lymphomas. Haematologica 2014;99:527–34.
46. Agar NS, Wedgeworth E, Crichton S, et al. Survival outcomes and prognostic factors in mycosis fungoides/Sezary syndrome: validation of the revised International Society for Cutaneous Lymphomas/ European Organisation for Research and Treatment of Cancer staging proposal. J Clin Oncol 2010;28:4730–9.
47. van Doorn R, Scheffer E, Willemze R. Follicular mycosis fungoides, a distinct disease entity with or without associated follicular mucinosis: a clinicopathologic and follow-up study of 51 patients. Arch Dermatol 2002;138:191–8.
48. Gerami P, Rosen S, Kuzel T, et al. Folliculotropic mycosis fungoides: an aggressive variant of cutaneous T-cell lymphoma. Arch Dermatol 2008;144:738–46.
48a. van Santen S, Roach RE, van Doorn R, et al. Clinical staging and prognostic factors in folliculotropic mycosis fungoides. JAMA Dermatol 2016;152:992–1000.
48b. Hodak E, Amitay-Laish I, Atzmony L, et al. New insights into folliculotropic mycosis fungoides (FMF): A single-center experience. J Am Acad Dermatol 2016;75:347–55.
49. Haghighi B, Smoller BR, LeBoit PE, et al. Pagetoid reticulosis (Woringer-Kolopp disease): an immunophenotypic, molecular, and clinicopathologic study. Mod Pathol 2000;13:502–10.
50. LeBoit PE. Granulomatous slack skin. Dermatol Clin 1994;12:375–89.
51. Kempf W, Ostheeren-Michaelis S, Paulli M, et al. Granulomatous mycosis fungoides and granulomatous slack skin: a multicenter study of the Cutaneous Lymphoma Histopathology Task Force Group of the European Organization for Research and Treatment of Cancer (EORTC). Arch Dermatol 2008;144:1609–17.
52. Vonderheid EC, Bernengo MG, Burg G, et al. Update on erythrodermic cutaneous T-cell lymphoma: report of the International Society for Cutaneous Lymphomas. J Am Acad Dermatol 2002;46:95–106.
53. Campbell JJ, Clark RA, Watanabe R, Kupper TS. Sezary syndrome and mycosis fungoides arise from distinct T-cell subsets: a biologic rationale for their distinct clinical behaviors. Blood 2010;116:767–71.
54. Trotter MJ, Whittaker SJ, Orchard GE, Smith NP. Cutaneous histopathology of Sezary syndrome: a study of 41 cases with a proven circulating T-cell clone. J Cutan Pathol 1997;24:286–91.
55. Cetinozman F, Jansen PM, Vermeer MH, Willemze R. Differential expression of programmed death-1 (PD-1) in Sezary syndrome and mycosis fungoides. Arch Dermatol 2012;148:1379–85.
56. Vermeer MH, van Doorn R, Dijkman R, et al. Novel and highly recurrent chromosomal alterations in Sezary syndrome. Cancer Res 2008;68:2689–98.
57. Caprini E, Cristofoletti C, Arcelli D, et al. Identification of key regions and genes important in the pathogenesis of sezary syndrome by combining genomic and expression microarrays. Cancer Res 2009;69:8438–46.
58. Michel L, Jean-Louis F, Begue E, et al. Use of PLS3, Twist, CD158k/KIR3DL2, and NKp46 gene expression combination for reliable Sezary syndrome diagnosis. Blood 2013;121:1477–8.
59. Ram-Wolff C, Martin-Garcia N, Bensussan A, et al. Histopathologic diagnosis of lymphomatous versus inflammatory erythroderma: a morphologic and phenotypic study on 47 skin biopsies. Am J Dermatopathol 2010;32:755–63.
60. Toonstra J, Henquet CJ, van Weelden H, et al. Actinic reticuloid. A clinical photobiologic, histopathologic, and follow-u study of 16 patients. J Am Acad Dermatol 1989;21:205–14.
61. Olsen EA, Rook AH, Zic J, et al. Sezary syndrome: immunopathogenesis, literature review of therapeutic options, and recommendations for therapy by the United States Cutaneous Lymphoma Consortium (USCLC). J Am Acad Dermatol 2011;64:352–404.
62. Russell-Jones R. Extracorporeal photopheresis in cutaneous T-cell lymphoma. Inconsistent data underline the need for randomized studies. Br J Dermatol 2000;142:16–21.
63. Shimoyama M. Diagnostic criteria and classification of clinical subtypes of adult T-cell leukaemia-lymphoma. A report from the Lymphoma Study Group (1984-87). Br J Haematol 1991;79:428–37.
64. Tokura Y, Sawada Y, Shimauchi T. Skin manifestations of adult T-cell leukemia/lymphoma: clinical, cytological and immunological features. J Dermatol 2014;41:19–25.
65. Yamada Y, Tomonaga M. The current status of therapy for adult T-cell leukaemia-lymphoma in Japan. Leuk Lymphoma 2003;44:611–18.
66. Bekkenk MW, Geelen FA, van Voorst Vader PC, et al. Primary and secondary cutaneous CD30(+) lymphoproliferative disorders: a report from the Dutch Cutaneous Lymphoma Group on the long-term follow-up data of 219 patients and guidelines for diagnosis and treatment. Blood 2000;95:3653–61.
67. Werner B, Massone C, Kerl H, Cerroni L. Large CD30-positive cells in benign, atypical lymphoid infiltrates of the skin. J Cutan Pathol 2008;35:1100–7.
68. Woo DK, Jones CR, Vanoli-Storz MN, et al. Prognostic factors in primary cutaneous anaplastic large cell lymphoma: characterization of clinical subset with worse outcome. Arch Dermatol 2009;145:667–74.
69. Ferrara G, Ena L, Cota C, Cerroni L. Intralymphatic spread is a Common Finding in Cutaneous CD30+ Lymphoproliferative Disorders. Am J Surg Pathol 2015;39:1511–17.
70. Samols MA, Su A, Ra S, et al. Intralymphatic cutaneous anaplastic large cell lymphoma/lymphomatoid papulosis. Expanding the spectrum of CD30-positive lymphoproliferative disorders. Am J Surg Pathol 2014;38:1203–11.
71. Benner MF, Jansen PM, Meijer CJ, Willemze R. Diagnostic and prognostic evaluation of phenotypic markers TRAF1, MUM1, BCL2 and CD15 in cutaneous CD30-positive lymphoproliferative disorders. Br J Dermatol 2009;161:121–7.
72. Natkunam Y, Warnke RA, Haghighi B, et al. Co-expression of CD56 and CD30 in lymphomas with primary presentation in the skin: clinicopathologic, immunohistochemical and molecular analyses of seven cases. J Cutan Pathol 2000;27:392–9.
73. Oschlies I, Lisfeld J, Lamant L, et al. ALK-positive anaplastic large cell lymphoma limited to the skin: clinical, histopathological and molecular analysis of 6 pediatric cases. A report from the ALCL99 study. Haematologica 2013;98:50–6.
74. Quintanilla-Martinez L, Jansen PM, Kinney MC, et al. Non-mycosis fungoides cutaneous T-cell lymphomas: report of the 2011 Society for Hematopathology/ European Association for Haematopathology workshop. Am J Clin Pathol 2013;139:491–514.
75. Wada DA, Law ME, Hsi ED, et al. Specificity of IRF4 translocations for primary cutaneous anaplastic large cell lymphoma: a multicenter study of 204 skin biopsies. Mod Pathol 2011;24:596–605.
76. Pham-Ledard A, Prochazkova-Carlotti M, Laharanne E, et al. IRF4 gene rearrangements define a subgroup of CD30-positive cutaneous T-cell lymphoma: a study of 54 cases. J Invest Dermatol 2010;130:816–25.
77. van Kester MS, Tensen CP, Vermeer MH, et al. Cutaneous anaplastic large cell lymphoma and peripheral T-cell lymphoma NOS show distinct chromosomal alterations and differential expression of chemokine receptors and apoptosis regulators. J Invest Dermatol 2010;130:563–75.
78. Kempf W, Pfaltz K, Vermeer MH, et al. EORTC, ISCL, and USCLC consensus recommendations for the treatment of primary cutaneous CD30-positive lymphoproliferative disorders: lymphomatoid papulosis and primary cutaneous anaplastic large-cell lymphoma. Blood 2011;118:4024–35.
79. Benner MF, Willemze R. Applicability and prognostic value of the new TNM classification system in 135 patients with primary cutaneous anaplastic large cell lymphoma. Arch Dermatol 2009;145:1399–404.
80. Guenova E, Hoetzenecker W, Rozati S, et al. Novel therapies for cutaneous T-cell lymphoma: what does the future hold? Expert Opin Investig Drugs 2014;23:457–67.
81. Macaulay WL. Lymphomatoid papulosis. A continuing self-healing eruption, clinically benign–histologically malignant. Arch Dermatol 1968;97:23–30.
82. Mori M, Manuelli C, Pimpinelli N, et al. CD30-CD30 ligand interaction in primary cutaneous CD30(+) T-cell lymphomas: A clue to the pathophysiology of clinical regression. Blood 1999;94:3077–83.
83. Schiemann WP, Pfeifer WM, Levi E, et al. A deletion in the gene for transforming growth factor beta type I receptor abolishes growth regulation by transforming growth factor beta in a cutaneous T-cell lymphoma. Blood 1999;94:2854–61.
84. de Souza A, el-Azhary RA, Camilleri MJ, et al. In search of prognostic indicators for lymphomatoid papulosis: a retrospective study of 123 patients. J Am Acad Dermatol 2012;66:928–37.
85. El Shabrawi-Caelen L, Kerl H, Cerroni L. Lymphomatoid papulosis: reappraisal of clinicopathologic presentation and classification into subtypes A, B, and C. Arch Dermatol 2004;140:441–7.

86. Santucci M, Pimpinelli N, Massi D, et al. Cytotoxic/natural killer cell cutaneous lymphomas. Report of EORTC Cutaneous Lymphoma Task Force Workshop. Cancer 2003;97:610–27.

87. Willemze R, Jansen PM, Cerroni L, et al. Subcutaneous panniculitis-like T-cell lymphoma: definition, classification, and prognostic factors: an EORTC Cutaneous Lymphoma Group Study of 83 cases. Blood 2008;111:838–45.

88. Bosisio F, Boi S, Caputo V, et al. Lobular panniculitic infiltrates with overlapping histopathologic features of lupus panniculitis (lupus profundus) and subcutaneous T-cell lymphoma: a conceptual and practical dilemma. Am J Surg Pathol 2015;39:206–11.

89. Cheung MM, Chan JK, Lau WH, et al. Primary non-Hodgkin's lymphoma of the nose and nasopharynx: clinical features, tumor immunophenotype, and treatment outcome in 113 patients. J Clin Oncol 1998;16:70–7.

90. Chan JK, Sin VC, Wong KF, et al. Nonnasal lymphoma expressing the natural killer cell marker CD56: a clinicopathologic study of 49 cases of an uncommon aggressive neoplasm. Blood 1997;89:4501–13.

91. Li YX, Yao B, Jin J, et al. Radiotherapy as primary treatment for stage IE and IIE nasal natural killer/T-cell lymphoma. J Clin Oncol 2006;24:181–9.

92. Yamaguchi M, Kwong YL, Kim WS, et al. Phase II study of SMILE chemotherapy for newly diagnosed stage IV, relapsed, or refractory extranodal natural killer (NK)/T-cell lymphoma, nasal type: the NK-Cell Tumor Study Group study. J Clin Oncol 2011;29:4410–16.

93. Berti E, Tomasini D, Vermeer MH, et al. Primary cutaneous CD8-positive epidermotropic cytotoxic T cell lymphomas. A distinct clinicopathological entity with an aggressive clinical behavior. Am J Pathol 1999;155:483–92.

94. Nofal A, Abdel-Mawla MY, Assaf M, Salah E. Primary cutaneous aggressive epidermotropic CD8+ T-cell lymphoma: proposed diagnostic criteria and therapeutic evaluation. J Am Acad Dermatol 2012;67:748–59.

95. Toro JR, Liewehr DJ, Pabby N, et al. Gamma-delta T-cell phenotype is associated with significantly decreased survival in cutaneous T-cell lymphoma. Blood 2003;101:3407–12.

96. Beltraminelli H, Leinweber B, Kerl H, Cerroni L. Primary cutaneous CD4+ small-/medium-sized pleomorphic T-cell lymphoma: a cutaneous nodular proliferation of pleomorphic T lymphocytes of undetermined significance? A study of 136 cases. Am J Dermatopathol 2009;31:317–22.

97. Rodriguez Pinilla SM, Roncador G, Rodriguez-Peralto JL, et al. Primary cutaneous CD4+ small/medium-sized pleomorphic T-cell lymphoma expresses follicular T-cell markers. Am J Surg Pathol 2009;33:81–90.

98. Cetinozman F, Jansen PM, Willemze R. Expression of programmed death-1 in primary cutaneous CD4-positive small/medium-sized pleomorphic T-cell lymphoma, cutaneous pseudo-T-cell lymphoma, and other types of cutaneous T-cell lymphoma. Am J Surg Pathol 2012;36:109–16.

99. Garcia-Herrera A, Colomo L, Camos M, et al. Primary cutaneous small/medium CD4+ T-cell lymphomas: a heterogeneous group of tumors with different clinicopathologic features and outcome. J Clin Oncol 2008;26:3364–71.

100. Petrella T, Maubec E, Cornillet-Lefebvre P, et al. Indolent CD8-positive lymphoid proliferation of the ear: a distinct primary cutaneous T-cell lymphoma? Am J Surg Pathol 2007;31:1887–92.

101. Greenblatt D, Ally M, Child F, et al. Indolent CD8(+) lymphoid proliferation of acral sites: a clinicopathologic study of six patients with some atypical features. J Cutan Pathol 2013;40:248–58.

102. Bekkenk MW, Vermeer MH, Jansen PM, et al. Peripheral T-cell lymphomas unspecified presenting in the skin: analysis of prognostic factors in a group of 82 patients. Blood 2003;102:2213–19.

103. Saggini A, Gulia A, Argenyi Z, et al. A variant of lymphomatoid papulosis simulating primary cutaneous aggressive epidermotropic CD8+ cytotoxic T-cell lymphoma. Description of 9 cases. Am J Surg Pathol 2010;34:1168–75.

104. Kempf W, Kazakov DV, Scharer L, et al. Angioinvasive lymphomatoid papulosis: a new variant simulating aggressive lymphomas. Am J Surg Pathol 2013;37:1–13.

105. Kempf W, Kazakov DV, Baumgartner HP, Kutzner H. Follicular lymphomatoid papulosis revisited: a study of 11 cases, with new histopathological findings. J Am Acad Dermatol 2013;68:809–16.

106. Karai LJ, Kadin ME, Hsi ED, et al. Chromosomal rearrangements of 6p25.3 define a new subtype of lymphomatoid papulosis. Am J Surg Pathol 2013;37:1173–81.

# 第 121 章　其他淋巴细胞增殖性和骨髓增殖性疾病

*Cesare Massone*，*Harry L. Winfield*，*Bruce R. Smoller*

## 良性淋巴细胞浸润性疾病

### Jessner 淋巴细胞浸润症

**同义名：** ■ Jessner-Kanof 淋巴细胞浸润（lymphocytic infiltrate of Jessner-Kanof）■ 皮肤良性淋巴细胞浸润（benign lymphocytic infiltrate of the skin）■ 皮肤 Jessner 淋巴细胞浸润（Jessner lymphocytic infiltration of the skin）■ Jessner-Kanof 皮肤淋巴细胞浸润（Jessner-Kanof lymphocytic infiltration of the skin）

> **要点**
> ■ 红色丘疹、斑块，偶见结节。
> ■ 好发于头部、颈部和背部。
> ■ 真皮内淋巴细胞浸润，表皮不受累。

### 历史

Jessner 淋巴细胞浸润症（lymphocytic infiltrate of Jessner）最早由 Jessner 和 Kanof 在 1953 年报道[1]，表现为面部多发丘疹呈环状排列，而中央皮肤正常。

### 流行病学

本病主要发生于中年成人，无性别差异。

### 发病机制

皮肤良性淋巴细胞浸润症仍然是一种有争议的疾病。一些作者认为它是红斑狼疮（主要是肿胀性红斑狼疮）或多形性日光疹的亚型[2]，而不是一种皮肤淋巴样增生（假性淋巴瘤）。有本病与红斑狼疮或多形性日光疹同时发生的病例报道。而在欧洲，有报道认为本病与伯氏疏螺旋体感染有关[3]。也有罕见的药物诱导［例如血管紧张素转换酶抑制剂（ACEI）、醋酸格拉默］的病例和家族性病例的报道[6]。

### 临床特征

皮损好发于头颈部和上背部，表现为单个或多个无症状的红色丘疹、斑块，结节少见；缺乏鳞屑等继发性皮损（图 121.1）。伴中央正常皮肤的环状斑块较为常见，单个皮损可持续数周至数月。无相关系统受累。尽管皮疹能自行消退，但是复发很常见。

### 病理学

表皮改变不明显，界面皮炎少见。病变表现为真皮浅层和深层血管周围淋巴细胞浸润，毛囊亦可受累（图 121.2）。真皮黏蛋白可轻度增加。免疫组化可见以 CD8$^+$ 淋巴细胞为主的混合性 T 细胞浸润[7]，同时伴有 CD123$^+$ 浆细胞样树突状细胞。本病中浆细胞样树突状细胞的分布与肿胀性红斑狼疮相同，进一步支持两者密切相关[8]。

### 鉴别诊断

鉴别诊断包括斑块型多形性日光疹、肿胀性红斑狼疮、皮肤淋巴样增生（假性淋巴瘤）、网状红斑黏蛋白病和皮肤淋巴瘤（图 121.3）。与亚急性和慢性皮肤红斑

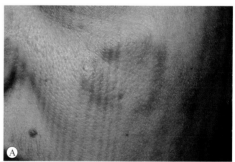

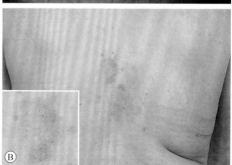

图 121.1　Jessner 淋巴细胞浸润症。A. 面颊环状红色斑块；B. 背部中间可见粉红色半环形斑块，触之有浸润感

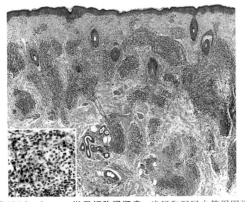

**图 121.2 Jessner 淋巴细胞浸润症。** 浅层和深层血管周围浸润，但无界面改变是其特征。浸润细胞中可见 CD123$^+$浆细胞样树突状细胞（插图）

狼疮的鉴别在于前两者有继发性表皮改变，例如鳞屑、毛囊角栓和中央色素减退，以及组织学上存在界面改变。肿胀性红斑狼疮界面改变轻微，因此与本病鉴别困难。网状红斑黏蛋白病（有学者认为是肿胀性红斑狼

**图 121.3 Jessner 淋巴细胞浸润症主要鉴别诊断。** 在鉴别诊断中也要考虑网状红斑黏蛋白病（REM），组织学上，真皮内可见大量黏蛋白。一些作者认为 Jessner 淋巴细胞浸润症、肿胀性红斑狼疮和网状红斑黏蛋白病临床上是类似疾病。鉴别诊断还包括皮肤淋巴瘤

的同义词）真皮内有丰富的黏蛋白沉积。

多形性日光疹与日晒有关，且常具有自限性。组织学上，常见真皮乳头水肿，且通常无成群的 CD123$^+$浆细胞样树突状细胞。对某些患者，光敏感试验可能对诊断有所帮助（见图 121.3）。

皮肤淋巴瘤在临床和组织病理学上都可与 Jessner 淋巴细胞浸润症明显重叠。如果真皮内淋巴细胞广泛浸润，免疫表型有助于区分两者（见第 119 章和第 120 章）。尽管偏瘤型界线类麻风的单个皮损可与 Jessner 淋巴细胞浸润症相似，但这些患者有更多的广泛分布的皮损。

## 治疗

本病皮损经过数月至数年后能自行消退，不留瘢痕。有少数口服抗生素和局部外用或皮损内注射糖皮质激素成功治愈的病例。多达 50% 的患者应用羟氯唑后病情改善。一般来说，本病对放射治疗抵抗。在一项对 25 例患者口服沙利度胺（100 mg/d）与安慰剂对比治疗的交叉研究中，沙利度胺的临床有效率为 76%，安慰剂组为 16%。在一些个例报道中，脉冲染料激光（595 nm）或化疗（用于治疗与本病无关的恶性肿瘤）

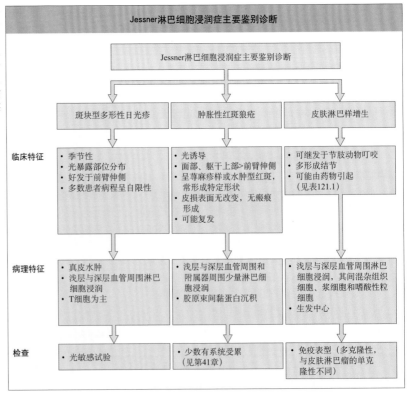

**Jessner淋巴细胞浸润症主要鉴别诊断**

Jessner 淋巴细胞浸润症主要鉴别诊断

| | 斑块型多形性日光疹 | 肿胀性红斑狼疮 | 皮肤淋巴样增生 |
|---|---|---|---|
| 临床特征 | • 季节性<br>• 光暴露部位分布<br>• 好发于前臂伸侧<br>• 多数患者病程呈自限性 | • 光诱导<br>• 面部、躯干上部>前臂伸侧<br>• 呈荨麻疹样或水肿型红斑，常形成特定形状<br>• 皮损表面无改变，无瘢痕形成<br>• 可能复发 | • 可继发于节肢动物叮咬<br>• 多形成结节<br>• 可能由药物引起（见表121.1） |
| 病理特征 | • 真皮水肿<br>• 浅层与深层血管周围淋巴细胞浸润<br>• T细胞为主 | • 浅层与深层血管周围和附属器周围少量淋巴细胞浸润<br>• 胶原束间黏蛋白沉积 | • 浅层与深层血管周围淋巴细胞浸润，其间混杂组织细胞、浆细胞和嗜酸性粒细胞<br>• 生发中心 |
| 检查 | • 光敏感试验 | • 少数有系统受累（见第41章） | • 免疫表型（多克隆性，与皮肤淋巴瘤的单克隆性不同） |

可改善病情[9]。

# 皮肤淋巴样增生（皮肤假性淋巴瘤）

**同义名：** ■ 皮肤淋巴细胞瘤（lymphocytoma cutis） ■ 皮肤良性淋巴组织增生（lymphadenosis benigna cutis，LABC） ■ 施皮格勒-芬特肉样瘤（Spiegler-Fendt sarcoid） ■ 粟粒性淋巴细胞瘤（miliary lymphocytoma）

## 要点

■ 通常是孤立的、坚实的、直径 1 ～ 3 cm 的红色至紫色结节或斑块。
■ 最常见于面部和躯干上部。
■ 真皮内淋巴细胞、浆细胞和嗜酸性粒细胞混合浸润，具有反应性生发中心。
■ 多克隆炎细胞浸润。

## 历史

皮肤淋巴样增生（cutaneous lymphoid hyperplasia，CHL）（假性淋巴瘤）由 Spiegler 于 1894 年首先报道。他描述患者表现出恶性肿瘤的临床特征，但病程呈良性过程。虽然这组病例的一个特征与皮肤淋巴瘤相似，但是其临床和组织学改变存在谱系变化，反映了本病异质性的特点[10]。

## 流行病学

缺乏有关发病率、患病率和分布的精确数据。儿童和成人均可发病。

## 发病机制

CLH 并不是单一疾病，而是某些未知刺激引起的局部、过度的免疫反应。有学者认为本病是某种刺激的直接毒性作用损害细胞后出现的半抗原诱导的免疫应答[10]。刺激因素包括节肢动物叮咬（包括蜱螨）、文身、金属植入物、接触性变应原、疫苗和药物（表121.1）[10-13]。此外，一些感染因素，如带状疱疹和莱姆螺旋体病与 CLH 相关[10, 14-15]。

## 临床特征

皮损通常位于头部、颈部或上肢，表现为单发的、1 ～ 3 cm 大小、坚实的、红色至紫色的斑块或结节（图121.4A 和 B）。从多发性簇集性丘疹至更大的脂膜炎样结节均可见[10]。绝大多数皮损缺乏表皮改变，如鳞屑。

## 病理学

组织病理学改变多样，模式可类似低级别 B 细

**表 121.1  与皮肤淋巴样增生（假性淋巴瘤）相关的药物。** 伴嗜酸性粒细胞增多和系统症状的药物反应（DRESS）/ 药物诱导超敏综合征（DHIS）患者，其血液及皮肤中可见非典型淋巴细胞，有时候也使用假性淋巴瘤这个名称。尽管这是一种独立的疾病（见第 21 章），但也有重叠。斜体字药物也被报道过可引起 DRESS/DIHS

| | |
|---|---|
| 抗惊厥药物 | 卡马西平、苯巴比妥、苯妥英、乙琥胺、氨基吡啶、丙戊酸、乙苯妥英、加巴喷丁 |
| 抗心律失常药物 | *美西律、普鲁卡因胺* |
| 抗生素 | 复方磺胺甲噁唑、头孢克肟、头孢呋辛、呋喃妥因、克拉霉素、万古霉素、利福平、左氧氟沙星 |
| 抗抑郁药物 | *阿米替林、地昔帕明、氟西汀、氯米帕明、锂剂、舍曲林* |
| 抗组胺药物 | 西咪替丁、雷尼替丁、尼扎替丁、多塞平 |
| 抗高血压药物（包括利尿剂） | *阿替洛尔、卡托普利、赖诺普利、地尔硫䓬、氨氯地平、呋塞米、阿米洛利、氯沙坦、缬沙坦、可乐定贴剂、美托洛尔* |
| 抗精神病药物 | 氯丙嗪、奋乃静、硫利达嗪 |
| 化疗药物 | *伊马替尼、氟尿嘧啶、吉西他滨、奥沙利铂、他莫昔芬、亚叶酸* |
| 降脂药物 | 吉非罗齐、洛伐他汀 |
| 非甾体抗炎药（NSAIDs） | *阿司匹林、布洛芬、萘普生、双氯芬酸、吲哚美辛、酮洛芬、舒林酸、二氟尼柳、奥沙普秦、萘丁美酮* |
| 风湿病药物 | *别嘌醇、氨苯砜、柳氮磺吡啶、TNF 抑制剂、甲氨蝶呤、金制剂、D-青霉胺、托珠单抗* |
| 镇静剂 | 苯二氮䓬类药物 |
| 类固醇激素 | 雌激素、孕酮 |
| 兴奋剂 | 哌甲酯 |
| 疫苗 | 甲肝疫苗、乙肝疫苗、水痘带状疱疹疫苗 |
| 其他 | 环孢素、干扰素 α，阿地白介素（白介素-2）、醋酸格拉默、溴隐亭、黑升麻 |

Adapted from references 10, 11 and 14.

胞淋巴瘤（滤泡中心淋巴瘤，边缘区淋巴瘤）或者 T 细胞淋巴瘤，特别是蕈样肉芽肿、淋巴瘤样丘疹病（LyP）、皮肤间变性大细胞淋巴瘤（C-ALCL）或皮下 T 细胞淋巴瘤[10, 14]。

在 B 细胞为主的 CLH 中，特征性表现为真皮浅层和深层结节状或弥漫的淋巴细胞浸润，其间混有组织细胞，偶见浆细胞和嗜酸性粒细胞。在典型的病例中，可观察到生发中心中存在的具有明显的可染小体（tigible-body）的巨噬细胞（图 121.5）。可通过常规切片和免疫组化来与滤泡淋巴瘤鉴别（表 121.2）。假

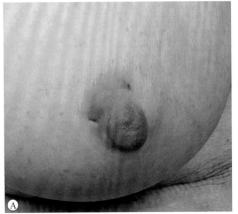

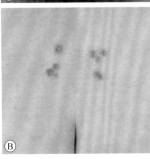

图 121.4 皮肤淋巴样增生（假性淋巴瘤）临床表现。A. 一位奥地利妇女患有伯氏疏螺旋体感染相关皮肤淋巴细胞瘤，表现为乳晕周围的粉红色结节；B. 应用医用水蛭的部位出现多个红棕色至紫色的丘疹

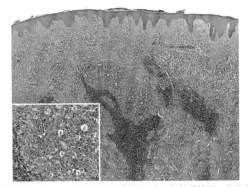

图 121.5 皮肤淋巴样增生（假性淋巴瘤）组织学特征。真皮内可见结节状和弥漫分布的淋巴样细胞。生发中心形成，生发中心内可见含可染小体的巨噬细胞（插图）。患者患伯氏疏螺旋体感染相关皮肤淋巴细胞瘤（Courtesy, Lorenzo Cerroni, MD.）

| 表 121.2 皮肤淋巴样增生（假性淋巴瘤）和皮肤滤泡中心 B 细胞淋巴瘤的显微镜下差异 | |
| --- | --- |
| 皮肤淋巴样增生（假性淋巴瘤） | 皮肤滤泡中心 B 细胞淋巴瘤 |
| 组织学特征 | |
| 混合细胞浸润、包括嗜酸性粒细胞和浆细胞 | 淋巴细胞浸润为主 |
| 反应性生发中心 | 肿瘤性生发中心 |
| 可见套区 | 无套区或套区变薄 |
| 可见含可染小体的巨噬细胞 | 无含可染小体的巨噬细胞 |
| 滤泡可见明区和暗区，存在极性 | 滤泡形态单一，无极性 |
| 免疫表型特征 | |
| T 细胞和 B 细胞 | B 细胞为主（CD20$^+$） |
| Bcl-6$^+$细胞局限于淋巴滤泡 | 生发中心外可见片状 Bcl-6$^+$细胞 |
| 仅 T 细胞表达 Bcl-2 | 肿瘤性 B 细胞表达 Bcl-2（小部分病例） |
| 生发中心高增殖指数 | 滤泡中心增殖指数降低 |
| 混合性 κ 链和 λ 链表达 | 限制性 κ 链或 λ 链表达 |

在药物诱导的假性淋巴瘤中最常见的是蕈样肉芽肿样浸润模式（表 121.1）。组织病理学上，可见淋巴细胞亲表皮、海绵样水肿、基底细胞空泡变性、真皮乳头水肿和红细胞外溢。本病中常常缺乏蕈样肉芽肿中明显的真皮乳头纤维化，但可出现 T 细胞克隆性重排。

CD30$^+$假性淋巴瘤包括持久性节肢动物叮咬反应、药物反应及与皮肤痘病毒感染（例如传染性软疣和羊痘）相关的非典型淋巴样浸润。发现潜在疾病有助于本病的诊断，TCR 呈多克隆性重排[10, 14]。

### 鉴别诊断

假性淋巴瘤可能难以与**皮肤淋巴瘤**鉴别（见病理部分）。虽然克隆性重排有助于区分反应性增生与肿瘤，但不应该用于确定恶性肿瘤的诊断。除了临床与病理相结合，长期临床随访与评估在鉴别中起着关键作用。

**儿童肢端假性淋巴瘤样血管角皮瘤**（acral pseudolymphomatous angiokeratoma of children，APACHE）最初被认为是一种血管痣，现在被归类为假性淋巴瘤。与其他假性淋巴瘤相反，它好发于 2～16 岁儿童的肢端，通常表现为单侧分布的小簇状红色至紫色血管瘤样丘疹。组织学上，真皮内有淋巴细胞、组织细胞和浆细胞的浸润，并伴有明显增厚的毛细血管[10]。

**Kikuchi-Fujimoto 病**又称组织细胞坏死性淋巴结炎，是一种特发的系统性炎性疾病，常见于年轻成年女性。它与多种病毒和细菌感染（如 EB 病毒、巨细胞病毒）以及自身免疫性疾病（如系统性红斑狼疮）

性淋巴瘤中通常无 IgH 基因重排或者 κ 或 λ 链的限制性表达，即无克隆性（图 119.10）[10, 15]。通过 PCR，可在伯氏疏螺旋体相关淋巴细胞瘤和假性淋巴瘤慢性萎缩性肢端皮炎中，发现伯氏疏螺旋体的 DNA[10, 15]。

在 T 细胞为主的病变中，真皮内常见 CD4$^+$辅助性 T 细胞，伴少数 CD8$^+$细胞毒性/抑制性 T 细胞。

有关。除了发热、不适、体重减轻和胃肠道症状外，患者还可出现颈部淋巴结病。组织学上，受累淋巴结的副皮质区有坏死和组织细胞浸润，但不能检出病原体。40%的患者可出现皮肤表现，包括痤疮样疹、荨麻疹、溃疡和硬化性红斑。组织学上，可见浅层和深层血管周围致密的淋巴、组织细胞浸润，伴有核碎（但没有中性粒细胞），常见界面改变[16-17]。

**假性淋巴瘤性毛囊炎**通常表现为面部孤立结节，主要是由真皮内毛囊周围和附属器周围细胞浸润造成。浸润细胞通常是混合性的，主要由T细胞或B细胞构成，可具有非典型性，伴有不同程度的肉芽肿形成[18-19]。毛囊上皮不规则增生和变形，伴有表皮界面模糊，并且CD1a$^+$/S100$^+$单核细胞围绕和浸润这些毛囊。本病应与原发性皮肤CD4$^+$小/中等多形性T细胞淋巴增生性疾病相鉴别，后者浸润细胞的多形性更明显，并常有异常的免疫表型，例如表达PD1[18-20]。

**皮肤和系统性浆细胞增多症**是原因不明的良性疾病，主要见于亚洲人，尤其是日本人。该病表现为多发、红褐色、浸润性斑丘疹和斑块，多见于躯干。组织学上，浅层和深层血管周围可见程度不一的、成熟多克隆浆细胞为主的浸润[10, 21-22]。本病可伴有贫血、B症状和高丙种球蛋白血症，以及淋巴结肿大、肝脾大、间质性肺炎和系膜增生性肾小球肾炎。推测由各种刺激引起的浆细胞反应性功能障碍可能是本病的原因[23]。和Castleman病一样，本病外周血及组织中IL-6升高，但没有HHV-8感染[10, 21-22]。

其他类型的假性淋巴瘤概述见表121.3。

### 治疗

CLH是一种良性反应性疾病，应保守治疗。皮损可自行消退，不留瘢痕。对于经久不退的皮损，局部外用和（或）皮损内注射糖皮质激素可能会有效。也可选择单纯的切除、冷冻、激光和放射治疗。对一些难治的病例，有应用沙利度胺成功的报道[24]。本病活检后，可能发生自发消退。对于螺旋体相关的假性淋巴瘤，可使用抗生素治疗（见第19章）。

# 髓外造血

### 要点

■ 有骨髓功能障碍的证据。
■ 新生儿多数与TORCH（弓形虫病、其他病原体、风疹、巨细胞病毒和单纯疱疹病毒）感染有关，而成人多与骨髓纤维化有关。

**表121.3　可模拟皮肤淋巴瘤（假性淋巴瘤）的疾病（详见参考文献10）**

| 常见 | 不常见 | 罕见 |
|---|---|---|
| 持久性节肢动物叮咬、疥疮 | 生殖器皮肤的硬化性苔藓 | 光线性类网状细胞增多症 |
| 伯氏疏螺旋体感染，特别是皮肤淋巴细胞瘤和慢性萎缩性肢端皮炎（欧洲） | 淋巴瘤样接触性皮炎色素性紫癜-苔藓样型急性苔藓痘疮样糠疹（PLEVA），尤其是溃疡坏死型 | 儿童肢端假性淋巴瘤样血管角皮瘤（APACHE） |
| 皮肤感染性疾病（如单纯疱疹、带状疱疹、传染性软疣）背景下存在CD30$^+$反应性淋巴样浸润 | 假性淋巴瘤样特应性皮炎 | 皮肤IgG4相关性疾病* |
| | 假性淋巴瘤样毛囊炎 | 皮肤浆细胞增多症 |
| | 对文身色素的假性淋巴瘤样反应 | 牛痘样水疱病 |
| 药疹（苔藓样、淋巴瘤样）（见表121.1） | 一期和二期梅毒 | 淋巴管内组织细胞增生症 |
| | | Kikuchi-Fujimoto病 |
| 苔藓样（淋巴瘤样）角化病 | | 儿童先天性免疫缺陷症的小叶性脂膜炎 |
| 红斑狼疮的假性淋巴瘤样浸润 | | 疫苗的假性淋巴瘤样反应 |
| | | 白癜风（炎症期） |

*IgG4阳性浆细胞增多和硬化性间质，也可见于面部肉芽肿样皮损。详见参考文献[10]

■ 广泛分布的红色至紫色丘疹和结节，发生在新生儿则称为"蓝莓松饼婴儿（blueberry muffin body）"。
■ 真皮内弥漫分布不成熟的红细胞、白细胞和巨核细胞。

### 流行病学

髓外造血（extramedullary hematopoiesis，EMH）最常见于新生儿，是骨髓功能障碍的表现。其也可发生在成人骨髓纤维化患者，偶可见于骨髓增殖性疾病或脾切除术后[10, 25]。

### 发病机制

正常情况下，皮肤EMH出现在胚胎形成早期，至出生前减弱。此后，它仅是骨髓功能发生改变的一种继发现象。偶尔在健康人原发皮肤肿瘤（如毛母质瘤、皮脂腺痣、血管瘤和化脓性肉芽肿）中出现局部EMH[10, 26]。

### 临床特征

临床表现为红色至紫色的丘疹和结节，可出现溃疡。新生儿出现广泛播散性皮损时，即为经典的"蓝莓松饼婴儿"（图121.6）[25]。可能与先天性病毒感染和贫血有关（表121.4）。真皮造血最常见于风疹和巨细胞病毒感染患者，抗体血清学检查有助于诊断。

### 病理学

EMH特征是真皮内不成熟的红细胞、前体白细胞和巨核细胞浸润。浸润细胞常围绕浅表血管丛分布，也可累及网状层深部，形成弥漫浸润。根据基础疾病的不同，三系细胞比例不同。

### 鉴别诊断

组织学上，须鉴别的疾病较少。最重要的是将EMH与播散性先天性皮肤白血病和新生儿神经母细胞

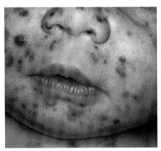

图121.6 髓外造血。继发于先天性风疹病毒感染的"蓝莓松饼婴儿"（Courtesy，Eugene Mirrer，MD.）

**表121.4 "蓝莓松饼婴儿"的鉴别诊断**

播散性髓外造血
- 产前感染
- TORCH
  - 先天性风疹
  - 巨细胞病毒感染
  - 弓形虫感染
- 柯萨奇病毒病感染
- 细小病毒感染
- 重度和慢性产前贫血
- 严重溶血性贫血
  - 先天性球形红细胞增多症
  - Rh溶血性贫血
  - ABO血型不合
- 双胞胎输血
- 慢性母婴出血
- 严重内出血（如颅内出血）
- 脊髓发育不良、先天性白血病

先天性皮肤白血病
新生儿神经母细胞瘤
先天性朗格汉斯细胞组织细胞增生症
先天性肺泡横纹肌肉瘤
血管瘤病、其他血管性损害（如多灶性淋巴管内皮细胞增生症、球静脉畸形）

TORCH，弓形虫病、其他病原体、风疹、巨细胞病毒和单纯疱疹病毒

瘤区分。EMH可见三系造血细胞（红细胞、白细胞和巨核细胞），而皮肤白血病中，有非典型的未成熟的白细胞浸润。明显骨髓受累的白血病患者既可发生EMH，也可出现白血病细胞累及皮肤，这使诊断更为复杂。

### 治疗

治疗引起骨髓功能障碍的基础性疾病可使皮损消退。某些病毒感染引起的皮损可能自愈。

## 恶性造血细胞浸润性病变

### 皮肤白血病

**要点**

- 粉红色至红褐色或紫色丘疹和结节，出血性溃疡。
- 真皮内肿瘤性白细胞弥漫性浸润。
- 某些类型可见不成熟前体细胞。

### 流行病学

白血病类型多样，每一种都有其流行病学特征。急性淋巴细胞白血病（ALL）好发于儿童期，急性粒细胞白血病（AML）和慢性粒细胞白血病（CML）主要发生于成年人，慢性淋巴细胞白血病（CML）和毛细胞白血病则最常见于老年人。CML累及皮肤可能为母细胞转化的预兆[10]，而骨髓增生异常综合征患者出现皮肤白血病意味着疾病可能进展为AML[27]。

### 发病机制

白血病的部分亚型与特定染色体异常有关。费城染色体是CML的主要诊断性特征，表现为9号和22号染色体发生易位［t（9；22）］，导致BCR和ABL两个基因发生融合，随之产生具有酪氨酸激酶活性的融合癌蛋白。甲磺酸伊马替尼（Gleevec®）可选择性阻断该酶的活性。此外，95%的早幼粒细胞白血病患者发生15号和17号染色体易位［t（15；17）］，导致融合性维A酸受体的异常表达，该受体即全反式维A酸治疗的靶点。在ALL和AML患者，存在多种非随机染色体异常，可能影响预后。在AML中，有的基因突变（如CEBPA）提示预后较好，而有的（如FLT3-ITD）则是预后不良的指标。表121.5列举了CLL中特定染色体异常与预后的关系[28]。

### 临床特征

白血病可出现非特异性的反应性皮损（表121.6）或特异性病变。后者常表现为坚实丘疹和结节，常伴

**表 121.5 特殊的染色体异常和慢性淋巴细胞白血病预后之间的关系**

| 染色体异常 | 预后 |
|---|---|
| 13q 缺失 | 好 |
| 12 三体 | 中间 |
| 6q 缺失 | 差 |
| 11q 缺失 | 差 |
| 17p 缺失 | 差 |

**表 121.6 与急性和慢性白血病相关的"炎症性"疾病[19-22, 24]**

| 疾病名称 | 相关白血病 |
|---|---|
| **嗜中性皮肤病** | |
| Sweet 综合征 | AML > CML、毛细胞白血病、CNL > ALL、CLL |
| 坏疽性脓皮病 * | AML、CML、毛细胞白血病 > ALL、CLL |
| 嗜中性小汗腺炎 | AML ≫ ALL、CML、CLL |
| **反应性红斑** | |
| 节肢动物叮咬过度反应 | CLL |
| 红皮病 | CLL[†] |
| 面部红斑和水肿 | T 幼淋巴细胞白血病 |
| **血管炎** | |
| 结节性多动脉炎 | 毛细胞白血病 ≫ CMML |
| 血管炎（小血管炎/白细胞碎裂性血管炎） | 毛细胞白血病、CLL > AMML、ALL |
| 持久隆起性红斑 | 毛细胞白血病、CLL |
| **脂膜炎** | |
| 结节性红斑[‡] | AML、CML、CMML |
| 其他脂膜炎[§] | 毛细胞白血病、AML、CMML |
| **其他** | |
| 荨麻疹 | CLL、毛细胞白血病 |
| 多形红斑[#] | CLL |
| 副肿瘤性天疱疮 | CLL |
| 顽固性成人湿疹 | CLL（T 细胞） |
| 肢端缺血性发绀 | CML[¶] |
| 肉芽肿反应，包括间质肉芽肿皮炎、结节病、环状肉芽肿样 | MDS |
| 冻疮 | CMML |

* 尤其是大疱型。
[†] 多病例可能是 sezary 综合征的表现。
[‡] 有散发的病例报告，可能和 Sweet 综合征伴发，某些病例最好归类于皮下 Sweet 综合征。
[§] Sweet 综合征可能有皮下改变。
[#] 可能代表副肿瘤性天疱疮。
[¶] 白血病停滞/白细胞淤滞过多综合征。
ALL，急性淋巴细胞白血病；AML，急性粒细胞白血病；AMML，急性粒-单核细胞白血病；CLL，慢性淋巴细胞白血病；CML，慢性粒细胞白血病；CMML，慢性粒-单核细胞白血病；CNL，慢性中性粒细胞白血病；MDS，骨髓增生异常综合征

随出血，后者可能与血小板减少相关。可发生溃疡，偶见水疱性皮损。皮肤白血病可累及任何部位，但头颈部和躯干最常受累（图 121.7A）。皮损可发生于外伤或瘢痕部位。

少数情况下，粒细胞白血病可表现为真皮结节，称为绿色瘤或者粒细胞肉瘤或者髓外髓样肿瘤。粒细胞肉瘤皮损可在系统受累之前的数月出现。继发于白血病浸润的牙龈增生好发于急性单核细胞或急性粒-单核细胞白血病。

在一个病例系列中，白血病患者的所有皮肤活检标本中，30% 为白血病皮疹[29]。其他诊断包括GVHD、药疹、感染、紫癜和小血管血管炎。大多数急性白血病患者皮损发生在诊断时或者疾病复发时。偶尔，皮肤受累先于在外周血涂片中出现白血病之前，这种情况称为"非白血病"性皮肤白血病。极少见情况下，皮肤白血病在骨髓受累前数月或数年出现。值得注意的是，一些原发性皮肤肿瘤（如鳞状细胞癌）和炎症或感染性疾病的活检标本中，可以发现 CLL 患者的肿瘤细胞，表明这些肿瘤细胞保留了对趋化因子刺激的反应和迁移到组织中的能力[30-31]。

表 121.7 总结了不同类型皮肤白血病的特征。

**病理学**

组织学特征与白血病的种类有关。肿瘤细胞围绕血管，呈间质、结节性和（或）弥漫性浸润。偶尔可密集围绕小汗腺[29-31]。当血管和附属器周围浸润细胞稀疏，且类似于炎症性疾病时，诊断更困难[31]。

AML 是一种未成熟髓系肿瘤，包含多个亚型。一般来说，肿瘤细胞类似于骨髓细胞发展过程中各个未成熟阶段的骨髓前体细胞（图 121.7B）。多数病例中可发现胞质颗粒。氯醋酸酯酶染色对发现骨髓分化有帮助，但在极不成熟的前体细胞内可能无髓样颗粒。最常见的累及皮肤且表现为首发症状（不伴先前系统疾病证据）的 AML 是相对成熟的亚型——急性粒-单核细胞和急性单核细胞白血病。免疫组化显示肿瘤细胞表达髓系标记，例如髓过氧化物酶、CD13、CD33 和 CD68[10]。

ALL 是未成熟淋巴细胞的肿瘤性增生，多为 B 细胞系肿瘤，T 细胞系少见。罕见情况下，胞质内可能存在颗粒，这时常表达前体 B 细胞免疫表型。在皮肤活检标本中 ALL 细胞可能很难辨别，而末端脱氧转移酶阳性可能有帮助[10]。

CML 表现为一组骨髓来源的前体细胞浸润，包括早幼粒细胞、晚幼粒细胞、杆状和成熟中性粒细胞。CML 皮损罕见，通常见于慢性粒-单核细胞白血病患

图 121.7 皮肤白血病。A. 急性髓系白血病患者背部大量红棕色丘疹和斑块；B. 组织学上可见非典型单核细胞浸润，细胞核呈多形性，胞质相对丰富

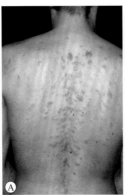
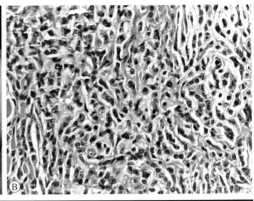

表 121.7 不同类型皮肤白血病的特点。大多数 CML 患者接受伊马替尼治疗后出现白癜风样改变

| 白血病亚型 | ALL | CLL | AML | CML |
| --- | --- | --- | --- | --- |
| 年龄特征 | 多数 < 6 岁 | 60 岁以上 | 年龄不一，大部分为 60 余岁 | 年龄不一，大部分为 50 岁以后 |
| 发病部位 | 主要在头颈部 | 泛发，可能出现在感染（如带状疱疹）或肿瘤（如 SCC）基础上 | 泛发 | 发病部位不一 |
| 临床过程 | 侵袭 | 惰性 | 侵袭 | 中间 * |
| 白血病亚型 / 免疫表型 | • 主要是 B 细胞 ALL（TdT⁺/CD5⁺/CD19⁺/CD20⁺/CD10⁺）<br>• 罕见 T 细胞 ALL（TdT⁺/CD1a⁺/CD2⁺/CD3c⁺/CD5⁺/CD7⁺） | • B 细胞类型（CD5⁺/CD20 + /CD43⁺） | • 最常见 AMML（M4）和 AMoL（M5）<br>• CD13⁺/CD33⁺/CD68⁺/髓过氧化物酶阳性 | • 最常见 CMML<br>• 母细胞转化相关皮肤受累 |
| 累及皮肤的发生率 | 罕见 | 相对常见 † | • 不常见<br>• 可能为首发表现 | 罕见 |
| 发病时间 | 晚 | 晚 | 早 | 晚 |
| 临床表现 | • 大的非溃疡肿瘤<br>• 无特征性丘疹结节 | • 无特征性丘疹结节 | • 无特征性丘疹结节 | • 无特征性丘疹结节 |

\* 疾病进展或发生母细胞转化时变成侵袭性。
† 通常是在原发性皮肤肿瘤（例如 SCC）和炎症性疾病活检标本中偶然发现。
ALL，急性淋巴细胞白血病；AML，急性粒细胞白血病；AMML，急性粒-单核细胞白血病；AMoL，急性单核细胞白血病；CLL，慢性淋巴细胞白血病；CML，慢性粒细胞白血病；CMML，慢性粒-单核细胞白血病；SCC，鳞状细胞癌；TdT，末端脱氧转移酶

者，并且与母细胞转化和预后不良有关[10]。

皮肤 CLL 特征为均一的小圆形 B 细胞系淋巴细胞致密浸润（图 121.8）。肿瘤细胞为成熟淋巴细胞，但相对单一，并缺乏其他细胞的浸润提示为白血病细胞。淋巴细胞常围绕附属器和血管，且常伴有明显的人工挤压现象。免疫组化显示，CLL 表达 CD5、CD20 和 CD43[10, 30, 32]。

### 鉴别诊断

本病临床须与皮肤淋巴瘤、感染性栓子、血管炎和药疹相鉴别。组织学上的鉴别诊断则须根据皮肤白血病的类型而定。某些皮肤白血病与淋巴瘤累及皮肤难以鉴别。粒细胞白血病须鉴别的疾病包括髓外造血（见上

文）、Sweet 综合征、皮肤小血管炎和其他嗜中性皮肤病。一般而言，在浸润细胞中辨别未成熟和非典型粒细胞前体细胞有助于与反应性中性粒细胞浸润鉴别。然而，在组织细胞样 Sweet 综合征中，浸润的细胞主要由非成熟的髓系细胞构成，可能被误诊为皮肤白血病[32a]。

### 治疗

目前尚无特异性治疗。皮疹常在白血病治疗成功后缓解。

### 皮肤霍奇金淋巴瘤

**同义名：** ■ 皮肤霍奇金病（cutaneous Hodgkin disease，cutaneous Hodgkin's disease）

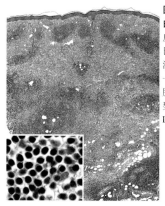

图121.8 **慢性淋巴细胞白血病（CLL）**。整个真皮和浅层皮下组织内淋巴细胞呈结节-弥漫性浸润。肿瘤细胞为小的、单一形态、染色深的淋巴细胞，缺乏明显细胞学非典型性（插图）（Courtesy，Lorenzo Cerroni，MD.）

## 要点

- 伴有皮肤受累者大多数为进展期患者。
- 皮肤结节、斑块，有时出现溃疡。
- 真皮内致密淋巴细胞和嗜酸性粒细胞浸润。
- 非典型细胞（陷窝细胞，Reed-Sternberg细胞）。

## 历史

1832年，Thomas Hodgkin描述了一组患者，表现为淋巴结肿大、脾大和体重减轻，所有患者均死于该病。1885年Wilks又报道了一组类似患者，并将该病命名为霍奇金病（Hodgkin's disease）。

## 流行病学

霍奇金淋巴瘤（Hodgkin lymphoma，HL）累及皮肤很罕见[10, 33-34]。一宗大样本研究中，只有0.5%的患者出现皮肤受累[35]，主要发生在疾病晚期，意味着预后不良。原发性皮肤HL是否存在尚有争议[10]。

HL好发于青少年，其次是50余岁成人。值得注意的是，与一般人群相比，HL患者中蕈样肉芽肿和淋巴瘤样丘疹病发生率更高[34, 36]。这反映了HL患者中非霍奇金淋巴瘤的发病率增加，尚不清楚这种现象的原因。

## 发病机制

30%～40%的经典HL患者中，Reed-Sternberg细胞中有EB病毒（EBV）DNA（见下文）。尚不清楚EBV在HL发病中的确切作用[37]。在经典HL中，Reed-Sternberg细胞是肿瘤细胞，通常来源于B细胞。

## 临床特征

经典HL包括结节硬化型（最常见）、混合细胞型和淋巴细胞消减型，组织学上以Reed-Sternberg细胞为特征。少数患者为非经典型，临床表现更为惰性，

称为结节性淋巴细胞为主型HL。

在已知的晚期患者，皮损通常为多发性丘疹结节或斑块。躯干是最常见的受累部位（图121.9）[35]，皮损常出现在远离受累淋巴结的部位，常伴有淋巴结病、脾大和全身症状（如发热、寒战、夜间盗汗）。

20%～50%的HL患者可出现副肿瘤性皮肤病，包括原发性瘙痒、获得性鱼鳞病、持续性皮炎、色素沉着，偶可出现结节性红斑[34]。

## 病理学

皮肤HL的组织学特征与淋巴结的表现相似，表现为真皮内结节或弥漫性淋巴细胞浸润，并混有嗜酸性粒细胞和浆细胞，无亲表皮现象。部分组织学亚型中可见Reed-Sternberg细胞（或单核变异型）（图121.10）和陷窝细胞。陷窝细胞最常见于结节硬化型HL，细胞较大，具有丰富的嗜酸性胞质。制片过程中，这些大细胞的胞质收缩而与周围细胞分离，使得细胞周围出现空晕。真皮局部发生硬化并累及皮下

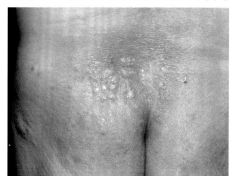

图121.9 **皮肤霍奇金淋巴瘤**。在薄的红色斑块上可见粉红至红棕色丘疹结节，注意臀部有更大的肿瘤（Courtesy，Lorenzo Cerroni，MD.）

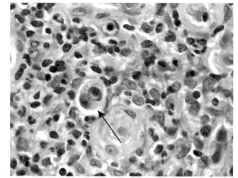

图121.10 **皮肤霍奇金淋巴瘤**。多种细胞浸润，包括淋巴细胞、嗜酸性粒细胞、组织细胞和Reed-Sternberg细胞（箭头）（Courtesy，Lorenzo Cerroni，MD.）

脂肪很常见。

Reed-Sternberg 细胞表达 CD30（Ki-1）、肌成束蛋白、CD15、PAX-5 和 MUM-1，不表达 CD45RB（白血病共同抗原）和 CD20。某些情况下表达 EBV（EBER-1）。背景中浸润的淋巴细胞主要是 T 细胞[31]。在淋巴细胞为主型 HL，肿瘤细胞可表达 CD20[10, 28]。

### 鉴别诊断

组织学上须与 HL 鉴别的疾病包括皮肤间变性大细胞淋巴瘤（C-ALCL）和淋巴瘤样丘疹病（LyP），后两者的肿瘤细胞也表达 CD30（见 120 章）。在这组疾病中，临床病理学联系在鉴别中起重要作用。LyP 和 C-ALCL 均可出现不同程度的溃疡性丘疹和结节，但 LyP 无系统受累，皮损成批出现，可自行消退。C-ALCL 中常有片状不典型 CD30+细胞。LyP 和 C-ALCL 中细胞不表达 CD15 和 PAX-5[10]。

### 治疗

有继发性皮损的Ⅳ期 HL 患者，联合化疗的治愈率为 60%～70%[38]。疾病复发的治疗包括挽救性化疗、自体造血干细胞移植、抗 CD30 抗体（brentuximab）和抗 PD-1 抗体。

## 母细胞性浆细胞样树突状细胞肿瘤

**同义名：** ■ CD4+/CD56+血液皮肤肿瘤（CD4+/CD56+ hematodermic neoplasm） ■ 母细胞性 NK 细胞淋巴瘤（Blastic NK-cell lymphoma）

### 要点

■ 单发至多发的瘀伤样非触痛性丘疹、结节和斑块。
■ 疾病最初，皮肤是最常见的受累部位。
■ 均匀一致的非典型、中等大小单核细胞在血管周围致密浸润。
■ 免疫组化表达：CD123+、CD4+、CD56+。
■ T 细胞受体（TCR）和 IgH 基因重排阴性。
■ 初始化疗反应良好，但是常复发，预后差。

### 历史和流行病学

1994 年，Adachi 等把母细胞性浆细胞样树突状细胞肿瘤（blastic plasmacytoid dendritic cell neoplasm，BPDCN）描述为 CD4+/CD56+淋巴瘤，主要累及皮肤[39]。最初因表达 CD56，本病被归类为母细胞性 NK 细胞淋巴瘤，随后这种罕见的肿瘤被重新归类，首先归为血液皮肤肿瘤，然后归为浆细胞样树突状细胞肿瘤[40]。在最新修订的 2017 年 WHO 分类中，它被视为一种独特的疾病，归类为 AML 相关前体细胞肿瘤[40a, 40b]。

BPDCN 好发于 50 岁以上成人，但也有儿童病例报道。男女发病率之比为 3：1。

### 发病机制

本病是浆细胞样树突状细胞的恶性增殖。浆细胞样树突状细胞产生大量 I 型干扰素（IFN）（特别是 IFN-α），表达多种 Toll 样受体（例如 TLR7、TLR9），在对病毒和其他病原体的防御中至关重要[28]。

### 临床特征

BPDCN 表现为孤立或多发、无触痛、类似瘀伤的红色至紫色丘疹、斑块或结节，瘙痒程度不一（图 121.11）。溃疡不常见。在大多数患者，疾病表现为皮肤受累，然而，进一步评估会发现大部分患者存在亚临床的局部淋巴结、外周血和骨髓受累。那些最初无系统受累的患者最终会发展至血液受累。发热、寒战、夜间盗汗或体重减轻在病程初期不常见，但随着疾病进展可出现。

### 病理学

真皮内可见单一、非典型、中等大小单核细胞弥漫浸润（图 121.12A）。这些细胞具有纤细的、母细胞化的染色质，核仁不明显，有少许无颗粒的嗜酸性胞质。瘤体内出血常见。在早期皮损，细胞可围血管和附属器分布。绝大部分病例存在无浸润带，并且病变常累及皮下脂肪[10, 41-42]。

为诊断本病，免疫组化是必需的，肿瘤细胞 CD4+、CD56+、CD123+、TCL1+、BDCA2+/CD303+；髓过氧化物酶（MPO）和 EBV 阴性（图 121.12B）。表达 CD123 反映了本病来源于浆细胞样树突状细胞，TdT 表达情况不一。有 CD4-、CD56-或 CD123-的病例报道[10, 41, 43]。

肿瘤细胞具有 Ig（H 和 L）和 TCR 种系结构，即缺乏重排。本病存在的几种染色体异常，包括 12p13

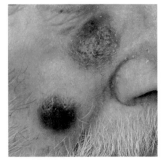

**图 121.11 母细胞性浆细胞样树突状细胞肿瘤。** 颊部两个坚实的紫色结节（Courtesy, Lorenzo Cerroni, MD.）

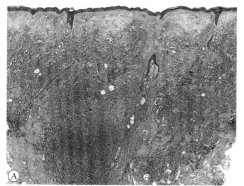

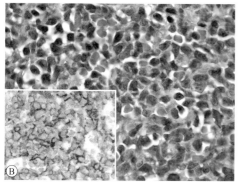

**图 121.12　母细胞性浆细胞样树突状细胞肿瘤。**A. 表皮下可见无浸润带，整个真皮可见致密的、弥漫性单一形态母细胞样细胞浸润。B. 中等大小母细胞样单核细胞弥漫浸润，伴红细胞外溢；CD56 染色阳性（插图）（Courtesy, Lorenzo Cerroni, MD.）

（*CDKN1B*）、13q13（*RB1*）和 9p21（*CDKN2A*）可导致参与细胞周期检查点调节的蛋白改变，例如 p27/Kip1、pRb、p16[44]。在非霍奇金淋巴瘤、ALL 和毛细胞白血病中也有相同基因改变[44a, 44b]。

### 鉴别诊断

　　本病须与 AML 和其他皮肤淋巴瘤鉴别。BPDCN 缺乏 IgH 和 TCR 基因重排，并具有特征性免疫组化标记（见上文），可资鉴别。有些 AML 的亚型可表达 CD4、CD56 和 CD123；但本病还可表达 TCL1、BDCA2 和 CD2 相关蛋白（CD2AP）[10, 45]。值得注意的是，有多个 BPDCN 发展为 AML 的个例报道[28]。

### 治疗

　　BPDCN 初始治疗通常是多药化疗。虽然反应率很高（高达 80%），但复发不可避免，中位生存期为 1 年。因此，条件合适的患者建议行异体造血干细胞移植。原发性皮肤 BPDCN 患者也应给予同样积极的治疗[10]。NF-κB 通路的异常激活可能是个治疗靶点。

## 血管免疫母细胞性 T 细胞淋巴瘤

**同义名：**■ 血管免疫母细胞性淋巴结病（Angioimmunoblastic lymphadenopathy）■ 伴异常蛋白血症的血管免疫母细胞性淋巴结病（Angioimmunoblastic lymphadenopathy with dysproteinemia）■ 免疫母细胞性淋巴结病（Immunoblastic lymphadenopathy）■ 淋巴肉芽肿病 X（Lymphogranulomatosis X）

### 要点

- 全身症状（发热、出汗、体重减轻）。
- 皮肤表现不一，包括麻疹样、荨麻疹样，罕见红皮病样。
- 多克隆丙种球蛋白病、自身抗体、溶血性贫血、血小板减少和嗜酸性粒细胞增多症。
- 泛发性淋巴结病、肝脾大和胸腔积液。
- 最常见的组织学改变为浅表血管周围嗜酸性粒细胞浸润，而不是非典型淋巴细胞。

### 历史

　　本病于 1974 年被首次描述为伴异常蛋白血症的血管免疫母细胞性淋巴结病，其特征包括泛发性淋巴结病、肝脾大、多克隆性高丙种球蛋白血症和溶血性贫血[46-47]。

### 流行病学

　　血管免疫母细胞性 T 细胞淋巴瘤（angioimmunoblastic T-cell lymphoma, AITCL）是一种发生于中老年人的罕见疾病，男女发病率几乎相等[47]。

### 发病机制

　　以前，AITCL 被认为是一种非典型反应性病变或异常免疫反应，直到发现本病存在非随机染色体异常、TCR 克隆性重排且可进展至侵袭性淋巴瘤。目前，WHO 造血系统肿瘤分类认为它是成熟的 T 细胞肿瘤，起源于滤泡辅助性 T 细胞[28]。

### 临床特征

　　AITCL 患者通常在晚期出现发热、体重减轻、夜间盗汗、泛发性淋巴结病和肝脾大[28, 47-48]。大约一半的患者有皮肤表现。最常见的表现是泛发性麻疹样疹，类似病毒疹。其他皮肤表现包括瘀斑（常伴有血小板减少症）、荨麻疹、紫癜、丘疹结节，偶见红皮病。可伴全身皮肤瘙痒。本病为侵袭性疾病，平均中位生存时间少于 3 年[28, 47-48]。

### 病理学

　　组织病理学特征各不相同，目前有五种模式。包括：

①浅层血管周围嗜酸性粒细胞浸润，但缺乏非典型淋巴细胞（最常见的模式）；②血管周围稀疏非典型淋巴细胞浸润；③浅表和深部致密多形性淋巴细胞浸润；④血管炎，有或无非典型淋巴细胞；⑤坏死性肉芽肿[28, 47-48]。有坏死性肉芽肿临床表现类似感染性疾病的报道[49]。和淋巴结的改变一样，皮损中内皮细胞明显的小静脉（高内皮细胞小静脉）的数量可增多。

肿瘤细胞表达滤泡辅助性 T 细胞表型（CD3+，CD4+，CD8−，CD10+，PD-1+，ICOS+，Bcl-6+，趋化因子配体 CXCL13+），伴有簇状 CD21+ 滤泡树突状细胞[50]。虽然常见 EBV 阳性 B 细胞，但在肿瘤 T 细胞中未检测到 EBV DNA 和蛋白。肿瘤存在单克隆性 TCR 重排，但无免疫球蛋白重排。AITCL 最常见的突变基因是 TET2（4q24），其蛋白产物是 tet 甲基胞嘧啶双加氧酶 2，该酶参与 DNA 甲基化，也与外周 T 细胞淋巴瘤发病有关[51]。

### 鉴别诊断

麻疹样疹的表现掩盖了疾病恶性本质，因此，常误诊为药疹或病毒疹。由于皮肤组织改变很细微，往往无法给出具体诊断。

### 治疗

和预后相关的因素较少，大多数患者处于Ⅲ～Ⅳ期[47-48]。在一项前瞻性随机临床试验中，157 例患者接受了不同的以蒽环类药物为基础的化疗方案，不同的治疗方案（即使加用造血干细胞移植）之间没有明显差异[48]。尽管诱导治疗后 46% 的患者获得完全缓解，但 5 年和 7 年生存率仍分别为 33% 和 29%[28, 48]。

## 淋巴瘤样肉芽肿病

> ### 要点
> - EB 病毒相关的血管中心性 / 破坏性淋巴增殖性疾病。
> - 表现为咳嗽、呼吸困难、胸痛及全身症状。
> - 胸片显示空洞型肺结节。
> - 25%～50% 的患者出现结节或溃疡性皮肤损害。

### 历史

淋巴瘤样肉芽肿病（lymphomatoid granulomatosis，LG）于 1972 年首次报道，当时被描述为一种类似 Wegener 肉芽肿的肺部血管炎 / 肉芽肿病。最初认为它是一种反应性疾病，随后证实是一种恶性克隆性 B 细胞肿瘤，伴有大量多克隆、反应性 T 细胞[28]。

### 流行病学

LG 是一种罕见疾病，通常发生在 40～60 岁人群，男女比例约为 2∶1。也可见于儿童，主要为免疫缺陷综合征患者[28, 52]。

### 发病机制

LG 的发病机制常与 EB 病毒感染有关，偶尔与免疫抑制有关，和后者相关的因素包括肾移植、Wiskott-Aldrich 综合征、HIV 感染及 X 连锁淋巴组织增生综合征[26]。

### 临床特征

患者出现肺部受累相关症状，如咳嗽、呼吸困难和胸痛。全身症状包括发热、消瘦、不适、关节痛和肌肉痛。25%～50% 的患者出现皮疹，常为结节或溃疡性斑块（图 121.13），偶见斑丘疹。肾、脑和消化道也可受累。与血管免疫母细胞性 T 细胞淋巴瘤不同，淋巴结和脾受累少见。

### 病理学

LG 组织学分三级：① 1 级——无不典型性的多形性淋巴细胞浸润，少许大细胞，通过原位杂交和免疫组化，可以发现少数表达 EB 病毒编码的 RNA 1（EBER-1）和潜伏膜蛋白（LMP）的细胞。② 2 级——多形性炎性背景下，散在大细胞和更多的 EBER-1+ 细胞。③ 3 级——在炎性背景中见片状大的 B 细胞及大量 EBER-1+ 细胞。坏死程度随分级增高而增加，血管中心性 / 血管破坏性改变一直存在。常见肉芽肿改变。肿瘤细胞 CD20 和 CD79a 阳性，部分病例可见 JH 基因单克隆性重排[10, 28]。

### 鉴别诊断

临床上须与各种淋巴瘤及感染性和炎症性疾病（如中等大小血管炎、坏疽性脓皮病）鉴别。组织学

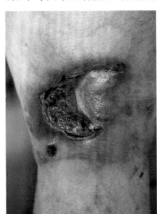

图 121.13　淋巴瘤样肉芽肿病。腘窝紫色溃疡性斑块（Courtesy, Jean L Bolognia, MD.）

的鉴别诊断很广，涵盖上面提到的大部分淋巴组织增殖性疾病，包括 B 细胞和 T 细胞淋巴瘤，以及其他组织学有肉芽肿表现的疾病，包括肉芽肿性多血管炎（Wegener 肉芽肿）、结节病和感染性疾病。须根据组织病理学、免疫组化和分子病理学结果来诊断。

## 治疗

LG 呈侵袭性病程，5 年死亡率为 60% ～ 90%。对于高级别病变，常用治疗是联合化疗和（或）利妥昔单抗（抗 CD20 单克隆抗体）。对于 1 级病变，可给予 IFN- α。减少外源性免疫抑制也可改善临床[28]。

（王小坡译 陈 浩校 孙建方审）

# 参考文献

1. Jessner M, Kanof NB. Lymphocytic infiltration of the skin. Arch Dermatol 1953;68:447–9.
2. Toonstra J, Wildschut A, Boer J, et al. Jessner's lymphocytic infiltration of the skin. A clinical study of 100 patients. Arch Dermatol 1989;125:1525–30.
3. Ziemer M, Eisendle K, Muller H, et al. Lymphocytic infiltration of the skin (Jessner-Kanof) but not reticular erythematous mucinosis occasionally represents clinical manifestations of Borrelia-associated pseudolymphoma. Br J Dermatol 2009;161:583–90.
4. Noider S, Casper C, Kuhn A, et al. Jessner-Kanof lymphocytic infiltration of the skin associated with glatiramer acetate. Mult Scler 2005;11:245–8.
5. Schepis C, Lentini M, Siragusa M, et al. ACE-inhibitor-induced drug eruption resembling lymphocytic infiltration of (Jessner-Kanof) and lupus erythematosus tumidus. Dermatology 2004;208:354–5.
6. Dippel E, Poenitz N, Klemke CD, et al. Familial lymphocytic infiltration of the skin: histochemical and molecular analysis in three brothers. Dermatology 2002;204:12–16.
7. Poenitz N, Dippel E, Klemke CD, et al. Jessner's lymphocytic infiltration of the skin: a CD8+ polyclonal reactive skin condition. Dermatology 2003;207:276–84.
8. Tomasini D, Mentzel T, Hantschke M, et al. Plasmacytoid dendritic cells: an overview of their presence and distribution in different inflammatory skin diseases, with special emphasis on Jessner's lymphocytic infiltrate of the skin and cutaneous lupus erythematosus. J Cutan Pathol 2010;37:1132–9.
8. Borges da Costa J, Boixeda P, et al. Pulsed-dye laser treatment of Jessner lymphocytic infiltration of the skin. J Eur Acad Dermatol Venereol 2008;23:595–6.
9. Cerroni L. Skin Lymphomas – The Illustrated Guide. 4th ed. London: Wiley Blackwell; 2014.
10. Albrecht J, Fine LA, Piette W. Drug-associated lymphoma and pseudolymphoma: recognition and management. Dermatol Clin 2007;25:233 44.
11. Litt's Drug Eruption and Reference Manual Database. <www.drugeruptiondata.com> [accessed 30.3. 17].
12. Callot V, Roujeau J-C, Bagot M, et al. Drug-induced pseudolymphoma and hypersensitivity syndrome: two different clinical entities. Arch Dermatol 1996;132:1315–21.
13. Werner B, Massone C, Kerl H, et al. Large CD30-positive cells in benign, atypical lymphoid infiltrates of the skin. J Cutan Pathol 2008;35:1100–7.
14. Leinweber B, Colli C, Chott A, et al. Differential diagnosis of cutaneous infiltrates of B lymphocytes with follicular growth pattern. Am J Dermatopathol 2004;26:4–13.
15. Atwater AR, Longley BJ, Aughenbaugh WD. Kikuchi's disease: case report and systematic review of cutaneous and histopathologic presentations. J Am Acad Dermatol 2008;59:130–6.
16. Paradela S, Lorenzo J, Martinez-Gomez W, et al. Interface dermatitis in skin lesions of Kikuchi-Fujimoto's disease: a histopathological marker of evolution into systemic lupus erythematosus? Lupus 2008;17:1127–35.
17. Arai E, Okubo H, Tsuchida T, et al. Pseudolymphomatous folliculitis: a clinicopathologic study of 15 cases of cutaneous pseudolymphoma with follicular invasion. Am J Surg Pathol 1999;23:1313–19.
18. Kazakov DV, Belousova IE, Kacerovska D, et al. Hyperplasia of hair follicles and other adnexal structures in cutaneous lymphoproliferative disorders: a study of 53 cases, including so-called pseudolymphomatous folliculitis and overt lymphomas.

Am J Surg Pathol 2008;32:1468–78.
20. Willemze R, Jaffe ES, Burg G, et al. WHO-EORTC classification for cutaneous lymphomas. Blood 2005;105:3768–85.
21. Yashiro A, Sawada T, Shimamoto M. A kind of plasmacytosis: primary cutaneous plasmacytoma? Jpn J Dermatol 1976;86:910.
22. Honda R, Cerroni L, Tanikawa A, et al. Cutaneous plasmacytosis: report of 6 cases with or without systemic involvement. J Am Acad Dermatol 2013;68:978–85.
23. Kato K, Satoh T, Tanaka-Fujimoto T, et al. IgG4-positive cells in skin lesions of cutaneous and systemic plasmacytosis. Eur J Dermatol 2013;23:255–6.
24. Benchikhi H, Bodemer C, Fraitag S, et al. Treatment of cutaneous lymphoid hyperplasia with thalidomide: report of two cases. J Am Acad Dermatol 1999;40:1005–7.
25. Mehta V, Balachandran C, Lonikar V. Blueberry muffin baby: a pictoral differential diagnosis. Dermatol Online J 2008;14:8.
26. Vega Harring SM, Niyaz M, Okada S, Kudo M. Extramedullary hematopoiesis in a pyogenic granuloma: a case report and review. J Cutan Pathol 2004;31:555–7.
27. Longacre TA, Smoller BR. Leukemia cutis. Analysis of 50 biopsy-proven cases with an emphasis on occurrence in myelodysplastic syndromes. Am J Clin Pathol 1993;100:276–84.
28. Swerdlow SH, Campo E, Pileri SA, et al. The 2016 revision of the World Health Organization classification of lymphoid neoplasms. Blood 2016;127:2375–90.
29. Desch JK, Smoller BR. The spectrum of cutaneous disease in leukemias. J Cutan Pathol 1993;20:407–10.
30. Cerroni L, Zenahlik P, Höfler G, et al. Specific cutaneous infiltrates of B-cell chronic lymphocytic leukemia. A clinicopathologic and prognostic study of 42 patients. Am J Surg Pathol 1996;20:1000–10.
31. Martínez-Escanamé M, Zuriel D, Tee SI, et al. Cutaneous infiltrates of acute myelogenous leukemia simulating inflammatory dermatoses. Am J Dermatopathol 2013;35:419–24.
32. Plaza JA, Comfere NI, Gibson LE, et al. Unusual cutaneous manifestations of B-cell chronic lymphocytic leukemia. J Am Acad Dermatol 2009;60:772–80.
32a. Alegría-Landa V, Rodríguez-Pinilla SM, Santos-Briz A, et al. Clinicopathologic, immunohistochemical, and molecular features of histiocytoid Sweet syndrome. JAMA Dermatol 2017;153:651–9.
33. Introcaso CE, Kantor J, Porter DL, Junkins-Hopkins JM. Cutaneous Hodgkin's disease. J Am Acad Dermatol 2008;58:295–8.
34. Rubenstein M, Duvic M. Cutaneous manifestations of Hodgkin's disease. Int J Dermatol 2006;45:251–6.
35. Smith JL Jr, Butler JJ. Skin involvement in Hodgkin's disease. Cancer 1980;45:354–61.
36. Kadin ME, Drews R, Samel A, et al. Hodgkin's lymphoma of T cell type: clonal association with a CD30+ cutaneous lymphoma. Hum Pathol 2001;32: 1269–72.
37. Vasef MA, Kamel OW, Chen Y-Y, et al. Detection of Epstein-Barr virus in multiple sites involved by Hodgkin's disease. Am J Pathol 1995;147:1408–15.
38. Tesch H, Diehl V, Lathan B, et al. Moderate dose escalation for advanced stage Hodgkin's disease using the bleomycin, etoposide, adriamycin, cyclophosphamide, vincristine, procarbazine, and prednisone scheme and adjuvant radiotherapy: a study of the German Hodgkin's Lymphoma Study Group. Blood 1998;92:4560–7.
39. Adachi M, Maeda K, Takekawa M, et al. High expression

of CD56 (N-CAM) in a patient with cutaneous CD4-positive lymphoma. Am J Hematol 1994;47:278–82.
40. Petrella T, Dalac S, Maynadié M, et al. CD4+ CD56+ cutaneous neoplasms: a distinct hematological entity? Groupe Français d'Etude des Lymphomes Cutanés (GFELC). Am J Surg Pathol 1999;23:137–46.
40a. Laribi K, Denizon N, Besançon A, et al. Blastic plasmacytoid dendritic cell neoplasm: from origin of the cell to targeted therapies. Biol Blood Marrow Transplant 2016;22:1357–67.
40b. Arber DA, Orazi A, Hasserjian R, et al. The 2016 revision to the World Health Organization classification of myeloid neoplasms and acute leukemia. Blood 2016,127.2391–405.
41. Cota C, Vale E, Viana I, et al. Cutaneous manifestations of blastic plasmacytoid dendritic cell neoplasm – morphologic and phenotypic variability in a series of 33 patients. Am J Surg Pathol 2010;34:75–87.
42. Massone C, Chott A, Metze D, et al. Subcutaneous, blastic natural killer (NK), NK/T-cell, and other cytotoxic lymphomas of the skin: a morphologic, immunophenotypic, and molecular study of 50 patients. Am J Surg Pathol 2004;28:719–35.
43. Ascani S, Massone C, Ferrara G, et al. CD4-negative variant of CD4+/CD56+ hematodermic neoplasm: description of three cases. J Cutan Pathol 2008;35:911–15.
44. Wiesner T, Obenauf AC, Cota C, et al. Alterations of the cell-cycle inhibitors p27(KIP1) and p16(INK4a) are frequent in blastic plasmacytoid dendritic cell neoplasms. J Invest Dermatol 2010;130:1152–7.
44a. Pagano L, Valentini CG, Grammatico S, Pulsoni A. Blastic plasmacytoid dendritic cell neoplasm: diagnostic criteria and therapeutical approaches. Br J Haematol 2016;174:188–202.
44b. Sapienza MR, Fuligni F, Agostinelli C, et al. Molecular profiling of blastic plasmacytoid dendritic cell neoplasm reveals a unique pattern and suggests selective sensitivity to NF-κB pathway inhibition. Leukemia 2014;28:1606–16.
45. Marafioti T, Paterson JC, Ballabio E, et al. Novel markers of normal and neoplastic human plasmacytoid dendritic cells. Blood 2008;111:3778–92.
46. Frizzera G, Moran EM, Rappaport H. Angio-immunoblastic lymphadenopathy with dysproteinemia. Lancet 1974;1:1070–3.
47. Park B-B, Ryoo B-Y, Lee JH, et al. Clinical features and treatment outcomes of angioimmunoblastic T-cell lymphoma. Leuk Lymphoma 2007;48:716–22.
48. Mourad N, Mounier N, Briere J, et al. Clinical, biologic, and pathologic features in 157 patients with angioimmunoblastic T-cell lymphoma treated within the Groupe d-Etude des Lymphomes de l'Adulte (GELA) trials. Blood 2008;111:4463–70.
49. Jayaraman AG, Cassarino D, Advani R, et al. Cutaneous involvement by angioimmunoblastic T-cell lymphoma: a unique histologic presentation, mimicking an infectious etiology. J Cutan Pathol 2006;33:6–11.
50. Yu H, Shahsafaei A, Dorfman DM. Germinal-center T-helper-cell markers PD-1 and CXCL13 are both expressed by neoplastic cells in angioimmunoblastic T-cell lymphoma. Am J Clin Pathol 2009;131:33–41.
51. Odejide O, Weigert O, Lane AA, et al. A targeted mutational landscape of angioimmunoblastic T-cell lymphoma. Blood 2014;123:1293–6.
52. Beaty MW, Toro J, Sorbara L, et al. Cutaneous lymphomatoid granulomatosis: correlation of clinical and biologic features. Am J Surg Pathol 2001;25:1111–20.

# 第 122 章　皮肤转移癌

*Christine J. Ko，Jennifer M. McNiff*

## 要点

- 皮肤转移癌罕见，可能提示内脏恶性肿瘤存在。
- 一般来说，皮肤转移癌患者预后差。
- 在女性，乳腺癌和黑色素瘤是最常转移到皮肤的恶性肿瘤。
- 在男性，黑色素瘤、头颈部癌、肺癌和结肠癌是最常转移到皮肤的恶性肿瘤。
- 常见的恶性肿瘤中，乳腺癌最可能转移到皮肤，前列腺癌极少转移到皮肤。
- 皮肤转移癌最常见的临床表现是坚实、无痛、红色结节。
- 皮肤转移癌可能位于原发癌邻近部位。
- 皮肤转移癌的组织学特征通常与原发恶性肿瘤相似，但不完全相同。
- 治疗方案包括切除、化疗、免疫治疗和放疗，后者通常用于姑息治疗。

## 引言

考虑到其预后意义，皮肤转移癌是一种重要的皮肤科疾病。皮肤不是肿瘤转移播散的常见部位，由于其临床可模仿常见疾病［例如表皮样囊肿（炎性和非炎性，图 122.1）、脂肪瘤、蜂窝织炎］，可能延误诊断。当原发恶性肿瘤隐匿尤其容易误诊。了解皮肤转移癌临床表现和组织学改变对正确诊断至关重要。

## 流行病学

根据系列报道，皮肤转移癌占发生转移（转移至任一器官）的肿瘤患者的 1%～10% [1]。虽然不常见，但是认识本病很重要，因为其可为结外转移的首发症状，具有重要的预后意义。皮肤转移癌的发生率取决于恶性肿瘤的性质，例如，发生率最高的是转移性黑色素瘤，多达 45% 的患者可发生皮肤转移（表 122.1）[1]。与性别相关的肿瘤发生率也影响各种皮肤转移癌的发生率。在女性，皮肤转移癌最常见的是乳腺癌（70%）和黑色素瘤（12%），其次是来源于卵巢、头颈部和肺部

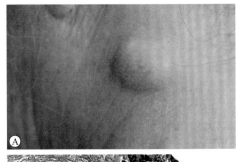
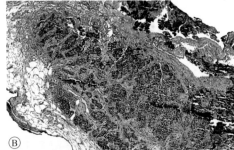
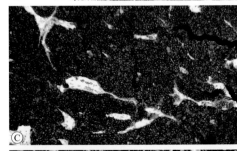
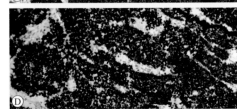

**图 122.1　小细胞肺癌皮肤转移。**A. 颈部一类似表皮样囊肿或脂肪瘤的肤色结节。B. 在真皮深部邻近皮下组织，可见小蓝细胞结节状分布，细胞核一致，染色质呈盐和胡椒样。C. 肿瘤细胞表达神经内分泌标记 CD56。D. 肿瘤细胞表达甲状腺特异转录因子 -1（TTF-1），提示本例为小细胞肺癌皮肤转移（见表 122.4）（A，Courtesy，Ian Odell，MD，PhD. ）

| 表 122.1 转移癌患者的皮肤转移。转移率取决于疾病类型 | | |
|---|---|---|
| 原发恶性肿瘤 | 皮肤转移癌占所有患者的百分比 * | 皮肤转移癌占所有转移癌的百分比 * |
| 乳腺癌 | 50 | 30 |
| 黑色素瘤 | 18 | 45 |
| 鳞状细胞癌（头颈部）[†] | 7 | 13 |
| 肺癌 | 5 | 2.5 |
| 未知 | 4.5 | 7.5 |
| 结肠 / 直肠癌 | 4 | 4.5 |
| 卵巢癌 | 2.5 | 4 |
| 膀胱癌 | 1.5 | 8 |
| 内分泌腺癌 | 1 | 12.5 |
| 食管癌 | 1 | 8.5 |
| 胆囊 / 胆管癌 | < 1 | 5.5 |
| 肝癌 | < 1 | 5 |
| 肾癌 | < 1 | 4.5 |
| 胃癌 | < 1 | 2 |
| 胰腺癌 | < 1 | 2 |
| 宫颈癌 | < 1 | 1 |
| 前列腺癌 | < 1 | < 1 |
| 睾丸癌 | < 1 | < 1 |

\* 男女相加的百分比。
[†] 喉、口咽、鼻窦。

Adapted from Lookingbill DP, Spangler N, Helm KF. Cutaneous metastases in patients with metastatic carcinoma: a retrospective study of 4020 patients. J Am Acad Dermatol. 1993; 29: 228-36.

的肿瘤[1]。在男性中，最常见的是黑色素瘤（32%），其次是头颈部癌（16%）、肺癌（12%）和结肠癌（11%）。

癌症的总体患病率也是一个重要的决定因素。例如，虽然肺癌皮肤转移癌仅占所有转移性肺癌的 2.5%，但由于肺癌的发病率高，其在男性皮肤转移癌中的比例高达 12%[1]。同样，患者的年龄也有意义，例如儿童皮肤转移癌患者中，横纹肌肉瘤、白血病和神经母细胞瘤占大部分[2-3]。

原发肿瘤初次诊断后，发生皮肤转移的平均时间为 36 个月（1～177 个月）[2, 4]。不幸的是，绝大多数（95%）皮肤转移癌患者处于肿瘤 III 或 IV 期。罕见情况下，皮肤转移癌可能是内脏恶性肿瘤的首发表现（在所有新诊断的癌症中的比例 < 1%）。

# 发病机制

1889 年，Stephen Paget 医生提出"种子和土壤"假说作为转移性疾病的发生模式——恶性肿瘤必须具有与原发部位分离的能力，能在播散过程中存活，然后在新的环境中增殖。这一过程包括分离、进入血管、在循环中播散、淤滞在特定部位、移出血管和最终的增殖[5-6]。据估计，< 0.01% 的肿瘤细胞进入血管，在远处形成转移灶[7]。

恶性肿瘤通过两种机制之一获得转移能力[8]。在克隆扩增或线性进展模式中，肿瘤在发展过程中获得选择性生长优势。随着时间推移，肿瘤细胞某些亚群获得能够使其和原发部位分离及在远处增殖的遗传特征。在该模式中，转移灶具有与原发肿瘤相似的表型和基因型。而在罕见变异型或平行进展模式中，肿瘤内存在具有高转移潜能的、极少数高侵袭性肿瘤干细胞样克隆，其可在肿瘤发生过程中的任何时候引起播散。

普遍认为某些癌症倾向于转移到特定组织，发生的机制与血流静止力和表面蛋白表达模式有关。当肿瘤栓子滞留在首先遇到的血管床时，黏附分子相互作用（例如整联蛋白）促进细胞外渗，并引起引流淋巴结的受累。然而，某些癌症对解剖学上并不邻近的特定组织具有亲和性，例如前列腺癌扩散到骨以及眼黑色素瘤转移到肝[3]。黏附分子的表达似乎可影响这种组织特异性归巢转移。然而这些现象在高度侵袭、未分化的肿瘤中表现不明显，后者更常见的是随机转移。

# 临床特征

临床特征可提供重要的线索。当有已知癌症的患者出现一个非常坚实和迅速生长的红色结节，或在原发肿瘤邻近部位出现多发的皮肤结节（表 122.2），可直接诊断皮肤转移癌。然而，皮损可生长缓慢。转移癌通常在原发恶性肿瘤诊断后几年内出现，也可以在数十年后才出现。

皮肤转移癌颜色各异，从肤色至粉红色到蓝黑色均可见，后者在转移性黑色素瘤中最常见（图 122.2）。一般来说，触诊时真皮和皮下转移癌比表皮样囊肿或毛发囊肿和脂肪瘤更坚实。皮肤转移癌可来自血行或淋巴管扩散以及直接蔓延。在后两种情况，原发恶性肿瘤的邻近转移是诊断线索。经淋巴管扩散的一个例子是黑色素瘤的转移，而直接蔓延最常见的肿瘤是乳

| 解剖部位 | 原发恶性肿瘤（男性） | 原发恶性肿瘤（女性） | 注释 |
|---|---|---|---|
| | | | |

表 122.2　皮肤转移癌的解剖学位置。躯干是最常见部位（占转移癌的 55%），头皮占转移癌的 15%[1]

| 解剖部位 | 原发恶性肿瘤（男性） | 原发恶性肿瘤（女性） | 注释 |
|---|---|---|---|
| 头皮 | 肺癌、肾癌 | 乳腺癌 | 可导致脱发（"肿瘤性脱发"，图 122.2A） |
| 头颈部 | 头颈部鳞癌*、肺癌 | 乳腺癌 | 已有乳腺癌眼睑转移的报道，乳腺和肺部转移可导致"小丑鼻子" |
| 上肢 | 肺癌、肾癌和结肠癌 | 乳腺癌 | 不是男性常见部位，通常在疾病晚期出现 |
| 背部 | 肺癌 | 乳腺癌 | 占 BSA 的 20%，但 8% 的皮肤转移癌累及该部位 |
| 胸部 | 肺癌 | 乳腺癌 | |
| 腹部 | 结肠癌、肺癌和胃癌 | 结肠癌、卵巢癌和乳腺癌 | Sister Mary Joseph 结节：最常见于胃癌、结肠癌、卵巢癌或胰腺癌 |
| 盆腔 | 结肠癌 | 结肠癌和卵巢癌 | 8% 的皮肤转移癌累及该部位 |
| 下肢 | 黑色素瘤＞肺癌和肾癌 | 黑色素瘤＞肺癌和肾癌 | 不常见部位：占 BSA 的 36%，但仅 4% 的转移癌累及该部位 |

\* 如喉、口咽、鼻窦。
BSA，体表面积；SCC，鳞状细胞癌。
Adapted from ref. 8.

腺癌和头颈部鳞状细胞癌。

　　肿瘤好发于特定解剖位置还有其他一些例子，包括胃肠道恶性肿瘤倾向于转移至脐周，被称为 Sister Mary Joseph 结节（图 122.3）。有时，肿瘤种植发生外科手术过程中，例如肺癌行胸腔置管治疗恶性胸腔积液时。尽管在血行播散情况下，皮肤转移癌的分布通常更随机，但是头部可能是某些恶性肿瘤的好发部位，例如肾细胞癌。

　　所有转移到皮肤的癌症中，乳腺癌的临床皮损变化最大（表 122.3），从丘疹结节到类似丹毒的红斑（炎性癌）到橘皮样外观的木板样硬结均可见到（图 122.4）。后者通常被称为铠甲癌，因为其临床类似士兵的铠甲（铠甲骑兵）[1]。此外，血管内转移可出现类似于血管增生的红色丘疹，包括类似于乳腺癌放疗后出现的血管肉瘤（见第 114 章）。

　　少见的表现包括 Paget 病（乳房和乳房外）的皮炎样外观（见表 122.3）。转移性肾细胞癌可类似于化脓性肉芽肿，可有出血倾向（见图 122.2B）。罕见情况下，血管内转移导致血管呈网状分布，其反映了血管存在闭塞，偶尔，皮肤转移癌呈少见的分布模式，如呈带状疱疹样分布。

　　除了实体肿瘤，白血病和系统淋巴瘤也可累及皮肤（见第 119～121 章）。皮损常常是粉红色-紫色到

图 122.2　皮肤转移癌。A. 头皮粉红色结节，因肺癌转移而引起脱发（肿瘤性脱发）。B. 红紫色糜烂性结节，由肾细胞癌转移引起，这种皮损可能与血管肿瘤混淆。C. 转移性黑色素瘤引起的左颈部和胸部多发、小的、深紫色至黑色丘疹。D. 患者胸部出现粉红色丘疹和斑块，被当作皮炎来治疗，其实是结肠腺癌转移皮肤（A，Courtesy, Lorenzo Cerroni, MD；B，Courtesy, Edward Cowen, MD；C，Courtesy, Chris Bunick, MD；D，Courtesy, Kalman Watsky, MD.）

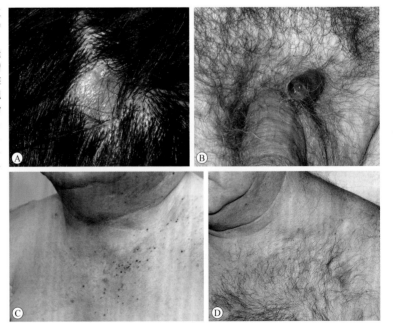

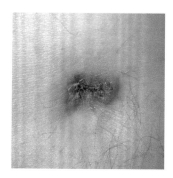

**图 122.3 结肠癌皮肤转移。** 脐部 Sister Mary Joseph 结节，表现为伴痂屑的粉红色斑块（Courtesy，Stuart Lessin，MD.）

红色-棕色的丘疹结节，因此临床上与实体肿瘤的皮肤转移无法区分。

## 病理学

腺癌、鳞状细胞癌（SCC）和黑色素瘤是皮肤转移癌的三大主要种类（表 122.4）。从广义上说，这些转移性肿瘤一般不与表皮连接，位于真皮或皮下，由排列成结节状、巢状或条索状的伴有有丝分裂的非典型细胞构成（表 122.5）。然而，须注意的是，偶尔有原发真皮结节性黑色素瘤[9]，而原发皮肤梭形细胞 SCC 常常缺乏明显表皮部分。此外，黑色素瘤和 SCC（皮肤、口咽或实体器官）的皮肤转移可能出现明显表皮受累，使得转移性肿瘤与同时或异时性的原发皮肤肿瘤的区分可能很困难。皮肤转移癌有四种主要组织病理学类型：①结节性；②弥漫性，包括浸润性；③血管内，包括淋巴管内；④亲表皮性（图 122.5）。

除表 122.5 所示外，以下可作为诊断皮肤转移癌的组织学线索：①胶原束间非典型单一细胞浸润（乳腺癌[10]，见图 122.5B）；②透明细胞伴大量出血（肾细胞癌，图 122.6）；③腺体结构中有"脏的"坏死（结肠癌）；④管腔内胶质形成（甲状腺癌）；⑤砂粒体（甲状腺或卵巢癌）；⑥印戒细胞（胃癌或乳腺癌，图 122.7）[11]。除了黑色瘤和 SCC（见上文）外，其他皮肤转移癌偶尔可见亲表皮改变，特别是乳腺癌，而前列腺癌、结肠癌、喉癌、阴茎癌和阴道癌少见[11]。罕见情况下，亲表皮性转移癌（特别是乳腺癌）可能含有色素，甚至肿瘤内黑色素细胞增多，导致误诊为黑色素细胞肿瘤（见图 122.5D）。当发现血管内转移时，有可能与良性疾病（如淋巴管内组织细胞增多症）混淆（图 122.8）。

完整评估常须使用免疫组化（图 122.9，见表 122.4）。虽然不能替代详细的病史和体格检查以及原发肿瘤的影像学和病理诊断资料[12]，但是免疫组化的结果可以为诊断提供方向，并且可能避免对另一组织进行更具侵入性的活检。为了区分原发皮肤肿瘤

**表 122.3 皮肤转移癌的临床表现和组织学联系。**同一患者可存在各种类型。偶尔，皮肤转移癌可呈带状分布模式，临床上可类似各种皮肤病，包括湿疹、血管炎和离心性环状红斑。显然，也可以模仿皮肤肿瘤，包括非黑色素瘤皮肤癌、表皮样或毛发囊肿、脂肪瘤、颗粒细胞瘤或血管肉瘤[4]

| 类型 | 临床描述 | 组织学 | 相关原发恶性肿瘤 |
|---|---|---|---|
| 真皮或皮下结节 | 小的粟粒样皮损到大的肿块，单发或多发 | 肿瘤细胞在真皮胶原束间浸润或分割胶原，无浸润带常见 | 最常见的表现，任何类型 |
| 炎性癌（丹毒样癌） | 向周围扩展的红色斑片，类似丹毒 | 肿瘤在扩张的淋巴管中 | 乳腺≫肺部、卵巢、前列腺、胃肠道、其他 |
| 铠甲癌 | 硬斑病样或硬皮病样，主要取决于疾病程度；具有橘皮样外观硬结 | 肿瘤细胞浸润伴纤维化 | 乳腺≫肺部、胃肠道、肾、其他 |
| 毛细血管扩张性癌 | 红紫色丘疹 | 浅表血管内肿瘤细胞与红细胞淤积 | 乳腺 |
| Paget 病 * | 从乳头和乳晕延伸出来的斑片，类似于皮炎 | 表皮全层内见大的胞质丰富淡染的非典型上皮细胞，单个或小巢状分布 | 乳腺 |
| 肿瘤性脱发 | 累及头部的、与脱发有关的结节或斑块 | 胶原束间肿瘤细胞条索 | 乳腺>肺部（图 122.2A）、肾、其他 |
| 化脓性肉芽肿样 | 快速生长的结节，类似血管肿瘤（特别是化脓性肉芽肿） | 肿瘤细胞呈条索或小叶样分布，伴明显出血和"假性血管"腔 | 肾透明细胞癌（图 122.2B）、肝细胞癌>其他 |

\* 乳房外 Paget 病皮损的组织病理学特征与乳房 Paget 病相似，但通常是原发皮肤腺癌（> 75% 的患者）（见第 73 章）；当肛周受累时，最可能合并潜在内脏恶性肿瘤

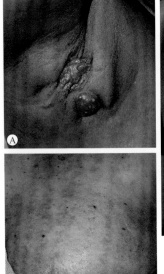

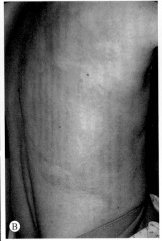

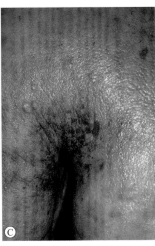

图 122.4　乳腺癌皮肤转移的多种临床表现。A. 腋下糜烂性红色结节。B. 伴有红斑的炎症型（丹毒样癌），最容易误诊为感染性蜂窝织炎。C. 皮损主要表现为铠甲型，除丘疹结节外，有明显硬结和橘皮样外观。D. 混合型，可见乳晕周围丹毒样癌的网状红斑以及橘皮样外观（A，D，Courtesy，Stuart Lessin，MD.）

图 122.5　皮肤转移癌的主要组织学模式。A. 小细胞肺癌皮肤转移可见伴局部明显坏死的结节状浸润。B. 乳腺癌转移可见伴"印度列兵"样排列的弥漫型浸润模式。C. 转移性乳腺癌淋巴管内浸润模式，肿瘤细胞局限分布于扩张的淋巴管内。D. 乳腺癌转移的亲表皮模式；肿瘤细胞累及表皮和真皮，局部色素沉着和黑色素细胞增生可能导致误诊为黑色素细胞肿瘤（Courtesy，Lorenzo Cerroni，MD.）

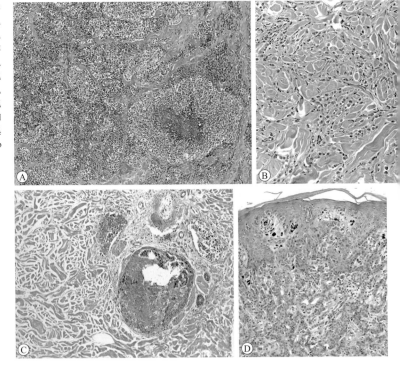

**表 122.4　皮肤转移癌病理学表现。** p40/p63 阴性倾向于转移癌，但在某些皮肤附属器癌，尤其是黏液性小汗腺癌中可能阴性

| 恶性肿瘤 | 可能的组织学线索 | 免疫组化标记 | 注释 |
|---|---|---|---|
| **腺癌——CEA 阳性，一般 p40/p63，CK5/6，D2-40（podoplanin）阴性** | | | |
| 乳腺 | 单个或细胞条索（小叶癌），肿瘤细胞形成腺样结构（导管癌），印戒细胞 | CK7、ER/PR、乳腺球蛋白、巨囊性病液体蛋白 -15（GCDFP15）、GATA3 | 乳腺癌 ER/PR 可能阴性；GCDFP-15 阳性也可见于皮肤附属器和涎腺肿瘤；偶尔，原发皮肤附属器肿瘤 ER/PR 阳性 |
| 结肠 | 核位于基底的柱状细胞，胞质内黏液生成；腺体形成；"脏的"坏死灶 | CK20、CDX2、绒毛蛋白 | 黏液性癌可从其他组织（肺、卵巢、子宫颈）发展而来，原发皮肤非常罕见 |
| 非小细胞肺癌、腺癌 | | CK7、TTF-1、napsin A | 非小细胞肺癌 TTF-1 可能阴性，TTF-1 阳性不仅见于肺或甲状腺癌 |
| 卵巢 | 乳头状浆液性癌，可见到砂粒体 | CA125、CK7、ER/PR、mesothelin、WT-1（浆液性癌）、PAX8 | 黏液性卵巢癌可能非常类似其他类型黏液性癌 |
| 前列腺 | | PSA，PSAP | 高级别癌可能会丢失腺体分化及 PSA 和 PSAP 表达 |
| 胰胆管 | | CK7，CK20，CA19.9，CA125 | CA19.9 对胰胆管肿瘤无特异性 |
| 胃部 | 印戒细胞（印戒型） | CK7、CK20，溶菌酶，CDX2 | 非印戒细胞型胃癌可能不具有特征性形态，印戒细胞癌不仅见于胃（例如也可见于乳腺癌） |
| 甲状腺 | 甲状腺滤泡形成（滤泡状癌）；乳头结构，砂粒体（乳头状癌） | TTF-1，甲状腺球蛋白，napsin A | 高级别肿瘤（岛状癌、间变性癌）可能失去特征性甲状腺形态 |
| **鳞状细胞癌——产生角蛋白的上皮细胞对细胞角蛋白（如 CK5/6、CK903、MNF116）和 p40/p63 染色阳性** | | | |
| **黑色素瘤——S100、HMB45、MITF、MelanA（MART-1）染色阳性，见第 113 章** | | | |
| **神经内分泌癌** | | | |
| 小细胞癌（包括肺部） | 核拥挤，胞质稀少，核仁模糊 | 角蛋白、TTF-1、CD56、神经特异性烯醇化酶、嗜铬粒蛋白、突触小泡蛋白，CK20 阴性 | 一些小细胞癌，包括肺癌，可能不表达神经内分泌标记 |
| 神经内分泌肿瘤，包括类癌肿瘤和非典型类癌肿瘤 | 具有神经内分泌形态的细胞巢 | 神经内分泌标记（CD56、嗜铬粒蛋白）；甲状腺髓样癌：降钙素和 TTF-1 | 保存不良的组织可能与淋巴瘤、癌或小细胞癌相似 |
| **其他** | | | |
| 肾（透明细胞） | 胞质透明，有大量血管 | 共表达 EMA 和波形蛋白，CD10、RCC-Ma、napsin A | 肾细胞癌可由其他细胞类型组成（例如颗粒状或梭形） |
| 膀胱和尿路上皮 | 巢状或片状排列的中等大小肿瘤细胞 | p40/p63、CK5/6、CK7、CK20、GATA3 | 可能类似于高级别皮肤附属器癌 |

CDX2，同源盒蛋白 CDX2；CEA，癌胚抗原；CK，细胞角蛋白；EMA，上皮膜抗原；ER，雌激素受体；PR，孕激素受体；GATA3，调节乳腺上皮分化的转录因子；MITF，小眼畸形相关转录因子；MNF116，全角蛋白标记；PSA，前列腺特异性抗原；PSAP，前列腺特异性酸性磷酸酶；RCC-Ma，肾细胞癌标志物［检测肾小管抗原（高度特异性）］；TTF-1，甲状腺转录因子 1；WT-1，肾母细胞瘤基因产物

---

**表 122.5　皮肤转移癌诊断的组织病理学线索**

界限清楚，通常对称，由具有大量有丝分裂象的非典型细胞构成的真皮或皮下结节，不与表皮相连

淋巴管内非典型细胞的存在（鉴别诊断：血管内淋巴瘤、淋巴管内组织细胞增生症）

真皮内线状排列的非典型细胞（"印度列兵"）（鉴别诊断：髓性白血病）

非典型细胞结节中心出现片状坏死（鉴别诊断：某些淋巴瘤、某些原发皮肤附属器癌）

图 122.6 **透明细胞肾癌皮肤转移的组织学特征。**A.真皮内见垂直排列的出血性结节，类似血管性肿瘤。B.肿瘤细胞胞质透明，围绕出血灶分布，排列成细的、小梁状和小叶状结构。细胞缺乏明显的非典型性，可能会误诊为血管瘤。RCC-Ma（肾细胞癌标志物，一种针对近端小管抗原的单克隆抗体，标记透明细胞肾癌）免疫组织化学染色阳性（插图）（Courtesy, Lorenzo Cerroni, MD.）

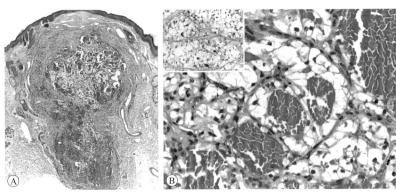

图 122.7 **乳腺（A、B）和胃（C）印戒细胞腺癌皮肤转移的组织学特征。**A.肿瘤细胞在整个真皮中弥漫性浸润。B.肿瘤细胞形态学细节：由于细胞内黏蛋白沉积而出现印戒细胞样改变。C.印戒细胞不是乳腺癌特有的，可在多种腺癌中见到，特别是来自胃肠道的腺癌；细胞角蛋白染色突出了胃转移性印戒细胞癌中细胞的独特改变，即细胞内黏蛋白挤压细胞核并使之扭曲，从而产生类似于印戒的特征形态（Courtesy, Lorenzo Cerroni, MD.）

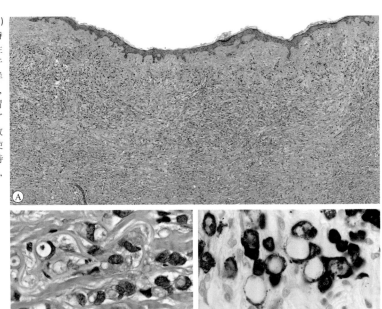

（常是附属器癌）和皮肤转移癌（特别是腺癌），免疫组化染色，尤其是 p40/p63、CK5/6、CK15 和 D2-40（podoplanin）能够提供帮助[13-15]。原发皮肤肿瘤可以表达所有或部分标记，而转移性肿瘤通常阴性。比较重要的例外是 p63 在一些转移癌（乳房和尿路上皮）中呈阳性，而在一些原发皮肤附属器癌中呈阴性。

皮肤转移性腺癌中，CK7 和 CK20 的各种表达组合可以提供有用的信息（见图 122.9）[15]。该组合也可用于评价乳房外 Paget 病，CK20 阳性提示肿瘤继发于内脏肿瘤（见图 73.16）。某些器官限制性标记可能也有用，包括 CD10 和 RCC（肾）、甲状腺特异转录因子 -1（TTF-1）（甲状腺、肺部，见图 122.1）、甲状腺球蛋白（甲状腺）、前列腺特异性抗原（PSA）（前列腺）、CDX2（胃肠道）和 CD56（神经内分泌）（见表 122.4）。皮肤转移性 SCC 中，全角蛋白和 EMA 可能阳性，但其阳性对确定原发 SCC 的部位没有意义。

除了常规皮肤活检外，细针穿刺细胞学可用于评估皮肤转移癌。

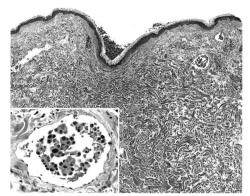

**图 122.8　尿路上皮微乳头状膀胱癌皮肤转移的组织学特征。** 真皮内扩张淋巴管内肿瘤细胞团。淋巴管内肿瘤团伴红细胞（插图）。肿瘤细胞具有圆形-椭圆形核、丰富的嗜酸性胞质，细胞聚集形成小花环状。组织学特征类似良性的淋巴管内组织细胞增多症（Courtesy，Lorenzo Cerroni，MD.）

## 治疗与预后

通常，皮肤转移癌是疾病晚期或进展期的先兆，预示预后不良。初诊皮肤转移癌后的平均生存时间为 7.5 个月[16]，约 50% 的患者在最初 6 个月内死亡[17]。无论是否已知原发肿瘤，皮肤转移癌患者的治疗需要多学科合作，包括内科和外科肿瘤学专家、放射肿瘤学专家以及心理健康保健提供者。局部治疗仅适用于功能性、姑息性或美容性目的。在可行的情况下，病变可手术切除。放疗和局部化疗或免疫治疗可根据个体情况考虑。对免疫治疗或化疗有反应的肿瘤可行系统治疗。当有恶臭时，可用纱布或泵喷雾局部使用甲

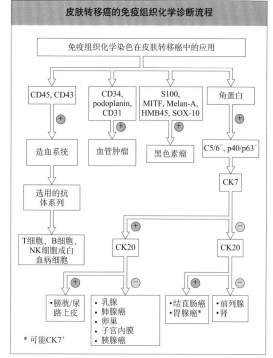

**图 122.9　皮肤转移癌的免疫组织化学诊断流程。** 转移性腺癌主要须与原发皮肤附属器肿瘤鉴别（后者通常 CK5/6+、p40+/p63+）。对于不能明确归类为原发皮肤肿瘤的肿瘤，临床病史和正确的免疫组织化学染色是确诊的关键（Adapted from refs 15 and 16.）

硝唑溶液（静脉注射剂），一天 1 或 2 次。

（王小坡译　陈　浩校　孙建方审）

## 参考文献

1. Lookingbill DP, Spangler N, Helm KF. Cutaneous metastases in patients with metastatic carcinoma: a retrospective study of 4020 patients. J Am Acad Dermatol 1993;29:228–36.
2. Nashan D, Lucas Muller M, Braun-Falco M, et al. Cutaneous metastases of visceral tumors: a review. J Cancer Res Clin Oncol 2009;135:1–14.
3. Schwartz RA. Cutaneous metastatic disease. J Am Acad Dermatol 1995;33:161–82.
4. Sariya D, Ruth K, Adams-McDonnell R, et al. Clinicopathologic correlation of cutaneous metastases: experience from a cancer center. Arch Dermatol 2008;144:1155–62.
5. Brodland DG, Zitelli JA. Mechanisms of metastasis. J Am Acad Dermatol 1992;27:1–10.
6. Brodland DG. The life of a skin cancer. Mayo Clin Proc 1997;72:475–8.
7. Morgan-Parkes JH. Metastases: mechanisms, pathways, and cascades. Adv Clin Med 1995;164:1075–82.

8. Klein CA. Parallel progression of primary tumours and metastases. Nat Rev Cancer 2009;9:302–12.
9. Swetter SM, Ecker PM, Johnson DL, Harvell JD. Primary dermal melanoma. A distinct subtype of melanoma. Arch Dermatol 2004;140:99–103.
10. McKee PH. Cutaneous metastases. J Cutan Pathol 1985;12:239–50.
11. Schwartz RA. Histopathologic aspects of cutaneous metastatic disease. J Am Acad Dermatol 1995;33:649–57.
12. Azoulay S, Adem C, Pelletier F, et al. Skin metastases from unknown origin: role of immunohistochemistry in the evaluation of cutaneous metastases of carcinoma of unknown origin. J Cutan Pathol 2005;32:561–6.
13. Mahalingam M, Nguyen LP, Richards JE, et al. The diagnostic utility of immunohistochemistry in distinguishing primary skin adnexal carcinomas from metastatic adenocarcinom to skin: an immunohistochemical reappraisal using cytokeratin 15,

nestin, p63, D2-40, and calretinin. Mod Pathol 2010;23:713–19.
14. Lee JJ, Mochel MC, Piris A, et al. p40 exhibits better specificity than p63 in distinguishing primary skin adnexal carcinomas from cutaneous metastases. Hum Pathol 2014;45:1078–83.
15. Chu P, Wu E, Weiss LM. Cytokeratin 7 and cytokeratin 20 expression in epithelial neoplasms: a survey of 435 cases. Mod Pathol 2000;13:962–72.
15a. Handa U, Kundu R, Dimri K. Cutaneous metastasis: a Study of 138 Cases Diagnosed by Fine-Needle aspiration cytology. Acta Cytol 2017;61:47–54.
16. Saeed S, Keehn CA, Morgan MB. Cutaneous metastasis: a clinical, pathological, and immunohistochemical appraisal. J Cutan Pathol 2004;31:419–30.
17. Schoenlaub P, Sarraux A, Grosshans E, et al. Survival after cutaneous metastases: a study of 200 cases. Ann Dermatol Venereol 2001;128:1310–15.